Dictionnaire médical à l'usage des iDE

Michel Lacombe - Jean-Luc Pradel - Jean-Jacques Raynaud

Dictionnaire médical à l'usage des iDE

Le Dictionnaire médical adapté à la pratique infirmière

Éditions Lamarre
1, avenue Édouard-Belin
92500 Rueil-Malmaison

les fondamentaux

Les auteurs

Michel Lacombe, Jean-Luc Pradel,
Jean-Jacques Raynaud

Relecteur
Jean-Claude Loraux

Les lexicographes
Emmanuelle Bruley
Bénédicte Gaillard
Dorine Morel
Isabelle Thomas

ISBN 2-85030-741-6

Préface

La profession infirmière, comme toutes les professions, a un langage propre qui a fait l'objet d'un dictionnaire dédié aux soins infirmiers, paru dans la même collection. Toutefois l'infirmière utilise également et surtout, tant au cours de ses études que pendant ses années d'exercice à l'hôpital ou dans des structures de soins privées ou publiques, le « langage médical ».

L'intégration des étudiants dans les stages, et des diplômés dans une équipe de professionnels, sera d'autant plus rapide et réussie que les termes et les concepts médicaux seront maîtrisés.

Ce dictionnaire médical a été conçu pour les étudiants en soins infirmiers et les infirmiers en exercice. C'est pourquoi le critère de sélection des termes médicaux a été celui de la fréquence d'utilisation dans l'exercice quotidien. Les mots retenus appartiennent à l'ensemble des domaines de connaissances et des savoir-faire, rencontrés couramment dans la pratique : l'anatomie, la pharmacie, la pathologie médicale et chirurgicale, les techniques de soins et les matériels.

La rédaction de cet ouvrage a été confiée à M. Michel Lacombe, professeur, chirurgien et auteur de plusieurs ouvrages appréciés des étudiants et des professionnels infirmiers ; à M. Jean-Luc Pradel, qui possède une double compétence, celle de médecin et celle d'éditeur médical ; à M. Jean-Jacques Raynaud, médecin des hôpitaux.

Enfin nous avons confié la relecture à Jean-Claude Loraux afin d'assurer à l'ouvrage une cohérence globale tant sur la forme que sur le fond.

Nicole Loraux
Directrice de l'ouvrage

Liste des abréviations

n.	nom
m.	masculin
f.	féminin
adj.	adjectif
pl.	pluriel
ABRÉV.	abréviation
SYN.	synonyme
Ex.	exemple

A

5 A.S.A. n.m. (Abréviation de *Acide 5 Aminosalycique*) Partie active de la sulfasalazine utilisée à visée anti-inflammatoire intestinale, notamment dans la rectocolite hémorragique en poussée modérée ou en traitement d'entretien, dans la maladie de Crohn et dans la colite collagène. Il est commercialisé sous forme locale (suppositoires ou lavements) ou sous forme orale (comprimés), sous les noms de Pentasa®, Rowasa® et Dipentum®.

A Agglutinogène de surface des globules rouges du sang dont la présence détermine le groupe sanguin A dans le système ABO.

a- Élément du grec *a*, indiquant « l'absence de », « la carence en », ou « la suppression de ». On écrit aussi *ab-*, *an-*. Ex. : *akinésie, abarticulaire, anurie.*

A.A.H. n.f. (Abréviation d'*allocation pour adulte handicapé*) Aide sociale et pension attribuée aux personnes handicapées, en fonction des critères établis par la C.O.T.O.R.E.P. qui prend aussi en charge le reclassement professionnel.

abaisse-langue n.m. Instrument en forme de spatule utilisé pour examiner la gorge en appuyant sur la base de la langue, ce qui déclenche souvent un réflexe nauséeux, mais permet de bien visualiser les amygdales. On l'utilise aussi pour examiner la cavité buccale. Il est généralement en bois et jetable.

abandonnique adj. Relatif à un trait de caractère de type névrotique d'un sujet vivant dans la crainte d'être délaissé, souvent secondaire à un traumatisme psychologique dans l'enfance.

abarticulaire adj. **1.** Qui ne comporte pas d'articulation. **2.** Qui ne concerne pas l'articulation.

abasie n.f. Perte de la faculté de marcher en l'absence de déficit moteur, par trouble de coordination des mouvements.

abcédé, e adj. Qui s'est transformé en abcès.

abcès n.m. Amas de pus collecté dans une cavité naturelle ou formé aux dépens des tissus environnants. ***Abcès chaud,*** abcès accompagné de fièvre et des signes locaux de l'inflammation (chaleur, rougeur, tuméfaction, douleur). ***Abcès froid,*** abcès généralement tuberculeux ou parasitaire, évoluant sans aucun signe inflammatoire.

abdomen n.m. Partie du tronc située entre le thorax en haut et le petit bassin en bas. ***Abdomen sans préparation,*** voir *A.S.P.*

abduction n.f. Mouvement d'un membre ou d'un segment de membre qui s'écarte de l'axe vertical médian du corps.

aberrant, e adj. Anormal quant à son aspect, sa structure ou sa situation.

aberration n.f. Écart avec la norme. ***Aberration chromatique,*** altération de l'image donnée par un système optique, due aux constituants de ce système. ***Aberration chromosomique,*** modification anormale du nombre ou de la structure d'un ou plusieurs chromosomes.

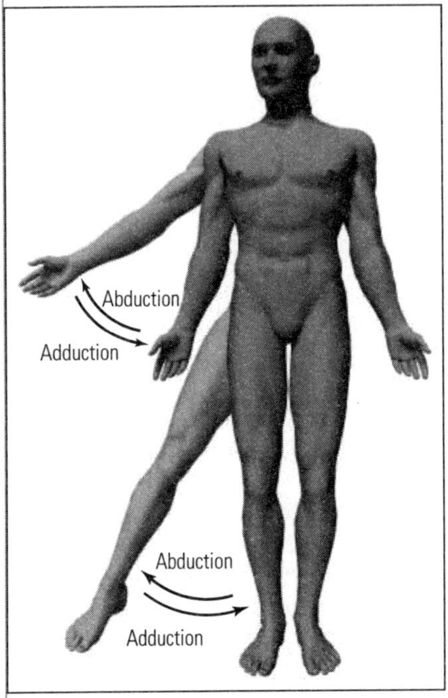

Abduction et adduction.

abêtalipoprotéinémie n.f. Absence congénitale de bêtaliprotéine sanguine, empêchant l'élaboration de chylomicrons et donc l'absorption intestinale des graisses. Elle est responsable chez le nourrisson d'une diarrhée chronique, d'un retard de croissance, de troubles oculaires, neurologiques et d'anomalies de structure des hématies (acanthocytose).

ablation n.f. Action d'enlever chirurgicalement un organe, une tumeur, etc.

A.B.O. n.m. ***Système A.B.O.,*** un des principaux systèmes de groupes sanguins de l'espèce humaine (Voir *groupe* sanguin*).

abortif, ive adj. Qui n'arrive pas au terme de son évolution normale. Ex. : *forme abortive d'une maladie infectieuse, fœtus abortif.* ◆ n.m. et adj. Substance qui provoque l'avortement. Ex. : *substance abortive.*

aboulie n.f. Symptôme psychiatrique, notamment observé lors de dépressions, caractérisé par un manque d'envie, une perte de la volonté, des capacités de choix et de décision, et de l'élan vital, sans impossibilité physique ni altération de la vigilance. Au maximum, le sujet est prostré et ne manifeste aucun intérêt.

abrachie n.f. Malformation congénitale caractérisée par l'absence de membre supérieur.

abrasion n.f. Ablation des couches superficielles de la peau ou d'une muqueuse par frottement ou raclage.

abréaction n.f. Expression brutale d'émotions ou de sentiments provoquée soit par une psychothérapie, soit par une agression, soit encore par une tension nerveuse intense.

Abrikossof (tumeur d') Tumeur bénigne constituée de cellules granuleuses siégeant au niveau du tube digestif, de la peau, de la langue ou de l'arbre respiratoire. Cette tumeur récidive fréquemment après son exérèse.

absence n.f. Perte soudaine, brève et totale des fonctions supérieures accompagnant certaines crises d'épilepsie généralisées. L'absence peut être simple si elle est le seul signe clinique apparent, ou complexe en présence d'autres signes cliniques.

Absorbex® Alèse à usage unique présentant une face absorbante de coton et une face plastifiée imperméable, utilisée pour protéger un lit ou un plan de travail.

absorptiométrie n.f. Examen radiologique permettant d'estimer la masse osseuse et ainsi de dépister l'ostéoporose, notamment lors de la ménopause ou à la suite d'un traitement corticoïde prolongé. SYN. *densitométrie* osseuse.*

abstinence n.f. ***Syndrome d'abstinence,*** ensemble de perturbations physiques et psychiques survenant à l'arrêt brutal d'une substance toxicomanogène.

Abufène® Médicament utilisé en gynécologie pour le traitement des bouffées de chaleur de la ménopause. Bêta-alanine en D.C.I.

Ac n.m. Abréviation d'*anticorps*. ***Ac anti-HBc,*** voir *anticorps anti-HBc*. ***Ac anti-HBe,*** voir *anticorps anti-HBe*. ***Ac anti-HBs,*** voir *anticorps anti-HBs*.

acalculie n.f. Perte de la possibilité d'effectuer des opérations simples de calcul mental, rencontrée notamment lors de certaines aphasies.

acanthocytose n.f. Anomalie de forme des globules rouges. La surface des hématies est comme recouverte d'épines (acanthocytes). Cette anomalie fragilise le globule rouge. Elle est responsable d'anémies hémolytiques. Elle est rencontrée notamment dans les cirrhoses sévères et dans l'abêtalipoprotéinémie.

acantholyse n.f. Perte d'adhérence des cellules de l'épiderme entre elles, qui se manifeste par un décollement épidermique avec formation de bulles, notamment observée lors du pemphigus.

acanthome n.m. Tumeur cutanée de type verrue développée aux dépens de la couche de Malpighi.

acanthose n.m. Lésion cutanée formant un épaississement de la couche de Malpighi.

Acanthosis nigricans Lésion cutanée symétrique située au niveau des plis, se présentant sous la forme d'un placard hyperpigmenté et rugueux. Elle peut être bénigne, héréditaire (nævus) ou survenir en cas de surpoids ou d'hypercorticisme, ou de nature paranéoplasique, signe d'un cancer profond, notamment gastrique qui est souvent évolué localement.

acarbose n.m. Antidiabétique oral. D.C.I. de Glucor®.

acare n.m. Parasite de la famille des acariens, terme le plus souvent employé pour désigner le sarcopte de la gale.

acarien n.m. Petit arachnide parasite de l'homme, susceptible d'être responsable d'allergies (aoûtats, sarcoptes de la gale, etc.).

acathisie n.f. Impossibilité de garder de façon prolongée la position des membres inférieurs, même si elle est confortable, soit d'origine organique (position douloureuse, comme dans la maladie de Parkinson), soit d'origine psychiatrique (phobie). Elle fait parfois partie du syndrome des jambes sans repos.

accélérine n.f. Protéine intervenant dans la coagulation du sang. Elle agit sur la thromboplastine activée et accélère la transformation de la prothrombine en thrombine.

accès n.m. Apparition subite, sans prodrome, de symptômes en général intenses, survenant chez une personne auparavant en bonne santé. Ex.: *accès palustre*.

accident n.m. ***Accident du travail,*** accident survenant dans le cadre professionnel et provoquant une lésion ou un trouble fonctionnel permanent ou temporaire. ABRÉV. *A.T.* ***Accident vasculaire cérébral,*** lésion des vaisseaux irriguant l'encéphale, à type de rupture (hémorragie cérébrale) ou d'obstruction (embolie avec ischémie). ABRÉV. *A.V.C.* ***Accident vasculaire cérébral ischémique transitoire,*** voir *A.I.T.*

accommodation n.f. **1.** Faculté de l'œil à s'adapter à différentes distances de vision. **2.** Modification de l'attitude du fœtus qui place sa tête vers le bas, dans l'excavation pelvienne, au cours des trois derniers mois de la grossesse.

accouchement n.m. Expulsion du produit de conception (fœtus et annexes), à une période où le fœtus est viable.

accoutumance n.f. **1.** État dans lequel l'organisme tolère, puis devient moins sensible aux effets d'un agent extérieur (poison, toxique, médicament). **2.** Dépendance psychique à l'usage de drogue. SYN. *addiction, assuétude.*

accrétion n.f. **1.** Croissance par juxtaposition de couches successives, lors de la croissance osseuse par exemple. **2.** Adhérence de tissus habituellement non liés. **3.** Adhérence de particules, de cellules ou de germes sur une autre cellule ou une hématie grâce à des récepteurs membranaires, par exemple au cours d'une réaction immune ou d'une infection.

accroupissement n.m. ***Manœuvre d'accroupissement,*** manœuvre de flexion des genoux et des hanches effectuée chez un patient debout, permettant de rechercher un prolapsus rectal en effort de poussée ou d'explorer les muscles proximaux lors de myopathies ou de syndromes neurologiques (cérébelleux, atteinte des cordons postérieurs de la moelle épinière). On emploie parfois le terme anglais *squatting.*

A.C.E. n.m. (Abréviation d'*antigène carcino-embryonnaire*) Marqueur tumoral utilisé pour suivre l'évolution d'un cancer, notamment du côlon.

acébutolol n.m. Bêtabloquant. D.C.I. de Sectral®.

acénocoumarol n.m. Anticoagulant de type antivitamine K. D.C.I. de Sintrom®.

acéphalie n.f. Malformation définie par l'absence d'une partie ou de la totalité de l'encéphale.

acétabulaire adj. Relatif à l'acétabulum.

acétabulum n.m. Cavité hémisphérique de l'os iliaque, qui s'articule avec la tête fémorale.

acétaldéhyde n.m. Produit de la dégradation intermédiaire et incomplète de l'alcool éthylique. Il est responsable d'effets indésirables (céphalées, bouffées de chaleur, etc.) survenant au cours de la consommation de boissons alcoolisées.

acétaminophène n.m. Synonyme de *paracétamol.*

acétone n.f. Petite molécule du groupe des cétones (CH3-CO-CH3).

acétonémie n.f. Présence d'acétone et d'autres corps cétoniques dans le plasma, provenant de la dégradation de lipides. Elle s'élève lors de la décompensation diabétique, provoquant une acidocétose, voire un coma.

acétonurie n.f. Présence d'acétone dans les urines fraîchement émises, notamment lors d'hyperglycémies sévères du diabétique (cétose) et dans les états de jeûne. En pratique clinique, elle est détectée par des bandelettes urinaires, le résultat étant exprimé de façon semi-quantitative par des croix (de 0 à +++).

acétylcholine n.f. Neuromédiateur stimulant le système sympathique (vague ou X), responsable de manifestations spasmodiques et d'hypersécrétions, notamment bronchiques et digestives, et de vasodilatation vasculaire. Elle est également le médiateur de la jonction neuromusculaire, permettant la transmission de l'influx nerveux vers les fibres musculaires. Elle est dégradée très rapidement par les cholinestérases.

acétylcystéine n.f. Fluidifiant bronchique qui est aussi un antidote à l'intoxication au paracétamol. D.C.I. de Mucomyst®, Fluimucil®, Exomuc®, Mucolator®, etc.

A.C.F.A. n.f. (Abréviation d'*arythmie complète par fibrillation auriculaire*) Trouble du rythme cardiaque supraventriculaire caractérisé par une activité électrique auriculaire anarchique (arythmie auriculaire) et une fréquence ventriculaire irrégulière.

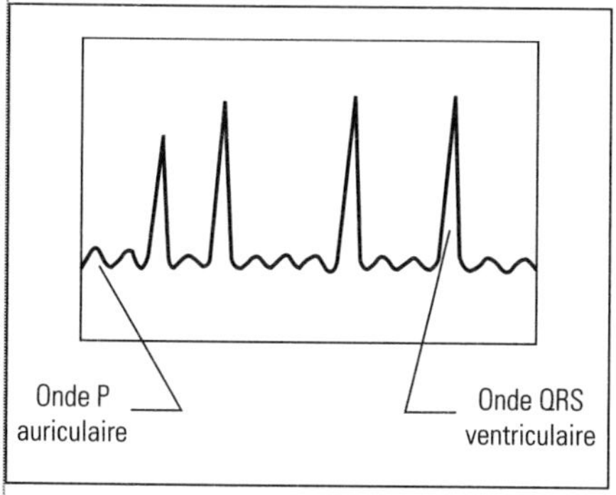

Tracé d'électrocardiogramme d'une arythmie complète par fibrillation auriculaire.

achalasie n.f. Anomalie de fonctionnement d'un sphincter, caractérisée par une mauvaise relaxation. Elle se localise surtout au niveau de l'œsophage (voir méga-œsophage), mais aussi au niveau de l'uretère, provoquant alors une hydronéphrose intermittente.

achéilie n.f. Malformation définie par l'absence partielle ou totale des lèvres.

Achille (tendon d') Tendon du triceps sural s'insérant sur la grosse tubérosité du calcanéum. Dénomination ancienne du tendon calcanéen.

achlorhydrie n.f. Absence d'acide chlorhydrique dans le suc gastrique.

acholie n.f. Absence de sécrétion biliaire.

achondroplasie n.f. Anomalie congénitale due à une mutation génétique, qui se manifeste par un nanisme dysharmonieux avec des membres courts, une tête volumineuse et un tronc normal. Elle est la conséquence d'un arrêt de développement des os en longueur, leur volume étant augmenté par une prédominance de la croissance en largeur par ossification périostée, aux dépens de la croissance en longueur des cartilages de croissance situés aux extrémités.

achromatopsie n.f. Absence de perception des couleurs, le sujet atteint ne voyant qu'en noir et blanc. Syn. *achromasie.*

achromie n.f. Diminution ou disparition de la pigmentation normale de la peau.

achylie n.f. Absence d'acide chlorhydrique et de pepsine dans le suc gastrique.

aciclovir n.m. Molécule antivirale active sur les *Herpes viridae.* Il est indiqué chez le sujet immunodéprimé, en traitement curatif ou prophylactique d'infections à *herpes simplex I* et *II* et au virus varicelle-zona, ainsi que chez le sujet immunocompétent, en traitement curatif d'infections herpétiques sévères (oculaires, neurologiques, néonatales) ou en prévention des douleurs zostériennes ou des récidives quand elles sont fréquentes. D.C.I. de Zovirax®.

acide n.m. Composé capable de céder des ions H^+ et de se combiner à une base pour former un sel. ***Acide acétylsalicylique,*** synonyme d'*aspirine.* ***Acide aminé,*** molécule élémentaire composant les protéines. La molécule contient une fonction acide et une fonction amine. Certains acides aminés sont indispensables et doivent être apportés dans l'alimentation, car ils ne peuvent être synthétisés par l'organisme (leucine, thréonine, valine, tryptophane, méthionine, phénylalanine, isoleucine, lysine). ***Acide ascorbique,*** synonyme de *vitamine* C.* ***Acide biliaire,*** substance dérivée du cholestérol, synthétisée par le foie, contenue dans la bile, émulsifiant les graisses alimentaires pour permettre leur digestion intestinale par les enzymes pancréatiques. Les acides biliaires sont ensuite réabsorbés au niveau intestinal et regagnent le foie pour être réutilisés (cycle entérohépatique). ***Acide delta amino-lévulinique,*** substance dosée dans les urines. Son élévation est un signe de porphyrie ou de saturnisme. Son débit d'excrétion normal doit être inférieur à

10 mg/24 h ou 75 µmol/24 h. Abrév. *A.L.A.* ***Acide désoxyribonucléique,*** voir *A.D.N.* ***Acide folique,*** vitamine synthétisée par les végétaux supérieurs, les bactéries de la flore intestinale et des tissus animaux et intervenant dans le métabolisme des acides nucléiques, au niveau de la synthèse de thymine et des purines. Il joue donc un rôle majeur dans la division cellulaire, notamment hématopoïétique (la carence en acide folique provoque une anémie). ***Acide gras,*** chaîne carbonée entrant dans la composition des triglycérides. Certains acides gras sont indispensables et doivent être apportés dans l'alimentation, car ils ne peuvent être synthétisés par l'organisme (série linoléique). ***Acide hyaluronique,*** constituant essentiel de la substance fondamentale du tissu conjonctif où il empêche la diffusion des substances étrangères. ***Acide lactique,*** substance produite au cours de la glycolyse anaérobie et pouvant être réutilisée par le foie pour synthétiser du glycogène. L'acide lactique libéré dans la circulation quand le métabolisme devient anaérobie tend à augmenter le pH sanguin. ***Acide nucléique,*** chaîne constituée de nucléotides, A.D.N. double brin en forme d'hélice ou A.R.N. simple brin, permettant la conservation, la transmission et l'utilisation du code génétique. ***Acide périodique Schiff,*** réactif biologique permettant la mise en évidence de glucides et de glycoprotéines (coloration rouge). Abrév. anglaise *P.A.S.* (*periodic acid Schiff*). ***Acide pyruvique,*** substance formée au cours de la glycolyse et transformée en acide lactique quand le métabolisme est anaérobie et en acétylcoenzyme A quand le métabolisme est aérobie. ***Acide ribonucléique,*** voir *A.R.N.* ***Acide ursodésoxycholique,*** médicament composé d'acide biliaire rétablissant l'équilibre entre les constituants de la bile, ce qui permet une dissolution progressive des calculs de cholestérol pur. Il est surtout utilisé actuellement en traitement de la cirrhose biliaire primitive, et par extension en traitement d'hépatopathies chroniques cholestatiques. D.C.I. d'Ursolvan®, de Destolit®, de Délursan® et d'Arsacol®. ***Acide valproïque,*** antiépileptique majeur polyvalent, actif dans tous les types d'épilepsies. D.C.I. de *Dépakine®*. ***Acide vanylmandélique,*** produit de la dégradation des catécholamines. Son excrétion est augmentée dans les urines des sujets porteurs de phéochromocytome (normale : 1 à 6 mg/24 h soit 5 à 30 µmol/24 h chez l'adulte). Abrév. *V.M.A.* (en anglais *vanylmandelic acid*).

acidoalcoolorésistant, e adj. Synonyme de *acidorésistant.*

acidocétose n.f. Acidose métabolique (baisse de la réserve alcaline) par excès de corps cétoniques provenant d'une dégradation lipidique accrue, la voie métabolique des glucides se révélant insuffisante pour couvrir les besoins énergétiques. Elle est provoquée soit par une carence d'insuline (sécrétion insuffisante ou doses d'insuline trop faibles chez le diabétique), soit par une augmentation des besoins lors d'une agression (infection, traumatisme, etc.). On l'observe généralement lors d'une décompensation d'un diabète insulinodépendant, mais aussi au cours des intoxications alcooliques massives. Cliniquement, elle se manifeste par une déshydratation, une haleine cétonique et, dans les formes graves, un coma. Le traitement repose sur la correction des troubles hydroélectrolytiques et l'administration d'insuline intraveineuse continue à la seringue électrique.

acidophile adj. Se dit d'une substance, d'un tissu ou d'une cellule fixant les colorants acides dont le plus utilisé est l'éosine. Ex. : *nécrose acidophile.*

acidorésistant, e adj. Se dit de certains bacilles, les mycobactéries, qui ont la propriété de résister à la décoloration à l'acide nitrique après coloration à la fuchsine, tels que le bacille de Koch (tuberculose), le bacille de Hansen (lèpre) et les mycobactéries atypiques *(M. avium, bovis, kansasii).* Syn. *acidoalcoolorésistant.*

acidose n.f. Trouble de l'équilibre acidobasique caractérisé par une tendance à la diminution du pH plasmatique en dessous de 7,38.

L'acidose peut être respiratoire, par hypoventilation avec augmentation du CO_2 plasmatique, ou métabolique, avec diminution de la réserve alcaline, soit par excès de production d'acides (acidocétose) ou élimination insuffisante d'acides (insuffisance rénale), soit par perte excessive de base (diarrhée, fuite urinaire lors de néphropathie). L'acidose est, dans un premier temps, compensée par une alcalose pour maintenir un pH entre 7,40 et 7,38. L'acidose métabolique est compensée par une alcalose respiratoire par hyperventilation. L'acidose respiratoire est compensée par une alcalose métabolique. Lorsque ces mécanismes sont débordés, le pH baisse et on parle alors d'acidose décompensée.

acidurie n.f. Urine trop acide dont le pH est inférieur à 5,4.

acinésie n.f. Voir *akinésie.*

Acinetobacter Bacille Gram négatif, de la famille des *Neisseria*, responsable de méningites graves, d'infections pulmonaires ou oculaires, d'abcès du cerveau et de septicémies.

acinus n.m. **1.** Cavité arrondie faisant partie d'un ensemble en grappe de raisin (glande, alvéole pulmonaire). **2.** Système glandulaire exocrine constitué de petites cavités glandulaires en cul-de-sac, disposées en « grappes de raisin », se déversant dans un canal excréteur ramifié. Ex. : *acinus pancréatiques.*

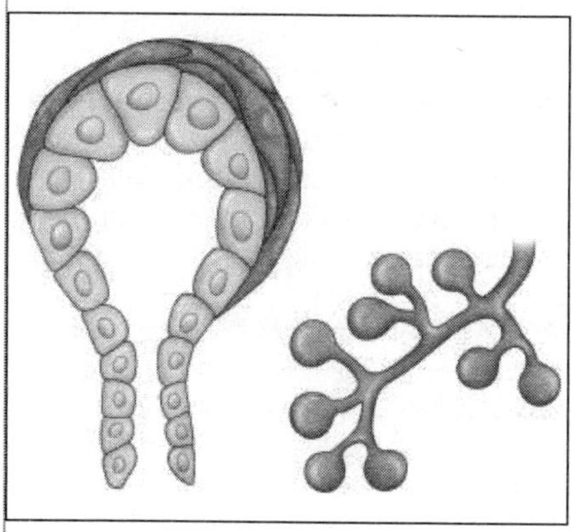

Acinus.

Ackerman (syndrome d') Association de malformations congénitales caractérisée par la coexistence de malformations dentaires, de la lèvre supérieure et des doigts, et d'un glaucome.

Aclosone® Dermocorticoïde d'activité assez forte (niveau 3).

Aclotine® Médicament constitué d'antithrombine III humaine, utilisé dans la prévention ou le traitement de thromboses veineuses à répétition lors de déficits en antithrombine III, qu'ils soient acquis ou congénitaux. Elle est administrée par voie intraveineuse lente.

acmé n.f. Période durant laquelle les symptômes d'une maladie ou d'une perturbation sont à leur maximum d'intensité.

acné n.f. Maladie chronique bénigne des follicules pilosébacés. Fréquente lors de la puberté, principalement localisée au visage, elle évolue spontanément vers la guérison après plusieurs années. Les lésions consistent d'abord en une accumulation de sébum et de kératine sous la forme de comédons. Lorsque le follicule s'obstrue, il apparaît une papule inflammatoire, puis une pustule. Le mécanisme est plurifactoriel : génétique, hormonal, bactérien ou autre. ***Acné rosacée,*** atteinte papulopustuleuse du visage survenant sur une peau érythrosique et télangiectasique. Elle prédomine chez la femme de plus de 30 ans et peut aboutir à une dilatation des narines et à une kératite.

-acou- Élément du grec *akouein,* « entendre ». Ex. : *acoumétrie, hypoacousie.* SYN. *audio.*

acoumétrie n.f. **1.** Examen de l'audition. **2.** Mesure de l'acuité auditive.

acouphène n.m. Sensation auditive subjective (sifflements, bourdonnements d'oreille), sans cause extérieure.

acrinie n.f. ***Acrinie salivaire,*** défaut de production de salive.

acro- Élément du grec *akros*, « extrême », entrant dans la composition de mots concernant les extrémités. Ex. : *acrocyanose, acromégalie.*

acrocéphalie n.f. Malformation congénitale se traduisant par une déformation de la base du crâne, avec aplatissement latéral et développement en hauteur de la région occipitale, conséquence chez le nourrisson d'une soudure prématurée des sutures sagittale et coronale, donnant à la tête une forme en pain de sucre.

acrocéphalosyndactylie n.f. Malformation osseuse complexe autosomique dominante associant une craniosténose, une hypoplasie des os de la face, des anomalies de la séparation des doigts et des orteils et parfois un retard mental. SYN. *syndrome d'Apert.*

acrocyanose n.f. Cyanose permanente des extrémités (mains, jambes et, plus rarement, oreilles et nez) liée à des troubles circulatoires d'origine endocrino-sympathique.

acrodermatite n.f. Ensemble de lésions cutanées inflammatoires siégeant au niveau des extrémités, observées en particulier en cas de troubles du métabolisme (du glycogène surtout), de psoriasis pustuleux (acrodermatite de Hallopeau), d'entéropathie avec carence en zinc du nourrisson, etc.

Acrodermatitis enteropathica Maladie héréditaire autosomique récessive, se manifestant chez le nourrisson par une diarrhée et des lésions pustuleuses péri-orificielles et des extrémités. Due à une carence en zinc.

acrodynie n.f. Intoxication au mercure de l'enfant, se manifestant par des lésions cutanées érythémateuses, des troubles neuropsychiques, des troubles vasomoteurs des extrémités, une tachycardie et une hypertension artérielle.

acrodysplasie n.f. Ostéochondrodysplasie localisée aux extrémités.

acromégalie n.f. Hypertrophie des extrémités liée à une hypersécrétion de l'hormone de croissance (G.H.) après soudure des cartilages de conjugaison, et se traduisant également par un syndrome métabolique (diabète instable, insuffisance anté-hypophysaire), un syndrome tumoral (élargissement de la selle turcique et compression du chiasma optique), une hypertension artérielle et une insuffisance cardiaque qui en font la gravité. Le traitement est chirurgical par voie transphénoïdienne pour enlever la tumeur, ou médical par inhibiteur de la G.H. (octréotide ou lanréotide).

acromélalgie n.f. Douleur paroxystique des extrémités des membres.

acromélique adj. Qui se rapporte à la partie distale des extrémités.

acromion n.m. Processus aplati prolongeant vers le haut l'épine de l'omoplate et surplombant l'articulation de l'épaule.

acro-ostéolyse n.f. Résorption pathologique progressive du tissu osseux, localisée aux extrémités.

acrosyndrome n.m. Nom générique donné aux troubles vasomoteurs des extrémités, soit à type de vasodilatation (érythromélalgie), soit à type de vasoconstriction (syndrome de Raynaud).

acrosyndynie n.f. Manifestation d'allergie cutanée aux dérivés du mercure, se manifestant par un érythème avec exfoliation. Parfois, chez le jeune enfant, il existe une éruption généralisée, des œdèmes des extrémités, une sudation excessive, une irritabilité et d'autres manifestations.

Actapulgite® Pansement digestif, administré par voie orale sous forme de poudre de silicate à diluer dans de l'eau. Il est utilisé notamment dans le traitement symptomatique des diarrhées aiguës.

acte n.m. ***Acte manqué,*** maladresse, erreur verbale (lapsus) ou de comportement témoignant d'un conflit inconscient.

A.C.T.H. n.f. (Abréviation anglaise d'*adrenocorticotropin stimulating hormone*) Hormone sécrétée par l'antéhypophyse et stimulant la production de cortisol par les glandes surrénales. La cortisolémie exerce un rétrocontrôle négatif sur sa sécrétion.

Actilyse® Thrombolytique obtenu par génie génétique, non immuninogène pour l'homme, administré par voie intraveineuse, capable de dissoudre les caillots sanguins, et utilisé en phase aiguë de l'infarctus du myocarde (avant la 6e heure) ou en cas d'embolie pulmonaire étendue. Atleplase ou rt-PA en D.C.I.

actin(o)- Élément du grec *aktis,* « rayon ». Ex. : *actinothérapie.*

actine n.f. **1.** Protéine constitutive du squelette des cellules (cytosquelette). **2.** Protéine musculaire qui, associée à une autre protéine musculaire, la myosine, forme une molécule complexe (actomyosine) donnant au muscle ses propriétés contractiles.

actinique adj. Relatif aux radiations électromagnétiques susceptibles d'avoir une action chimique.

actinomycose n.f. Infection suppurative anaérobie à *Actinomyces israeli,* se manifestant par des abcès chroniques évoluant vers une fistulisation et une sclérose mutilante. Les localisations les plus fréquentes sont cervicofaciales survenant après une extraction dentaire ou un traumatisme. Il existe aussi des formes viscérales témoignant d'une dissémination sanguine : abdominales (cæco-appendiculaire, hépatique), pulmonaires (pseudotuberculeuse ou pseudotumorale), cérébrales, vertébrales. Le traitement consiste en un drainage et une antibiothérapie par tétracycline ou pénicilline.

actinothérapie n.f. Ensemble de méthodes thérapeutiques utilisant des rayons lumineux et notamment les rayons infrarouges ou ultraviolets. SYN. *photothérapie.*

Actisson® Laxatif de lest, administré sous forme de galettes de son.

activateur n.m. Élément physique ou chimique accélérant une réaction ou augmentant les propriétés d'un produit. ***Activateur tissulaire du plasminogène,*** protéine sécrétée par les cellules de l'endothélium des vaisseaux, douée de propriétés thrombolytiques et fibrinolytiques (dissolution du caillot sanguin).

Activir® Antiviral présenté sous forme de crème pour usage local lors d'herpès labial. L'administration doit être précoce pour être efficace. Aciclovir en D.C.I.

actomyosine n.f. Protéine contractile du muscle formée par la combinaison d'actine et de myosine.

Actrapid® Insuline ordinaire, d'origine humaine, d'action rapide (30 minutes), mais courte (8 heures). Il peut être administré par voie sous-cutanée (et est généralement associé à une insuline retard), ou par voie intraveineuse continue à la seringue électrique en cas de diabète décompensé.

Acuilix® Association d'Acuitel® et d'un diurétique thiazidique qui potentialise l'action de l'inhibiteur de l'enzyme de conversion de l'angiotensine. Il est aussi commercialisé sous le nom de Koretic®.

acuité n.f. Sensibilité discriminative d'un organe sensoriel. Ex. : *acuité visuelle* et *acuité auditive.*

Acuitel® Inhibiteur de l'enzyme de conversion de l'angiotensine ayant une action antihypertensive et vasodilatatrice. Quinapril en D.C.I. Il est aussi commercialisé sous le nom de Korec®.

Acupan® Antalgique non morphinique d'action centrale, administré dans les douleurs réfractaires aux antalgiques usuels, par voie intramusculaire ou intraveineuse lente toutes les 4 à 6 heures. Néfopam en D.C.I.

acupuncture n.f. Méthode thérapeutique traditionnelle chinoise ayant pour but de réguler des flux d'énergie vitale, par piqûres, à l'aide d'aiguilles métalliques, fines et pleines, en des points précis identifiés.

acutisation n.f. Évolution rapide et aiguë d'une maladie initialement lente et chronique, avec aggravation de la pathologie initiale qui change de nature. Par exemple, en hématologie, le syndrome de Richter correspond à l'acutisation d'une leucémie myéloïde chronique en lymphome.

Adalate® Inhibiteur calcique dont l'effet prédomine au niveau vasculaire, avec un effet vasodilatateur artériel très puissant, et ayant comme propriété d'accélérer le rythme cardiaque. Il est utilisé par voie orale dans le traitement préventif des crises d'angor et dans le traitement de l'hypertension artérielle, ou par voie intracoronaire pour lever un spasme coronaire lors de coronarographie. Nifédipine en D.C.I.

Adam (pomme d') Relief cartilagineux du cou formé par le cartilage thyroïde.

adamantinome n.m. Tumeur des maxillaires, bénigne ou maligne, développée aux dépens des résidus de l'appareil qui forme les dents.

Adamkiewicz (artère d') Artère irriguant la partie antérieure de la moelle épinière et qui naît d'une artère intercostale basse.

Adams-stokes (syndrome d') Syndrome caractérisé par des manifestations neurologiques brèves et brutales, consistant le plus souvent en des pertes de connaissance provoquées par des troubles du rythme ou de la conduction cardiaque, responsables d'un bas débit cardiaque et cérébral.

Adancor® Médicament à visée cardiologique, activateur des canaux potassiques, utilisé en prévention des crises d'angor d'effort. Nicorandil en D.C.I. Il est aussi commercialisé sous le nom de Ikorel®.

A.D.C.C. n.f. (Abréviation anglaise d'*antibody dependent cellular cytotoxicity*) Réaction de défense immunitaire par destruction de cellules recouvertes d'anticorps, permettant leur reconnaissance et l'adhésion de cellules mononucléées du système immunitaire.

addiction n.f. Dépendance psychique à une substance (alcool, drogue, tabac, etc.) Syn. *assuétude, accoutumance.*

Addis-Hamburger (compte d') Numération des leucocytes et des hématies contenues dans le culot urinaire, effectuée pour rechercher une leucocyturie ou une hématurie lors de maladies néphrologiques. Syn. *H.L.M.*

Addison (maladie d') Insuffisance surrénalienne chronique, le plus souvent consécutive à une atteinte tuberculeuse ou auto-immune des glandes surrénales et qui se manifeste par une fatigue, une hypotension artérielle, une coloration bronzée de la peau avec des taches bleutées des muqueuses. Le diagnostic repose sur un test de stimulation des surrénales par le Synacthène®. Son traitement consiste en une hormonothérapie substitutive par hydrocortisone et minéralocorticoïdes, dont les doses doivent être augmentées en cas d'agression (infection ou intervention chirurgicale, par exemple) pour prévenir une crise d'insuffisance surrénalienne aiguë.

adducteur n.m. ***Tendinite des adducteurs,*** tendinite provoquée par la pratique de sport fatiguant les muscles adducteurs, et responsable d'une douleur de la face interne de cuisse.

adduction n.f. Mouvement d'un membre ou d'un segment de membre qui se rapproche de l'axe vertical médian du corps. Voir aussi *abduction.*

-adén(o)- Élément du grec *adên,* « glande », entrant dans la composition de mots désignant : **1.** Ganglion, en particulier les ganglions lymphatiques. Ex. : *adénopathie.* SYN. *ganglio-.* **2.** Glande. Ex. : *adénome, hidrosadénite.*

adénectomie n.f. Ablation chirurgicale d'une glande, d'un ganglion ou des végétations adénoïdes.

adénite n.f. Inflammation des ganglions lymphatiques.

adénocancer n.m. Tumeur maligne dont la structure histologique rappelle celle de l'adénome. Il est observé notamment au niveau du foie où il se développe sur une cirrhose préexistante.

adénocarcinome n.m. Tumeur maligne développée aux dépens d'un épithélium glandulaire dont il reproduit la structure histologique.

adénofibrome n.m. Tumeur bénigne formée de tissu glandulaire et de tissu conjonctif évoluant sur le mode fibreux. Il s'observe notamment au niveau du sein.

adénogramme n.m. Formule indiquant la proportion des différents types cellulaires des ganglions lymphatiques.

adénoïde adj. **1.** De structure très similaire à une glande normale. **2.** Évocateur d'une structure ganglionnaire (végétations adénoïdes par exemple).

adénoïdectomie n.f. Ablation des végétations adénoïdes.

adénoïdite n.f. Inflammation et infection des végétations adénoïdes, dont l'hypertrophie provoque des difficultés respiratoires et des otites à répétition. Le traitement repose sur la résection des végétations (adénoïdectomie).

adénolipome n.m. Tumeur bénigne ayant une composante adénomateuse et lipomateuse, généralement située au niveau du sein.

adénolymphite n.f. Inflammation des ganglions et des voies lymphatiques. ***Adénolymphite mésentérique,*** inflammation des ganglions de la région mésentérique chez l'enfant, pouvant simuler une crise d'appendicite et qui guérit spontanément.

adénomatose n.f. Présence d'adénomes multiples.

adénome n.m. Tumeur bénigne développée aux dépens d'une glande et dont l'aspect histologique rappelle celui de la glande normale dont elle dérive. ***Adénome sébacé,*** tumeur cutanée bénigne développée aux dépens des glandes sébacées.

adénomectomie n.f. Ablation chirurgicale d'un adénome.

adénomégalie n.f. Augmentation de volume des ganglions lymphatiques.

adénomite n.f. Inflammation d'un adénome, s'appliquant généralement à l'adénome prostatique.

adénomyome n.m. Tumeur bénigne formée de tissu glandulaire et musculaire lisse.

adénopathie n.f. Atteinte des ganglions lymphatiques qui s'hypertrophient, en général en réponse à un processus infectieux ou à un envahissement cancéreux.

adénophlegmon n.m. Suppuration ganglionnaire et périganglionnaire.

adénosarcome n.m. Tumeur mixte associant un contingent cellulaire glandulaire bénin et conjonctif malin.

adénosine n.f. ***Adénosine diphosphate,*** précurseur et dérivé de l'A.T.P, selon qu'elle capte ou donne un groupement phosphate à l'A.T.P. ABRÉV. *A.D.P.* ***Adénosine monophosphate cyclique,*** molécule servant de relais à une première molécule restant à l'extérieur de la cellule mais stimulant la production d'un second messager, transmettant un message d'activation enzymatique de l'extérieur vers l'intérieur de la cellule. (Ex. : *activation phosphorylation*). ABRÉV. *A.M.P.c.* ***Adénosine triphosphate,*** métabolite cellulaire, forme de stockage et source d'énergie de la cellule. L'énergie est libérée par rupture de la liaison phosphate riche en énergie. ABRÉV. *A.T.P.*

adénovirus n.m. Virus à A.D.N. dépourvu d'enveloppe, responsable d'infections O.R.L. et bronchopulmonaires parfois sévères chez le nouveau-né.

Adépal® Pilule contraceptive œstroprogestative de seconde génération.

A.D.H. n.f. (Abréviation d'*hormone antidiurétique*) Hormone augmentant la réabsorption rénale d'eau et ayant un effet vasoconstricteur artériel et capillaire. Sa sécrétion inappropriée, observée lors d'infections pulmonaires ou de certains cancers, est responsable d'une rétention excessive d'eau avec hyponatrémie de dilution. Le traitement consiste en une restriction hydrique. SYN. *H.A.D., vasopressine.*

adhérence n.f. Accolement congénital ou cicatriciel de deux éléments anatomiques normalement libres et mobiles.

adhésion n.f. **1.** Propriété empêchant la séparation de deux corps mis en contact. **2.** Première étape de l'hémostase primaire amenant les plaquettes *in vivo* à s'accoler sur une paroi vasculaire lésée avant de s'agréger pour la formation du caillot.

adiadococinésie n.f. **1.** Symptôme neurologique consistant en une perte de la possibilité d'effectuer des mouvements rapides et répétitifs, rencontré dans le syndrome cérébelleux. **2.** En pratique clinique, perte de la possibilité d'effectuer avec les mains des mouvements de marionnettes (pronosupination alternative et rapide des poignets).

Adiaril® Solution de réhydratation orale hydroélectrolytique prescrite en cas de diarrhée chez le nourrisson.

adiastolie n.f. Insuffisance cardiaque due à une gêne au remplissage des ventricules avec élévation des pressions en fin de diastole, due à une pathologie cardiaque constrictive telle qu'un épanchement péricardique sévère (tamponnade) ou qu'une myocardiopathie fibrosante ou de surcharge.

Adiazine® Antibactérien de la famille des sulfamides, administré par voie orale toutes les 12 heures. Elle est utilisée notamment en association avec la pyriméthamine dans le traitement de la toxoplasmose cérébrale congénitale ou du sujet infecté par le V.I.H. Elle est également utilisée en traitement préventif de la peste ou du choléra. Sulfadiazine en D.C.I.

Ad integrum Cicatrisation ou guérison d'une lésion ou d'une maladie sans séquelle ni cicatrice.

adip(o)- Élément du latin *adeps,* « graisse ». Ex. : *adipeux.* Voir aussi *lip(o)-, stéat(o)-.*

adipeux, euse adj. Formé ou surchargé de graisse.

adipocyte n.m. Cellule riche en inclusions graisseuses, constituant le tissu adipeux.

adipomastie n.f. Augmentation de volume des seins par surcharge en graisse sans hypertrophie du tissu glandulaire.

adipose n.f. Surcharge en graisse. SYN. *adiposité.*

adiposité n.f. Synonyme d'*adipose.*

adiposogénital, e, aux adj. ***Dystrophie adiposogénitale,*** obésité associée à un retard de développement génital d'origine alimentaire survenant à l'adolescence, d'évolution favorable avec une prise en charge diététique. ***Syndrome adiposogénital,*** maladie rare, se manifestant par une obésité du tronc et des racines avec arrêt du développement génital, due à une atteinte hypophysaire. SYN. *syndrome de Babinski*-Frölich.*

adjuvant adj. et n.m. Se dit d'un traitement qui ne permet pas à lui seul la guérison et qui a pour but de renforcer ou de compléter un traitement spécifique.

A.D.N. n.m. (Abréviation d'*acide désoxyribonucléique*) Molécule en forme d'hélice à double brin complémentaire, porteuse du code génétique et contenant un sucre, le désoxyribose, et des nucléotides. Il est transmis d'une génération à l'autre. ***A.D.N. mitochondrial,*** A.D.N. contenu dans les mitochondries, de petite taille, circulaire, en double brin. Chaque mitochondrie en contient de 5 à 10 molécules. Il existe une transcription de cet A.D.N., effectuée par des A.R.N. polymérases nucléaires. Les altérations de cet A.D.N. sont responsables d'atteintes encéphaliques. ***A.D.N. polymérase,*** enzyme qui intervient dans la synthèse d'ADN à partir des mononucléotides, l'A.D.N. préexistant servant de modèle de réplication.

adolescence n.f. Période charnière entre l'enfance et l'âge adulte, débutant à la puberté et s'étalant de 12 à 20 ans, plus précoce chez la fille. C'est une période de bouleversements psychiques et physiologiques, marquée fréquemment par des troubles d'adaptation plus ou moins importants.

A.D.P. n.m. Abréviation d'*adénosine* diphosphate.*

adrénaline n.f. Hormone sécrétée par la médullosurrénale et que l'on peut obtenir par synthèse en vue de fabriquer un médicament vasoconstricteur d'anesthésie-réanimation,

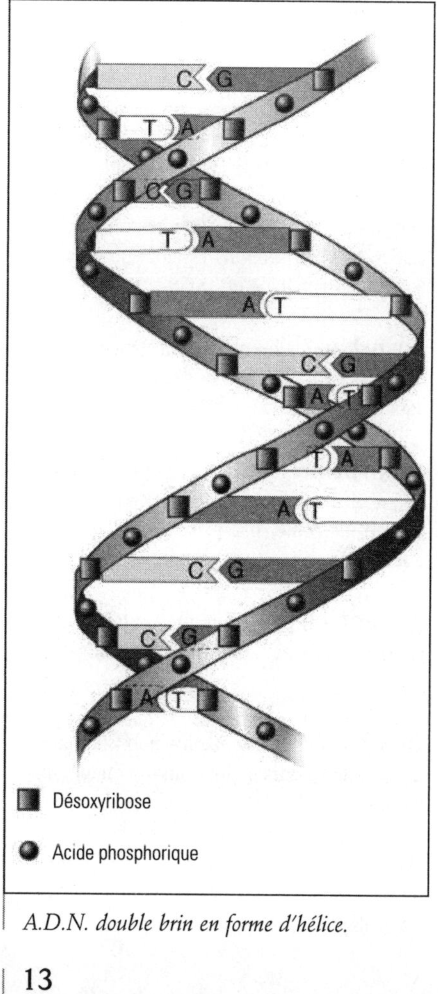

A.D.N. double brin en forme d'hélice.

utilisé en cas de choc* anaphylactique ou lors d'arrêt cardiaque. Elle est administrée par voie sous-cutanée ou intraveineuse ou injectée localement lors d'endoscopie digestive thérapeutique pour traiter un ulcère gastroduodénal compliqué d'hémorragie active. Elle présente des risques de tachycardie et de sensation de malaise.

adrénergique adj. Relatif à la libération d'adrénaline.

adrénolytique adj. Qui s'oppose à l'action de l'adrénaline.

adriamycine n.f. Médicament de chimiothérapie, de la famille des anthracyclines. D.C.I. de *Adriblastine®* ou de *Doxorubicine®*.

Adriblastine® Médicament de chimiothérapie utilisé en association dans le traitement d'hémopathies malignes. Elle présente des risques de toxicité cardiaque aiguë et des risques de nécrose cutanée en cas d'extravasations du produit lors de l'administration intraveineuse. Vomissements et alopécie sont fréquents. Adriamycine en D.C.I.

adsorbant n.m. et adj. Substance capable d'une grande adsorption d'un gaz ou d'un liquide.

adsorption n.f. Fixation physique ou chimique plus ou moins forte d'un composant tel qu'une molécule, par exemple, à la surface d'un solide.

adventice n.f. Tunique externe d'un conduit (vaisseau, uretère), de structure conjonctive.

Advil® Anti-inflammatoire non stéroïdien, utilisé comme antalgique et antipyrétique. Ibuprofène en D.C.I.

Aedes Moustique vecteur de maladies infectieuses, telles que la fièvre jaune et la dengue, transmises à l'homme par piqûre.

A.E.G. n.f. (Abréviation d'*altération de l'état général*) Altération de l'état général définie par une perte de plus de 10 % du poids corporel et qui se manifeste par une asthénie, une sensibilité accrue aux infections et une perte d'autonomie. Elle est le signe de gravité d'une pathologie, notamment dans le cancer ou l'infection par le V.I.H.

aér(o)- Élément du grec *aêr*, « air ». Voir aussi *pneumo-*.

aérobie adj. Relatif à des microorganismes dont la survie et le développement ne peuvent se faire qu'en présence d'oxygène, ou tout au moins ne sont pas entravés par la présence d'oxygène.

aérobilie n.f. Présence anormale d'air dans les voies biliaires.

Aérochambre® Marque déposée d'une chambre d'inhalation permettant une meilleure administration d'aérosol chez l'enfant, sur laquelle se fixent à une extrémité un aérosol (ex. : *salbutamol, corticoïde*) et à l'autre un masque muni d'une valve ne s'ouvrant qu'en inspiration.

aérocolie n.f. Accumulation de gaz dans le gros intestin.

aérogastrie n.f. Présence d'air dans l'estomac, pouvant entraîner sa dilatation.

Aeromonas Bacille Gram négatif pouvant être responsable de gastroentérite et de surinfections.

aérophagie n.f. Déglutition, volontaire ou non, d'air.

aérosol n.m. **1.** Suspension dans un gaz de particules très fines. **2.** Ensemble du conditionnement permettant la projection de cette suspension.

Aetoxisclérol® Sclérosant veineux utilisé pour scléroser les varices de toutes tailles. Polidocanol en D.C.I.

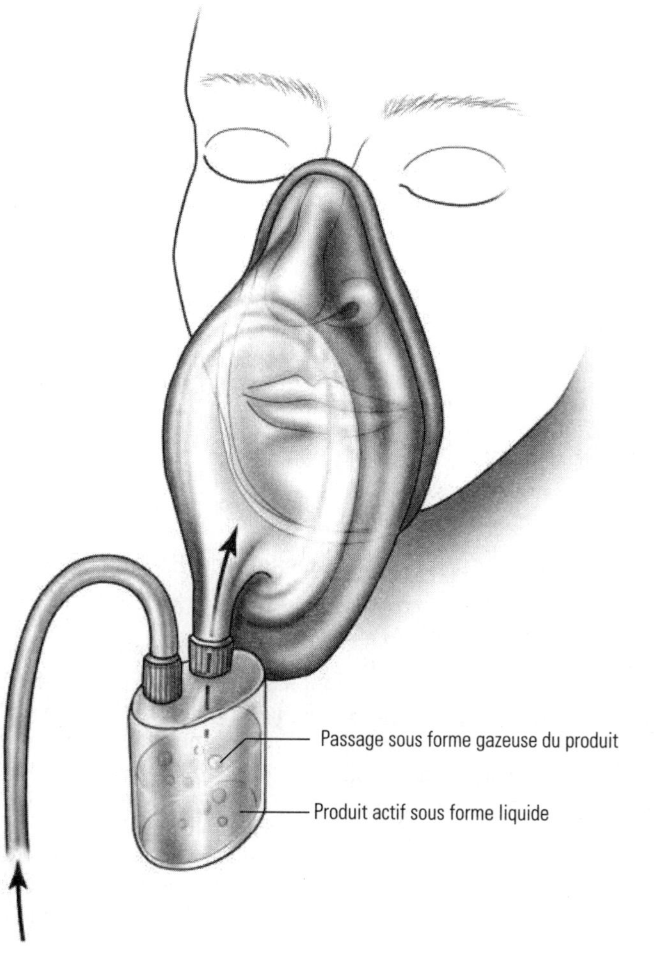

Aérosol.

affect n.m. **1.** En psychologie, attraction ou répulsion, à la base de l'affectivité. **2.** En psychanalyse, charge émotive liée à la satisfaction d'une pulsion et qui peut se transformer en angoisse, voire en névrose, lorsqu'elle est refoulée.

affection n.f. ***Affection de longue durée,*** voir *A.L.D.*

afférent, e adj. Se dit d'une structure (vaisseau, nerf) se dirigeant vers un organe.

affinité n.f. Caractéristique d'une liaison entre deux molécules (entre un antigène et un anticorps, par exemple) définissant la force de cette lésion.

affrontement n.m. Rapprochement optimal des deux berges d'une cicatrice ou d'une plaie pour permettre leur fixation et une bonne cicatrisation.

afibrinogénémie n.f. Absence de fibrinogène plasmatique en rapport avec un défaut de synthèse constitutionnel, responsable d'un syndrome hémorragique.

aflatoxine n.f. Toxine favorisant les cancers hépatiques, provenant de champignons pouvant coloniser les arachides et répandue en Afrique.

A.F.N.O.R. (Abréviation d'*Agence française de normalisation*) Organisme public chargé de donner les valeurs de normes, notamment pour les instruments et les procédures de désinfection.

A.F.S.S.A. (Abréviation d'*Agence française de sécurité sanitaire des aliments*) Organisme public chargé de donner des recommandations, de définir les mesures nécessaires pour permettre une alimentation sans danger toxique, ni infectieux, etc.

Ag Voir *antigène*. ***Ag HBe,*** antigène profond du virus de l'hépatite B, témoin d'une multiplication virale. ***Ag HBS,*** antigène S de surface de l'enveloppe du virus de l'hépatite B.

agalactie n.f. Absence de sécrétion lactée.

agammaglobulinémie n.f. Absence de gammaglobuline plasmatique, signe d'un trouble de l'immunité humorale dont les médiateurs sont les immunoglobulines. ***Agammaglobulinémie congénitale de Bruton,*** maladie héréditaire récessive liée au sexe, due à l'absence de lymphocytes B, donc à un défaut de synthèse d'anticorps, se manifestant, chez le nourrisson, par des infections récidivantes respiratoires, digestives et cutanées.

agar-agar n.m. Substance gélatineuse constituant les milieux de culture bactériens ou les milieux d'analyses immunologiques. SYN. *gélose*.

agastrie n.f. Absence d'estomac consécutive à l'ablation chirurgicale de la totalité de l'organe.

âge n.m. ***Âge gestationnel,*** âge du fœtus par rapport au début de la grossesse, exprimé soit en mois (comptabilisé à partir de la date de conception), soit en semaines d'aménorrhée (comptabilisé à partir du dernier jour des dernières règles). Le fœtus arrive ainsi à terme à 9 mois ou entre 38 et 42 semaines d'aménorrhée. ***Âge mental,*** âge caractérisant le développement intellectuel d'un enfant, estimé par des tests de difficulté croissante. À un âge réel donné, un enfant peut réaliser facilement un test standardisé. L'âge mental est l'âge correspondant au test le plus difficile réalisé par l'enfant. En cas de déficience intellectuelle, l'âge mental est inférieur à l'âge réel. Le rapport de l'âge mental et de l'âge réel correspond au coefficient intellectuel. ***Âge osseux,*** âge de l'ossification d'un enfant, évalué à partir d'un examen radiologique des fontanelles, de l'aspect des cartilages de conjugaison, sans tenir compte de l'âge réel supposé du patient.

agence n.f. ***Agence du médicament,*** administration chargée de recueillir les données concernant les effets secondaires ou les accidents dus à des médicaments commercialisés, et de prendre éventuellement des mesures d'urgence de protection ou de retrait, suivant le principe de précaution sanitaire. ***Agence française de normalisation,*** voir *A.F.N.O.R.* ***Agence française de sécurité sanitaire des aliments,*** voir *A.F.S.S.A.* ***Agence nationale d'accréditation et d'évaluation en santé,*** voir *A.N.A.E.S.* ***Agence régionale d'hospitalisation,*** voir *A.R.H.*

agénésie n.f. Défaut du développement de l'embryon provoquant des malformations congénitales ou l'atrophie de certains organes ou appareils.

agent n.m. ***Agent de service hospitalier,*** personnel hospitalier chargé notamment d'un rôle hôtelier (repas, désinfection, etc.) et du transport des patients (brancardiers). ABRÉV. *A.S.H.*

agglutination n.f. Réaction immunologique d'agrégation spécifique entre un antigène et un anticorps dirigé contre lui, formant ainsi un complexe immun.

agglutinine n.f. Anticorps sérique provoquant l'agglutination des globules rouges, notamment en cas de transfusion incompatible. Agglutinine régulière, qui existe spontanément dans tout sérum (anti-B pour les sujets de groupe A par exemple). Agglutinine irrégulière, qui apparaît à la suite d'une stimulation antigénique (transfusion) antérieure. ***Agglutinine froide,*** anticorps provoquant, à une température basse, une agglutination des hématies, responsable de troubles vasomoteurs des extrémités et d'hémolyse. Cette anomalie peut être idiopathique ou témoigner d'une autre hémopathie maligne.

agglutinogène n.m. Antigène existant à la surface de certaines bactéries et surtout des hématies, et qui est responsable d'agglutination lorsqu'il est mis en contact avec leur anticorps spécifique. Pour les hématies, les plus connus sont les agglutinogènes A et B définissant les groupes sanguins du même nom.

agitation n.f. Trouble du comportement caractérisé par une activité physique ou psychique exagérée, non productive car inorganisée, parfois même marquée par une certaine agressivité.

agnosie n.f. Trouble des fonctions supérieures se manifestant par une absence de reconnaissance des objets malgré une perception sensorielle correcte. On la rencontre notamment lors des aphasies.

agoniste n.m. et adj. **1.** Muscle responsable du mouvement principal considéré. **2.** Substance ayant un effet stimulant sur un récepteur pharmacologique ou un canal ionique. Par exemple, l'adrénaline est un agoniste des récepteurs adrénergiques

agoniste-antagoniste n.m. et adj. Substance agoniste moyennement puissante d'une famille de médicament ou d'un récepteur, c'est-à-dire qui a des effets communs à l'ensemble de cette famille. Ces effets sont toutefois moindres que ceux de substances apparentées plus puissantes. Ainsi, les effets de cette substance sont-ils agonistes quand elle est administrée seule, mais antagonistes quand elle est administrée chez un sujet ayant auparavant reçu des molécules plus puissantes, car elle vient se substituer à ces dernières sur les sites d'action.

agoraphobie n.f. Névrose phobique se manifestant par la peur angoissante des espaces vides, de la foule et des lieux publics et qui entraîne des conduites d'évitement. Elle est plus fréquente chez la jeune femme. Le traitement consiste en l'administration d'anxiolytiques et en une psychothérapie.

agrafe n.f. Attache métallique utilisée pour la suture des plaies.

Agram® Antibiotique de la famille des aminopénicillines, utilisé principalement dans le traitement du Purpura fulminans, des infections à germes sensibles dans leurs localisations O.R.L., brochopulmonaires et rénales, ainsi que dans le traitement de la listériose. Amoxicilline en D.C.I.

agrammatisme n.m. Trouble du langage caractérisé par la réduction de la phrase à sa plus simple expression (style télégraphique) et décrit notamment lors de l'aphasie de Broca.

agranulocytose n.f. Neutropénie de moins de 500 polynucléaires neutrophiles par millimètre cube. Cette affection sévère prédispose aux infections graves et nécessite un isolement et une antibiothérapie en cas de fièvre. Le mécanisme de ce trouble est le plus souvent toxique médicamenteux, notamment lors des chimiothérapies.

agraphie n.f. Trouble de l'expression écrite dû à des lésions cérébrales. Agraphie aphasique, agraphie accompagnant généralement l'aphasie et dans laquelle la perturbation concerne l'utilisation du symbole. Agraphie apraxique, agraphie dans laquelle la perturbation concerne les conditions d'exécution motrice.

Agréal® Neuroleptique utilisé en traitement symptomatique des bouffées de chaleur de la ménopause. Véralipride en D.C.I.

agrégation n.f. Formation d'amas de plaquettes ou d'hématies dans les vaisseaux sanguins.

agrément n.m. Autorisation d'exercice délivrée aux établissements de soins, par les autorités sanitaires, après vérification du respect de bonnes pratiques médicales et des textes réglementaires.

agressologie n.f. Étude des traumatismes résultant d'une agression interne ou externe, quelle qu'en soit le type, psychique ou physique.

agueusie n.f. Perte de sensibilité gustative. Le salé, le sucré, l'amer et l'acide sont sous le contrôle des papilles de la langue, tandis que les goûts plus subtils sont sous le contrôle du nerf olfactif.

Agyrax® Antihistaminique H1 associé à un tranquillisant, utilisé dans le traitement symptomatique des vertiges. Méclozine en D.C.I.

aide n.f. ***Aide médicale gratuite,*** voir *A.M.G.*

aide-soignant, e n. Personnel paramédical participant aux soins du patient, en collaboration avec le personnel infirmier.

A.I.D.S. (Abréviation anglaise de *acquired immunodeficiency syndrom*) Synonyme de *sida.*

aine n.f. Pli séparant l'abdomen et la cuisse.

A.I.N.S. n.m. (Abréviation d'*anti-inflammatoire non stéroïdien*) Médicament ayant un effet anti-inflammatoire en inhibant les prostaglandines médiatrices de l'inflammation, une action antalgique, antipyrétique et antiagrégante plaquettaire et présentant un risque de toxicité gastroduodénale (ulcères et gastrites parfois hémorragiques) et neuropsychiques (vertiges, céphalées, acouphènes et asthénie), de vasoconstrictions rénales, d'allergies (prurit, éruptions cutanées et œdèmes de Quincke) et de rectites pour les formes en suppositoires. Il est contre-indiqué pendant la grossesse et l'allaitement, en cas d'insuffisance rénale ou hépatique, et chez les enfants de moins de quinze ans. Il est commercialisé sous les noms de Voltarène®, Nifuril®, Profenid®, etc.

aisselle n.f. **1.** Région située à la racine du membre supérieur, entre la face latérale du thorax et la face interne du bras. C'est une zone de passage entre le cou et le membre supérieur, où cheminent vaisseaux et nerfs intéressant ce dernier. **2.** Angle rentrant de la bifurcation d'un conduit.

A.I.T. n.m. (Abréviation d'*accident vasculaire cérébral ischémique transitoire*) Maladie neurologique qui se manifeste par une installation brutale de signes neurologiques déficitaires localisés, régressant complètement en moins de 24 heures, souvent en quelques minutes, et due à une ischémie cérébrale régressant sans séquelle par migration transitoire d'un embole à partir du cœur, en cas d'arythmie ou de plaques d'athérome carotidiennes.

akinésie n.f. Perte de la capacité à effectuer certains mouvements, sans déficit moteur, rencontrée dans la maladie de Parkinson.

Akineton® Antiparkinsonien ayant une action anticholinergique, actif surtout sur les tremblements. il est commercialisé sous forme à libération prolongée, administrée par voie orale en une prise matinale. Bipéridène en D.C.I.

alacrymie n.f. Déficit de la sécrétion lacrymale mis en évidence par le test de Schirmer et qui se manifeste par une sensation de sable dans les yeux. Un test au rose Bengale permet de mettre en évidence ses conséquences oculaires : lésions cornéenne (kératite) et/ou conjonctivale. Elle est observée notamment au cours du syndrome sec de Gougerot-Sjögren, associé alors à une xérostomie (sécheresse de la bouche due à un déficit de sécrétion salivaire). Le traitement repose sur les larmes artificielles.

Alagille (syndrome d') Maladie héréditaire de l'enfant ou de l'adulte jeune due à une raréfaction des voies biliaires intra-hépatiques (ductopénie), avec obstacle à l'écoulement de la bile, et pouvant se compliquer de cirrhose. Il se manifeste par un ictère, un prurit, un retard staturopondéral, une hypercholestérolémie et un faciès caractéristique, et s'accompagne souvent d'autres malformations telles qu'un rétrécissement de l'artère pulmonaire et des malformations vertébrales, oculaires et rénales. Les lésions se stabilisent généralement à l'âge de 5 à 10 ans. Le traitement est essentiellement symptomatique et médical.

alanine n.f. Acide aminé permettant notamment la synthèse de glucose lors de la néoglucogenèse.

A.L.A.T. n.f. Enzyme de la famille des transaminases, principalement d'origine hépatique et, à un moindre degré, musculaire. Elle augmente lors des destructions cellulaires (cytolyse) de ces tissus, au cours des hépatites virales par exemple. Le taux normal se situe entre 20 et 40 UI/l, en fonction des méthodes de mesure. SYN. *S.G.P.T.*

albendazole n.m. D.C.I. d'un antiparasitaire commercialisé sous le nom de Zentel®.

albinisme n.m. Anomalie congénitale héréditaire du métabolisme de la mélanine, généralisée ou partielle, qui se traduit par l'absence de pigmentation du système cutané, du système pileux et des yeux (iris).

Albright (acidose tubulaire d') Maladie du tube urinifère, découverte en général dès la première année de vie, associée à un nanisme, une hypercalciurie, une hypocitraturie, une polydpsie et une polyurie, ainsi qu'à des altérations osseuses et à une néphrocalcinose. SYN. *acidose tubulaire chronique idiopathique avec hypercalciurie et hypocitraturie, syndrome de Butler-Albright.*

Albright (syndrome d') Anomalie du développement osseux caractérisé par le développement dans les os longs de tissu fibreux pouvant être à l'origine de déformations osseuses et de fractures spontanées. Cette anomalie s'accompagne d'une pigmentation anormale de la peau, d'une puberté précoce et d'une pseudo-parathyroïdie.

albuginée n.f. Enveloppe fibreuse de certains organes génitaux (testicule, corps caverneux et spongieux, ovaire).

albumine n.f. Protéine synthétisée par le foie, servant de transporteur plasmatique à des molécules non solubles dans l'eau et au calcium, et assurant la pression oncotique plasmatique. Une hypoalbuminémie peut être en rapport avec une perte urinaire (néphropathie) ou digestive (entéropathie exsudative), ou avec un défaut de synthèse lors d'une insuffisance hépatique, d'une dénutrition, etc. ***Albumine humaine,*** produit sanguin labile, délivré par le pharmacien, utilisé pour traiter des hypovolémies, notamment au cours des cirrhoses et chez les grands brûlés. Elle est dosée à 4 % (iso-osmotique au plasma) et à 20 %. Le procédé de fabrication permet l'inactivation virale, mais il faut maintenir les précautions régissant l'administration de dérivés biologiques. Les solutés colloïdaux lui sont généralement préférés, car ils sont moins chers.

albuminorachie n.f. Ancien terme désignant le taux de protéines dans le liquide céphalorachidien, dont plus de la moitié correspond à de l'albumine. SYN. *protéinorachie.*

albuminurie n.f. Présence d'albumine dans les urines. Le taux normal est inférieur à 50 mg/24 h.

Alburone® Aliment diététique riche en protéines, utilisé dans les régimes hypocaloriques hyperprotéinés ou en supplément diététique en cas de dénutrition. Il est administré sous forme liquide (280 kcal/boîte, 375 ml, 50 % de protéines).

Albustix® Bandelette urinaire permettant de détecter une protéinurie.

alcaloïde n.m. Substance d'origine végétale, contenant au moins un atome d'azote et pouvant avoir des propriétés thérapeutiques (morphine) ou toxiques (strychnine).

alcalose n.f. Trouble de l'équilibre acidobasique caractérisé par une tendance à l'élévation du pH plasmatique au-dessus de 7,40. L'alcalose peut être respiratoire, due à une hyperventilation responsable d'une diminution du CO_2 plasmatique, ou métabolique, s'accompagnant d'une augmentation de la réserve alcaline par pertes digestives lors de vomissements ou de pertes rénales. L'alcalose est dans un premier temps compensée par une acidose pour maintenir un pH entre 7,40 et 7,38. L'alcalose respiratoire est compensée par une acidose métabolique. Lorsque ce mécanisme est débordé, le pH s'élève et on parle alors d'*alcalose décompensée.*

alcaptone n.m. Produit de dégradation incomplète d'acides aminés aromatiques (phénylalanine, tyrosine).

alcaptonurie n.f. Présence dans les urines d'alcaptone, les urines prenant une coloration noire à la lumière. Conséquence d'un déficit enzymatique héréditaire de transmission récessive, l'alcaptonurie peut être observée chez un sujet sain.

Alcock (canal d') Canal livrant passage aux vaisseaux et aux nerfs honteux internes. Il peut être le siège de compressions nerveuses responsables de douleurs pelviennes.

alcool n.m. Corps organique possédant un groupement hydroxyle (OH) non directement lié à un noyau aromatique, contrairement aux phénols.

alcoolémie n.f. Présence d'alcool dans le sang. L'alcoolémie maximale tolérée au volant, en France, est de 0,5 g/l depuis septembre 1995.

alcoolisation n.f. Injection à visée thérapeutique d'alcool absolu ayant pour but une destruction cellulaire, soit au niveau d'un tronc nerveux (dans ce dernier cas, généralement dans un but antalgique), soit au niveau de troncs ou de centres moteurs (pour lever une spasticité musculaire).

alcoolisme n.m. ***Alcoolisme chronique,*** abus prolongé de boissons alcoolisées de type toxicomaniaque avec dépendance, responsable de troubles somatiques et psychiques, et modifiant le comportement social. Syn. *éthylisme.*

alcoolodépendance n.f. Besoin physique et psychique de maintenir une consommation de boissons alcoolisées.

alcoologie n.f. Étude de l'alcool et de ses effets sur l'organisme.

Alcootest® Marque déposée d'un dispositif de mesure du taux d'alcoolémie à partir de la teneur en alcool de l'air expiré. Légalement établi en cas d'accidents corporels ou de litige, le niveau d'alcoolémie doit être confirmé par un dosage sur prélèvement sanguin.

A.L.D. n.f. (Abréviation d'*affection de longue durée*) Mesure administrative prise par la Sécurité sociale à la demande d'un médecin et permettant une prise en charge par cet organisme de la totalité des frais occasionnés par le traitement d'une maladie.

aldactazine n.f. Médicament composé d'une association de diurétiques ayant une action complémentaire (spironolactone et diurétique hypokaliémiant), avec l'avantage de présenter des effets opposés sur la kaliémie et donc de diminuer, sans les supprimer totalement, les risques de dyskaliémie.

Aldactone® Médicament diurétique hyperkaliémiant, agissant par effet anti-aldostérone. Spironolactone en D.C.I.

Aldalix® Médicament composé d'une association de diurétiques (spironolactone et furosémide).

aldéhyde n.m. Composé provenant de la déshydrogénation d'un alcool.

Aldomet® Antihypertenseur d'action centrale agissant par effet adrénergique alpha-2-stimulant, administré par voie orale ou intraveineuse lente. Méthyldopa en D.C.I.

aldostérone n.f. Hormone sécrétée par la zone glomérulée de la corticosurrénale et réglant, dans l'organisme, le métabolisme du sodium et du potassium en agissant sur leur élimination urinaire.

aléa n.m. ***Aléa thérapeutique,*** accident ou complication, imprévisible, généralement grave, responsable d'un préjudice survenant lors d'un examen complémentaire ou d'un traitement nécessaire, sans rapport avec une faute ou une erreur médicale, mais dont le risque est soit inhérent à la nature de l'acte ou du traitement, soit inconnu au moment de l'accident.

Alepsal® Anticonvulsivant de la famille des barbituriques, composé d'une association de phénobarbital et de caféine.

alèse n.f. Pièce de tissu, souvent imperméable, protégeant la literie.

Alexander (maladie d') Malformation congénitale rare, caractérisée par une hydrocéphalie et un retard psychomoteur, due à une prolifération anormale de cellules cérébrales. Son pronostic est sombre.

alexie n.f. Impossibilité de comprendre l'écriture, due à une lésion cérébrale acquise. *Alexie aphasique*, alexie associée à des troubles du langage. *Alexie agnosique*, alexie sans troubles de l'expression orale ou écrite.

Alfatil® Antibiotique de la famille des céphalosporines de première génération. Céfaclor en D.C.I.

-alg(o)- Élément du grec *algos*, « douleur ». Ex. : *algie, névralgie, arthralgie cruralgie.* Voir aussi *-dynie.*

algie n.f. Douleur. ***Algie vasculaire de la face,*** crise de céphalées pulsatiles, souvent unilatérales, parfois précédée de manifestations vasomotrices du visage (rougeur, écoulement lacrymal ou nasal, etc.).

alginate n.m. Médicament utilisé dans le traitement symptomatique du reflux gastro-œsophagien, formant un gel surplombant le contenu gastrique (il doit donc être pris après les repas) et créant une barrière physique au reflux. Il est commercialisé sous les noms de Gaviscon®, Topaal®.

algique adj. Qui concerne la douleur.

algodystrophie n.f. Ensemble de troubles douloureux, vasomoteurs et trophiques, d'origine sympathique. Au membre supérieur, le syndrome épaule-main et l'ostéoporose algique post-traumatique en sont les deux manifestations principales. SYN. *algoneurodystrophie.*

algogène adj. Qui provoque des douleurs.

algoménorrhée n.f. Terme désuet, désignant une dysménorrhée.

algorithme n.m. Suite finie d'opérations, d'étapes d'une procédure ou d'instructions, qui permettent de décrire ou d'orienter la résolution d'un problème.

aliénation n.f. ***Aliénation mentale,*** terme générique utilisé en langage médico-légal, définissant des troubles mentaux passagers ou permanents rendant le sujet étranger à lui-même ou à la société et l'empêchant d'avoir une conduite adaptée. L'aliénation mentale se rencontre notamment dans les psychoses et nécessite la prise de mesures de sauvegarde (sauvegarde de justice, curatelle, tutelle).

aliéniste n. Ancien terme désignant un médecin spécialisé dans l'étude et le traitement des maladies mentales, remplacé par *psychiatre.*

aliment n.m. Substance comestible ayant des vertus nutritives.

Alkéran® Alkylant de la famille des moutardes azotées, utilisé notamment dans le traitement du myélome multiple, des cancers du sein et de l'ovaire. Melphalan en D.C.I.

alkylant n.m. et adj. Molécule avide de se combiner avec les nucléoprotéines (A.D.N.), utilisée en chimiothérapie pour bloquer la division cellulaire des cellules cancéreuses à division rapide (Endoxan® par exemple).

all(o)- Élément du grec *allos,* « autre ». Ex. : *allogreffe, allergie.*

allaitement n.m. Action de nourrir de lait maternel.

Allan (syndrome d') Maladie héréditaire autosomique récessive due à un déficit congénital en enzymes permettant la dégradation protéique (arginine), et qui se manifeste, dans les formes atténuées tardives, par un retard mental, des convulsions, des vomissements et une hyperammoniémie. Les formes néonatales graves évoluent rapidement vers le coma et le décès. Le traitement repose sur un régime pauvre en protéines.

allèle n.m. Chacun des deux gènes d'une paire de chromosomes homologues, de même emplacement et de même caractère ou fonction, mais qui peuvent exercer cette fonction de manière différente et avoir des impacts différents sur leur expression phénotypique.

allergène n.m. Substance élémentaire responsable d'une réaction allergique (eczéma, urticaire, asthme, etc.) chez certains sujets prédisposés que l'on peut traiter par désensibilisation.

allergie n.f. Ensemble de manifestations d'hypersensibilité de l'organisme au contact d'une substance étrangère, pouvant être responsable de réactions cutanées plus ou moins sévères ou de chocs anaphylactiques parfois mortels. Chaque nouveau contact avec l'allergène reproduira le même type de manifestation, avec tendance à l'aggravation. La notion d'allergie médicamenteuse contre-indique l'usage ultérieur du même médicament. L'allergie à l'iode nécessite une prémédication avant l'emploi de produits de contraste iodés.

allergologie n.f. Étude des allergies afin de déterminer la nature de l'allergène responsable (par interrogatoire, test cutané, etc.) et décider d'une attitude thérapeutique d'éviction ou de désensibilisation.

allocation n.f. ***Allocation pour adulte handicapé,*** voir *A.A.H.*

Allochrysine® Médicament de la famille des sels d'or, utilisé dans le traitement de fond de la polyarthrite rhumatoïde. Elle est administrée par voie intramusculaire. Aurothiopropanolsulfonate en D.C.I.

alloesthésie n.f. Trouble de la sensibilité tactile, auditive et visuelle, le stimulus étant perçu du côté opposé à celui d'où il est émis.

allogreffe n.f. Greffe de tissu ou d'organe prélevé sur un individu de la même espèce que le receveur, par opposition à autogreffe. SYN. *homogreffe, greffe homologue, greffe allogénique.*

allo-immunisation n.f. Réaction immunitaire contre un individu de même espèce. Allo-immunisation fœto-maternelle, immunisation de la mère, de rhésus négatif, contre des antigènes du sang fœtal, rhésus positif, après un passage du sang fœtal rhésus positif dans la circulation maternelle, en général au cours d'un accouchement antérieur. Ces anticorps maternels traversent le placenta et détruisent les hématies du fœtus. La prévention de cette allo-immunisation par l'injection systématique d'immunoglobuline anti-Rhésus à la mère dans les 72 heures qui suivent l'accouchement a pratiquement fait disparaître cette affection.

allopathie n.f. Médecine classique dont les méthodes thérapeutiques visent à lutter contre les causes ou les symptômes des maladies. Elle s'oppose à l'homéopathie.

allopurinol n.m. Médicament antigoutteux, hypo-uricémiant diminuant l'uricémie et l'uraturie par réduction de la synthèse de l'acide urique. Il est utilisé dans le traitement de fond de la goutte, notamment en cas de contre-indication (lithiase urinaire) aux uricosuriques, et dans l'hyperuricémie symptomatique. D.C.I. du Zyloric®.

almitrine Médicament améliorant l'oxygénation sanguine. D.C.I. du Vectarion®.

alopécie n.f. Chute de la pilosité, des cheveux en particulier, localisée ou généralisée et qui, contrairement à la calvitie, est transitoire. L'alopécie est un signe de carence vitaminique, de carence martiale ou de parasitose. Elle peut être un effet secondaire de médicaments. Elle est fréquente dans les chimiothérapies.

Aloplastine® Pommade décongestionnante constituée de pâte à l'eau, appliquée en couche épaisse, notamment dans le traitement de l'érythème fessier du nourrisson.

Alpers (maladie d') Maladie familiale, due à une dégénérescence cérébrale, caractérisée chez l'enfant par une microcéphalie, des myoclonies, une cécité et un déficit moteur. Le pronostic est très défavorable.

Alpha (rythme) Onde sinusoïdale régulière du tracé électro-encéphalographique pariéto-temporo-occipital, dont la fréquence est comprise entre 8 et 12 périodes par seconde. Elle correspond au rythme fondamental du sujet normal. Elle apparaît au cours du repos sensoriel (yeux fermés) et de la détente intellectuelle, et est bloquée par l'attention visuelle, dès l'ouverture des yeux.

alpha-2-sympathicomimétique n.m. et adj. Substance naturelle ou médicamenteuse ayant des effets antihypertenseurs centraux. Il est utilisé dans le traitement de l'hypertension artérielle. SYN. *alpha-2-adrénergique, alpha-2-mimétique, alpha-2-stimulant.*

alphabloquant n.m. et adj. Substance naturelle ou médicamenteuse qui bloque les récepteurs alpha du système adrénergique, utilisée par exemple pour traiter les manifestations fonctionnelles de l'adénome de la prostate et comme antihypertenseur.

alphachymotrypsine n.f. Enzyme pancréatique qui catalyse l'hydrolyse des liaisons protidiques et des liaisons ester. L'enzyme, obtenue à partir de pancréas de veau, est utilisée comme anti-inflammatoire dans le traitement de certaines lésions traumatiques.

alphafœtoprotéine n.f. Protéine du sérum normalement synthétisée pendant la vie fœtale uniquement, vraisemblablement au niveau du foie. Elle disparaît après la naissance, puis peut réapparaître au cours de l'évolution de certains cancers, notamment du foie (carcinome hépatocellulaire) et du testicule.

alpharécepteur n.m. Structure moléculaire intégrée dans la paroi des cellules de différents organes, réagissant à la noradrénaline qui est un médiateur chimique du système sympathique. SYN. *récepteur alpha-adrénergique.*

alphastimulant n.m. Substance excitant les récepteurs α. SYN. *alphamimétique, alpha-adrénergique.*

Alport (syndrome d') Maladie associant une néphropathie interstitielle, avec protéinurie et hématurie évoluant vers l'insuffisance rénale chronique, une surdité et des malformations oculaires inconstantes.

Alpress® Médicament antihypertenseur alpha-1-bloquant, agissant par vasodilatation périphérique. Il est administré en une prise orale, sous forme à libération prolongée. Prazosine en D.C.I. On le trouve aussi commercialisé sous le nom de Minipress®.

altération n.f. ***Altération de l'état général,*** voir *A.E.G.*

alterne adj. ***Syndrome alterne,*** association de signes neurologiques avec atteinte d'un hémicorps (hémiplégie généralement), controlatérale à la lésion, et déficit homolatéral de certains nerfs crâniens du côté de la lésion qui siège au niveau du tronc cérébral.

Altim® Anti-inflammatoire stéroïdien (corticoïde), administré en infiltration (intra-articulaire, périarticulaire ou épidurale). Cortivazol en D.C.I.

Altocel® Ralentisseur opiacé du transit intestinal également commercialisé sous les noms de Imodium® et de Arestal®. Lopéramide en D.C.I.

alvéolaire adj. Qui concerne les alvéoles.

alvéole n.m. Élément anatomique en forme de cavité. Ex.: *alvéole dentaire, alvéole pulmonaire.*

alvéolite n.f. Inflammation d'un alvéole (dentaire ou pulmonaire).

Alvityl® Association de vitamines, administrée par voie orale, en prévention de carences.

Alzheimer (maladie d') Perte irréversible des fonctions supérieures, de cause inconnue, d'évolution insidieuse et progressive, se traduisant au début par de simples troubles mnésiques pour évoluer vers une démence présénile, à savoir survenant avant l'âge de 65 ans.

A.M. n.m. (Abréviation d'*auxiliaire médical*) Ces lettres sont utilisées pour la cotation des actes des professions paramédicales. Pour les infirmières, ces actes sont cotés A.M.I.

amalgame n.m. Substance utilisée pour obturer les dents traitées par le dentiste.

amantadine n.f. Antiviral utilisé notamment contre la grippe, mais aussi comme antiparkinsonien dans les formes débutantes akinéto-hypertoniques. D.C.I. de Mantadix®.

Amarel® Antidiabétique oral de la famille des sulfamides hypoglycémiants à longue durée d'action (de 12 à 24 heures). Glimépiride en D.C.I.

amaril, e adj. Relatif à la fièvre jaune.

amaurose n.f. Perte complète de la vision sans altération anatomique de l'œil.

ambi- Élément du latin *ambo*, « deux ». Ex.: *ambidextre, ambosexuel.* On écrit aussi *ambo-*. Syn. *amph(i), bi.*

ambidextre adj. Capable de se servir de façon indifférente de la main droite ou de la main gauche.

ambivalence n.f. Coexistence de sentiments opposés et contradictoires pour un même objet, à la fois aimé et détesté.

amblyopie n.f. Diminution de la vision sans cause oculaire décelable.

Ambu® Appareil de ventilation artificielle comportant notamment un ballon et son système de remplissage automatique à valve antiretour, pouvant être connecté à une source d'oxygène.

-ambul- Élément du latin *ambulare*, « marcher ». Ex.: *ambulatoire, somnambule.*

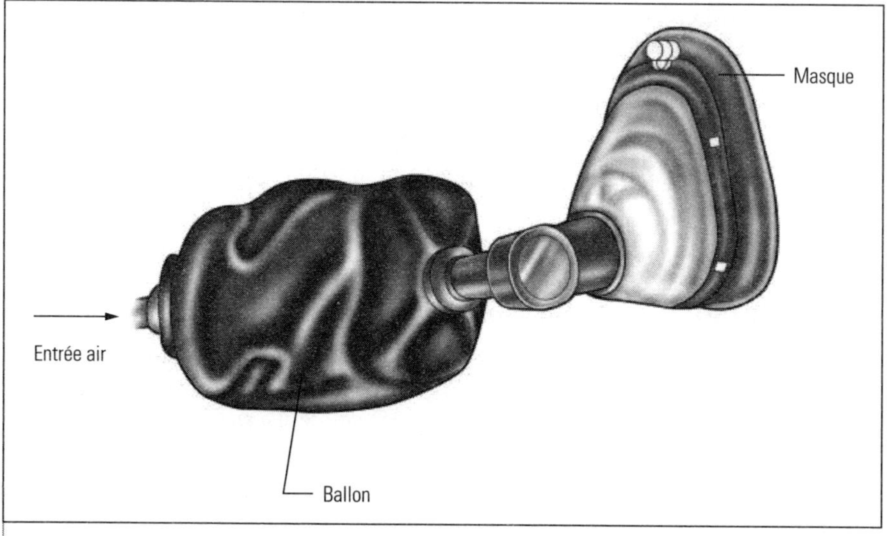

Ambu®.

ambulatoire adj. **1.** Qui n'a pas lieu en hôpital (Ex. : *soin, traitement ambulatoires*) ou qui ne nécessite pas d'hospitalisation (Ex. : *chirurgie ambulatoire*). **2.** Relatif à la marche.

aménorrhée n.f. Absence des menstruations.

aménorrhée-galatorrhée n.f. ***Syndrome aménorrhée-galatorrhée,*** association d'une disparition des règles et d'un écoulement mammaire de lait, observée dans les hypersécrétions de prolactine, notamment par une tumeur hypophysaire ou comme effet secondaire d'un traitement neuroleptique.

américain n.m. ***Pansement américain,*** pansement appliqué sur une plaie pour la protéger et absorber les humeurs (sang, sérosités, pus) qui s'en écoulent. Il est constitué d'une épaisse couche de coton absorbante sur sa face interne et d'un matériau imperméable sur sa face externe.

amétropie n.f. Trouble de la vision caractérisé par la mauvaise mise au point des images sur la rétine.

A.M.G. n.f. (Abréviation d'*aide médicale gratuite*) Ensemble de soins médicaux gratuits pris en charge par l'État, pour les patients n'ayant pas de ressources suffisantes, actuellement remplacée par la C.M.U. (couverture médicale universelle).

amibe n.f. Parasite protozoaire, qui pénètre dans l'organisme par l'ingestion de kystes amibiens. Elle est responsable d'une colite se traduisant par une diarrhée invasive pouvant devenir chronique et se compliquer d'abcès hépatique. Le traitement se fait par amœbicide de contact (Intétrix®) et tissulaire (métronidazole).

amibiase n.f. Maladie endémique dans les pays chauds, due à une infection amibienne.

Amiklin® Antibiotique de la famille des aminosides, administré par voie intramusculaire ou intraveineuse lente d'au moins 45 minutes. Amikacine en D.C.I.

amimie n.f. Trouble de l'exécution de gestes ou de l'expression des sentiments.

aminoacidémie n.f. Concentration plasmatique en acides aminés libres, exprimée en azote (normal 65 mg/l) et augmentée dans les insuffisances rénales par défaut d'élimination.

aminopénicilline n.f. Antibiotique de la famille des bêtalactamines du groupe des pénicillines. Elle peut être administrée à la femme enceinte. Elle est active sur les streptocoques, pneumocoques, *Escherichia coli, Listeria, Salmonella, Leptospira, Borrelia, Helicobacter pylori,* etc. Ex. : Clamoxyl® (amoxicilline).

aminophylline n.f. Dérivé de la théophylline utilisé dans l'asthme par voie orale, rectale ou parentérale. Elle fait partie de la famille des méthylxanthines.

aminosides n.m.pl. Famille d'antibiotiques, active notamment sur les bacilles Gram négatif et les staphylocoques, ayant une toxicité cumulative auditive et rénale nécessitant une surveillance étroite de leur concentration résiduelle plasmatique et une adaptation de dose, notamment au poids et à la fonction rénale. Ils sont utilisés dans les infections sévères, le plus souvent en association avec une bêtalactamine. Ils sont commercialisés sous les noms de Gentamycine®, Amikacine®, Nétromycine®.

amiodarone n.f. Antiarythmique de classe C, utilisé notamment à forte dose pour réduire les arythmies cardiaques par fibrillation auriculaire. Elle fait courir un risque de thyroïdite lors d'utilisation prolongée.

amitose n.f. Division directe des cellules, sans intervention des chromosomes, aboutissant à des cellules-filles non semblables entre elles et non semblables à la cellule-mère.

Amlor® Inhibiteur calcique administré en une prise orale matinale. Amlodipine en D.C.I.

A.M.M. n.f. (Abréviation d'*autorisation de mise sur le marché*) Autorisation de commercialisation d'un médicament délivrée par les autorités sanitaires. Elle est accompagnée de mentions légales obligatoires (indications, contre-indications, posologie, précautions d'emploi).

ammoniémie n.f. Présence anormale d'ammoniaque dans le sang ; elle s'élève notamment dans les encéphalopathies hépatiques.

amnésie n.f. Perte de mémoire partielle ou totale, réversible ou non. ***Amnésie antérograde,*** amnésie qui concerne les faits récents avec oubli au fur et à mesure comme lors du syndrome de Korsakoff. ***Amnésie rétrograde,*** amnésie qui concerne les faits anciens antérieurs à la maladie responsable.

amniocentèse n.f. Ponction de l'utérus destinée à recueillir du liquide amniotique en vue du dépistage d'anomalies fœtales.

amniographie n.f. Radiographie de la cavité amniotique après injection d'un produit de contraste.

amnios n.m. Membrane contenant l'embryon et le liquide dans lequel celui-ci baigne.

amnioscopie n.f. Examen endoscopique par transillumination de l'aspect du liquide amniotique permettant de rechercher des signes de souffrance fœtale.

amniotique adj. Relatif à l'amnios.

amœbicide adj. Qui tue les amibes. ◆ n.m. Médicament utilisé dans le traitement de l'amibiase.

amoxicilline n.f. Antibiotique de la famille des pénicillines A, de la classe des aminopénicillines. D.C.I. de Clamoxyl®.

A.M.P.c. Abréviation d'*adénosine* monophosphate cyclique.*

amph(i)- Élément du grec *amphi,* « des deux côtés ». Ex. : *amphotonie.* On écrit aussi *amph(o)-.* Syn. *amb(i)-.*

amphétamine n.f. Substance stimulant le système nerveux central, permettant une augmentation du rendement et une diminution de la sensation de fatigue et pouvant être responsable de toxicomanie.

amphiarthrose n.f. Articulation semi-mobile, telles les articulations intervertébrales.

amphibole adj. Se dit de la période (ou stade) d'une maladie fébrile caractérisée par la défervescence thermique ; elle est comprise entre la période d'état et la normalisation de la température ; dans certaines maladies, telles que la typhoïde, la période amphibole est ponctuée de pics fébriles répartis dans la journée.

amphorique adj. Se dit d'un souffle perçu à l'auscultation pulmonaire, peu intense, de timbre métallique, à maximum expiratoire, ressemblant au son produit en soufflant dans un récipient vide, observé au cours de certains pneumothorax.

amphotéricine B n.f. Antifongique dont la forme administrée par voie orale, dans le traitement des candidoses digestives par effet local, n'est pratiquement pas résorbée par le tube digestif et est donc dénuée de toxicité. La forme administrée par voie parentérale dans le traitement des infections fongiques sévères, telles que la méningoencéphalite amibienne primitive suraiguë, présente une néphrotoxicité dose-dépendante. Elle est commercialisée sous le nom de Fungizone®.

amphotonie n.f. Trouble affectant à la fois le système sympathique et parasympathique.

ampicilline n.f. Antibiotique de la famille des aminopénicillines. D.C.I. de Totapen®.

amplification n.f. ***Amplification génique,*** phénomène qui augmente le nombre de copies d'un gène au niveau d'un locus donné, notamment au cours des cancers, avec souvent fabrication excessive de la protéine correspondante.

ampoule n.f. **1.** Récipient en verre contenant un médicament liquide. **2.** Terme commun désignant l'accumulation de liquide séreux ou sérosanglant sous l'épiderme à la suite d'une irritation, d'un frottement prolongé. SYN. *phlyctène.* **3.** Portion dilatée de la zone terminale de certains organes ou de conduits creux comme l'ampoule rectale et l'ampoule de Vater.

ampullome n.m. ***Ampullome vatérien,*** tumeur maligne de l'ampoule de Vater entraînant une obstruction biliaire et pancréatique, ainsi qu'un saignement digestif à bas bruit responsable d'anémie.

amputation n.f. Ablation chirurgicale d'une partie du corps (organe, membre, segment de membre).

Amsler (test de) Procédé d'exploration ophtalmologique du champ visuel central utilisant, notamment, des cartons portant de fins quadrillages noirs sur fond blanc.

Amycor® Antifongique imidazolé à large spectre d'usage local, administré en une application quotidienne, sous forme de crème, de spray ou de poudre. Bifonazole en D.C.I.

amyélinique adj. Dépourvu de gaine de myéline (fibre nerveuse du sympathique par exemple).

amygdale n.f. Amas de follicules lymphoïdes de la gorge (amygdale linguale, palatine, pharyngienne et tubaire). ***Amygdale cérébelleuse,*** partie inférieure des lobes latéraux des deux hémisphères cérébelleux, située au-dessus du foramen occipital et recouvrant la face postérieure du bulbe rachidien.

amygdalectomie n.f. Ablation chirurgicale des amygdales palatines. SYN. *tonsilectomie.*

amygdalite n.f. Inflammation aiguë ou chronique des amygdales palatines.

amylase n.f. Enzyme de la salive et du suc pancréatique, qui transforme les sucres complexes en molécules plus simples (disaccharides ou oligosaccharides) au cours de la digestion.

amylasémie n.f. Concentration d'amylase dans le sang, normalement comprise entre 10 et 90 U/l. Elle s'élève dans les pancréatites aiguës, mais aussi dans certaines pathologies salivaires. Ce dosage est de plus en plus remplacé par *lipasémie.*

amylasurie n.f. Excrétion urinaire d'amylase. La valeur normale de l'amylasurie varie en fonction des normes propres à chaque laboratoire ; elle est comprise, à 37 °C, entre 36 et 240 UI/24 h.

amyloïde adj. ***Substance amyloïde,*** substance semblable à l'amidon, qui se dépose dans de nombreux organes tels que le foie, les ganglions et la rate, et y provoque de nombreuses dégénérescences.

amylose n.f. Maladie de surcharge caractérisée par le dépôt de substance amyloïde au niveau de multiples organes (tube digestif, foie, rate, rein nerfs, peau notamment). Ce dépôt est soit immunitaire primitif, soit secondaire à une infection chronique, à une maladie de système, à un cancer, à un myélome.

amyotrophie n.f. Diminution du volume et de la force des muscles. ***Amyotrophie spinale,*** terme désignant une famille de maladies neurologiques ayant en commun une dégénérescence des neurones moteurs de la corne antérieure de la moelle épinière. Il s'agit, par exemple, de la sclérose latérale amyotrophique, de la poliomyélite ou de la maladie de Wernicke-Hoffmann.

ana- Élément du grec *ana,* « contraire », « de nouveau », ou « en haut ». Ex. : *analeptique, anaphylaxie.*

anabolisant n.m. et adj. Substance favorisant la synthèse des protéines, souvent dérivée des hormones mâles, utilisée pour augmenter artificiellement la masse musculaire. C'est une substance considérée comme dopante en médecine sportive.

anabolisme n.m. Synthèse des constituants de l'organisme à partir des matériaux nutritifs.

anachlorhydrie n.f. Synonyme d'*achlorhydrie.*

anaérobie adj. Qui ne peut survivre et se développer que dans un milieu sans oxygène.

A.N.A.E.S. (Abréviation d'*Agence nationale d'accréditation et d'évaluation en santé*) Organisme public chargé de développer la qualité des soins, d'élaborer des recommandations et des procédures standardisées.

Anafranil® Antidépresseur imipraminique, administré par voie orale en une prise matinale, intraveineuse ou intramusculaire. Clomipramine en D.C.I.

anal adj. Qui se réfère à l'anus. ***Stade anal,*** selon Freud, deuxième stade de l'évolution psychoaffective. Il survient vers l'âge de deux ans et se caractérise par une fixation sur la région anale.

analeptique adj. Qui stimule les centres respiratoires ou cardiovasculaires du système nerveux central.

analgésie n.f. Disparition de la sensibilité à la douleur.

analyse n.f. **1.** Décomposition d'un corps en ses éléments constitutifs. **2.** Méthode psychanalytique d'étude du fonctionnement mental.

analytique adj. Relatif à une méthode de rééducation d'une partie isolée de l'organisme (muscle, membre, etc.) et non globale.

anamnèse n.f. Ensemble des éléments constituant l'histoire de la maladie, reconstitué par l'interrogatoire ou des documents écrits (comptes rendus, examens de laboratoire, etc.) et tenu à jour dans le dossier médical du patient.

Anandron® Anti-androgène non stéroïdien d'action périphérique qui agit en s'opposant à l'action des androgènes sur la prostate et sur les métastases des cancers prostatiques. Il est utilisé dans le traitement du cancer métastasé de la prostate. Nilutamide en D.C.I.

anaphase n.f. Troisième phase de la division cellulaire caractérisée par la division des chromosomes et leur migration vers les extrémités du fuseau cellulaire.

anaphylatoxine n.f. Substance qui déclenche des manifestations apparentées à celles du choc anaphylactique, avec libération d'histamine, pouvant se compliquer de choc par vasodilatation.

anaphylaxie n.f. Réaction d'hypersensibilité responsable d'un choc cardiovasculaire par vasodilatation, traduisant une allergie à une substance à laquelle le sujet a déjà été sensibilisé lors d'un contact précédent.

anaplasique adj. Relatif à une prolifération tumorale maligne caractérisée par l'existence de cellules indépendantes qui ont perdu leurs caractéristiques de différenciation. Les localisations les plus fréquentes sont pulmonaires et gastriques. L'évolution est rapide avec extension à distance.

anarthrie n.f. Aphasie en rapport avec une lésion cérébrale, caractérisée par des troubles de l'articulation, sans trouble de la compréhension.

anasarque n.f. Rétention hydrosodée se traduisant par des œdèmes généralisés et des épanchements pauvres en protéines des cavités de l'organisme : péritonéale (ascite), péricardique, pleurale. ***Anasarque fœto-placentaire,*** rétention hydrosodée avec augmentation du volume du liquide amniotique et œdème fœtal avec ascite. On l'observe notamment lors d'allo-immunisation fœto-maternelle.

anastomose n.f. **1.** Communication naturelle entre deux vaisseaux ou nerfs. **2.** Abouchement créé chirurgicalement entre deux

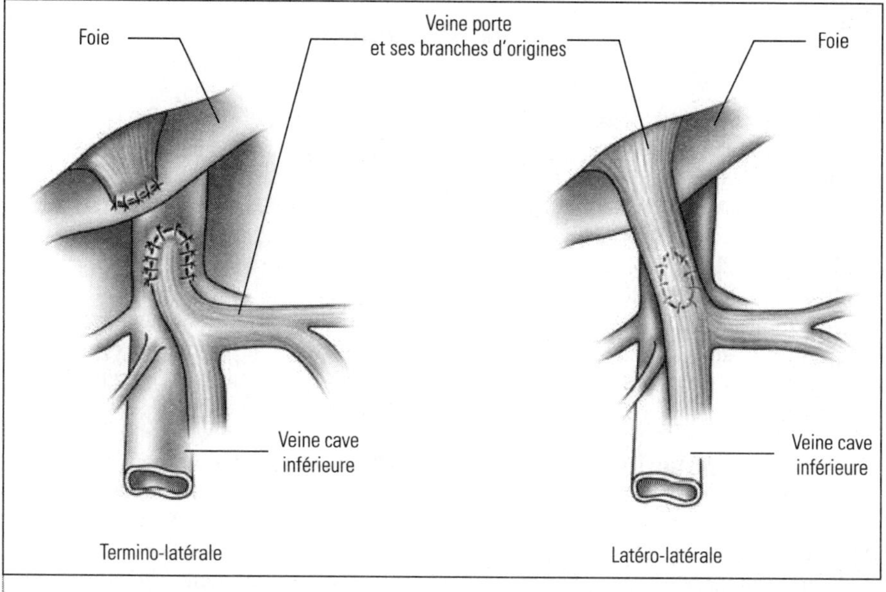

Anastomose portocave.

organes mis ainsi en communication. ***Anastomose portocave,*** voir *A.P.C.*

anatomie n.f. Étude scientifique de la structure des êtres vivants, de leur aspect, des organes qui les constituent et des rapports que ceux-ci entretiennent. ***Anatomie pathologique,*** étude des modifications des organes et de leur infrastructure (architecture, composants cellulaires, etc.) consécutives à un processus morbide.

anatoxine n.f. Toxine bactérienne (diphtérique, tétanique, botulique, etc.) qui a perdu ses propriétés pathogènes grâce à un traitement chimique par le formol et un traitement physique par la chaleur, mais qui a conservé ses propriétés immunologiques permettant ainsi, lors de son administration, une réaction vaccinale.

Anausin® Antiémétisant puissant de la famille des antagonistes de la dopamine, utilisé contre les nausées, les vomissements, le hoquet, le reflux gastro-œsophagien et les œsophagites par reflux. Il est aussi commercialisé sous le nom de Primpéran®. Métoclopramide en D.C.I.

A.N.C.A. n.m. (Abréviation d'*anticorps anticytoplasme des polynucléaires neutrophiles*) Anticorps observé notamment dans la granulomatose de Wegener.

Ancotil® Antifongique de synthèse administré par voie orale ou intraveineuse et qui présente un risque de toxicité hématologique parfois sévère (aplasie) et de troubles digestifs. En règle générale, Ancotil® est utilisé en association à l'amphotéricine B, antifongique de structure polyénique, tel que la Fongizone®, dans le traitement des candidoses sévères systémiques (touchant des organes profonds) ou diffuses, ou des infections à cryptocoques. Flucytosine en D.C.I.

Anderson (maladie d') Maladie métabolique héréditaire autosomique récessive responsable d'un défaut d'absorption des lipides et qui se manifeste par une diarrhée chronique et un tableau clinique de maladie cœliaque.

andr(o)- Élément du grec *anêr, andros,* « homme ». Ex. : *androgène.*

Andractim® Médicament hormonal composé d'androgènes, administré par voie cutanée, sous forme de gel. Il est utilisé dans l'hypogonadisme masculin, la gynécomastie idiopathique de l'homme et le lichen scléro-atrophique génital de l'homme ou de la femme. Androstanolone en D.C.I.

Androcur® Médicament progestatif, utilisé pour ses propriétés antiandrogéniques, dans le traitement de l'hirsutisme féminin, de la puberté précoce et dans le traitement palliatif du cancer de la prostate. Il est aussi associé à un œstrogène dans la pilule contraceptive Diane®. Cyprotérone acétate en D.C.I.

androgène adj. et n.m. Se dit d'une hormone responsable de l'apparition des caractères sexuels masculins.

androgyne adj. Qui présente des caractères sexuels du sexe opposé.

androïde adj. Qui présente des caractères sexuels masculins.

andrologie n.f. Science qui étudie les caractéristiques, pathologiques ou non, des personnes de sexe masculin.

andropause n.f. Terme créé par analogie à *ménopause,* mais sans définition physiologique précise, pour décrire un ralentissement de l'activité sexuelle chez l'homme et une asthénie dus au vieillissement.

androstérone n.f. Hormone sexuelle au faible pouvoir androgène, qui correspond à une forme d'élimination urinaire de la testostérone.

Androtardyl® Médicament hormonal, constitué d'androgènes, administré par voie intramusculaire toutes les 3 ou 4 semaines, dans le traitement substitutif de la carence en androgènes. Testostérone énanthate en D.C.I.

anémie n.f. Baisse du nombre de globules rouges se traduisant par une diminution de la concentration sanguine d'hémoglobine, à moins de 13 g/dl chez l'homme, et de 11 g/dl chez la femme. Elle peut être due à un défaut de production médullaire, à une destruction par hémolyse, à une carence en fer, en folate, ou en vitamine B12, à une hémorragie ou à d'autres causes. ***Anémie hémolytique,*** anémie due à une destruction des hématies. ***Anémie pernicieuse,*** anémie macrocytaire par carence en vitamine B12, ancien nom de l'anémie de Biermer. ***Anémie sidéroblastique,*** anémie hypersidérémique caractérisée par un excès de sidéroblastes dans la moelle osseuse, certains contenant des grains de fer en couronne.

anencéphale adj. Qui n'a pas de cerveau.

anergie n.f. État d'un organisme qui a perdu sa capacité de réagir à une substance allergène à laquelle il avait été sensibilisé.

anesthésie n.f. Perte de la sensibilité provoquée soit par une maladie ou une atteinte nerveuse, soit par l'administration d'un médicament. ***Anesthésie locale,*** anesthésie limitée à une zone précise par infiltration des extrémités nerveuses sensitives par des anesthésiques locaux. ***Anesthésie locorégionale,*** anesthésie plus étendue obtenue par l'infiltration des troncs nerveux (anesthésie tronculaire, bloc plexique) ou des racines nerveuses sensitives (rachianesthésie, anesthésie épidurale). SYN. *anesthésie régionale.* ***Anesthésie générale,*** anesthésie obtenue par l'administration, par voie générale de produits entraînant l'abolition de la conscience, de la motricité et de la sensibilité.

anesthésiologie n.f. Étude de l'anesthésie et de ses applications médicochirurgicales.

anesthésique n.m. Substance médicamenteuse entraînant l'abolition de la sensibilité. ◆ adj. Relatif à l'anesthésie, qui la provoque.

aneuploïdie n.f. État caractérisé par un nombre anormal de chromosomes, soit trop élevé (dans la trisomie, par exemple), soit insuffisant.

anévrisme n.m. ***Anévrisme artériel,*** dilatation circonscrite de la paroi d'un vaisseau formant un sac plein de sang liquide ou coagulé. Il présente un risque de rupture. Il peut être fusiforme (portant sur toute la section vasculaire et en forme de fuseau) ou sacculaire (latéral au vaisseau avec lequel il communique par un collet). ***Anévrisme artérioveineux,*** communication anormale et permanente entre une artère et une veine. SYN. *fistule artérioveineuse.* ***Anévrisme cirsoïde,*** malformation vasculaire s'accompagnant d'hypertrophie des vaisseaux et comportant une ou plusieurs communications artério-veineuses. ***Anévrisme disséquant,*** poche constituée dans la paroi même de l'artère et contenant du sang. La paroi artérielle est clivée en deux feuillets. ***Anévrisme disséquant de l'aorte,*** voir *dissection aortique.* ***Anévrisme mycotique,*** anévrisme dû à une infection bactérienne de la paroi d'une artère, suivie d'ulcération infectieuse de celle-ci. Le terme mycotique est donc impropre mais, dérivé de l'anglais, il s'est imposé en pratique. ***Faux anévrisme,*** hématome organisé, consécutif à une plaie artérielle, situé au contact d'une artère et communiquant avec la lumière de celle-ci. On écrit aussi *anévrysme.*

anévrismectomie n.f. Résection chirurgicale d'un anévrisme.

anévrismorraphie n.f. **1.** Opération consistant, dans les anévrismes fusiformes, à

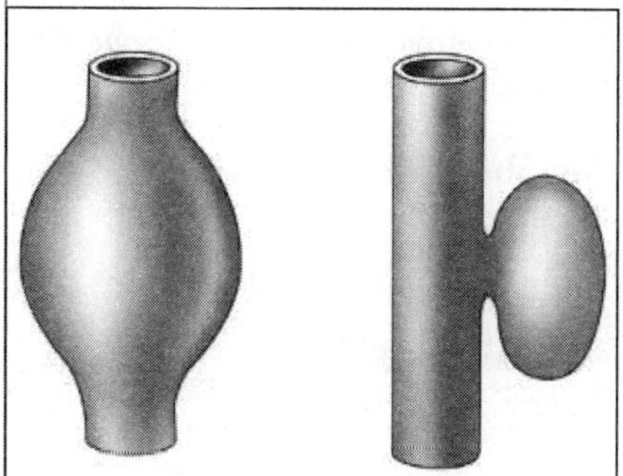

Anévrisme artériel.

réséquer une partie du sac anévrismal et à reconstituer l'artère par suture de la paroi restante. **2.** Opération consistant, après ouverture du sac anévrismal, à suturer par l'intérieur tous les orifices artériels qui s'y abouchent. SYN. *endoanévrismorraphie oblitérante.*

Anexate® Antidote des benzodiazépines, administré par voie intraveineuse. Son délai d'action est très court (30 à 60 s), ainsi que sa durée d'action (inférieure à 2 h). Il est utilisé comme test lors d'intoxications avec troubles de la conscience, lors d'intoxications massives aux benzodiazépines et en perfusion continue en réanimation. Il est utilisé en anesthésie pour interrompre l'effet des benzodiazépines. Il présente un risque de convulsion en cas d'intoxication médicamenteuse mixte (neuroleptiques, antidépresseurs tricycliques), et de syndrome de sevrage aigu aux benzodiazépines chez des patients consommateurs chroniques de ces agents. Flumazénil en D.C.I.

ang(é)io- Élément du grec *angeion*, « vaisseau ». Ex. : *angiocardiographie.*

angéiologie n.f. Étude des vaisseaux et de leurs maladies.

angéite n.f. Atteinte inflammatoire des vaisseaux sanguins.

angine n.f. Infection O.R.L. virale ou bactérienne, qui se traduit par une fièvre, des maux de gorge et, à l'examen, par une inflammation pharyngée et/ou amygdalienne. ***Angine de poitrine,*** synonyme d'*angor.*

angioblastome n.m. Tumeur vasculaire siégeant essentiellement au niveau du système nerveux central.

angiocardiographie n.f. Examen radiographique des cavités cardiaques et des gros vaisseaux de la base du cœur, comportant des clichés pris en série, après injection intraveineuse ou dans les cavités cardiaques droites, par sonde, d'un produit de contraste opaque aux rayons X.

angiocholécystographie n.f. Opacification des voies biliaires par administration intraveineuse d'un produit de contraste iodé. Elle est aujourd'hui remplacée par la cholangiographie par voie rétrograde endoscopique (C.P.R.E.), laquelle offre des images de meilleure qualité et permet des gestes thérapeutiques. SYN. *cholangiographie* par voie intraveineuse.*

angiocholite n.f. Infection des voies biliaires, principales (canaux hépatiques et cholédoque) et accessoires (vésicule biliaire), se manifestant par une triade douleur, fièvre et ictère. Elle est le plus souvent due à un obstacle à l'écoulement de la bile.

angiodysplasie n.f. Anomalie congénitale des vaisseaux liée à un trouble de leur développement.

angiographie n.f. Radiographie des vaisseaux après injection dans leur lumière d'un produit de contraste opaque aux rayons X. ***Angiographie numérisée,*** angiographie dont les images sont traitées par ordinateur, ce qui permet d'effacer les images autres que celles des vaisseaux.

angioléiomyome n.m. Tumeur de la peau avec prolifération anormale de cellules musculaires lisses et de cellules de la paroi vasculaire.

angiolipome n.m. Tumeur associant un contingent vasculaire (angiome) et graisseux (lipome).

angiomatose n.f. Affection caractérisée par la formation d'angiomes multiples.

angiome n.m. Malformation circonscrite comportant un amas de vaisseaux, sanguins (hémangiome) ou lymphatiques (lymphangiome), hypertrophiés. ***Angiome plan,*** angiome siégeant au niveau de la peau et formant la classique *tache de vin.* ***Angiome tubéreux,*** angiome formant une tumeur saillante, molle, rouge ou violacée.

angiomyolipome n.m. Malformation tumorale composée de tissu vasculaire et musculaire lisse et adipeux.

angiopathie n.f. Maladie des vaisseaux. ***Angiopathie amyloïde,*** dépôt de substance amyloïde dans les parois des vaisseaux cérébraux des sujets âgés, observé notamment dans la maladie d'Alzheimer.

angioplastie n.f. Procédé destiné à remodeler un vaisseau pathologique. ***Angioplastie transluminale,*** procédé de radiologie interventionnelle consistant à dilater le rétrécissement d'un vaisseau au moyen d'une sonde à ballonnet introduite dans sa lumière. Elle peut être pratiquée, par exemple, au niveau coronarien.

angiosarcome n.m. Tumeur maligne dérivant des éléments conjonctifs des vaisseaux sanguins.

angioscan n.m. Examen scanographique (tomodensitométrique) réalisé après injection intravasculaire d'un produit de contraste permettant la visualisation des vaisseaux (veines, artères).

angioscopie n.f. **1.** Examen direct de la lumière d'un vaisseau au moyen d'un fibroscope. **2.** Examen des vaisseaux du fond de l'œil au moyen d'un ophtalmoscope.

angiostrongylose n.f. Méningite parasitaire, à éosinophiles, due à un parasite du rat *(Angiostrongylus cantonensis)*, observée en Extrême-Orient.

angiotensine n.f. Polypeptide produit en réponse à la stimulation de la rénine. L'angiotensine I inactive est transformée au niveau hépatique par l'enzyme de conversion de l'angiotensine en angiotensine II, qui est responsable de vasoconstriction artériolaire périphérique et donc d'élévation de la pression artérielle.

angoisse n.f. Sensation de malaise général, sentiment de peur diffuse, sans cause précise, pouvant se manifester par des palpitations, des sueurs, des vertiges, des tremblements, une sensation d'oppression thoracique et divers autres phénomènes.

angor n.m. Crise de douleur thoracique constrictive survenant le plus souvent à l'effort et qui traduit une ischémie myocardique par mauvaise circulation coronarienne. Son caractère réversible la fait distinguer d'un infarctus du myocarde. À l'E.C.G., on note un sous-décalage de ST, réversible sous l'action des dérivés nitrés. Si la crise se prolonge, il s'agit d'un syndrome de menace avec risque d'infarctus du myocarde. SYN. *angine* de poitrine.* ***Angor de Printzmetal,*** type d'angor survenant au repos, plusieurs fois par jour, à heure fixe, souvent le matin et le soir, s'accompagnant d'une surélévation majeure et transitoire du segment ST. Dans près de la moitié des cas, les crises sont accompagnées de troubles transitoires du rythme cardiaque.

angström n.m. Unité de longueur valant 10^{-10} mètres. Cette unité n'appartient pas au système international et il est préférable de lui substituer le nanomètre (10^{-9} m).

anguillulose n.f. Maladie due à un parasite répandu dans les pays tropicaux, pénétrant par voie cutanée. Elle peut se manifester par une éruption cutanée urticarienne, une toux, des douleurs abdominales, une diarrhée et une hyperéosinophilie, ou rester asymptomatique. Elle présente un risque de complications neurologiques graves en cas de traitement corticoïde. Le parasite est isolé dans les selles par la méthode de concentration de Baerman. SYN. *strongyloïdose.*

anhidrose n.f. Absence de sudation.

anhiste adj. Relatif à une structure histologique dépourvue de cellule.

anhydrase n.f. ***Anhydrase carbonique,*** enzyme assurant la transformation réversible de l'acide carbonique (H_2CO_3) et ions H^+ et HCO_3^- (bicarbonate).

anictérique adj. Qui ne présente pas d'ictère ou qui ne se complique pas d'ictère. Ex. : *hépatite anictérique.*

anion n.m. Ion chargé négativement, attiré par l'anode.

Aniospray® Produit de désinfection de locaux et de surfaces sous forme d'aérosol.

anisakiase n.f. Infection parasitaire par une larve contenue dans le poisson cru, infiltrant après son ingestion les parois du tube digestif, notamment celles de l'estomac. Elle se manifeste par un tableau douloureux abdominal aigu pseudo chirurgical.

anisme n.m. Pathologie définie par l'absence d'ouverture du sphincter anal externe au cours d'une manœuvre de défécation, malgré une poussée abdominale de bonne qualité. Cette anomalie est responsable de constipation par trouble de l'évacuation rectale, alors que la sensation de besoin existe. Elle peut faire l'objet d'une rééducation par biofeedback associée à un traitement par laxatif. SYN. *asynchronisme abdomino-pelvien.*

aniso- Élément du grec *an-*, préfixe privatif et *isos-*, « égal ». Ex. : *anisochromie.*

anisocaryose n.f. Inégalité de taille des noyaux des cellules, au sein d'une même population cellulaire.

anisochromie n.f. Différence de coloration des hématies en rapport avec une concentration en hémoglobine variable.

anisocorie n.f. Inégalité de la dimension des deux pupilles.

anisocytose n.f. Inégalité des diamètres des cytoplasmes d'une population cellulaire définie.

anisométropie n.f. Différence de la réfraction optique entre les deux yeux qui entraîne une différence des images rétiniennes d'un même objet.

anite n.f. Inflammation du canal anal le plus souvent d'origine hémorroïdaire.

ankyloblépharon n.m. Soudure partielle ou totale des bords libres des paupières.

ankyloglossie n.m. Adhérence antérieure anormale de la langue au plancher de la bouche, due à un frein lingual trop court.

ankylose n.f. Gêne aux mouvements d'une articulation mobile, s'accompagnant, dans les cas extrêmes, de la soudure osseuse des extrémités articulaires.

ankylostomiase n.f. Infection due à l'invasion de l'intestin grêle par des parasites de la famille des ankylostomes, responsables de troubles hématologiques (anémie ankylostomique) et digestifs (troubles du transit).

Ann Arbor (classification) Classification d'extension des lymphomes.

annexectomie n.f. Intervention chirurgicale consistant en une exérèse en bloc de la trompe utérine et de l'ovaire.

annexes n.f.pl. **1.** Organes rattachés à un organe principal. Ex. : *annexes de l'utérus* (trompes, ovaires). **2.** Organes expulsés après l'embryon (placenta, amnios, etc.) au cours de l'accouchement.

annexite n.f. Infection ou inflammation des annexes de l'utérus (trompe et ovaires). SYN. *salpingite.*

annuloplastie n.f. Chirurgie plastique conservatrice de valve cardiaque, pratiquée pour corriger des fuites valvulaires.

anomie n.f. Pathologie caractérisée par l'impossibilité de donner un nom à un objet, bien que le sujet reconnaisse l'objet. En rapport avec une lésion cérébrale du corps calleux.

anophèle n.f. Moustique dont la femelle est le vecteur du paludisme.

anoplastie n.f. Chirurgie reconstructrice du canal anal, pratiquée par exemple lors de fissure anale après exérèse de la zone pathologique, consistant en un remplacement par une muqueuse rectale saine.

anopsie n.f. Perte d'acuité visuelle par lésion neurologique sans atteinte rétinienne, observée par exemple lors de la compression des voies optiques par une tumeur de l'hypophyse.

anorchidie n.f. Absence congénitale de testicules ou absence complète de leur sécrétion endocrine.

anorexie n.f. Perte ou diminution importante de l'appétit. ***Anorexie mentale,*** maladie psychiatrique, survenant généralement à l'adolescence, entre 15 et 25 ans, avec une prédominance féminine, et se manifestant par un trouble de l'image corporelle et du comportement alimentaire avec refus de passage à l'âge adulte et de ses modifications physiologiques. Elle se caractérise par un refus alimentaire, des vomissements provoqués avec déni, conduisant à une dénutrition, une perte de poids généralement importante (de plus de 25 % du poids corporel), une aménorrhée, une hyperactivité physique et psychique, une déshydratation et des troubles hydroélectrolytiques. C'est une affection grave, aboutissant au décès dans 10 % des cas. Le traitement repose sur une psychothérapie, avec contrat de poids, souvent lors d'hospitalisations en milieu spécialisé.

anorexigène n.m. Substance qui diminue l'appétit.

anorganique adj. Trouble sans anomalie ou lésion objectivable par des examens médicaux. SYN. *fonctionnel.*

anosmie n.f. Perte de l'odorat de cause traumatique, infectieuse ou tumorale, et qui s'accompagne aussi d'une perte des sensations gustatives complexes.

anosognosie n.f. Trouble des fonctions supérieures caractérisé par une méconnaissance par le patient des troubles qu'il présente, observé, par exemple lors d'une aphasie.

anovulation n.f. Absence de ponte ovulaire.

anoxie n.f. Interruption de l'apport d'oxygène aux tissus, soit générale par arrêt circulatoire, soit localisée au cours d'une obstruction artérielle.

Ansatipine® Antituberculeux de la famille de la rifampicine, utilisé en seconde intention dans la tuberculose, ainsi qu'en traitement ou en prévention d'infections à mycobactéries atypiques *(Avium complex)* lors de l'infection par le V.I.H. Rifabutine en D.C.I.

anse n.f. Structure anatomique dessinant une boucle. ***Anse borgne,*** exclusion d'un segment d'intestin grêle pouvant être responsable d'une stase intestinale et d'une pullulation microbienne, observée après certains actes chirurgicaux complexes tels qu'une gastrectomie avec anastomose jéjunale terminolatérale.

Antabuse (effet) Effet pharmacologique produit par une substance qui provoque des réactions désagréables quand elle est associée à une autre.

Antadys® Anti-inflammatoire non stéroïdien. Il est aussi commercialisé sous le nom de Cébutid®. Flurbiprofène en D.C.I.

antagoniste n.m. et adj. Substance dont l'effet s'oppose à celui d'une autre substance ou qui vient inhiber un récepteur ou un canal ionique. ***Antagonistes de l'angiotensine II,*** médicaments à visée cardiologique, utilisés dans l'hypertension artérielle essentielle et qui inhibent l'angiotensine II, diminuant ainsi ses effets vasoconstricteurs. L'effet antihypertenseur est comparable à celui des inhibiteurs de l'enzyme de conversion, mais avec des effets secondaires moindres (comme la toux, par exemple). Ils sont commercialisés sous les noms de Cozaar®, Nisis®, Tareg®, Aprovel®.

antalgique adj. et n.m. Qui a la propriété de calmer, de diminuer une douleur.

anté- Élément du latin *ante,* « avant », désignant l'antériorité, la position vers l'avant, la partie antérieure. Ex. : *antéflexion.*

antécédents n.m.pl. Affections chirurgicales ou médicales présentées par un sujet ou sa famille et qui sont antérieurs à l'apparition des symptômes actuels.

antéflexion n.f. Inclinaison vers l'avant d'une partie d'un organe qui forme un angle avec l'autre partie. Se dit aussi de la position du corps penché en avant. ***Antéflexion utérine,*** inclinaison du corps utérin vers l'avant, le col gardant son orientation normale.

antéhypophyse n.f. Lobe antérieur de l'hypophyse, lieu de sécrétion de nombreuses hormones qui tiennent sous leur dépendance les principales glandes endocrines de l'organisme.

antérograde adj. Qui va dans le sens normal, tel l'effet qui suit la cause.

antéversion n.f. Inclinaison d'un organe vers l'avant. ***Antéversion utérine,*** déviation de l'utérus vers l'avant, le col remontant vers l'arrière.

anthélix n.m. Relief externe du pavillon de l'oreille.

anthracéniques n.m.pl. Classe de laxatifs stimulants qui augmentent la motricité colique et la sécrétion intestinale d'eau, d'électrolytes et de protéine. Ils sont irritants et présentent un risque de mélanose colique. Ils ne doivent pas être administrés plus de 8 à 10 jours d'affilée. Au-delà, ils présentent le risque, commun à tous les laxatifs stimulants, de dépendance rendant le sevrage difficile et de colopathie chronique par irritation colique (avec alcalose kaliémique en cas de selles trop abondantes, réalisant ainsi la maladie des laxatifs). ils sont commercialisés sous les noms de Modane®, Tamarine®.

anthracose n.f. Maladie pulmonaire due à l'inhalation de poussières de charbon, pouvant être responsable de fibrose pulmonaire avec risque d'insuffisance respiratoire. Elle est reconnue comme maladie professionnelle.

anthracyclines n.f.pl. Classe de médicaments de chimiothérapie de la famille des cytostatiques intercalants, utilisés dans le traitement des leucémies aiguës lymphoblastiques, des leucémies aiguës myéloblastiques, des lymphomes d'évolution leucémique et des lymphomes non hodgkiniens. Cette classe comprend notamment l'épirubicine (Farmorubicine®) et la daunorubicine (Cérubidine®). Elles présentent un risque de toxicité cardiaque dose-dépendante, aiguë et cumulative.

anthraquinones n.f.pl. Laxatifs stimulants extraits de plantes telles que l'aloès, la bourdaine, la cascara, la rhubarbe ou le séné. En usage prolongé, elles présentent le risque, commun à tous les laxatifs stimulants, de dépendance rendant le sevrage difficile et de colopathie chronique par irritation colique (avec alcalose kaliémique en cas de selles trop abondantes, réalisant ainsi la maladie des laxatifs).

anthrax n.m. Infection cutanée provoquée par le staphylocoque doré et constituée par un amas de multiples furoncles.

anthropologie n.f. Étude de l'homme dans sa globalité et, plus particulièrement, l'étude de ses origines et des différents groupes humains.

anthropométrie n.f. Étude des mensurations du corps humain afin de grouper les individus en catégories.

anthropozoonose n.f. Infection animale transmissible à l'homme.

antiacide n.m. ***Antiacide gastrique,*** substance administrée par voie buccale et qui diminue rapidement, mais brièvement, l'acidité gastrique. On l'administre dans les traitements symptomatiques ou adjuvants des douleurs gastriques (gastrite, ulcère gastroduodénal). Il est commercialisé sous les noms de Gélox®, Maalox®, Phosphalugel®, etc.

antiagrégant n.m. et adj. Substance qui empêche la formation d'amas de globules rouges ou de plaquettes dans le sang circulant. On l'utilise en prévention d'affections ischémiques (cardiaques, artérielles et neurologiques). ***Antiagrégant plaquettaire,*** substance qui diminue l'agrégation des plaquettes, utilisée en prévention de pathologie ischémique cardiaque, artérielle, cérébrale ou en cas d'augmentation pathologique et importante des plaquettes, comme dans le syndrome myéloprolifératif. On peut citer les agents suivants : Ticlid®, Cléridium®, Persantine®, aspirine à dose pédiatrique, Plavix®, etc.

antiarythmique n.m. Substance qui réduit ou prévient les arythmies cardiaques. La classification de Vaughan Williams les divise en quatre groupes (I, II, III, IV).

antibiogramme n.m. Examen bactériologique permettant d'apprécier la sensibilité d'une bactérie aux différents antibiotiques. Il permet d'ajuster *a posteriori* la prescription d'antibiotique en fonction des résistances de la bactérie en cause. La sensibilité est exprimée en concentration minimale inhibitrice (C.M.I.).

antibiotique n.m. et adj. Substance qui, en perturbant le métabolisme des bactéries, a des propriétés bactéricides ou bactériostatiques.

anticancéreux n.m. et adj. Substance qui, par action métabolique sur les cellules à multiplication rapide, permet de ralentir la croissance ou de détruire les cellules cancéreuses.

anticholinergique adj. Relatif à une substance qui inhibe l'action de l'acétylcholine (neuromédiateur parasympathique), responsable d'une diminution des sécrétions de l'organisme, de mydriase et d'une baisse de la contraction des muscles lisses (antispamodique). Ces substances présentent un risque de rétention d'urine et/ou de glaucome.

anticholinestérasique adj. Se dit d'une substance qui diminue la dégradation de l'acétylcholine (neuromédiateur) au niveau de la synapse, et prolonge ainsi son action. On utilise ces substances comme traitement de la myasthénie, comme test diagnostique par voie parentérale (Prostigmine®), ou dans le traitement de la constipation résistante par atonie intestinale.

anticoagulant n.m. et adj. Substance s'opposant à la coagulation du sang. Les principaux anticoagulants utilisés en thérapeutique sont les héparines et les antivitamines K. ***Anticoagulant circulant,*** anticorps allongeant le T.C.A., rencontré notamment dans les pathologies auto-immunes telles que le lupus érythémateux.

anticonceptionnel, elle adj. Qui empêche la conception.

anticorps n.m. Petite protéine produite par les lymphocytes B, réagissant spécifiquement avec un antigène pour le détruire. Il est le vecteur de l'immunité humorale et permet notamment la protection vaccinale. ABRÉV. *Ac.* ***Anticorps anticytoplasme des polynucléaires neutrophiles,*** voir *A.N.C.A.* ***Anticorps anti-SS-A,*** auto-anticorps rencontré principalement lors du syndrome de Sjögren primitif, mais aussi dans le lupus cutané. On rencontre aussi l'*anticorps anti-SS-B.*

antidépresseur n.m. Psychotrope ayant un effet stimulant sur la thymie, permettant ainsi de traiter les dépressions nerveuses.

antidiabétique n.m. ***Antidiabétique oral,*** médicament utilisé dans le diabète non insulinodépendant. Il en existe trois classes : les sulfamides oraux qui stimulent l'insulinosécrétion, les biguanides qui augmentent l'utilisation périphérique du sucre en diminuant l'insulinorésistance et le Glucor® qui diminue l'absorption intestinale des sucres.

antidiurétique adj. et n.m. Qui diminue la diurèse.

antidote n.m. et adj. Substance luttant spécifiquement contre l'effet d'un poison ou d'un surdosage de médicament.

antiémétisant n.m. et adj. Médicament qui combat les nausées et/ou les vomissements.

antifongique n.m. et adj. Médicament qui détruit ou empêche la multiplication des champignons. On le trouve commercialisé sous les noms de Triflucan®, Fungizone®, Daktarin®, Mycolog®, etc.

antigène n.m. et adj. Substance qui induit une réaction immunitaire avec production d'anticorps spécifiques. ***Antigène carcino-embryonnaire,*** voir *A.C.E.*

antihistaminique n.m. et adj. Substance qui inhibe les effets de l'histamine, en agissant sur ses récepteurs H1 ou H2. Les antihistaminiques H1 inhibent les récepteurs histaminiques des bronches, des vaisseaux et de l'intestin et sont utilisés dans la prévention des réactions allergiques (ils sont inefficaces dans les réactions allergiques graves). Les antihistaminiques H2 sont des antiulcéreux majeurs qui inhibent la sécrétion gastrique. Ils sont notamment commercialisés sous les noms de Azantac®, Taganet® et Raniplex®.

antihypertenseur n.m. et adj. Médicament utilisé dans le traitement de l'hypertension artérielle, comme les diurétiques, les bêta-bloquants, les inhibiteurs calciques ou les inhibiteurs de l'enzyme de conversion de l'angiotensine, souvent administrés en association. Il existe également un antihypertenseur agissant au niveau du système nerveux central, la clonidine, mais actuellement utilisé uniquement en 2e intention ou par voie injectable dans les urgences hypertensives.

anti-inflammatoire n.m. et adj. Substance qui diminue l'inflammation. On distingue les anti-inflammatoires non stéroïdiens (voir *A.I.N.S.*) et les anti-inflammatoires stéroïdiens (dérivés de la cortisone).

antilépreux n.m. et adj. Médicament contre la lèpre commercialisé sous les noms de Disulone®, Hansolar®, Lamprene®, par exemple.

antimitotique n.m. et adj. Substance qui empêche la multiplication cellulaire.

antiparkinsonien n.m. et adj. Substance qui diminue les symptômes de la maladie de Parkinson. Ces agents ont souvent des effets transitoires, en remplaçant par exemple le neuromédiateur déficitaire, comme la L-dopa (Modopar®).

antipéristaltique adj. Qui va en sens inverse des contractions physiologiques des organes creux.

antipyrétique n.m. et adj. Substance qui fait baisser la fièvre. Les médicaments les plus employés dans ce but sont le paracétamol et l'aspirine.

antisepsie n.f. Destruction des germes microbiens par différents moyens physiques et chimiques, pour prévenir la survenue d'infections.

antiseptique adj. et n.m. Qui détruit les germes.

antispasmodique adj. et n.m. Se dit d'une substance qui diminue les douleurs spasmodiques utérines, intestinales, des voies biliaires et urinaires. Certains ont des effets anticholinergiques. Ils sont commercialisés sous les noms de Spasfon®, Débridat® et Visceralgine®.

antistreptolysine n.f. Anticorps retrouvé au cours des infections par le streptocoque. Son dosage donne des arguments en faveur ou à l'encontre d'une infection par le streptocoque lors d'un rhumatisme articulaire ou d'une endocardite, par exemple. ***Antistreptolysine O,*** voir *A.S.L.O.*

antithrombine III n.f. Substance circulant dans le sang et inhibant la coagulation. Son déficit se traduit par des thromboses veineuses à répétition.

antithyroïdien n.m. ***Antithyroïdien de synthèse,*** médicament utilisé dans les hyperthyroïdies et qui freine la synthèse d'hormones thyroïdiennes en bloquant l'incorporation d'iode. Son délai d'action est de 8 à 10 jours, et il faut généralement 1 ou 2 mois avant d'obtenir une fonction thyroïdienne normale. On le trouve commercialisé sous les noms de Néomercazole®, Basdène®, Propylthiouracile®, par exemple. ABRÉV. *A.T.S.*

antitrypsine alpha-1 n.f. Glycoprotéine synthétisée par le foie, inhibant l'action des protéases. Son déficit complet peut être responsable d'hépatopathies chroniques, pouvant évoluer vers la cirrhose. Sa concentration plasmatique augmente lors des syndromes inflammatoires.

antituberculeux n.m. Substance qui détruit le bacille de Koch. Il est habituellement administré en trithérapie (izoniazide, rifadine, éthambutol) ou en quadrithérapie avec adjonction de pirazinamide en début de traitement. La durée du traitement est de 6 à 12 mois en fonction du protocole et de la localisation de la maladie.

antitussif, ive adj. et n.m. Se dit d'une substance qui atténue ou supprime la toux. Les antitussifs sont indiqués pour inhiber le réflexe de toux en cas de toux sèche par action sur les centres nerveux, mais ils doivent être évités dans les toux avec expectorations (toux productrices) où on les remplace par des fluidifiants bronchiques, afin de faciliter l'évacuation des sécrétions bronchiques. Un antitussif peut être opiacé (Nodex®, Tussissedal®, Dénoral®, Néocodion®), ou antihistaminique (Théraléne®), ou encore ni opiacé ni antihistaminique (Silomat®).

antiviral, aux n.m. et adj. Substance active contre les virus.

antivitamine K n.f. Anticoagulant oral, ayant un délai d'action de quelques jours et une action prolongée. Elle est utilisée en relais d'une héparinothérapie quand l'anticoagulation doit être prolongée et diminue le TP. Son efficacité est jugée sur l'I.N.R. qui doit être, en fonction des indications, compris entre 2 et 3. Elle agit en inhibant les facteurs vitamines K dépendants X, VII, VIII et II, sans modifier le facteur V. On la trouve commercialisée sous les noms de Sintrom®, Previscan®.

antre n.m. Cavité organique. ***Antre gastrique,*** partie distale de l'estomac s'abouchant

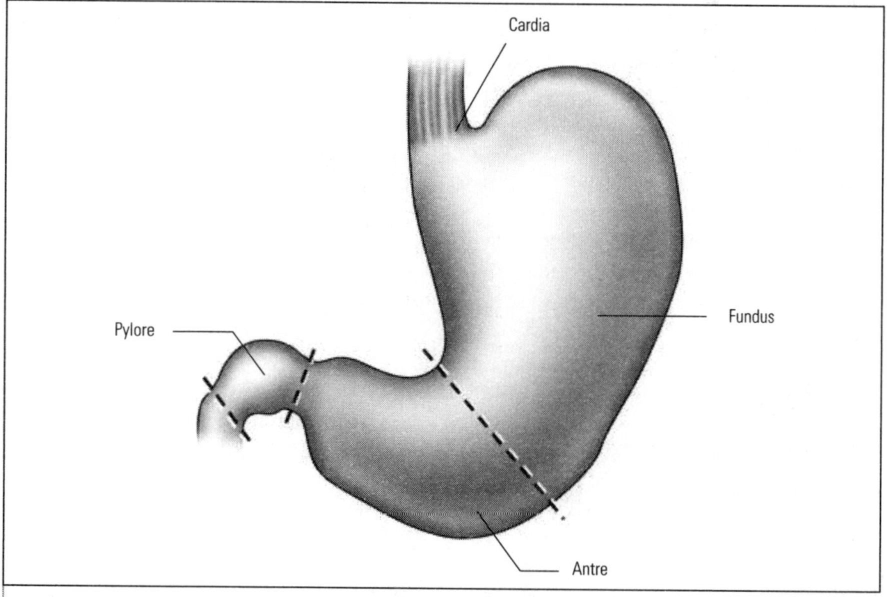

Estomac.

au pylore. Sa muqueuse contient des glandes. ***Antre mastoïdien,*** cavité creusée dans l'épaisseur de l'apophyse de la mastoïde et communiquant avec l'oreille moyenne.

antrectomie n.f. Ablation chirurgicale de l'antre gastrique (portion horizontale de l'estomac).

antrite n.f. Inflammation de l'antre mastoïdien, apparaissant au cours d'une otite moyenne.

antrotomie n.f. Trépanation de l'apophyse mastoïde donnant accès à l'antre mastoïdien.

anurie n.f. Absence totale de diurèse.

anus n.m. Orifice terminal du tube digestif. ***Anus artificiel,*** abouchement de l'intestin à la peau par un orifice créé chirurgicalement sur l'intestin pour permettre la dérivation des matières fécales.

anuscope n.f. Instrument de proctologie permettant de visualiser directement le canal anal et la partie basse du rectum grâce à une source lumineuse. Il permet d'effectuer des biopsies et de traiter des hémorroïdes internes compliquées (sclérose, ligature, par exemple).

anxiété n.f. Malaise psychique pouvant s'accompagner de manifestations neurovégétatives (sueurs, palpitations) et d'agitation. Elle apparaît en réaction à une situation ressentie comme potentiellement dangereuse et stressante.

anxiolytique adj. et n.m. Se dit d'une substance qui apaise l'anxiété. Les benzodiazépines sont des anxiolytiques.

aorte n.f. Artère la plus volumineuse du corps qui naît au ventricule gauche et se termine au niveau de la quatrième vertèbre lombaire. Elle donne naissance aux artères nourricières de tout l'organisme.

aortite n.f. Inflammation de la paroi de l'aorte, observée notamment au cours de la syphilis tertiaire et qui peut se compliquer d'anévrisme, de fuite de la valvule aortique et de sténose des orifices coronaires.

aortographie n.f. Radiographie de l'aorte après injection, dans sa lumière, d'un produit de contraste opaque aux rayons X.

Aotal® Substance utilisée dans les suites d'un sevrage en boissons alcoolisées pour diminuer le taux de rechute. Le traitement est administré en trois prises orales, pendant 12 mois. Son action sur les récepteurs cérébraux GABA permet une diminution de l'alcoolodépendance. Acamprosate en D.C.I.

aoûtat n.m. Parasite des animaux et de l'homme dont les piqûres sont responsables d'érythème prurigineux, parfois avec fébricule. SYN. *rouget.*

Apacef® Antibiotique de la famille des céphalosporines de deuxième génération, administré par voie intramusculaire ou intraveineuse. Il est fréquemment utilisé en chirurgie en antibioprophylaxie préopératoire. Céfotetan en D.C.I.

apathie n.f. Perte d'intérêt et indifférence affective.

A.P.C. n.f. (Abréviation d'*anastomose portocave*) Intervention chirurgicale permettant de traiter l'hypertension portale en dérivant une partie du sang du système porte vers le réseau cave, sans passer par le foie. Cette intervention se complique fréquemment d'encéphalopathie hépatique.

APC gène n.m. Gène dont la mutation peut prédisposer à la polypose familiale et à des cancers, notamment colorectaux.

Apert (syndrome d') Synonyme d'*acrocéphalosyndactylie.*

apex n.m. Sommet d'un organe. Ex.: *apex cardiaque, apex du poumon.*

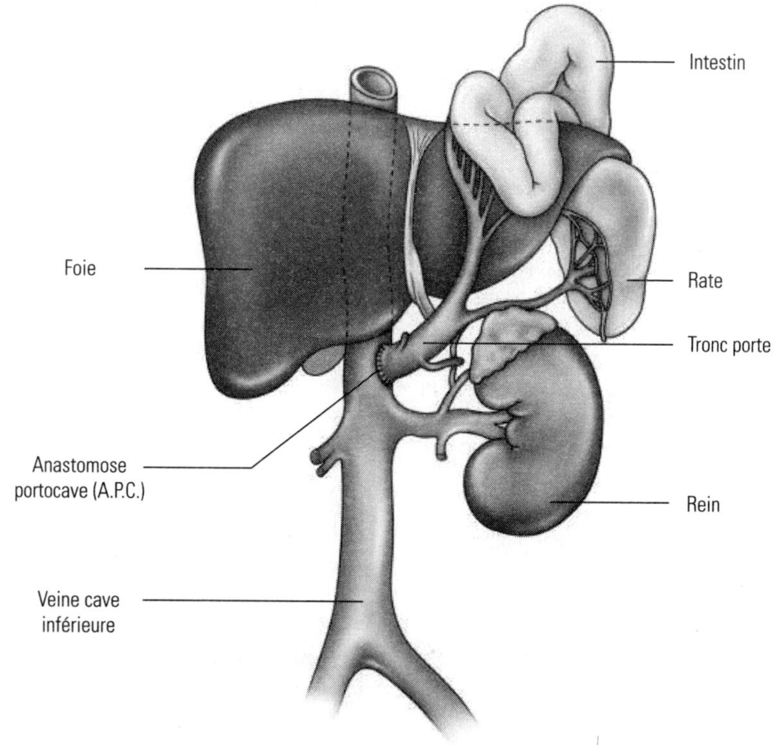

Anastomose portocave terminolatérale.

APGAR (score d') Indice permettant d'apprécier la vitalité d'un nouveau-né dans les premières minutes de vie; il prend en compte l'aspect (coloration), le pouls, les grimaces (réactivité), l'activité motrice (mobilité spontanée) et la respiration. Chaque item est coté de 0 à 2, le score maximal étant donc de 10; il est anormal à moins de 7.

aphasie n.f. Perte partielle ou totale du langage écrit et oral, due à des lésions de l'hémisphère cérébral majeur.

aphonie n.f. Perte partielle ou totale de la voix.

A.P.-H.P. (Abréviation d'*Assistance publique-hôpitaux de Paris*) Structure sanitaire et administrative regroupant les unités d'hospitalisation publiques de Paris et assurant leur gestion.

aphrodisiaque n.m. et adj. Substance stimulant le désir sexuel.

aphte n.m. Ulcération superficielle à fond blanchâtre, entourée d'un halo érythémateux, localisée au niveau buccal, génital ou intestinal.

Aphtiria® Poudre antiparasitaire externe active sur les poux et la gale. On l'utilise en application de 7 à 12 heures sous un bonnet, le traitement étant à renouveler 8 jours plus tard). Il faut décontaminer la literie et les vêtements. Par voie générale, cet agent est toxique pour le foie et fait courir un risque de convulsions. Il présente un risque d'effet secondaire de type allergique (eczéma de contact). Lidane en D.C.I. Il est aussi commercialisé sous forme de crème sous les noms de Scabecid®, Elénol®.

aphtose n.f. Maladie générale se manifestant par des aphtes multiples, localisés au niveau buccal, génital ou oculaire, évoluant par poussées. On l'observe notamment lors de la maladie de Behçet, ou aphtose bipolaire.

apical, e, aux adj. Relatif à une structure anatomique située à une extrémité d'un organe, au sommet pour le poumon, à la base de la racine dentaire, par exemple pour un granulome.

apicolyse n.f. Intervention chirurgicale thoracique qui consiste à provoquer l'affaissement, le collapsus de la partie apicale d'un poumon en la libérant de ses adhérences pleurales. Cet acte chirurgical était autrefois pratiqué pour traiter la tuberculose.

aplasie n.f. Insuffisance ou arrêt du développement d'un organe ou d'un tissu, souvent congénital. L'aplasie médullaire consiste en un arrêt ou une diminution majeure de la production par la moelle osseuse des trois lignées sanguines (globules rouges, blancs et plaquettes). Elle peut être toxique (médicaments, radiations ionisantes...), due à un envahissement médullaire, etc.

apnée n.f. Suspension de durée variable, volontaire ou pas, de l'activité respiratoire. ***Syndrome des apnées du sommeil,*** apnées anormalement prolongées lors du sommeil, responsables d'anoxie, perturbant le sommeil qui devient peu réparateur. Le diagnostic repose sur l'enregistrement polygraphique du sommeil. Ses principaux risques sont l'endormissement inopiné, les complications cardiovasculaires et l'arrêt respiratoire. Ces apnées surviennent chez des sujets souvent obèses, qui ronflent et présentent une obstruction laryngée (langue, voile du palais). Le traitement se fait par chirurgie du voile du palais ou par assistance respiratoire nocturne. SYN. *syndrome de Pickwick**.

apocrine adj. Relatif à une glande exocrine dont la sécrétion est libérée dans le canal excréteur par la partie apicale (supérieure) de la cellule qui l'a synthétisée. La glande mammaire est une glande apocrine.

aponévrectomie n.f. Ablation d'une aponévrose, pratiquée, par exemple, dans la maladie de Dupuytren*, pour traiter une rétraction et un épaississement de l'aponévrose de la main, responsable d'une flexion irréductible en griffe du 4e et/ou du 5e doigt.

aponévrose n.f. Membrane fibreuse attachée aux muscles striés et formant leur enveloppe *(aponévrose d'enveloppe)* ou leur moyen d'insertion *(aponévrose d'insertion).*

aponévrotomie n.f. Incision chirurgicale d'une aponévrose.

apophyse n.f. Saillie naturelle s'élevant à la surface d'un os. SYN. *processus.* ***Apophyse articulaire vertébrale,*** saillie osseuse vertébrale verticale permettant l'articulation entre les vertèbres sus- et sous-jacente. Elle est située à la jonction lame-pédicule. Il en existe deux (une droite et une gauche), chacune comportant une face articulaire supérieure et inférieure. ***Apophyse clinoïde,*** chacune des six petites saillies osseuses (2 antérieures, 2 moyennes et 2 postérieures), situées à l'intérieur de la boîte crânienne, sur les rebords de la selle turcique. ***Apophyse coracoïde,*** relief osseux situé sur la partie supérieure de l'omoplate. ***Apophyse crista galli,*** relief osseux situé sur l'os ethmoïde de la base du crâne, sur lequel repose le cerveau. ***Apophyse épineuse,*** saillie osseuse verticale, située à la partie postérieure des vertèbres, à la jonction des deux lames. ***Apophyse geni,*** chacune des quatre saillies osseuses situées sur la partie médiane du maxillaire inférieur. ***Apophyse odontoïde,*** saillie verticale de la

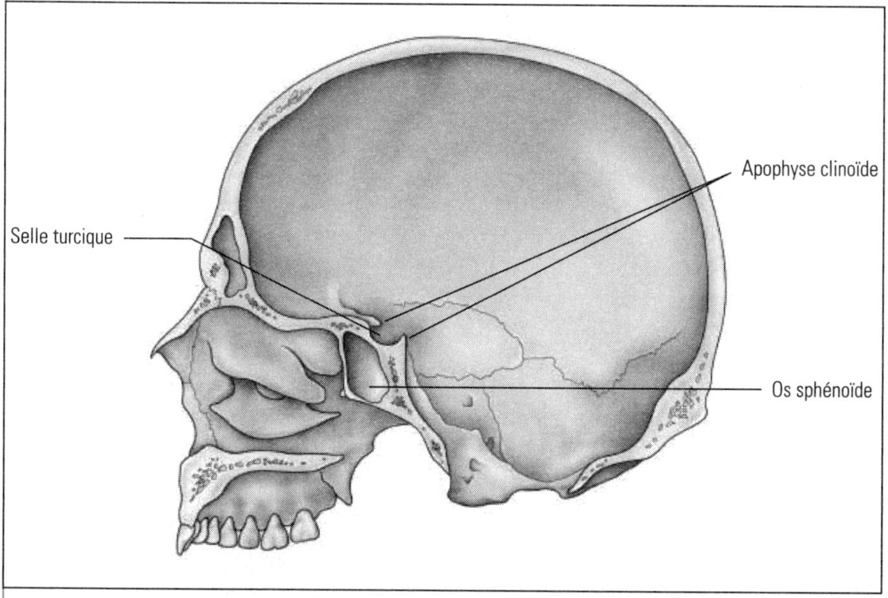

Crâne, coupe sagittale.

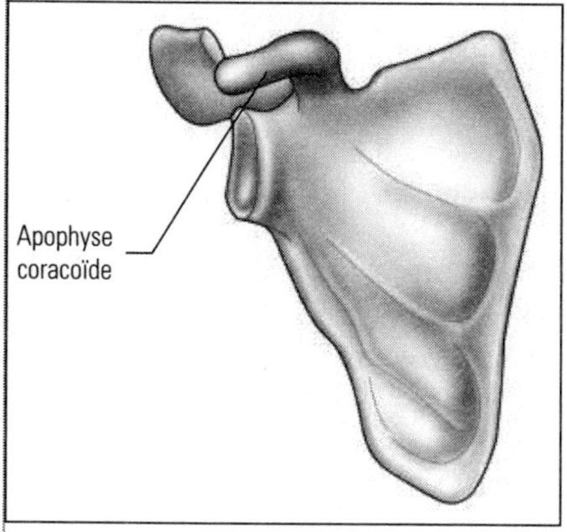

Omoplate, vue de face.

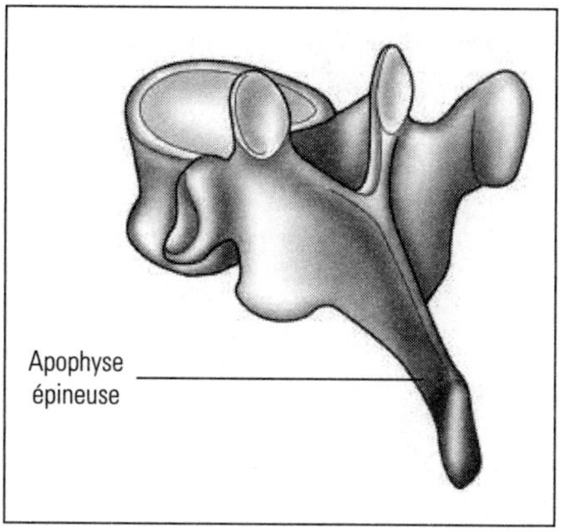

Vertèbre, vue 3/4 postérieure.

deuxième vertèbre cervicale, s'articulant avec la première vertèbre cervicale. ***Apophyse ptérygoïde,*** chacun des reliefs osseux verticaux en forme de pointe naissant de la face inférieure de l'os sphénoïde de la boîte crânienne. ***Apophyse styloïde,*** fine épine osseuse verticale s'insérant sur le crâne à la face inférieure du rocher. ***Apophyse transverse,*** saillie osseuse volumineuse transversale insérée sur l'arc neural des vertèbres.

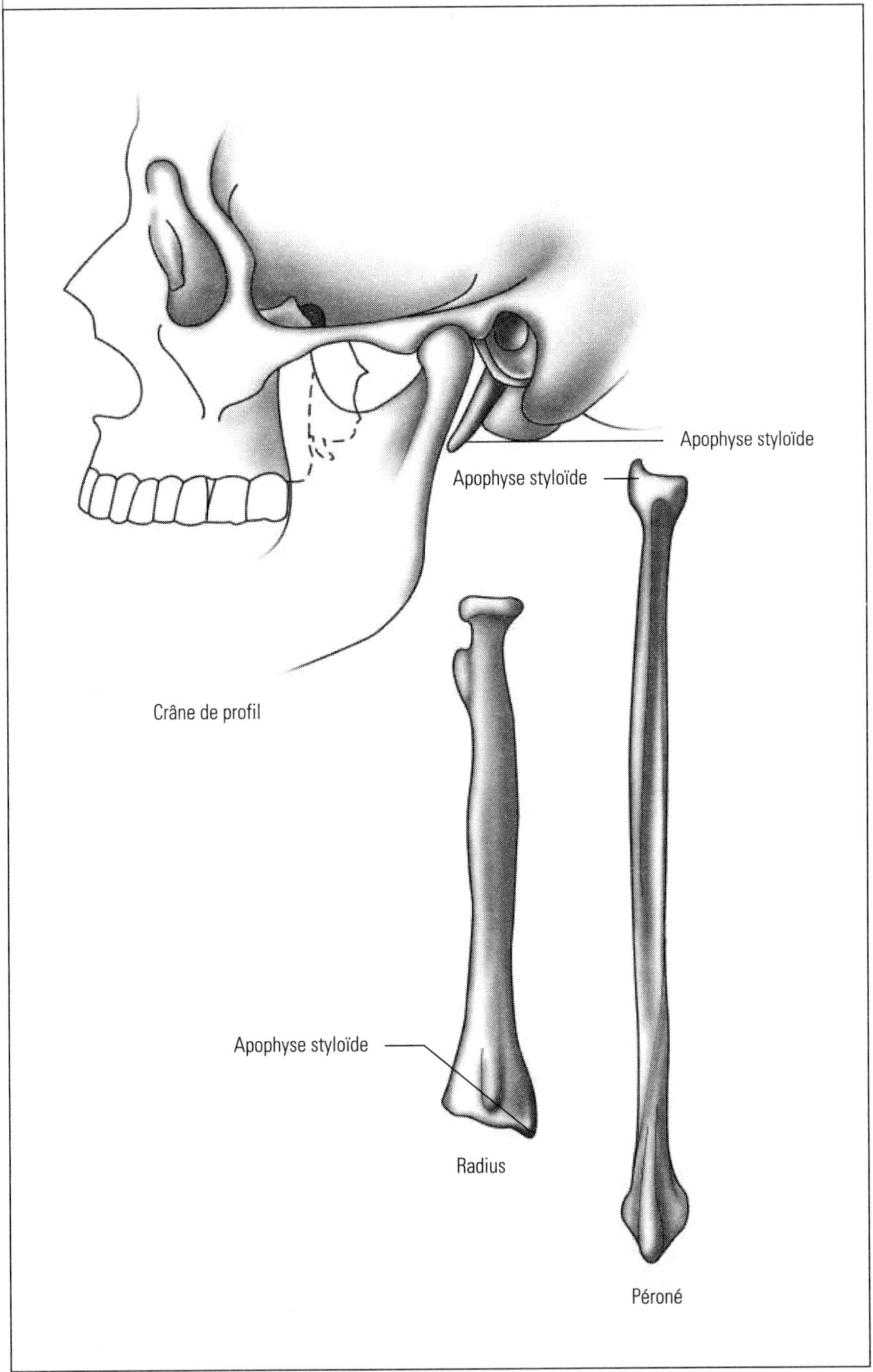

Apophyse styloïde.

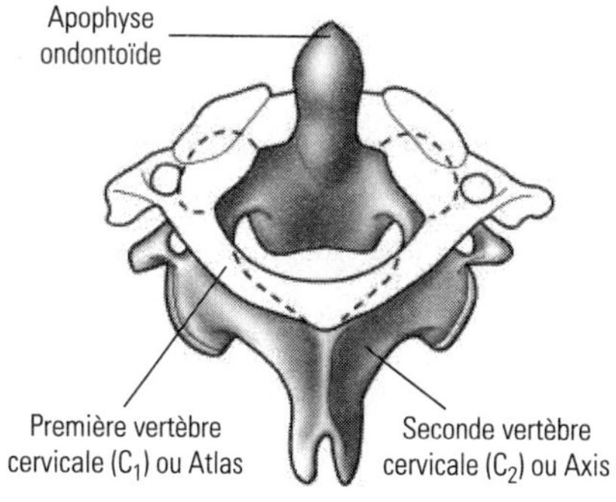

Vue postérieure des rapports anatomiques entre les deux premières vertèbres cervicales.

apoplexie n.f. Cessation brutale d'activité cérébrale, complète ou partielle, se manifestant par une perte de connaissance. Ce mot, passé dans le langage courant, est aujourd'hui sans signification étiologique ou nosologique particulière en médecine.

apoprotéine n.f. Protéine constituante des lipoprotéines.

apoptose n.f. Mort cellulaire naturelle, physiologiquement programmée, les cellules ayant normalement une durée de vie limitée. La perte de ce mécanisme pourrait être responsable de certaines proliférations néoplasiques.

appareil n.m. ***Appareil juxtaglomérulaire,*** structure anatomique située du côté vasculaire du glomérule rénal et qui contient les artérioles afférente et efférente, des cellules granulaires (qui sécrètent de la rénine) et agranulaires, et la *macula densa.*

appendice n. m. Partie rattachée à un organe principal. ***Appendice vermiculaire,*** prolongement court et mince implanté sur le cæcum. SYN. *appendice iléocæcal.* ***Appendice xiphoïde,*** petit relief osseux situé au bord inférieur du sternum.

appendicectomie n.f. Ablation chirurgicale de l'appendice iléocæcal.

appendicite n.f. Inflammation et/ou infection de l'appendice iléocæcal, nécessitant un traitement chirurgical. Elle se manifeste classiquement par des douleurs de la fosse iliaque droite et par une fièvre modérée. Elle présente des risques de complications sous la forme d'abcès (plastron) ou de péritonite, imposant un traitement chirurgical urgent.

Appley (signe d') Douleur provoquée par la rotation forcée du genou, signe de lésion méniscale.

apragmatisme n.m. Incapacité à effectuer, dans un but défini, des actes pratiques même simples. Rencontré dans les affections neurologiques organiques avec syndrome frontal, dans les démences et dans les pathologies psychiatriques.

Apranax® Anti-inflammatoire non stéroïdien aussi commercialisé sous le nom de Naprosyne®. Naproxène en D.C.I.

apraxie n.f. Trouble neurologique de la coordination des mouvements concernant la communication ou l'utilisation d'objets, apparaissant sans aucun déficit sensitif ni moteur. Elle est due à une lésion du lobe pariétal. Les gestes habituels sont oubliés. Dans l'apraxie idéatoire, le sujet ne peut se représenter mentalement un geste complexe à accomplir pour utiliser un objet. L'apraxie idéomotrice, plus fréquente, se manifeste par des troubles de l'exécution de gestes conventionnels, sur ordre oral.

Aprovel® Antagoniste de l'angiotensine II. Irbésartan en D.C.I.

A.P.U.D. (Abréviation de l'anglais *Amine-Precursor Uptake and Decarboxylation*) Ensemble de cellules du tube digestif, endocrines ou du système nerveux central qui produisent des peptides hormonaux.

apudomatose n.f. Synonyme de *N.E.M.*

apudome n.f. Tumeur endocrinienne formée de cellules A.P.U.D. sécrétant ou non des substances semblables ou non au contingent cellulaire dont elles sont issues. En raison de la nature des cellules A.P.U.D., les apudomes regroupent des tumeurs variées (adénome de l'hypophyse, du pancréas, carcinomes thyroïdiens, phéochromocytomes, carcinoïde du grêle, etc.) dont le point commun est la même origine embryologique : la crête neurale.

apyrétique adj. Qui ne s'accompagne pas de fièvre.

apyrexie n.f. Absence de fièvre.

aqueduc n.m. ***Aqueduc de Sylvius,*** canal unissant les 3e et 4e ventricules cérébraux et par lequel transite le liquide céphalorachidien.

arachnodactylie n.f. Malformation héréditaire autosomique dominante, se caractérisant dès la naissance par une longueur et une finesse excessives des membres et, notamment, de leurs extrémités (doigts et orteils), rappelant les « pattes de l'araignée » ; elle est associée à une myopie et parfois à des malformations cardiaques.

arachnoïde n.f. Membrane d'enveloppe du système nerveux central interposée entre la dure-mère et la pie-mère.

Arantius (canal d') Canal veineux drainant le sang du placenta vers le cœur du fœtus, créant une anastomose entre la veine porte, la veine ombilicale et la veine cave inférieure. Il disparaît à la naissance, pour se transformer en un cordon fibreux.

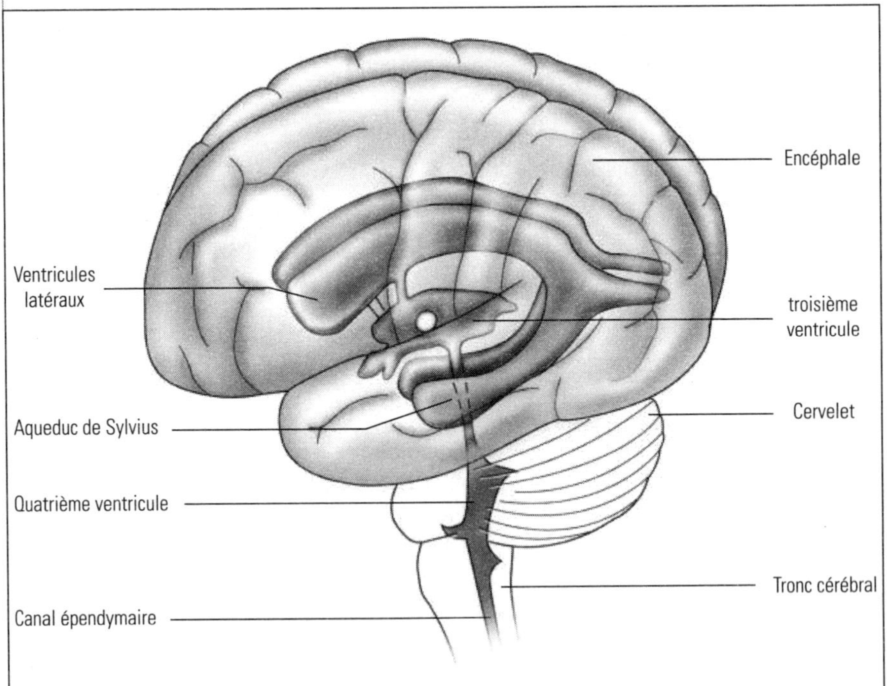

Aqueduc de Sylvius.

arbovirus n.m. Virus transmis par piqûres de moustiques et de tiques. Responsable d'encéphalites, de fièvres hémorragiques, etc.

A.R.C. (Abréviation anglaise d'*A.I.D.S. related complex*) Stade de début d'infection par le virus de l'immunodéficience humaine, pouvant se manifester par une température à plus de 38 °C pendant plus d'un mois, un amaigrissement inexpliqué de plus de 10 % du poids du corps, une diarrhée chronique de plus d'un mois et des sueurs nocturnes.

arc n.m. ***Arcs brachiaux,*** structures de la région céphalique de l'embryon qui constituent l'ébauche de la face et des structures O.R.L.

arcade n.f. ***Arcade crurale,*** structure fibreuse tendue entre l'épine iliaque antéropostérieure de l'os du bassin et le pubis médian, fermant le canal inguinal. SYN. *arcade fémorale.*

Arédia® Médicament de la classe des biphosphonates, qui inhibe l'activité des ostéoclastes et freine la destruction physiologique des os. Il est utilisé dans les hypercalcémies dues aux métastases osseuses, en association avec une réhydratation, dans la maladie de Paget et dans les myélomes. Il est administré par voie intraveineuse. Parmidronate de sodium en D.C.I.

aréflexie n.f. Absence de réflexe. Terme fréquemment utilisé pour les réflexes ostéotendineux.

aréole n.f. **1.** Zone pigmentée entourant le mamelon. **2.** Zone rouge entourant un point inflammatoire.

Arestal® Ralentisseur du transit intestinal, utilisé dans le traitement symptomatique des diarrhées. Lopéramide en D.C.I.

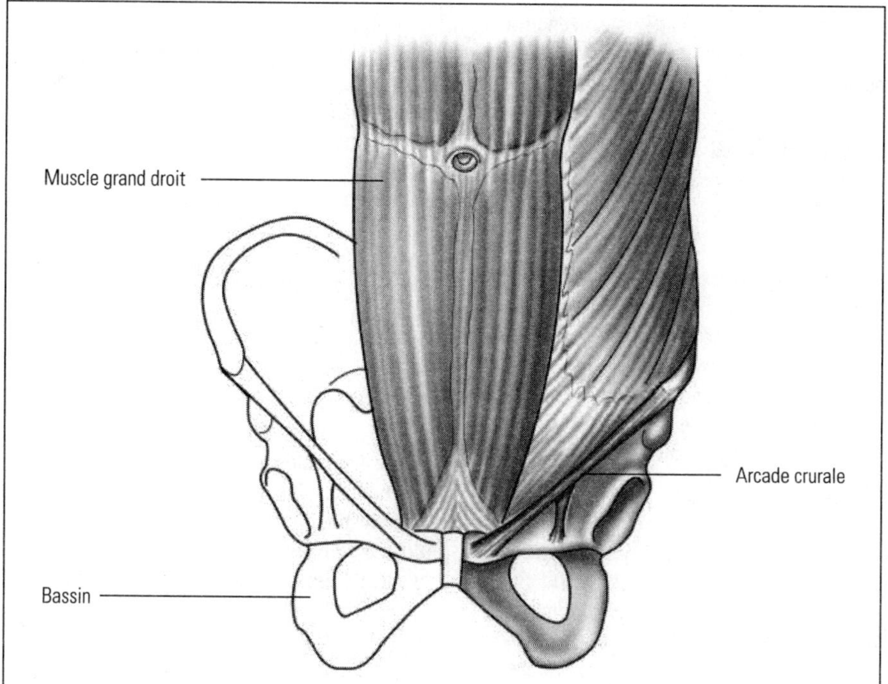

Rapports entre bassin et muscles de la paroi abdominale.

arginine n.f. Acide aminé basique participant au cycle de l'urée et éventuellement à la néoglucogenèse hépatique.

argininurie n.f. **1.** Présence d'arginine dans les urines. **2.** Déficit héréditaire en enzymes permettant la dégradation de l'arginine (arginase), qui entraîne une augmentation croissante de l'élimination urinaire d'arginine et qui se traduit par des troubles neurologiques.

Argyll Robertson (signe de) Myosis bilatéral irrégulier non réactif à la stimulation lumineuse, avec toutefois une contraction pupillaire conservée lors de l'accommodation et à la convergence, considéré comme signe de syphilis neurologique, mais qui peut se rencontrer dans certaines autres affections.

argyrie n.f. Coloration gris-bleuté anormale de la peau ou/et des muqueuses, observée lors d'un contact chronique avec des sels d'argent, lors d'intoxications professionnelles (avec, dans ce cas, un risque d'atteinte conjonctivale) ou lors d'utilisation thérapeutique de cette substance.

argyrophile adj. Relatif à des tissus ou des cellules prenant une coloration aux sels d'argent.

A.R.H. n.f. (Abréviation d'*Agence régionale d'hospitalisation*) Organisme de tutelle garante du bon fonctionnement des établissements de santé qui organise les moyens en place de façon rationnelle pour permettre la couverture sanitaire de bassins de population. Elle délivre les agréments permettant l'exercice d'établissements de santé.

Aricept® Médicament à visée neurologique, à l'action anticholinestérasique sur le cerveau. Il est utilisé en traitement symptomatique des formes débutantes de la maladie d'Alzheimer et administré par voie orale en une prise avant le coucher. Donepezil en D.C.I.

A.R.N. n.m. (Abréviation d'*acide ribonucléique*) Molécule portant le code génétique et constituée d'une seule chaîne. L'A.R.N. est synthétisé dans le noyau de la cellule à partir d'un brin d'A.D.N. complémentaire (transcription) et permet la synthèse protéique cytoplasmique (traduction) par le système ribosomal. Il porte l'information génétique de certains virus, comme celui de l'hépatite C.

Arneth (formule d') Classification des polynucléaires en fonction de l'aspect et du nombre de lobes de leur noyau, qui donne un renseignement sur leur âge.

Arnold (névralgie d') n.f. Céphalée occipitale dans le territoire sensitif du nerf d'Arnold, issu du 2e nerf cervical et innervant une zone allant de la nuque au sommet du crâne.

Arnold-Chiari (malformation d') Malformation cérébrale associant des malformations de structures de la fosse postérieure (cervelet, tronc cérébral, 4e ventricule) et se manifestant par une hydrocéphalie, parfois une syringomyélie. Elle peut s'accompagner d'une malformation de la charnière entre le rachis cervical et la boîte crânienne.

arrêt n.m. ***Arrêt cardiaque,*** arrêt de contraction du muscle cardiaque, qui se manifeste par une perte de connaissance, une abolition de l'activité électrique à l'E.C.G. (tracé plat) ou une activité inefficace (Ex. : *fibrillation ventriculaire*) et la disparition des pouls périphériques centraux. Le décès est rapide en l'absence de réanimation par massage, choc électrique, adrénaline. Il peut être secondaire à une hypovolémie ou à un trouble de fonctionnement cardiaque intrinsèque (troubles de conduction, du rythme). Le plus souvent, il se double d'un arrêt respiratoire nécessitant une ventilation assistée.

arriération n.f. Insuffisance de développement des facultés intellectuelles ou psychiques d'un enfant, appelées respectivement arriération mentale et arriération affective.

arsénicisme n.m. Intoxication chronique par l'arsenic, souvent professionnelle, pouvant se manifester par une polynévrite avec paresthésies, une cécité, une diarrhée, des vomissements, une alopécie, une hyperpigmentation avec hyperkératose cutanée, une anémie et une atteinte rénale. La recherche d'arsenic peut se faire dans les cheveux ou les urines pour confirmer le diagnostic.

Art® Médicament de la famille des A.I.N.S., d'action lente, agissant en 1 à 2 mois sur les manifestations symptomatiques de l'arthrose. Il est administré par voie orale en deux prises aux repas. Diacérhéine en D.C.I. Il est aussi commercialisé sous le nom de Zondar®.

Artane® Anticholinergique utilisé pour traiter les syndromes extrapyramidaux à type de tremblements de la maladie de Parkinson ou les effets secondaires des neuroleptiques. Il est administré par voie intramusculaire, notamment au cours des dyskinésies aiguës aux neuroleptiques, ou par voie orale. Trihexyphénidyle en D.C.I. Le Lepticur® (tropatépine) a une action équivalente.

artefact n.m. Anomalie d'un examen due aux imperfections de la méthode de mesure ou de détection utilisée, et non à une pathologie. Les artéfacts peuvent également fausser les résultats des expériences de laboratoire.

artère n.f. Vaisseau sanguin véhiculant le sang du cœur vers la périphérie.

artériographie n.f. Examen radiographique des artères, après injection dans leur lumière d'un produit de contraste opaque aux rayons X.

artériole n.f. Artère de petit calibre.

artériopathie n.f. Maladie des artères.

artériosclérose n.f. Processus de dégénérescence de la paroi artérielle qui devient fibreuse et épaissie. L'atteinte prédomine sur la tunique moyenne (média). Elle est considérée comme le témoin du vieillissement du système vasculaire.

artériotomie n.f. Incision chirurgicale d'une artère.

artérite n.f. Affection inflammatoire ou dégénérative des artères, aboutissant au rétrécissement de la lumière artérielle et entraînant une gêne à la circulation sanguine, avec risque de complication ischémique. L'atteinte la plus fréquente concerne les membres inférieurs. ***Artérite temporale,*** synonyme de *maladie de Horton*.

Artex® Bêtabloquant non cardiosélectif. Tertatolol en D.C.I.

arthr(o)- Élément du grec *arthron*, « articulation ». Ex. : *arthrite*.

arthralgie n.f. Douleur articulaire.

arthrite n.f. Affection inflammatoire ou infection aiguë ou chronique des articulations. ***Arthrite réactionnelle,*** inflammation articulaire, secondaire à une infection située à distance, survenant souvent chez des sujets génétiquement prédisposés du groupe H.L.A. B27.

arthrocentèse n.f. Ponction articulaire, généralement effectuée en vue d'une analyse cytologique et/ou biochimique du liquide articulaire et parfois de l'évacuation d'un épanchement.

Arthrocine® n.f. Anti-inflammatoire non stéroïdien (A.I.N.S.). Sulindac en D.C.I.

arthrodèse n.f. Intervention chirurgicale visant à immobiliser une articulation altérée en provoquant une soudure osseuse au niveau des surfaces articulaires.

arthrodie n.f. Articulation des os à surfaces planes ne permettant que des mouvements de glissement.

arthrographie n.f. Radiographie d'une articulation après injection, dans la cavité synoviale, de gaz ou de liquide opaque aux rayons X.

arthrolyse n.f. Intervention chirurgicale visant à rétablir la mobilité d'une articulation enraidie.

arthropathie n.f. Affection d'une articulation.

arthrophyte n.m. Corps étranger ostéo-cartilagineux mobile dans une articulation, apparaissant souvent à la suite d'un traumatisme et pouvant être responsable de blocage articulaire.

arthroplastie n.f. Reconstruction chirurgicale d'une articulation altérée afin de rétablir sa mobilité. Elle fait appel, en général, à des prothèses articulaires.

arthropode n.m. Animal comportant des membres articulés et une carapace, tel que les araignées, les acariens, les insectes, etc.

arthroscopie n.f. Exploration visuelle de la cavité d'une articulation au moyen d'un endoscope qui y est introduit.

arthrose n.f. Affection dégénérative et non inflammatoire des articulations, d'évolution chronique, souvent consécutive au vieillissement, et responsable de douleurs d'impotence et de diminution de la mobilité articulaire.

arthrotomie n.f. Ouverture chirurgicale d'une articulation.

Arthus (phénomène d') Réaction immunologique d'hypersensibilité retardée, due à une précipitation de complexes antigène-anticorps au contact du complément. Il se manifeste, quelques heures après l'injection intradermique d'un antigène auquel le sujet a déjà été sensibilisé et contre lequel il possède des anticorps, par une réaction inflammatoire locale avec une rougeur, un œdème, voire une nécrose. Il est utilisé lors d'intradermoréaction, notamment à la tuberculine.

articulaire adj. Qui concerne les articulations.

articulation n.f. Jonction entre deux os leur assurant une mobilité relative.

articulé n.m. ***Articulé dentaire,*** rapport entre la surface horizontale de dents en regard (supérieure et inférieure) permettant une congruence pour une occlusion complète de la mâchoire.

Artotec® A.I.N.S. associé à un protecteur gastrique (misoprostol), de la famille des prostaglandines. Diclofénac en D.C.I.

aryténoïde n.m. et adj. Cartilage du larynx, articulé avec le cartilage cricoïde.

arythmie n.f. Rythme irrégulier. Terme utilisé couramment pour désigner des anomalies du rythme cardiaque. ***Arythmie complète par fibrillation auriculaire,*** voir *A.C.F.A.*

Asasantine LP® Médicament composé de deux antiagrégants plaquettaires (25 mg d'aspirine et 200 mg de dipyridamole). Ce dernier est commercialisé seul sous le nom de Persantine® ou de Cleridium®. L'Asasantine LP® est administrée en deux prises orales au repas, sous la forme de gélules, en prévention de récidives d'accidents vasculaires cérébraux ischémiques.

A.S.A.T. n.f. (Abréviation d'*aspartate-aminotransférase*) Enzyme de la famille des transaminases, d'origine hépatique et musculaire (strié et cardiaque). Sa concentration plasmatique est augmentée lors des cytolyses de ces tissus. Elle augmente par exemple en cas d'hépathite, de rhabdomyolyse ou dans la phase tardive de l'infarctus du myocarde. Sa concentration normale se situe de 20 à 60 UI/l en fonction des laboratoires. SYN. *S.G.O.T.*

asbestose n.f. Pneumoconiose due à l'inhalation de la poussière d'amiante.

Ascabiol® Antiparasitaire externe présenté sous forme de lotion, utilisé dans le traitement de la gale et des aoûtats. Benzoate de benzyle en D.C.I.

ascaridiose n.f. Infection parasitaire par Ascaris. La contamination se fait par ingestion des œufs. Elle peut se manifester par des douleurs abdominales, une diarrhée et une hyperéosinophilie. Le traitement repose sur le Fluvermal®.

Ascaris Helminthe de la classe des nématodes intestinaux.

Ascher (syndrome d') Association d'un repli cutané palpébral supérieur bilatéral tombant devant l'œil (blépharochalasis), d'un goitre et d'un œdème des lèvres.

Aschoff (cellule d') Macrophage de grande taille, observé notamment dans les lésions de polyarthrite rhumatoïde.

Aschoff-Tawara (nœud d') Structure nodale du système de conduction de l'influx permettant la contraction des cellules musculaires cardiaques, située à la jonction auriculoventriculaire et servant de filtre entre le rythme auriculaire et ventriculaire; il intervient surtout en cas de tachycardie auriculaire pour permettre un rythme ventriculaire plus lent. SYN. *nœud auriculo-ventriculaire.*

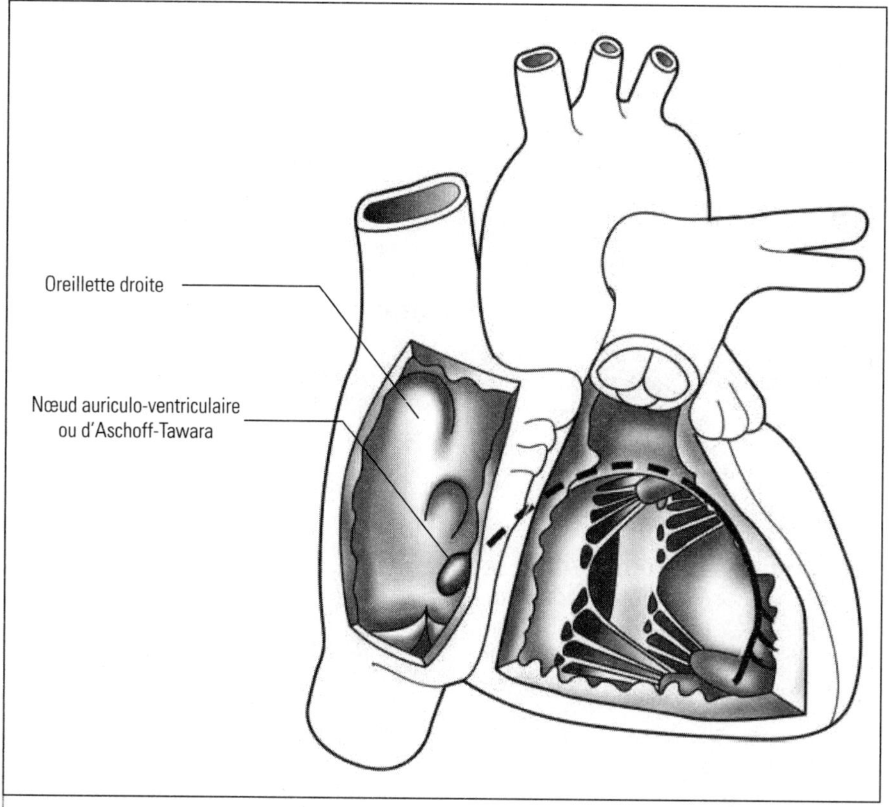

Coupe des cavités cardiaques.

ascite n.f. Épanchement liquidien de la cavité péritonéale, se manifestant par une augmentation de volume de l'abdomen qui est mat à la percussion au niveau des zones déclives. La ponction permet l'analyse biochimique et cytobactériologique de ce liquide. Il est classé en transudats (pauvre en protéine) ou en exsudats (riche en protéine). Il a un aspect citrin, hémorragique ou laiteux (chyleux). L'ascite peut être due à une hypertension portale (cirrhose), à une hypoprotidémie (syndrome néphrotique), à une insuffisance cardiaque, à une tuberculose ou à une carcinose péritonéale.

Ascofer® Association de fer et de vitamine C qui favorise son absorption, utilisée en prévention et en traitement des carences en fer responsables d'anémies.

ascorbique adj. ***Acide ascorbique,*** synonyme de *vitamine* C.*

-ase- Suffixe désignant les enzymes ou diastases.

asepsie n.f. **1.** Méthode de prévention des infections faisant appel à l'usage de matériel stérile au cours des soins ou des interventions chirurgicales. **2.** Absence de germes infectieux.

asexué, e adj. Qui n'a pas de sexe. Ainsi, la reproduction asexuée se fait sans intervention d'un gamète mâle ou femelle.

A.S.H. n.m. Abréviation d'*agent* de service hospitalier.*

Asherman (syndrome d') Adhérence pathologique entre les parois de l'utérus, secondaire à un curetage ou à une infection, notamment tuberculeuse. Il est responsable de stérilité, de fausses couches ou d'adhérences placentaires.

asialie n.f. Absence de salive, se manifestant par des altérations muqueuses : xérostomie et perlèche. Elle est détectée par le test du morceau de sucre, qui normalement fond au bout de 3 minutes dans la bouche. Le traitement repose sur les sialagogues (par exemple le Surfarlem®).

A.S.L.O. n.f. (Abréviation d'*antistreptolysine O*) Anticorps sériques élaborés par l'organisme au cours d'une infection par les streptocoques qui possèdent l'antigène correspondant. Leur concentration augmente notablement au cours des infections rhinopharyngées et atteint sa valeur maximale trois semaines après le début de l'infection.

asomatognosie n.f. Symptôme neurologique, caractérisé par l'ignorance d'une partie de son corps par le patient. On le rencontre généralement dans les hémiplégies, le patient ignorant le côté paralysé.

A.S.P. n.m. (Abréviation d'*abdomen sans préparation*) Ensemble de radiographies abdominales effectuées en première intention, sans utilisation de produit de contraste, lors d'un syndrome douloureux abdominal aigu : couché à but morphologique, debout pour la recherche de niveau hydroaérique et centré sur les coupoles diaphragmatiques pour la recherche de pneumopéritoine.

aspartame n.m. Édulcorant employé à la place du sucre, de même goût mais non absorbé, donc sans pouvoir calorique et ne modifiant pas la glycémie. Il est utilisé chez le diabétique et dans les régimes hypocaloriques. Il est notamment commercialisé sous le nom de Canderel®.

aspartate-aminotransferase n.f. Voir *A.S.A.T.*

Aspégic® Aspirine administré par voie orale, sous forme de poudre pour solution buvable en sachet dose. Acétylsalicylate de lysine en D.C.I.

aspergillome n.m. Pseudotumeur liée au développement d'un champignon parasite,

Aspergillus fumigatus, à l'intérieur d'une cavité résiduelle de tuberculose après guérison de celle-ci.

aspergillose n.f. Infection mycosique (*Aspergillus fumigatus* : champignon microscopique), bronchopulmonaire, colonisant notamment des cavités pulmonaires (aspergillome). Le traitement repose sur l'amphotéricine B en association avec l'Ancotil® pendant plusieurs semaines.

aspermie n.f. Absence de sperme due soit à un trouble de sa production, soit à un trouble de l'éjaculation.

asphygmie n.f. Absence de pouls.

asphyxie n.f. Ensemble des troubles liés à une difficulté ou à un arrêt respiratoire, par obstacle mécanique au niveau des voies respiratoires ou par manque d'oxygène de l'air inspiré, et aboutissant à une anoxie.

aspirine n.f. Médicament aux propriétés antiagrégantes à faible dose, et antalgique, apyrétique et anti-inflammatoire à forte dose. Sa toxicité est majorée chez l'enfant (acidose) et elle est grevée d'effets secondaires gastroduodénaux (ulcères). Le risque hémorragique persiste 7 à 10 jours après son arrêt. SYN. *acide acétylsalicylique.*

asplénisme n.f. Rate non fonctionnelle, soit par succession d'infarctus au cours d'hémopathies chroniques (drépanocytose), soit après une splénectomie. Elle prédispose aux infections sévères, notamment aux pneumocoques, et à l'augmentation des plaquettes avec risque de thrombose. Ces complications doivent être prévenues par vaccination antipneumococcique, Oracilline® au long cours et antiagrégants plaquettaires.

Assistance publique-hôpitaux de Paris voir *A.P.-H.P.*

assistant, e n. Médecin hospitalier à temps plein, lié à l'hôpital par un contrat d'une durée de 2 à 6 ans, chargé d'encadrer des internes et de participer aux tâches de soins et d'enseignement.

assuétude n.f. Synonyme d'*accoutumance.*

astasie n.f. Incapacité à se maintenir en station debout en raison de troubles de la coordination sans déficit moteur, le plus souvent associée à l'abasie.

astérixis n.m. Mouvement de flexion rapide et d'extension lente du poignet, bilatéral, asymétrique, fluctuant, observé au cours de l'encéphalopathie hépatique, mais aussi dans d'autres encéphalopathies métaboliques ou dans l'hypercapnie. SYN. *flapping tremor.*

asthénie n.f. Fatigue extrême, perte de force physique et psychique.

asthénopie n.f. **1.** Fatigabilité oculaire à l'accommodation. **2.** Fatigabilité des muscles oculomoteurs avec difficulté à fixer un objet de façon prolongée.

asthénospermie n.f. Perte de mobilité des spermatozoïdes (moins de 40 % restent mobiles 2 heures après éjaculation).

asthmatiforme adj. **1.** Relatif à un symptôme qui a les caractéristiques d'une crise d'asthme. **2.** Relatif à une dyspnée expiratoire avec freinage et râles sibilants ou toux.

asthme n.m. Maladie respiratoire chronique se manifestant par des crises de dyspnée expiratoire avec râles sibilants par spasme bronchique, d'origine allergique, parfois sévère voire mortelle. Entre les crises, la fonction respiratoire peut être altérée ou rester parfaitement normale. Le traitement se fait par bêtastimulant adrénergique : aérosol ou perfusion de salbutamol, de corticoïdes. Éventuellement, il faut traiter une infection broncho-pulmonaire concomitante.

astigmatisme n.m. Défaut de la vision lié à une anomalie de courbure de la cornée ou du cristallin et aboutissant à la déformation des images dans un sens et pas dans le sens perpendiculaire.

astragale n.m. Os du pied (tarse postérieur) placé entre le squelette jambier en haut et le calcanéum en bas. Dénomination ancienne de *talus.*

astringent, e adj. Se dit de substances qui assèchent les plaies ou diminuent les sécrétions digestives (utilisées au cours des diarrhées).

astrocyte n.m. Cellule de la névroglie, de forme étoilée.

astrocytome n.m. Tumeur du système nerveux, développée aux dépens des astrocytes.

asymbolie n.f. Défaut d'organisation de la pensée, impossibilité d'effectuer ou d'organiser des actes abstraits (langage, reconnaissance, raisonnement, etc.).

asymptomatique adj. Se dit d'une affection qui ne se manifeste par aucun symptôme cliniquement décelable.

asynchronisme n.m. ***Asynchronisme abdominopelvien,*** synonyme de *anisme.*

asynergie n.f. Manque de coordination entre les contractions des différents groupes de muscles qui participent à l'accomplissement d'un même geste. Elle se rencontre au cours d'affections cérébelleuses.

asystolie n.f. Trouble de la contraction cardiaque, responsable d'insuffisance cardiaque.

A.T. n.m. **1.** Abréviation d'*accident* du travail.* **2.** Abréviation d'*arrêt de travail.*

Atarax® Anticholinergique et antihistaminique sédatif et anti-allergique. On l'utilise dans un but anti-allergique (avant injection d'iode, par exemple) ou comme anxiolytique lors de prémédications avant anesthésie, et dans un but anxiolytique en psychiatrie. Il est administré par voie orale ou injectable (intraveineuse ou musculaire). Hydroxyzine en D.C.I.

ataraxie n.f. Indifférence affective, détachement.

ataxie n.f. Trouble de coordination des mouvements intervenant au cours d'affections cérébelleuses.

atélectasie n.f. Affaissement d'alvéoles pulmonaires normalement perfusés, mais non ventilés en raison de l'obstruction d'une bronche.

aténolol n.m. Médicament à visée cardiologique de la famille des bêtabloquants cardiosélectifs. Il est administré en une prise matinale orale. D.C.I. de Betatop®, Ténormine®, Xaten®.

athérectomie n.f. Ablation ou destruction de plaques d'athérome au moyen d'un athérotome ou par laser.

athérogène adj. Qui favorise la formation d'athérome.

athérogenèse n.f. Mode et mécanisme d'apparition de l'athérome.

athéromatose n.f. Affection liée à l'athérome artériel.

athérome n.m. Lésion des artères caractérisée par la formation, au niveau de leur couche interne, de plaques constituées de dépôts de lipides et, notamment, de cholestérol. SYN. *athérosclérose.*

athérosclérose n.f. Synonyme d'*athérome.*

athérotome n.m. Appareil mécanique destiné à l'ablation des plaques d'athérome.

athétose n.f. Syndrome caractérisé par des mouvements lents et involontaires des extrémités, augmentés en cas d'émotions et disparaissant lors du sommeil. Elle est observée lors de lésions cérébrales thalamiques.

athlète n.m. ***Pied d'athlète,*** mycose se localisant entre les orteils et à leur base, due à des champignons de la famille des dermatophytes dont la croissance est favorisée par la macération.

athrepsie n.f. Dénutrition grave, souvent peu réversible, du jeune nourrisson.

athymie n.f. Indifférence affective, perte d'initiative, observée dans la dépression.

Athymil® Antidépresseur de la classe des tricycliques ayant un effet anxiolytique sédatif. Il est administré en une prise orale le soir. Il présente un risque d'agranulocytose, rendant nécessaire la surveillance de la numération-formule sanguine. Miansérine en D.C.I.

athyroïdie n.f. Absence de glande thyroïde, soit congénitale, soit consécutive à son ablation chirurgicale totale.

atlas n.m. Première vertèbre cervicale, articulée avec l'occipital en haut et l'axis en bas.

A.T.O. n.m. Ruban collé sur les plateaux de petit matériel désinfecté par vapeur d'eau chaude sur lequel est fixé un indicateur coloré dont la couleur vire après désinfection à la chaleur.

atonie n.f. Tonus bas ou nul d'un tissu, d'un muscle ou d'un sphincter.

atopie n.f. Prédisposition familiale à des manifestations allergiques, liée à une augmentation de la production d'IgE.

A.T.P. n.f. Abréviation d'*adénosine* triphosphate.*

atrésie n.f. Occlusion complète ou incomplète, congénitale ou acquise, d'un orifice ou d'un conduit.

atrial, e, aux adj. Relatif aux oreillettes du cœur. Ex. : *atrial.* Syn. *auricul(o)-.*

atriotomie n.f. Intervention de chirurgie cardiaque consistant en l'ouverture d'une oreillette.

atrium n.m. Oreillette commune du cœur, avant son cloisonnement.

atrophie n.f. Diminution de la taille ou du poids d'un organe ou d'un membre. ***Atrophie olivo-ponto-cérébelleuse,*** dégénérescence des noyaux gris centraux du tronc cérébral, touchant particulièrement le *Locus niger* et se manifestant à l'âge adulte par un syndrome extrapyramidal, cérébelleux avec tremblement et ataxie.

atropine n.f. Alcaloïde aux propriétés parasympathicolytiques, qui a des effets spasmolytiques, de diminution des sécrétions et d'accélération de la fréquence cardiaque. Elle est administrée par voie parentérale en anesthésie, lors de bradycardie ou lors de malaise vagal. En collyre, elle provoque une mydriase, permettant un examen ophtalmologique du fond d'œil.

Atrovent® Médicament antiasthmatique utilisé pour ses propriétés anticholinergiques. Il est commercialisé sous la forme de flacon aérosol nébulisateur ou de solution pour aérosol. Il est souvent administré en association avec des bêtastimulants soit au sein d'un aérosol, soit dans un flacon nébulisateur Combivent® ou Bronchodual®. On l'utilise en traitement de fond pour éviter les crises ou en traitement de la crise d'asthme. Il existe aussi sous la forme d'aérosol nasal utilisé dans les rhinites vasomotrices ou allergiques non infectées pour diminuer les sécrétions nasales. Ipratropium bromure en D.C.I.

A.T.S. n.m. Abréviation d'*antithyroïdien* de synthèse.*

attachement n.m. ***Attachement enfant-parents,*** dépendance d'un enfant vis-à-vis de ses parents. Selon Bowlby, l'enfant séparé de sa mère passe par différents stades, de détresse et de désespoir, puis de résignation aboutissant au détachement.

attaque n.f. Accès brutal d'une affection aiguë.

attelle n.f. Appareil rigide destiné, en cas de fracture, à immobiliser temporairement ou définitivement les extrémités osseuses avec les articulations voisines.

atticite n.f. Inflammation de l'attique lors d'une otite moyenne.

attique n.m. Partie supérieure de la caisse du tympan où se trouvent le marteau et le corps de l'enclume.

attrition n.f. Lésion provoquée par une violente contusion.

A.T.U. n.f. (Abréviation d'*autorisation temporaire d'utilisation*) Autorisation permettant une délivrance à but compassionnel, par un laboratoire pharmaceutique, d'un médicament en attente d'une autorisation de mise sur le marché devant aboutir rapidement.

Aturgyl® Vasoconstricteur nasal utilisé sous forme de flacon nébulisateur lors d'obstructions nasales. La durée de traitement ne doit pas dépasser une semaine, car il existe un risque d'accoutumance (rhinite allergique avec obstruction nasale chronique) et d'hypertension artérielle. Oxymétazoline en D.C.I.

audi(o)- Élément du latin *audire*, « entendre », entrant dans la composition de mots concernant l'ouïe.

audiogramme n.m. Courbe d'enregistrement des mesures de l'acuité auditive.

audiométrie n.f. Mesure de l'acuité auditive des sons concernant, notamment, la hauteur.

audioprothèse n.f. Appareil utilisé lors du traitement symptomatique de la surdité de perception et qui amplifie les sons.

audition n.f. Faculté d'entendre.

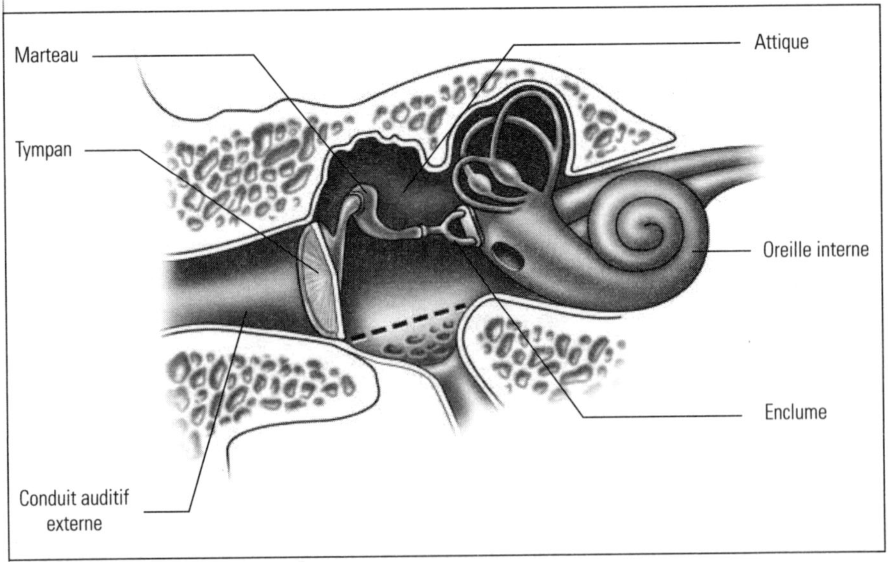

Coupe frontale de l'oreille interne et moyenne.

Auer (corps d') Structure cytoplasmique en forme de bâtonnet de coloration rouge, observée au microscope dans les leucocytes après coloration de May-Grünwald-Giemsa (M.G.G.), au cours des leucémies aiguës promyélocytaires.

Auerbach et Meissner (plexus de) Structure nerveuse du système nerveux végétatif (sympathique/parasympathique), contrôlant le péristaltisme intestinal. Dans la maladie de Hirchsprung, les cellules ganglionnaires de ces plexus sont absentes. Il est généralement limité au rectum et à la partie basse du sigmoïde.

Augmentin® Antibiotique de la famille des pénicillines, associant l'amoxicilline à l'acide clavulanique pour élargir son spectre sur les bacilles Gram négatif pourvus de bêtalactamases. Il a un large spectre d'action. Il est administré par voie orale en deux prises ou par voie intraveineuse (diluer dans du sérum physiologique et non dans du glucosé). L'acide clavulanique a été incriminé dans de rares hépatites cholestatiques, d'origine immunoallergique. L'acide clavulanique ne diffuse pas dans les méninges, il ne présente donc pas d'intérêt dans le traitement de la méningite. Ce médicament est aussi commercialisé sous le nom de Ciblor®. Co-amoxiclav en D.C.I.

aur(o)- Élément du latin *aurum*, « or ». Ex. : *aurothérapie*. SYN. *chryso-*.

aura n.m. Ensemble de signes cliniques annonçant le début d'une crise. Avant une crise d'épilepsie ou de migraine, il peut ainsi exister des déficits moteurs et sensitifs, des paresthésies ou des manifestations psychiques.

Auréomycine® Antibiotique de la famille des tétracyclines ayant une action antistaphylococcique. Elle est utilisée localement, sous forme de pommades en ophtalmologie dans les infections du segment antérieur de l'œil, comme l'orgelet, et en dermatologie pour décontaminer les gîtes O.R.L. staphylococciques.

auricul(o)- Élément du latin *auricula*, « oreille ». SYN. *atrio-*.

auriculaire adj. **1.** Relatif à l'oreille. **2.** Relatif aux oreillettes du cœur. ◆ n.m. Cinquième doigt de la main.

auricule n.m. **1.** Diverticule des oreillettes du cœur. **2.** Partie visible de l'oreille (pavillon de l'oreille).

auriculothérapie n.f. Traitement empirique du tabagisme et de douleurs chroniques par stimulation de l'oreille (aiguille, fil).

auriculotomie n.f. Ouverture chirurgicale d'une oreillette du cœur.

aurothérapie n.f. Traitement par les sels d'or. SYN. *chrysothérapie*.

auscultation n.f. Examen médical consistant à écouter des bruits émis à l'intérieur de l'organisme (cardiaques, pulmonaires, digestifs) en utilisant un stéthoscope.

autisme n.m. Perte de communication avec le monde extérieur au profit d'un monde intérieur imaginaire, et qui se manifeste par un isolement.

autoaccusation n.f. Délire de culpabilité, rencontré lors de la mélancolie ou de la mythomanie.

autoanticorps n.m. Anticorps réagissant contre des cibles antigéniques appartenant à l'organisme même qui les produit.

autoantigène n.m. Antigène d'un organisme apte à stimuler la production d'autoanticorps dans ce même organisme. Ce dysfonctionnement du système immunitaire peut être lié à une infection, à une néoplasie, à la disparition de la tolérance immunitaire ou à d'autres causes.

autoclave n.m. Appareil de stérilisation utilisant la vapeur d'eau chaude sous pression.

autocrine adj. Relatif à une substance ayant une activité sur la cellule qui l'a sécrétée.

autodialyse n.f. Dialyse effectuée par le patient dans une unité non médicalisée, sous la surveillance et avec l'aide d'une infirmière de dialyse.

autogreffe n.f. Greffe d'organe ou de tissu prélevés sur le sujet receveur lui-même, par opposition à allogreffe.

auto-immunité n.f. Statut immunitaire anormal, les réactions immunitaires étant dirigées contre son propre organisme avec production d'autoanticorps.

autologue adj. Se dit d'une greffe d'organe, de tissu ou de cellule dont le donneur et le receveur sont une même personne. Ex. : *greffe autologue de peau, transfusion autologue.*

autolyse n.f. **1.** Suicide. **2.** Autodigestion d'un organe, tissu ou cellule aboutissant à sa destruction.

automatisme n.m. Comportement et ensemble de gestes effectués par un patient de façon inconsciente dans certaines affections psychiatriques et dans l'épilepsie. ***Réflexe d'automatisme médullaire,*** réflexe anormal dû à une levée de l'inhibition médullaire par une lésion du faisceau pyramidal et qui se traduit par un réflexe de triple retrait après une stimulation cutanée de l'extrémité des membres inférieurs. ***Automatisme mental,*** hallucination avec sensation que la pensée échappe au contrôle de la volonté. Certaines pensées s'imposent ainsi au patient. On l'observe dans la schizophrénie, la psychose hallucinatoire chronique et la bouffée délirante.

automédication n.f. Consommation de médicaments décidée par le malade lui-même ou ses proches, en dehors de toute prescription médicale.

automutilation n.f. Blessure que le patient s'inflige soit de façon volontaire dans le but d'obtenir des bénéfices secondaires (réformes, indemnisations, etc.) ou dans une intention suicidaire, soit lors d'affections psychiatriques (schizophrénie, psychoses, etc.) ou neurologiques (encéphalopathies métaboliques).

autonomie n.f. Possibilité pour un patient de décider et réaliser des gestes de la vie courante, lui permettant de se suffire à lui-même.

autoplastie n.f. Chirurgie plastique réparatrice utilisant des lambeaux de peau ou des parties (os, veines saphènes, etc.) d'un individu pour les réimplanter sur ce même individu.

autopsie n.f. Examen médico-légal d'un cadavre pour établir la cause du décès et obtenir des renseignements à visée judiciaire (heure du décès, par exemple).

autorisation n.f. ***Autorisation de mise sur le marché,*** voir *A.M.M.*

autosome n.m. Chromosome non sexuel. L'homme possède 44 autosomes (22 paires de chromosomes) et 2 hétérochromosomes sexuels (fille XX ou garçon XY).

autotransfusion n.f. Transfusion à un patient de son propre sang. Elle nécessite une chirurgie programmée, ce qui laisse le temps de prélever et de stocker les globules rouges ainsi soustraits et de permettre leur régénération par l'organisme. Elle élimine les risques de contaminations virales lors de transfusions. SYN. *transfusion autologue.*

autovaccin n.m. Vaccination à partir de germes issus de l'organisme du patient que l'on désire vacciner.

Auxergyl® Composé associant vitamine D et vitamine A, se présentant sous forme d'un liquide huileux buvable contenu dans des ampoules. Il est administré deux fois par an en prévention de carence ou en traitement curatif du rachitisme et de l'ostéomalacie.

auxiliaire n. ***Auxiliaire de vie,*** personne qui aide à domicile une autre personne présentant une perte d'autonomie due à l'âge ou à un handicap. Elle effectue les tâches de la vie quotidienne à sa place (toilette, repas, ménage, etc.), lui permettant ainsi un maintien à domicile. Ces personnes sont proposées généralement par des sociétés spécialisées. ***Auxiliaire médical,*** voir *A.M.*

auxologie n.f. Étude de la croissance de tout ou partie d'un organisme.

Avafortan® Antalgique associant de la noramidopyrine et un antispasmodique (camylofine). Il présente un risque d'agranulocytose immunoallergique due à la noramidopyrine, rare mais parfois mortel. Il est administré par voie orale, intramusculaire ou en suppositoire, dans les douleurs rebelles.

avasculaire adj. Se dit d'un organe ou d'un tissu dépourvu de vaisseau, donc d'irrigation sanguine.

A.V.C. n.m. Abréviation d'*accident* vasculaire cérébral.*

Avibon® Pommade à visée cicatrisante, grâce à la vitamine A, et protectrice (corps gras). Il est utilisé en application locale 2 à 4 fois par jour dans les dermites irritatives non suintantes comme l'érythème fessier du nourrisson. Il n'est pas remboursé par la Sécurité sociale. Il est aussi commercialisé sous le nom de Mitosyl®. Rétinol en D.C.I.

avitaminose n.f. Carence en vitamine, généralement par insuffisance d'apport, parfois par malabsorption.

A.V.K. n.f. Abréviation d'*antivitamine K.*

Avlocardyl® Médicament à visée cardiologique, bêtabloquant non cardiosélectif, administré par voie orale en 1 à 3 prises par jour (forme classique 40 ou LP80-160). Il est utilisé dans le traitement de l'hypertension artérielle ou en prévention des ruptures de varices œsophagiennes au cours des cirrhoses. Il existe également sous forme injectable, utilisée notamment en urgence pour ralentir les tachycardies sinusales, jonctionnelles, etc. Propranolol en D.C.I.

Avonex® Médicament à visée neurologique, utilisé dans la sclérose en plaques, administré par voie injectable. Interféron bêta-1a en D.C.I.

avortement n.m. Expulsion du produit de conception avant le terme de viabilité du fœtus. Il peut être provoqué (I.V.G.) ou spontané (fausse-couche).

A.V.P. n.m. Abréviation d'*accident de la voie publique.*

avulsion n.f. Exérèse, en particulier dentaire.

axe n.m. ***Axe hypothalamo-hypophysaire,*** relation hormonale et régulation par rétrocontrôle de la sécrétion de neuromédiateurs par d'autres neuromédiateurs spécifiques, entre l'hypophyse et l'hypothalamus.

axillaire adj. **1.** Relatif à l'aisselle. **2.** De la région de l'aisselle.

axis n.m. Deuxième vertèbre cervicale qui présente une volumineuse saillie verticale, l'apophyse odontoïde, et s'articule avec l'atlas.

axone n.m. Prolongement cellulifuge de la cellule nerveuse.

Azactam® Antibiotique de la famille des monobactams, utilisé dans les infections sévères, documentées par antibiogramme, à bactérie Gram négatif et anaérobie, notamment en cas d'infections à *Pseudomonas aeruginosa.* Il est administré par voie intraveineuse ou intramusculaire. Il diffuse mal dans les méninges, mais très bien dans l'appareil urinaire. Aztréonam en D.C.I.

Azantac® Antisécrétoire gastrique, de la famille des antihistaminiques H2. Il est administré par voie orale ou intraveineuse. On l'utilise notamment dans les ulcères gastroduodénaux et les reflux gastroœsophagiens. Ranitidine en D.C.I. Il est aussi commercialisé sous le nom de Raniplex®.

azathioprine n.m. Médicament immunosuppresseur utilisé dans les maladies autoimmunes et lors des greffes. D.C.I. d'Imurel®.

azidothymidine n.f. Voir *A.Z.T.*

azoospermie n.f. Absence de spermatozoïdes dans le sperme.

azotémie n.f. Concentration dans le sang de déchets azotés et notamment d'urée, dont le taux normal est inférieur à 0,50 g/l ou 6 mmol/l.

A.Z.T. n.f. (Abréviation d'*azidothymidine*) Médicament antiviral inhibiteur de la transcriptase inverse du V.I.H., utilisé lors de cette infection. Ses effets secondaires sont l'anémie, la leucopénie, les céphalées, les nausées, les douleurs abdominales, l'asthénie, etc. Il est administré par voie orale avant ou après les repas, ou par voie intraveineuse. On l'associe à un autre antiviral (lamivudine) dans le Combivir®. D.C.I. de Retrovir®. Zidovudine en D.C.I.

azygos n.f. Système veineux anastomosant les veines caves supérieure et inférieure.

ß-HCG n.f. (Abréviation de *human chorionic gonadotrophin*) Hormone produite par l'enveloppe externe de l'embryon, puis le placenta lors d'une grossesse. Elle a une action folliculostimulante sur le corps jaune et une action lutéinisante, semblable à celle de la L.H. Elle permet, dès les premiers jours, d'effectuer un diagnostic précoce de grossesse par recherche urinaire ou sanguine. Une augmentation trop importante doit faire suspecter une grossesse môlaire ou gémellaire. Sa quantification permet aussi de dater une grossesse. SYN. *gonadotrophine* chorionique.*

B Agglutinogène des globules rouges, présent chez les sujets des groupes A et AB.

Babcock (opération de) Résection du rectum avec rétablissement de continuité par abaissement transanal du côlon.

Babinski (signe de) Réflexe cutané plantaire anormal : le frottement de la face externe de la plante du pied provoque une extension lente et majestueuse du gros orteil et parfois des quatre autres, alors que, normalement, une telle excitation provoque la flexion des cinq orteils. Cette réaction, normale avant l'âge de 18 mois, est en rapport avec une lésion du faisceau pyramidal quand elle est observée après cet âge. SYN. *réflexe d'Oppenheim.*

Babinski-Fröhlich (syndrome de) Association d'une obésité d'évolution rapide prédominant aux racines des membres, d'un diabète insipide et d'un hypogonadisme avec impubérisme, responsable chez la fille d'aménorrhée primaire et d'un diabète insipide. Ce syndrome est lié à une lésion de l'hypothalamus, généralement de nature tumorale. SYN. *syndrome adiposogénital.*

Babinski-Nageotte (syndrome de) Syndrome observé dans certaines lésions ischémiques du bulbe rachidien. Il se manifeste par un syndrome alterne, caractérisé par l'association d'une hémiplégie controlatérale avec hémianesthésie dissociée (comme lors de la syringomyélie) et, du côté de la lésion, par des troubles cérébelleux et sympathiques avec, notamment, un syndrome de Claude Bernard-Horner. SYN. *syndrome de l'hémibulbe.*

bacampicilline n.f. Antibiotique de la famille des aminopénicillines, administré par voie orale en 2 prises par jour, commercialisé sous les noms de Penglobe® et de Bacampicine®.

Bacicoline® Collyre composé de cortisone (hydrocortisone) et d'antibiotiques (colistine et Bacitracine®), utilisé dans les infections oculaires présentant une composante inflammatoire. Administré en 3 à 8 instillations de 1 ou 2 gouttes par jour.

bacillaire adj. Qui se rapporte à un bacille. ◆ n. Patient tuberculeux dont l'expectoration contient des bacilles de Koch et qui est donc contagieux par voie aérienne.

bacille n.m. Bactérie ayant la forme d'un bâtonnet.

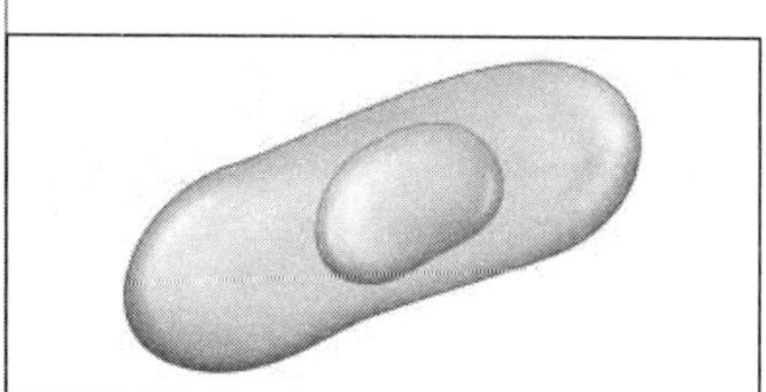

Bacille.

bacillose n.f. Synonyme désuet de *tuberculose.*

Bacitracine® Collyre antibiotique, utilisé dans les infections de la chambre antérieure de l'œil (conjonctivite, orgelet, etc.). Administré en 3 à 6 instillations de 1 ou 2 gouttes par jour.

bactéricide adj. Qui tue les bactéries. Le pouvoir bactéricide d'un antibiotique est la concentration minimale nécessaire pour détruire et éliminer définitivement une bactérie.

bactérie n.f. Microorganisme unicellulaire, se reproduisant par division, pouvant être pathogène (provoquer des maladies), commensal (partager la nourriture de l'hôte, mais sans lui nuire) ou saprophyte (vivre sur des débris végétaux dont il assure la décomposition). On distingue les coques (sphériques) et les bacilles (en bâtonnet). On distingue également deux groupes selon la réaction de la bactérie à la coloration de Gram : les bactéries Gram négatif et celles Gram positif.

bactériémie n.f. Passage fugace de bactéries dans la circulation sanguine (Ex. : *1 hémoculture positive sur 3*), contrairement à la septicémie où le passage est durable. Elle peut survenir lors de gestes thérapeutiques invasifs (avulsion dentaire) et être responsable de greffe bactérienne sur une valve cardiaque préalablement lésée, provoquant ainsi une endocardite. Cette complication est prévenue par une antibiothérapie préventive encadrant le geste.

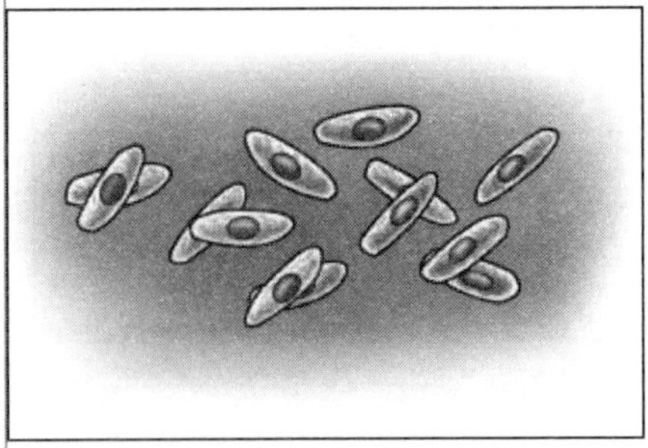

Bactéries.

bactériologie n.f. Science étudiant les bactéries et leurs relations avec l'organisme.

bactériophage n.m. Virus pouvant infecter spécifiquement certaines bactéries et les détruire. Les bactériophages sont utilisés en thérapie génique pour intégrer des gènes dans le capital génétique d'une cellule.

bactériostatique adj. Qui stoppe la multiplication des bactéries, sans les tuer.

bactériurie n.f. Présence de bactéries dans les urines, devant atteindre le seuil de 10^5/mm^3 pour être considérée comme significative. Toutefois, un chiffre de plus de 10^3/mm^3 demande une confirmation par un nouvel examen de contrôle. Elle s'accompagne généralement de leucocyturie lors d'infections urinaires.

Bacteroides/fragilis Bactérie anaérobie, à Gram négatif, vivant dans le tube digestif, pouvant devenir pathogène et être responsable de cholécystites, d'abcès hépatiques, de sigmoïdites, etc. Bacteroides est sensible au métronidazole.

Bactox® Antibiotique de la famille des aminopénicillines, administré par voie orale en 2 ou 3 prises par jour. Amoxicilline en D.C.I.

Bactrim® Antibiotique associant le triméthoprime et un sulfamide, le sulfaméthoxazole, administré par voie orale en 2 ou 3 prises par jour ou en perfusion. Il existe un dosage fort à double dose des deux molécules le constituant. Il fait courir un risque hématologique lors d'un usage prolongé. Il est utilisé notamment en cas d'infections urogénitales, mais surtout en prévention et en traitement des pneumopathies à *Pneumocystis carinii* du sujet immunodéprimé. Il est également commercialisé sous le nom de Eusaprim®. Cotrimoxazole en D.C.I.

Bactroban® Antibiotique local utilisé sous forme de pommade pour décontaminer les gîtes microbiens, notamment du nez, chez des patients porteurs de *Staphylococcus aureus* lors d'infections cutanées récidivantes, ou en prévention chez les sujets immunodéprimés. Il est administré en 2 ou 3 applications locales par jour dans les narines. Mupirocine en D.C.I.

Baermann (technique de) Technique de laboratoire permettant la concentration et la mise en évidence d'anguillules dans les selles lors d'un examen parasitologique.

B.A.L. (Abréviation anglaise de *British antilewisite*) Antidote utilisé lors d'intoxications par l'arsenic, le mercure ou les sels d'or. Il agit en se liant à la molécule toxique, formant un complexe soluble dans l'eau qui peut ainsi être éliminé par la voie rénale. Il est administré par voie intramusculaire toutes les 4 heures pendant 2 jours, puis toutes les 6 heures le 3ᵉ jour, puis deux fois par jour pendant 10 jours. Pour éviter sa toxicité rénale, il faut alcaliniser les urines. Dimercaprol en D.C.I.

balanique adj. Relatif au gland.

balanite n.f. Inflammation de la muqueuse du gland, généralement en rapport avec une maladie infectieuse sexuellement transmissible.

balanite n.f. Inflammation de la muqueuse du gland.

balanoposthite n.f. Inflammation du gland et du prépuce.

ballonnement n.m. Gonflement de l'abdomen dû à des gaz contenus dans l'intestin. SYN. *météorisme.*

ballonnisation n.f. **1.** Augmentation du volume cellulaire, généralement par infiltration liquidienne, donnant aux cellules l'aspect d'un ballon gonflé. **2.** Anomalie de fonctionnement de la valvule mitrale dont une ou les deux valves bombent dans l'oreillette gauche lors de la systole ventriculaire.

ballottement n.m. **1.** Mouvement imprimé par la main à un organe solide flottant dans un liquide. **2.** Mouvement de translation latérale que l'on peut imprimer à l'arrière-pied en cas de diastasis de la cheville.

balnéo- Balnéaire, relatif aux bains.

balnéothérapie n.f. Traitement par des bains généraux ou locaux (eaux thermales, boue, soleil, etc.).

bandage n.m. Appareil médical utilisant différents types de tissu (bandes), destiné à maintenir un pansement, à exercer une compression ou à contenir une fracture, une luxation ou une entorse.

bandelette optique n.f. Partie des voies optiques partant du chiasma optique pour se terminer au niveau de la partie occipitale du cerveau.

Banti (maladie de) Affection caractérisée par une augmentation de volume de la rate, une anémie, et évoluant vers une cirrhose hépatique avec ascite.

bar(o)- Élément du grec *baros,* « pesanteur », entrant dans la composition de mots concernant la pression. Ex. : *barotraumatisme.*

barbiturique n.m. Famille de médicaments dérivés de la malonylurée (acide barbiturique) et utilisés comme hypnotiques ou antiépileptiques. Ce sont des inducteurs des enzymes hépatiques. Ces médicaments peuvent provoquer une accoutumance et une assuétude.

Barlow (syndrome de) Anomalie de déplacement de la petite valve mitrale qui fait saillie dans l'oreillette gauche lors de la contraction du ventricule gauche. Ce défaut de fermeture aboutit à la longue à une insuffisance mitrale.

Barnétil® Médicament psychotrope de la famille des neuroleptiques sédatifs, administré par voie orale et utilisé dans les psychoses et les états d'agitation. Sultopride en D.C.I.

barorécepteur n.m. Zone du corps sensible aux variations de pression. Les barorécepteurs des sinus carotidiens et de la crosse aortique réagissent à leur distension par la pression artérielle et participent ainsi à la régulation de cette variable.

barotraumatisme n.m. Ensemble des lésions provoquées par une variation brutale de pression, soit de l'air (explosion de bombe, dépressurisation d'une cabine d'avion), soit de l'eau (accidents de plongée). Les atteintes portent surtout sur les oreilles (rupture du tympan, otite barotraumatique) et sur les cavités aériennes de la face.

Barr (corpuscule de) Chromatine condensée dans le noyau de cellules non sexuelles, correspondant à deux chromosomes X. On le retrouve dans 20 à 40 % des cellules en interphase de la femme (XX), mais aussi dans certaines maladies génétiques

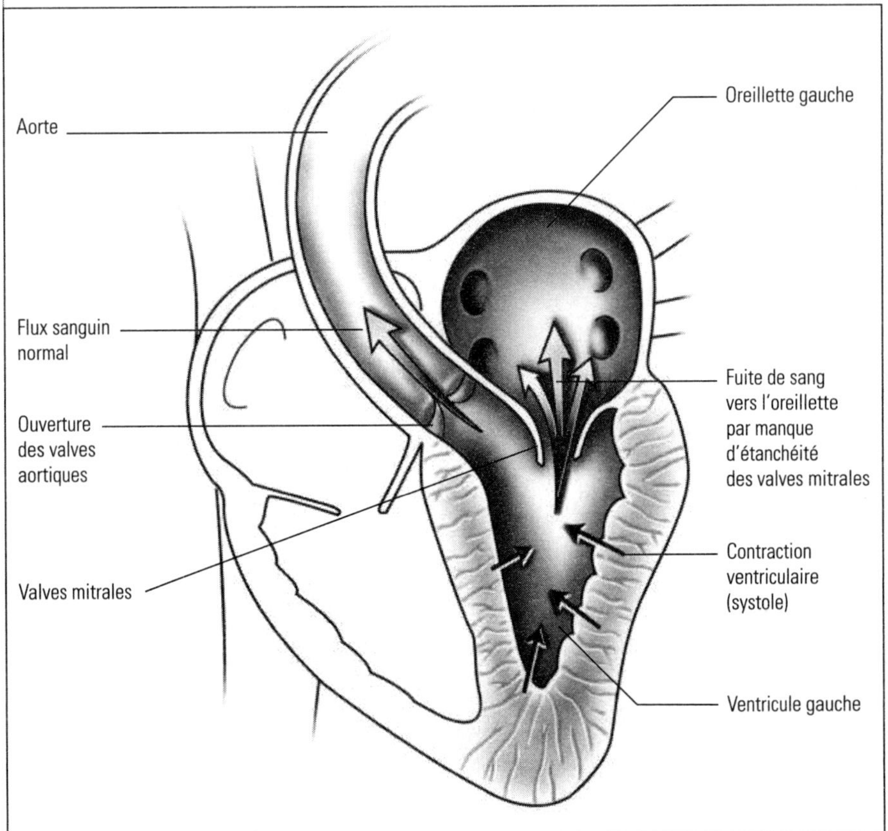

Mécanisme de l'insuffisance mitrale : Coupe sagittale des cavités cardiaques gauches lors d'une systole ventriculaire. (Syndrome de Barlow.)

comme le syndrome de Klinefelter* (génotype XXY et phénotype masculin avec trouble du développement testiculaire) La recherche de ce corpuscule est généralement effectuée sur des cellules de frottis buccal. SYN. *corpuscule chromatinien.*

Barr (syndrome de) Variante du syndrome de Klinefelter, avec génotype XXXY, et au cours duquel la grande taille et l'altération des fonctions supérieures sont constantes. Le faciès du malade est particulier, avec épicanthus, élargissement de l'espace entre les deux yeux, nez épaté et prognatisme.

barrage n.m. Interruption inopinée de la pensée, se manifestant par un arrêt du langage ou de l'action en cours de réalisation, observée lors de la schizophrénie et marquant une ambivalence.

Barré-Liéou (syndrome de) Affection caractérisée par des céphalées occipitales et des douleurs cervicales, associées à des vertiges et à des troubles vasomoteurs en rapport avec une irritation du système nerveux sympathique par arthrose cervicale. SYN. *syndrome sympathique cervical postérieur.*

Barrett (œsophage de) Synonyme désuet de *endobrachyœsophage.*

Barrett (ulcère de) Ulcère du bas œsophage, compliquant un reflux gastro-œsophagien.

barrière n.f. ***Barrière alvéolocapillaire***, membrane séparant le gaz contenu dans les alvéoles pulmonaires et le sang des capillaires pulmonaires. Elle est constituée de la paroi alvéolaire, du tissu interstitiel, de la paroi capillaire et du plasma. Elle est très perméable aux gaz respiratoires (O_2 et CO_2), ce qui permet leur diffusion entre l'alvéole et le capillaire. ***Barrière hémato-encéphalique***, séparation entre le sang et le L.C.R. formée de l'endothélium des capillaires cérébraux et méningés et des plexus choroïdes. Cette barrière explique que les compositions chimiques du sang et du L.C.R. soient différentes. ***Barrière placentaire***, structure séparant les circulations maternelle et fœtale et constituée de villosités embryonnaires qui sont directement dans le sang maternel, la muqueuse utérine ayant été éliminée.

bartholinite n.f. Infection des glandes de Bartholin, situées de chaque côté de la vulve.

Bartter (syndrome de) Atteinte héréditaire autosomique récessive, responsable d'une fuite rénale excessive de potassium. Ce syndrome peut se manifester dès l'enfance par une hypokaliémie, avec asthénie, polyurie et

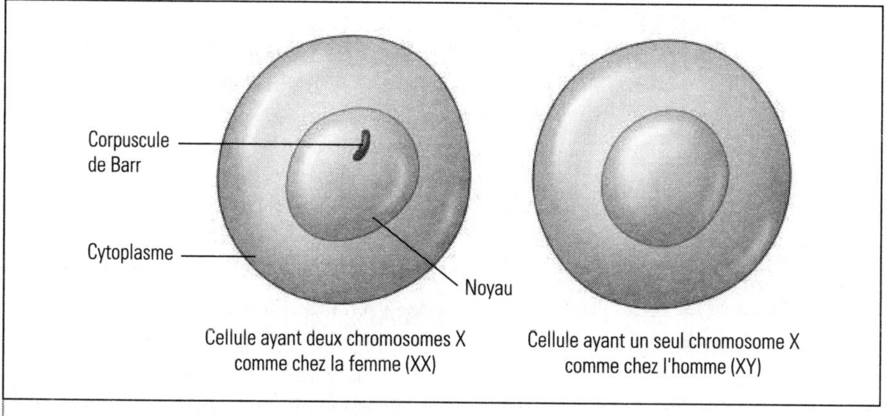

Barr (corpuscule de).

accès de paralysie périodique. Un tableau clinique et biologique semblable peut être observé lors d'hypomagnésémie, de vomissements ou de l'usage de diurétiques.

baryte n.f. Produit de contraste blanc, visqueux, épais, utilisé en radiologie pour opacifier le tube digestif.

barytome n.m. Fécalome de baryte dur, très difficile à évacuer, qui se forme après un examen utilisant de la baryte.

Basdène® Médicament antithyroïdien de synthèse, utilisé dans l'hyperthyroïdie, notamment au cours de la maladie de Basedow. Il est administré par voie orale en 2 ou 3 prises par jour, en traitement à forte dose pendant 2 ou 3 mois, puis en traitement d'entretien à dose moindre. Ses effets secondaires consistent en une baisse des globules blancs et en réactions allergiques cutanées. Benzylthiouracile en D.C.I.

base n f. Substance capable de libérer des ions OH^- et de se combiner à des acides pour former des sels.

Basedow (maladie de) Hyperthyroïdie avec goitre et exophtalmie.

basilaire adj. Désigne une base et notamment la base du crâne. ***Tronc basilaire***, tronc artériel formé par l'union des deux artères vertébrales et assurant la vascularisation du tronc cérébral.

basiotripsie n.f. Opération consistant à broyer, in utero, la tête d'un fœtus mort lorsqu'elle se bloque au détroit inférieur, afin de permettre l'expulsion du fœtus.

basophile adj. Désigne les cellules fixant préférentiellement les colorants basiques.

Bass (syndrome de) Maladie héréditaire autosomique dominante, atteignant les deux sexes et caractérisée par des malformations des doigts et des orteils (absence des 2ᵉ phalanges des doigts et du 4ᵉ orteil et hypoplasie des ongles des doigts et des orteils). SYN. *syndrome brachymésodactylie-dysplasie unguéale.*

bassin n.m. **1.** Ceinture osseuse formée par les deux os iliaques, le sacrum et le coccyx. **2.** Récipient aplati destiné à recueillir les déjections d'un malade alité.

bassinet n.m. Partie élargie de la voie excrétrice du rein formée par la réunion des grands calices et qui est drainée par l'uretère.

Bateman (purpura sénile de) Purpura du sujet âgé dû à une fragilité capillaire, prédominant au niveau de la face dorsale des mains, et se manifestant par des taches ecchymotiques. SYN. *purpura sénile.*

bâtonnet n.m. ***Bâtonnet olfactif***, prolongement de la cellule sensorielle olfactive qui se termine par la vésicule olfactive, elle-même portant de 6 à 12 cils olfactifs. Ces cils baignent dans la substance mucoïde sécrétée par les glandes de Bowmann et que traversent les substances odorantes. ***Bâtonnet rétinien***, cellule sensorielle de la rétine. Les bâtonnets contiennent un pigment, la rhodopsine, qui permet la vision crépusculaire et nocturne. Ils sont environ 500 fois plus sensibles à la lumière que les autres cellules sensorielles de la rétine, les cônes, qui permettent la vision des couleurs.

Bauhin (valvule de) Valvule située à la jonction de l'iléon et du cæcum.

baume n.m. Pommade à base de plantes odoriférantes, composée notamment de principes balsamiques, utilisée comme calmant en application locale et en massage (baume du Pérou par exemple).

B.A.V. n.m. (Abréviation de *bloc auriculo-ventriculaire*) Trouble de la conduction des influx cardiaques (ralentissement ou blocage complet) entre oreillette et ventricule, pouvant nécessiter la mise en place d'un stimulateur cardiaque. Dans le bloc auriculoventriculaire incomplet, on observe à l'E.C.G. un allongement de l'espace P.R. (au-delà de 0,20 s) constant, progressif ou inopiné, voire des ondes P non conduites (non suivies d'un complexe Q.R.S.). En cas de bloc complet, toutes les ondes P sont bloquées et on retrouve des complexes Q.R.S. ventriculaires larges et indépendants de l'activité auriculaire.

Baypen® Antibiotique de la famille des uréidopénicillines, administré par voie intraveineuse, dans les infections à bacilles anaérobies à Gram négatif, le plus souvent sévères et à germes résistants, documentées par un antibiogramme. Mezlocilline en D.C.I.

Baypress® Médicament à visée cardiologique de la famille des inhibiteurs calciques, administré en 1 prise par jour par voie orale. Il est également commercialisé sous le nom de Nidrel®. Nitrendipine en D.C.I.

B.B.D. n.m. (Abréviation de *bloc de branche droit*) Trouble de la conduction cardiaque intraventriculaire au niveau de la branche droite du faisceau de His*, caractérisé par un retard à l'activation du ventricule droit. Il se manifeste sur l'E.C.G. par un allongement du complexe ventriculaire Q.R.S. au-delà de 0,12 s, des ondes rSR' en V1-V2 avec ondes T négatives dans les dérivations précordiales droites.

B.B.G. n.m. (Abréviation de *bloc de branche gauche*) Trouble de la conduction cardiaque intraventriculaire au niveau de la branche gauche du faisceau de His, caractérisé par un retard à l'activation du ventricule gauche. Il se manifeste sur l'E.C.G. par un allongement de Q.R.S. au-delà de 0,12 s, une onde R crochetée en plateau en D1 et en V5-V6.

B.B.S. (Abréviation de *maladie de Besnier-Boeck-Schaumann*) SYN. *sarcoïdose.*

B.C.G. n.m. (Abréviation de *bacille de Calmette-Guérin*) Vaccin protégeant des formes sévères de la tuberculose, constitué d'un bacille vivant, administré par scarification. Son efficacité est vérifiée par test intradermique (cuti-réaction). Comme tout vaccin vivant, le B.C.G. est contre-indiqué en cas de déficit immunitaire.

béance n.f. ***Béance cardiale***, mauvaise fermeture du cardia responsable d'un reflux gastroœsophagien, généralement due à une hypotonie du sphincter inférieur de l'œsophage, et souvent associée à une hernie hiatale.

bec-de-lièvre n.m. Malformation congénitale de la face comportant, dans les formes bénignes, une simple fissure de la lèvre supérieure et, dans les formes plus graves, une fente du maxillaire supérieur et du voile du palais.

bec-de-perroquet n.m. Ossification en forme de crochet apparaissant sur les bords des corps vertébraux dans les atteintes vertébrales chroniques.

bécégite n.f. Effet secondaire cutané exceptionnel du B.C.G., se manifestant par une suppuration ganglionnaire, et souvent secondaire à une technique vaccinale défectueuse. L'effet est sévère et généralisé en cas de déficit immunitaire rarissime. Ce vaccin est contre-indiqué en cas de déficit immunitaire.

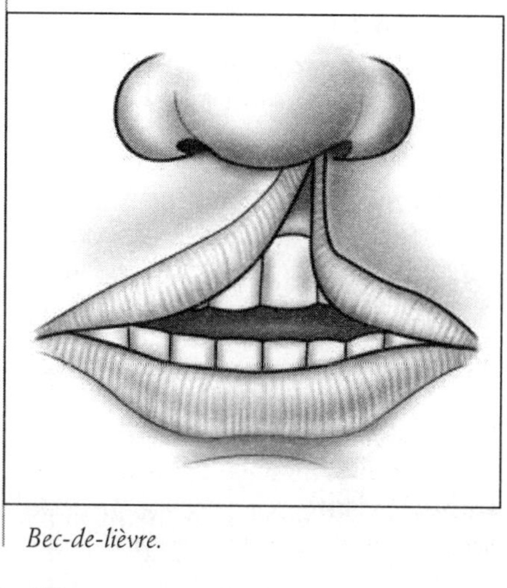

Bec-de-lièvre.

béchique adj. Se dit d'un médicament ayant des propriétés antitussives.

Bécilan® Médicament constitué de vitamine B6, administré par voie orale, intramusculaire ou intraveineuse. Pyridoxine en D.C.I.

Béclard (point d'ossification de) Point d'ossification fémoral inférieur.

Bécotide® Médicament aérosol constitué de corticoïde, administré en bouffées 3 ou 4 fois par jour, utilisé en traitement de fond de l'asthme et de la bronchite chronique, mais aussi lors des toux spasmodiques. Béclométasone dipropionate en D.C.I.

becquerel n.m. Ancienne unité de radioactivité, remplacée aujourd'hui par le curie.

Bédélix® Médicament de la famille des pansements digestifs, utilisé en cas de troubles fonctionnels intestinaux, notamment lors d'accélération du transit. Il se présente sous forme de sachets et est administré par voie orale en 3 prises par jour.

Béfizal® Médicament hypocholestérolémiant de la famille des fibrates de seconde génération, administré par voie orale en trois prises par jour ou en prise unique pour la forme à libération prolongée. Bézafibrate en D.C.I.

Béflavine® Médicament composé de vitamine B2, administré par voie orale lors d'acné rosacée, de carence en vitamine B2. Riboflavine en D.C.I.

bégaiement n.m. Trouble de l'élocution se manifestant par des blocages involontaires du langage sur certains mots et des répétitions de parties de mots, favorisé par le stress. Sa cause est psychomotrice. Souvent transitoire, le bégaiement apparaît dans l'enfance et s'accompagne fréquemment d'autres troubles psychologiques, tels que des phobies.

behaviorisme n.m. Théorie psychologique qui préconise essentiellement l'étude des comportements, des réflexes conditionnés, sans prendre en compte l'introspection, ni les mécanismes psychologiques profonds. Du béhaviorisme sont nées les méthodes de thérapie comportementale.

Behçet (maladie de) Maladie de cause inconnue due à une atteinte inflammatoire des petits vaisseaux. Elle évolue par poussées qui peuvent se manifester par une aphtose bipolaire (buccale et génitale) et des lésions oculaires tardives (uvéite, choriorétinite). Les manifestations cutanées, digestives, articulaires et neurologiques sont rares. Il existe une prédisposition génétique chez les patients de groupe tissulaire H.L.A-B5. SYN. *uvéite récidivante à hypopion.*

Behr (atrophie optique de) Maladie héréditaire récessive se caractérisant par une atrophie optique bilatérale, souvent associée à une altération des fonctions supérieures, un syndrome pyramidal et une ataxie.

bejel n.m. Maladie infectieuse à tréponème, de transmission non sexuelle, existant au Moyen-Orient, qui atteint surtout les populations nomades. Le bejel est responsable de lésions cutanéomuqueuses qui ressemblent à celles de la syphilis, sans toutefois comporter de risque d'atteinte viscérale. Il existe en revanche des atteintes osseuses. SYN. *béjal.*

belladone n.f. Plante ayant des propriétés atropiniques, utilisée en pharmacologie.

Bence-Jones (protéinurie de) Protéine plasmatique et urinaire qui précipite au chauffage et redevient soluble à l'ébullition. Elle est sécrétée par les plasmocytes malins au cours du myélome multiple.

bénéfice n.m. ***Bénéfice secondaire***, avantage qu'un patient peut trouver à sa pathologie, que ce soit par un arrêt de travail, une reconnaissance sociale ou autre.

Bénerva® Médicament composé de vitamine B1, administré par voie orale ou intramusculaire. Il est commercialisé sous le nom de Bévitine®. Thiamine en D.C.I.

bénignité n f. Caractère de ce qui est aisément curable. Par extension, ce terme est devenu antonyme de malin et est souvent réservé pour définir des tumeurs qui ne sont pas cancéreuses.

bénin, igne adj. Sans gravité, non cancéreux.

Béniqué (bougie de) n.m. Bougie métallique à double courbure utilisée pour dilater les rétrécissements de l'urètre.

benjoin n.m. ***Benjoin colloïdal (réaction au)***, test diagnostique de méningite syphilitique par floculation du L.C.R. au contact de benjoin colloïdal.

Bennett (fracture de) Fracture de doigt située à la base du premier métacarpien avec déplacement, caractérisée par une subluxation et une atteinte articulaire. SYN. *fracture des boxeurs.*

benzoate de benzyle n.m. Médicament appliqué localement sur la peau sous forme de solution à 10 % dans le traitement de la gale et des aoûtats.

benzodiazépine n.f. Médicament psychotrope ayant des propriétés anxiolytiques, hypnotiques et anti-convulsivantes, pouvant présenter des risques de dépendance en cas d'utilisation prolongée. Les benzodiazépines sont commercialisées sous de nombreux noms (Valium®, Témesta®, Séresta®, Xanax®, etc.).

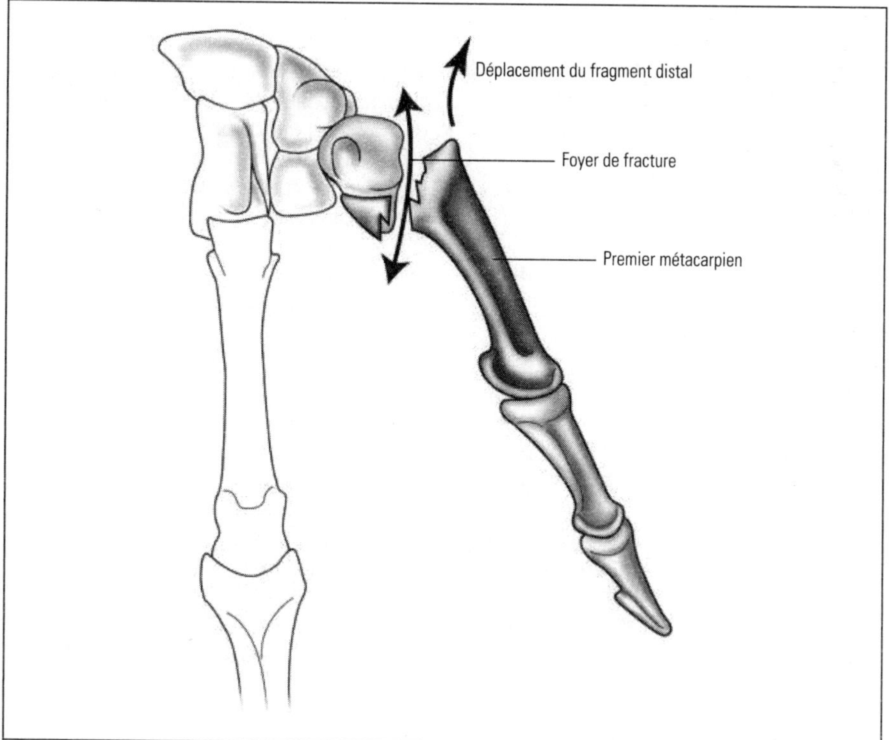

Fracture de Bennett.

benzolisme n.m. Intoxication par les benzols, souvent d'origine professionnelle, se manifestant notamment par une anémie.

Bépanthène® Médicament composé de vitamine B5, administré par voie orale sous forme d'ampoules ou de comprimés, proposé lors du traitement de chute de cheveux ou de troubles trophiques des ongles. Il existe aussi sous forme de pommade utilisée dans les dermites sèches.

Berger (maladie de) Maladie chronique du glomérule rénal qui se manifeste par des hématuries à répétition, le plus souvent visibles à l'œil nu. Elle est caractérisée par un dépôt rénal d'immunoglobuline de type IgA et survient chez des sujets jeunes. Elle est parfois déclenchée par des infections O.R.L. La protéinurie est modérée. Une hypertension artérielle ou un syndrome néphrotique sont rares. Son évolution est lente. Il apparaît une insuffisance rénale chronique dans la moitié des cas.

béribéri n.m. Carence d'apport en vitamine B1, responsable de polynévrite sévère des membres inférieurs et de troubles cardiovasculaires. Cette maladie est fréquente en Asie du Sud-Est, quand l'alimentation est essentiellement à base de riz décortiqué.

Bérotec® Médicament bronchodilatateur bêtastimulant adrénergique d'action brève, administré sous forme d'aérosol en cas de spasmes bronchiques, notamment lors de crises d'asthme. Terbutaline en D.C.I.

bérylliose n.f. Maladie due à une intoxication par contact, mais surtout par inhalation, de béryllium. Elle se manifeste par une atteinte pulmonaire généralement aiguë. Toutefois lors d'exposition chronique, il existe des atteintes pulmonaires chroniques comportant un risque d'insuffisance respiratoire. Le béryllium peut aussi avoir une toxicité de contact se manifestant par des atteintes conjonctivales et cutanées.

Besnier-Boeck-Schauman (maladie de) SYN. *sarcoïdose.*

Besredka (méthode de) Méthode ayant pour but d'éviter les accidents allergiques lors des sérothérapies, et consistant à injecter une très faible quantité de sérum 2 heures avant l'injection curative de sérum à dose thérapeutique.

Best (score de) Score hebdomadaire utilisé dans le suivi des maladies de Crohn, qui permet de chiffrer l'activité de la maladie en fonction de différents items (nombre de selles, manifestations extra-intestinales, poids, douleurs abdominales, etc.) pour suivre l'évolution ou détecter des formes potentiellement sévères.

bêta-adrénergique n.m. et adj. SYN. *bêtastimulant.*

bêtabloquant adj. Se dit d'une substance qui inhibe les récepteurs adrénergiques et les rend insensibles à l'action des substances sécrétées au cours des stimulations sympathiques (adrénaline, noradrénaline et dérivés). ◆ n.m. Médicament inhibant l'action des catécholamines au niveau du cœur, des vaisseaux et des bronches, par blocage des récepteurs bêta du système nerveux sympathique. Ce blocage est responsable d'une baisse de la fréquence cardiaque, d'une constriction bronchique et vasculaire et d'une diminution des signes d'hypoglycémie. Les bêtabloquants sont utilisés en cardiologie dans le traitement de l'hypertension artérielle, des cardiopathies ischémiques (prévention d'angor ou après infarctus du myocarde) ou en prévention ou en traitement de troubles du rythme cardiaque (tachycardies). Ils se différencient entre eux selon leur cardiosélectivité relative, limitant plus ou moins leurs effets au niveau cardiaque, et leur activité bêta-agoniste partielle ou activité sympathomimétique intrinsèque (A.S.I.), limitant leur effet bradycardisant.

Bétadine® Médicament antiseptique externe iodé, utilisé pour son action antiseptique dans différentes spécialités médicales: 1° en ophtalmologie sous forme de collyre unidose pour irrigation préopératoire; 2° en dermatologie, sur la peau saine ou lésée, sous la forme de solution aqueuse ou alcoolique, de gel de solution moussante, de gazes ou de tulle; 3° en stomatologie sous forme de solution buccale pour bains de bouche; 4° en gynécologie, dans le traitement de certaines vulvovaginites, sous forme de solution vaginale ou d'ovules. Son utilisation comporte un risque de réaction allergique à l'iode. La couleur brune de cet antiseptique peut tacher le linge. Povidone iodée en D.C.I.

bêtalactamase n.f. Enzyme d'origine bactérienne détruisant le noyau bêtalactame des molécules des pénicillines et des céphalosporines, ce qui rend ces antibiotiques inefficaces.

bêtalactamine n.f. Famille d'antibiotiques incluant les pénicillines et les céphalosporines. Il existe un risque d'allergies croisées au sein de cette famille.

bétaméthasone n.f. Glucocorticoïde administré par voie orale, parentérale ou en application locale et 40 fois plus puissant que la cortisone. Elle est administrée dans un but anti-inflammatoire.

bêtamimétique n.m. SYN. *bêtastimulant.*

bêtastimulant n.m. Substance qui stimule les récepteurs bêta-adrénergiques du système nerveux sympathique, induisant une relaxation des muscles lisses de l'utérus, des bronches, et une accélération du rythme et de la contractilité cardiaques. On distingue deux types de récepteurs adrénergiques, les récepteurs bêta-1 et les récepteurs bêta-2. Les bêta-2 stimulants agissent plus spécifiquement sur ce dernier groupe et sont utilisés soit pour lever une bronchoconstriction lors de l'asthme, soit pour diminuer les contractions utérines lors de menace d'un accouchement prématuré ou lors de souffrances fœtales, avec l'avantage d'avoir moins d'effets secondaires cardiaques que les bêtastimulants non sélectifs. ◆ adj. Qui stimule les récepteurs bêta-adrénergiques. SYN. *bêta-adrénergique, bêtamimétique.*

Beth-Vincent (épreuve de) Dernière vérification effectuée immédiatement avant une transfusion sanguine de l'agglutination d'un échantillon de culot sanguin par des sérums anti-A et anti-B, de manière à s'assurer du groupe A, B, AB ou O du culot.

Betnesol® Médicament de la famille des corticoïdes de synthèse, administré par voie orale ou par injection (intraveineuse ou musculaire). En cas de forme basse de rectocolique hémorragique, on l'utilise sous forme de lavement. 0,75 mg de bétaméthasone équivaut à 5 mg de prednisone (Cortancyl®). Bétaméthasone en D.C.I.

Betneval® Dermocorticoïde de niveau 2 (activité forte), présenté sous forme de crème, de pommade, de lotion ou de tablettes à laisser fondre dans la bouche. Les tablettes sont utilisées pour le traitement des aphtes. Bétaméthasone valérate en D.C.I.

Betoptic® Collyre ayant une action bêtabloquante, utilisé pour diminuer la pression intraoculaire dans le traitement du glaucome à angle ouvert chronique. Bétaxolol en D.C.I.

Bévitine® Médicament composé de vitamine B1, administré par voie orale ou intramusculaire. Thiamine en D.C.I.

bézoard n.m. Corps étranger trouvé dans l'estomac, d'origine végétale (phytobézoard: débris végétaux) ou animale (trichobézoard: poils, cheveux).

B.G.N. n.m. (Abréviation de *bacille Gram négatif*). Bactérie en bâtonnet ne prenant pas la coloration de Gram, responsable d'infections notamment urinaires ou digestives Ex. : *E. coli.*

bi- Élément du latin *bis,* « deux ». Ex.: *bicéphale.* SYN. *di-.*

Biafine® Pommade utilisée en dermatologie en radioprotection ou pour traiter les brûlures superficielles. Plusieurs applications quotidiennes, en couche épaisse sont nécessaires. La Biafine® n'a pas d'action antiseptique.

biais n.m. Source d'erreur statistique entachant les conclusions d'une étude scientifique.

biballisme n.m. Ensemble de mouvements involontaires, amples, violents et désordonnés des membres, pouvant être localisés à un hémicorps. Il constitue un signe d'atteinte cérébrale, avec lésion du corps de Luys.

bicarbonate n.m. Ion de formule HCO_3^- correspondant à la forme de transport du CO_2 dans le plasma. Il a des propriétés basiques et permet de tamponner une éventuelle augmentation de l'acidité plasmatique (acidose). On peut l'administrer en perfusion intraveineuse pour corriger les acidoses plasmatiques, alcaliniser les urines ou pour abaisser rapidement les concentrations plasmatiques de potassium dans les hyperkaliémies menaçantes.

biceps n.m. Muscle long qui se termine par deux tendons ou chefs.

Bickers-Adams (syndrome de) Affection héréditaire récessive liée à l'X, ne touchant que les garçons. Ce syndrome se caractérise par une hydrocéphalie par sténose de l'aqueduc de Sylvius, un retard mental avec malformations cérébrales pouvant induire des convulsions et des malformations des extrémités.

Biclinocilline® Pénicilline retard administrée par voie intramusculaire dans les tréponématoses (syphilis, bejel, pian) en injection unique, à renouveler deux fois à 7 jours d'intervalle en cas de syphilis tertiaire. On l'utilise également dans certaines infections streptococciques (rhumatisme articulaire, angine streptococcique).

bicuspide adj. Se dit d'un organe qui a deux pointes. Ex. : *valvules bicuspide.*

bicuspidie n.f. Anomalie d'une valvule du cœur qui a deux valves au lieu de trois.

Biermer (anémie de) Maladie due à une absence de sécrétion du facteur intrinsèque gastrique entraînant une carence en vitamine B12 par malabsorption de cette vitamine par l'intestin. Cette maladie se caractérise par une diminution considérable du nombre de globules rouges et une augmentation de leur volume. Le traitement consiste en des apports intramusculaires ou par voie orale de vitamine B12 à forte dose. SYN. *anémie pernicieuse.*

Biesenberger (technique de) Intervention de chirurgie plastique des seins, dont le but est de corriger une ptose mammaire, par résection de tissu glandulaire et cutané, la cicatrice se situant dans le sillon sous-mammaire.

bifide adj. Relatif à ce qui est fendu en deux parties. Ex. : *langue bifide du serpent.*

bifidité n.f. État de ce qui se divise en deux.

bifurcation n.f. ***Syndrome de la bifurcation aortique***. SYN. *syndrome de Leriche.*

bigéminisme n.m. Anomalie du rythme cardiaque où chaque systole est suivie d'une extrasystole.

biguanide n.f. Médicament antidiabétique administré par voie orale dans le traitement du diabète non insulinodépendant. Les biguanides (Glucophage® par exemple) augmentent l'utilisation périphérique du glucose. Elles sont particulièrement indiquées en cas de surcharge pondérale, mais sont contre-indiquées chez le sujet âgé ou en cas d'insuffisance hépatique ou rénale. Elles n'exposent pas aux hypoglycémies mais à l'acidose lactique. Il faut les interrompre avant une injection de produit de contraste iodé ou en cas d'infection.

bilatéral, ale, aux adj. Qui porte sur deux côtés.

bile n.f. Liquide jaune-vert sécrété par le foie, éliminé par les voies biliaires dans le duodénum et jouant un rôle dans la digestion des graisses.

bilharziose n.f. Parasitose provoquée par un trématode pénétrant dans l'organisme lors de baignades en eau douce. Il en existe trois grands types : 1° la bilharziose urinaire (*Schistosoma haematobium*), rencontrée en Afrique et se manifestant par des hématuries ; 2° la bilharziose intestinale (*S. mansoni*), rencontrée en Amérique centrale, du Sud et en Afrique et se manifestant par une diarrhée, une hypertension portale et pouvant se compliquer de cirrhose ; 3° la bilharziose artérioveineuse (*S. japonicum*), se manifestant par une atteinte hépatosplénique sévère. Les bilharzioses s'accompagnent d'une hyperéosinophilie. Le diagnostic repose sur la sérologie, les biopsies rectales et la recherche de bilharzies dans les urines. Elles sont traitées par Biltricide® (praziquantel). SYN. *schistosomiase.*

bilieux, euse adj. **1.** Qui a l'aspect de la bile. ***Teint bilieux***, teint jaunâtre qui traduit une mauvaise santé. **2.** Dû à une hypersécrétion de bile.

bilirubine n.f. Pigment formé par la destruction des globules rouges et éliminé par la bile. Sa rétention au cours des cholestases hépatiques ou l'augmentation de sa production au cours de l'hémolyse provoquent un ictère.

Billroth (technique de) Technique chirurgicale de rétablissement de la continuité du tube digestif qui consiste, après exérèse partielle de l'estomac, à confectionner une anastomose entre l'estomac restant en place et l'intestin. Cette anastomose peut être soit gastroduodénale terminoterminale (bout à bout) appelée Billroth I, soit gastrojéjunale latérolatérale, appelée Billroth II.

biloculaire adj. Divisé en deux loges. ***Estomac biloculaire***, qui comprend une seconde poche due à une déformation anormale en cupule du plancher de la grosse tubérosité gastrique.

Biltricide® Médicament antiparasitaire actif sur les bilharzioses, le tænia, les douves et la cysticercose. Praziquantel en D.C.I.

binéphrectomie n.f. Ablation chirurgicale des deux reins.

Binet-Simon (test de) Test d'évaluation des capacités intellectuelles de l'enfant reposant sur une comparaison entre ses performances et celles d'enfants du même âge.

binoculaire adj. Qui concerne les deux yeux. ***Vision binoculaire***, qui se fait par les deux yeux.

bio- Élément du grec *bios*, « vie ». Ex. : *biologie.*

biochimie n.f. **1.** Branche de la chimie étudiant les phénomènes biologiques. **2.** En médecine, étude des constituants de la matière vivante et de leurs réactions chimiques.

Biocidan® Collyre antiseptique. Céthexonium en D.C.I.

biodisponibilité n.f. Efficacité d'une substance comme des médicaments ou des hormones sur leurs organes cibles.

bioénergétique n.f. Étude du métabolisme énergétique chez les êtres vivants.

bioéthique n.f. Étude des problèmes moraux posés par les progrès de la médecine.

biofeedback n.m. Méthode thérapeutique utilisée dans certains troubles, notamment du stress et de l'anxiété, en général en association à d'autres techniques. Elle consiste à enregistrer un signal physiologique, comme la température du corps, le rythme cardiaque, la respiration, etc., à l'amplifier et à le transformer en un stimulus visuel ou auditif, ce qui permet au malade de s'observer en temps réel.

biologie n.f. Étude de la vie et des êtres vivants.

biomatériau n.m. Substance utilisée pour fabriquer des matériels (prothèses, organes artificiels) utilisés en biologie ou en médecine.

biomécanique n.f. Application des lois de la mécanique aux problèmes rencontrés en biologie et en médecine.

biopsie n.f. Prélèvement d'un fragment d'organe ou de tumeur chez un sujet vivant, en vue d'un examen histologique.

Biostim® Médicament immunostimulant, constitué d'un mélange d'antigènes bactériens, utilisé en prévention des infections rhinopharyngées et bronchiques récidivantes, notamment chez l'enfant.

biosynthèse n.f. Élaboration de molécules chimiques par un organisme vivant.

biotine n.f. Vitamine B8, H ou H1 dont la carence est responsable de lésions cutanées. La biotine est utilisée en thérapeutique pour son action antiséborrhéique.

bipariétal, ale, aux adj. ***Diamètre bipariétal***, mesure échographique de la tête du fœtus (distance entre les deux bosses pariétales).

biphosphonate n.m. Médicament diminuant la résorption osseuse. On utilise les biphosphonates dans le traitement de la maladie de Paget, des tassements vertébraux de l'ostéoporose, des hypercalcémies sévères. Ils sont administrés par voie orale ou par voie intraveineuse. Ils sont commercialisés sous les noms de Didronel® (étidronate disodique), Actonel® (risédronate monosodique), Fosamax® (alendronate monosodique), Skelid® (tiludronate disodique), Arédia (pamidronate de sodium) et Clastoban® (clodronate disodique). Syn. *diphosphonate.*

bipolaire adj. ***Trouble bipolaire***, affection psychiatrique caractérisée, chez un même sujet, par des accès de mélancolie alternant avec des accès maniaques, séparés par des intervalles de normalité plus ou moins prolongés.

Bi-Profénid® Forme à libération prolongée du Profénid®, A.I.N.S., administré par voie orale en 1 ou 2 prises quotidiennes aux repas. Kétoproféne en D.C.I.

Birodogyl® Antibiotique composé d'une association de nitro-imidazolés (métronidazole) et de macrolides (spiramycine), actif sur les anaérobies. Il est très utilisé en prévention ou en traitement des infections stomatologiques. Le Birodogyl® est deux fois plus dosé en spiramycine que le Rodogyl® classique.

bisacodyl n.m. D.C.I. d'un médicament laxatif stimulant commercialisé sous le nom de Contalax® ou de Ducolax®.

Bischoff (plastie de) Chirurgie de plastie de l'uretère à sa jonction avec la vessie, utilisée dans le traitement du reflux vésico-uretéral.

Biskra (bouton de) Lésion cutanée papuleuse ulcérée puis suintante, témoignant d'une infection parasitaire par une leishmaniose. Syn. *bouton d'Orient.*

bismuth n.m. ***Sel de bismuth***, sel métallique utilisé en thérapeutique sous la forme de poudre antiseptique et par voie orale pour traiter les colites collagènes et éradiquer *Helicobacter pylori.* On l'a retiré du marché en France en 1978, car il a été incriminé dans des encéphalopathies imputées au bismuth.

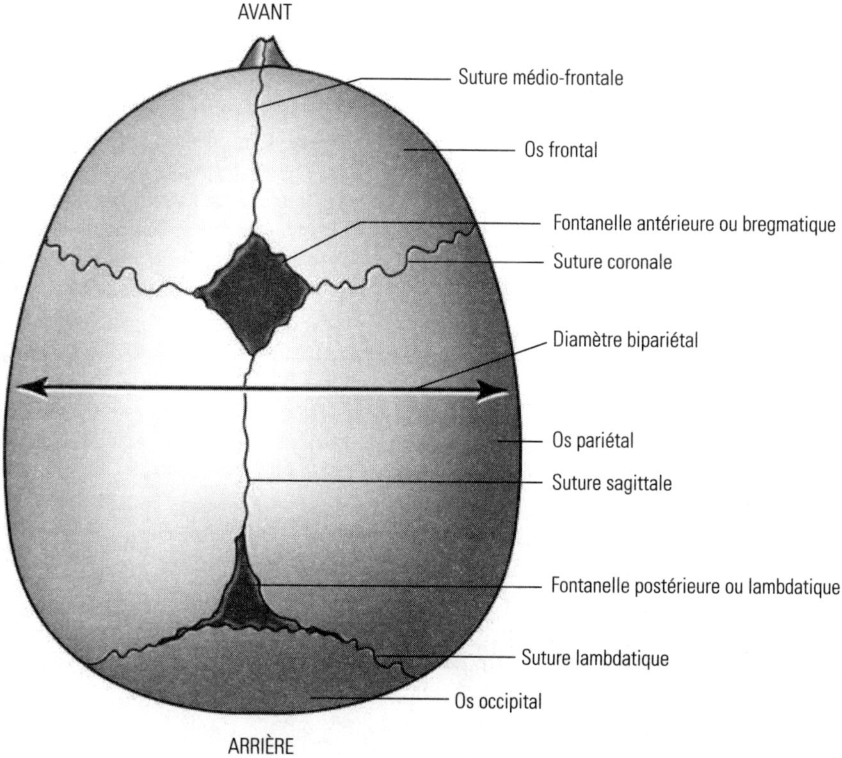

Vue supérieure du crâne d'un nouveau-né.

Bisolvon® Médicament fluidifiant bronchique, mucorégulateur, utilisé dans le traitement d'appoint des bronchites aiguës avec expectoration. Bromhexine en D.C.I.

bisoprolol n.m. Médicament utilisé en cardiologie, bêta-bloquant. On le trouve commercialisé sous le nom de Soprol® ou de Detensiel®.

bistouri n.m. Instrument de chirurgie se présentant comme un petit couteau très tranchant. ***Bistouri électrique***, instrument utilisant la chaleur dégagée par les courants électriques de haute fréquence pour sectionner ou coaguler des tissus.

Bi-Tildiem® Forme à libération prolongée du Tildiem®, administrée en 2 prises orales au début des repas, dans le traitement de l'hypertension artérielle. Diltiazem en D.C.I.

Bjerrum (scotome de) Amputation limitée du champ visuel en forme d'arc partant de la tache aveugle physiologique centrale, en présence d'un glaucome.

Björk (valve de) Valve cardiaque mécanique prothétique en forme de disque.

B.K. n.m. (Abréviation de *bacille de Koch*) Bacille responsable de la tuberculose.

Blackfan-Diamond (anémie de) Anémie de l'enfant, pouvant survenir de la naissance à l'âge de 2 ans. D'origine inconnue, elle est due à un défaut de maturation des précurseurs médullaires des globules rouges. Le traitement comporte une transfusion, une corticothérapie ou une greffe de moelle. SYN. *érythroblastopénie constitutionnelle.*

Blakemore (sonde de) Sonde à ballonnet utilisée dans le traitement des hémorragies digestives dues à une rupture de varices œsophagiennes en cas d'hypertension portale et qui permet de comprimer les varices. Cette sonde comprend deux ballonnets gonflables à son extrémité distale, le ballonnet inférieur qui empêche la sonde de remonter dans l'œsophage et comprime les varices gastriques, et

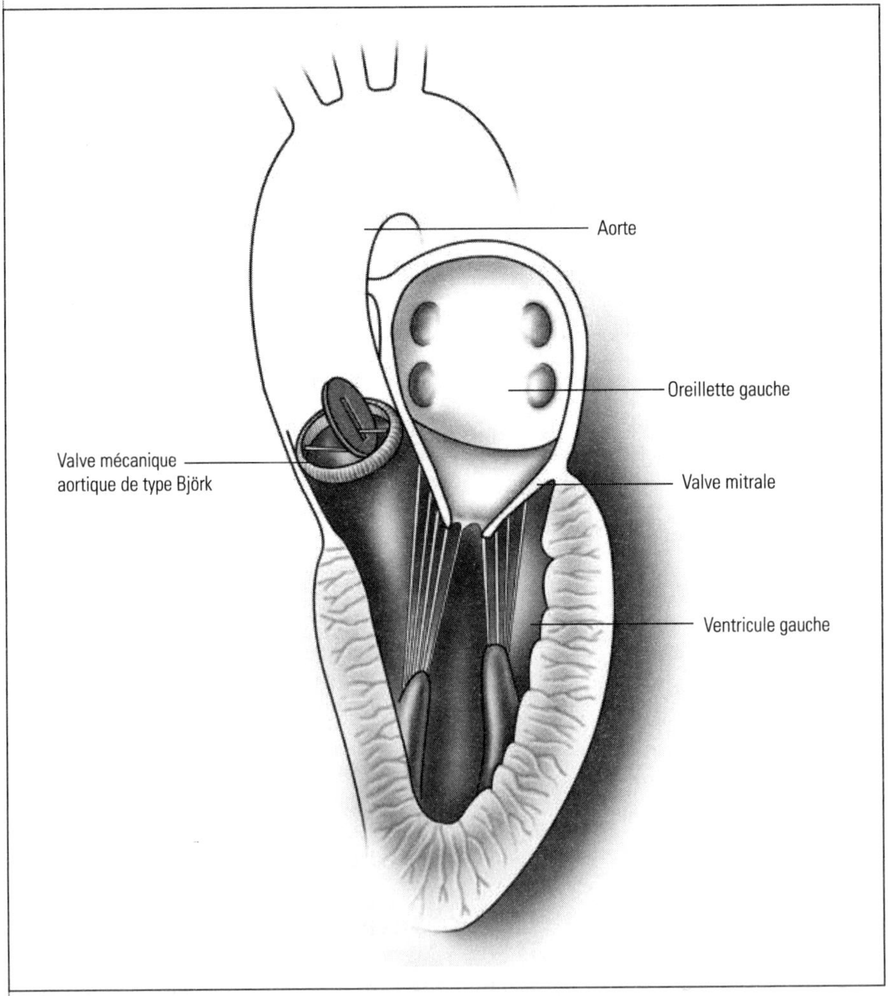

Björk (valve), coupe sagittale des cavités cardiaques gauche et de l'aorte.

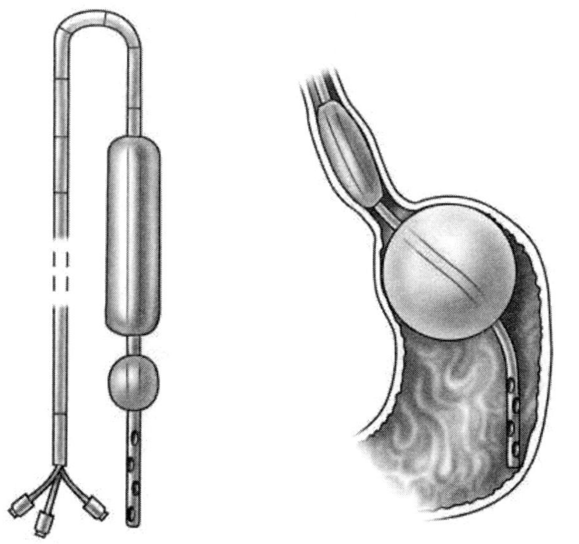

Sonde de Blakemore.

le ballonnet supérieur qui assure l'hémostase en comprimant les varices de l'œsophage.

blast n.m. Terme anglais désignant les accidents par souffle, tels que les hémorragies viscérales provoquées par le souffle d'une explosion. On dit aussi *blast injury.*

-blaste Élément du grec *blastos,* « germe », entrant dans la composition de mots désignant des cellules jeunes ou embryonnaires non encore parvenues au stade de maturation. Ex. : *leucoblaste, myéloblaste.*

blastomère n.m. Cellule issue des premières divisions de l'embryon.

blastula n.f. Stade de développement embryologique faisant suite au stade de morula. La blastula est caractérisée par la formation dans l'œuf d'une cavité liquidienne au sein des blastomères.

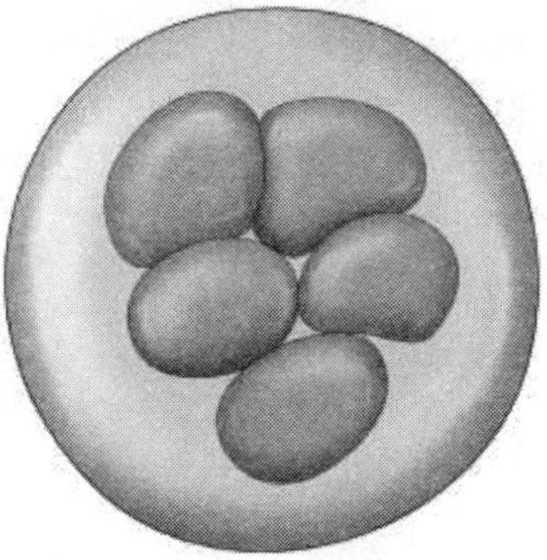

Blastomère.

blennorragie n.f. Maladie sexuellement transmissible due au gonocoque (*Neisseria gonorrhoeæ*), se manifestant par un écoulement urétral purulent en dehors des mictions et par des brûlures mictionnelles. Le traitement repose sur une antibiothérapie, notamment par une céphalosporine de 3e génération administrée en dose unique.

blennorrhée n.f. Écoulement urétral mucopurulent chronique décrit lors des urétrites.

bléomycine n.f. Médicament de chimiothérapie utilisé dans les cancers épidermoïdes (sphère O.R.L., œsophage, peau, organes urogénitaux) et les lymphomes. La bléomycine présente une toxicité pulmonaire, avec risque de fibrose irréversible pouvant se manifester par une dyspnée.

bléphar(o)- Élément du grec *blepharon*, « paupière ». SYN. *palpébro-*.

blépharite n.f. Inflammation du bord libre des paupières.

blépharochalasis n.m. Pli cutané anormal de la paupière supérieure tombant en rideau devant l'œil.

blépharophimosis n.m. Malformation de la fente palpébrale qui est trop étroite.

blépharospasme n.m. Contraction spasmodique des muscles palpébraux pouvant entraîner un clignement des paupières ou un spasme permanent.

blessure n.f. Lésion locale produite par une violence extérieure.

bleu de méthylène n.m. Colorant antiseptique utilisé comme marqueur en histologie et en chirurgie, comme désinfectant urinaire et comme antidote dans le traitement des methémoglobinémies toxiques.

blindage n.m. **1.** Protection contre les radiations ionisantes, généralement par le plomb. **2.** Sensation aux touchers pelviens de raideur, de fixité du rectum et de l'utérus, évocatrice de carcinose péritonéale.

bloc n.m. ***Bloc auriculoventriculaire***, voir *B.A.V.* ***Bloc de branche droit***, voir *B.B.D.* ***Bloc de branche gauche***, voir B.B.G. ***Bloc de branche incomplet***, interruption incomplète de la conduction intraventriculaire gauche ou droite, rencontrée dans les cardiopathies chroniques hypertensives ou ischémiques. Les complexes ventriculaires Q.R.S. sont de durée normale ou légèrement allongée (mais inférieure à 0,12 s) avec, dans les dérivations précordiales, disparition de l'onde Q et crochetage donnant un aspect empâté de la

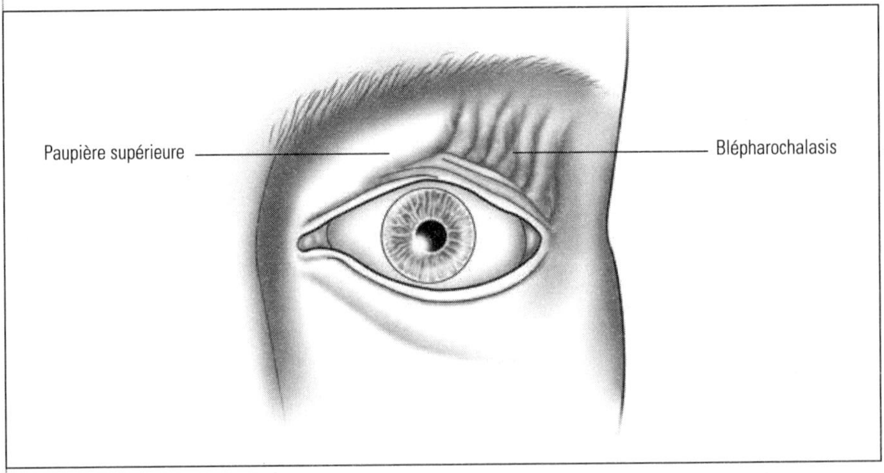

Œil, vu de face.

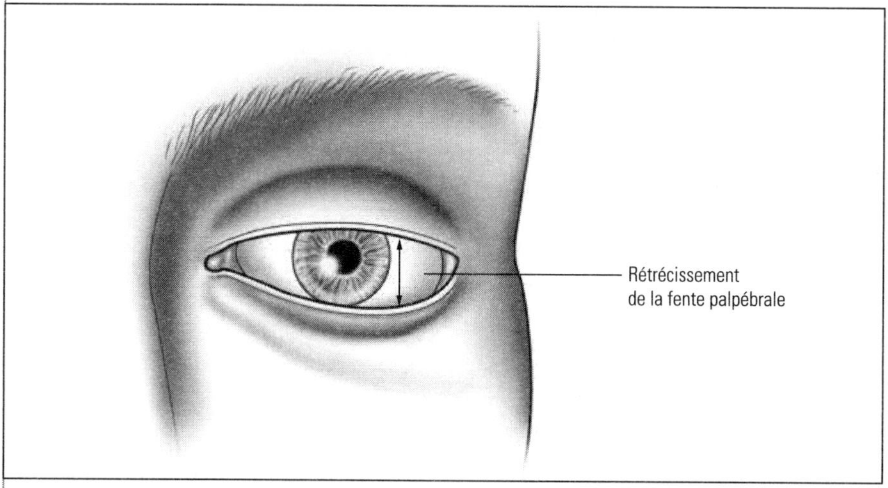

Œil, vu de face. (Blépharophimosis.)

branche ascendante de R. ***Bloc nerveux***, interruption de la conduction au niveau d'un nerf pouvant être pathologique ou intentionnelle (les anesthésiques locaux injectés à proximité d'un nerf bloquent sa conduction). SYN. *bloc tronculaire*. ***Bloc plexique***, technique d'anesthésie régionale comportant l'injection d'un anesthésique local directement au contact des racines d'un plexus nerveux. Le bloc du plexus brachial, le plus utilisé, anesthésie le membre supérieur du même côté. ***Bloc sinoauriculaire***, trouble de conduction cardiaque entre sinus et oreillettes.

blocage n.m. ***Blocage articulaire***, immobilisation brutale d'une articulation liée à la présence d'un corps étranger ou, au genou, d'une lésion méniscale. ***Blocage bimaxillaire***, traitement consistant à rendre solidaires les mâchoires inférieure et supérieure, par l'intermédiaire de gouttières ou de fils métalliques, pour bloquer l'ouverture de la bouche.

blocpnée n.f. Blocage respiratoire, manque d'air, suffocation avec inspiration impossible, survenant lors d'un effort et régressant rapidement au repos. La blocpnée équivaut à un angor non douloureux et on l'observe également dans les emphysèmes pulmonaires.

Blondeau (incidence de) Incidence radiologique permettant la visualisation des os de la face et des sinus maxillaires.

B.M.I. (Abréviation anglaise de *body mass index*) Index* de masse corporelle.

Boerhaave (syndrome de) Rupture de l'œsophage survenant lors de violents efforts de vomissements.

boiterie n.f. Démarche avec esquive d'un appui ou inclinaison asymétrique du corps. SYN. *claudication*.

bolus n.m. Injection rapide et brève, dans un vaisseau, d'un médicament ou d'un produit de contraste.

bombe n.f. ***Bombe au cobalt***, appareil utilisé dans le traitement des cancers et faisant appel aux rayons γ émis par le cobalt radioactif (Co^{60}). Le traitement est appelé cobaltothérapie.

Bonney (manœuvre de) Manœuvre pratiquée lors d'un examen gynécologique pour explorer une incontinence urinaire d'effort. Elle consiste, lors d'un effort volontaire de toux de la patiente, à soutenir par voie vaginale avec le spéculum le col de la vessie pour éviter sa descente et une fuite urinaire. En l'absence de soutien, il se produit une fuite urinaire.

borborygme n.m. Bruit de gargouillement produit par des gaz digestifs.

borderline adj. Qui se situe dans un état limite entre le normal et le pathologique. Terme souvent utilisé en psychiatrie ou dans la lèpre, pour définir la forme intermédiaire entre la lèpre tuberculoïde et la lèpre lépromateuse.

Bordetella pertussis Bactérie responsable de la coqueluche. SYN. *bacille de Bordet-Gengou* (peu utilisé).

Bordet-Gengou (milieu de) Milieu de culture ayant permis à Bordet et Gengou d'isoler la bactérie responsable de la coqueluche (*Bordetella pertussis*).

Bordet-Wassermann (réaction de) Test biologique pratiqué sur le sérum ou le liquide céphalorachidien et permettant le diagnostic de la syphilis. ABRÉV. *B.W.*

bordure n.f. ***Bordure en brosse***, tapis de villosités microscopiques recouvrant la face intestinale des cellules de l'intestin grêle. Elle est recouverte d'enzymes lui permettant de terminer la digestion, avant de participer à l'absorption intestinale.

borgne adj. **1.** Qui ne voit que d'un œil. **2.** Se dit d'un conduit ou d'une cavité se terminant en cul-de-sac et n'ayant qu'un seul orifice.

Borrelia burgdorferi Bactérie responsable de la maladie de Lyme.

borréliose n.f. Maladie infectieuse transmise à l'homme par des arthropodes (tiques, poux). Elle est due à une famille de bactéries, les Borrelia et se manifeste par des fièvres récurrentes. La plus connue est la maladie de Lyme*. Le traitement consiste en une antibiothérapie par des cyclines ou par l'ampicilline.

bot, e adj. Qui est affecté d'une déformation congénitale due à la rétraction de certains muscles et, éventuellement à des déformations osseuses. Ex. : *pied bot, main bote.*

Botal (trou de) Orifice qui, chez le fœtus, fait communiquer les deux oreillettes du cœur et s'obture à la naissance. Sa persistance est cause d'une communication interauriculaire, variété de cardiopathie congénitale. SYN. *foramen ovale.*

bothriocéphale n.m. Parasite intestinal. La contamination humaine se fait par l'ingestion de poissons ou de crustacés. Ce parasite peut être responsable d'anémie macrocytaire par carence en vitamine B12. Il est fréquemment rencontré en Scandinavie. Le traitement consiste en une cure de Trédémine® (niclosamide).

bothriocéphalose n.f. Manifestations cliniques survenant au cours des infestations au ver parasite bothriocéphale (signe d'infection à tænia et anémie).

botryo- Élément du grec *botrys*, « grappe de raisin », désignant une forme en grappe de raisin.

botryomycome n.m. Bourgeon exubérant, en forme de grappe se développant sur une plaie en voie de cicatrisation.

botte n.f. ***Botte plâtrée***, immobilisation de la cheville et du pied sans immobilisation du genou, utilisée dans les fractures ou les entorses graves de la cheville.

botulisme n.m. Toxi-infection alimentaire à déclaration obligatoire, due à *Clostridium botulinum*, bactérie tellurique anaérobie sécrétant une toxine détruite par la chaleur mais résistante aux sucs gastriques. À la phase d'état, on observe des troubles oculaires avec paralysie de l'accommodation, une dysphagie douloureuse avec sécheresse buccale et une paralysie descendante. Les formes sévères nécessitent une surveillance en réanimation.

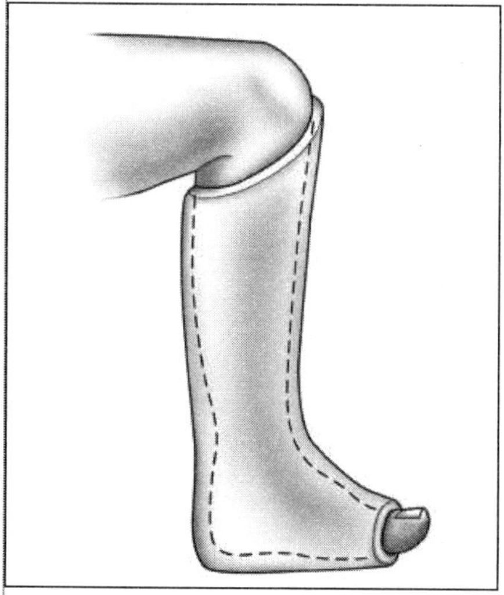

Botte plâtrée, vue de profil.

bouchon méconial n.m. Occlusion intestinale du nouveau-né, due à un fécalome constitué de méconium. Le traitement repose sur le lavement.

Bouchut (tubercules choroïdiens de) Signe inconstant de tuberculose oculaire, visible au fond d'œil sous la forme de multiples petits nodules rétiniens blancs, à contours flous, situés à proximité d'un vaisseau. On l'observe dans les tuberculoses disséminées (miliaire ou méningite tuberculeuse).

bouffée n.f. ***Bouffée délirante***, délire aigu observé chez un adulte sans antécédent, soit au cours d'intoxications (alcool, L.S.D., amphétamines, etc.), soit au cours de pathologies psychotiques. Cette bouffée délirante se manifeste par une angoisse, une agitation, une variation de l'humeur, une déstructuration de la pensée et des idées délirantes polymorphes, parfois accompagnées d'hallucinations. L'évolution est brève. Il existe un risque de récidive ou d'évolution vers une psychose chronique, notamment vers la schizophrénie.

bougie n.f. Instrument constitué d'une tige cylindrique, flexible ou rigide, de diamètre variable, utilisée pour explorer ou dilater un conduit, l'urètre, les artères ou les coronaires, notamment.

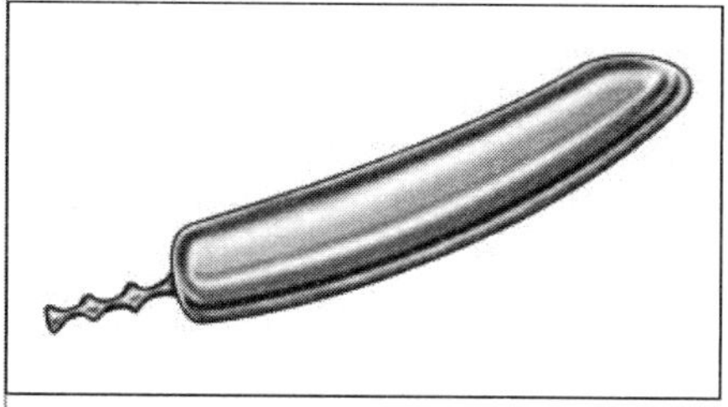

Bougie.

Bouillaud (maladie de) Complication chez l'enfant ou l'adolescent d'une angine à streptocoques se manifestant par une polyarthrite migratrice, une fièvre, des nodules cutanés et une atteinte cardiaque (endocardite, péricardite, myocardite) qui aggrave la maladie. SYN. *rhumatisme articulaire aigu.*

Bouilly-Volkmann (opération de) Opération chirurgicale consistant en une résection colique gauche sans rétablissement de la continuité du côlon. Dans un premier temps, celui-ci est abouché à la peau à ses deux extrémités par une stomie puis, quelques semaines plus tard, la continuité est rétablie. On recourt à cette technique en chirurgie d'urgence, lorsque la confection d'emblée d'une anastomose est risquée, par exemple en présence de perforations coliques ou d'infections (comme dans le cas d'une sigmoïdite opérée à chaud).

Bouin (liquide de) Liquide jaune composé d'un mélange d'acide picrique, de formol et d'acide acétique, permettant la fixation des biopsies ou de pièces d'anatomopathologie en attendant leur transport et leur examen par le laboratoire d'anatomopathologie. Le liquide de Bouin est aujourd'hui en général remplacé par du formol.

boulimie n.f. Trouble du comportement alimentaire, à prédominance féminine, défini par des accès répétés de prises alimentaires en grande quantité, sans faim, rapides, indépendamment des qualités gustatives, survenant à toute heure et n'ayant pour seule limite que la contenance gastrique. La crise se termine souvent par des douleurs abdominales, des vomissements, puis le malade s'endort. Le sujet est généralement conscient du caractère pathologique de ces crises, d'où sentiment d'angoisse et de culpabilité.

bourbillon n.m. Masse nécrotique s'éliminant après l'ouverture d'un furoncle.

bourdaine n.f. Laxatif irritant extrait de l'écorce d'un arbuste du même nom.

bourdonnet n.m. Rouleau de compresses placé au niveau de la suture d'une plaie et maintenu par les points de suture noués sur lui. Il vise à assurer l'hémostase ou à renforcer la solidité de la suture.

bourgeon n.m. ***Bourgeon charnu***, prolifération tissulaire richement vascularisée, située au fond ou sur les berges d'une plaie et qui constitue le processus initial de la cicatrisation. Il est parfois exubérant, avec une structure histologique de granulome.

Bourneville Voir *sclérose* tubéreuse de Bourneville.*

bourse n.f. Élément anatomique en forme de sac. ***Suture en bourse***, suture d'une ouverture circulaire effectuée au moyen d'un fil placé autour de l'ouverture qui se ferme lorsqu'on tire sur les deux extrémités du fil, telle une bourse (petit sac utilisé pour mettre de l'argent).

bouton n.m. ***Bouton aortique***, image normalement visible à gauche du malade (donc à droite du cliché) sur une radiographie pulmonaire de face (arc supérieur gauche de la sil-

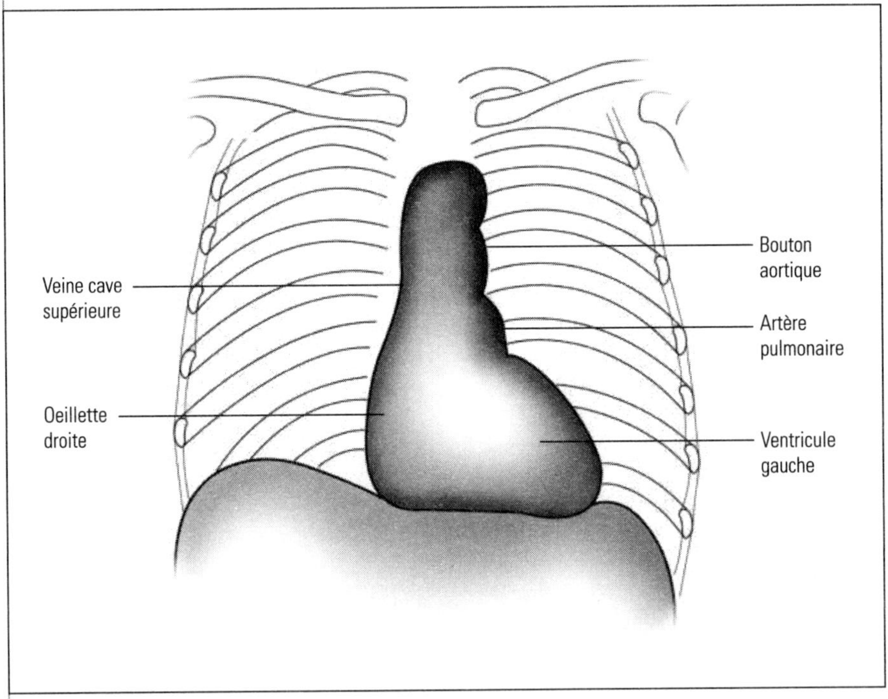

Radio pulmonaire de face.

houette cardiovasculaire), correspondant à la partie supérieure et horizontale de la crosse de l'aorte.

Bouveret (maladie de) Tachycardie paroxystique supraventriculaire jonctionnelle réciproque survenant par crises paroxystiques, de début brutal, sans prodrome, parfois déclenchée par une émotion, pouvant durer de quelques minutes à plusieurs jours ; la fin est aussi brutale et souvent accompagnée d'une polyurie. Le tracé E.C.G. montre une tachycardie régulière (180-220) à complexes ventriculaires Q.R.S. fins précédés d'ondes P. Le traitement de la crise repose sur une manœuvre vagale (compression des globes oculaires, massage carotidien) et par injection de Striadyne®, de Tildiem® (après avoir éliminé un syndrome de Wolff-Parkinson-White). La prévention des crises repose sur l'Isoptine® (vérapamil) ou sur un bêtabloquant.

Bowen (maladie de) Carcinome épidermoïde in situ de la peau et des muqueuses génitales du sujet âgé, se présentant sous la forme d'une lésion érythématosquameuse pouvant s'ulcérer ou devenir végétante en cas d'évolution vers la forme invasive. L'affection nécessite un traitement chirurgical.

Bowman (capsule de) Structure entourant le glomérule rénal, constituée d'une membrane basale, d'un épithélium et de tissu conjonctif, et qui assure la jonction entre le système de filtration capillaire et le système d'excrétion tubulaire.

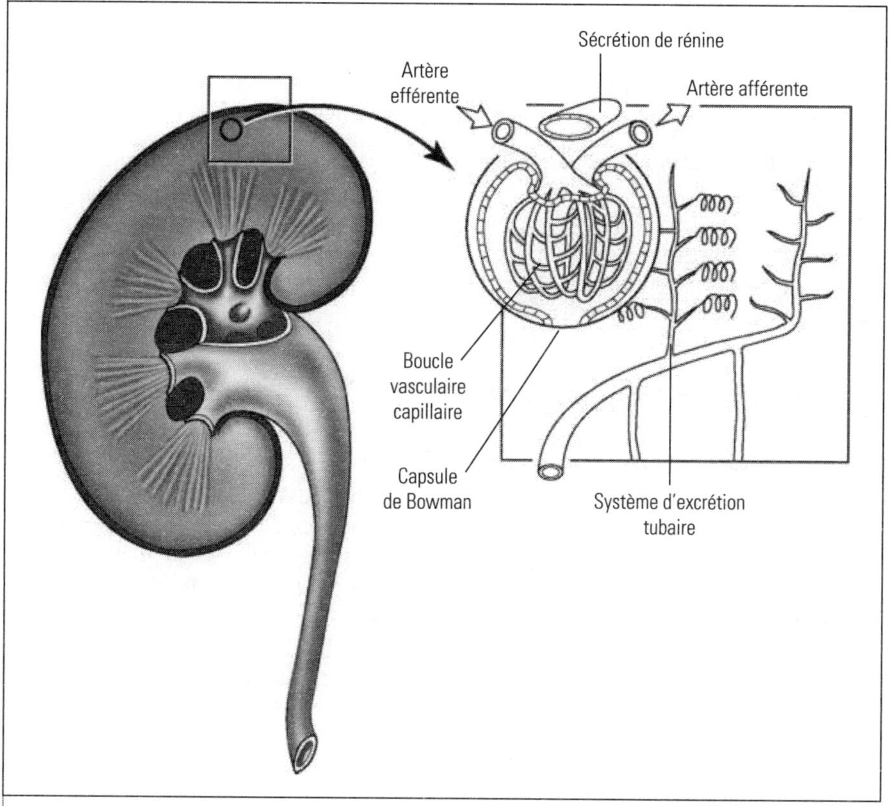

Coupe frontale d'un rein.

Bowmann (glande de) Glande de la muqueuse olfactive sécrétant une substance dans laquelle viennent se dissoudre les substances odoriférantes.

Boyden (repas de) Repas gras standardisé (œuf et crème) visant à obtenir la vidange vésiculaire. Il est donné notamment lors d'examens radiologiques pour éliminer une vésicule biliaire non fonctionnelle.

B.P.C.O. n.f. (Abréviation de *bronchopneumopathie chronique obstructive*) SYN. *bronchite* chronique.*

brachi- Élément du grec *brakhiôn*, ou du latin *brachium*, « bras ».

brachialgie n.f. Névralgie du plexus brachial.

brachy- Élément du grec *brakhus*, « court ».

brachycéphale adj. et n. Se dit d'un sujet au crâne peu allongé. Le contraire est *dolichocéphale.*

brachyœsophage n.m. Malformation caractérisée par la brièveté de l'œsophage et l'ascension d'une partie de l'estomac dans le thorax.

brady- Élément du grec *bradus*, « lent ».

bradycardie n.f. Ralentissement du rythme cardiaque à moins de 60 pulsations par minute, préoccupante à moins de 50 pulsations par minute.

bradypepsie n.f. Lenteur de la digestion.

bradypnée n.f. Rythme respiratoire anormalement lent à moins de 15 mouvements respiratoires par minute, avec allongement de l'expiration, s'accompagnant parfois de pauses respiratoires et comportant un risque d'arrêt respiratoire.

bradypsychie n.f. Ralentissement du cours de la pensée. On l'observe notamment au cours d'une dépression, comme effet secondaire de médicaments psychotropes, lors d'altération des fonctions supérieures ou lors de démences débutantes.

branche n.f. ***Branche ischiopubienne***, partie de l'os iliaque interposée entre l'ischion et le pubis, constituant le bord inférieur de l'os iliaque et limitant en bas le trou (foramen) obturateur.

branchiome n.m. Tumeur maligne du cou, rapidement évolutive, développée aux dépens des résidus embryonnaires inclus lors de la régression des arcs branchiaux.

Bravais-Jacksonienne (épilepsie) Crise d'épilepsie rolandique dont le foyer siège et s'étend progressivement au niveau de la circonvolution frontale ascendante et prérolandique. Les crises sont partielles, motrices, parfois sensitivomotrices avec fourmillements. Les signes sont controlatéraux au siège de la lésion. La crise débute au niveau de la main, du pied ou du visage et s'étend en tache d'huile vers les racines des membres jusqu'à tout un hémicorps. Les muscles entrent en action les uns après les autres, avec une phase tonique brève puis une phase clonique (secousses) avant résolution. Le patient reste conscient. Secondairement, elle peut se généraliser, avec alors perte de connaissance.

Breath test Test respiratoire au cours duquel on recueille l'air expiré pour doser un isotope stable témoignant de la dégradation digestive d'un marqueur préalablement donné par voie orale.

brèche n.f. ***Brèche méningée***, plaie des méninges, en général post-traumatismale ou faisant suite à une anesthésie régionale par rachi-anesthésie. Elle peut se manifester par des complications méningées hémorragiques ou infectieuses.

bregma n.m. Zone osseuse du crâne constituant la jonction entre les os pariétaux et frontal (sutures sagittale et coronale) et correspondant à la fontanelle antérieure avant la fermeture.

Brenner (tumeur de) Tumeur ovarienne bénigne, fonctionnelle, dont la structure ressemble à celle d'un follicule ovarien de De Graaf.

Brexin® Médicament anti-inflammatoire non stéroïdien, commercialisé également sous le nom de Feldène®. Piroxicam en D.C.I.

Bricanyl® Médicament bêta-2-stimulant utilisé pour lever un spasme bronchique; notamment lors d'une crise d'asthme. Il est administré en aérosol, en nébulisation, par voie sous-cutanée ou par voie orale à libération prolongée, en deux prises par jour. Terbutaline en D.C.I.

Bricker (opération de) Opération de dérivation urinaire comportant l'anastomose des deux uretères dans une anse intestinale isolée dont une des extrémités est fermée et l'autre abouchée à la peau.

bride n.f. Adhérence fibreuse consécutive à une intervention chirurgicale, quelquefois responsable d'occlusion intestinale quand elle se situe dans l'abdomen.

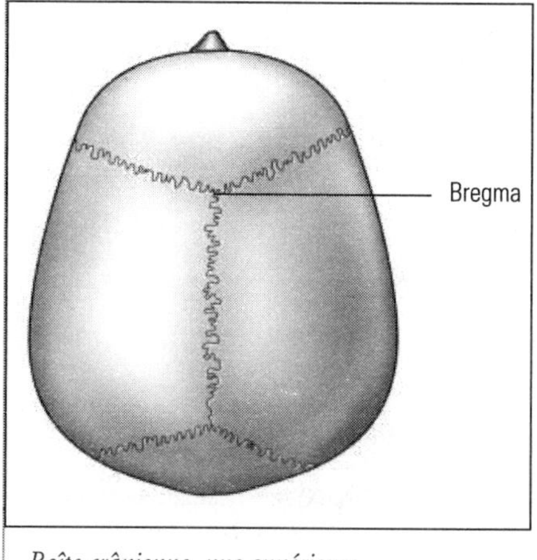

Boîte crânienne, vue supérieure.

bridge n.m. Matériel prothétique remplaçant une dent en prenant appui sur les deux dents adjacentes.

Bright (mal de) Synonyme désuet de *glomérulonéphrite* chronique.*

Bristamox® Antibiotique de la famille des aminopénicillines. Amoxicilline en D.C.I.

Bristopen® Antibiotique de la famille des pénicillines M antistaphylococciques, administré par voie orale, intraveineuse ou intramusculaire. Il est également commercialisé sous le nom de Orbénine®. Oxacilline en D.C.I.

Broca (aphasie de) Aphasie se manifestant par un discours réduit avec troubles syntaxiques de l'articulation et de l'écriture. La compréhension verbale est normale ou légèrement réduite. Une hémiplégie droite est fréquente. Le patient est conscient de ce trouble, contrairement à l'aphasie de Wernicke. La lésion siège dans le territoire de l'artère sylvienne.

broche n.f. Tige métallique utilisée en orthopédie pour pratiquer l'ostéosynthèse de certaines fractures ou comme point de fixation d'un étrier de traction.

Brodie (abcès de) Abcès des os longs, principalement localisé au niveau métaphysaire et constitué d'une cavité contenant du pus et des séquestres osseux. L'abcès se caractérise par une zone d'hyperclarté arrondie, bien limitée à la radiographie, entourée d'un fin liséré de condensation. Il est dû à une infection à staphylocoques qui se manifeste par des douleurs, de la fièvre et une inflammation des parties molles situées en regard. Le traitement repose sur une ouverture chirurgicale de la cavité pour évacuer le pus et une antibiothérapie.

bromazépam n.m. Médicament de la famille des benzodiazépines, commercialisé sous les noms de Lexomil®, Anxyrex® ou Quiétiline®.

bromesulfonephtaléine n.f. Produit autrefois injecté pour explorer la fonction hépatocellulaire. Des prélèvements sanguins itératifs après injection du produit permettaient d'étudier la courbe de décroissance de la concentration de bromesulfonephtaléine qui est éliminée par le foie. ABRÉV. B.S.P.

bromocriptine n.f. Médicament agoniste de la dopamine, dérivé de l'ergot de seigle, freinant la sécrétion de prolactine, utilisé notamment pour inhiber la montée laiteuse en l'absence d'allaitement maternel ou pour l'interrompre. On l'utilise aussi dans la maladie de Parkinson. En France, la molécule est commercialisée sous le nom de Parlodel® ou Bromo-kin®.

bronche n.f. Conduit aérien partant de la trachée et aboutissant aux bronchioles. Elle véhicule les gaz inspirés et expirés dans et hors des poumons.

bronchectasie n.f. Dilatation irréversible des bronches, c'est-à-dire existant en dehors de toute bronchodilatation.

bronchiole n.f. Voie aérienne de petit diamètre, inférieure à 1 mm, faisant suite aux bronches et aboutissant aux alvéoles pulmonaires.

bronchiolite n.f. Infection ou inflammation des bronchioles.

bronchite n.f. Inflammation de la muqueuse des bronches, avec hypersécrétion et expectoration.

bronchoaspiration n.f. Traitement utilisé en cas d'hypersécrétion, de suppuration ou d'obstruction des bronches, et consistant à aspirer leur contenu à l'aide d'un fibroscope introduit dans leur lumière.

bronchocèle n.f. Dilatation d'un segment de bronche, remplie de pus ou de mucus, et située en amont d'une sténose.

bronchoconstriction n.f. Contraction des muscles des bronches pouvant être responsable d'asthme. SYN. *bronchospasme.*

bronchodilatateur n.m. et adj. Médicament qui augmente le calibre des bronches, utilisé dans le traitement des crises d'asthme ou de la bronchite.

bronchodilatation n.f. Dilatation des bronches par relâchement des muscles bronchiques.

Bronchodual® Médicament antiasthmatique associant un anticholinergique (ipratropium) et un bêta-2-stimulant (fénotérol) sous forme d'aérosol doseur ou de poudre pour inhalation.

bronchographie n.f. Radiographie des bronches après injection d'un liquide opaque aux rayons X (lipiodol, par exemple) dans leur lumière.

broncholithiase n.f. Calcification intrabronchique provenant le plus souvent d'une calcification ganglionnaire ayant migré en traversant la paroi de la bronche.

bronchopathie n.f. Affection bronchique quelle qu'elle soit. ◆ adj. Qui concerne à la fois les bronches et les poumons.

bronchopneumonie n.f. Infection d'une bronche et du parenchyme pulmonaire qu'elle ventile.

bronchopneumopathie n.f. Affection touchant à la fois les bronches et les poumons, quelles qu'en soient la forme et l'origine.

bronchorragie n.f. Hémorragie des bronches.

bronchorrhée n.f. Hypersécrétion anormale de mucus bronchique.

bronchoscopie n.f. Examen direct de la cavité des bronches au moyen d'un endoscope introduit dans leur lumière.

bronchospasme n.m. SYN. *broncho-constriction.*

Bronilide® Médicament corticoïde présenté sous forme d'aérosol doseur. Flunisolide hémidrate en D.C.I.

broutage n.m. Technique de chirurgie ophtalmologique consistant à disséquer, à fragmenter puis à aspirer le vitré ou le cristallin à l'aide d'un vitréotome.

Brown-Séquard (syndrome de) Syndrome neurologique dû à une lésion de la moitié droite ou gauche de la moelle épinière. Il est caractérisé par : 1° du côté de la lésion, un déficit moteur pyramidal et un déficit de la sensibilité vibratoire et de la position des articulations ; 2° du côté opposé à la lésion, un déficit de la sensibilité thermique et de la douleur.

brucellose n.f. Maladie infectieuse bactérienne due à *Brucella melitens*, fréquente dans les pays méditerranéens. La contamination se fait soit par contact direct avec des ovins ou des bovins infectés, soit par voie digestive par ingestion de lait non bouilli ou non pasteurisé, ou du fromage frais. Elle se manifeste par une fièvre chronique ondulante, des sueurs nocturnes, des douleurs musculaires, articulaires, une hépatosplénomégalie ou une leuconeutropénie. Ses risques sont une localisation et une complication osseuse (spondylodiscite, arthrite, sacro-iliite), cardiaque, rénale, hépatique, pulmonaire ou méningée. Le diagnostic est établi par des hémocultures, la sérologie de Wright et l'intradermoréaction de Burnett. Le traitement repose sur des antibiotiques de type tétracyclines, rifampicine, fluoroquinolones pendant une durée prolongée de 6 semaines. Il s'agit d'une maladie à déclaration obligatoire, pouvant être reconnue comme maladie professionnelle dans certaines circonstances. SYN. *fièvre de Malte.*

Brudzinski (signe de) Flexion réflexe des membres inférieurs provoquée par la flexion passive de la nuque, rencontrée dans la méningite.

Brufen® Médicament anti-inflammatoire non stéroïdien utilisé dans un but antalgique. Ibuprofène en D.C.I.

brûlure n.f. Lésion provoquée par la chaleur, quelle qu'en soit l'origine. Le pronostic vital dépend de l'étendue de la brûlure, et le pronostic fonctionnel de sa profondeur, qui comporte trois degrés : 1er degré, caractérisé par une rougeur superficielle douloureuse, 2e degré, par une phlyctène, 3e degré, par une nécrose des tissus atteints.

Brunner (glande de) Glande exocrine de la paroi duodénale.

Bruton (maladie de) Voir *agammaglobulinémie.*

bruxisme n.m. Grincement des dents permanent, observé notamment dans certaines affections psychiatriques.

B.S.P. n.f. ABRÉV. bromesulfonephtaléine.

bubon n.m. Tuméfaction des ganglions lymphatiques, notamment de l'aine.

bubonocèle n.f. Hernie inguinale bombant à l'orifice du canal inguinal.

bucc (o)- Élément du latin *bucca*, « bouche », entrant dans la composition des mots concernant la bouche. Ex. : *hygiène bucco-dentaire.*

buccal, e, aux adj. Qui concerne la bouche. Ex. : *orifice buccal.*

buccinateur n.m. Muscle peaucier de la face attirant la commissure des lèvres vers l'arrière. C'est le muscle du sourire.

Budd-Chiari (syndrome de) Affection caractérisée par l'obstruction des veines sus-hépatiques et, parfois, de la veine cave inférieure à leur niveau, entraînant une hépatomégalie douloureuse, une ascite, un ictère et une circulation collatérale abdominale.

budésonide n.m. Médicament corticoïde de synthèse, utilisé par voie orale dans les formes iléocoliques droites modérées de la maladie de Crohn et commercialisé sous le nom de Entocort®. Il est administré par voie orale en une prise matinale. Cette molécule a l'avantage d'un effet de premier passage hépatique qui limite son passage dans la circulation sanguine générale et limite donc ses effets secondaires. Il est aussi utilisé en aérosol dans la crise d'asthme (Pulmicort®).

Budin (manœuvre de) Manœuvre consistant, lors de l'examen abdominal, à palper l'utérus d'une femme enceinte, pour situer la position du dos du fœtus (partie la moins dépressible de l'utérus).

bulbaire adj. ***Syndrome bulbaire***, ensemble de symptômes neurologiques dus à une lésion du bulbe rachidien, avec troubles de la déglutition, de la phonation et de la mobilité de la langue et de la bouche.

bulbe n.m. Structure anatomique arrondie et renflée. Ex. : *bulbe rachidien*. ***Bulbe carotidien***, dilatation vasculaire physiologique située à la jonction de la terminaison de l'artère carotide primitive et de l'origine de l'artère carotide interne. ***Bulbe duodénal***, première portion du duodénum faisant suite à l'estomac, situé juste après le pylore. Il a une forme de cube (4 faces : antérieure, postérieure, plancher, toit). Il est la localisation habituelle des ulcères duodénaux. ***Bulbe rachidien***, partie inférieure du tronc cérébral située entre la moelle épinière cervicale et la protubérance annulaire, livrant le passage à des faisceaux sensitifs et moteurs ; il contient les noyaux gris centraux du nerf vague.

bulle n.f. **1.** Lésion cutanée constituée d'une petite ampoule remplie de liquide séreux. SYN. *phlyctène*. **2.** Distension des alvéoles pulmonaires. Ex. : *bulle d'emphysème*.

bulleux adj. Se dit de toute affection comportant la formation de cavités aériennes ou liquidiennes (bulles). L'emphysème bulleux est une affection pulmonaire caractérisée par une distension des bronchioles et des alvéoles pulmonaires. Les râles bulleux sont des bruits anormaux entendus à l'auscultation pulmonaire ; non crépitants, ces râles sont évocateurs de la présence de cavités au sein du parenchyme pulmonaire.

Bürger (maladie de) Artériopathie chronique du sujet jeune, surtout observée chez les juifs d'Europe centrale et souvent liée à l'abus du tabac.

Burinex® Médicament diurétique de l'anse, d'action rapide, hypokaliémiant, administré par voie intraveineuse ou orale. Bumétanide en D.C.I.

Burkitt (lymphome de) Lymphome B ganglionnaire cervical, fréquent en Afrique, dû au virus Epstein-Barr.

Burnett (syndrome de) Insuffisance rénale chronique par néphrocalcinose avec hypercalcémie, alcalose et lithiase calcique, due à une consommation excessive de lait. Le syndrome était observé autrefois chez des patients présentant des poussées d'ulcères gastroduodénaux chroniques et qui consommaient du lait pour calmer la douleur. Il peut également être dû à une consommation chronique et excessive de produits alcalins, calciques et de vitamine D. SYN. *syndrome des buveurs de lait*.

burs (o)- Élément du grec *bursa*, « cuir », entrant dans la composition des mots qui ont trait aux bourses et plus particulièrement, aux bourses séreuses des articulations.

bursite n.f. Inflammation d'une bourse séreuse, souvent associée à un épanchement articulaire. SYN. *hygroma*.

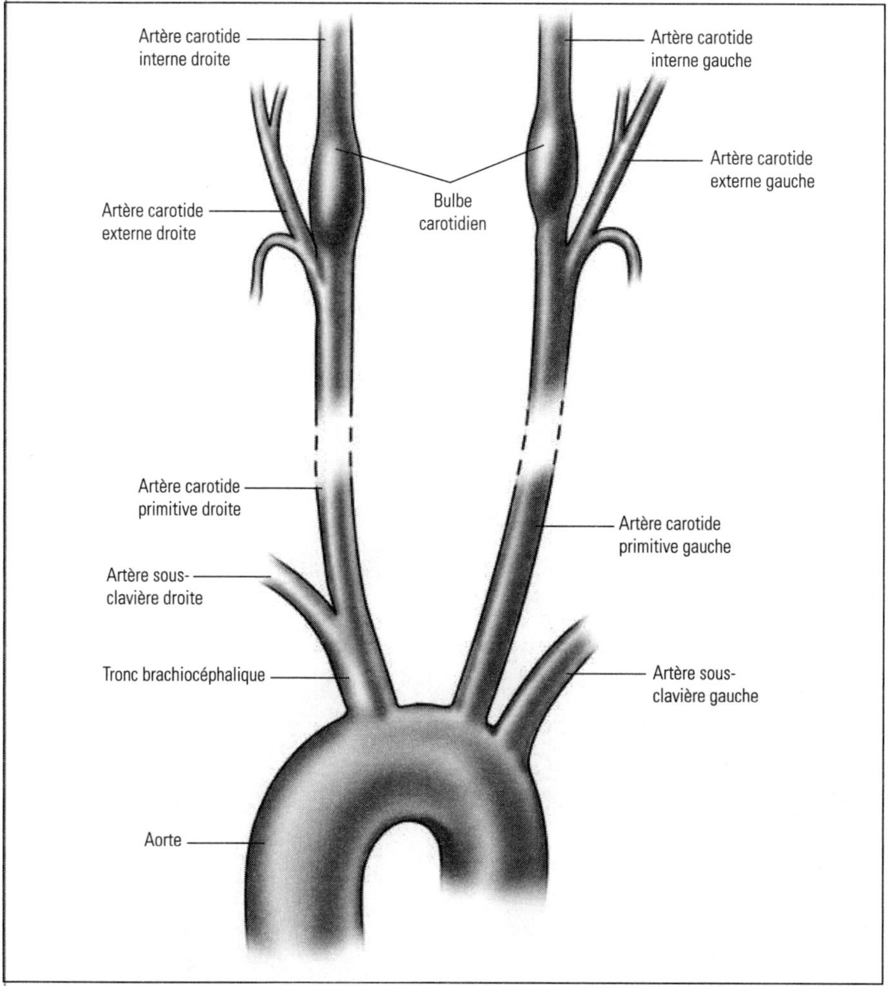

Vue de face des vaisseaux supra-aortiques.

Burton (liseré de) Liseré violet foncé des gencives, observé dans les intoxications chroniques au plomb (par exemple en cas de saturnisme).

Buspar® Médicament anxiolytique, d'efficacité comparable à celle des benzodiazépines, mais ayant un délai d'action long, de 1 à 3 semaines en moyenne, sans effet sédatif, ni myorelaxant. Il est administré en 3 prises orales par jour. Buspirone en D.C.I.

busulfan Médicament de chimiothérapie, agent alkylant, commercialisé sous le nom de Myleran® et utilisé avant une greffe de moelle osseuse ou dans la leucémie myéloïde chronique. Il est administré par voie orale et présente des risques de toxicité hématologique, mais il est peu toxique pour les poumons et provoque peu d'alopécies.

butée n.f. Saillie osseuse créée chirurgicalement pour augmenter la surface d'appui d'une

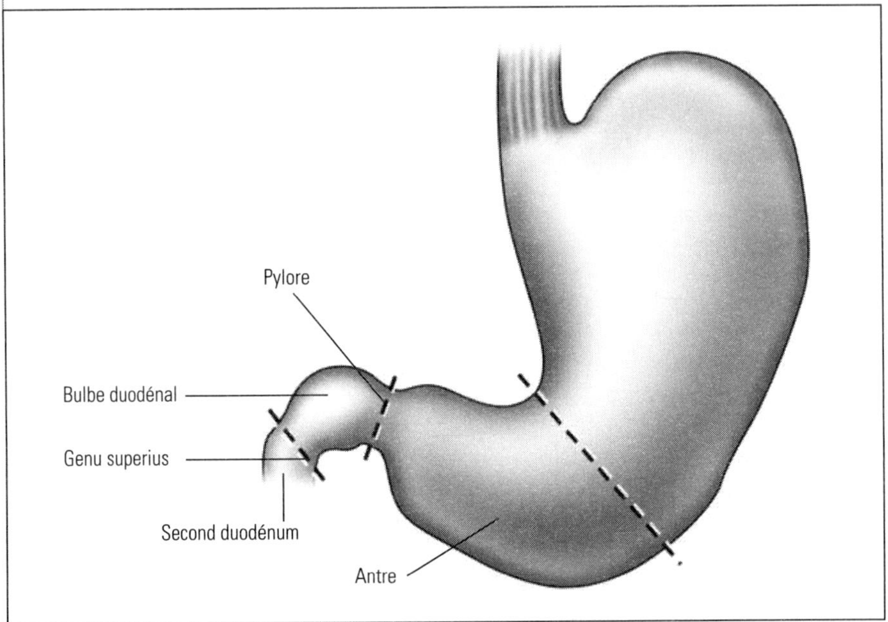

Vue de face des rapports anatomiques entre estomac et duodénum.

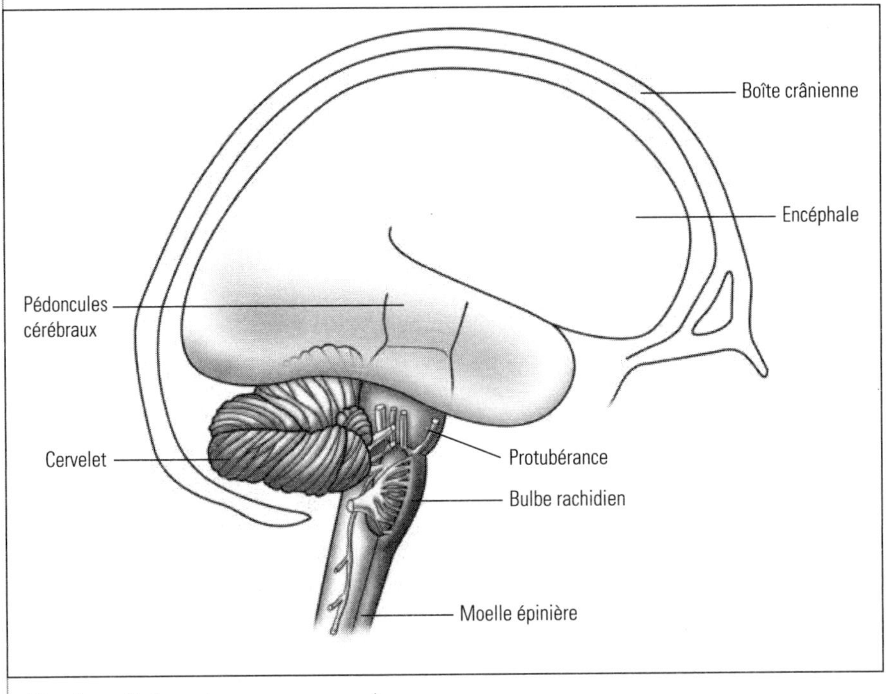

Vue de profil du système nerveux central.

articulation, pour limiter ses mouvements ou pour empêcher une luxation récidivante.

B.W. Abréviation de *réaction de Bordet-Wassermann.*

by-pass n.m. (Terme anglais) Synonyme de *pontage.*

Bywaters (syndrome de) Insuffisance rénale aiguë anurique consécutive à l'écrasement prolongé d'un membre, avec attrition étendue et profonde des masses musculaires des membres atteints, libérant de grandes quantités de myoglobine dans la circulation.

C282y (mutation) Mutation génétique recherchée sur un échantillon sanguin, par des laboratoires spécialisés, quand on suspecte une hémochromatose (biologique ou en raison d'antécédents familiaux). Le diagnostic est affirmé quand on trouve une forme homozygote, mais une forme hétérozygote ou l'absence de cette mutation ne permet pas de l'éliminer.

ça n.m. En psychanalyse, terme utilisé pour définir l'ensemble des pulsions inconscientes instinctives, par opposition au moi.

C.A. 125 Marqueur tumoral dont on suit les concentrations plasmatiques dans les cancers de l'ovaire. Ses concentrations augmentent en cas d'épanchement péritonéal, quelle qu'en soit l'origine.

C.A. 15.3 Marqueur tumoral dont on suit les concentrations plasmatiques dans les cancers du sein.

C.A. 19-9 Marqueur tumoral dont on suit les concentrations plasmatiques dans les cancers du pancréas. Il est faussement positif en cas d'ictère.

cachectique adj. Se dit d'un sujet extrêmement maigre, soit par dénutrition grave, soit au stade terminal de certaines maladies (cancers, sida, etc.).

cachet n.m. Forme galénique d'un médicament administré par voie orale sous la forme de comprimé, parfois sécable.

cachexie n.f. Affaiblissement et amaigrissement extrêmes (graisseux et musculaire), avec altération de l'état général, dû à une carence d'apport alimentaire, une malabsorption et/ou une augmentation du catabolisme lors d'une maladie chronique (cancer) qui augmente la dépense énergétique de l'organisme, sans compensation par une augmentation des apports.

Cacit® Médicament apportant du calcium, administré par voie orale sous la forme de comprimés effervescents, sans sodium.

caco- Préfixe issu du grec qui signifie « mauvais ».

cacophage n. Sujet qui, par dépravation du goût, mange des substances impropres à la consommation, voire nuisibles.

cacosmie n.f. État pathologique entraînant la perception de mauvaises odeurs.

caduque n.f. Partie de la muqueuse utérine expulsée avec le placenta après l'accouchement, lors de la délivrance. SYN. *muqueuse déciduale.*

cæcostomie n.f. Abouchement à la peau du cæcum pour dériver les matières.

cæcum n.m. Partie initiale du gros intestin, en forme de cul-de-sac. Le cæcum est prolongé vers le bas par l'appendice vermiculaire.

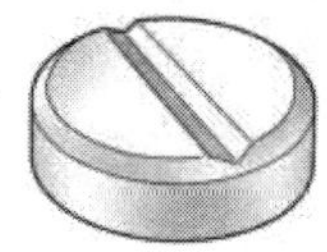

Cachet sécable.

caféine n.f. Alcaloïde du café et du thé, neurostimulante, non convulsivante.

caféisme n.m. Intoxication chronique par la caféine.

cage n.f. ***Cage thoracique,*** squelette du thorax : sternum, côtes et vertèbres.

caillot n.m. Masse résultant de la coagulation du sang et formée d'un réseau de fibrine englobant les éléments figurés du sang (globules et plaquettes).

caisson n.m. ***Maladie des caissons,*** accident de décompression lors des plongées sous-marines profondes ou de travail dans des caissons hyperbares, dû au non-respect des paliers de décompression. Elle se caractérise par la formation de bulles d'azote dans le sang et les autres tissus.

cal n.f. **1.** Abréviation de *calorie.* **2.** Néoformation osseuse dure apparaissant au niveau d'un foyer de fracture lors de sa consolidation. ***Cal vicieux,*** consolidation d'une fracture en position anormale.

calc(o)- Élément du latin *calx, calcis,* « chaux, calcium ». Ex. : *calcémie, calciurie.* On trouve aussi *calci(o)-*.

calcanéum n.m. Os du talon. SYN. *calcanéus.*

calcémie n.f. Concentration de calcium dans le sang, normalement comprise entre 2,25 et 2,6 mmol/l, soit entre 90 et 105 mg/l.

Calcidia® Médicament constitué de carbonate de calcium, augmentant la calcémie et favorisant l'élimination de phosphore. Il est utilisé chez l'insuffisant rénal en prévention de lésions osseuses d'ostéodystrophie rénale. Il est administré par voie orale en 2 ou 3 prises par jour. Il est aussi commercialisé sous le nom de Eucalcic®. Carbonate de calcium en D.C.I.

calciférol n.m. Vitamine D2 antirachitique.

calcification n.f. Dépôt de sels de calcium au niveau de tissus ou d'organes qui, à l'état normal, n'en contiennent pas (artères, muscles, cartilages articulaires, etc.).

calcinose n.f. Apparition de calcifications, habituellement de petites dimensions, soit généralisées à tout l'organisme, soit localisées à certains organes (néphrocalcinose par exemple).

Calciparine® Anticoagulant, héparine non fractionnée ou héparine standard (par opposition aux héparines de bas poids moléculaire), administrée par voie sous-cutanée toutes les 8 à 12 h ; son efficacité est jugée sur le rapport TCA/TCK (de 1,5 à 2,5 fois le témoin) ou sur l'héparinémie mesurée 4 à 6 heures après l'injection. Le risque de thrombopénie impose une surveillance régulière de la numération plaquettaire. Il est utilisé en prévention et en traitement de la maladie thromboembolique.

calcitonine n.f. **1.** Hormone sécrétée par la thyroïde et dont l'action essentielle est la diminution de la calcémie, par diminution de la résorption osseuse et augmentation de la calciurie. **2.** D.C.I. d'un médicament diminuant la résorption osseuse et la calcémie. Elle est administrée par voie sous-cutanée, intramusculaire ou intraveineuse lors de l'ostéoporose, de la maladie de Paget et de l'hypercalcémie. Elle est commercialisée sous les noms de Cibacalcine®, Calsyn®, Cadens®, Mialcalcic®, Calcitonine®.

calcium n.m. Élément chimique présent dans tout l'organisme, stocké en majeure partie dans le tissu osseux et intervenant dans la coagulation du sang, la contraction musculaire et cardiaque, la conduction nerveuse et l'activité insulinique.

calciurie n.f. Élimination de calcium dans l'urine (l'élimination urinaire de calcium est normalement comprise entre 100 et 300 mg /24 heures ou 2,5 à 7,5 mmol/24 heures).

calcul n.m. Concrétion pierreuse formée par la précipitation de substances organiques ou minérales, et se développant dans les réservoirs glandulaires ou les canaux excréteurs.

calice n.m. Partie initiale de la voie excrétrice du rein. La confluence des calices forme le bassinet.

callosité n.f. Induration avec épaississement de la peau, liée à des sollicitations mécaniques répétées, le plus souvent d'origine professionnelle.

calorie n.f. Unité de mesure d'apport énergétique, 1 cal = 4,18 joules. En médecine, on utilise la kilocalorie (1 000 calories). 1 g de sucre ou 1 g de protéine apportent 4 kcal, tandis que 1 g de lipide apporte 9 kcal. ABRÉV. *cal.*

calorimètre n.m. Appareil de mesure de la quantité de chaleur reçue ou fournie par un corps.

calorimétrie n.f. ***Calorimétrie indirecte,*** méthode de mesure de la consommation d'oxygène d'un patient, à l'aide d'un calorimètre, qui consiste à évaluer le débit de gaz carbonique émis par le patient dont la tête est placée sous une cloche transparente parcourue par un flux d'oxygène à débit courant. À partir de la quantité de CO_2 produite, on évalue la dépense énergétique.

Calsyn® Médicament diminuant la résorption osseuse et la calcémie, utilisé en rhumatologie. Calcitonine en D.C.I.

-camer- Élément du latin *camera*, « chambre », entrant dans la composition de mots concernant la chambre antérieure de l'œil. ***Injection intracamérienne,*** injection dans la chambre antérieure de l'œil.

campimétrie n.f. Examen ophtalmologique permettant l'étude du champ visuel, en vue de rechercher des zones aveugles et des amputations du champ visuel (scotomes centraux ou périphériques).

campto- Élément du grec *kamptos*, « courbe ». Ex. : *camptodactylie.*

Campto® Agent intercalant qui agit en coupant l'A.D.N. des cellules à multiplication rapide et administré dans le but de détruire les cellules tumorales. Il peut provoquer des diarrhées sévères et une neutropénie dose-dépendante. Il est utilisé par voie intraveineuse dans les cancers colorectaux métastatiques. Irinotécan ou CPT11 en D.C.I.

camptodactylie n.f. Flexion permanente des doigts.

campylobacter n.m. Genre bactérien constitué de bactéries à Gram négatif, à la forme incurvée, localisées au niveau du tube digestif. Il en existe plusieurs types : *Campylobacter pylori* ancien nom de *Helicobacter pylori*; *Campylobacter jejuni* responsable de gastro-entérite invasive se manifestant par une diarrhée fébrile avec douleurs abdominales et pouvant simuler un tableau chirurgical. Le traitement par antibiotique de type macrolide peut accélérer la guérison qui se fera sinon spontanément en 2 semaines.

canal n.m. ***Canal anal,*** canal unissant le rectum à l'anus, de calibre plus petit et entouré du sphincter anal qui assure sa fermeture entre les défécations. ***Canal artériel,*** canal unissant, chez le fœtus, la crosse aortique et l'artère pulmonaire. Il s'oblitère normalement à la naissance. Sa perméabilité persistante après la naissance entraîne une fuite sanguine de la grande circulation vers la petite circulation (shunt gauche-droite). ***Canal auriculoventriculaire commun,*** petit canal très bref faisant communiquer au cours du développement embryonnaire l'oreillette primitive avec le ventricule primitif. ABRÉV. *C.A.V.* ***Canal carpien,*** canal compris entre le ligament annulaire antérieur du carpe et le squelette du poignet, et livrant passage aux tendons de la main, à leurs gaines synoviales et au nerf médian. Ce dernier peut être comprimé en cas d'étroitesse du canal, entraînant des douleurs et des fourmillements des quatre premiers doigts, avec parfois hypoesthésie (syndrome du canal carpien). ***Canal cystique,***

canal excréteur de la vésicule biliaire. ***Syndrome du canal de Guyon,*** paresthésie des 4e et 5e doigts avec parfois hypoesthésie, diminution de la force et atrophie des muscles hypothénariens, interosseux et adducteur du pouce, due à une compression du nerf ulnaire (cubital) dans le canal de Guyon. ***Canal déférent,*** partie des voies spermatiques allant de la queue de l'épididyme à la vésicule séminale, à laquelle le déférent s'unit pour former le canal éjaculateur. ***Canal lombaire,*** canal formé par les foramens vertébraux où cheminent les racines du cône terminal. Son étroitesse entraîne la compression des racines, pouvant se manifester par une claudication intermittente.

canalicule n.m. ***Canalicule biliaire,*** espace laissé libre entre les hépatocytes et constituant des petits canaux dépourvus de paroi propre et qui drainent la bile vers les voies biliaires. ***Canalicule lacrymal,*** conduit situé au bord de chaque paupière et drainant les larmes de l'œil vers le sac lacrymal qu'il atteint par l'intermédiaire d'un canal transversal appelé canal d'union. SYN. *conduit lacrymal.*

cancer n.m. Tumeur maligne dont l'extension est locale, locorégionale (ganglionnaire) ou générale (métastases).

cancérigène adj. Qui provoque l'apparition du cancer. SYN. *cancérogène, carcinogène.*

cancérisation n.f. Transformation de cellules normales en cellules malignes.

cancérologie n.f. Discipline médicale consacrée à l'étude du cancer (voir *oncologie*). SYN. *carcinologie.*

candidose n.f. Infection due à un champignon saprophyte du tube digestif (*Candida albicans*) pouvant atteindre la peau, les muqueuses, l'œsophage, etc. Les lésions se présentent sous la forme d'un enduit blanc, recouvrant une lésion érythémateuse suintante, prurigineuse. Il existe des formes disséminées graves chez le sujet immunodéprimé.

canine n.f. Dent pointue à une seule racine, située entre les incisives et les prémolaires.

cannabis n.m. Substance illicite aux propriétés hallucinogènes, obtenue à partir de chanvre indien. Le cannabis peut être fumé ou ingéré.

canthus n.m. Angle formé par la jonction des paupières supérieure et inférieure. Il existe un *petit canthus externe,* côté temporal et un *grand canthus interne,* côté nasal.

canule n.f. Tube permettant d'introduire une substance ou de l'air dans une cavité de l'organisme par un orifice naturel.

capacité n.f. ***Capacité inspiratoire,*** volume maximal d'air inspiré à partir de la position de repos expiratoire. Elle est la somme du volume courant et du volume de réserve inspiratoire. Elle est en moyenne de 2,4 l chez la femme et de 3,0 l chez l'homme. ABRÉV. *C.I.* ***Capacité pulmonaire,*** volume de gaz contenu dans les poumons et les voies aériennes. ***Capacité pulmonaire totale,*** volume total de gaz contenu dans les poumons à la fin

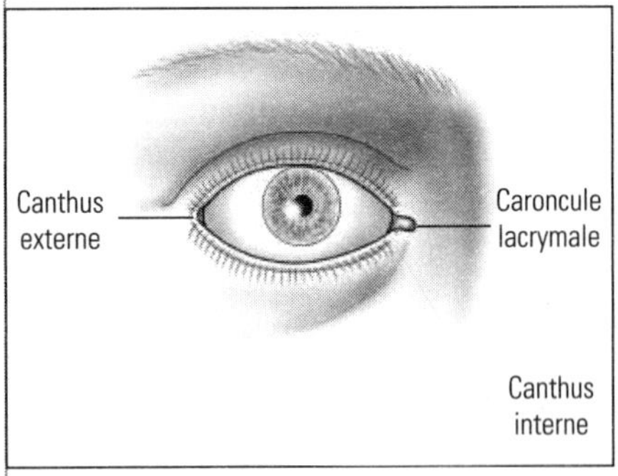

Œil vu de face.

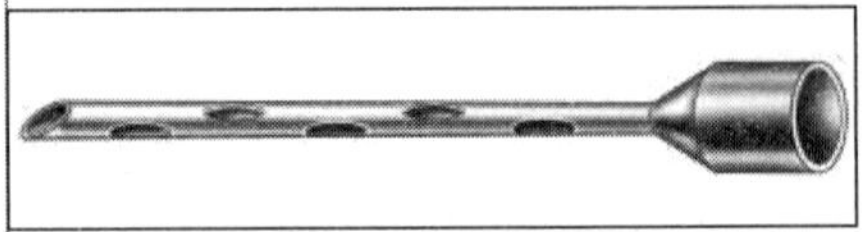

Canule.

d'une inspiration profonde. ABRÉV. *C.P.T.* ***Capacité résiduelle fonctionnelle,*** volume d'air contenu dans les voies respiratoires en fin d'expiration normale. Il est de 2,5 litres. ABRÉV. *C.R.F.* ***Capacité vitale,*** volume de gaz recueilli au cours d'une expiration forcée consécutive à une inspiration forcée.

capillaire adj. Qui concerne les cheveux ou les vaisseaux capillaires. ◆ n.m. Vaisseau très fin formant un réseau intermédiaire entre les circulations artérielle et veineuse.

capillaroscopie n.f. Examen au microscope des capillaires du derme ou de la conjonctive *in vivo.* Elle est pratiquée sur les doigts au cours de la recherche d'un syndrome de Raynaud ou d'une sclérodermie.

capit- Élément du latin *caput,* « tête ». SYN. *céphal(o)-.* ***Jonction cervicocapitale,*** union entre la tête et le col du fémur.

capitonnage n.m. Procédé chirurgical visant à effacer une cavité par suture en masse de ses parois.

capn-, -capnie Éléments du grec *kapnos,* « vapeur », entrant dans la composition de mots concernant le gaz carbonique. SYN. *carb-, -carbie.* ***Capnie,*** concentration de gaz carbonique dans le plasma artériel, normalement comprise entre 35 et 45 mmHg. SYN. *carbie.* ***Hypercapnie,*** augmentation de la concentration de gaz carbonique dans le sang due à une insuffisance d'élimination pulmonaire. SYN. *hypercarbie.*

capnimétrie n.f. Mesure de la teneur en gaz carbonique dans les gaz ou les liquides.

capside n.f. Enveloppe protéique recouvrant le matériel génétique des virus. Ce sont les protéines de la capside qui sont reconnues comme des antigènes par l'organisme.

capsule n.f. **1.** Enveloppe d'un élément anatomique. **2.** Forme galénique d'un médicament entouré d'une enveloppe qui se dissout dans le tube digestif en libérant le principe actif. **3.** Enveloppe de certaines bactéries. ***Capsule articulaire,*** enveloppe fibreuse maintenant en contact les extrémités osseuses au niveau d'une articulation. ***Capsule de Tenon,*** membrane fibreuse blanche, qui recouvre la portion sclérale du globe oculaire.

capsulectomie n.f. Résection chirurgicale de tout ou partie d'une capsule articulaire.

capsulite n.f. **1.** Inflammation d'une capsule articulaire. **2.** Inflammation de la capsule de Tenon. ***Capsulite rétractile,*** rétraction de la capsule de l'articulation de l'épaule, se manifestant par une limitation douloureuse des mouvements. SYN. *P.A.S.H.* pour *périarthrite scapulo-humérale* ou *épaule* gelée.*

capsulorraphie n.f. Suture d'une capsule articulaire. Pratiqué au niveau de l'épaule, ce geste est effectué pour rétrécir la capsule et éviter une luxation récidivante.

capsulotomie n.f. Incision chirurgicale d'une capsule articulaire.

Captéa® Médicament de cardiologie associant un inhibiteur de l'enzyme de conversion de l'angiotensine (captopril® 50 mg) et un diu-

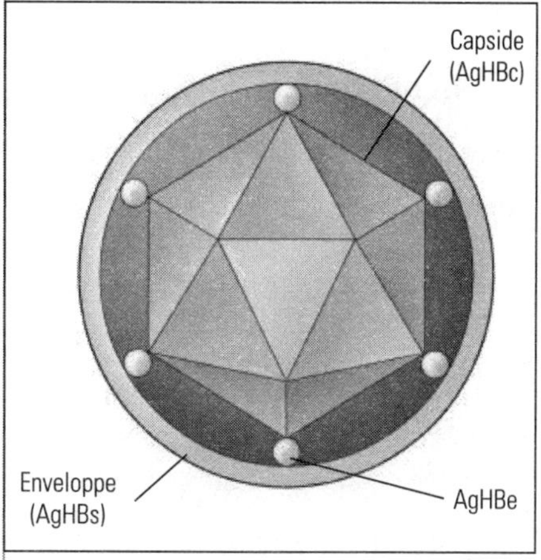

Schéma des constituants du virus de l'hépatite B.

rétique thiazidique (hydrochlorothiazide 25 mg) qui renforce l'action de la première molécule. Il est administré par voie orale en une prise par jour en dehors des repas. Il est aussi commercialisé sous le nom d'Écazide®.

Captolane® Médicament de cardiologie, de la famille des inhibiteurs de l'enzyme de conversion de l'angiotensine, administré par voie orale en 1 à 3 prises par jour. Il est aussi commercialisé sous les noms de Lopril®, Captirex®, Oltens®. Captopril en D.C.I.

captopril n.m. Médicament de cardiologie, de la famille des inhibiteurs de l'enzyme de conversion de l'angiotensine. D.C.I. de Lopril®, Captirex®, Captolane®, Oltens®.

carbamates n.m.pl. Famille de médicaments anxiolytiques, possédant des propriétés sédatives et myorelaxantes. Ils sont administrés par voie intramusculaire ou orale. Ils sont commercialisés sous les noms d'Équanil®, Novalm®. Méprobamate en D.C.I.

carbamazépine n.f. Médicament de la famille des imipramines, administré par voie orale dans certaines formes d'épilepsie et dans la névralgie du trijumeau. On l'utilise également dans les troubles maniaco-dépressifs, pour prévenir les accès maniaques. D.C.I. du Tégrétol®.

carbhémoglobine n.f. Combinaison d'hémoglobine et de gaz carbonique.

carbie n.f. Synonyme de *capnie*.

carbogène n.m. Mélange de gaz carbonique et d'oxygène que l'on fait inhaler aux asphyxiés ou aux intoxiqués par gaz toxiques, l'acide carbonique excitant le centre respiratoire bulbaire et favorisant la reprise des mouvements respiratoires.

Carbolevure® Médicament à visée gastro-entérologique, constitué de charbon et de levure déshydratée. Il est administré en trois prises par jour dans le traitement symptomatique des dyspepsies, des ballonnements abdominaux, des diarrhées fonctionnelles ou des gastro-entérites. Il peut provoquer une constipation. Il doit être administré à distance des autres médicaments, car il est susceptible d'empêcher leur absorption.

Carbomix® Médicament constitué de charbon activé qui a pour but de diminuer l'absorption intestinale de toxiques ou de médicaments en cas de surdosage. Pour être efficace, il doit être administré précocement par voie orale, dans les premières heures. Il est conditionné sous forme de poudre noire à diluer dans 250 ml d'eau, en agitant bien pour effectuer le mélange.

carbone n.m. Élément chimique formant le constituant essentiel de la matière vivante.

Carbosylane® Médicament à visée gastro-entérologique, constitué de charbon et d'un pansement digestif (siméticone). Il est administré en trois prises par jour en traitement symptomatique des dyspepsies et des ballonnements abdominaux. Il peut provoquer une constipation. Il doit être administré à distance des autres médicaments, car il est susceptible d'empêcher leur absorption.

carboxyhémoglobine n.f. Combinaison d'hémoglobine et de monoxyde de carbone, observée habituellement au cours des intoxications par ce gaz. Ce composé est stable, impropre au transport de l'oxygène, d'où l'asphyxie et l'anoxie qu'il provoque et ne peut être dissocié que par l'administration d'oxygène pur.

carcin(o)- Élément du grec *karkinos*, « crabe, chancre », entrant dans la composition de mots concernant le cancer.

carcinoembryonnaire adj. Relatif à une variété d'antigène retrouvée normalement uniquement chez l'embryon et, chez l'adulte, dans le sérum en cas de certains cancers.

carcinogenèse n.f. Formation d'un cancer.

carcinoïde n.m. Tumeur neuro-endocrine, à malignité faible ou inexistante en fonction de sa taille et de sa localisation. Il survient généralement au niveau digestif. Il est sans gravité aux niveaux appendiculaire, rectal et gastrique, si sa taille reste inférieure à 1 cm; son ablation endoscopique est alors suffisante. Il est en revanche fréquemment dégénéré au niveau de l'intestin grêle, et peut provoquer une occlusion et un syndrome dit syndrome carcinoïde (bouffée de chaleur, diarrhée, etc.) en cas de métastases hépatiques ou de localisation sus-diaphragmatique. Ce syndrome est dû à la sécrétion, par la tumeur, de sérotonine et de kallicréine. Il existe de rares localisations ovariennes, bronchiques. Son diagnostic repose sur le dosage de la sérotonine plasmatique mais surtout sur la mesure de ses produits de dégradation urinaires (5 H.I.A.A.). On peut rechercher les sites tumoraux par scintigraphie à l'octréotide. Le traitement symptomatique du syndrome carcinoïde repose sur l'octréotide (Sandostatine®, Lanréotide®).

carcinome n.m. Tumeur épithéliale maligne.

carcinose n.f. Généralisation d'un cancer.

cardi(o)- Élément du grec *kardia*, « cœur », entrant dans la composition de mots concernant: **1.** Le cœur. Ex.: *cardiopathie, péricarde.* **2.** Le cardia. ***Malposition cardio-tubérositaire,*** anomalie de position de la jonction entre l'œsophage et l'estomac.

cardia n.m. Extrémité supérieure de l'estomac faisant directement suite à l'œsophage.

cardiaque adj. Relatif au cœur. ◆ n.m. Personne atteinte d'une maladie de cœur.

cardiogénique adj. Qui a une cause cardiaque. Terme essentiellement employé pour évoquer le choc cardiogénique dû à une défaillance de la pompe cardiaque.

cardiologie n.f. Branche de la médecine consacrée à l'étude des maladies du cœur.

cardiologue n. Spécialiste des maladies cardiaques.

cardiomégalie n.f. Augmentation du volume du cœur.

cardiomyopathie n.f. Affection primitive du muscle cardiaque, parfois familiale, dont il existe différentes formes anatomiques, et qui évolue vers l'insuffisance cardiaque. ***Cardiomyopathie non obstructive,*** atteinte cardiaque de l'adulte jeune, apparemment primitive, avec hypertrophie et dilatation cardiaques. Parfois familiale, elle est de cause inconnue et aboutit au décès en un délai variable.

cardiopathie n.f. Affection cardiaque de tout type.

cardioplastie n.f. Intervention chirurgicale qui vise à permettre une ouverture du cardia, notamment lors d'achalasie (myotomie de Heller par exemple).

cardioplégie n.f. Paralysie du cœur provoquée au cours d'une chirurgie à cœur ouvert, pour pouvoir opérer sur un cœur immobile.

cardiospasme n.m. Contraction spasmodique du cardia, empêchant le transit du bol alimentaire de l'œsophage vers l'estomac.

cardiothyréose n.f. Atteinte cardiaque provoquée par les dysfonctionnements thyroïdiens.

cardiotomie n.f. Ouverture chirurgicale des cavités cardiaques au cours d'une opération à cœur ouvert.

cardiotonique n.m. et adj. Agent stimulant la contraction du myocarde (inotrope positif), utilisé en anesthésie-réanimation dans les bas débits cardiaques (adrénaline, dobutamine, dopamine, propriétés sympathomimétiques) ou dans l'insuffisance cardiaque chronique, comme les digitaliques.

cardiovasculaire adj. Qui concerne le cœur et les vaisseaux.

cardioversion n.f. Administration d'un choc électrique sur la surface du thorax pour restaurer un rythme cardiaque normal (sinusal). SYN. *choc électrique externe.*

-cardite n.f. Terme générique regroupant toutes les inflammations des différentes tuniques cardiaques (endocardite, myocardite, péricardite).

carence n.f. Absence ou insuffisance d'une substance biologique responsable d'un dysfonctionnement de l'organisme. On parle de carence d'apport en cas de malnutrition ou de dénutrition ; une carence peut également être due à une malabsorption intestinale malgré des apports alimentaires normaux ou à des besoins augmentés avec des apports devenus insuffisants. Il peut s'agir d'une carence spécifique, en vitamine, par exemple, ou globale, en cas de cachexie. Le marasme est une carence protéino-énergétique sévère généralement de l'enfant, et le kwashiorkor une carence protéino-énergétique survenant au moment du sevrage.

carène n.f. **1.** Bifurcation de la trachée. **2.** Déformation du squelette thoracique, caractérisée par la saillie en avant du sternum dont la forme évoque le bréchet du poulet.

carie n.f. Destruction progressive des dents, d'origine bactérienne, le plus souvent consécutive à une mauvaise hygiène dentaire et à une consommation excessive de sucres rapides. Elle est responsable de douleur et peut se compliquer (abcès).

Carlytene® Médicament alphabloquant proposé pour améliorer le déficit intellectuel du sujet âgé, aussi utilisé dans les troubles vasculaires O.R.L. Moxisylyte en D.C.I.

carminatif, ive adj. Qui favorise l'expulsion de gaz digestifs, en parlant d'une substance.

Caroli (maladie de) Maladie familiale définie par une dilatation kystique des canaux biliaires intra-hépatiques et qui peut se compliquer d'angiocholite. Elle accompagne souvent une fibrose hépatique congénitale.

caroncule n.f. Excroissance charnue. La caroncule duodénale est le siège de l'abouchement des voies biliaires et pancréatiques.

carotène n.m. Pigment orange, présent dans certains produits végétaux (carotte, orange, etc.) ou d'origine animale (jaune d'œuf, beurre), et qui contient de la provitamine A.

carotide n.f. Artère du cou et de la tête assurant la vascularisation de la majeure partie du cerveau. SYN. *artère carotide.*

carpe n.m. Ensemble des osselets formant le squelette du poignet.

carphologie n.f. Ensemble de mouvements désordonnés et involontaires observés dans les délires ou les fièvres sévères.

carte n.f. ***Carte chromosomique,*** détermination de l'emplacement des gènes sur les chromosomes.

Cartéol® Collyre anti-glaucomateux, constitué d'un bêtabloquant, utilisé dans le glaucome chronique à angle ouvert. Cartéolol en D.C.I.

Carter et Robins (test de) Test diagnostique de stimulation de sécrétion de l'hormone antidiurétique (A.D.H.), qui n'est pas modifiée par une perfusion rapide de sérum salé hypertonique dans le diabète insipide.

cartilage n.m. Variété de tissu conjonctif dont les cellules sont contenues dans une substance fondamentale non vascularisée. ***Cartilage articulaire,*** couche de cartilage lisse recouvrant les extrémités osseuses en contact dans une articulation. ***Cartilage cricoïde,*** cartilage du larynx, situé entre le cartilage thyroïde en haut et la trachée en bas. ***Cartilage de conjugaison,*** zone cartilagineuse qui s'étend entre la diaphyse et l'épiphyse des os longs, et au niveau de laquelle s'effectue la croissance en longueur de ces os.

cary(o)- Élément du grec *karuon*, « noix, noyau », entrant dans la composition de mots concernant le noyau de la cellule. Ex. : *caryocinèse*. SYN. *nucléo-*.

caryocinèse n.f. Division du noyau de la cellule.

caryotype n.m. Représentation ordonnée des chromosomes (nombre, taille) définissant le patrimoine génétique caractéristique d'un individu ou d'une espèce (46 XX pour la femme ou 46 XY pour l'homme).

caséine n.f. Protéine principale composante du fromage.

caséum n.m. Substance résultant d'une nécrose tissulaire, caractéristique de l'infection tuberculeuse.

Casoni (réaction de) Test de recherche d'une infection parasitaire par des helminthes (ténia, échinocoque), effectué par intradermoréaction.

castration n.f. Thérapeutique ou intervention chirurgicale consistant à rendre non fonctionnels les organes génitaux en vue de supprimer la capacité à produire des hormones sexuelles et/ou à se reproduire. Elle est effectuée soit par méthode chirurgicale (ovariectomie, vasectomie), soit par irradiation dans les traitements anticancéreux.

C.A.T. n.f. Abréviation de *conduite à tenir* figurant souvent en fin d'observation médicale.

catabolisme n.m. Dégradation par l'organisme des matières apportées par l'alimentation et des éléments assimilés par les tissus ou les cellules. Il aboutit à la formation d'énergie et de déchets du métabolisme.

Catacol® Collyre proposé dans le traitement des cataractes. Inosine monophosphate disodique en D.C.I.

catalepsie n.f. Attitude figée avec perte de la mobilité musculaire mais hypertonie s'opposant à tout changement de position. On la rencontre notamment lors de crises d'hystérie.

catalyseur n.m. Substance chimique qui, même en très faible quantité, accélère les réactions chimiques dans le milieu où elle se trouve, sans être, elle-même, chimiquement modifiée. C'est le cas, par exemple, de certains médicaments qui accélèrent ou induisent une réaction enzymatique. Les enzymes sont des catalyseurs des réactions biochimiques.

cataménial, e adj. Relatif à la période de menstruation, aux règles.

cataplasme n.m. Substance épaisse et chaude qu'on applique entre deux linges sur une partie du corps, afin de combattre une inflammation.

cataplexie n.f. Symptôme qui survient généralement dans un contexte émotionnel, caractérisé par une hypotonie musculaire soudaine, généralement limitée aux membres inférieurs, pouvant aller jusqu'à la chute, sans perte de connaissance.

Catapressan® Médicament à visée cardiologique, antihypertenseur, utilisé en urgence par voie injectable (intramusculaire ou intraveineuse très lente) dans les hypertensions sévères ou en seconde intention, par voie orale, dans les hypertensions moins graves. Il est utilisé aussi lors de sevrage aux opiacés. Il agit sur le système sympathique cérébral (antihypertenseur central). Clonidine en D.C.I.

cataracte n.f. Opacité du cristallin ou de ses membranes.

catarrhal, e, aux adj. Se dit d'infections O.R.L. et bronchopulmonaires qui s'accompagnent de sécrétions séro-muqueuses abondantes, extériorisées sous forme d'expectoration, d'écoulement nasal ou de larmoiement.

catarrhe n.m. Inflammation des muqueuses rhinopharyngées, avec sécrétion abondante.

catatonie n.f. Immobilité complète, hypotonie, absence de réponse aux stimulations extérieures, rencontrée généralement dans la schizophrénie.

catécholamines n.f.pl. Hormones (adrénaline et noradrénaline) et médicaments, précurseurs et dérivés des hormones de la glande médullosurrénale. Elles sont sécrétées en excès en cas de phéochromocytome.

catgut n.m. Matériel de ligature résorbable utilisé autrefois en chirurgie et constitué uniquement de substances organiques et qui de ce fait était résorbé par les macrophages. Il est aujourd'hui remplacé par les fils résorbables de synthèse.

catharsis n.f. Méthode thérapeutique psychanalytique permettant de ramener à la conscience des souvenirs désagréables jusque-là refoulés et qui sont responsables de troubles psychiques.

cathartique adj. Qui a des propriétés purgatives.

cathéter n.m. Tube creux fabriqué avec des matériaux très divers (caoutchouc, verre, métal ou plastique), destiné à être introduit dans un canal, un vaisseau, un conduit ou un organe creux, en vue d'une exploration, d'une perfusion ou d'une évacuation.

cathétérisme n.m. Introduction d'une sonde ou d'un cathéter dans un conduit, un vaisseau ou un organe creux.

causalgie n.f. Syndrome douloureux accompagné d'hyperesthésie cutanée et de troubles vasomoteurs (rougeur de la peau, transpiration locale), habituellement dû à une lésion nerveuse.

caustique adj. et n.m. Qui a une action nécrotique, destructrice sur les tissus. Les substances caustiques peuvent être de nature alcaline, avec une action nocive prolongée ou de nature acide avec un effet délétère, d'emblée maximal mais souvent plus superficiel.

cautère n.m. Instrument utilisé pour brûler les tissus.

cautérisation n.f. Destruction thérapeutique de tissus par la chaleur.

C.A.V. n.m. Abréviation de *canal* auriculo-ventriculaire commun.*

cave n.f. ***Veines caves***, veines les plus volumineuses de l'organisme, drainant le sang de la totalité du corps et s'abouchant dans l'oreillette droite. La veine cave supérieure draine le sang de la partie sus-diaphragmatique du corps. La veine cave inférieure draine celui de la partie sous-diaphragmatique.

caverne n.f. Excavation séquellaire d'une tuberculose, généralement située au niveau pulmonaire et qui correspond à une partie du parenchyme détruit après évacuation de la nécrose. Elle peut être le siège d'une surinfection par *Aspergillus* (greffe aspergillaire).

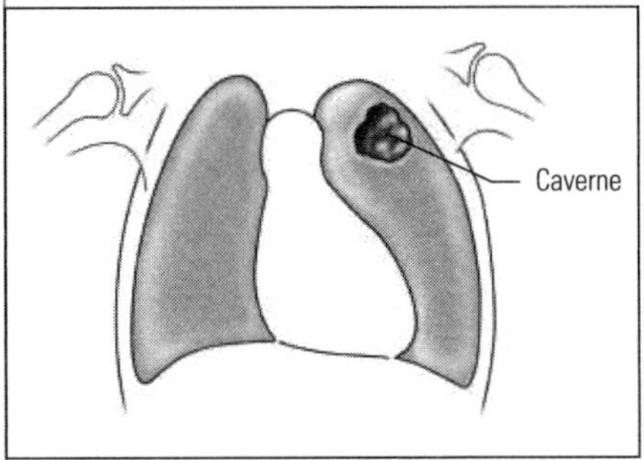

Radio de thorax de face.

caverneux, euse adj. **1.** Relatif aux organes génitaux érectiles, ou à une structure histologique vasculaire similaire, cas de certains angiomes. **2.** Relatif à un souffle pulmonaire auscultatoire rencontré en présence de cavernes tuberculeuses ou de dilatation des bronches.

cavernome n.m. Tuméfaction vasculaire formée de lacs sanguins anastomosés entre eux et ressemblant au tissu caverneux des organes érectiles observé par exemple lors d'une thrombose de la veine porte.

cavographie n.f. Radiographie d'une veine cave après injection dans sa lumière d'un produit opaque aux rayons X.

cavum n.m. Partie supérieure (toit) du pharynx.

C.C.M.H. n.f. (Abréviation de *concentration corpusculaire moyenne en hémoglobine*) Indication figurant sur la numération sanguine et permettant de caractériser une anémie. Celle-ci est dite normochrome quand la C.C.M.H. est normale, comprise entre 32 et 36 %, ou hypochrome pour une C.C.M.H. plus faible ce qui se produit en cas d'anémie par carence en fer.

C.D. n.m. Antigène apparaissant à la surface des lymphocytes au cours de leur différenciation, tel que le CD4 spécifique des lymphocytes auxiliaires. ABRÉV. de *cluster de différenciation.*

CD4 Glycoprotéine d'enveloppe cible du V.I.H., portée à la surface des cellules sanguines et, notamment, des lymphocytes T *helper* qui aident à la maturation des lymphocytes B. Le nombre de lymphocytes CD4 est un marqueur d'évolutivité de l'infection par le V.I.H. et, notamment, du risque d'infection opportuniste.

Cébutid® Anti-inflammatoire non stéroïdien aussi commercialisé sous le nom d'Antadys®. Flurbiprofène en D.C.I.

C.E.C. n.f. Abréviation de *circulation* extracorporelle.*

cécité n.f. Perte totale de la vue.

Cefaperos® Antibiotique céphalosporine de première génération. Il est administré par voie orale en deux prises par jour. Céfatrizine en D.C.I.

céfotaxime n.f. Antibiotique céphalosporine de troisième génération. D.C.I. du Claforan®.

céftriaxone n.m. Antibiotique céphalosporine de troisième génération. D.C.I. de Rocéphine®.

ceinture n.f. Partie du squelette qui rattache les membres au tronc. Ex. : *ceinture scapulaire, ceinture pelvienne.*

-cèle Élément du grec *kêlê*, « tumeur, saillie », entrant dans la composition de mots concernant : **1.** Une hernie. Ex. : *bubonocèle.* **2.** Une dilatation. Ex. : *varicocèle.*

Celebrex® Anti-inflammatoire non stéroïdien inhibant spécifiquement la COX-2, et donc grevé de moins de risques gastroduodénaux que les anti-inflammatoires non spécifiques. Célécoxib en D.C.I.

Célestamine® Association d'un corticoïde de synthèse (Célestène®) et d'un antihistaminique anti-H1 sédatif (Polaramine® : dexchlorphéniramine) utilisée dans les manifestations allergiques comme l'urticaire par exemple.

Célestène® Corticoïde de synthèse, administré par voie orale et intraveineuse ; 0,75 mg sont équivalents à 5 mg de prednisone (Cortancyl®). Il est aussi commercialisé sous le nom de Betnesol®. Bétaméthasone en D.C.I.

cellule n.f. Unité élémentaire des êtres vivants, comportant une membrane, un protoplasme et un noyau. ***Cellule caliciforme,*** cellule épithéliale cylindrique dont la forme en calice est évocatrice de sa fonction (sécrétion de mucus). ***Cellule endothéliale,*** cellule tapissant la paroi interne du cœur et des vaisseaux sanguins et lymphatiques. Polygonale et aplatie, elle repose sur une membrane basale. Elle a un rôle de barrière mais intervient également dans la motricité vasculaire en sécrétant des facteurs vasomoteurs. ***Cellule souche,*** cellule indifférenciée capable de se diviser et de se différencier en plusieurs types cellulaires. En embryologie, ces cellules peuvent aboutir à n'importe quel type cellulaire. Chez le grand enfant ou l'adulte, ce terme se réfère souvent aux cellules hématopoïétiques qui peuvent se différencier en lignées érythrocytaire, leucocytaire ou plaquettaire.

cellulite n.f. **1.** Inflammation d'un espace celluleux ou d'un tissu cellulaire. **2.** Inflammation des cellules de la mastoïde.

cellulose n.f. Composant glucidique des végétaux, non digestible ni assimilable par l'intestin humain, et qui sert d'aliment de lest permettant de lutter contre la constipation.

cément n.m. Tissu calcifié qui recouvre la racine des dents.

cénesthésie n.f. Impression de bien-être ou de malaise, fondée sur un ensemble de sensations internes.

-centèse Élément du grec *kentêsis*, « action de piquer, de ponctionner ». Ex.: *paracentèse, thoracentèse.*

centimorgan n.m. Unité de mesure des distances, utilisée en génétique.

centre n.m. ***Centre hospitalier universitaire,*** voir *C.H.U.*

centrifugation n.f. Méthode permettant de séparer des corps de densité différente mélangés dans un même milieu, par la force centrifuge exercée par une rotation très rapide de ce milieu.

centriole n.m. Organite intracellulaire habituellement double, jouant un rôle au cours de la division de la cellule, dans laquelle il forme les extrémités du fuseau cellulaire.

centripète adj. Qui part de la périphérie pour aller vers le centre, par opposition à centrifuge. Ex.: *Le flux de la veine porte est centripète, les influx nerveux au cerveau sont centripètes.*

centromère n.m. Partie du chromosome qui unit les chromatides et les bras courts et longs des chromosomes.

centrosome n.m. Organite voisin du noyau de la cellule et jouant un rôle au moment de sa division.

céphal- Élément du grec *kephalê*, « tête ». SYN. *capit-*.

céphalée n.f. Douleur localisée à la tête.

céphalhématome n.m. Hématome sous-périosté de la tête du nouveau-né, apparaissant dans les jours qui suivent la naissance. En général pariétal, il est souvent confiné par une suture crânienne. Il se résorbe lentement, contrairement à l'épanchement sérosanguin qui apparaît sur le site de présentation du fœtus, tête le plus souvent mais pas toujours.

céphaline n.f. Phospholipide jouant le même rôle que le facteur 3 plaquettaire et que l'on ajoute en excès à un échantillon de plasma oxalaté pour déterminer le temps de céphaline (temps de recalcification de ce plasma), qui explore la formation de thromboplastine endogène.

céphalopage n. Monstre formé de deux individus réunis par leur extrémité céphalique.

céphalorachidien, enne adj. Relatif à la tête et la colonne vertébrale. Ex.: *liquide céphalorachidien.*

céphalosporine n.f. Antibiotique de la classe des bêtalactamines, actif sur les bacilles à Gram négatif. Les céphalosporines forment une famille dont il existe trois générations, pouvant être administrées par voie orale ou parentérale.

céphalothoracopage n. Monstre formé de deux individus ayant une seule tête et des troncs soudés à la hauteur du thorax.

cerclage n.m. **1.** Réparation d'un os fracturé au moyen de fils métalliques entourant les fragments osseux. **2.** Rétrécissement d'un orifice trop large au moyen d'un fil qui l'entoure et qu'on serre à la demande. **3.** Rétrécissement d'un vaisseau au moyen d'un fil ou d'une lame souple pour diminuer le débit sanguin. Ce geste est effectué à titre palliatif dans certaines cardiopathies congénitales, surtout au niveau de l'artère pulmonaire. SYN. *banding.*

cérébelleux, euse adj. Relatif au cervelet. ***Démarche cérébelleuse,*** démarche instable et titubante comparable à l'ivresse, observée dans les atteintes du cervelet. ***Syndrome cérébelleux,*** troubles neurologiques, caractérisés essentiellement par une mauvaise coordination des mouvements volontaires et dus à une lésion du cervelet. Il s'y associe une adiadococinésie, une asynergie et une hypotonie.

cérébral, ale, aux adj. Qui concerne le cerveau.

cérébrospinal, ale, aux adj. Relatif au cerveau et à la moelle épinière. ***Méningite cérébrospinale,*** inflammation des méninges du système nerveux central par atteinte microbienne.

Cernévit® Soluté nutritif injectable, constitué de polyvitamine, utilisé notamment lors de nutrition parentérale exclusive. Il est aussi commercialisé sous le nom de Soluvit®.

certificat n.m. ***Certificat médical initial,*** certificat établi par un médecin constatant les conséquences d'un accident ou d'une maladie professionnelle. Il est descriptif, fixe la durée des soins et de l'arrêt de travail et permet la prise en charge des soins à 100 %. Un certificat final sera établi au moment de la guérison ou de la consolidation des lésions. ABRÉV. *C.M.I.*

céruléoplasmine n.f. Glycoprotéine plasmatique de transport du cuivre. Sa concentration est basse dans la maladie de Wilson et augmentée dans les cirrhoses ou les hépatites virales.

Cérulyse® Médicament présenté sous forme de gouttes auriculaires qui ont une action détergente, utilisé pour nettoyer le conduit auditif externe, notamment en cas de bouchon de cérumen empêchant un examen à l'otoscope. Elle est administrée par bains d'oreille de 10 minutes, 3 fois par jour parfois pendant 3 jours consécutifs. Elle est contre-indiquée si on suspecte une perforation tympanique. Xylène en D.C.I. Le Céruménol® (polyorbat 80 en D.C.I.) est aussi utilisable dans la même indication.

cérumen n.m. Produit de sécrétion gras et jaunâtre des glandes sébacées du conduit auditif externe.

cerveau n.m. Étage supérieur, le plus volumineux, du système nerveux central, contenu dans la boîte crânienne et formé de deux hémisphères réunis par le corps* calleux.

cervelet n.m. Partie du système nerveux central située au-dessous du cerveau, en arrière du tronc cérébral, et assurant l'équilibration et la coordination des mouvements.

cervic(o)- Élément du latin *cervix, cervicis,* « cou, nuque », entrant dans la composition de mots concernant : **1.** Le col du fémur, de l'utérus ou de la vessie. Ex. : *fracture cervicotrochantérienne, cancer endocervical, cervicocystopexie.* **2.** Le cou. Ex. : *adénopathie cervicale.*

cervicalgie n.f. Douleur siégeant au niveau du rachis cervical.

cervicarthrose n.f. Rhumatisme chronique dégénératif des articulations intervertébrales de la colonne cervicale.

cervicocystopexie n.f. Acte chirurgical qui vise à fixer le col vésical pour lutter contre l'incontinence urinaire féminine.

cervicotomie n.f. **1.** Incision chirurgicale du cou. **2.** Incision chirurgicale d'un col.

Cervoxan® Anti-ischémique proposé pour améliorer le déficit intellectuel du sujet âgé, aussi utilisé dans les troubles vasculaires O.R.L. Vinburnine en D.C.I.

césarienne n.f. Opération qui consiste à ouvrir la paroi abdominale puis l'utérus gravide pour en extraire le fœtus vivant.

cestodes n.m.pl. Ordre de vers parasites de l'homme, munis d'organe de fixation, tels que le bothriocéphale, le ténia, le cysticerque, l'échinocoque.

cétonurie n.f. Présence de corps cétoniques dans les urines à plus de 1 mg/24 h, ou de façon semi-quantitative à la bandelette en croix (0 à +++). Elle est observée en période de jeûne ou en cas de cétose, notamment diabétique.

Cétornan® Médicament composé de L-ornithine, acide aminé améliorant l'état nutritif du sujet dénutri, notamment, quand il est âgé. L-ornithine oxoglutarate en D.C.I.

cétose n.f. Augmentation des corps cétoniques dans le sang. Elle est la conséquence d'une utilisation des réserves lipidiques chez le sujet à jeun. En cas de carence insulinique, elle peut être importante et provoquer une acidose métabolique (chute de la réserve alcaline), d'acidocétose, voire d'un coma. L'haleine a une odeur caractéristique de pomme. Cétonémie normale : 15 à 20 mg/L.

Chagas (maladie de) Maladie parasitaire due à une infestation par un trypanosome (*Trypanosoma cruzi*) et qui se manifeste par de la fièvre, une hépato-splénomégalie, un ictère, un œdème de la face, une myocardite, des adénopathies et un méga-œsophage. Elle est rare mais grave dans sa forme chronique, s'accompagnant d'encéphalopathie. Elle est transmise par les piqûres d'insectes. Son traitement repose sur le nifurtimox ou le benznidazole.

chalasie n.f. Relâchement exagéré des muscles œsophagiens, notamment au niveau de son segment inférieur, avec fréquentes régurgitations.

chalazion n.m. Kyste bénin de la paupière provenant d'une glande de Meibomius et faisant parfois suite à un orgelet.

chambre n.f. ***Chambre antérieure de l'œil,*** espace contenant l'humeur aqueuse, compris entre l'iris et la cornée, et communiquant par la pupille avec la chambre postérieure comprise entre l'iris et la rétine.

champ n.m. ***Champ opératoire,*** **1.** Zone du corps sur laquelle porte une intervention chirurgicale. **2.** Ensemble des pièces de tissu stériles destinées à limiter et à protéger la zone du corps sur laquelle porte une intervention chirurgicale. ***Champ visuel,*** étendue de l'espace qu'embrasse le regard, l'œil étant immobile. Il s'explore et se mesure par campimétrie et périmétrie.

chancre n.m. Petite ulcération cutanée ou muqueuse correspondant à une primoinfection microbienne, vénérienne (syphilis, gonococcie, etc.) ou tuberculeuse. ***Chancre mou,*** maladie sexuellement transmissible, rare en France, due à *Haemophilus ducrei,* qui se manifeste par une ulcération profonde, douloureuse, recouverte d'un enduit jaunâtre, siégeant sur les organes génitaux de l'homme (verge) ou rarement de la femme (lèvres). Elle peut se compliquer d'une suppuration des ganglions inguinaux. Le diagnostic repose sur des prélèvements locaux, et le traitement sur l'administration de Bactrim® pendant 10 jours.

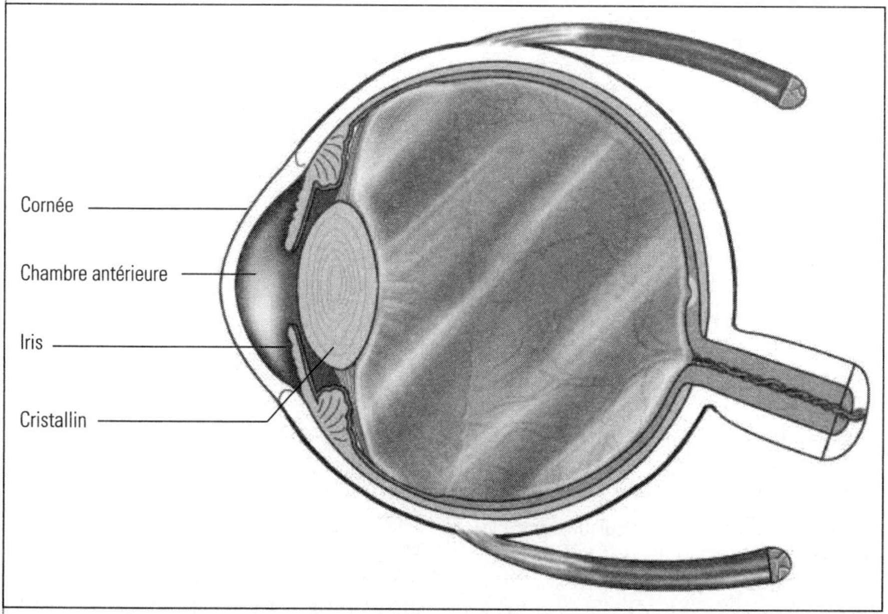

Coupe sagittale de l'œil.

charbon n.m. Maladie infectieuse commune à l'homme et au bétail, due à *Bacillus anthracis* qui se manifeste initialement par une pustule au point d'inoculation, puis par des manifestations pulmonaires et gastro-intestinales. Elle est devenue rare aujourd'hui grâce à des mesures préventives, notamment la vaccination des troupeaux. Le traitement repose sur les antibiotiques: quinolones (Ciflox®).

Charcot (maladie de) Sclérose latérale amyotrophique (S.L.A.), due à la dégénérescence des neurones de la corne antérieure de la moelle épinière, de cause inconnue, qui apparaît à l'âge adulte et se manifeste par une amyotrophie progressive, évoluant vers une atteinte du tronc cérébral, fatale par paralysie respiratoire.

charge n.f. ***Charge virale,*** dosage quantitatif de l'A.R.N plasmatique du V.I.H. chez les sujets infectés par ce virus. Elle témoigne du taux de réplication virale, et s'exprime en nombre de copies par ml de plasma. La charge est élevée quand les copies sont $> 10^5$/ml et faible quand elles sont $< 10^4$/ml.

chéilite n.f. Inflammation des lèvres, d'origine infectieuse, traumatique, solaire ou allergique.

chélateur n.m. Substance capable de se fixer sur un métal lourd dans l'organisme, pour former un complexe soluble et non toxique.

chélation n.f. Réaction chimique par laquelle une substance fixe une autre substance pour former avec elle un complexe non toxique, apte à être éliminé. Ce principe est utilisé en médecine dans les intoxications par les métaux (antidote chélatant le métal toxique) ou dans les prurits des cholestases où le Questran® chélate les sels biliaires et atténue le prurit.

chéloïde n.f. et adj. Cicatrice cutanée hypertrophique, en forme de bourrelet, saillante, à surface lisse, survenant après guérison d'une plaie. Les chéloïdes sont plus fréquentes sur peau noire.

chémodectome n.m. Tumeur bénigne développée aux dépens des organes chémorécepteurs tels que le corpuscule carotidien et le glomus jugulaire.

chémorécepteur n.m. Organe ou région du corps sensibles à des stimulus chimiques tels que la concentration en oxygène, en gaz carbonique, l'acidose ou l'alcalose du sang circulant.

chémosis n.m. Œdème de la conjonctive, d'origine inflammatoire.

cheville n.f. Zone de l'articulation entre le squelette de la jambe et du pied.

Cheynes-Stockes (dyspnée de) Trouble respiratoire d'origine centrale caractérisé par des phases d'augmentation progressive du volume courant jusqu'à un maximum, suivies de phases de baisse du volume courant. Le cycle reprend alors, avec parfois pause respiratoire entre deux cycles.

chiasma n.m. Entrecroisement de fibres nerveuses formant une lame de substance blanche. ***Chiasma optique,*** entrecroisement des fibres des deux nerfs optiques.

Chibro-Cadron collyre® Collyre associant de la cortisone (dexaméthasone) et un antibiotique (néomycine), utilisé dans les infections bactériennes de la partie antérieure du globe oculaire (orgelets par exemple). On instille 2 gouttes 3 à 6 fois par jour dans le cul-de-sac conjonctival.

Chibroxine collyre® Collyre antibiotique composé de quinolone. Il est utilisé dans les infections bactériennes de la partie antérieure du globe oculaire (orgelets par exemple). On administre 2 gouttes 3 à 6 fois par jour dans le cul-de-sac conjonctival. Norfoxaxine en D.C.I.

Child (classification de) Classification des cirrhoses en stade A (peu sévère) à C (gravissime), en fonction des cinq items suivants : ictère, albuminémie, TP, ascite, encéphalopathie hépatique.

chimère n.f. Individu présentant une mosaïque de deux génotypes, suite à des recombinaisons et à des croisements génétiques.

chimio- Élément du grec *khêmeia*, « magie noire », entrant dans la composition de mots concernant les substances chimiques. Ex. : *chimiothérapie*. SYN. *chémo-*.

chimio-embolisation n.f. Modalité thérapeutique utilisée pour détruire des cellules cancéreuses : au cours d'une artériographie, on injecte du Spongel dans le système artériel irriguant la tumeur, de manière à interrompre temporairement la vascularisation, puis on injecte les médicaments de chimiothérapie. Elle est utilisée en traitement adjuvant dans des cancers primitifs du foie.

chimioprophylaxie n.f. Traitement préventif médicamenteux d'une maladie, par exemple l'administration de Nivaquine® pour la prévention du paludisme. L'antibioprophylaxie est l'administration d'antibiotiques pour prévenir une infection bactérienne.

chimiotactisme n.m. Propriété par laquelle certaines substances attirent des leucocytes vers des foyers infectieux bactériens.

chimiothérapie n.f. Traitement, notamment des cancers, par agents chimiques.

chiropraxie n.f. Traitement de la douleur, en particulier d'origine rachidienne, par manipulation.

chirurgie n.f. Branche de la médecine utilisant des opérations sanglantes.

chlamydia n.f. Bactérie intracellulaire appartenant à l'ordre des rickettsies. La forme

Chlamydia trachomatis est responsable d'infections urogénitales, oculaires et du syndrome de Fiessinger-Leroy-Reiter. La forme *Chlamydia psittaci* (à la suite d'un contact avec les oiseaux) est responsable de pneumopathie atypique. Le traitement repose sur les antibiotiques macrolides, tétracyclines, fluoroquinolones.

chloasma n.m. Pigmentation brune, irrégulière, symétrique de la peau du visage mais restant à distance du cuir chevelu, survenant chez la femme enceinte, la femme recevant des œstroprogestatifs et s'exposant au soleil ou en cas de troubles utéro-ovariens. SYN. *masque de grossesse.*

chlorambucil n.m. D.C.I. de Chloraminophène®.

Chloraminophène® Agent alkylant, administré par voie orale en gélules et utilisé en association avec d'autres médicaments de chimiothérapie dans les traitements des leucémies lymphoïdes, des lymphomes et des sarcomes. Il est aussi utilisé comme immunosuppresseur dans quelques maladies auto-immunes, comme certains syndromes néphrotiques et la polyarthrite rhumatoïde. Chlorambucil en D.C.I.

chloramphénicol n.m. Antibiotique à spectre d'action large, d'utilisation très restreinte du fait d'effets secondaires hématologiques graves (aplasie médullaire parfois mortelle).

chloration n.m. Traitement de l'eau par une faible quantité de chlore afin de la rendre propre à la consommation.

chlorémie n.f. Concentration de chlore dans le sang (normale comprise entre 100 et 110 mmol/l).

Chlorhexidine® Médicament antiseptique externe, bactériostatique et bactéricide en contact prolongé, actif sur les bactéries à Gram positif et moins sur les bactéries à Gram négatif, et fongistatique sur *Candida albicans.* Il est aussi commercialisé sous les noms de Septéal®, Hibidil®, Cytéal®.

chlorhydrie n.f. Acidité totale du suc gastrique, somme de l'acide chlorhydrique libre et lié aux mucoprotéines.

chloro- Élément du grec *khlôros,* « vert ». Ex. : *chlorome.*

chloroforme n.m. Liquide volatil utilisé comme anesthésique et dissolvant.

chlorome n.m. Tumeur de couleur verte.

chloroquine n.f. Médicament antipaludéen. D.C.I. de Nivaquine®.

choanes n.f.pl. Orifices postérieurs des fosses nasales, communicant avec le nasopharynx.

choc n.m. Chute brutale et marquée de la pression artérielle. ***Choc anaphylactique,*** perturbation hémodynamique à type d'hypotension sévère secondaire à une réaction allergique survenant quelques minutes après le contact avec un allergène (piqûre d'insecte, injection d'iode...), et parfois associée à une éruption cutanée d'urticaire et/ou un bronchospasme. Le traitement doit être immédiat par adrénaline, suivie d'une corticothérapie. ***Choc cardiogénique,*** choc d'origine cardiaque, dont la cause est une défaillance du ventricule gauche, souvent secondaire à un infarctus du myocarde. ***Choc hypovolémique,*** choc dû à une diminution brutale du volume sanguin circulant efficace par rapport à la capacité du lit vasculaire. Des traumatismes, des hémorragies, des infections ou des allergies peuvent en être la cause. Il se manifeste par l'effondrement de la pression artérielle, la pâleur, la tachycardie, le refroidissement des extrémités, l'anxiété et la prostration ou l'agitation. L'état de choc entraîne une insuffisance d'irrigation des organes vitaux (foie, rein) et son évolution peut être rapidement mortelle. Son traitement doit être entrepris d'urgence. ***Choc rotulien,*** signe clinique d'épanchement intra-articulaire du genou. Sensation de choc perçue par l'examinateur à la percussion de la rotule qui vient buter contre l'extrémité inférieure du fémur.

chol(é)- Élément du grec *kholê*, « bile ».

cholagogue adj. Qui provoque la vidange de la vésicule biliaire et des voies biliaires. ◆ n.m. Produit proposé dans le traitement des digestions difficiles et de la constipation et qui provoque la vidange de la vésicule biliaire. Commercialisé sous les noms de Bladex® et Sorbitol®.

cholalémie n.f. Présence de sels biliaires dans le sang.

cholalurie n.f. Présence de sels biliaires dans l'urine.

cholangio- Élément du grec *kholê*, « bile », et *aggeion*, « capsule, vaisseau », entrant dans la composition de mots concernant les voies biliaires.

cholangiocarcinome n.m. Tumeur maligne développée aux dépens des voies biliaires.

cholangiographie n.f. Radiographie de la vésicule biliaire et des voies biliaires après administration d'un produit de contraste par voie orale ou intraveineuse. Le produit peut aussi être administré par injection à partir de la papille duodénale au cours d'une duodénoscopie, par ponction percutanée, ou par ponction directe au cours d'une laparoscopie ou d'une intervention chirurgicale.

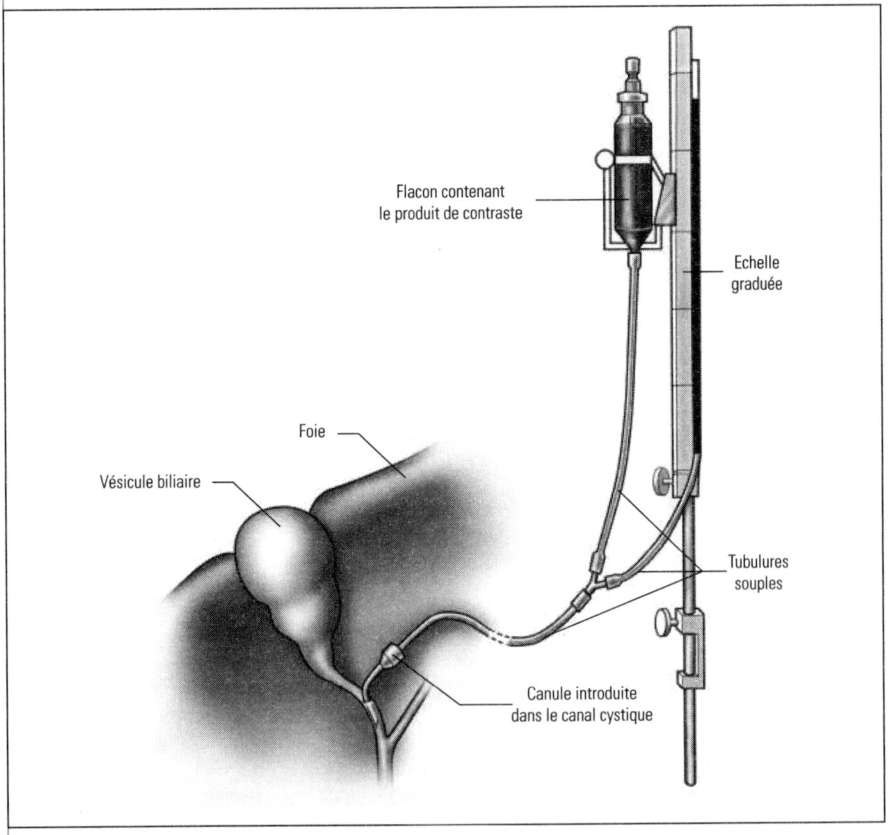

Cholangiographie avec radiomanométrie (mesure des pressions dans la voie biliaire).

cholangiojéjunostomie n.f. Anastomose d'un canal biliaire intrahépatique avec une anse jéjunale.

cholangiome n.m. Tumeur bénigne du foie formée de canalicules biliaires.

cholangiopancréatographie n.f. ***Cholangiopancréatographie endoscopique,*** voir *C.P.R.E.*

cholangite n.f. Inflammation des voies biliaires. ***Cholangite sclérosante primitive,*** inflammation des voies biliaires, de cause inconnue, caractérisée par une sclérose et une sténose des canaux biliaires extra- et parfois intrahépatiques, qui se manifeste par une cholestase (ictère, prurit, douleur de l'hypocondre droit), parfois compliquée d'angiocholite. Elle peut accompagner une recto-colite hémorragique. Tardivement, peut survenir une cirrhose biliaire secondaire à l'obstruction chronique des canaux biliaires. Il existe aussi un risque de cancer des voies biliaires (cholangio-carcinome). Le diagnostic repose sur la mise en évidence d'anomalies de l'arbre biliaire en C.P.R.E.* Cette maladie est une des indications d'une transplantation hépatique. ABRÉV. *C.S.P.* ***Cholangite secondaire,*** inflammation des voies biliaires de cause connue, contrairement à la cholangite primitive, consécutive à une infection (C.M.V., *Cryptosporidium* lors du sida), une lithiase cholédocienne chronique ou une lésion traumatique notamment postopératoire.

cholécalciférol n.m. Substance formée dans le derme sous l'effet des rayons solaires ultraviolets, à partir du 7-déhydrocholestérol (provitamine D3). On l'appelle aussi vitamine D3 et elle se comporte en fait comme une hormone.

cholécystectomie n.f. Ablation de la vésicule biliaire.

cholécystite n.f. Infection ou inflammation de la vésicule biliaire souvent accompagnée d'une infection de la bile vésiculaire, généralement d'origine lithiasique et traitée chirurgicalement par cholécystectomie.

cholécystocinétique adj. Qui entraîne une évacuation de la bile en provoquant la contraction de la paroi de la vésicule biliaire.

cholécystoduodénostomie n.f. Abouchement de la vésicule biliaire dans le duodénum.

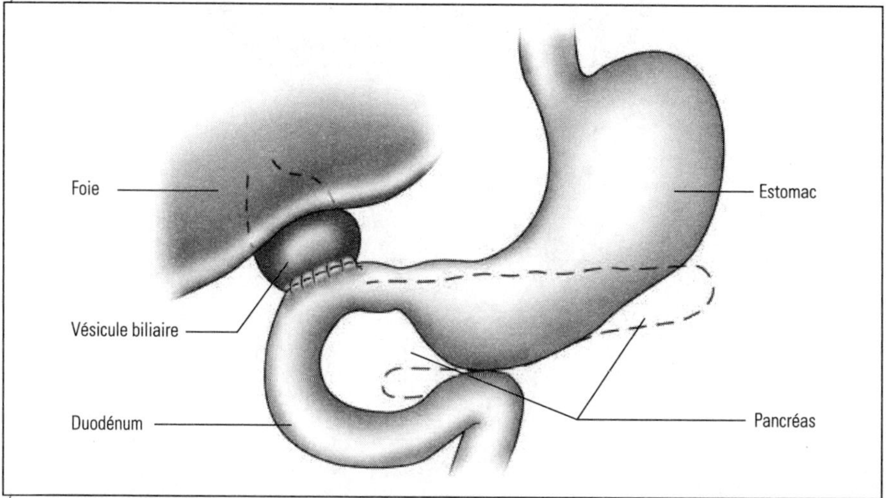

Cholécystoduodénostomie.

cholécystogastrostomie n.f. Abouchement de la vésicule biliaire dans l'estomac.

cholécystographie n.f. Radiographie de la vésicule biliaire après administration, par voie orale ou intraveineuse, d'un produit de contraste qui est successivement absorbé au niveau de l'intestin grêle, métabolisé par la cellule hépatique, éliminé dans la bile et stocké et concentré dans la vésicule biliaire qui devient opaque aux rayons X.

cholécystojéjunostomie n.f. Abouchement de la vésicule biliaire dans une anse jéjunale.

cholécystostomie n.f. Abouchement de la vésicule biliaire à la peau. Il permet de drainer la vésicule biliaire.

cholédochocèle n.m. Dilatation kystique congénitale du cholédoque, souvent asymptomatique et parfois responsable de cholestase avec risque d'angiocholite.

cholédocite n.f. Inflammation du canal cholédoque.

cholédocoduodénostomie n.f. Abouchement du canal cholédoque dans le duodénum.

cholédocojéjunostomie n.f. Abouchement du canal cholédoque dans une anse jéjunale.

cholédocolithiase n.f. Calcul dans la voie biliaire principale, au niveau du canal cholédoque.

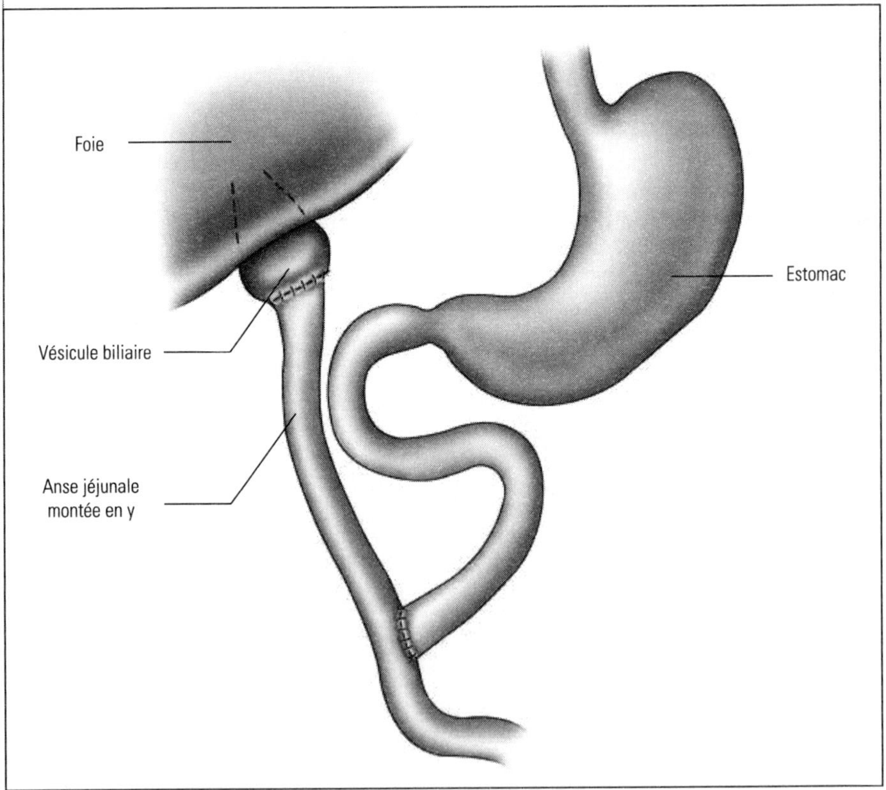

Cholécystojéjunostomie sur anse en Y.

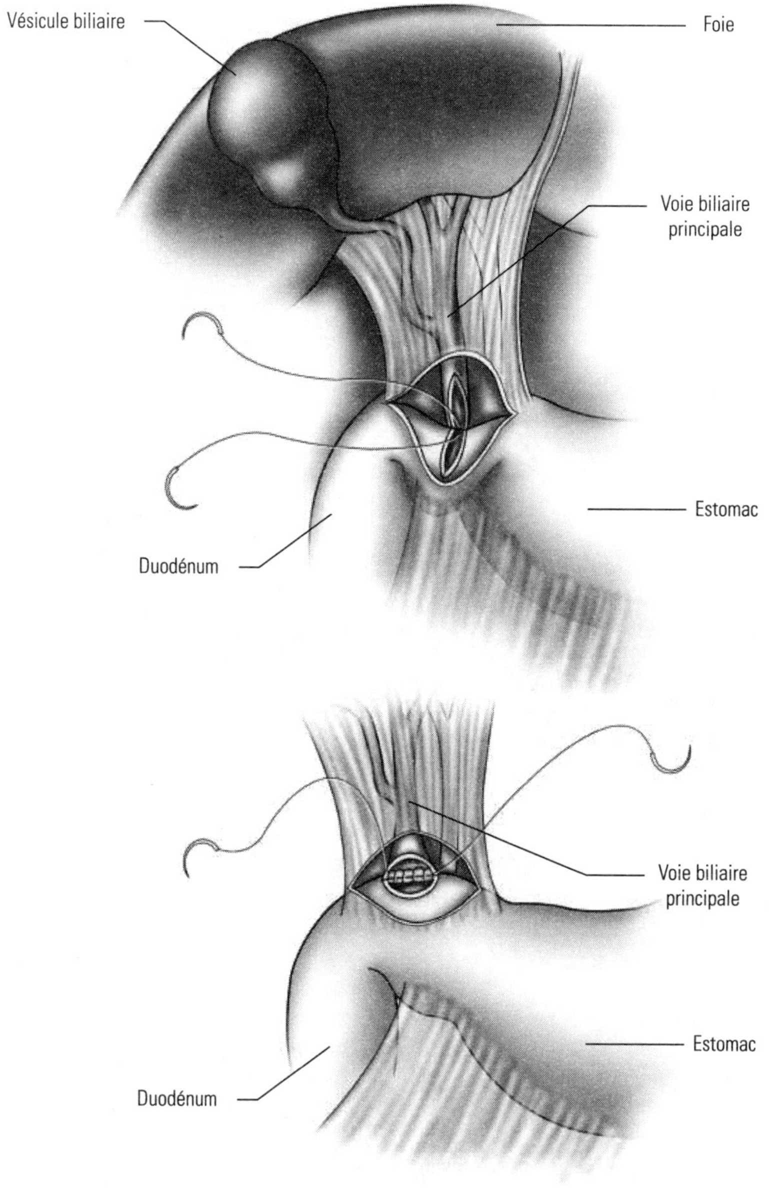

Cholédocoduodénostomie.

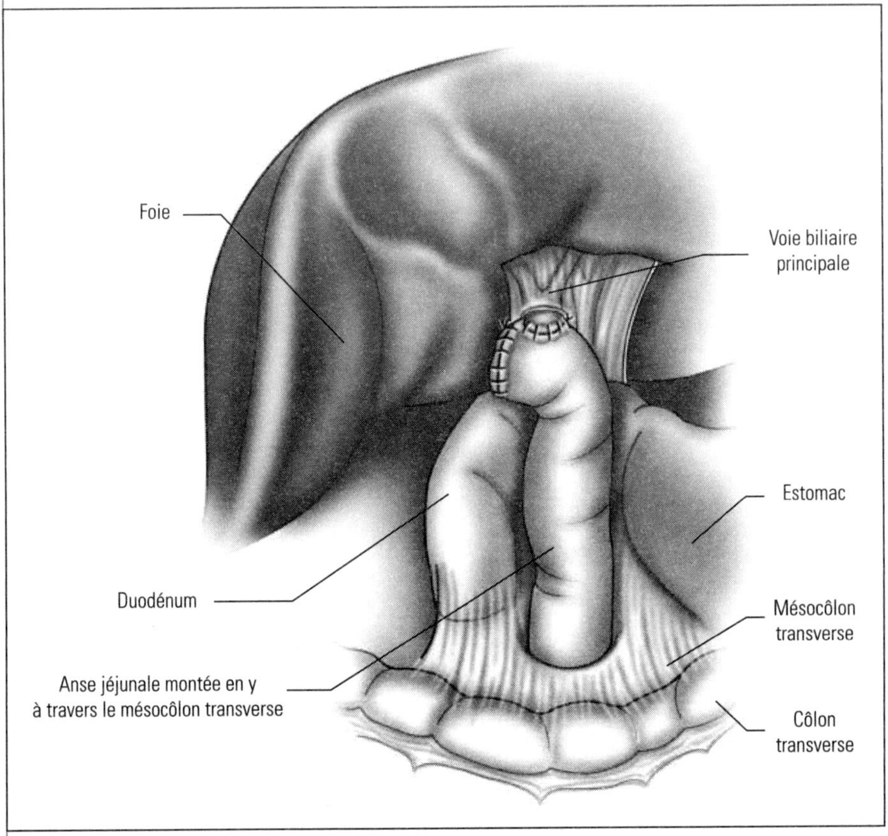

Cholédocojéjujostomie (ou hépatico-jéjunostomie sur anse en Y).

cholédocotomie n.f. Incision chirurgicale du canal cholédoque, notamment pour l'ablation de calculs.

cholédoque n.m. Segment de la voie biliaire principale formé par la réunion du canal hépatique et du canal cystique, et s'abouchant dans la deuxième portion du duodénum.

cholémie n.f. Présence de bile, notamment de sels et de pigments biliaires, dans le sang.

cholépéritoine n.m. Épanchement de bile dans la grande cavité péritonéale.

choléra n.m. Toxi-infection intestinale à *Vibrio cholerae*, qui se manifeste par une diarrhée de début brutal, avec des selles afécales, très abondantes, riziformes, associées à des vomissements abondants, responsables d'une déshydratation avec risque de collapsus. La transmission est orofécale, avec une incubation de quelques jours. La mortalité spontanée est de 50 %. Il existe à l'état endémique dans le nord-est de la péninsule indienne ou sous forme épidémique. Le traitement repose essentiellement sur une réhydratation abondante par voie IV et éventuellement sur l'administration d'antibiotiques de la famille des quinolones. La vaccination est peu efficace et peu durable.

cholérétique n.m. Substance qui augmente la sécrétion de bile par les cellules hépatiques, utilisée en traitement des digestions difficiles et de la constipation. Il est commercialisé sous les noms de Sulfarlem®, Transoddi®. ◆ adj. Relatif aux substances.

cholerragie n.f. Écoulement abondant de bile au niveau d'une plaie ou d'une incision du foie.

cholestase n.f. Diminution pathologique du débit biliaire. Elle peut être cliniquement asymptomatique et les formes évoluées peuvent se manifester par un prurit. Les examens sanguins mettent en évidence une élévation plasmatique des phosphatases alcalines et des gamma-G-T, en revanche l'élévation de la bilirubine est inconstante. Il existe deux grandes familles de cholestases. La cholestase extra-hépatique est due à une obstruction des voies biliaires. Elle se manifeste par une dilatation des voies biliaires extra-hépatiques et un ictère d'aggravation progressive avec augmentation de la bilirubine plasmatique. L'obstacle peut être un calcul, une tumeur, une compression ou une maladie inflammatoire des voies biliaires (cholangite). La cholestase intra-hépatique est due à une maladie du foie, sans dilatation des voies biliaires extra-hépatiques. L'ictère est inconstant : la cholestase peut être ictérique ou anictérique. On peut observer une telle cholestase intra-hépatique notamment lors d'hépatites, d'infections comme la tuberculose, ou de tumeur du foie.

cholestéatome n.m. Tumeur bénigne formée de cellules épithéliales infiltrées de cholestérol, se développant notamment au niveau de l'oreille moyenne.

cholestérol n.m. Stérol synthétisé essentiellement par le foie à partir d'acétylcoenzyme A et constituant des lipoprotéines sériques. Il est le précurseur de la synthèse des acides biliaires et des hormones stéroïdes. Dans le sang, il est porté par les lipoprotéines lourdes (HDL cholestérol), qui protègent contre l'athérome, et les lipoprotéines légères qui sont, elles, athérogènes.

cholestérolémie n.f. Concentration de cholestérol dans le sang (chez l'adulte, normalement inférieure à 2 g/l soit 5,16 mmol/l, chez l'enfant, comprise entre 1,5 et 1,7 g/l). Il est réparti en L.D.L., « mauvais cholestérol », de concentration normalement inférieure à 1,6 g/l et en H.D.L., « bon cholestérol », de concentration normalement supérieure à 0,4 g/l chez l'homme et à 0,5 g/l chez la femme.

cholestérolose n.f. Dépôt tissulaire de cholestérol, qui peut se produire au niveau du foie lors de déficit enzymatique ou au niveau de la vésicule biliaire sous la forme de dépôts lipidiques pariétaux. À l'échographie abdominale, son aspect est semblable à celui des calculs ou des polypes vésiculaires.

cholinergique adj. Qui agit par l'intermédiaire de la libération d'acétylcholine, neuromédiateur de la transmission de l'influx nerveux à un organe effecteur tel qu'un muscle.

cholinestérase n.f. Enzyme dégradant très rapidement l'acétylcholine dans la fente synaptique, permettant ainsi son inactivation et l'arrêt de la stimulation nerveuse cholinergique.

cholostase n.f. Voir *cholestase.*

chondr(o)- Élément du grec *khondros*, « cartilage », entrant dans la composition de mots concernant le cartilage ou le tissu cartilagineux. On trouve aussi *-condre.*

chondriome n.m. Ensemble des organites situés dans la cytoplasme cellulaire et comprenant les mitochondries et les chondriocontes. Ces éléments sont le siège d'une intense activité chimique.

chondrite n.f. Inflammation d'un cartilage.

chondrocalcinose n.f. Infiltration diffuse du cartilage articulaire par des microcalcifications.

chondrocostal adj. Qui se réfère aux cartilages costaux et aux côtes.

chondrocyte n.m. Cellule du tissu cartilagineux.

chondrodysplasie n.f. Ensemble des troubles de l'ossification du cartilage des os et du cartilage de croissance, provoquant des troubles de croissance du squelette. SYN. *chondrodystrophie.*

chondrodystrophie n.f. Trouble de croissance dû à une anomalie nutritionnelle des cartilages de croissance.

chondrogenèse n.f. Formation de tissu cartilagineux.

chondromalacie n.f. Ramollissement des cartilages articulaires.

chondromatose n.f. Maladie génétique caractérisée par la formation de multiples tumeurs cartilagineuses.

chondrome n.m. Tumeur bénigne formée de cartilage et contenant des chondrocytes d'aspect normal.

chondrosarcome n.m. Tumeur maligne comportant du tissu cartilagineux et souvent consécutive à la dégénérescence d'un chondrome.

Chopart (articulation de) Articulation médio-tarsienne du pied située entre l'astragale et le scaphoïde.

Chopart (intervention de) Amputation de la partie antérieure du pied.

chorde n.f. Organe embryonnaire dont les résidus constituent la partie centrale molle des disques intervertébraux de l'adulte. SYN. *chorde dorsale.*

chordome n.m. Tumeur développée aux dépens des résidus de la chorde dorsale.

chorée n.f. Syndrome neurologique caractérisé par des mouvements non coordonnés, involontaires, irréguliers, lents ou rapides, avec hypotonie musculaire. ***Chorée de Huntington héréditaire,*** se manifestant par une chorée lente associée à des troubles du comportement. ***Chorée de Sydenham,*** chorée secondaire à une infection par le streptocoque.

choriocarcinome n.m. Tumeur maligne développée dans le placenta, le plus souvent à la suite d'une môle hydatiforme. SYN. *chorio-épithéliome.*

chorion n.m. Tissu conjonctif d'une muqueuse ou d'une séreuse sous-jacent à l'épithélium.

choriorétinite n.f. Inflammation de la choroïde et de la rétine.

choroïde n.f. Structure membranaire du globe oculaire, située entre la sclérotique et la rétine, et qui assure la vascularisation de la rétine.

choroïdite n.f. Inflammation de la choroïde de l'œil.

C.H.R. n.m. Abréviation de *centre hospitalier régional.*

chrom(o)- Élément du grec *khrôma, khrômatos,* « couleur ». Ex.: *chromatopsie.* On trouve aussi *chromat(o)-.*

chromaffine adj. Riche en catécholamines et coloré par des sels de chrome. Se dit souvent de cellules dont le cytoplasme contient des granulations riches en catécholamines.

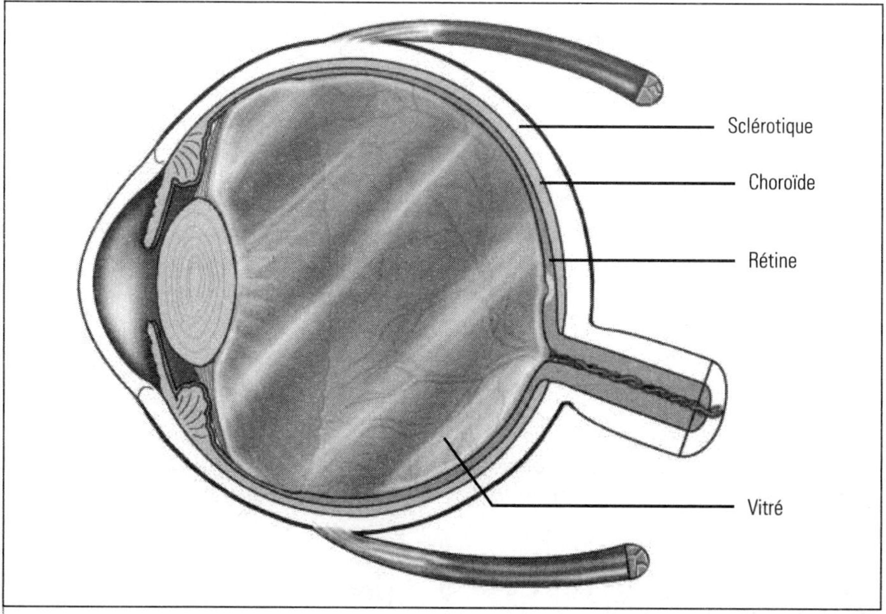

Coupe sagittale de l'œil.

chromatide n.f. Bras de chromosome apparaissant suite à une division longitudinale d'un chromosome (mitose ou méiose) pour donner naissance à deux chromosomes fils.

chromatine n.f. Substance composée essentiellement d'A.D.N., occupant le noyau de la cellule en interphase et se transformant en chromosomes au moment de la division cellulaire.

chromatographie n.f. Technique de laboratoire permettant de séparer différentes substances chimiques mélangées. La séparation peut se faire en fonction de différents critères : adsorbabilité sur une phase solide, solubilité, fixation sur un ligand spécifique, etc.

chromatopsie n.f. Mauvaise perception de la vision des couleurs, faisant apparaître selon les cas les objets en vert, bleu, jaune ou rouge.

chromosome n.m. Organite en forme de bâtonnet qui se forme à l'intérieur du noyau des cellules au moment de leur division. Les chromosomes sont le support des caractères héréditaires et de la différenciation sexuelle. Leur nombre est fixe dans chaque espèce animale. ***Chromosome X,*** chromosome sexuel qui, lorsqu'il est associé à un chromosome Y, définit le sexe masculin et lorsqu'il est associé à un chromosome X, définit le sexe féminin. ***Chromosome Y,*** chromosome sexuel caractéristique du sexe masculin.

Chronadalate® LP 30 Inhibiteur calcique présenté en forme à libération prolongée de l'Adalate®, médicament inhibiteur* calcique qui permet une administration unique matinale. Il est utilisé dans le traitement de l'hypertension artérielle. Nifédipine en D.C.I.

chronique adj. D'évolution prolongée ou récidivante. Ex. : *une diarrhée est chronique quand elle évolue pendant plus de 3 semaines.*

Chrono-Indocid® A.I.N.S. présenté en forme à libération prolongée et pouvant être administré en 1 ou 2 prises orales par jour. Indométacine en D.C.I.

chronopharmacologie n.f. Étude de l'influence de l'heure d'administration de médicaments sur leur devenir et leur efficacité, l'activité des enzymes ou les concentrations hormonales fluctuant au cours de la journée. Elle intéresse notamment l'administration des chimiothérapies anticancéreuses (chronochimiothérapie).

chronotrope adj. Relatif, en physiologie, à la régularité et à la fréquence d'un rythme. En pratique, ce terme est réservé au rythme cardiaque. ***Chronotrope positif (chronotrope +),*** qui accélère le rythme cardiaque.

chryso- Élément du grec *khrusos,* « or ». Ex. : *chrysothérapie.* SYN. *auro-.*

chrysothérapie n.f. Traitement par des dérivés des sels d'or injectables. Elle est utilisée dans le traitement de fond de la polyarthrite rhumatoïde. Les sels d'or sont commercialisés sous le nom de Ridauran® en forme orale et d'Allochrysine® en forme intramusculaire. SYN. *aurothérapie.*

C.H.U. n.m. Pôle d'excellence regroupant des laboratoires de recherche, une faculté de médecine et des services cliniques. Abréviation de *centre* hospitalier universitaire.*

Churg et Strauss (maladie de) Maladie due à une inflammation d'origine immuno-allergique des petits vaisseaux (angéite nécrosante). Elle est voisine de la périartérite noueuse, avec laquelle elle partage les mêmes manifestations cutanées et les mêmes atteintes d'organes profonds. Elle se manifeste de façon caractéristique par un asthme sévère avec hyperéosinophilie, une atteinte cardiaque (péricardite, trouble de conduction, insuffisance cardiaque), des douleurs abdominales et des hémorragies digestives. Le traitement repose sur la corticothérapie et les immunosuppresseurs (cyclophosphamide) SYN. *angéite granulomateuse allergique diffuse.*

Chvostek (signe de) Signe de tétanie traduisant une hyperexcitabilité musculaire, qui se manifeste par une contraction réflexe des muscles de la face lorsqu'on stimule mécaniquement la face externe de la joue.

chyl(o)- Élément du grec *khulos,* « suc », entrant dans la composition de mots concernant le chyle. Ex. : *vaisseau chylifère, vaisseau lymphatique de l'intestin grêle.*

chyle n.m. Liquide contenu dans les vaisseaux lymphatiques venus du tube digestif et plus spécialement de l'intestin grêle.

chylomicron n.m. Lipoprotéine plasmatique assurant le transport des triglycérides.

chylopéritoine n.m. Épanchement de chyle dans la grande cavité péritonéale.

chylothorax n.m. Épanchement de chyle dans la cavité pleurale, habituellement consécutif à une plaie ou une rupture du canal thoracique.

chylurie n.f. Présence de chyle dans l'urine dont l'aspect devient laiteux.

chyme n.m. Contenu alimentaire de l'estomac après la phase gastrique de la digestion, au moment de sa pénétration dans le duodénum.

chymotrypsine n.f. Enzyme sécrétée par le pancréas, permettant la digestion des protéines.

C.I. n.f. **1.** Abréviation de *capacité* inspiratoire.* **2.** Abréviation de *contre-indication.*

C.I.A. n.f. Abréviation de *communication interauriculaire.*

Cibacalcine® Médicament diminuant la résorption osseuse et la calcémie, utilisé en rhumatologie. Calcitonine en D.C.I.

Cibacene® Médicament à visée cardiologique, inhibiteur de l'enzyme de conversion de l'angiotensine. Il est aussi commercialisé sous le nom de Briem®. Bénazépril en D.C.I.

Ciblor® Antibiotique de la famille des aminopénicillines, associant amoxicilline et acide clavulanique, comme dans l'Augmentin®. Il est administré par voie orale en 2 à 3 prises quotidiennes. Co-amoxiclav en D.C.I.

cicatrice n.f. Tissu fibreux néoformé qui assure la fermeture d'une plaie ou d'une perte de substance de la peau ou d'un organe.

cicatrisation n.f. Processus de guérison d'une plaie ou d'une perte de substance. ***Cicatrisation par première intention,*** cicatrisation d'une plaie dont les berges sont exactement accolées, comme après une suture chirurgicale par exemple. SYN. *cicatrisation per primam.* ***Cicatrisation par seconde intention,*** cicatrisation qui se produit après une perte de substance, par bourgeonnement de la plaie puis couverture des bourgeons par l'épiderme ou le tissu de recouvrement de l'organe en cause, à partir de la périphérie. SYN. *cicatrisation per secundam.*

ciclosporine n.f. Médicament immunosuppresseur agissant principalement sur les lymphocytes T et qui est utilisé pour éviter le rejet après les greffes d'organes. Elle est néphrotoxique et il faut surveiller sa concentration plasmatique.

Cidermex® Pommade composée d'une association antibiotique (néomycine) et corticoïde (triamcinolone). Il en existe deux formes galéniques : l'une, à usage cutané, utilisée comme un dermocorticoïde d'activité forte, et l'autre, à usage ophtalmique, utilisée notamment dans des affections inflammatoires surinfectées de la partie antérieure de l'œil comme le chalazion.

Ciflox® Antibiotique de la famille des quinolones de seconde génération ou fluoroquinolones, administré par voie orale ou intraveineuse et ayant une activité particulière sur le pyocyanique (*Pseudomonas æruginosa*). Ciprofloxacine en D.C.I.

cil n.m. Poil du bord libre des paupières.

cimétidine n.f. D.C.I. d'un anti-sécrétoire gastrique de la classe des anti-histaminiques, agissant par blocage des récepteurs histaminiques H2 de la cellule pariétale, utilisé pour traiter les ulcères gastroduodénaux et le reflux gastro-œsophagien. Elle a des effets secondaires androgéniques et ses interactions médicamenteuses sont fréquentes. Elle est commercialisée sous le nom de Tagamet®.

cinéangiocardiographie n.f. Examen radiocinématographique des cavités cardiaques et des gros vaisseaux de la base du cœur après injection d'un produit de contraste.

cinéangiographie n.f. Examen radiocinématographique des vaisseaux après injection dans leur lumière d'un produit de contraste.

cinétique n.f. Qui a trait au mouvement. Par exemple, la pharmacocinétique est l'étude des mouvements des molécules des médicaments après leur administration dans l'organisme.

cingulum n.m. Structure nerveuse unissant le lobe frontal et le lobe temporal, en entourant le corps calleux.

cinquième n.f. ***Cinquième maladie,*** maladie infectieuse éruptive bénigne due à un parvovirus. Survenant par de petites épidémies printanières, elle se manifeste par une éruption en aile de papillon sur le visage, puis sur les membres avec prédominance aux avant-bras. SYN. *mégalérythème épidémique.*

Cipralan® Médicament anti-arythmique cardiaque, de la classe Ic de Vaughan-Williams, administré dans certains troubles du rythme cardiaque, soit par voie orale en prévention des récidives de tachycardies, soit par voie intraveineuse lors de tachycardies graves. Cibenzoline en D.C.I.

ciprofloxacine n.f. Antibiotique de la famille des quinolones de seconde génération. D.C.I. de Ciflox®, Uniflox® (forme à prise unique en cas de cystite).

circadien, ienne adj. Relatif à un rythme de 24 heures.

circiné, e adj. Qui caractérise une lésion cutanée circulaire ayant une bordure active, inflammatoire et un centre peu actif, blanchâtre non inflammatoire. Ex. : *herpès circiné.*

circoncision n.f. Résection chirurgicale du prépuce, dégageant le gland.

circonflexe adj. De forme incurvée et décrivant un arc de cercle. ***Nerf circonflexe,*** nerf du membre supérieur, issu du plexus brachial, contournant le col de l'humérus et innervant le muscle deltoïde.

circonvolution n.f. Repli sinueux de la substance grise de l'écorce cérébrale.

circulation n.f. Trajet vasculaire permettant la distribution du sang du cœur vers les organes, puis son retour au cœur. ***Petite circulation,*** circulation du cœur vers les poumons (ventricule droit – artère pulmonaire – poumon – veines pulmonaires – oreillette gauche). ***Grande circulation,*** circulation du cœur vers les autres organes (ventricule gauche – aorte – organes – veines caves – oreillette droite). ***Circulation artérielle collatérale,*** ensemble de petits vaisseaux artériels ayant un rôle physiologique accessoire, mais pouvant suppléer à la déficience du flux du lit vasculaire principal à la suite, par exemple, de sa thrombose. Cette circulation permet notamment d'éviter qu'un infarctus du myocarde ne s'étende. ***Circulation extracorporelle,*** technique opératoire de chirurgie cardiaque permettant d'assurer une circulation sanguine de suppléance et d'oxygéner le sang en court-circuitant le cœur et les poumons. Elle est aussi utilisée lors d'une hémodialyse où le sang effectue un circuit en dehors de l'organisme. ABRÉV. *C.E.C.* ***Circulation veineuse collatérale,*** dilatation de petits vaisseaux veineux accessoires à la suite d'une difficulté de circulation dans le lit vasculaire principal, par augmentation de la résistance des vaisseaux.

circum- Élément du latin *circum,* « autour ». Ex. : *circonvolution, circumduction.* On trouve aussi *circon-.*

circumduction n.f. Mouvement en forme de cône, décrit par un segment du corps. Le sommet du cône est la jonction des segments fixes et des segments mobiles.

Cirkan® Médicament veinotonique, constitué de vitamine P, utilisé comme traitement symptomatique de l'insuffisance veineuse et de la poussée hémorroïdaire. Rutoside en D.C.I.

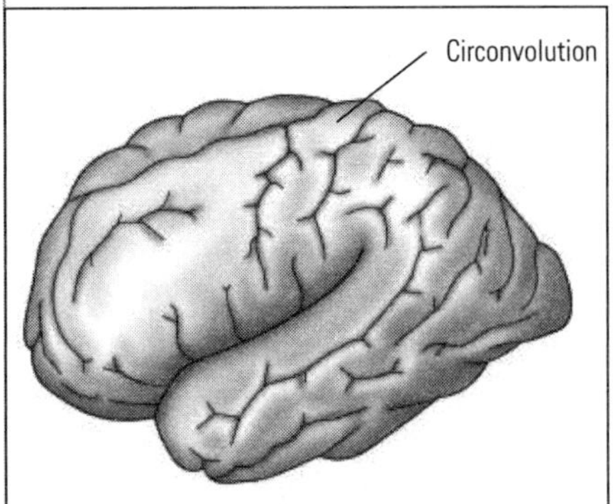

Cerveau, vu de profil.

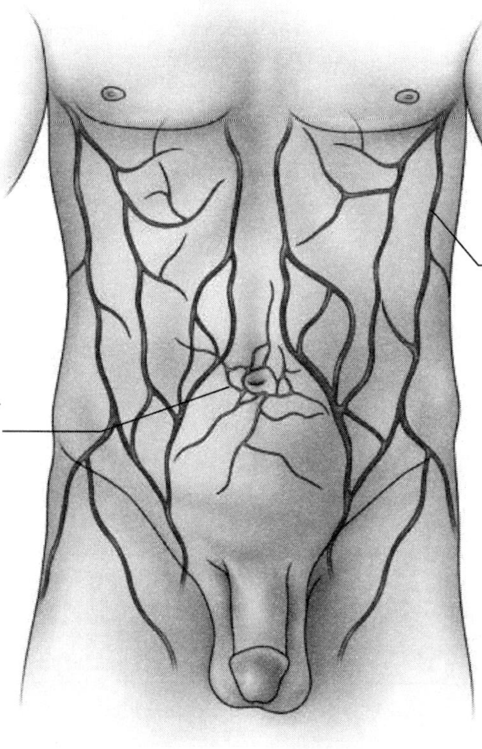

Face antérieure de la paroi abdominale d'un patient présentant une hypertension portale.

cirrhose n.f. Maladie chronique du foie, définie par l'existence d'une fibrose mutilante entourant des nodules de régénération. Elle est la conséquence d'une agression chronique du foie (alcool, virus). Elle peut se manifester par une insuffisance hépatocellulaire et une hypertension portale (ascite, varices œsophagiennes). Elle comporte un risque de cancer primitif du foie. ***Cirrhose alcoolique,*** cirrhose dont l'origine est une intoxication alcoolique chronique. ***Cirrhose biliaire primitive,*** maladie du foie, chronique, rare, atteignant principalement la femme entre 35 et 50 ans, due à une inflammation et une destruction des canalicules biliaires intrahépatiques. Il s'agit d'une affection auto-immune caractérisée par l'existence d'anticorps anti-mitochondrie. Initialement, il n'existe pas de cirrhose histologique. Elle se traduit par un prurit, une élévation des marqueurs de la cholestase (γGT et phosphatases alcalines) ; ensuite, dans les formes évoluées, apparaissent un ictère, puis une authentique cirrhose. Son traitement repose sur l'administration orale d'acides biliaires (Ursolvan®), voire sur une transplantation hépatique. SYN. *cholangite chronique destructive non suppurative, cirrhose xanthomateuse.* ***Cirrhose biliaire secondaire,*** cirrhose secondaire à une cholestase chronique généralement due à un obstacle à l'écoulement de la bile. ***Cirrhose cardiaque,*** cirrhose due à une augmentation des pressions dans les veines sus-

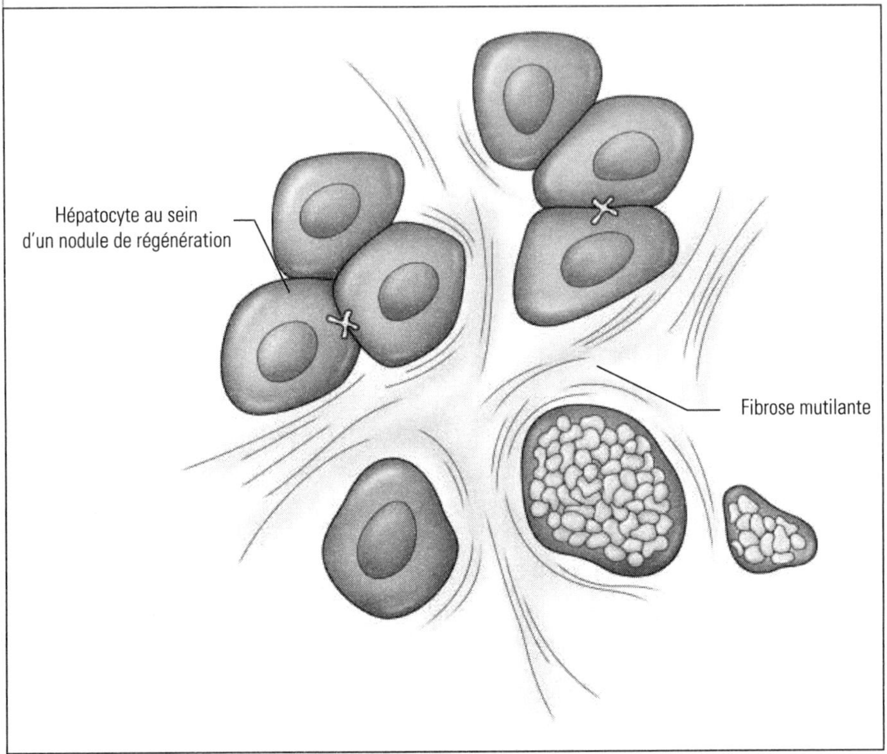

Aspect microscopique d'un fragment de foie présentant une cirrhose.

hépatiques, elle-même due à une augmentation de la pression veineuse centrale secondaire à une défaillance cardiaque droite.

cirsoïde adj. Formé de vaisseaux dilatés ressemblant à des varices (voir *anévrisme* cirsoïde*).

cisapride n.m. D.C.I. d'un médicament stimulant la motricité digestive (prokinétique), administré par voie orale, commercialisé sous le nom de Prepulsid®. Il comporte un risque d'interaction médicamenteuse avec des effets secondaires cardiologiques graves.

cisplatine n.m. Alkylant de la famille des organoplatines, administré par voie intraveineuse au cours des chimiothérapies anticancéreuses. Il provoque des nausées et des vomissements fréquents et sévères. Ses toxicités rénale et auditive sont cumulatives (c'est-à-dire que sa toxicité augmente avec la dose totale administrée pendant tout le traitement). Il est utilisé dans le traitement des cancers uro-génitaux, O.R.L., bronchiques, œsophagiens, etc. Il est commercialisé sous le nom de Cisplatyl®.

citerne n.f. ***Citerne cérébrale,*** petit réservoir du système circulatoire du liquide céphalorachidien situé à la base du crâne, dans l'espace sous-arachnoïdien, en avant du tronc cérébral.

citrate n.m.. Substance chimique ajoutée aux tubes de prélèvement pour éviter la coagulation des échantillons sanguins, sans modifier les paramètres de surveillance d'un traitement anticoagulant (TCA et TP).

citrulline n.f. Substance synthétisée au cours du cycle de l'urée et dégradée en arginine puis en urée.

C.I.V. n.f. Abréviation de *communication* interventriculaire.*

C.I.V.D. n.f. Abréviation de *coagulation* intravasculaire disséminée.*

Claforan® Antibiotique, céphalosporine de troisième génération, à large spectre, très actif sur les bacilles à Gram négatif. Il est administré par voie intraveineuse lente en trois injections dans les infections sévères méningées, urinaires, digestives pulmonaires et dans les endocardites. Céfotaxime en D.C.I.

clairance n.f. Coefficient d'épuration plasmatique, étudié essentiellement pour quantifier le fonctionnement du rein. Il correspond au rapport entre le débit urinaire d'une substance, par minute, et sa concentration dans le plasma. La clairance rénale d'une substance est le volume (en ml) de plasma que le rein peut épurer totalement de cette substance en 1 minute.

Clamoxyl® Antibiotique de la famille des aminopénicillines (pénicilline du groupe A), ayant un spectre proche de celui de la pénicilline G, notamment sur les streptocoques, mais élargi aux entérocoques et à certains bacilles Gram négatif. Il diffuse dans la plupart des compartiments de l'organisme. On l'administre en 2 ou 3 prises orales ou injections intraveineuses par jour. Il est utilisé dans les infections urinaires, digestives, O.R.L., méningées, pulmonaires, etc. Il est aussi commercialisé sous les noms de Agram®, Hiconcil®, Amodex®, Bristamox®. Amoxicilline en D.C.I.

clamp n.m. Variété de pince utilisée pour interrompre l'écoulement des liquides au moment de l'incision d'un organe creux ou d'un vaisseau.

clangor n.m. Anomalie du deuxième bruit cardiaque, appelé B2, de fermeture des valves cardiaques aortique ou pulmonaire, perçue à l'auscultation cardiaque et caractérisée par une augmentation de son intensité et de son timbre de résonance métallique. Il est perçu au foyer pulmonaire ou aortique. On le rencontre en cas d'hypertension artérielle pulmonaire, d'hypertension artérielle, d'altérations de la valvule aortique dues à l'athérome ou à la syphilis.

claquage n.m. Rupture de fibres musculaires survenant à la suite d'un effort physique intense et produisant une violente douleur.

Claramid® Antibiotique de la famille des macrolides, nouvelle molécule à demi-vie longue, administré par voie orale en deux prises, avant les repas. Roxithromycine en D.C.I. Il est aussi commercialisé sous le nom de Rulid®.

clarithromycine n.f. Antibiotique de la famille des macrolides, administré en deux prises orales. Elle est plus active que l'érythromycine sur les bactéries Gram positif comme *Hæmophilus.* D.C.I. de Naxy®, Zeclar®.

Clarityne® Antihistaminique H1 antiallergique, peu sédatif, administré en une prise orale quotidienne, sous forme de comprimé ou de sirop. Loratadine en D.C.I.

-clas(ie) Élément du grec *klasis,* « action de briser ». ***Ostéoclasie,*** action de briser un os, en général pour redresser un cal vicieux.

Clastoban® Médicament de la famille des biphosphonates, administré par voie intraveineuse ou orale, notamment dans le traitement des hypercalcémies sévères. Il est aussi commercialisé sous le nom de Lytos®. Clodronate disodique (acide clodronique) en D.C.I.

Claude Bernard-Horner (syndrome de) Ensemble de symptômes neurologiques qui témoignent d'une lésion du système nerveux sympathique ; celle-ci peut être située à la hauteur du nerf sympathique cervical ou de la moelle épinière. Ce syndrome associe une énophtalmie, un myosis et un rétrécissement de la fente palpébrale ; ces trois anomalies sont unilatérales et situées du côté de la lésion neurologique.

claudication n.f. Action de boiter. ***Claudication intermittente,*** syndrome douloureux, à type de crampe de siège variable, survenant à la marche et obligeant souvent à l'arrêt. On distingue la claudication intermittente artérielle, due à une artérite sévère des membres inférieurs, et la claudication intermittente médullaire, due à une atteinte neurologique.

claustration n.f. Symptôme psychiatrique, défini par un isolement volontaire du monde extérieur dans un but de protection.

claustrophobie n.f. Névrose phobique définie par une peur, une répulsion angoissante des lieux clos, alors que la situation ne justifie pas une telle réaction. Le traitement est fondé sur la psychothérapie, les antidépresseurs et les benzodiazépines à faibles doses.

Claventin® Antibiotique de la classe des carboxy-pénicillines, à spectre très large, notamment sur les bactéries Gram négatif. C'est une association de ticarcilline et d'acide clavulanique, administrée par voie intraveineuse en 3 à 6 injections. Il est utilisé dans les infections sévères, localisées et généralisées à germes sensibles, à l'exclusion des méningites car il diffuse mal dans les méninges. Co-ticarciclav en D.C.I.

clavicule n.f. Os de la ceinture scapulaire articulé en dedans avec le sternum et en dehors avec l'omoplate.

Clearblue® Test urinaire immunologique colorimétrique de grossesse qui permet de détecter l'hormone gonadotrophine chorionique (H.C.G.), dans les urines de la femme enceinte. Il est basé sur l'inhibition, en présence de cette hormone, d'une réaction entre un réactif antigénique et des anticorps.

cléid(o)- Élément du grec *kleidôs*, « clé, clavicule ». Ex. : *cléidectomie.*

cléidectomie n.f. Ablation chirurgicale partielle ou totale de la clavicule.

cleptomanie n.f. Névrose obsessionnelle, avec intrusion dans la pensée d'idées ou de pulsions contraignant le patient à voler des objets de façon irrépressible, sans tenir compte de leur valeur. Le patient est conscient du caractère anormal de ses actes, ce qui l'angoisse. Il essaie de lutter en vain contre cette tendance. La thérapie comportementale de déconditionnement est ici intéressante. On écrit aussi *kleptomanie.*

Cléridium® Antiagrégant plaquettaire, administré par voie orale en 2 ou 3 prises par jour. Il est aussi commercialisé sous le nom de Persantine®. Dipyridamole en D.C.I.

climatère n.m. Âge de la ménopause ou de l'andropause, marqué par des modifications physiques, hormonales et psychiques.

clinique adj. Relatif à l'examen physique du malade ou à des symptômes de maladies.

Clinistix® Bandelette réactive permettant la recherche de sucre dans les urines (glycosurie).

Clinitest® Bandelette réactive permettant la recherche de corps cétoniques dans les urines.

clinodactylie n.f. Déviation des doigts ou des orteils, en flexion, en extension ou latéralement, due à des rétractions des parties molles (peau, ligaments articulaires).

clinoïde adj. ***Apophyse clinoïde,*** chacune des six petites saillies osseuses entourant la selle turcique au niveau de la base du crâne.

clinostatisme n.m. Position couchée.

clip n.m. Agrafe chirurgicale.

clitoris n.m. Organe érectile sexuel féminin situé à la partie antérieure de la vulve.

clivage n.m. Séparation de deux plans tissulaires, de deux organes, en suivant les limites anatomiques.

Clomid® Médicament hormonal inducteur de l'ovulation. Il est administré par voie orale du 5e au 10e jour du cycle menstruel. Il est utilisé en traitement de la stérilité en dehors d'hyperprolactinémie, avec ovaires fonctionnels. Il présente un risque de grossesse multiple, de douleurs abdominales, de troubles visuels. Il agit par élévation de la FSH, permettant une meilleure maturation ovulaire, grâce à une inhibition du rétrocontrôle que des œstrogènes exercent sur la sécrétion hypophysaire de FSH. Clomifène en D.C.I. Il est aussi commercialisé sous le nom de Pergotime®.

clomifène n.m. ***Citrate de clomifène***, médicament hormonal inducteur de l'ovulation. D.C.I. de Clomid® et de Pergotime®.

clone n.m. **1.** Individu génétiquement identique à un autre, issu de manipulation génétique. **2.** Ensemble de cellules identiques provenant d'une seule cellule souche.

clonidine n.f. D.C.I. d'un médicament de traitement de l'hypertension artérielle commercialisé sous le nom de Catapressan®.

clonie n.f. Contraction musculaire brève et involontaire, se traduisant par des secousses brusques d'un muscle ou d'un groupe de muscles.

clonique adj. Se dit de mouvements musculaires saccadés, comme au cours d'une crise d'épilepsie. SYN. *myoclonique.*

clonus n.m. Exagération des réflexes musculaires se traduisant par des contractions itératives, rythmiques et involontaires déclenchées par la mise en traction d'un groupe musculaire. Il est constaté notamment dans le syndrome pyramidal. SYN. *trépidation épileptoïde.*

Clopixol® Psychotrope de la famille des neuroleptiques, ayant des effets sédatifs et antipsychotiques, actif surtout sur les hallucinations. Il est administré par voie orale ou injectable en forme retard intramusculaire, active pendant 2 à 4 semaines pour la forme à action prolongée (LP) et 2 ou 3 jours pour la forme à action semi-prolongée (ASP). Zuclopenthixol en D.C.I.

Cloquet (ligament de) Cordon fibreux correspondant à un résidu embryonnaire, situé dans le cordon spermatique.

clostridium n.m. Bacille Gram positif, sporulé, anaérobie. Il en existe plusieurs types : *Clostridium perfringens* (responsable de la gangrène gazeuse), *Clostridium botulinum* (responsable du botulisme), *Clostridium tetani* (responsable du tétanos), *Clostridium difficile* (responsable de colite pseudomembraneuse).

clou n.m. **1.** Synonyme de *furoncle.* **2.** Tige métallique introduite dans le canal médullaire d'un os long pour immobiliser une fracture. ***Clou plaquettaire,*** caillot formé par l'agrégation des plaquettes et qui constitue l'étape initiale des mécanismes assurant l'arrêt d'une hémorragie.

C.M.H. n.m. (Abréviation de *complexe majeur d'histocompatibilité*) Systèmes HLA I et II, permettant la reconnaissance immunitaire.

C.M.I. n.f. **1.** (Abréviation de *concentration minimale inhibitrice*) Concentration minimale capable d'inhiber *in vitro* toute croissance bactérienne visible, déterminée par méthode de dilution. Elle définit, lors d'un antibiogramme, la sensibilité d'une bactérie à un antibiotique. Plus cette valeur est élevée moins l'antibiotique est efficace. **2.** Abréviation de *certificat médical initial.*

C.M.N.O. n.f. Abréviation de *cardiomyopathie* non obstructive.*

C.M.U. n.f. Abréviation de *Couverture médicale universelle* permettant l'accès de tous aux soins. Elle remplace l'ancienne A.M.G. (*Aide médicale gratuite*).

C.M.V. n.m. Abréviation de *cytomégalovirus.*

CO n.m. Formule chimique du monoxyde de carbone.

CO_2 n.m. Formule chimique du dioxyde de carbone ou gaz carbonique.

coagulation n.f. Transformation d'un liquide organique en masse solide ou semi-solide. ***Coagulation du lait,*** transformation du lait dans l'estomac sous l'action de la présure ou de la pepsine, avec formation de caséine. ***Coagulation du sang,*** formation d'un caillot lorsque le sang s'épanche hors de la lumière des vaisseaux. Elle intervient dans l'arrêt des hémorragies et l'obturation des plaies des vaisseaux. Elle résulte d'un mécanisme complexe dont l'aboutissement est la formation d'un réseau de fibrine qui englobe les globules sanguins. ***Coagulation intravasculaire disséminée,*** formation de caillots microscopiques dans les petits vaisseaux par formation de thrombine, avec consommation des facteurs de la coagulation et des plaquettes puis, en réaction, fibrinolyse. La consommation des facteurs de la coagulation et la fibrinolyse sont responsables du syndrome hémorragique constant dans la C.I.V.D.

coagulopathie n.f. Trouble de la coagulation sanguine.

Coalgan® Médicament constitué d'une compresse hémostatique pour tamponnement, compression et méchage. Il est utilisé en complément de manœuvres de compression lors d'hémorragies superficielles, de saignement de nez.

Coaprovel® Médicament associant un antihypertenseur inhibiteur de l'angiotensine II (Aprovel® 150 ou 300 mg) et un diurétique thiazidique (12,5 mg hydrochlorothiazide), utilisé dans le traitement de l'hypertension artérielle.

coarctation n.f. ***Coarctation aortique,*** rétrécissement congénital de l'aorte généralement au niveau de l'isthme de la crosse aortique (région située juste en aval de la naissance de l'artère sous-clavière) et plus rarement au niveau de l'aorte abdominale dans sa portion cœliaque. Cette lésion entraîne une hypertension artérielle en amont de l'obstacle, une diminution du pouls et de la pression artérielle en aval, et une importante circulation collatérale.

cobaltothérapie n.f. Radiothérapie pratiquée grâce à une bombe à cobalt 60 qui émet des rayonnements bêta et gamma.

cocaïne n.f. Alcaloïde végétal issu de la feuille de coca, ayant des propriétés stupéfiantes, aussi employé en anesthésie locale de contact.

coccidioïdomycose n.f. Infection pulmonaire due à un champignon (*Cocciditis immitis*) existant en Amérique. La contamination, souvent asymptomatique, se fait par inhalation de spores. Elle se complique parfois de cavernes pulmonaires et d'hémoptysies. La réactivation est possible lors d'hémopathie maligne ou de déficit immunitaire, avec possible dissémination de mauvais pronostic (atteintes osseuses, méningées, etc.). Le diagnostic repose sur la sérologie et les prélèvements directs. La guérison est habituellement spontanée, et on administre de l'amphotéricine B ou du fluconazole dans les formes graves.

coccobacille n.m. Bactérie de forme ovalaire, intermédiaire entre la forme arrondie de la coque et la forme allongée du bacille.

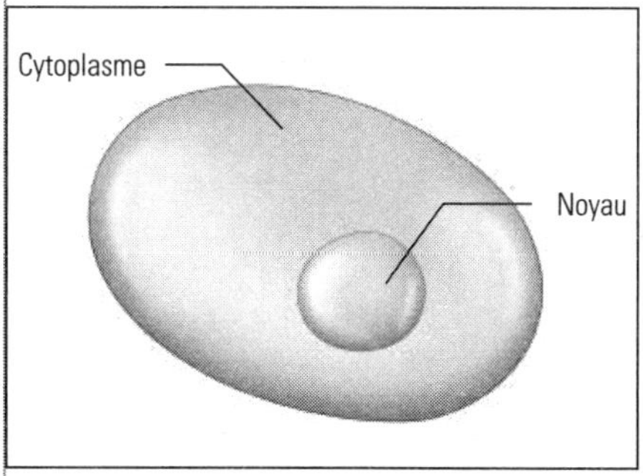

Bactérie de type coccobacille, de forme ovale.

coccyg(o)- Élément du grec *kôkkyx*, « coucou » désignant le coccyx. Ex.: *coccygodynie.*

coccygodynie n.f. Douleur au niveau du coccyx.

coccyx n.m. Os terminal de la colonne vertébrale formé par la soudure des 4 ou 5 dernières vertèbres, dites vertèbres coccygiennes.

cochléaire adj. Qui concerne le limaçon de l'oreille interne et, par extension, l'audition.

cochlée n.f. Partie antérieure du labyrinthe osseux de l'oreille interne, contenant le limaçon.

Cockett (syndrome de) Syndrome dû à une compression de la veine iliaque primitive gauche par l'artère iliaque primitive droite au niveau du promontoire. Il peut se manifester par des thromboses, des douleurs ou un œdème du membre inférieur gauche.

code n.m. ***Code génétique,*** ensemble des mécanismes permettant de décrypter l'information génétique de l'A.D.N. et de la traduire en synthèse de protéines.

codéine n.f. Alcaloïde dérivé de l'opium, utilisé comme antalgique de classe II en association avec le paracétamol et dans les sirops antitussifs.

codex n.m. Ouvrage officiel contenant les préparations pouvant être délivrées par un pharmacien.

Codoliprane® Médicament associant le paracétamol (500 mg) et la codéine (20 mg), utilisé comme antalgique de classe 2, de la famille des analgésiques morphiniques mineurs. Il est administré par voie orale.

codon n.m. Unité de code génétique, constituée de trois paires de nucléotides, responsable de l'incorporation d'un acide aminé au cours de la synthèse des protéines.

coefficient n.m. ***Coefficient intellectuel,*** chez l'enfant, rapport de l'âge mental à l'âge réel.

cœlia- Élément du grec *koilia,* « ventre », entrant dans la composition de mots concernant l'abdomen. Ex.: *cœliaque.* On trouve aussi *cœlio-*.

cœlialgie n.f. Douleur profonde de l'abdomen.

cœliaque adj. Relatif à l'abdomen. ***Tronc cœliaque,*** volumineuse artère viscérale née de l'aorte abdominale et se divisant en trois branches (hépatique, splénique, coronaire stomachique) qui assurent l'irrigation des organes de l'étage sus-mésocolique de l'abdomen. ***Maladie cœliaque,*** maladie du nourrisson, du jeune enfant et parfois de l'adulte, caractérisée par une diarrhée avec stéatorrhée, un météorisme important, une altération de l'état général, une anémie, un retard de croissance avec rachitisme et ostéomalacie. Elle est provoquée par une intolérance à la gliadine du gluten, qui est responsable d'une atrophie villositaire avec malabsorption. Son traitement repose sur un régime sans gluten.

cœliochirurgie n.f. Chirurgie peu invasive avec effraction cutanée minime, effectuée sous le contrôle visuel d'un tube optique introduit par une petite incision et au moyen d'instruments spécifiques introduits par de petites incisions séparées.

cœlioscopie n.f. Examen visuel de la cavité abdominale au moyen d'un tube optique introduit dans l'abdomen, après création d'un pneumopéritoine, à la hauteur de l'ombilic ou à travers le cul-de-sac postérieur du vagin et le cul-de-sac de Douglas.

cœliotomie n.f. Synonyme de *laparotomie.*

coenzyme n.f. Molécule de petit poids moléculaire indispensable à l'action de certaines enzymes. Beaucoup dérivent de vitamines.

cœur n.m. Organe musculaire creux doué d'une activité contractile rythmique qui assure la circulation sanguine. ***Cœur pulmonaire,*** insuffisance ventriculaire droite, pouvant être aiguë ou chronique, secondaire à une hypertension artérielle pulmonaire.

coiffe n.f. ***Coiffe des rotateurs,*** ensemble des quatre muscles rotateurs de l'épaule qui s'insèrent sur le trochiter et le trochin, ainsi que sur la capsule articulaire de l'épaule, formant une « coiffe » : sous-scapulaire, sous-épineux, sus-épineux et petit rond).

coït n.m. Rapport sexuel.

col n.m. Portion étroite d'un organe. ***Col de l'utérus,*** partie inférieure de l'utérus, s'ouvrant au niveau du vagin dans lequel elle forme une saillie. ***Col fémoral,*** partie étroite de l'extrémité supérieure du fémur, intermédiaire entre la tête de l'os et le massif des trochanters. ***Col vésical,*** zone de la base de la vessie de laquelle naît l'urètre.

col(o)- Élément du grec *kôlon,* « côlon », entrant dans la composition de mots concernant le gros intestin.

colchicine n.f. Alcaloïde extrait du colchique (plante à bulbe d'automne), utilisé dans le traitement de la goutte et de la chondrocalcinose. Elle a aussi une action anti-inflammatoire et antimitotique, et diminue transitoirement le nombre de globules blancs. Elle provoque très fréquemment des diarrhées, ce qui a fait associer colchicine et ralentisseur du transit dans le Colchimax®.

Cold-cream® Pommade hypoallergénique, utilisée en dermatologie pour hydrater et protéger la peau.

colectasie n.f. Dilatation pathologique du côlon en cas de colite infectieuse ou inflammatoire sévère. Elle est favorisée par la prise de neuroleptiques, de ralentisseur du transit et par l'hypokaliémie. Il existe un risque de perforation du cæcum lorsque son diamètre atteint 12 cm. Elle est aussi rencontrée dans la pseudo-obstruction intestinale (syndrome d'Ogilvie). Le traitement consiste en la mise au repos du tube digestif, la prise en charge de l'affection en cause et une éventuelle exsufflation lors d'une coloscopie avec mise en place d'un tube de Faucher (réservé au syndrome d'Ogilvie), voire une chirurgie de dérivation.

colectomie n.f. Ablation chirurgicale d'une partie ou de la totalité du gros intestin.

colibacille n.m. Bacille Gram négatif responsable notamment d'infections digestives ou urinaires. SYN. *Escherichia coli.*

colibacillose n.f. Maladie caractérisée par des infections itératives, chroniques par colibacille, qu'elles soient digestives ou urinaires.

Colicort® Médicament administré sous forme de gouttes nasales ou auriculaires, composé d'un corticoïde (prednisolone) et d'antibiotiques (colistine et tétracycline). Il est utilisé dans les otites externes et les infections rhinopharyngées.

coliforme n.m. Bactérie de la flore intestinale.

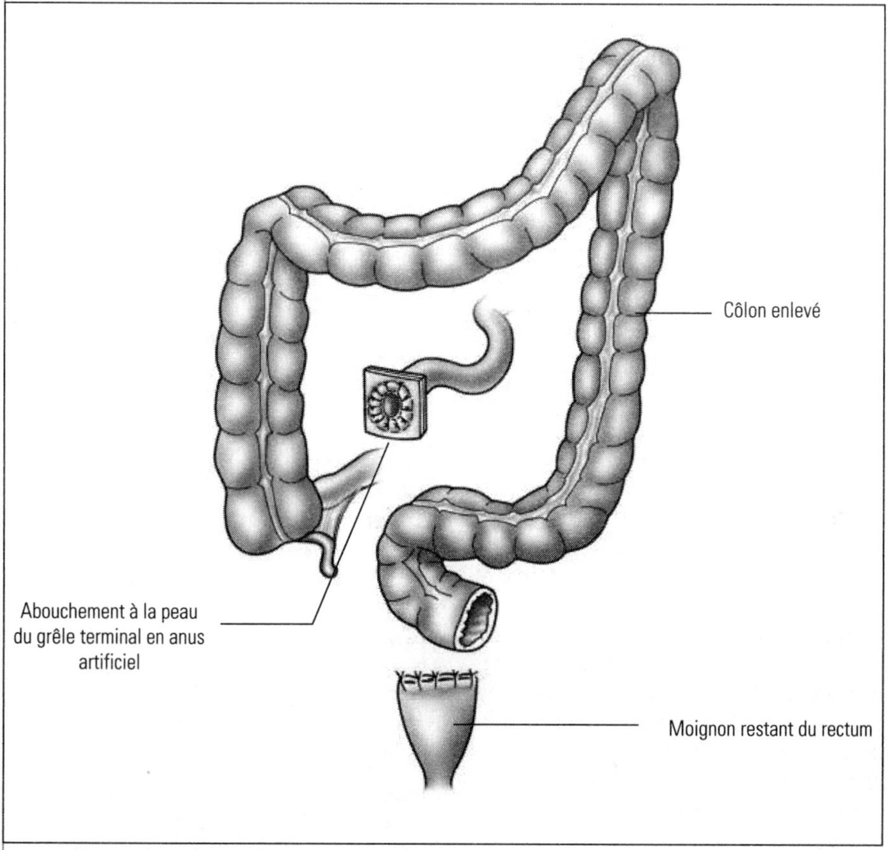

Colectomie totale avec iléostomie.

colimycine n.f. Antibiotique de la famille des polymyxines, à spectre étroit, actif sur certaines bactéries Gram négatif. Elle est utilisée par voie locale non absorbée, sous forme de gouttes auriculaires, de collyre ou de pommade pour application cutanée, par voie orale dans les diarrhées infectieuses non invasives et par voie injectable (intraveineuse lente ou intramusculaire) dans les infections urinaires avérées ou les septicémies. La toxicité rénale et neurologique, dose-dépendante, limite son emploi par voie injectable. Colistine en D.C.I.

colique n.f. Douleur violente au niveau d'un viscère abdominal ou extra-abdominal. Ex. : *colique hépatique, colique néphrétique, colique salivaire, colique utérine.* ***Colique hépatique,*** douleur biliaire de début brutal, souvent nocturne, siégeant dans l'hypocondre droit irradiant vers l'épaule, augmentée à l'inspiration profonde et pouvant durer plusieurs heures. Le patient adopte une position antalgique en antéflexion du tronc. Elle est due à la mise sous tension de la vésicule biliaire par une migration lithiasique. ***Colique néphrétique,*** douleur sans position antalgique, responsable d'agitation ; irradiation unilatérale vers les organes génitaux et dans le dos vers les fosses lombaires. Elle est due à une migration d'un calcul dans les voies urinaires, associée, le plus souvent, à une hématurie microscopique recherchée à la bandelette. Traitement par anti-inflammatoires et antispasmodiques.

colistine n.f. D.C.I. d'un antibiotique à spectre étroit, actif contre certains bacilles Gram négatif, peu résorbé par voie orale.

colite n.f. Inflammation du gros intestin. ***Colite inflammatoire,*** groupe de colites regroupant la rectocolite hémorragique, la maladie de Crohn et les colites inclassées. SYN. *maladie inflammatoire cryptogénétique intestinale (M.I.C.I.).* ***Colite pseudomembraneuse,*** colite post-antibiothérapie, due à *Clotridium difficile*, responsable de diarrhée, caractérisée par l'existence de fausses membranes adhérentes. Le diagnostic repose sur l'endoscopie qui montre une colite pseudomembraneuse, des biopsies et/ou la recherche de la toxine de *Clostridium difficile* dans les selles. Il existe des formes graves avec atteinte de la paroi colique et perforation. Son traitement repose sur le Flagyl® (métronidazole) ou la vancomycine orale. Il existe un risque de récidive précoce important prévenu par Ultralevure® à forte dose (1 g/j).

collagène n.m. Constituant protéique du tissu de soutien conjonctif, organisé en fibres regroupées en faisceaux.

collagénose n.f. Famille de maladies dites de système, car touchant plusieurs organes, par un mécanisme inflammatoire et/ou immunitaire, avec atteinte du tissu conjonctif. Ces maladies incluent la sclérodermie, le lupus et la polyarthrite rhumatoïde. SYN. *connectivite.*

collaps(o)- Élément du latin *collabi*, « s'affaisser ». Ex. : *collapsus.*

collapsothérapie n.f. Ancien traitement de la tuberculose pulmonaire, qui consistait à affaisser le poumon atteint pour le mettre au repos et permettre la cicatrisation des cavernes en créant un pneumothorax ou par thoracoplastie.

collapsus n.m. **1.** Affaissement d'un organe. Ex. : *collapsus pulmonaire.* **2.** Effondrement de la pression artérielle avec accélération du pouls, pâleur, sueurs profuses, refroidissement des extrémités et prostration, dû soit à une défaillance de la pompe musculaire cardiaque, soit à une diminution du volume sanguin circulant, soit encore à une vasodilatation extrême généralisée.

collection n.f. Accumulation anormale de liquide ou de gaz dans une partie de l'organisme. Un hématome est une *collection sanguine*, un abcès une *collection purulente*, un pneumothorax une *collection gazeuse.*

collet n.m. Partie de la dent se trouvant à la jonction entre la racine et la couronne, en regard de la gencive.

collier n.m. ***Collier de Vénus,*** lésion dermatologique cervicale circulaire observée lors de la syphilis secondaire, et qui se présente sous la forme d'un collier de maculopapules rose pâle.

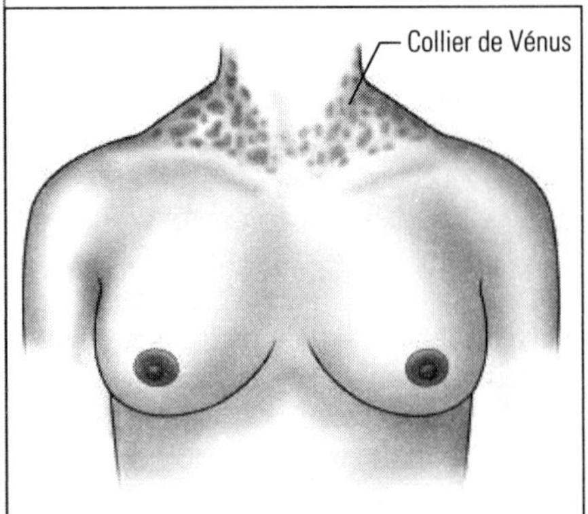

Cou et thorax, vus de face.

colloïde n.m. Substance insoluble se mettant en suspension sous la forme de fines particules.

collutoire n.m. Médicament utilisé en application locale sur les muqueuses buccales et O.R.L., dans un but antiseptique ou antalgique (anesthésique, anti-inflammatoire).

collyre n.m. Médicament d'action locale traitant les affections oculaires. Il est administré en 1 ou 2 gouttes instillées dans le cul-de-sac lacrymal. Il existe des collyres antiseptiques, anti-inflammatoires, antibiotiques et modifiant la motricité de la pupille.

colobome n.m. Malformation congénitale, de transmission génétique autosomique dominante, réalisant une fissure oro-oculaire médiale de la face, pouvant toucher l'iris, les paupières, le cristallin, la choroïde, la rétine et le nerf optique.

colocystoplastie n.f. Reconstruction de la vessie au moyen d'un segment du gros intestin.

Colofoam® Médicament constitué d'une mousse de corticoïde utilisé en lavement dans les formes basses, du rectum jusqu'au côlon gauche, des colites inflammatoires. La mousse est mieux tolérée que les lavements liquides contenant d'autres molécules. Il est administré en 1 lavement quotidien pendant 15 à 20 jours puis en traitement d'entretien 1 jour sur 2 ou 3. Hydrocortisone acétate en D.C.I.

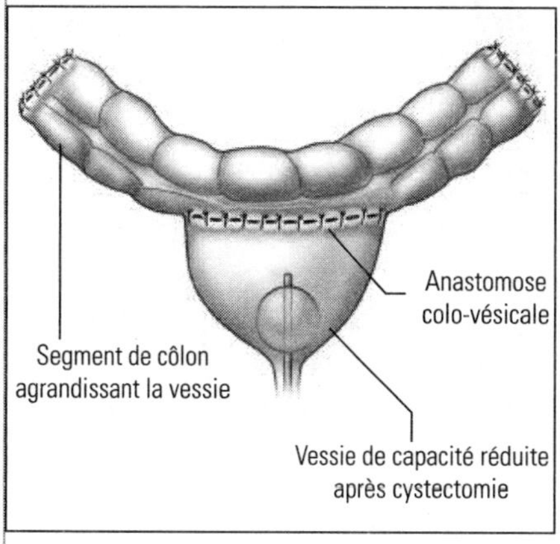

Colocystoplastie.

côlon n.m. Gros intestin, correspondant à la partie du tube digestif qui fait suite à l'intestin grêle et se continue par le rectum.

colopathie n.f. Trouble fonctionnel du gros intestin. ***Colopathie fonctionnelle,*** trouble fonctionnel intestinal pouvant se manifester par des ballonnements, des troubles du transit, des douleurs, sans qu'une lésion organique puisse être mise en évidence.

Colopeg® Médicament constitué de polyéthylène glycol associé à des électrolytes, administré par voie orale en 3 ou 4 litres pour la préparation colique avant chirurgie ou coloscopie.

Colopriv® Antispasmodique musculotrope (agissant sur les muscles lisses du tube digestif). Il est utilisé dans les douleurs coliques spasmodiques. Il est aussi commercialisé sous les noms de Duspatalin®, Spasmopriv®. Mebevérine en D.C.I.

coloscopie n.f. Examen visuel de la lumière du gros intestin au moyen d'un tube optique introduit par l'anus. On trouve aussi *colonoscopie.*

colostomie n.f. Abouchement à la peau d'un segment du gros intestin pour dériver les matières fécales à l'extérieur. SYN. *anus artificiel.*

colostrum n.m. Lait maternel, riche en protéines et en anticorps protecteurs, sécrété initialement les premiers jours suivant l'accouchement.

colp(o)- Élément du grec *kolpos,* « vagin ». Ex. : *colpoplastie.* SYN. *vagin(o)-.*

colpocèle n.f. Prolapsus vaginal associé soit à un prolapsus rectal poussant la face postérieure du vagin (rectocèle), soit à un prolapsus de vessie poussant sa face antérieure (cystocèle) ; le vagin fait saillie par la vulve, notamment en position debout ou lors d'effort de poussée.

colpocléisis n.m. Intervention chirurgicale consistant en une fermeture du vagin dans le cadre d'un traitement d'une fistule vésico-vaginale. Il est pratiqué exceptionnellement, et seulement chez des femmes âgées.

colpocystocèle n.f. Prolapsus de la paroi antérieure du vagin dans lequel la vessie fait saillie.

colpocytologie n.f. Étude des cellules du vagin recueillies par frottis en vue du dépistage de lésions génitales malignes. Accessoirement, elle permet de détecter certains troubles endocriniens.

colpohystérectomie n.f. Ablation de l'utérus et d'une partie plus ou moins étendue du vagin.

colpopérinéorraphie n.f. Réparation du plancher pelvien effectuée en cas de prolapsus génital et comportant, notamment, la suture des muscles profonds et superficiels du périnée.

colpopexie n.f. Intervention chirurgicale consistant en une réduction d'une colpocèle avec fixation pour prévenir sa récidive.

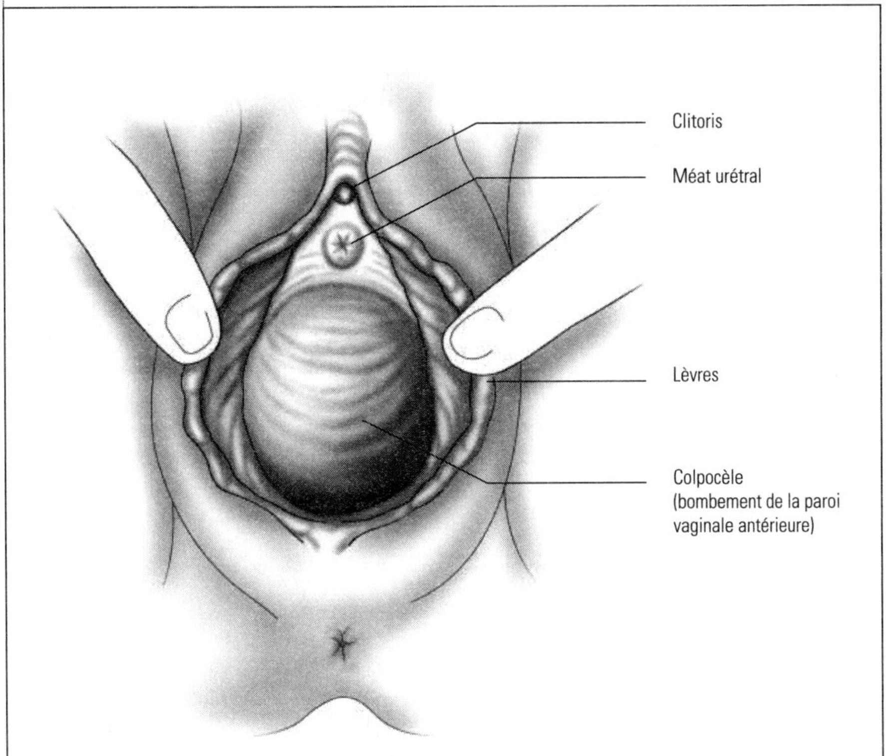

Plancher pelvien chez la femme.

colpoplastie n.f. **1.** Reconstitution du vagin au moyen d'une greffe. **2.** Création d'un néovagin en cas d'absence congénitale de vagin.

colposcopie n.f. Examen du vagin et du col utérin par un appareil muni d'une source lumineuse et d'une loupe grossissante binoculaire.

Colpotrophine® Médicament composé d'œstrogènes, administré par voie vaginale sous forme de crème ou de capsule gynécologique en cure de 20 jours, en cas d'affection vulvaire due à une carence en œstrogènes après la ménopause, se manifestant notamment par un prurit et une sécheresse vaginale pouvant être responsable de dyspareunie.

Colprone® Médicament hormonal composé de progestatifs de synthèse, administré en comprimé. Médrogestrone en D.C.I.

Coltramyl® Myorelaxant utilisé en rhumatologie. Il est administré par voie orale en 2 ou 4 prises quotidiennes ou par voie intramusculaire, en cas de douleurs rhumatologiques en rapport avec des contractures musculaires comme le lumbago. Il peut provoquer des diarrhées dose-dépendantes et une obnubilation avec la forme injectable. Thiocolchicoside en D.C.I.

coma n.m. Perte de conscience. La réactivité aux stimulus extérieurs dépend de la profondeur du coma. Stade 1 ou *coma vigile,* obnubilation, patient ouvrant les yeux à la stimulation ; stade 2, réactions adaptées aux stimulus douloureux par flexion des membres ; stade 3 ou *coma carus**, réactions nulles ou stéréotypées (enroulement) ; stade 4 ou *coma dépassé,* pas de réactivité, respiration abolie, E.E.G. plat. Le coma peut être dû à des troubles métaboliques (diabète, alcoolisme, etc.), des médicaments ou l'alcool, une anoxie cérébrale, etc.

Combantrin® Antiparasitaire, actif sur les helminthes (oxyure, ascaris, ankylostome), administré par voie orale en une prise pendant 1 à 3 jours. Il est aussi commercialisé sous le nom d'Helmintox®. Pyrantel en D.C.I.

Combivent® Bronchodilatateur associant un anticholinergique (ipratropium) et un bêta-2 stimulant (salbutamol). Il est administré en bouffées d'aérosol doseur, à renouveler 3 ou 4 fois par jour. Il est utilisé dans le traitement de fond de l'asthme.

Combivir® Médicament antiviral, inhibiteur de la transcriptase inverse du V.I.H. Il est composé d'une association de lamivudine (150 mg) et de zidovudine (300 mg). Il est administré en deux prises par jour à 12 heures d'intervalle.

comédon n.m. Lésion d'une glande sébacée dont le canal est obstrué par de la matière graisseuse et dont l'orifice se colore en noir par oxydation. La pression permet l'expulsion du comédon. SYN. *point noir.*

comitial, e adj. Relatif à une crise convulsive.

commensal, e, aux adj. Relatif à des bactéries vivant en symbiose avec l'organisme sans être responsables de pathologie, comme le staphylocoque sur la peau ou les germes de la flore colique.

comminutif, ive adj. Relatif aux fractures comportant de multiples fragments osseux de petite taille.

Commission technique d'orientation et de reclassement professionnel Voir *C.O.T.O.R.E.P.*

commissure n.f. **1.** Jonction de deux éléments anatomiques analogues (lèvres, valvules cardiaques). **2.** Entrecroisement de fibres nerveuses du système nerveux central sur la ligne médiane.

commissurotomie n.f. Section chirurgicale des commissures d'un orifice cardiaque rétréci afin de l'agrandir. Il s'agit le plus souvent de l'orifice mitral.

commotion n.f. Ébranlement d'un organe consécutif à un choc, proche ou à distance, entraînant un arrêt temporaire ou définitif de ses fonctions, sans lésion organique.

communication n.f. Passage entre deux cavités ou deux espaces. Au niveau cardiaque par exemple, il peut exister des communications anormales entre deux cavités normalement séparées par une cloison ou septum : communication interventriculaire (C.I.V.), communication inter-auriculaire (C.I.A.), communication inter-auriculo-ventriculaire ou canal atrio-ventriculaire commun (C.A.V). Ces différentes communications peuvent être à moyen terme responsables d'insuffisance cardiaque et de cyanose.

compatibilité n.f. ***Test de compatibilité sanguine,*** test effectué avant une transfusion pour vérifier que le sang du donneur est compatible avec celui du receveur. Certains tests sont effectués par le centre de transfusion sanguine, des tests ultimes étant effectués au lit du patient receveur. La compatibilité peut être limitée aux groupes et rhésus ou être étendue aux principaux phénotypes sanguins.

compensation n.f. **1.** Modification d'une caractéristique de l'organisme visant à contrecarrer un déséquilibre initial. On peut ainsi compenser des pertes sanguines en cas d'hémorragie, il peut exister une compensation des courbures du rachis visant à atténuer les effets d'une courbure initiale anormale, etc. **2.** En psychiatrie, mécanisme psychique inconscient utilisé par un sujet pour rétablir un état d'équilibre psychique, en cherchant des sources de plaisir ou de satisfaction afin d'oublier une agression organique ou psychologique.

compensé, e adj. Se dit d'une affection sans conséquence clinique ni biologique. Les désordres pathologiques sont équilibrés par une réaction de l'organisme ou par l'effet d'une thérapeutique (comme le diabète compensé). Une acidose métabolique par exemple peut être compensée par une alcalose respiratoire pour maintenir un pH normal.

compère-loriot, compères-loriots n.m. Nom populaire de l'orgelet.

complément n.m. Ensemble de molécules protéiques (globulines) faisant partie du système immunitaire, circulant à l'état inactif dans le sérum et produites par les macrophages et les monocytes. Il est activé en cascade par le complexe antigène-anticorps dans le but d'en faciliter la destruction. Son rôle est bénéfique en défense contre les agressions infectieuses, mais délétère lors de réactions auto-immunes ou d'hypersensibilité.

complexe n.m. En psychanalyse, ensemble de sentiments inconscients qui, par leurs caractères contradictoires, peuvent être à l'origine d'un conflit et modifier le comportement de l'individu. Certains complexes surviennent normalement lors du développement affectif de l'individu (par exemple, le complexe d'Œdipe). Ils doivent se résoudre lors de la maturation du caractère, au cours de l'enfance ou de l'adolescence, sinon ils peuvent être à l'origine de névroses. ***Complexe auriculaire,*** onde d'activation électrique des oreillettes, qui apparaît sous la forme d'une onde P précédant le complexe ventriculaire QRS sur un électrocardiogramme. ***Complexe immun,*** complexe constitué d'un antigène et d'un anticorps, qui active notamment le complément, celui-ci activant l'élimination du complexe par les phagocytes. On peut doser les complexes immuns circulant dans certaines pathologies auto-immunes. Ils peuvent se déposer dans certains tissus ou vaisseaux, créant une réaction inflammatoire. ***Complexe majeur d'histocompatibilité,*** antigène qui siège à la surface des cellules et qui permet la reconnaissance immunitaire. Il est codé par 4 gènes situés sur le chromosome 6. En cas de non-reconnaissance, notamment lors d'un rejet de greffe, il participe à l'activation des réactions immunitaires en association avec les lymphocytes cytotoxiques (CD8) pour les HLA type I et l'immunité humorale, et avec les lymphocytes *helpers* (CD4) pour les HLA de type II. ABRÉV. *C.M.H.* SYN. *système HLA.* ***Complexe QRS,*** onde correspondant à la contraction des ventricules enregistrée lors d'un électrocardiogramme ; sa durée normale est inférieure à 0,12 s. Les

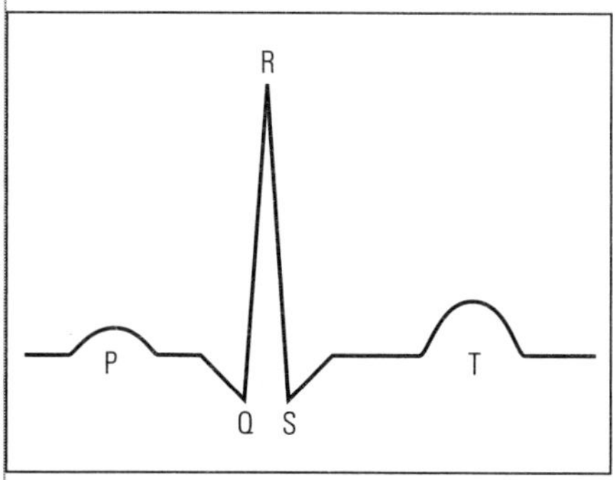

Tracé d'électrocardiogramme.

ondes Q et S sont des petites ondes négatives et l'onde R une grande onde positive.

compliance n.f. **1.** Facilité avec laquelle un patient est disposé à suivre son traitement (SYN. *observance*). **2.** Élasticité d'une paroi. On parle ainsi de compliance artérielle, veineuse, pulmonaire, etc. Au niveau pulmonaire, la compliance est le degré de distension pulmonaire déterminé par le niveau de pression inspiratoire. Une baisse de la compliance se caractérise par une variation de volume plus faible que normalement pour une pression donnée (épanchement, emphysème, fibrose, etc.). L'élastance est l'inverse de l'élasticité.

complication n.f. Événement pathologique ou lésions pouvant survenir à l'occasion d'un geste médical (d'exploration ou thérapeutique) ou au cours de l'évolution d'une maladie rendant celle-ci plus sévère.

compulsion n.f. Ensemble de rites conjuratoires effectués par un patient présentant une névrose obsessionnelle, pour lutter contre les peurs qui l'assaillent. Le patient est conscient du caractère absurde de ces rites, mais ne peut s'empêcher de les exécuter dans un but contra-phobique (lavage itératif et inutile des mains, par exemple).

concentration n.f. ***Concentration corpusculaire moyenne en hémoglobine,*** voir *C.C.M.H.* ***Concentration minimale inhibitrice,*** voir *C.M.I.*

conception n.f. Ensemble des phénomènes qui aboutissent à la formation de l'œuf.

concrétion n.f. Corps étranger solide qui se forme parfois dans les tissus ou les organes.

condensation n.f. ***Syndrome de condensation pulmonaire,*** syndrome qui se manifeste par une augmentation des vibrations vocales à la palpation, une matité à la percussion et à l'auscultation, une abolition du murmure vésiculaire, des râles crépitants et un souffle tubaire expiratoire. Il peut être dû à une tumeur, une infection (pneumopathie), une atélectasie, un infarctus pulmonaire massif.

conditionné adj. ***Réflexe conditionné,*** réflexe acquis à la suite d'un apprentissage, et dont la mise en œuvre est déclenchée par un stimulus extérieur. Par exemple, dans l'expérience de Pavlov chez le chien, après avoir fait précéder systématiquement les repas de l'animal par une sonnerie, ce même stimulus auditif, même non suivi de repas, déclenchera un réflexe de salivation.

condom n.m. Synonyme de *préservatif.*

conduction n.f. **1.** Au niveau cardiaque, transmission de l'onde de dépolarisation à l'ensemble des cellules du myocarde grâce au système de branches du faisceau de His et au système nodal. ***Conduction antérograde,*** conduction dans le sens normal, de l'oreillette vers les ventricules. ***Conduction rétrograde,*** conduction pathologique dans le sens inverse, des ventricules vers les oreillettes. Les troubles de conduction cardiaque se manifestent par des blocs de conduction complets ou incomplets (bloc auriculoventriculaire, bloc de branche, etc.). **2.** Transmission des potentiels d'action le long des fibres nerveuses. Elle se fait normalement des dendrites vers le corps cellulaire, puis l'axone. L'effet des anesthésiques locaux passe par une interruption de la conduction nerveuse.

conduit n.m. ***Conduit auditif externe,*** canal auditif, qui s'étend du pavillon de l'oreille au tympan, fibrocartilagineux dans sa partie en dehors de l'oreille, et osseux à l'intérieur de l'oreille. ***Conduit auditif interne,*** cavité osseuse dans le rocher contenant les constituants de l'oreille interne, traversé par le nerf facial et auditif.

conduite n.f. ***Conduite à tenir,*** voir *C.A.T.*

condyle n.m. Surface articulaire saillante, de forme arrondie ou ovoïde, généralement articulée avec une cavité glénoïde.

condylome n.m. Petite tumeur cutanée des organes génitaux externes et de l'anus, infectieuse et contagieuse, due au papillomavirus, et traitée localement par antiviral ou par exérèse par électrocoagulation. Les condylomes sont multiples et extensifs au cours de l'infection par le V.I.H. SYN. *crête-de-coq.*

cône n.m. ***Cône médullaire,*** terminaison de la moelle épinière et ensemble des racines nerveuses lombaires et sacrées, entre leur émergence du renflement lombaire de la moelle et leur sortie au niveau de chaque trou de conjugaison, qui forment la queue de cheval. SYN. *cône terminal.*

conflit n.m. Opposition entre deux tendances affectives, deux sentiments contradictoires, souvent inconscients. Il peut notam-

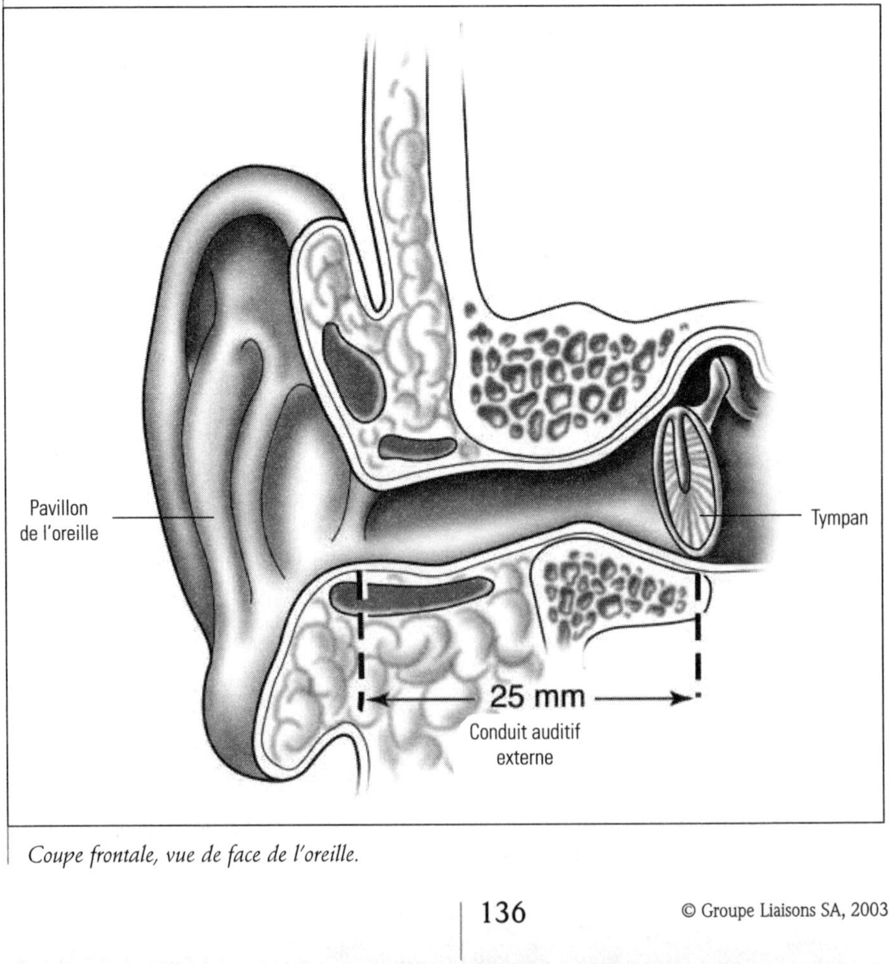

Coupe frontale, vue de face de l'oreille.

ment survenir lors de la maturation psychologique normale de l'enfant et de l'adolescent. L'absence de résolution de ces conflits peut être à l'origine de psychose ou de névrose.

confusion n.f. Obnubilation, trouble mnésique, désorientation dans le temps (ignorance de la date) et dans l'espace (ignorance du lieu), pouvant être d'origine psychiatrique ou organique (toxique, infectieuse, etc.). Ex.: *confusion postcritique après une crise d'épilepsie.*

congénital, e, aux adj. Relatif à une affection ou une malformation présentes à la naissance (et donc non synonyme d'héréditaire qui se réfère à des maladies certes en général congénitales mais transmises génétiquement), contrairement aux maladies acquises au cours de la vie ou aux maladies d'apparition retardée.

congestion n.f. Accumulation de sang dans un organe. Elle est dite active lorsqu'elle est due à l'augmentation du débit artériel, comme lors de la première phase de l'inflammation (chaleur, rougeur). Elle est dite passive lorsqu'elle est due à un défaut de retour veineux. Elle se traduit par une augmentation du volume de l'organe concerné, voire par un retentissement sur les tissus voisins ou les organes d'amont.

-coniose Élément du grec *konis*, « poussière ». Ex.: *pneumoconiose.*

conisation n.f. Ablation partielle du col utérin, taillé en forme de cône afin d'enlever la totalité de l'endocol.

conjonctif, ive adj. Se dit du tissu de soutien des organes, constitué de trois éléments principaux: cellules (fibroblastes, histiocytes, mastocytes), trame de fibres protéiques composée de collagène, de réticuline, de fibres élastiques, dont la proportion varie en fonction de l'organe, et substance fondamentale formée de mucopolysaccharides. ◆ n.f. Muqueuse transparente qui recouvre la face postérieure des paupières, et la face antérieure du globe oculaire.

conjonctivite n.f. Inflammation de la conjonctive, le plus souvent infectieuse (virale ou bactérienne), mais aussi allergique ou toxique. Elle se manifeste par une douleur vive avec une sensation de cuisson, de grains de sable sous-palpébraux, un érythème, un œdème, accompagnés parfois d'un écoulement purulent collant les paupières, notamment le matin au lever. Le traitement est local, par collyre.

conjugaison n.f. **1.** Réaction biochimique ayant pour but de rendre la bilirubine libre hydrosoluble grâce à l'action de la glucuronyltransférase hépatique. **2.** Mode de transmission d'un caractère génétique d'une bactérie à l'autre. ***Trou de conjugaison,*** Espace entre deux vertèbres par lequel transitent les racines nerveuses de la moelle épinière. Un rétrécissement de ce canal osseux, par arthrose ou hernie discale, peut créer des compressions nerveuses se manifestant par des douleurs suivant des trajets définis (sciatique, par exemple), voire un déficit neurologique périphérique moteur et/ou sensitif.

Conn (syndrome de) Sécrétion excessive d'aldostérone par un adénome de la zone glomérulée de la corticosurrénale, entraînant une hypertension artérielle avec hypokaliémie, hyperkaliurie et alcalose.

connectivite n.f. Synonyme de *collagénose.*

conque n.f. Partie du pavillon de l'oreille s'ouvrant sur le conduit auditif externe, limité en avant par le tragus et en arrière par l'antitragus.

consanguin, e adj. Relatif à des individus ayant un ou plusieurs ascendants communs, situation qui favorise l'expression de maladies génétiques récessives telles que l'hémophilie.

conscience n.f. Capacité à appréhender la réalité. La perte de conscience (SYN. *perte de connaissance*) correspond à une perte de contact visuel et auditif avec le monde extérieur.

Conseil n.m. ***Conseil génétique,*** méthode de détermination du risque génétique encouru par un individu en fonction de ses antécédents familiaux.

consensuel, elle adj. Relatif au réflexe pupillaire photomoteur en myosis lors de la stimulation lumineuse de la pupille controlatérale.

consolidation n.f. **1.** Formation d'un cal au niveau d'une fracture. **2.** Période au terme de laquelle les séquelles de blessures ou de maladies présentent un caractère permanent et sont considérées comme stables et définitives.

constante n.f. Mesure quantitative standardisée qui permet de juger de la normalité d'un paramètre et, finalement, de l'état de santé d'un individu. Les constantes peuvent être cliniques (pression artérielle, fréquence cardiaque, fréquence respiratoire, température) ou biologiques (glycémie, ionogramme, numération sanguine, etc.).

constipation n.m. Ralentissement du transit intestinal avec moins d'une selle tous les trois jours. Ce symptôme peut être secondaire à un obstacle ou à une maladie générale, ou primitif, en rapport avec des erreurs diététiques ou un trouble fonctionnel intestinal. Il existe aussi des constipations dyschésiques ou terminales avec un nombre de selles normal, mais se manifestant par des difficultés à l'exonération des matières fécales, nécessitant un effort de poussée.

constrictif, ive adj. Relatif à une sensation de compression. Par exemple, la douleur thoracique constrictive se manifestant par une sensation d'oppression, l'impression d'être serré comme dans un étau, est évocatrice d'ischémie du myocarde.

contage n.m. Contact avec un sujet infecté pouvant transmettre une maladie contagieuse.

contagion n.f. Transmission d'une maladie infectieuse d'un sujet à un autre, soit par contact direct avec un sujet infecté, soit par contact indirect (transmission par les selles, par exemple).

Contalax® Laxatif irritant, stimulant la motricité et la sécrétion intestinale, très efficace à court terme mais comportant un risque d'accoutumance, de troubles ioniques et de mélanose colique, en cas d'usage prolongé. Il est administré en une prise le soir au coucher. Il est aussi commercialisé sous le nom de Dulcolax®. Bisacodyl en D.C.I.

contamination n.f. **1.** Transmission d'une maladie à un être vivant. **2.** Souillure d'un objet par un germe ou de la radioactivité.

contention n.f. Ensemble de moyens utilisés pour immobiliser une fracture, un patient agité ou soutenir un organe, une hernie et éviter ainsi leur extériorisation.

contention n.f. Immobilisation d'une lésion traumatique (fracture, entorse) ou d'un patient agité par des moyens externes.

continence n.f. Occlusion complète de l'orifice d'évacuation d'un viscère creux, empêchant l'écoulement de son contenu.

contondant, e adj. Qui provoque des contusions. Ex. : *instrument contondant.*

contraceptif n.m. ***Contraceptifs oraux,*** hormones administrées par voie orale et qui empêchent la fécondation en agissant à un des trois niveaux suivants : glaire cervicale, ovulation et transformation déciduale de la muqueuse utérine.

contraception n.f. Méthode utilisée pour éviter la fécondation de l'ovule par le spermatozoïde. Elle peut être mécanique (préservatif, stérilet), médicamenteuse (pilule) ou chirurgicale (ligature de trompe).

contraction n.f. Raccourcissement et augmentation de la section transversale du tissu musculaire à la suite d'une excitation.

contracture n.f. Contraction prolongée, involontaire et parfois douloureuse d'un muscle, s'accompagnant de rigidité, mais sans lésion organique.

Contramal® Antalgique morphinique mineur, de niveau II. Il est administré sous forme de gélule 4 à 6 fois par jour. La forme à libération prolongée (LP) permet deux prises par jour. Il existe aussi sous forme injectable intraveineuse lente. Tramadol en D.C.I. Il est aussi commercialisé sous les noms de Topalgic®, Zamudol®.

contre-incision n.f. Incision effectuée à distance d'une ouverture chirurgicale pour placer un drain ou diminuer la tension au niveau de la suture de l'incision principale.

contre-indication n.f. Circonstance qui interdit de mettre en œuvre un traitement, du fait d'un risque de toxicité ou de complication.

contrepulsion n.f. ***Contrepulsion par ballonnet intra-aortique,*** méthode d'assistance circulatoire visant à pallier temporairement une défaillance cardiaque et consistant à introduire, à partir de l'artère fémorale, une sonde à ballonnet dans l'aorte thoracique. Le ballonnet est gonflé et dégonflé rythmiquement en fonction des contractions cardiaques, afin d'améliorer la perfusion des artères coronaires.

contretransfert n.m. Réactions inconscientes d'un analyste vis-à-vis de son patient et ensemble des processus qui en découlent.

controlatéral, e, aux adj. Relatif au côté opposé à celui qui est atteint.

contusion n.f. Lésion produite par un choc, sans ouverture cutanée, mais pouvant entraîner un écrasement des muscles, des vaisseaux ou des nerfs sous-jacents.

convalescence n.f. Période de récupération s'écoulant entre la fin d'une maladie active et le retour à un état de santé stable, avec ou sans séquelles.

conventionné, e adj. Relatif à un professionnel de santé qui est signataire d'une convention avec la Sécurité sociale. Il applique les tarifs et autres modalités de la convention, ce qui permet à ses patients un remboursement par l'assurance maladie des actes ainsi effectués.

convergence n.f. Modifications oculaires constatées lorsque l'on demande à un sujet de fixer un objet lointain puis rapproché : on note un myosis, une accommodation par modification du cristallin et des mouvements coordonnés des yeux dont les axes visuels se rejoignent et convergent vers l'objet.

convulsion n.f. Ensemble de mouvements tonicocloniques involontaires du corps, généralement avec perte de connaissance, observés au cours des crises d'épilepsie, d'hyperthermie chez le nourrisson, de troubles métaboliques (hypoglycémie, calcémie), d'intoxication, etc.

convulsivothérapie n.f. Traitement de certaines psychoses par des convulsions induites par des courants électriques. SYN. désuet : *électrochoc.*

Cooley (anémie de) Synonyme de *thalassémie* homozygote.*

Coombs (test de) Recherche d'anticorps anti-globules rouges, soit au cours des anémies hémolytiques auto-immunes, soit pour rechercher une incompatibilité transfusionnelle. ***Test de Coombs direct,*** recherche d'anticorps dans le sérum. ***Test de Coombs indirect,*** recherche effectuée sur les globules rouges qui s'agglutinent en présence d'anticorps anti-globuline. ***Test plaquettaire de Coombs,*** recherche biologique d'anticorps anti-plaquettaires rencontrés dans la thrombopénie auto-immune. SYN. *test de Dixon.*

coordination n.f. Faculté de combiner des mouvements élémentaires de groupes musculaires différents qui visent à effectuer une action, un geste déterminé et complexe. L'absence de coordination s'appelle l'ataxie, qui caractérise les lésions du cervelet.

cophochirurgie n.f. Chirurgie de l'oreille moyenne.

cophose n.f. Surdité complète.

copro- Élément du grec *kopros*, « excrément », entrant dans la composition de mots concernant les matières fécales. Ex. : *coproculture, coprologie.*

coproculture n.f. Recherche de germes pathogènes dans les selles par ensemencement sur différents milieux de culture.

coprolalie n.f. Symptôme psychiatrique qui se manifeste par un langage ordurier, scatologique.

coprolithe n.f. Matière fécale déshydratée apparaissant sous la forme d'une petite opacité radio-opaque, située dans l'aire digestive, mobile quand le sujet passe de la position couchée à la position debout. SYN. *stercolithe.*

coprologie n.f. Étude quantitative des matières fécales, macroscopique, microscopique et chimique.

copulation n.f. Accouplement. SYN. *coït.*

-coque Élément du grec *kokkos*, « grain », entrant dans la composition de mots concernant toutes les bactéries du genre Coccus. Ex. : *staphylocoque.*

coque n.f. Bactérie de forme arrondie, comme le streptocoque ou le staphylocoque, contrairement aux bacilles, qui ont une forme allongée. Les coques forment une famille.

coqueluche n.f. Infection bactérienne due à *Bordetella pertussis*, se manifestant par une toux productive, spasmodique, avec reprise inspiratoire caractéristique (chant du coq). Elle est prévenue par la vaccination systématique chez le nourrisson.

-cor- Élément du grec *korê*, « pupille ». Ex. : *anisocorie, corectopie.*

cor n.m. Durillon douloureux sur la face dorsale des orteils, dû à la compression des téguments entre le squelette des phalanges et une chaussure trop serrée.

coracoïde n.f. Saillie en forme de doigt fléchi au bord supérieur de l'omoplate.

cordi- Élément du latin *cor, cordis*, « cœur ». Ex. : *précordialgie.*

Cordipatch® Dérivé nitré d'action prolongée en présentation transdermique. Il est administré sous forme de patch adhésif délivrant 5 mg de trinitrine, à coller sur le thorax toutes les 24 heures.

cordon n.m. ***Cordon ombilical,*** « tuyau » reliant le placenta à l'ombilic du fœtus et par lequel transitent les deux artères ombilicales et les vestiges de l'allantoïde et du canal allantoïde. ***Cordon sanitaire,*** mesures sanitaires prises pour isoler un foyer de maladie contagieuse pour éviter sa propagation. ***Cordon spermatique,*** pédicule soutenant le testicule et l'épididyme, et par lequel cheminent le canal déférent, les vaisseaux spermatiques et déférentiels, les nerfs et le ligament de Cloquet.

Co-renitec® Association d'un inhibiteur de l'enzyme de conversion de l'angiotensine, le Renitec® (énalapril) et d'un diurétique thiazidique (hydrochlorothiazide), utilisée dans le traitement de l'hypertension artérielle.

Corgard® Bêtabloquant non cardiosélectif, administré en une prise le matin. Il est utilisé, comme l'Avlocardyl®, en prévention de rupture de varice œsophagienne dans les cirrhoses. Nadolol en D.C.I.

coricide n.m. Substance propre à détruire les cors et les durillons, utilisée en application.

cornage n.m. Bruit inspiratoire par obstacle situé à la hauteur de la trachée ou du larynx, caractéristique de la dyspnée laryngée.

cornée n.f. Partie antérieure transparente du globe oculaire.

cornet n.m. Chacune des trois lames osseuses, enroulées sur elles-mêmes, du squelette des fosses nasales, canalisant, filtrant, humidifiant et réchauffant l'air dans le nez.

coronaire adj. **1.** Désigne les vaisseaux du cœur et de l'estomac. **2.** Relatif à la couronne dentaire.

coronarien, enne adj. et n. **1.** Relatif aux vaisseaux coronaires. **2.** Patient souffrant d'insuffisance coronaire.

coronarite n.f. Lésion chronique athéromateuse des artères du cœur.

coronarographie n.f. Radiographie des artères du cœur après injection, dans leur lumière, d'un produit de contraste opaque aux rayons X.

corps n.m. ***Corps calleux,*** masse de substance blanche formée par la réunion des fibres nerveuses transversales qui unissent les deux

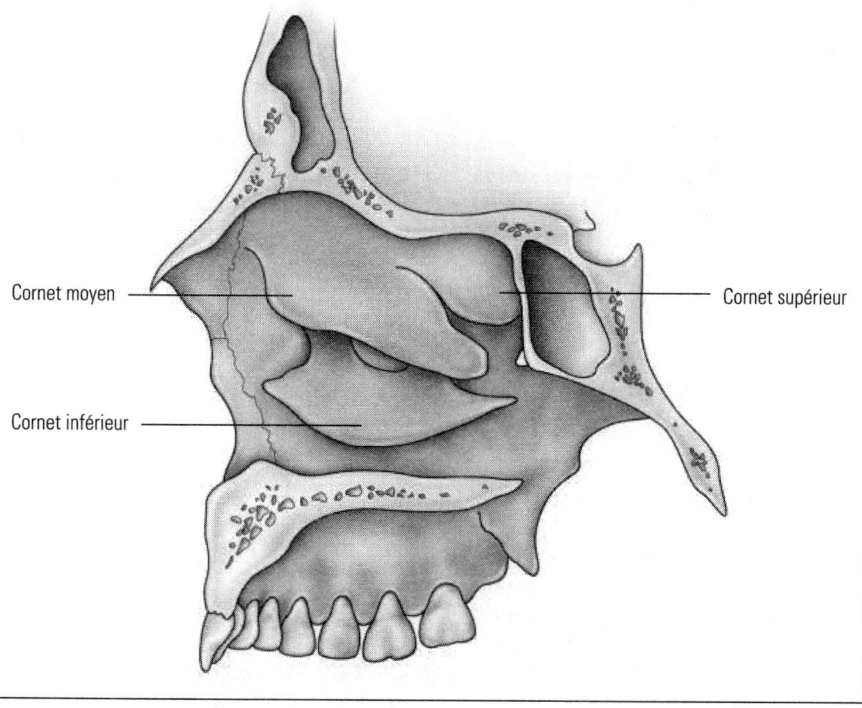

Fosses nasales, coupe sagittale.

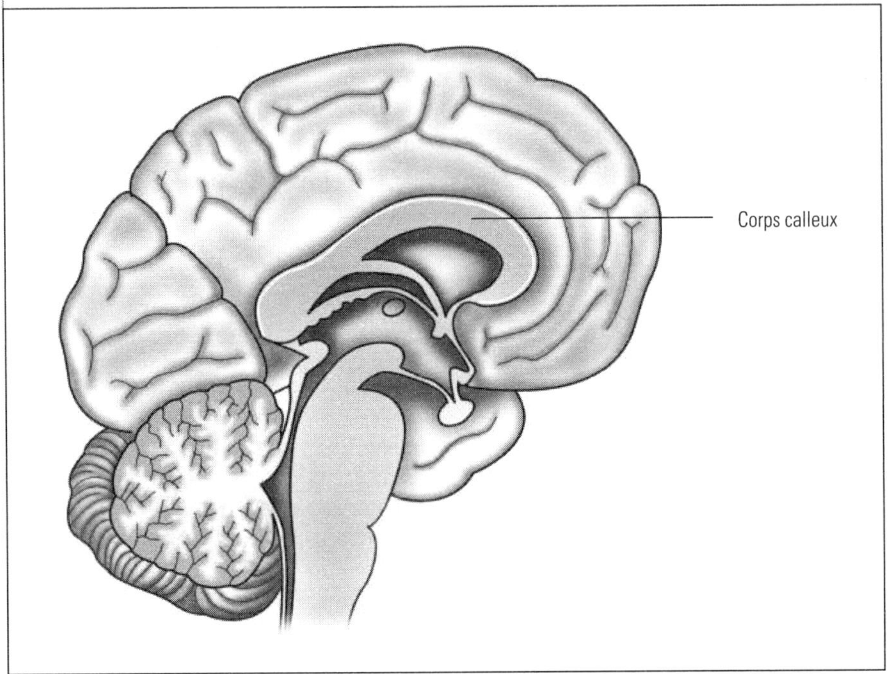

Vue en coupe sagittale du cerveau, du tronc cérébral, du cervelet.

hémisphères cérébraux. ***Corps caverneux,*** organe érectile de la verge et du clitoris. ***Corps cétoniques,*** acétone et molécules cétoniques produites lors de la destruction (catabolisme) des acides gras et des acides aminés, pouvant être responsables d'acidose, voire de coma dans le diabète insulinodépendant déséquilibré. ***Corps ciliaire,*** partie de l'uvée située entre l'iris et la choroïde, sur laquelle s'insère le muscle ciliaire. C'est à ce niveau qu'est sécrétée l'humeur aqueuse. ***Corps jaune,*** cicatrice ovarienne formée après la rupture du follicule mûr et l'ovulation, constituée de cellules jaunes sécrétant la progestérone. S'il y a fécondation, le corps jaune est volumineux et persistant et devient le corps jaune gravidique. ***Corps strié,*** ensemble de trois noyaux gris centraux comprenant le noyau caudé, le lenticulaire et le putamen, appartenant au système extrapyramidal.

corpuscule n.m. Structure de petite dimension. ***Corpuscule chromatinien,*** synonyme de *corpuscule de Barr.*

Corrigan (pouls de) Pouls bondissant observé en cas d'insuffisance aortique.

corrosif, ive adj. Se dit d'une substance détruisant les tissus par toxicité chimique, comme la soude caustique.

corset n.m. Appareillage destiné à maintenir le rachis, soit en cas de fracture, soit pour corriger des anomalies de courbure rachidienne.

Cortancyl® Corticoïde de synthèse, administré en une prise matinale par voie orale. Prednisone en D.C.I.

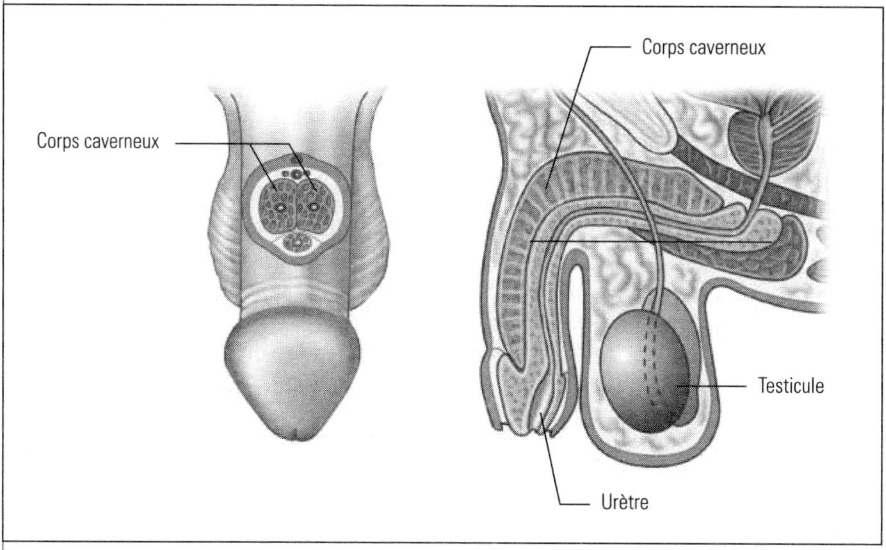

Vue supérieure de la verge et coupe transversale. Coupe sagittale des organes génitaux masculins.

cortex n.m. Partie superficielle d'un organe : *cortex cérébral; cortex d'une glande surrénale.*

Corti (organe de) Appareil sensoriel de l'oreille interne, formé de cils permettant l'audition.

cortico- Élément du latin *cortex*, « écorce », entrant dans la composition de mots concernant les parties superficielles d'un organe, et plus particulièrement de la glande surrénale, des reins et de l'écorce cérébrale. Ex. : *corticosurrénale.*

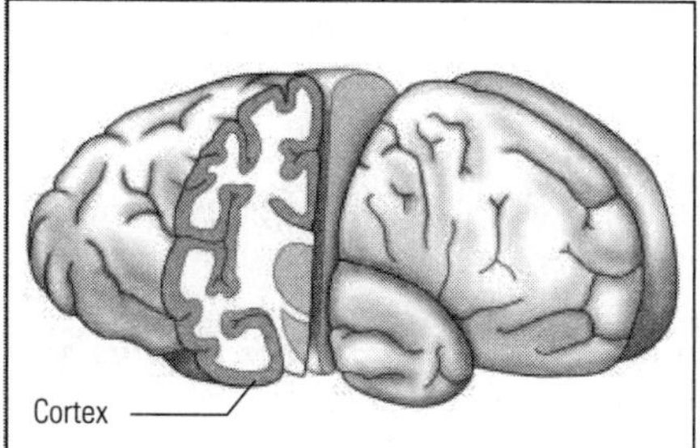

Coupe transversale de l'encéphale.

corticoïde n.m. et adj. Hormone de la glande corticosurrénale.

corticostérone n.f. Hormone de la glande corticosurrénale.

corticostimuline n.f. Hormone sécrétée par le lobe antérieur de l'hypophyse et déclenchant la sécrétion hormonale de la corticosurrénale. Syn. *A.C.T.H.*

corticosurrénalome n.m. Tumeur développée aux dépens de la glande corticosurrénale et responsable d'importantes anomalies de sa sécrétion hormonale.

corticothérapie n.f. Traitement par corticoïdes.

corticotrope adj. Qui a de grandes affinités pour la corticosurrénale.

Corticotulle® Tulle imprégné d'un corps gras, contenant aussi un dermocorticoïde et un antibiotique.

cortisol n.m. Hormone glucocorticoïde naturelle sécrétée par la corticale des glandes surrénales sous la stimulation de l'A.C.T.H. hypophysaire. Il augmente lors des stress ou des agressions, notamment infectieuses. Sa sécrétion est insuffisante, non stimulable au cours de la maladie d'Addison. Sa sécrétion est inhibée par rétrocontrôle au cours d'un traitement corticoïde. SYN. *hydrocortisone.*

cortisolémie n.f. Concentration de cortisol dans le sang. La sécrétion du cortisol suivant un rythme nycthéméral, sa concentration plasmatique varie au cours de la journée, de 70 à 230 µg/l le matin à moins de 100 µg/l le soir (facteur de conversion 2,76 × 1 µg/l = 1 nmol/l).

cortisone n.f. Hormone surrénalienne.

Cortisone® Médicament hormonal composé de glucocorticoïde, d'une durée d'action de 12 heures, utilisé dans les substitutions hormonales au cours de l'insuffisance surrénale.

Corvasal® Médicament à visée cardiologique ayant un effet voisin de celui des dérivés nitrés, mais sans accoutumance. Il est administré en cas de cardiopathie ischémique, par voie orale, dans le traitement préventif des crises d'angor de tous types (angor d'effort et angor spontané) et, par voie intracoronaire, en cas de spasme artériel coronaire. Il est également employé comme vasodilatateur au cours des explorations coronaires dynamiques. Molsidomine, linsidomine (intracoronaire) en D.C.I.

corynébactérie n.f. Bacille Gram positif, dont fait partie *Corynebacterium diphteriæ*, agent de la diphtérie. Ces bactéries, qui forment une famille, peuvent aussi être responsables de suppurations localisées.

coryza n.m. Infection virale des voies aériennes supérieures qui se manifeste d'abord par un écoulement nasal abondant, puis par une obstruction nasale. Il est souvent saisonnier, parfois associé à un syndrome grippal. SYN. *rhinite, rhume.*

cost(o)- Élément du latin *costa*, « côte ». ***Apophyse costiforme,*** apophyse transverse des vertèbres lombaires, en forme de côte.

costectomie n.f. Ablation chirurgicale partielle ou totale d'une côte.

Cotareg® Médicament associant un antihypertenseur inhibiteur de l'angiotensine II (Tareg® 80 mg) et un diurétique thiazidique (hydrochlorothiazide 12,5 mg), utilisé dans le traitement de l'hypertension artérielle. Il est aussi commercialisé sous le nom de Nisisco®. Valsartan en D.C.I.

côte n.f. Os plat et recourbé formant la paroi latérale du thorax. ***Côte cervicale,*** côte surnuméraire s'appuyant sur la 7e vertèbre cervicale.

C.O.T.O.R.E.P. (Abréviation de *Commission technique d'orientation et de reclassement professionnel*) Commission départementale, médico-administrative, chargée, par la loi de 1975, d'attribuer et de coordonner les mesures d'aides financières et sociales aux personnes handicapées.

cotrimoxazole n.m. Antibiotique composé d'une association de triméthoprime et de sulfamide. D.C.I de Bactrim® et d'Eusaprim®.

cotyle n.m. Cavité articulaire située sur la face externe de l'os iliaque, à son tiers moyen, où vient se loger la tête fémorale.

cotylédon n.m. ***Cotylédon placentaire,*** partie de la face utérine du placenta.

coude n.m. Articulation du membre supérieur, entre le bras et l'avant-bras.

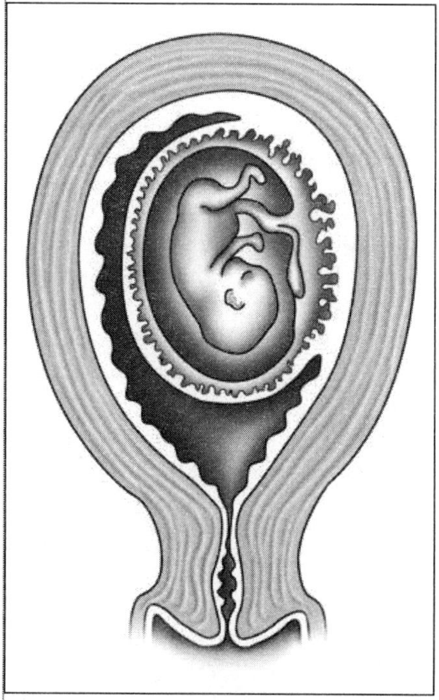

Cotylédon.

Coumadine® Médicament anticoagulant, de la famille des antivitamines K, d'action durable et lente, s'installant et disparaissant en 3 à 5 jours. Il est administré en une prise orale quotidienne. Warfarine en D.C.I.

coumarine n.f. ***Dérivés de coumarine,*** anticoagulants de la famille des antivitamines K, à action lente et durable (demi-vie de 36 à 72 heures, durée d'action de 3 à 5 jours). Ils sont commercialisés sous les noms de Coumadine®, Sintrom®, Tromexane®.

Councilman (corps de) Corpuscule intracellulaire résultant de la destruction des hépatocytes par dégénérescence acidophile, observée dans l'hépatite virale, la fièvre jaune ou la fièvre hémorragique. La cellule hépatique est normalement basophile (bleue), mais elle devient ici acidophile (rouge), augmente de taille (ballonnisation), son noyau devient petit (pyctonique) et fragmenté. Au maximum, la cellule est transformée en un corps hyalin acidophile (rouge) appelé *corps de Councilman.*

coup n.m. ***Coup de vent cubital,*** déviation des doigts du côté ulnaire de la main, au niveau de l'articulation métacarpophalangienne. Cette déviation est très fréquente au cours de la polyarthrite rhumatoïde. ***Coup du lapin,*** mouvement brutal de flexion-extension de la colonne cervicale, observé généralement au cours d'un accident de voiture comportant un choc violent par l'arrière. Ce mouvement entraîne une entorse de la colonne cervicale, un ébranlement de l'appareil cochléovestibulaire et, dans les cas les plus graves, une atteinte neurologique de la moelle cervicale. Les signes cliniques principaux sont des douleurs du cou, des maux de tête et des vertiges. ***Coup de chaleur;*** syndrome parfois gravissime survenant après une exposition prolongée à des températures élevées (sur un chantier, dans le désert, etc.). Il se manifeste par des céphalées, des troubles de la conscience, des vomissements, une déshydratation, une destruction hépatique, des brûlures cutanées, des hallucinations, etc.

couperose n.f. Ensemble de rougeurs du visage, des pommettes et du nez par dilatation et fragilité des capillaires sanguins. Elle est accentuée après la prise d'aliments ou de boissons alcoolisées, et lors des variations de la température.

coupole n.f. ***Coupole diaphragmatique,*** concavité de la face inférieure du diaphragme.

courbature n.f. Douleur et fatigabilité musculaires rencontrées lors de syndromes grippaux ou après un effort physique intense et prolongé.

courbure n.f. ***Courbure gastrique,*** chacun des deux bords de l'estomac étendus du cardia au pylore, à droite (petite courbure), et à gauche (grande courbure), séparant la face postérieure de la face antérieure de l'estomac.

couronne n.f. Partie de la dent émergeant normalement de la gencive.

couveuse n.f. Enceinte réchauffée et humidifiée dans laquelle sont placés les prématurés, pour les maintenir dans un milieu à conditions favorables et aseptiques.

covalent, e adj. Se dit d'une liaison chimique solide constituée par des électrons mis en commun par deux atomes.

Coversyl® Médicament à visée cardiologique, inhibiteur de l'enzyme de conversion de l'angiotensine. Perindopril en D.C.I.

Cowden (maladie de) Maladie génétique rare autosomique dominante, se manifestant par une éruption cutanéomuqueuse papuleuse associée à des hamartomes multiples pouvant toucher la thyroïde, le tube digestif, les ovaires, le squelette, etc.

Cowper (glande de) Chacune des deux petites glandes annexielles de l'appareil génital masculin, ouvertes sur l'urètre.

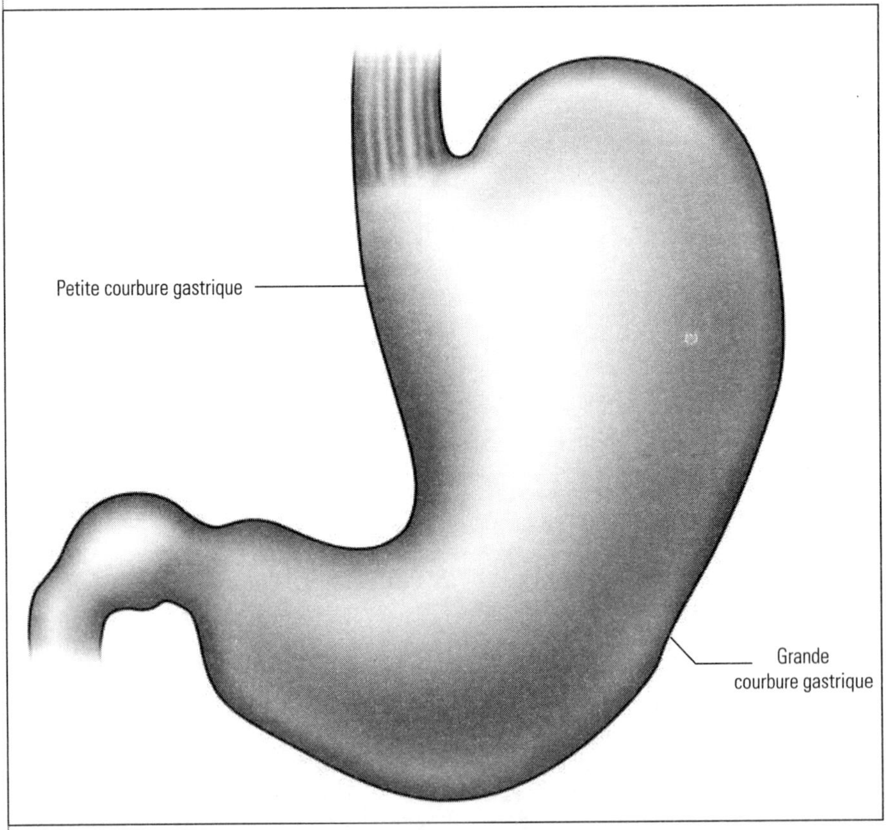

Estomac, vu de face.

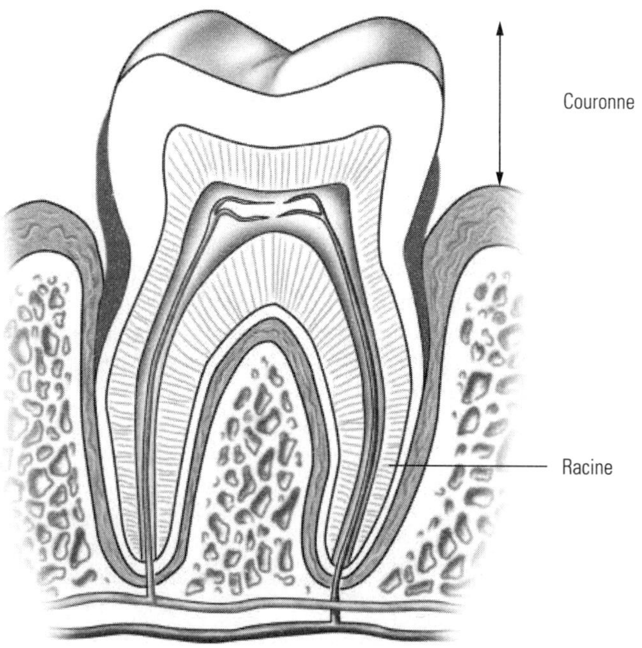

Coupe sagittale d'une dent.

cowpox n.m. Variole des vaches due à un pox-virus par ailleurs utilisé pour la vaccination antivariolique.

cox(o)- Élément du latin *coxa*, « hanche ».

coxa n.f. ***Coxa plana,*** déformation acquise de la hanche, consécutive à une ostéochondrite de la tête fémorale dont l'aspect est aplati et élargi. Il en résulte des douleurs et une boiterie. ***Coxa valga,*** malformation congénitale de l'extrémité supérieure du fémur, caractérisée par l'ouverture de l'angle entre le col et la diaphyse du fémur. Il en résulte une attitude en abduction et une rotation externe du membre inférieur. ***Coxa vara,*** malformation de l'extrémité supérieure du fémur, caractérisée par la fermeture de l'angle entre le col et la diaphyse du fémur. Il en résulte une attitude en adduction, une rotation interne ainsi qu'un raccourcissement du membre inférieur.

coxalgie n.f. Douleur de l'articulation de la hanche, sans préjuger de sa cause. Classiquement, la coxalgie désigne la tuberculose de la hanche.

coxarthrie n.f. Rhumatisme dégénératif chronique de l'articulation de la hanche. SYN. *coxarthrose.*

Coxiella burnetii Bactérie de la famille des rickettsies, responsable de la fièvre Q, maladie professionnelle des éleveurs transmise par inhalation de poussières. Elle se manifeste par une fièvre prolongée, parfois par une endocardite et une pneumopathie avec expectoration purulente. La sérologie de Weil et Félix des rickettsioses est négative. Le traitement repose sur l'administration d'antibiotique de type cyclines pendant 3 semaines, voire plus en cas d'atteinte cardiaque.

coxite n.f. Atteinte inflammatoire ou infectieuse de l'articulation de la hanche.

coxométrie n.f. Ensemble de mesures (angles et repères) concernant l'articulation de la hanche et servant à détecter les malformations, notamment celles qui prédisposent aux luxations récidivantes.

Coxsackie virus Entérovirus à A.R.N. Il en existe deux types, le type A responsable d'angines, de méningites et d'infections respiratoires et le type B responsable de diarrhées, de myalgies, d'infections respiratoires, etc.

Cozaar® Médicament antihypertenseur inhibiteur de l'angiotensine II. Il est administré en une prise orale quotidienne. Il est utilisé dans l'hypertension artérielle essentielle. Losartan en D.C.I.

C.P.A.P. Mode de ventilation artificielle à pression positive expiratoire. Abréviation anglaise de *Continuous positive airway pressure.*

C.P.K. n.f. Enzyme contenue dans les cellules des muscles striés ou du myocarde. Sa concentration plasmatique augmente en cas de destruction de cellules musculaires, telles les maladies infectieuses ou inflammatoires, et les traumatismes (rhabdomyolyse lors d'écrasement musculaire important). Les C.P.K. M.B. sont la forme cardiaque des C.P.K. et elles permettent d'authentifier l'origine cardiaque d'une augmentation de C.P.K. Abréviation de *créatine-phosphokinase.*

C.P.R.E. n.f. Examen pratiqué lors d'une endoscopie haute jusqu'au second duodénum, grâce à un endoscope à visée latérale. Elle permet d'opacifier par le cathéter les voies biliaires extra- et intra-hépatiques, et/ou les voies excrétrices pancréatiques, en passant par voie rétrograde par la papille duodénale. Elle permet le diagnostic d'obstacles, de tumeurs et la pratique de gestes thérapeutiques, comme l'extraction d'un calcul biliaire, la sphinctérotomie, la pose de prothèse biliaire, etc. Elle fait courir un risque de pancréatite. ABRÉV. de *cholangio-pancréatographie rétrograde par voie endoscopique.*

C.P.T. n.f. Abréviation de *capacité pulmonaire totale.*

crachat n.m. Ensemble de mucosités rejetées par la bouche, principalement constituées de salive mais aussi de sécrétions pouvant provenir de la gorge, du nez et de l'arbre bronchique.

crack n.m. Dérivé bon marché de la cocaïne, fumé par certains toxicomanes et responsable de troubles neurologiques sévères.

crampe n.f. Douleur à type de spasme, présente par exemple dans l'ulcère gastro-duodénal. ***Crampe musculaire,*** contracture douloureuse d'un groupe musculaire, pouvant être la conséquence d'un effort prolongé, ou survenir la nuit, sans effort, dans un contexte de fatigue ou de trouble ionique (potassium, magnésium, calcium) ou métabolique (carence en vitamine B1 par exemple). L'étirement du muscle, le massage et la chaleur permettent de la faire disparaître.

crâne n.m. Boîte osseuse située au-dessus de la face et contenant l'étage supérieur du système nerveux central (cerveau et cervelet).

crani(o)- Élément du grec *kranion,* « crâne ».

craniomalacie n.f. Voir *craniotabès.*

craniopharyngiome n.m. Tumeur cérébrale observée au-dessus de la selle turcique chez le sujet très jeune.

cranioplastie n.f. Comblement d'une perte de substance osseuse du crâne au moyen d'un greffon osseux ou d'un élément prothétique synthétique.

craniosténose n.f. Déformation variable du crâne consécutive à la soudure prématurée d'une ou plusieurs sutures crâniennes.

craniotabès n.m. Défaut de calcification du crâne après l'âge de 5 mois, signe de rachitisme, se manifestant surtout par un amincissement de l'os situé au niveau occipital. SYN. *craniomalacie.*

crase n.f. ***Crase sanguine,*** ensemble des propriétés coagulantes du sang explorées, en pratique clinique, par divers examens (TCA, TP, numération plaquettaire et, éventuellement, temps de saignement, etc.).

C réactive protéine n.f. Protéine sécrétée par le foie au cours des réactions inflammatoires.

créatine n.f. Substance azotée présente dans les muscles où elle se combine au phosphore afin de constituer une réserve d'énergie. ***Créatine kinase,*** voir *créatine-phosphokinase.*

créatine-phosphokinase n.f. Enzyme musculaire permettant au muscle de produire de la créatine phosphate qui est sa réserve d'énergie. ABRÉV. *C.P.K.* SYN. *créatine kinase.*

créatinine n.f. Produit de dégradation de la créatine (constituant musculaire), éliminé par le rein. Sa concentration plasmatique, la créatininémie (normale : 60 à 130 µmol/l), et sa clairance permettent d'étudier le fonctionnement des reins.

créatorrhée n.f. Quantification de l'excrétion protéique dans les selles, normalement inférieure à 2 g/j. Elle est peu fiable pour l'exploration de l'absorption des protides par l'intestin et peu utilisée en pratique courante.

crémaster n.m. Muscle élévateur du testicule, accolé au cordon spermatique.

crémastérien, ienne adj. Relatif au muscle suspenseur du testicule.

crème n.f. Préparation pharmaceutique ou cosmétique aqueuse permettant la pénétration d'un principe actif par application cutanée.

créno- Élément qui désigne les eaux thermales.

crénothérapie n.f. Traitement thermal par les eaux minérales.

Créon® Médicament composé d'enzymes et d'extraits pancréatiques, utilisé en substitution des enzymes pancréatiques naturelles en cas d'insuffisance pancréatique exocrine, notamment après une chirurgie pancréatique, en présence d'une pancréatite chronique, d'une mucoviscidose, etc. Il est administré en 3 prises au moment des repas sous forme de gélules gastro-résistantes.

crépitant n.m. Râle entendu à l'auscultation pulmonaire en fin d'inspiration, sous la forme d'une fine crépitation, reproduisant le bruit de sel au fond d'une poêle chaude. Il témoigne de la présence de liquide dans les alvéoles pulmonaires par exsudation (pneumopathie) ou transsudation (œdème pulmonaire).

crépitation n.f. Succession de bruits secs et brefs comparables à de petites explosions, à des bruits produits par un feu. ***Crépitation neigeuse,*** bruit que l'on entend en cas de plaie de l'arbre respiratoire, de l'œsophage ou dans les infections cutanées à germes anaérobies et qui est notamment un signe de gangrène gazeuse. ***Crépitation osseuse,*** bruit produit lors de la mobilisation d'un foyer de fracture.

crépusculaire adj. ***État crépusculaire,*** altération transitoire de la conscience, confusion mentale a minima, avec conservation d'une activité coordonnée pouvant faire illusion.

cresson n.m. Variété de salade susceptible de transmettre la douve à l'homme.

Crest (syndrome de) Syndrome observé lors de la sclérodermie et associant une calcinose sous-cutanée, un phénomène de Raynaud, une sclérodactylie, des télangectasies des mains et du visage, une atteinte de la motricité œsophagienne (se manifestant à la manométrie œsophagienne par une hypotonie du sphincter inférieur de l'œsophage et un apéristaltisme des deux tiers distaux contrastant avec un péristaltisme conservé du tiers proximal). Il en existe des formes incomplètes. Les télangectasies en sont le signe principal.

crête n.f. ***Crête-de-coq,*** synonyme de *condylome.* ***Crête iliaque,*** saillie osseuse supérieure de l'os iliaque. ***Crête neurale,*** ébauche embryologique du système nerveux central, constitué de cellules d'origine ectodermique, situées sur les bords de la gouttière neurale avant sa fermeture en tube neural.

crétinisme n.m. Défaut de développement physique et intellectuel, caractérisé par une arriération mentale et un nanisme. Il est observé dans les insuffisances thyroïdiennes chez l'enfant, avec goitre ou atrophie de la thyroïde. On le rencontrait autrefois dans certaines régions de montagne, il était dû à une carence en iode, avant l'adjonction systématique d'iode dans le sel de table.

Creutzfeldt-Jacob (maladie de) Dégénérescence cérébrale sporadique, qui évolue en quelques mois vers le décès. Elle est due à un agent pathogène non connu. Elle se manifeste par un syndrome pyramidal, un syndrome extrapyramidal, des troubles des fonctions supérieures et de la déglutition. Il existe une nouvelle variante de la maladie en rapport avec un agent infectieux, le prion. Cette variante de la maladie est d'évolution plus lente. La transmission à l'homme pourrait se faire par ingestion de certains morceaux de bœuf contaminants (moelle épinière) et contaminés, provenant d'un animal ayant présenté une encéphalopathie spongiforme bovine (E.S.B.) consécutive à une alimentation contenant des farines animales, elles-mêmes contaminées par le prion. SYN. *encéphalopathie spongiforme subaiguë.*

crevasse n.f. Fissure cutanée étroite et douloureuse, dont la profondeur dépasse l'épiderme. Ex. : *crevasses du sein en début d'allaitement; crevasse aux mains à cause du froid.*

C.R.F. n.f. **1.** Abréviation de *capacité* résiduelle fonctionnelle.* **2.** Abréviation anglaise de *corticotropin releasing factor*, synonyme de *C.R.H.*

C.R.H. n.f. Hormone sécrétée par l'hypothalamus stimulant la sécrétion par l'hypophyse de l'A.C.T.H., ou corticotrophine, qui stimulera la sécrétion de cortisol par la corticale des glandes surrénales. Abréviation anglaise *C.R.F.* pour *corticotropin releasing factor.*

cri n.m. ***Maladie du cri du chat,*** maladie congénitale due à un chromosome 5 incomplet, responsable d'une malformation laryngée. Elle se manifeste par un cri de nourrisson caractéristique, rappelant un miaulement. Elle est parfois associée à d'autres malformations (craniofaciales, cardiaques, cutanées), à un retard staturopondéral et/ou à une altération des fonctions supérieures.

cricoïde adj. Relatif au cartilage de la partie antéro-inférieure du larynx.

Crigler-Najjar (maladie de) Maladie métabolique hépatique héréditaire, due à un déficit complet en glycuronyl-tranférase, transmise suivant un mode autosomique récessif. Cette maladie empêche l'élimination normale de la bilirubine dans la bile. Elle se manifeste par un ictère néonatal à bilirubine non conjuguée (indirecte ou libre), d'évolution mortelle en quelques semaines, par complication neurologique (ictère nucléaire consécutif à une accumulation de bilirubine au niveau des noyaux gris centraux cérébraux).

-crin(o) Élément du grec *krinein*, « sécréter ». ***Glande endocrine,*** glande à sécrétion interne.

crise n.m. Manifestation pathologique brutale survenant chez un sujet auparavant en bonne santé ou présentant une maladie chronique stabilisée. Ex. : *crise d'épilepsie, crise d'angoisse.*

crispation n.f. Contraction musculaire involontaire brève et de faible amplitude, tout juste perceptible, sous l'effet d'un stress ou d'une nervosité trop importante.

cristallin n.m. Lentille transparente située en arrière de l'iris, entre les chambres antérieure et postérieure de l'œil et dont les modifications de courbure permettent l'accommodation.

cristalloïde adj. Se dit d'une solution composée de sels et utilisée pour les perfusions intraveineuses. Elles permettent un remplissage vasculaire moindre que les colloïdes, car une part non négligeable du volume perfusé quitte les capillaires vers le liquide interstitiel. Le sérum salé et le Ringer-lactate sont des cristalloïdes.

Crithidia luciliae (immunofluorescence sur) Méthode de laboratoire d'immunofluorescence indirecte, pratiquée sur un prélèvement sanguin, notamment pour rechercher des anticorps, et, en particulier, des auto-anticorps. Cette méthode est utilisée, par exemple, dans la recherche de facteur antinucléaire (F.A.N.).

Crixivan® Médicament antiviral, inhibiteur de la transcriptase inverse du V.I.H. Il est administré, de préférence, en dehors des repas, en 3 prises orales à 8 heures d'intervalle. Un apport hydrique d'au moins 1,5 à 2 litres par jour permet de prévenir une lithiase urinaire. Il est utilisé en association avec d'autres antiviraux lors de l'infection par le V.I.H. Indinavir en D.C.I.

Crohn (maladie de) Maladie intestinale chronique inflammatoire de cause inconnue (cryptogénétique), pouvant toucher tout le tube digestif (de la bouche à l'anus) évoluant par poussées favorisées par le tabagisme. Les localisations les plus fréquentes sont le côlon et l'intestin grêle, notamment la dernière anse iléale. Elle se manifeste principalement par une diarrhée chronique et des douleurs abdominales souvent localisées à la fosse iliaque droite. Il peut exister des localisations extradigestives, oculaires, articulaires ou cutanées. Les localisations intestinales peuvent se compliquer de sténose, de fistule ou d'abcès de l'intestin grêle. Cette maladie peut être responsable de retard staturopondéral chez l'enfant et de perte de poids chez l'adulte. La coloscopie permet de visualiser des ulcérations aphtoïdes au sein d'une muqueuse érythémateuse et œdémateuse ; les biopsies, en cas de granulome épithélioïde giganto-cellulaire sans nécrose caséeuse, permettent d'affirmer le diagnostic. Les poussées sont traitées par des dérivés salicylés (Ex. : *Pentasa®, Fivasa®*), une corticothérapie, une nutrition parentérale, en fonction de la gravité. Le recours à la chirurgie doit être parcimonieux. Le traitement préventif des poussées repose sur les immunosuppresseurs (Ex. : *Imurel®, Méthotrexate®*).

croisement n.m. ***Signe du croisement,*** aspect ophtalmoscopique de l'écrasement

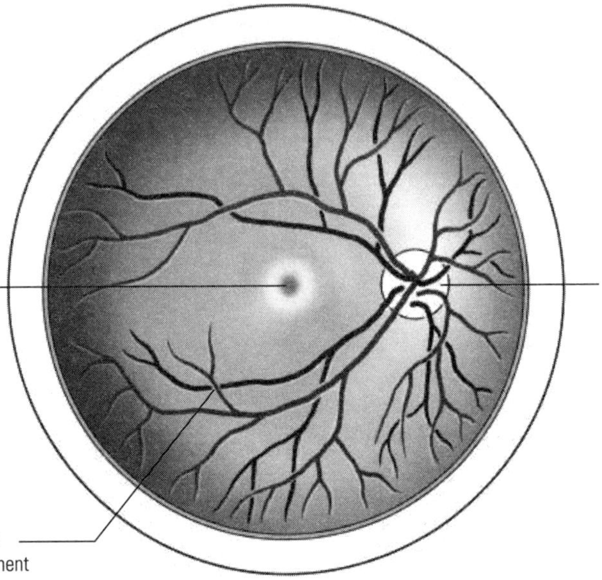

Image de fond d'œil.

d'une veine rétinienne croisée par l'artère rétinienne homologue, observé dans l'hypertension artérielle (stade II).

croissance n.f. Fait de grandir. ***Hormone de croissance,*** voir *G.H.*

cromoglycate n.m. D.C.I. d'un médicament utilisé dans le traitement de fond de l'asthme, commercialisé sous le nom de Lomudal®.

Cronkhite-Canada (syndrome de) Polypose gastro-intestinale rare, diffuse, constituée de polypes de type juvénile, sans potentiel dégénératif, accompagnée de manifestations cutanées (alopécie, hyperpigmentation, dystrophie unguéale, etc.), qui peut se compliquer d'infections et d'altérations de l'état général. Le pronostic est défavorable.

crosse n.f. Nom donné à la courbure de certains vaisseaux. Ex. : *crosse de la saphène, crosse de l'aorte.*

crossectomie n.f. Ablation chirurgicale de la crosse de la veine saphène interne et de ses branches afférentes, pratiquée dans le traitement des varices des membres inférieurs.

crossing over n.m. Recombinaison génétique par échange de fragments d'A.D.N., réalisé par le croisement de deux chromosomes. SYN. *enjambement.*

cross-match n.m. Test effectué avant une transfusion sanguine ou une allogreffe, afin de détecter d'éventuels allo-anticorps anti-hématies ou antileucocytes. Ce test consiste à mettre le sang du receveur en contact avec le sang du donneur : l'agglutination macroscopique apparaissant quelques minutes après affirme la présence d'anticorps. La présence d'antileucocytes est mise en évidence, après adjonction d'un produit complémentaire, par la mesure au microscope de cellules tuées après un délai de quatre-vingt-dix minutes. SYN. *épreuve de compatibilité croisée.*

croup n.m. Localisation laryngée, grave, de la diphtérie, avec fausses membranes et dyspnée susceptibles de provoquer une asphyxie due à un œdème laryngé gênant voire obstruant le passage de l'air vers la trachée. Il est aujourd'hui exceptionnel grâce à la vaccination.

croûte n.f. Plaque constituée de fibrine, de cellules sanguines et épithéliales et d'exsudat, qui se forme sur un foyer infectieux suintant ou au contact d'une plaie pour assurer la cicatrisation et/ou l'hémostase.

Crouzon (syndrome de) Malformation héréditaire du crâne, de transmission autosomique dominante, qui associe brachycéphalie, exophtalmie, strabisme divergent, hypertélorisme, atrophie optique, nez en « bec de perroquet » et prognathisme avec voûte palatine ogivale. Cette malformation s'accompagne fréquemment de troubles neurologiques (convulsions, ataxie, hémiplégie). Le traitement des malformations est chirurgical.

C.R.P n.f. Marqueur de l'inflammation ou d'une infection, qui permet de suivre de façon quantitative l'évolution d'une inflammation ou d'une infection par des dosages plasmatiques itératifs (normale inférieure à 5 mg/l, ou à 10 mg/l, en fonction des laboratoires). Abréviation de *C réactive protéine.*

cru(ra)-, cru(ro)- Éléments du latin *crus, cruris,* « jambe », entrant dans la composition de mots concernant la cuisse. Ex.: *cruralgie.* ***Quadriceps crural,*** muscle de la loge antérieure de la cuisse, extenseur du genou sur la jambe.

cruciforme adj. En forme de croix.

cruenté, e adj. Relatif à une plaie qui met au jour les éléments sous-jacents au revêtement normal qui a été abrasé, et qui laisse apparaître une surface irrégulière et hémorragique.

crural, e, aux adj. Situé au niveau de la face antérieure de la cuisse ou sous la ligne de Malgaigne pour une hernie.

cruralgie n.f. Douleur de la cuisse.

Crush syndrome Ensemble de conséquences d'un écrasement important, avec destruction musculaire (rhabdomyolyse) pouvant se compliquer rapidement d'une insuffisance rénale.

Cruveilhier-Baumgarten (syndrome de) Signe d'hypertension portale s'accompagnant d'une circulation veineuse abdominale collatérale portocave particulièrement marquée. Elle est la conséquence de la reperméabilisation de la veine ombilicale constituée d'importantes dilatations veineuses périombilicales, réalisant dans sa forme la plus typique un aspect de « tête de méduse », au niveau duquel on peut percevoir un souffle continu ou *thrill.*

cryesthésie n.f. Sensation de froid localisée ou généralisée.

cryo- Élément du grec *kruos,* « froid ».

cryocautère n.m. Cautère employé en dermatologie, utilisant le froid obtenu par l'évaporation de la neige carbonique.

cryochirurgie n.f. Utilisation du froid au cours d'une intervention chirurgicale.

cryoglobuline n.f. Protéine (gammaglobuline) sanguine anormale précipitant au froid. Elle est responsable de la formation de thrombus au sein de petits vaisseaux. Elle peut se manifester par un purpura déclive distal, une neuropathie sensitivomotrice, des atteintes rénales (glomérulonéphrite parfois sévère). La cause peut être infectieuse (virale ou bactérienne), auto-immune (collagénose), hématologique (myélome, leucémie lymphoïde, maladie de Waldenström), mais il existe également des formes idiopathiques (aucune cause retrouvée).

cryopathie n.f. Affection provoquée par le froid, comme les gelures ou le pied de tranchée.

cryopréservation n.f. Préservation par le froid de tissus, cellules ou organes.

cryothérapie n.f. Traitement par le froid obtenu par différents moyens (glace, neige carbonique).

crypt(o)- Élément du grec *kruptos*, « caché ». Ex. : *cryptogénétique, cryptorchidie.*

crypte n.f. Petit cul-de-sac communiquant avec l'extérieur à la surface d'un organe, souvent tapissé de cellules glandulaires. Ex. : *crypte de la muqueuse intestinale.*

cryptococcose n.f. Infection mycosique *(Cryptococcus neoformans)*, responsable de méningite sévère chez le sujet immunodéprimé ; la contamination se fait par voie aérienne. Elle peut aussi atteindre l'os, la peau, etc.

cryptogénétique adj. De cause inconnue.

cryptorchidie n.f. Absence unilatérale ou bilatérale de testicule dont la migration s'est arrêtée dans l'abdomen et n'a pas atteint les bourses.

cryptosporidiose n.f. Infection parasitaire intestinale, responsable de diarrhée chez les jeunes enfants ; infection intestinale opportuniste et sévère chez les sujets immunodéprimés.

C.S.F. (Abréviation anglaise de *colony stimulating factor*) Cytokine produite par les lymphocytes.

C.S.P. n.f. Abréviation de *cholangite* sclérosante primitive.*

cubitus n.m. Os long formant avec le radius le squelette de l'avant-bras. SYN. *ulna.* ***Cubitus valgus,*** déviation latérale de l'avant-bras lorsqu'il est porté en extension complète. ***Cubitus varus,*** déviation médiale de l'avant-bras lorsqu'il est porté en extension complète.

cuboïde n.m. Os du pied situé sur le bord externe, en avant du calcanéum.

cuisse n.f. Segment du membre inférieur allant du pli de l'aine jusqu'au genou.

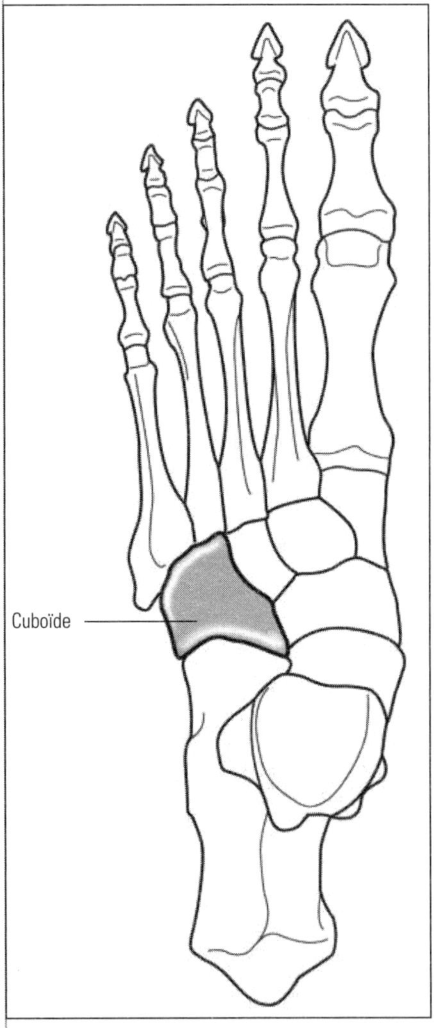

Pied, vu de dessus.

culdoscopie n.f. Examen endoscopique du petit bassin et de la cavité péritonéale au moyen d'un tube optique introduit par le cul-de-sac postérieur du vagin et le cul-de-sac de Douglas.

culdotomie n.f. Ouverture, par incision, du cul-de-sac péritonéal de Douglas.

culmen n.m. Partie extralingulaire du lobe supérieur du poumon gauche.

culot n.m. Amas de cellules obtenu au fond d'un tube sous l'effet de la pesanteur, soit après centrifugation soit après sédimentation.

culture n.f. ***Culture bactérienne,*** technique de laboratoire visant à obtenir une multiplication des bactéries en les plaçant dans des conditions favorables de température et de milieu nutritionnel. ***Culture cellulaire,*** procédé de maintien en vie de cellules provenant soit de tissus humains ou animaux, soit de tumeurs, soit de clones cellulaires, les cellules pouvant dans ce dernier cas être multipliées indéfiniment. ***Culture de virus,*** méthode de multiplication des virus permettant de les isoler et de les identifier. Le milieu de culture pour les virus est nécessairement un tissu vivant.

cunéiforme adj. En forme de coin.

cunéiformes n.m.pl. Os du pied, au nombre de trois, constituant le tarse, et situés en avant du scaphoïde.

cupr(o)- Élément du latin *cuprum,* « cuivre ». Ex.: *cuprémie, cuprurie.*

cuprémie n.f. Concentration de cuivre dans le sang, normalement comprise entre 100 et 200 µg/100 ml.

cuprurie n.f. Concentration de cuivre dans l'urine, normalement comprise entre 0 et 100 µg/24 h.

curage n.m. ***Curage ganglionnaire,*** ablation systématique et que l'on essaie d'être complète de tous les ganglions d'un territoire lymphatique donné. Il est notamment effectué dans le traitement de cancers disséminés localement ou qui risquent de se disséminer.

curare n.m. Substance chimique végétale qui provoque une paralysie musculaire. En thérapeutique, on utilise des substances synthétiques aux propriétés curarisantes, pour bloquer la transmission de l'influx nerveux vers les muscles ; il est utilisé pour permettre un relâchement musculaire, lors des anesthésies, par exemple.

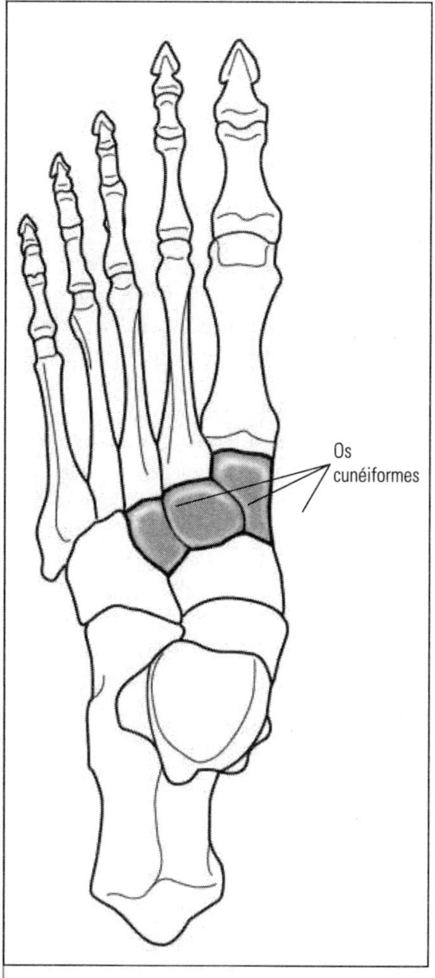

Pied, vu de dessus.

curatelle n.f. Mesure de sauvegarde de justice durable, permettant de désigner une personne responsable (curateur) pour les actes de la vie civile d'une autre personne qui présente une altération durable du sens du jugement.

curetage n.m. Nettoyage d'une cavité, naturelle ou accidentelle, des produits pathologiques qu'elle contient, au moyen d'une curette. On écrit aussi *curettage.*

curette n.f. Instrument chirurgical en forme de cuiller à bords tranchants ou émoussés.

curie n.m. Unité de mesure de la radioactivité.

curiethérapie n.f. Forme de radiothérapie anticancéreuse utilisant des sources contenant un isotope radioactif.

Cushing (syndrome de) Hypersécrétion surrénalienne non freinable d'hormones glucocorticoïdes, qui peut se manifester par une obésité de la face (faciès lunaire) et du cou (cou de bison), une hypertension artérielle, une hyperglycémie, des vergetures pourpres, une asthénie, une amyotrophie, une ostéoporose, une aménorrhée, une hypertrichose faciale ou un arrêt ou un retard de croissance chez l'enfant. Cette hypersécrétion est due soit à un adénome hypophysaire responsable d'une hyperplasie bilatérale des glandes surrénales (maladie de Cushing), soit à une tumeur bénigne ou maligne d'une surrénale.

cushingoïde adj. Relatif à des symptômes semblables à ceux observés lors d'un syndrome de Cushing. Généralement dû un apport extérieur, le plus souvent thérapeutique, d'hormones glucocorticoïdes.

cuspide n.f. Petit relief situé sur la face de contact (supérieure) des dents, permettant une bonne occlusion dentaire, dite congruente.

cut(i)- Élément du latin *cutis,* « peau ». Ex. : *cutiréaction.*

cuticule n.f. Fine membrane constituée de cellules épithéliales kératinisées tapissant l'écorce d'un poil. ***Cuticule dentaire,*** fine membrane recouvrant l'émail des dents.

cutiréaction n.f. Réaction inflammatoire de la peau après application, sur une légère scarification, de produits auxquels le sujet est allergique.

C.V. n.f. Abréviation de *capacité* vitale.*

-cyan- Élément du grec *kuanos,* « bleu sombre ». Ex. : *cyanose.*

cyanocobalamine n.f. Synonyme de *vitamine B 12.*

cyanose n.f. Coloration bleutée de la peau et des lèvres due à une oxygénation insuffisante. Elle s'observe en cas d'asphyxie, de certaines malformations cardiaques congénitales et d'insuffisance cardiaque.

cyanure n.m. Dérivé de l'acide cyanhydrique responsable, en toxicologie, d'une anoxie par blocage enzymatique. L'intoxication est potentiellement mortelle ; elle se manifeste rapidement, après ingestion, par des vertiges, une dyspnée, une somnolence, voire un coma et des convulsions.

cybernine n.f. Substance sécrétée par une glande et capable de moduler l'activité d'autres glandes situées à proximité.

Cycladol® Anti-inflammatoire non stéroïdien. Il est aussi commercialisé sous le nom de Feldène®. Piroxicam en D.C.I.

cycle n.m. ***Cycle entéro-hépatique,*** cycle suivi par les acides biliaires synthétisés par le foie, qui transitent du foie au duodénum par les voies biliaires et participent à la digestion des graisses avant d'être réabsorbés au niveau de l'iléon, pour rejoindre le foie par le système porte, avant d'être à nouveau déversés dans les voies biliaires. Ainsi, au cours d'une même phase de digestion, une même molécule d'acide biliaire peut-elle être utilisée plusieurs fois. ***Cycle glycémique,*** ensemble des variations de la glycémie tout au long de la journée, en fonction des repas ou de l'activité physique. ***Cycle menstruel,*** modification périodique des muqueuses génitales sous la dépendance d'un cycle hormonal ovarien survenant chez la femme en période d'activité génitale. Le cycle dure de 24 à 28 jours entre deux périodes de règles. La muqueuse utérine s'épaissit progressivement en début de cycle pour desquamer s'il n'y a pas fécondation, avec émission d'un mélange de sang, de débris d'endomètre et de mucus pendant la période de menstruation.

cyclines n.f.pl. Famille d'antibiotiques bactériostatiques à diffusion extra- et intracellulaire, mais non dans le liquide céphalorachidien, le système nerveux central et les articulations.

cyclite n.f. Inflammation des cils, le plus souvent associée à une atteinte de l'iris.

cyclo 3® Médicament veinotonique, utilisé sous forme de crème ou de comprimés, dans le traitement symptomatique de l'insuffisance veineuse des membres inférieurs. Flavonoïde en D.C.I.

cyclophosphamide n.m. Cytostatique alkylant du groupe des moutardes à l'azote, utilisé dans le traitement des cancers du sein, des cancers de l'ovaire, des lymphomes non hodgkiniens, etc. D.C.I. de Endoxan®.

cycloplégie n.f. Paralysie des muscles oculaires intrinsèques et extrinsèques. Le globe oculaire reste en position centrale, les pupilles en mydriase.

cyclothymie n.f. Type de caractère faisant alterner des phases de dépression et des phases d'excitation maniaque chez un sujet présentant une psychose maniaco-dépressive (P.M.D.). Traitement possible par le lithium. Dans les formes atténuées, on ne note que des variations d'humeur passant d'une période d'abattement à une période d'activité débordante.

cyclotomie n.f. Section du corps ciliaire.

cylindraxe n.m. Prolongement de la cellule nerveuse au niveau duquel l'influx nerveux se propage dans le sens cellulifuge (en s'éloignant de la cellule).

cylindrome n.m. Tumeur composée de tissus multiples, siégeant électivement au niveau des glandes salivaires de la face.

cylindrurie n.f. Présence de cylindres de cellules d'origine rénale dans les urines.

Cymévan® Médicament antiviral actif sur le C.M.V. Il est administré par voie orale ou intraveineuse. Il est utilisé au cours d'infections sévères à cytomégalovirus, notamment chez le sujet immunodéprimé. Ganciclovir ou D.H.P.G. en D.C.I.

cynophobie n.f. Névrose phobique des chiens.

cyphoscoliose n.f. Déformation de la colonne vertébrale associant une cyphose et une scoliose.

cyphose n.f. Déviation de la colonne vertébrale formant une courbure à convexité postérieure.

cyst(o)- Élément du grec *kustos*, « vessie », entrant dans la composition de mots concernant : **1.** Le réservoir. Ex. : *cholécyste*, *cystocèle*. **2.** La cavité. Ex. : *cystadénome*.

cystadénome n.m. Tumeur bénigne développée aux dépens d'un parenchyme glandulaire (pancréas notamment) et comportant une ou plusieurs cavités kystiques.

cystalgie n.f. Douleur de la vessie.

cystectomie n.f. Ablation chirurgicale partielle ou totale de la vessie.

cysticercose n.f. Infection parasitaire par ingestion de viande de porc crue contaminée et qui se manifeste par des localisations cérébrales, oculaires, cardiaques et une hyperéosinophilie. L'évolution se fait vers des formes kystiques et des calcifications. Le traitement repose sur l'administration de Biltricide® pendant 15 jours ou de Zentel® pendant 8 jours, associés à des corticoïdes.

cystine n.f. Acide aminé soufré peu soluble dans l'eau, entrant notamment dans la composition des protéines des phanères.

cystinurie n.f. Maladie métabolique héréditaire autosomique récessive, qui se manifeste par une hyperexcrétion urinaire de cystine par défaut de réabsorption par le tube proximal rénal. Elle peut se compliquer de lithiase urinaire radio-opaque et d'hématurie. Le traitement repose sur l'administration de D-pénicillamine® et de boissons abondantes.

cystite n.f. Infection ou inflammation de la vessie.

cystocèle n.f. Hernie de la vessie, qui peut saillir au niveau du vagin (cystocèle vaginale) ou d'un trajet herniaire (cystocèle inguinale).

cystographie n.f. Radiographie de la vessie après injection d'un produit de contraste opaque aux rayons X.

cystométrie n.f. Épreuve fonctionnelle mesurant la capacité de la vessie, sa pression d'évacuation et le débit urinaire au cours de la miction.

cystopexie n.f. Fixation chirurgicale de la vessie à la paroi antérieure de l'abdomen, au-dessus de la symphyse pubienne, pour traiter un prolapsus vésical.

cystoplastie n.f. Chirurgie reconstructrice de la vessie.

cystoscope n.m. Instrument comportant un tube métallique mince muni d'une optique et d'une source lumineuse, qu'on introduit dans l'urètre pour examiner la cavité de la vessie.

cystoscopie n.f. Examen de la cavité vésicale au moyen d'un cystoscope.

cystostomie n.f. Abouchement de la vessie à la paroi abdominale, permettant de dériver les urines.

cyt(o)- Élément du grec *kutos*, « cavité, cellule ». SYN. *cellul(o)-*.

cytaphérèse n.f. Mode de préparation des culots globulaires pour en retirer les plaquettes et les leucocytes (culots globulaires déleucocytés, déplaquettés), dans le but d'éviter des accidents transfusionnels.

Cytéal® Médicament antiseptique externe, présenté en solution moussante composée notamment d'hexamidine. Il est utilisé pour le lavage des mains et le nettoyage des plaies.

cytochimie n.f. Utilisation de réactions chimiques pour mettre en évidence dans les cellules certains corps biologiques ou certaines réactions enzymatiques.

cytochrome n.m. Pigment riche en fer, jouant un rôle important dans la respiration cellulaire.

cytodiagnostic n.m. Méthode de diagnostic fondée sur l'examen de cellules recueillies dans les liquides organiques ou par frottis sur des lésions pathologiques.

cytogénétique n.f. Étude de la transmission des gènes et de leur influence sur l'aspect cellulaire, ayant pour but l'établissement de la cartographie des gènes (caryotype) et la définition d'une anomalie chromosomique.

cytokine n.f. Glycoprotéine principalement sécrétée par les lymphocytes en réponse à une stimulation immunitaire, ayant pour but de réguler et d'amplifier la réaction immunitaire.

cytologie n.f. Étude des cellules et de leurs différents constituants.

cytolyse n.f. Dégénérescence de la cellule qui disparaît en donnant l'impression de se dissoudre.

cytomégalovirus n.m. Virus de la famille des *Herpes virus*, persistant dans l'organisme même après guérison de l'affection qu'il a provoquée. Il peut être responsable d'hépatite, de rétinite, de diarrhée quelquefois sévère chez le sujet immunodéprimé (sida ou transplanté). Le traitement des formes sévères repose sur l'administration de Cymévam® (ganciclovir). ABRÉV. *C.M.V.*

cytopénie n.f. Diminution du nombre des cellules.

cytoplasme n.m. Partie fondamentale et homogène de la cellule, limitée par la membrane cellulaire et contenant le noyau et les différents organites cellulaires.

cytostéatonécrose n.f. Nécrose du tissu adipeux frappant essentiellement la graisse contenue dans l'épiploon et les mésos, sous l'action des ferments pancréatiques. Elle se traduit par la formation de « taches de bougie » visibles dans l'abdomen au cours des pancréatites aiguës.

Cytotec® Médicament anti-sécrétoire gastrique, analogue à la prostaglandine E1, utilisé en traitement curatif des ulcères gastroduodénaux et en traitement préventif des lésions secondaires à la prise d'A.I.N.S. Il est administré par voie orale en quatre prises quotidiennes. Son effet secondaire est une diarrhée fréquente, modérée et transitoire. Misoprostol en D.C.I.

cytotoxicité n.f. Pouvoir de destruction vis-à-vis des cellules.

cytotoxique adj. Relatif à une substance ou à des cellules responsables de la destruction d'autres cellules par contact direct, comme les agents de chimiothérapie anticancéreuse ou les lymphocytes CD8.

D1 Dérivation standard de l'électrocardiogramme. On trouve aussi *D2* et *D3*.

dacryo- Élément du grec *dakryon*, « larme ».

dacryoadénite n.f. Inflammation de la glande lacrymale.

dacryocystite n.f. Inflammation du sac lacrymal et du canal lacrymal, entraînant une douleur, un gonflement et un larmoiement de l'œil.

Dacryosérum® Médicament antiseptique composé d'acide borique et de phénylmercure borate, utilisé pour les lavages et les bains oculaires. L'application est à renouveler 1 à 4 fois par jour.

dactyl(o)- Élément du grec *daktulos*, « doigt ». Ex. : *arachnodactylie*.

dactyloscopie n.f. Étude des empreintes digitales.

Dafalgan® Médicament antalgique et antipyrétique mais dépourvu de tout effet anti-inflammatoire, administré toutes les 4 heures. À doses excessives, il peut être toxique pour le foie. Paracétamol en D.C.I.

Daflon® Médicament veinotonique, administré par voie orale en 2 prises quotidiennes. Il est utilisé en cas d'insuffisance veineuse ou de crise hémorroïdaire. Diosmine en D.C.I.

Dakin (soluté de) Solution d'eau de Javel diluée, utilisée comme antiseptique sur la peau saine ou lésée, les muqueuses, les plaies et les brûlures. Il se périme avec le temps (30 mois à l'abri de la lumière pour le soluté de Dakin-Cooper stabilisé avant la première ouverture du flacon, 1 an après la première ouverture si le flacon est rebouché).

Daktarin® Antifongique utilisable en application locale (gel, poudre, lotion) ou par voie générale (comprimé en 3 ou 4 prises par jour). Miconazole en D.C.I.

Dalacine® Antibiotique administré par voies orale et injectable intraveineuse, actif sur les germes anaérobies. Il comporte un risque de colite pseudomembraneuse qui en a réduit la prescription. Clindamycine en D.C.I.

Dalibour® (crème) Pommade antiseptique externe composée de sulfate de cuivre comme le Dermocuivre®.

dalton n.m. Unité de masse moléculaire, un dalton étant égal à la masse d'un atome d'hydrogène, soit $1{,}66 \times 10^{-23}$ g. ABRÉV. *Da*.

daltonisme n.m. Trouble héréditaire récessif lié au sexe (porté par le chromosome X) de la vision des couleurs, le sujet ne pouvant distinguer le rouge et le vert.

D-amino-D-arginine-vasopressine n.f. Voir *D.D.A.V.P.*

Danatrol® Médicament hormonal androgène de synthèse possédant un effet antigonadotrope et administré par voie orale (gélules en 2 ou 3 prises par jour) dans les endométrioses, les purpuras idiopathiques, les mastopathies et les œdèmes angioneurotoniques. Dabazole en D.C.I.

Dane (particule de) Virus complet de l'hépatite B observé en microscopie électronique.

Daonil® Sulfamide hypoglycémiant de longue durée d'action (12 à 24 heures). Il est utilisé dans le traitement du diabète non insulinodépendant et est administré en 1 à 3 prises orales quotidiennes. Il est dosé à 5 mg pour le Daonil®, 2,5 mg pour l'hémi-Daonil® et 1,25 mg pour le Daonil® faible. Il est également commercialisé sous le nom de Euglucan®. Il comporte un risque d'hypoglycémie. Glibenclamide en D.C.I.

Darier (maladie de) Maladie dermatologique familiale se manifestant par une éruption cutanée squameuse brune dans le cou et les régions cervicale et thoracique, et laissant, à sa disparition, des taches pigmentaires.

Darier-Ferrand (dermatofibrosarcome de) Tumeur cutanée maligne de l'adulte jeune, d'évolution locale, se manifestant sous la forme d'un placard dur fibreux, pigmenté, pouvant s'ulcérer. Seule une exérèse large et profonde avec greffe de peau peut permettre d'éviter la récidive.

dartos n.m. Enveloppe des testicules, formée de fibres musculaires lisses.

dartre n.f. Croûte, desquamation, lésion cutanée squameuse.

Davenport (diagramme de) Graphique de classification des désordres acidobasiques et de leur régulation par compensation réciproque.

davier n.m. Pince solide utilisée en chirurgie osseuse et pour les extractions dentaires.

D.C.I. n.f. (Abréviation de *dénomination commune internationale*) Dénomination des molécules pharmaceutiques communes au monde entier, imposée par l'Organisation Mondiale de la Santé. Un médicament peut avoir des noms commerciaux différents d'un pays à l'autre, mais le nom de la molécule reste, lui, inchangé.

D.D.A.V.P. n.f. (Abréviation *de D-amino-D-Arginine-Vasopressine*) Médicament reproduisant l'action de l'hormone antidiurétique, utilisé dans le traitement du diabète insipide et de l'énurésie. La D.D.A.V.P. corrige également les troubles de l'hémostase lors de l'hémophilie et de la maladie de Willebrandt. Elle est commercialisée sous le nom de *Minirin®*. Elle est administrée par voie nasale en pulvérisations, par voie orale sous forme de comprimés ou par voie injectable (sous-cutanée, intramusculaire, intraveineuse). SYN. *desmopressine.*

D.D.I. n.f. Abréviation de *didanoside.*

D.D.T. n.m. (Abréviation de *dichloro-diphényl-trichoréthane*) Insecticide habituellement peu toxique aux doses usuelles pour l'homme et les animaux, mais actif sur les acariens, les sarcoptes de la gale, les aoûtats et les poux, malgré l'existence de certaines résistan-

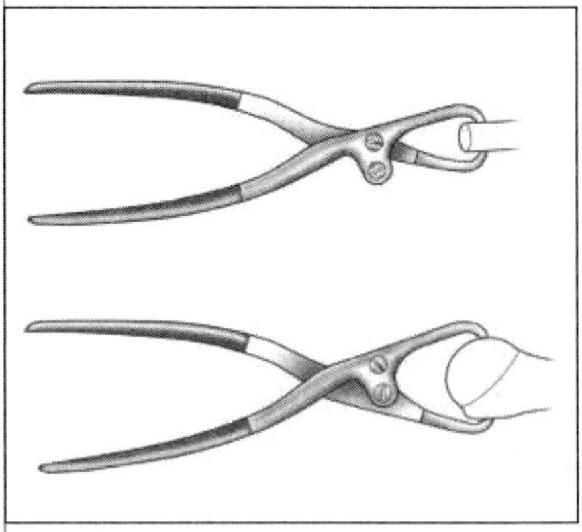

Davier.

ces acquises. Une intoxication massive se manifeste par une diarrhée, des vomissements, des convulsions, voire un coma. Le traitement de cette intoxication repose sur le lavage gastrique. Il est commercialisé sous le nom de Benzochloryl®.

De Graff (follicule de) Follicule faisant saillie à la surface de l'ovaire et contenant l'ovule mature prêt à être expulsé. Ce follicule est entouré de deux enveloppes (thèques). Il deviendra, après ovulation, le corps jaune qui sécrète la progestérone.

déambulateur n.m. Cadre en bois ou en métal (aluminium) que le malade déplace devant lui et sur lequel il s'appuie pour garder son équilibre lors de la marche. SYN. *cadre de marche.*

débilité n.f. Insuffisance du fonctionnement ou du développement physique ou mental.

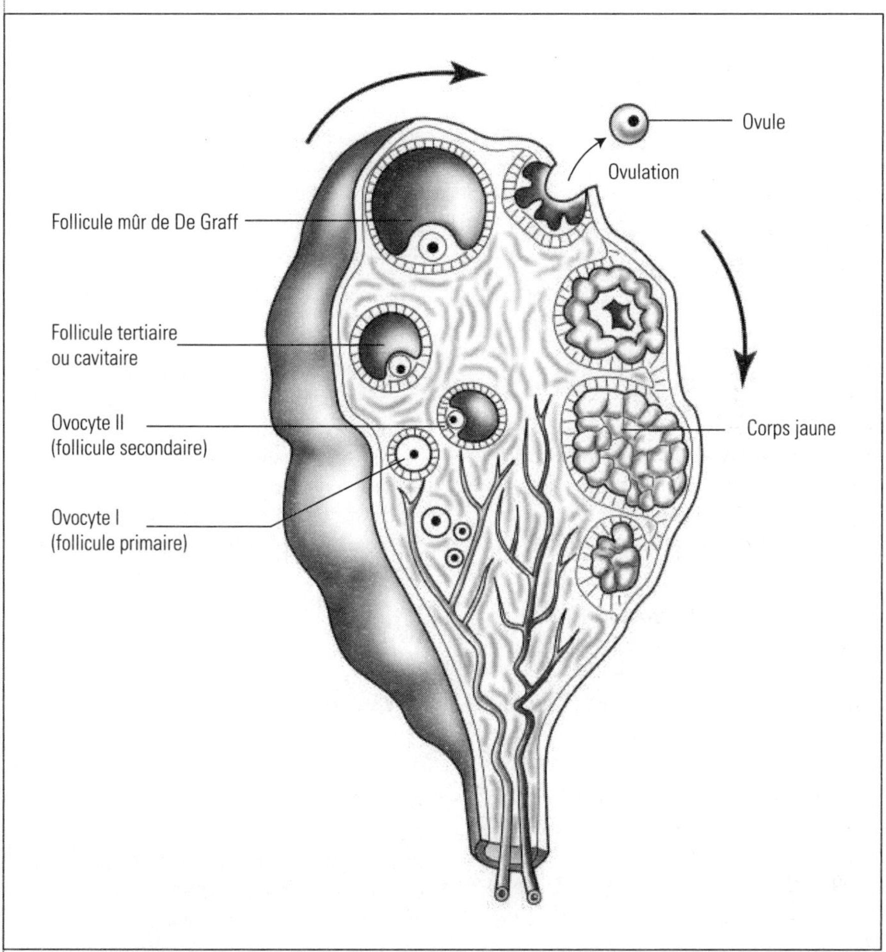

Coupe sagittale d'un ovaire, maturation folliculaire.

débit n.m. ***Syndrome de bas débit,*** diminution du débit cardiaque survenant dans les suites de la chirurgie cardiaque et se manifestant par une hypotension artérielle et des troubles de conscience. S'il se prolonge, il existe un risque de retentissement rénal, hépatique, cérébral, etc. SYN. *choc cardiogénique.*

débitmètre n.m. Appareil mesurant l'écoulement des fluides. ***Débitmètre de pointe,*** appareil mesurant le débit expiratoire de pointe, abaissé en cas d'asthme ou d'insuffisance respiratoire.

Debré-Fibiger (syndrome de) Hypoplasie surrénalienne congénitale avec hypersécrétion d'androgènes et hyposécrétion d'aldostérone. Il se manifeste dès la naissance par une déshydratation rapide (vomissements, diarrhée).

Débridat® Antispasmodique intestinal, administré par voie orale en 3 prises sous la forme de comprimés ou par voie injectable intraveineuse lente. Il est également commercialisé sous les noms de Modulon® et de Transacalm®. Trimébutine en D.C.I.

débridement n.m. **1.** Ouverture chirurgicale large destinée à mettre à plat une cavité infectée. **2.** Section d'une bride étranglant un organe, comme pour une hernie étranglée.

décalage n.m. ***Syndrome du décalage horaire,*** ensemble de symptômes observés chez le voyageur, par mauvaise adaptation aux changements d'horaires dus aux voyages lointains en avion, avec changement de méridien. Il se manifeste par une somnolence diurne, une insomnie d'endormissement et des réveils nocturnes. Ces symptômes s'accompagnent souvent de troubles digestifs et peuvent durer quelques jours.

décalcification n.f. Diminution locale ou générale de la quantité de calcium contenue dans le squelette, accompagnée d'une déminéralisation.

décalotter v. Faire apparaître le gland de la verge, en faisant glisser le prépuce. Ce geste n'est pas possible en cas de phimosis. On recommandait un décalottage systématique de tous les petits garçons pour prévenir l'apparition de phimosis, mais cette attitude est actuellement remise en cause.

décarboxylase n.f. Enzyme catalysant la décarboxylation des acides organiques, réaction au cours de laquelle ces acides perdent un CO_2.

décérébration n.f. Lésion neurologique grave observée en cas de section de l'axe nerveux au niveau du tronc cérébral en expérimentation animale et caractérisée par la destruction des centres nerveux supérieurs. Chez l'homme, cet état peut être dû un engagement provoqué par une hypertension intracrânienne. ***Syndrome de décérébration,*** atteinte neurologique se caractérisant par des troubles de la conscience, de la perceptivité et du tonus des membres, ceux-ci étant enraidis, en extension et en légère rotation interne. On retrouve également une contracture des muscles du cou, la tête étant portée en arrière, et parfois un trismus. Ce syndrome d'hypertonie est parfois appelé *rigidité de décérébration.* Le syndrome de décérébration est souvent post-traumatique ou survient au stade terminal des tumeurs cérébrales, en cas d'« engagement » cérébral.

décérébré, e adj. Dont les fonctions cérébrales supérieures sont abolies.

décès n.m. Mort d'une personne. La mort cérébrale est définie par un électroencéphalogramme plat. En pratique, le décès est dit réel et constant lorsque le médecin constate un arrêt de la circulation sanguine (absence de pouls centraux) et un arrêt respiratoire. Une période d'observation minimale de deux heures doit être respectée avant de transférer le patient vers le funérarium.

déchloration n.f. Procédé chimique d'appauvrissement des aliments en sel (NaCl). On dit aussi *déchloruration.*

déchoquage n.m. Procédure permettant de rétablir les conditions mécaniques d'une circulation normale du sang, lors de chocs provoqués, notamment, par une diminution du volume sanguin total. Chaque service d'urgence dispose d'une salle de déchoquage où sont pris en charge les patients dont l'état est jugé sévère et qui peuvent peut nécessiter une assistance hémodynamique ou respiratoire, une surveillance par monitoring.

décibel n.m. Unité de mesure de l'intensité du bruit. Symbole : dB.

décidual, ales, aux adj. Relatif à la caduque.

déciduome n.m. Synonyme de *chorio-épithéliome.*

déclenchement n.m. Procédé thérapeutique permettant de provoquer un accouchement, en utilisant des perfusions d'ocytociques (Syntocinon®) qui augmentent la fréquence et l'intensité des contractions utérines.

déclive adj. Relatif au point le plus bas d'une cavité, d'une plaie ou d'une partie du corps.

décoction n.f. Liquide aux vertus thérapeutiques, obtenu par l'action prolongée de l'eau bouillante sur une substance généralement végétale insoluble dans l'eau.

décollement n.m. ***Décollement épiphysaire,*** chez l'enfant, lésion traumatique séparant le corps d'un os long de la tête de cet os, traduisant une lésion du cartilage de conjugaison qui assure la croissance osseuse. Des

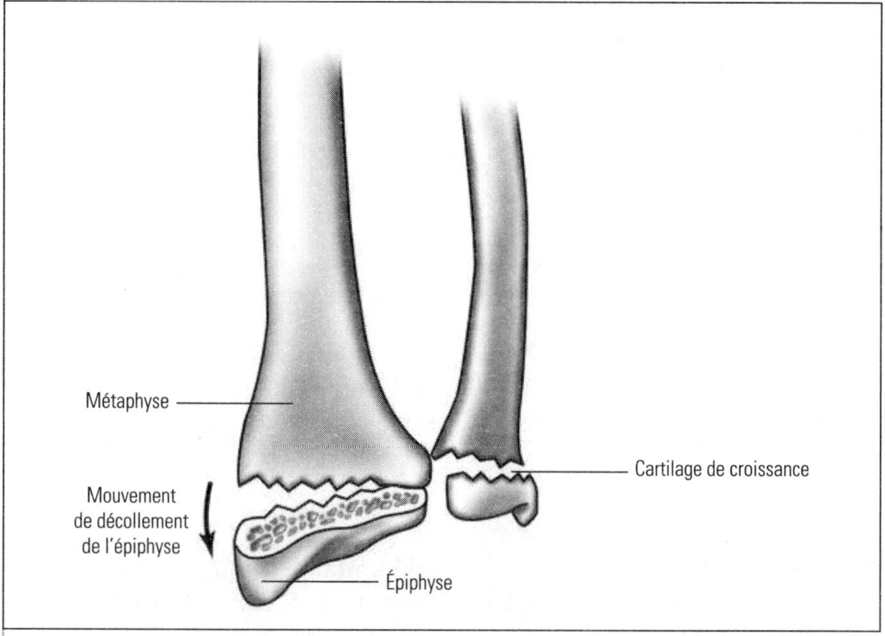

Radio du poignet de face chez un enfant après un traumatisme. (Décollement épiphysaire.)

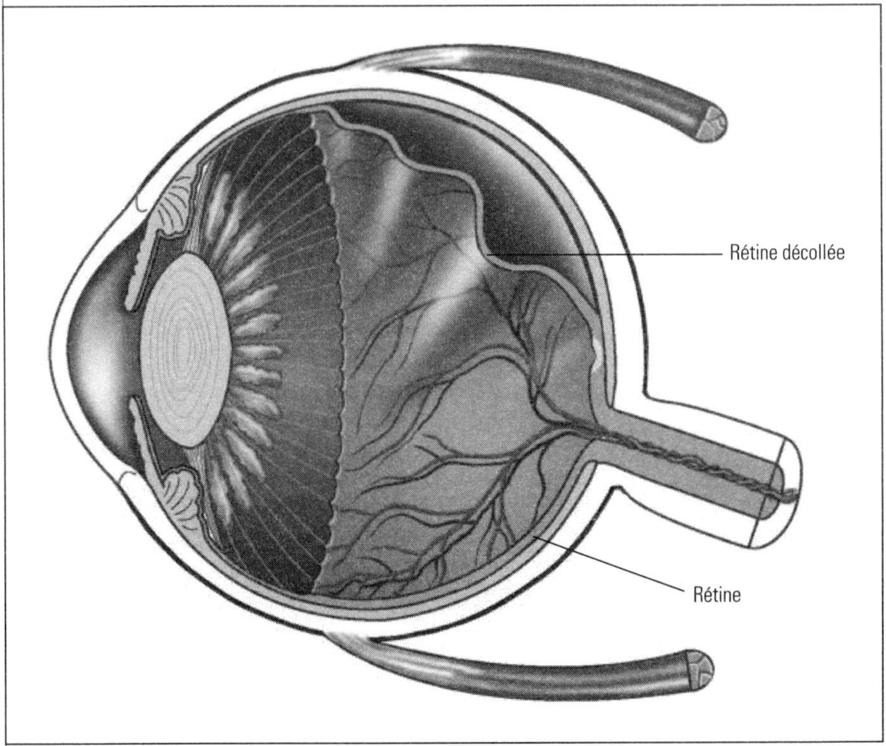

Coupe sagittale de l'œil. (Décollement de rétine.)

clichés comparatifs peuvent la mettre en évidence. SYN. *dysjonction épiphysaire.* ***Décollement de rétine,*** séparation de la rétine de la choroïde qui peut survenir après un traumatisme, ou être secondaire à une traction par des lésions de dégénérescence rétinienne (en cas de diabète, par exemple). Il se manifeste par une perception visuelle brutale de corps flottants et d'éclairs. Non traité (chirurgie ou laser), le décollement se complète avec le temps et évolue vers la cécité. ***Décollement de vitré,*** affaissement et rétraction du corps vitré qui n'est plus en contact étroit avec la rétine. Il est dû à une dégénérescence du vitré.

décompensation n.f. Perte d'un certain équilibre qui s'était installé au cours d'une affection chronique dont les effets nuisibles étaient contrôlés par des traitements ou des adaptations physiologiques. Elle se traduit par l'apparition de symptômes marquant le mauvais fonctionnement de l'organe en cause. La décompensation d'une insuffisance respiratoire, par exemple, se manifeste par un essoufflement.

déconnexion n.f. Suppression de la liaison existant entre deux ensembles, en particulier entre les différents organes du système nerveux végétatif, consécutive à l'administration de neuroleptiques ou d'autres médicaments psychotropes.

décontamination n.f. Opération visant à éliminer ou à réduire des souillures et leurs effets, obtenue par lavage, brossage, savonnage puis rinçage abondant.

décortication n.f. **1.** Séparation chirurgicale d'un organe et de son enveloppe. ***Décortication pulmonaire,*** séparation du poumon d'avec la plèvre et ablation de celle-ci, en cas d'épanchement pleural chronique empêchant l'expansion complète du poumon. **2.** Action de détacher des copeaux de corticale osseuse, en les laissant attachés au périoste et aux muscles voisins, au niveau d'un foyer de fracture. Cette technique est utilisée pour traiter les pseudarthroses.

décubitus n.m. Position allongée, au repos, sur un plan horizontal.

décussation n.f. Entrecroisement de faisceaux nerveux sur la ligne médiane, au niveau du tronc cérébral et de la moelle épinière. Ces faisceaux ont franchi la ligne médiane et se terminent du côté opposé à leur zone d'origine.

dédifférenciation n.f. Ensemble des modifications de forme et de fonction d'une cellule qui revient à l'état embryonnaire et perd ainsi ses caractères différenciés. On observe ces modifications notamment lors des dégénérescences cancéreuses, avec perte de l'inhibition de contact et des mécanismes régulant la prolifération cellulaire.

dédoublement n.m. ***Dédoublement de la personnalité,*** synonyme de *dépersonnalisation.*

Dédrogyl® Médicament constitué de vitamine D3, utilisé dans le traitement préventif et curatif de la déminéralisation généralisée du squelette.

défécation n.f. Évacuation des matières fécales par l'anus.

défense n.f. Tension douloureuse des muscles de la paroi abdominale, perceptible à la palpation, témoignant d'un foyer infectieux péritonéal sous-jacent, et observée, par exemple, au cours d'une crise d'appendicite. SYN. *abdomen chirurgical.*

déférent, e adj. ***Canal déférent,*** partie des voies spermatiques allant de la queue de l'épididyme à la vésicule séminale, à laquelle le déférent s'unit pour former le canal éjaculateur.

défervescence n.f. Diminution ou disparition complète d'une fièvre.

défibrillateur n.m. Appareil de réanimation qui délivre un choc électrique externe bref et intense dans la région précordiale et donc au cœur, au moyen de deux électrodes appliquées sur le thorax. Il est employé dans le traitement de certains troubles du rythme cardiaque (fibrillations notamment).

défibrillation n.f. Interruption d'une fibrillation cardiaque, qu'elle soit auriculaire ou ventriculaire, par un choc électrique externe.

défibrination n.f. Disparition de la fibrine du sang qui devient incoagulable au cours de certaines maladies. Elle peut être provoquée *in vitro*, par battage.

défloration n.f. Perte de la virginité, par rupture de l'hymen, membrane qui ferme plus ou moins complètement l'entrée du vagin.

défoulement n.m. Retour à la conscience de sentiments refoulés dans l'inconscient.

dégagement n.m. Franchissement du détroit inférieur et de la vulve par le nouveau-né, lors de l'accouchement.

dégastrogastrectomie n.f. Gastrectomie consécutive à une gastro-entérostomie pour ulcère, comprenant une ablation partielle de l'estomac (habituellement des 2/3), la suppression de la gastro-entérostomie et le rétablissement de la continuité digestive par anas-

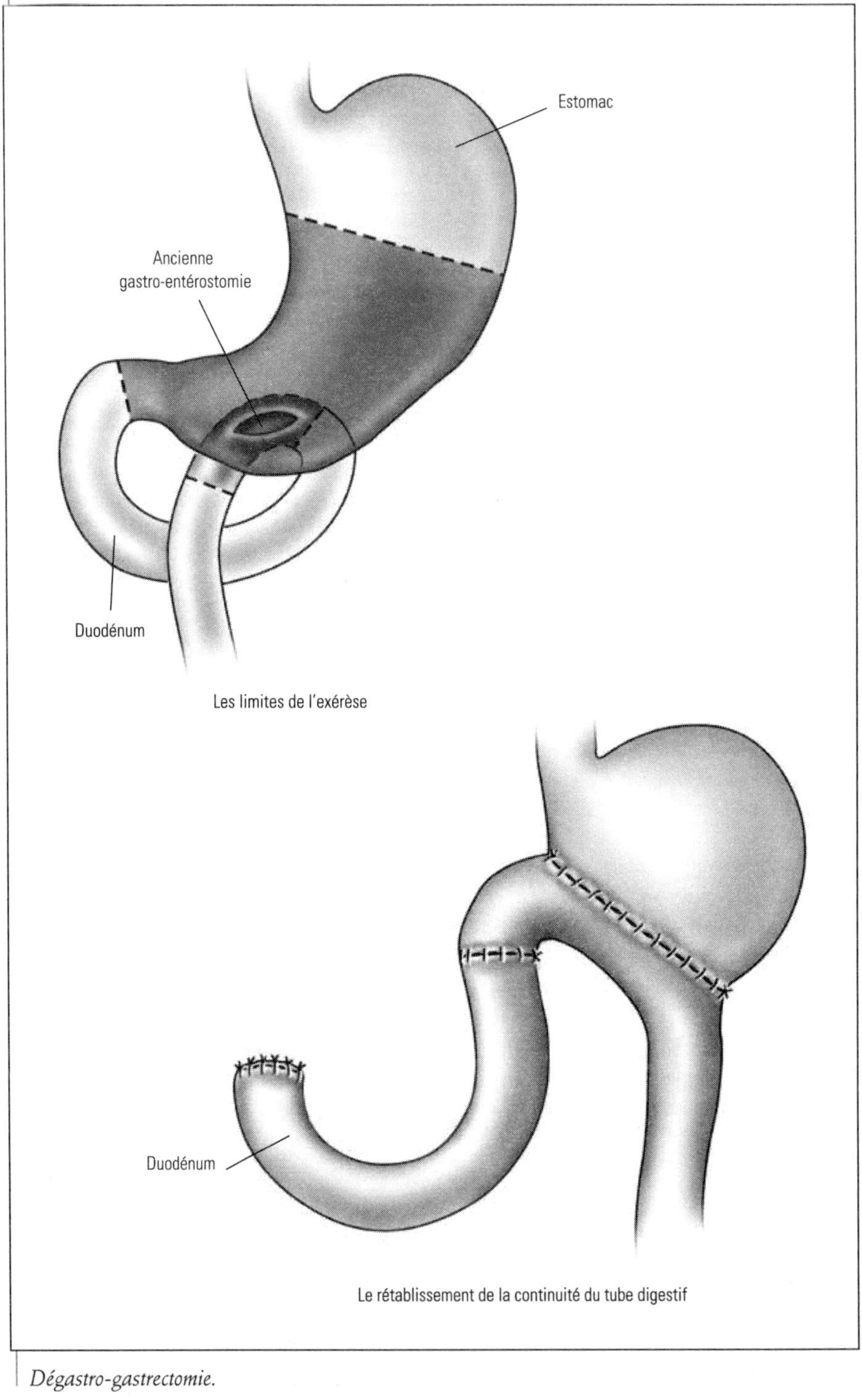

Dégastro-gastrectomie.

tomose avec le duodénum (procédé de Péan) ou avec le jéjunum (procédés de Finsterer ou de Polya). Cette intervention est effectuée en cas de récidive ulcéreuse ou de cancérisation de la bouche de gastro-entérostomie.

dégénérescence n.f. Dégradation progressive d'un organisme, d'un tissu ou de cellules. ***Dégénérescence amyloïde,*** infiltration de différents tissus par une substance amyloïde. ***Dégénérescence graisseuse,*** surcharge des cellules en inclusions graisseuses. ***Dégénérescence maligne,*** transformation cancéreuse d'une cellule. ***Dégénérescence spongieuse,*** transformation d'une cellule ou d'un tissu avec formation de nombreuses cavités de petite taille qui donnent à ces éléments l'aspect d'une éponge. ***Dégénérescence wallérienne,*** lésion dégénérative consécutive à la section d'un nerf et frappant les prolongements de la cellule nerveuse qui sont séparés du corps cellulaire.

déglutition n.f. Action d'avaler.

dégranulation n.f. Disparition de vacuoles intracellulaires qui apparaissaient sous forme de granulations cytoplasmiques. Dans les polynucléaires (granulocytes), ces vacuoles contiennent des enzymes qui, lors de la dégranulation, se déversent dans les vacuoles de phagocytose pour permettre la destruction des bactéries qu'elles contiennent.

déhiscence n.f. Ouverture sur l'extérieur d'une paroi, avec libération de son contenu. Par exemple, la déhiscence du follicule de De Graff libère l'ovule.

Déjérine-Sottas (maladie de) Polyneuropathie hypertrophique périphérique, familiale, rare, se manifestant dans l'enfance par un déficit moteur et sensitif distal et une amyotrophie. L'évolution se fait par poussées. Le traitement repose sur la corticothérapie et la kinésithérapie.

délétion n.f. Anomalie génétique caractérisée par la perte d'un fragment de chromosome et pouvant être responsable de malformations ou de maladies génétiques.

délire n.m. **1.** Désordre de la pensée et des fonctions supérieures, faisant prendre pour réels des faits imaginaires ou interprétant des faits réels de façon organisée mais erronée. Il peut aussi être visuel ou auditif (hallucinations). **2.** Idée, discours franchement absurde ou pouvant paraître sensé. Il s'accompagne parfois de confusion mentale avec agitation et incohérence totale du discours et des actes. Le traitement médicamenteux se fonde sur les neuroleptiques.

delirium n.m. ***Delirium tremens,*** complication d'un sevrage alcoolique se manifestant par une hypertension artérielle, des sueurs, une tachycardie, des tremblements, une agitation et des hallucinations visuelles qui ont souvent une thématique professionnelle. Il peut se compliquer de crises convulsives. Le traitement comporte une hydratation, des benzodiazépines à fortes doses, éventuellement des bêtabloquants et une corticothérapie. Le traitement préventif est le sevrage médicalisé sous couvert de benzodiazépines.

délivrance n.f. Expulsion, ou extraction, des annexes fœtales (placenta, membranes, cordon), après l'accouchement.

Delorme (intervention de) Cure chirurgicale du prolapsus rectal, qui s'effectue en repliant en accordéon la muqueuse du prolapsus. Cette intervention a minima est grevée de nombreuses récidives et est réservée aux personnes âgées qui ne pourraient supporter une intervention plus lourde (fixation du rectum au tissu fibreux qui entoure le coccyx).

delta n.m. ***Rythme delta,*** rythme lent apparaissant sur le tracé d'électroencéphalogramme lors du sommeil ou de certaines affections neurologiques.

deltacortisone n.f. Corticoïde de synthèse ayant une activité anti-inflammatoire plus importante que la cortisone. Elle est commercialisée sous le nom de Cortancyl®. Prednisone en D.C.I.

deltahydrocortisone n.f. Corticoïde de synthèse très voisin de la deltacortisone, ayant une activité anti-inflammatoire plus importante que cette dernière. Elle est commercialisée sous le nom de Solupred®. Prednisolone en D.C.I.

deltoïde n.m. Volumineux muscle de l'épaule, en forme triangulaire de delta, qui lui donne un relief arrondi.

Délursan® Médicament constitué d'acide biliaire rétablissant l'équilibre entre les constituants de la bile, ce qui permet une dissolution progressive des calculs de cholestérol pur qu'elle peut contenir. Il est administré par voie orale en 3 prises au moment des repas, à distance du Questran®. Il peut provoquer des diarrhées. Il est également commercialisé sous les noms de Ursolvan® et de Arsacol®. Acide ursodéoxycholique en D.C.I.

démence n.f. Perte de faculté intellectuelle (mémoire, raisonnement, etc.), progressive, non réversible, avec désorganisation du mode de pensée, rendant la personne dépendante et légalement non responsable.

demi-vie n.f. **1.** Temps nécessaire pour que la moitié de la quantité d'une substance introduite dans l'organisme en soit éliminée. **2.** Temps nécessaire pour que la radioactivité d'un isotope soit réduite de moitié.

Demons-Meigs (syndrome de) Syndrome caractérisé par l'épanchement d'un liquide séreux pauvre en protides dans la cavité péritonéale, avec parfois épanchement pleural. Ces épanchements sont dus à une tumeur bénigne de l'ovaire.

démyélinisation n.f. Destruction de la gaine de myéline qui entoure la fibre nerveuse, par exemple dans la sclérose en plaques.

dendrite n.m. Prolongement de la cellule nerveuse, au niveau duquel la propagation de l'influx nerveux se fait dans le sens cellulipète (vers le corps cellulaire).

dengue n.f. Infection tropicale provoquée par un virus filtrant inoculé par une piqûre de moustique. Elle se manifeste par une fièvre de 39 à 40 °C, une leucopénie, une thrombopénie, des adénopathies, des myalgies, des arthralgies, une asthénie persistante, parfois un syndrome méningé et une éruption cutanée, et le diagnostic est le plus souvent sérologique. Le traitement est symptomatique. L'immunité obtenue après guérison est durable.

dénitrogénation n.f. Élimination de l'azote dissous dans le sang, par respiration en oxygène pur. Cette méthode est utilisée en médecine aéronautique pour éviter les accidents emboliques de décompression et en anesthésie (elle est également appelée pré-oxygénation) pour augmenter les réserves en O_2, en particulier avant une intubation trachéale.

densitométrie n.f. Mesure de la densité optique. Voir *ostéodensimétrie, scanner, scanographie, tomodensitométrie.*

dent n.f. Organe dur implanté dans les maxillaires, destiné à broyer les aliments au cours de la mastication.

dentine n.f. Tissu constituant la racine et la couronne des dents, sensible au chaud et au froid.

dentition n.f. Mode d'apparition des dents, qui se fait en deux temps successifs chez l'homme : la dentition de lait et la dentition définitive.

dentome n.m. Tumeur dentaire bénigne.

denture n.f. Disposition des dents. ***Denture définitive,*** ensemble de 32 dents qui apparaissent entre 7 et 25 ans. ***Denture lactéale,*** ensemble de 20 dents qui commencent à tomber vers l'âge de 7 ans. SYN. *dents de lait.*

dénutrition n.f. État pathologique au cours duquel les processus de dégradation des tissus excèdent les processus d'assimilation et de synthèse de la matière vivante, en raison d'apports alimentaires insuffisants.

déontologie n.f. ***Déontologie médicale,*** ensemble des règles et devoirs d'un médecin régissant ses rapports avec ses confrères et ses patients. Elle est définie par un code de déontologie, sous l'autorité et le contrôle du Conseil de l'ordre des médecins.

Dépakine® Antiépileptique polyvalent, administré par voie orale (forme retard ou chrono en 1 ou 2 prises, forme classique en 2 ou 3 prises aux repas) ou injectable par voie intraveineuse continue. Elle est hépatotoxique, même à dose thérapeutique, avec élévation des transaminases. Acide valproïque en D.C.I.

Dépamide® Médicament thymorégulateur, administré par voie orale en deux prises, aux repas. Il est prescrit dans le traitement préventif des psychoses maniacodépressives. Valpromide en D.C.I.

dépendance n.f. Besoin impérieux de continuer à absorber certains produits (drogue, alcool, tabac, médicament, etc.) afin de chasser un état de malaise somatique ou psychique dû au sevrage. SYN. *toxicomanie.*

dépense n.f. ***Dépense énergétique,*** quantité d'énergie utilisée par un organisme pendant un temps donné. Elle dépend du poids, du sexe, de l'âge, de l'activité physique et de facteurs individuels génétiques. Les calculs théoriques par des formules ou la mesure clinique par calorimétrie, notamment lors de régimes alimentaires, permettent de déterminer les apports adaptés à l'individu. Elle s'exprime en kilocalories par jour ou en kilojoules par jour.

dépersonnalisation n.f. État psychique caractérisé par une altération de la perception du monde extérieur et de son propre corps ou esprit, avec l'impression de ne plus être soi-même, de se considérer comme une personne étrangère. Elle est fréquente dans la schizophrénie, lors de la prise de drogues, etc. SYN. *dédoublement de la personnalité.*

dépilation n.f. Chute des poils.

dépistage n.m. Recherche d'une maladie non apparente par des examens systématiques (cliniques, biologiques, radiologiques) effectués sur une population en bonne santé. Le dépistage peut être ciblé et être effectué sur une population à risque du fait de l'âge, des antécédents familiaux, de certains facteurs de risque (tabac), de signes cliniques d'apparence anodins, etc. (par exemple, dépistage du cancer du sein par mammographie et examen clinique). Cette recherche peut être effectuée notamment lors des visites de médecine du travail.

déplétion n.f. Diminution de la quantité de liquide (notamment de sang) et de certains ions (sodium) contenus dans l'organisme. ***Déplétion liquidienne,*** diminution de liquide qui peut être le résultat d'une saignée, d'une hémorragie, d'une occlusion (stockage de liquide dans l'intestin) ou d'une diarrhée profuse. ***Déplétion sodée,*** diminution de sodium qui peut être due à l'administration de médicaments (diurétiques).

dépolarisation n.f. Perte d'une différence de potentiel électrique. La dépolarisation de la surface d'une fibre musculaire est la conséquence de son activation. Sur l'électrocardiogramme, elle correspond au complexe Q.R.S. Au niveau des fibres nerveuses, elle s'accompagne d'un potentiel d'action.

dépôt n.m. ***Dépôt hyalin,*** accumulation de matériel protéique ou muccopolysaccharidique divers, d'origine mal précisée, dans certaines cicatrices ou les parois de petites artères. Il apparaît comme une substance homogène, vitreuse, dépourvue de fibres et colorée en rose par l'éosine.

Déprényl® Médicament antiparkinsonien qui agit en inhibant la destruction de la dopamine par l'organisme. Il est administré par voie orale en 1 ou 2 prises par jour. On l'utilise pour son effet bénéfique sur les akinésies de fin de dose au cours des traitements par lévodopa. Il pourrait être administré à un stade précoce de la maladie de Parkinson pour en ralentir l'évolution.

dépression n.f. Trouble de l'humeur caractérisé par une tristesse, un ralentissement psychomoteur, des troubles du sommeil, des idées noires, avec risque suicidaire et pouvant réaliser un tableau de mélancolie. La dépression peut être une réaction à un événement ou s'intégrer dans le cadre d'une psychose maniacodépressive. Le traitement repose sur les antidépresseurs et sur un suivi psychiatrique.

dépuratif n.m. **1.** Substance laxative. **2.** Substance censée favoriser l'élimination des déchets et des toxines, tels que les diurétiques, les laxatifs, les cholagogues, etc. Dans ce dernier sens, *dépuratif* est obsolète.

Dercum (maladie de) Affection caractérisée par des dépôts adipeux sous-cutanés, limités (quelques centimètres), douloureux, fréquemment situés au niveau des articulations et plus particulièrement au niveau du genou. On l'observe le plus souvent chez les femmes après la ménopause, souvent présentant un surpoids. Cette maladie peut être due à des anomalies endocriniennes.

dérivation n.f. **1.** Opération chirurgicale consistant à créer un court-circuit de la partie obstruée d'un conduit, en abouchant l'une à l'autre les parties situées de part et d'autre de l'obstruction. **2.** Position des électrodes au cours du recueil de l'E.C.G.

dérivé n.m. ***Dérivé nitré,*** classe de médicaments aux propriétés vasodilatatrices agissant par relaxation des fibres musculaires lisses des vaisseaux, portant essentiellement sur les veines. Ils réduisent les besoins en oxygène du corps. Ils sont administrés par voie orale, sublinguale, percutanée ou intraveineuse continue et sont utilisés dans le traitement des poussées d'insuffisance cardiaque gauche et dans les cardiopathies ischémiques (angor, infarctus du myocarde). Il y a un risque d'épuisement de l'effet thérapeutique en cas d'utilisation prolongée. Leurs effets secondaires sont du type hypotension artérielle, céphalées, bouffées vasomotrices, nausées. Lénitral®, Risordan®, Natiospray®, Monicor® appartiennent à cette famille de médicaments.

derm(o)- Élément du grec *derma*, « peau ». SYN. *dermat(o)-*, *cuti-*.

dermatite n.f. Inflammation de la peau. SYN. *dermite.*

Dermatobia hominis Larve responsable de myases furonculeuses, présente dans les zones boisées d'Amérique du Sud. La larve pénètre sous la peau lors d'une piqûre par un moustique infecté. Le traitement consiste en une excision chirurgicale pour extraction mécanique de la larve.

dermatofibrome n.m. Tumeur musculaire bénigne siégeant au niveau de la peau, mal limitée, ferme, souvent pigmentée, généralement située au niveau des extrémités.

dermatologie n.f. Discipline médicale consacrée à l'étude des affections de la peau, des phanères (poils, ongles, cheveux) et des muqueuses de voisinage.

dermatome n.m. **1.** Zone cutanée dont l'innervation sensitive correspond à une racine ou à un nerf. **2.** Instrument chirurgical servant à prélever des fragments de peau pour une greffe.

dermatomycose n.f. Infection cutanée due à un champignon.

dermatomyosite n.f. Collagénose de cause inconnue avec: 1° atteinte cutanée (œdème du visage, érythème orbitaire caractéristique de couleur lilas prédominant au niveau des paupières supérieures, érythème squameux des mains, de la face d'extension des coudes et des genoux) ; 2° atrophie et douleurs musculaires; 3° altération de l'état général. L'évolution se fait par poussées. Il existe une association avec des cancers. Le traitement repose sur la corticothérapie.

dermatophyte n.m. Champignon kératinophile et kératinolytique. Il en existe trois classes: les *Épidermophyton,* les *Microsporum* et les *Trichophyton.* Ils sont responsables d'infections mycosiques de la peau glabre et des phanères. Le traitement se fait par griséofulvine pendant 5 à 6 semaines.

dermatorrhexie n.f. Fragilité cutanée, se manifestant par des blessures lors de traumatismes minimes, un retard de cicatrisation, des cicatrices inesthétiques, rencontrée notamment dans le syndrome d'Ehlers-Danlos.

dermatose n.f. Affection cutanée, quels qu'en soient le type et la cause.

derme n.m. Couche nourricière profonde de la peau, située entre l'épiderme et l'hypoderme, et qui contient les vaisseaux, les nerfs, les racines des poils et les glandes sébacées et sudoripares.

dermite n.f. Synonyme de *dermatite.*

dermocorticoïde n.m. Corticoïde en crème à usage local possédant une action anti-inflammatoire, antiallergique et antiprurigineuse, habituellement prescrit en cas d'eczéma de contact, de dermatite atopique, de prurit et de lichénification. Il en existe différents types selon leurs niveaux d'activité: niveau 1 (activité très forte; Dermoval®, Diproléne®), niveau 2 (activité forte; Diprosone®, Betneval®), niveau 3 (assez forte; Locapred®), niveau 4 (activité modérée; Hydrocortisone®). Quand le traitement a duré plus d'une semaine, son arrêt doit être progressif pour éviter un effet rebond.

Dermocuivre® Médicament antiseptique externe, fongistatique et agissant sur les bactéries à Gram positif, bien toléré chez le nourrisson. Il est prescrit dans les dermatoses surinfectées et l'érythème fessier du nourrisson.

dermographisme n.m. Propriété de la peau de certains patients atteints d'urticaire qui présente une réaction œdémateuse érythémateuse, sur le trajet d'une pointe mousse, apparaissant en 2 à 3 minutes et s'effaçant 15 minutes à quelques heures plus tard. On peut « écrire » facilement sur la peau de ces patients.

dermoïde adj. Dont la structure ressemble à celle de la peau. ***Kyste dermoïde,*** kyste qui contient des sécrétions de glandes sébacées et sudoripares et dont la paroi a une structure proche de celle de la peau. Le kyste dermoïde de l'ovaire contient des tissus dérivés de l'ectoderme (poils, dents, etc.), ainsi que des ébauches d'organes.

dermotrope adj. Qui a une affinité particulière pour la peau.

dérotation n.f. Opération de chirurgie orthopédique destinée à remédier à l'attitude vicieuse d'un membre en rotation (interne ou externe) irréductible. Elle consiste en une section de la diaphyse à la partie inférieure de laquelle on imprime une rotation en sens inverse de l'attitude vicieuse et que l'on immobilise par ostéosynthèse.

D.E.S. n.m. Abréviation de *diéthylstilbestrol.*

dés- Préfixe indiquant la diminution, la perte, la suppression. Ex.: *déshydratation.*

désafférentation n.f. Interruption des voies nerveuses de retour vers le système nerveux central, pouvant être responsable de douleurs.

désarticulation n.f. Amputation effectuée au niveau d'un interligne articulaire.

-dèse Élément du grec *desis*, « lien », entrant dans la composition de mots concernant une intervention qui comporte un blocage ou une fixation. Ex. : *arthrodèse, ténodèse.*

désensibilisation n.f. Méthode thérapeutique utilisée en allergologie, dont le but, est de faire disparaître une réaction allergique à un allergène spécifique en injectant par voie sous-cutanée des doses initialement minimes, puis de concentration croissante de cet allergène, pour créer une tolérance immunologique.

Désernil® Médicament antimigraineux, vasoconstricteur, dérivé de l'ergot de seigle, utilisé en traitement de fond, en prévention des algies vasculaires de la face et des migraines. Il présente des risques de fibrose rétropéritonéale, diminués en pratiquant des cures de 6 mois et en respectant un intervalle de 1 mois entre les cures. Il est administré en 2 ou 3 prises orales aux repas. Méthysergide en D.C.I.

Desféral® Médicament chélateur du fer, utilisé dans les imprégnations de tous les tissus de l'organisme par des pigments ferrugineux, administré par voie parentérale, généralement intramusculaire. Déféroxamine en D.C.I.

déshydratation n.f. Perte d'eau et de sel par l'organisme qui peut porter sur tous les compartiments liquidiens (déshydratation globale), sur le compartiment extracellulaire (déshydratation extracellulaire) ou sur le compartiment intracellulaire (déshydratation intracellulaire).

désinfection n.f. Opération qui consiste à éliminer le plus grand nombre possible de germes pathogènes dans les locaux (bloc opératoire, salles d'hospitalisation), le matériel (literie, rideaux, vêtements, champs opératoires), ainsi que chez les patients (plaies opératoires) et le personnel soignant (mains). La désinfection fait appel à des moyens mécaniques (lavage et brossage au savon), physiques (chaleur sèche ou humide) et chimiques (application d'antiseptiques ou désinfectants, savon). Voir *stérilisation.*

désinhibition n.f. Perte d'inhibition des instincts, rencontrée dans certaines affections psychiatriques et neurologiques lors du syndrome frontal, et se manifestant notamment par une urination.

désinsertion n.f. Rupture de l'attache d'un muscle, d'un tendon ou d'un organe. ***Désinsertion mésentérique,*** arrachement de l'attache du mésentère sur l'intestin.

désintoxication n.f. Ensemble des mesures thérapeutiques utilisées dans les intoxications aiguës (antidote, épuration, traitement symptomatique) ou chroniques (pour assurer un sevrage et la suppression de la dépendance psychique).

désinvagination n.f. Réduction d'une invagination, et, notamment, d'une invagination intestinale.

desmodonte n.m. Tissu conjonctif assurant la fixation de la dent dans l'alvéole.

desmoïde adj. ***Tumeur desmoïde,*** tumeur sarcomateuse siégeant au niveau de la paroi abdominale, de faible malignité et uniquement locale, formée de tissus dérivant du tissu conjonctif embryonnaire.

desmopathie n.f. Maladie des ligaments.

desmopressine n.f. Voir *D.D.A.V.P.*

desmorrhexie n.f. Déchirure ligamentaire, survenant par exemple lors d'une entorse.

desmosome n.m. Structure ancrant les cellules de la couche cornée de la peau.

désoblitération n.f. Synonyme de *désobstruction.*

désobstruction n.f. Rétablissement de la perméabilité d'un conduit obstrué. Ce terme s'applique notamment aux artères dont la lumière est bouchée par un caillot (embolie ou thrombose) ou par des lésions athéromateuses massives. SYN. *désoblitération.*

désorientation n.f. ***Désorientation temporospatiale,*** perte de l'orientation au cours de laquelle le patient ne sait pas où il se trouve et ne se souvient plus de la date du jour. Elle est observée dans les syndromes confusionnels.

désoxyribonucléique adj. Relatif aux acides nucléiques constituant l'A.D.N.

desquamation n.f. Perte de la couche cornée superficielle de la peau, mécanisme physiologique caractérisé par la formation de squames normalement invisibles à l'œil nu. Ce phénomène naturel peut être accentué dans le psoriasis, certaines maladies éruptives ou dans les pellicules du cuir chevelu.

désunion n.f. Ouverture d'une plaie, d'une communication entre deux conduits qui avait été préalablement fermée chirurgicalement par des points, des agrafes. Elle est généralement en rapport avec une complication infectieuse locale, une erreur technique ou une traction sur les berges de la plaie.

déterminant n.m. ***Déterminant antigénique,*** Voir *antigénique.*

détersion n.f. Nettoyage mécanique et chimique d'une plaie ou d'un abcès (au nitrate d'argent, à l'eau oxygénée) permettant d'éliminer les débris organiques, nécrotiques ou purulents qui peuvent s'y trouver. C'est la première étape d'une désinfection correcte.

détroit n.m. Zone rétrécie entre deux segments plus larges du bassin osseux. ***Détroit inférieur,*** orifice inférieur du petit bassin, limité par le bord inférieur de la symphyse pubienne en avant, le coccyx en arrière, et le bord inférieur des branches ischio-pubiennes latéralement. ***Détroit supérieur,*** détroit qui sépare le grand bassin du petit bassin, limité par la symphyse pubienne en avant, les lignes innominées des os iliaques latéralement, et l'articulation lombosacrée en arrière.

détrusor n.m. Muscle pariétal de la vessie qui permet, par sa contraction, la vidange de la vessie lors de la miction.

détumescence n.f. Dégonflement d'une partie du corps ou d'un organe. Ce terme désigne notamment le dégonflement du pénis après un rapport sexuel.

deutéranope adj. Se dit d'un œil atteint d'un trouble de la vision des couleurs, caractérisé par l'absence de perception de la couleur verte, la deuxième des trois couleurs fondamentales.

déviation n.f. ***Déviation standard,*** donnée statistique mesurant la dispersion des valeurs mesurées par rapport à la moyenne de ces valeurs. SYN. *écart-type.*

dévitalisation n.f. Destruction de la pulpe dentaire et de l'innervation d'une dent, étendue jusqu'aux racines. Elle est réalisée dans un but thérapeutique par le dentiste, pour permettre un traitement par amalgame ou la pose d'une couronne.

dexaméthasone n.f. Corticoïde de synthèse, commercialisé sous les noms de Décadron® et de Dectancyl®. 0,75 mg correspondent à 5 mg de prednisone.

dextran n.m. Colloïde de synthèse (eau et macromolécules), utilisé en perfusion intraveineuse comme soluté de remplissage dans les chocs hypovolémiques. Il est commercialisé sous les noms de *Rhéamacrodex®*, *Hémodex®*, etc.

dextrocardie n.f. Malformation congénitale dans laquelle le cœur se trouve placé à droite dans le thorax. Elle peut être isolée ou s'accompagner d'un *situs inversus* total. Elle accompagne généralement d'autres malformations cardiaques ou à distance (squelette).

dextroposition n.f. Déplacement vers la droite. Ce terme s'applique essentiellement à l'aorte qui naît à cheval sur la cloison interventriculaire au cours de la dextroposition aortique. Elle reçoit alors du sang des deux ventricules. ***Dextroposition du cœur,*** voir *dextrocardie.*

dextropropoxyphène n.f. Analgésique morphinique mineur ayant un effet antalgique moindre que celui de la codéine. Elle est présente dans l'Antalvic®, associée au paracétamol dans le Di-Antalvic® et le Propofan®.

Dextrostix® Bandelette réactive permettant le dosage de la glycémie capillaire, utilisée par le patient diabétique pour une surveillance ambulatoire, grâce à un lecteur de glycémie.

D.H.A. n.m. (Abréviation de *déhydroépiandrostérone*) Hormone androgène.

D.H.P.G. n.f. (Abréviation de *dihydro-propoxy-méthylguanine*) Médicament antiviral commercialisé sous le nom de Cymevan®. Elle est utilisée dans les infections sévères à cytomégalovirus, notamment de l'immunodéprimé. Ganciclovir en D.C.I.

di- Élément du grec *di,* « deux fois ». SYN. *bi-.*

Di Georges (syndrome de) Absence congénitale de parathyroïde et de thymus. Il est responsable respectivement d'hypocalcémie et d'un déficit immunitaire lymphocytaire. Il est parfois associé à des malformations faciales.

dia- Élément du grec *dia,* « à travers ». Ex. : *fracture diacondylienne* (dont le trait passe à travers un massif condylien). SYN. *per-*, *para-*, *trans-.*

Diabénèse® Médicament antidiabétique oral de la famille des sulfamides hypoglycémiants, ayant la particularité d'avoir une demi-vie très longue, de 36 heures, et une durée d'action de 24 à 60 heures comme le Glucidoral®. Il présente des risques d'hypoglycémies prolongées. Il est administré en 1 prise par jour. Carbutamide en D.C.I.

diabète n.m. Terme commun à plusieurs maladies et qui se caractérise par une augmentation de la consommation de liquides et de la diurèse. ***Diabète bronzé,*** diabète sucré survenant lors de l'hémochromatose. ***Diabète gras,*** diabète non insulinodépendant survenant chez le sujet d'âge moyen. Il est dû à une carence relative en insuline, dont la concentration plasmatique peut être normale mais qui est néanmoins en quantité insuffisante, en raison d'une résistance des tissus périphériques à l'insuline. SYN. *diabète de la maturité, diabète de type II.* ***Diabète insipide,*** maladie caractérisée par un déficit en hormone antidiurétique, qui se manifeste par une sécrétion d'urine abondante avec des urines peu concentrées. Il comporte un risque majeur de déshydratation. Le diabète insipide est une maladie secondaire à une atteinte hypophysaire (tumorale, traumatique, etc.), ou à une maladie systémique (sarcoïdose par exemple). Il nécessite un traitement hormonal substitutif par la vasopressine. ***Diabète maigre,*** diabète insulinodépendant du sujet jeune. Il est dû à une carence absolue en insuline. SYN. *diabète juvénile, diabète de type I.* ***Diabète rénal,***

maladie héréditaire due à une atteinte du tubule rénal proximal, caractérisée par une anomalie de résorption du glucose alors que la glycémie est normale. ***Diabète sucré,*** trouble du métabolisme glucidique défini par une glycémie dépassant 1,4 g/l soit 8 mmol/l à jeun, et 2 g/l, soit 11 mmol/l en post-prandial (1 h 30 à 2 heures après un repas riche en glucides). Il peut se manifester au début par une fuite urinaire de sucre et d'eau, avec une soif persistante. Il existe un diabète non insulinodépendant (type 2) de l'adulte caractérisé par un défaut d'utilisation périphérique du glucose, souvent associé à un surpoids (diabète gras), un diabète insulinodépendant survenant lors de maladies pancréatiques ou auto-immunes et un diabète familial se caractérisant par une carence en insuline (diabète maigre, de type 1). Le diabète sucré peut se compliquer d'obstructions artérielles (artérite, cardiopathie ischémique, etc.). C'est un facteur d'immunodépression, avec risque d'infections fréquentes et sévères.

diabétologie n.f. Partie de l'endocrinologie qui étudie le diabète sucré et ses complications.

diadococinésie n.f. Capacité à effectuer une succession de mouvements rapides, grâce à un fonctionnement cérébelleux normal. Elle est explorée par la manœuvre des marionnettes (pronation et supination successives, itératives et rapides des deux poignets).

diagnostic n.m. Acte par lequel un médecin, en groupant les signes et symptômes observés chez un sujet, les rattache à une maladie.

dialysat n.m. Mélange d'eau et d'un soluté d'électrolytes qui, au cours d'une dialyse, circule dans le sens opposé au flux sanguin dont il reste séparé par une membrane semi-perméable. Ce mélange maintient un gradient de concentration de part et d'autre de la membrane de dialyse et favorise ainsi les échanges entre les deux compartiments (sanguin et dialysat), pour permettre l'élimination des toxines et une équilibration hydroélectrolytique.

dialyse n.f. Méthode thérapeutique permettant une épuration extrarénale, soit par hémodialyse grâce à un dialyseur (rein artificiel), soit par dialyse péritonéale. ***Dialyse péritonéale,*** méthode d'épuration extrarénale basée sur la filtration du sang au travers du péritoine, en faisant stagner un dialysat dans la cavité péritonéale. L'accès à la cavité péritonéale, pour changer le dialysat plusieurs fois par jour, est assuré par un cathéter souple implanté chirurgicalement en région para-ombilicale. Cette technique simple permet de traiter les patients en ambulatoire à domicile.

Diamicron® Antidiabétique oral appartenant à la famille des sulfamides hypoglycémiants, qui a la particularité d'avoir une demi-vie longue de 6 à 11 heures et une durée d'action de 12 à 24 heures, comme le Daonil®. Il est administré en 1 ou 2 prises orales. Gliclazide en D.C.I.

Diamond (syndrome de) Association d'un œdème prétibial, d'une exophtalmie et d'un hippocratisme digital.

Diamox® Médicament inhibiteur de l'anhydrase carbonique, diminuant la formation de l'humeur aqueuse et du liquide céphalorachidien, utilisé en cas de glaucome aigu et d'hypertension intracrânienne, notamment dans les œdèmes cérébraux post-traumatiques. Par ailleurs, ce médicament augmente l'élimination urinaire du sodium et des bicarbonates utilisés lors des hypercapnies. Il est administré par voie orale en 2 ou 3 prises ou par voie injectable intraveineuse. Acétazolamide en D.C.I.

Di-antalvic® Médicament associant le paracétamol et un dérivé mineur de la morphine (le dextropropoxyphène) ayant un effet moindre que la codéine. Il est administré par voie orale en 3 prises par jour.

diapédèse n.f. Migration des globules blancs à travers les parois des capillaires sanguins.

diaphragme n.m. **1.** Muscle plat séparant le thorax et l'abdomen. **2.** Préservatif féminin.

diaphyse n.f. Partie moyenne d'un os long.

diarrhée n.f. Augmentation du nombre des selles au-delà de trois par jour (ou poids des selles supérieur à 300 g/j). La diarrhée devient chronique si elle persiste plus de trois semaines. Généralement, les selles sont d'aspect anormal, liquide ou pâteux. Elle peut être d'origine infectieuse, tumorale, médicamenteuse, fonctionnelle, inflammatoire, endocrinienne ou pancréatique par maldigestion.

Diarsed® Médicament antidiarrhéique opiacé associé à l'atropine, ralentisseur du transit intestinal, utilisé dans les diarrhées aiguës et combiné à la réhydratation. Diphénoxylate en D.C.I.

diarthrose n.f. Articulation mobile dont les surfaces sont réunies par une capsule, des ligaments et une synoviale. Il existe des *diarthroses condyliennes,* des *diarthroses trochléennes,* des *diarthroses trochoïdes,* des *énarthroses,* des *arthrodies* et des *diarthroses à emboîtement réciproque.*

diastase n.f. Synonyme d'*enzyme.*

diastasis n.m. Écartement permanent de deux éléments anatomiques normalement très proches. ***Diastasis tibio-péronier,*** écartement du tibia et du péroné, entraînant une laxité de l'articulation tibio-tarsienne. ***Diastasis des droits,*** écartement des deux muscles grands droits de l'abdomen, entraînant une éventration médiane.

diastole n.f. Phase de repos du cœur au cours du cycle cardiaque, pendant laquelle le muscle cardiaque se relâche et les oreillettes se remplissent de sang. C'est la phase où le silence est le plus prolongé à l'auscultation.

diathèse n.f. **1.** Manifestation d'une même maladie (syphilis, tuberculose, etc.) touchant différents organes. **2.** Prédisposition de certains individus à contracter certaines maladies.

diazépam n.m. Médicament de la famille des benzodiazépines ayant des propriétés sédatives, anxiolytiques et anticonvulsivantes. Il est administré par voie orale, intrarectale chez le nourrisson, intramusculaire ou intraveineuse. Il est commercialisé sous le nom de Valium® et de Novazam®.

Dicétel® Médicament antispasmodique musculotrope accélérant le transit digestif. Il est administré par voie orale en deux prises par jour, pendant les repas. Il présente des risques d'ulcération médicamenteuse de l'œsophage s'il est pris à jeun. Pinavérium en D.C.I.

dichotomie n.f. **1.** Mode de division d'un organe ramifié. **2.** Schéma de raisonnement utilisé dans les algorithmes de décision. **3.** Partage illicite d'honoraires entre médecins.

Dick (réaction de) Intradermoréaction mettant en évidence une protection immunitaire contre la scarlatine.

Dicodin® Antalgique morphinique mineur, de niveau 2. Sa libération prolongée lui permet d'être administré en 2 prises par jour distantes de 12 heures. Tartrate de dihydrocodéine en D.C.I.

dicrote adj. Se dit d'une onde qui présente deux pulsations pour une contraction ventriculaire. L'onde dicrote provient de la réflexion de l'onde systolique à la périphérie du système artériel. Elle n'est normalement pas perçue à la palpation du pouls, sauf lors de certaines maladies comme la fièvre typhoïde.

didanoside n.f. Médicament antiviral inhibiteur de la trancriptase inverse du V.I.H., utilisé dans le traitement du sida en association avec d'autres antiviraux. Il est administré en 2 prises par jour à jeun, à 12 heures d'intervalle. Il peut être responsable de pancréatites parfois graves, de neuropathies et d'élévation des transaminases. Il est commercialisé sous le nom de Videx®. ABRÉV. *D.D.I.*

Didronel® Médicament appartenant à la classe des biphosphonates, utilisé notamment dans les hypercalcémies sévères, en forme injectable intraveineuse. Acide étidronique en D.C.I.

diencéphale n.m. Zone du système nerveux située au voisinage du troisième ventricule, et qui constitue le siège des centres vitaux.

diète n.f. Exclusion de certains aliments de la ration alimentaire. ***Diète hydrique,*** mise à jeun en conservant des apports liquides (eau, bouillons, etc.).

diététique adj. Relatif à l'alimentation, aux régimes qualitatifs et quantitatifs.

diéthylstilbestrol n.m. Médicament hormonal, œstrogène, utilisé comme anticancéreux lors du traitement du cancer de la prostate pour diminuer le volume tumoral, les douleurs et améliorer l'état général. Il est administré par voie orale. Il est commercialisé sous le nom de Distilbène®. ABRÉV. *D.E.S.*

Dieulafoy (syndrome de) Syndrome psychiatrique dans lequel le patient simule une pathologie organique, qui peut aller jusqu'à l'automutilation. SYN. *pathomimie.*

Dieulafoy (ulcère de) Ulcération du tube digestif siégeant le plus souvent dans l'estomac, mais aussi parfois dans l'intestin. Il peut être responsable d'une hémorragie digestive abondante et intermittente due à l'érosion d'une artériole située en regard d'une petite ulcération muqueuse à la limite de la visibilité. Le diagnostic endoscopique en est difficile.

différenciation n.f. Maturation des cellules embryonnaires en cellules spécialisées, par acquisition de fonctions cellulaires spécifiques. ***Différenciation sexuelle,*** développement harmonieux des caractères spécifiques d'un sexe, que ce soit par l'apparence extérieure (phénotype), le développement des organes génitaux et des caractères sexuels secondaires comme la pilosité, ou par le profil génétique (génotype).

Diffu-K® Médicament permettant un apport de potassium. La particularité du Diffu-K® est sa forme galénique en gélule permettant une libération prolongée en évitant les ulcérations de contact observées avec certains comprimés de potassium. On l'utilise en traitement préventif et curatif des hypokaliémies.

diffusion n.f. Distribution d'une substance d'un milieu concentré vers un milieu moins concentré. Elle peut concerner l'eau ou les électrolytes au niveau des liquides corporels, ou les gaz respiratoires entre les alvéoles et les capillaires pulmonaires.

digastrique adj. Se dit d'un muscle qui possède deux corps charnus réunis par un tendon intermédiaire.

digestion n.f. Ensemble des processus de transformation des aliments ingérés, destinés à les rendre assimilables par l'organisme.

digital, e, aux adj. Relatif aux doigts.

Digitaline® Médicament de la classe des digitaliques, aux propriétés tonicardiaques (agent inotrope positif), ralentissant le rythme cardiaque et la conduction auriculoventriculaire. Elle est utilisée dans le traitement des troubles du rythme supraventriculaire (fibrillation ou flutter auriculaire) et dans l'insuffisance cardiaque. On l'administre en 1 prise quotidienne par voie orale. Son élimination est lente et elle provoque une induction importante de certaines enzymes hépatiques (augmentation de leur activité). Digitoxine en D.C.I.

digitalique adj. Médicament tonicardiaque appartenant à la famille des dérivés de la digitaline.

digitotoxine n.f. Médicament tonicardiaque de la famille des digitaliques, très puissant et à élimination lente, plus adapté à la voie orale dans les cardiopathies chroniques qu'à la voie injectable pour traiter en urgence une défaillance cardiaque aiguë.

Digoxine® Médicament de la classe des digitaliques qui a les mêmes propriétés et caractéristiques que la Digitaline®, mais d'élimination rapide, rénale. Elle est administrée en 1 ou 2 prises orales. On l'utilise également par voie injectable intraveineuse pour son action rapide en cas de tachycardies. Elle est commercialisée sous forme de comprimés sécables de Digoxine® à 250 µg ou d'Hémigoxine® à 125 µg. La forme injectable est aussi commercialisée sous le nom de Cédilanide® (Deslanoside en D.C.I.).

Di-Hydan® Médicament antiépileptique utilisé dans le traitement des crises tonicocloniques généralisées et partielles. Il possède également des propriétés antiarythmiques cardiaques et antalgiques utilisées dans les névralgies faciales. Il a des effets secondaires hématologiques. On l'utilise sous le nom de Dilantin® par voie injectable intraveineuse continue sous surveillance d'un cardioscope dans les états de mal épileptique. On l'administre par voie orale, en 1 ou 2 prises, dans les névralgies faciales essentielles et les épilepsies de tous types (sauf le petit mal). Phénytoïne en D.C.I.

dihydroergotamine n.f. Antimigraineux, dérivé de l'ergot de seigle, à effet vasoconstricteur. Il est utilisé par voie nasale (Diergo-spray®) lors des crises de migraine et par voie orale dans leur traitement de fond (Ikaran®, Seglor®, etc.).

dihydropyridines n.f.pl. Groupe de médicaments appartenant à la famille des inhibiteurs calciques, utilisé dans l'hypertension artérielle et la prévention des épisodes d'ischémie myocardique.

Dilantin® Médicament sous forme injectable correspondant au Di-Hydan®.

dilatation n.f. **1.** Augmentation de volume ou de calibre de certains organes au cours de pathologies chroniques (dilatation des bronches, par exemple) ou aiguës (dilatation colique en cas de colectasie, par exemple). **2.** Méthode thérapeutique permettant un traitement instrumental de sténose par des bougies ou par un ballonnet, en cas de sténose œsophagienne, par exemple.

dioptrie n.f. Unité de mesure de la réfraction des lentilles et de l'œil. Une lentille d'une dioptrie a une distance focale d'un mètre et corrige une myopie d'une dioptrie si elle est divergente, et une hypermétropie d'une dioptrie si elle est convergente. La distance focale d'une lentille de deux dioptries est de 0,50 m. Elle est de 0,25 m pour une lentille de quatre dioptries.

diphtérie n.f. Infection bactérienne due à *Corynebacterium diphteriae* (bacille de Löffler), responsable d'une atteinte pharyngée congestive avec fausses membranes adhérentes recouvrant les amygdales, le voile du palais et la luette. La diphtérie s'accompagne de fièvre, d'écoulement nasal, d'adénopathies et d'asthénie. Elle peut se compliquer d'une localisation laryngée (croup), d'une myocardite, d'une paralysie du voile du palais, de troubles oculaires avec paralysie de l'accommodation et, plus rarement, d'un déficit neurologique des membres inférieurs pouvant s'étendre de façon ascendante, avec risque de paralysie respiratoire. La vaccination, la déclaration et l'isolement du patient sont obligatoires. Le diagnostic est confirmé par un prélèvement pharyngé et un écouvillonnage nasal à la recherche de la bactérie. Le traitement repose sur la sérothérapie, l'antibiothérapie par des macrolides, la corticothérapie et, en cas de croup, une trachéotomie.

dipl(o)- Élément du grec *diplos,* « double ».

diplocoque n.m. Microbe formé de deux éléments réunis.

diploïde adj. Se dit d'une cellule qui possède un nombre normal de chromosomes, soit 23 paires, chez l'homme (2 n).

diplopie n.f. Perception monoculaire ou binoculaire de deux images pour un seul objet.

Diprosone® Médicament dermocorticoïde de classe 2.

dips(o)- Élément du grec *dipsa,* « soif ». Ex.: *dipsomanie, polydispsie.*

dipsomanie n.f. Impulsion qui conduit certains malades mentaux à boire avec excès des liquides toxiques, généralement alcooliques.

dis- Élément, du latin *dis,* indiquant la séparation, la différence. Ex.: *dissection.*

disaccharide, n.m. Molécule de sucre double composée de deux molécules de sucre simple.

disc(o)- Discal.

discal, e, aux adj. Relatif à un disque intervertébral. ***Hernie discale***, saillie vers l'arrière du disque intervertébral, pouvant comprimer les racines nerveuses, voire la moelle épinière.

discarthrose n.f. Rhumatisme chronique dégénératif des articulations intervertébrales.

discectomie n.f. Ablation chirurgicale d'un disque intervertébral.

discite n.f. Inflammation d'un disque intervertébral.

discographie n.f. Radiographie du *Nucleus pulposus* d'un disque intervertébral, après injection d'un produit de contraste.

discopathie n.f. Atteinte pathologique des disques intervertébraux.

discordance n.f. Absence de concordance entre les pensées, les sentiments et leurs manifestations dans les actes ou le langage. La discordance est un symptôme évocateur de schizophrénie.

disjonction n.f. Séparation pathologique de deux os ou de deux organes normalement accolés. ***Disjonction symphysaire,*** écartement des surfaces articulaires de la symphyse pubienne, à la suite d'un traumatisme. ***Disjonction épiphysaire,*** synonyme de *décollement* épiphysaire.*

disque n.m. Élément anatomique arrondi et aplati. ***Disque intervertébral,*** coussinet fibreux et élastique assurant l'articulation entre deux corps vertébraux. ***Disque A, disque I,*** éléments constitutifs des filaments contractiles d'actine et de myosine de la fibre musculaire striée.

dissection n.f. Séparation chirurgicale des différents organes pour en étudier l'anatomie. ***Dissection aortique,*** séparation des tuniques de l'aorte au niveau de la média, formant un chenal dans l'épaisseur de la paroi aortique, dans lequel le sang sous pression s'engage. Ce chenal peut s'étendre, de manière circonférentielle et en longueur, à

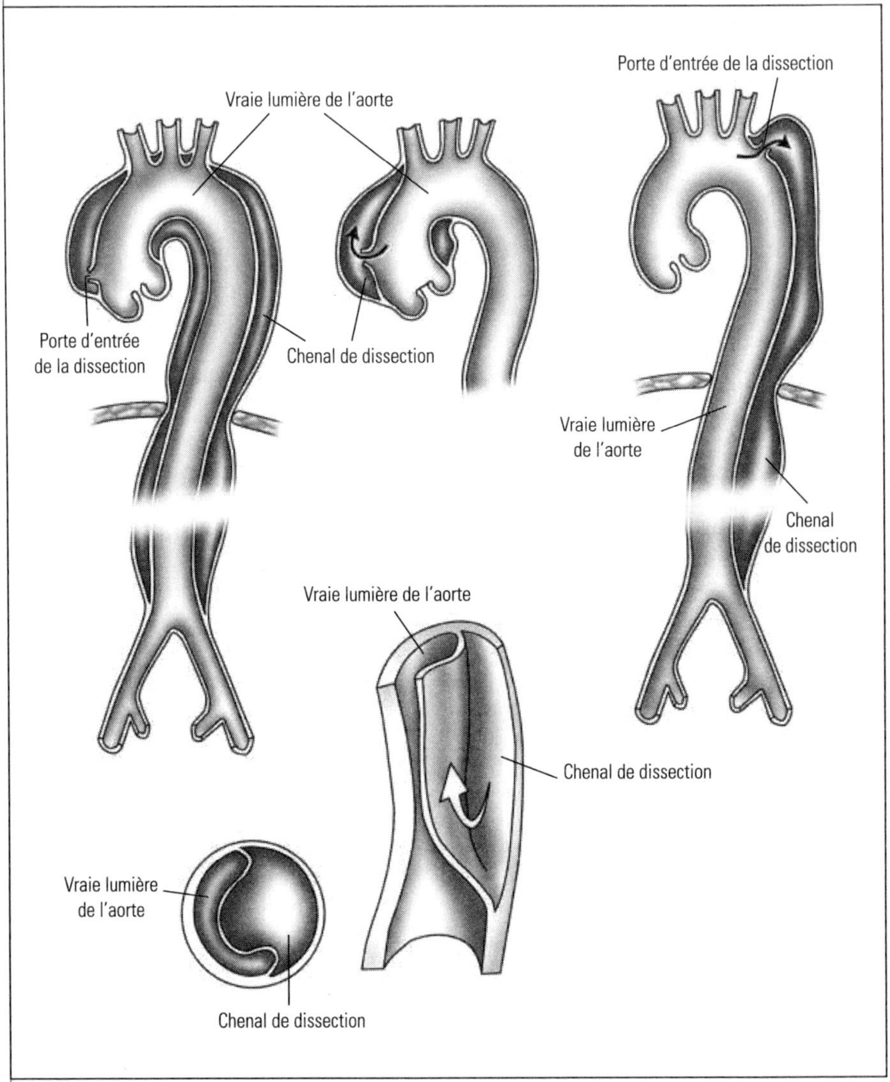

Dissection aortique.

toute l'aorte, ainsi qu'à ses branches collatérales et terminales. Parfois, une seconde rupture, basse, permet le retour du sang dans la lumière normale du vaisseau. Le tableau clinique de la dissection aortique est voisin de celui de l'infarctus du myocarde. Elle est grevée d'une lourde mortalité.

dissémination n.f. Extension, par contact ou par voie sanguine ou lymphatique, d'une infection ou d'une tumeur à des organes situés à distance du foyer primitif.

dissociation n.f. ***Dissociation albuminocytologique,*** augmentation de la concentration en albumine du liquide céphalorachidien (L.C.R.), alors que le nombre de cellules reste normal. On l'observe dans les compressions médullaires et la polyradiculonévrite de Guillain-Barré. ***Dissociation mentale,*** trouble de la personnalité caractéristique de la schizophrénie. Elle se manifeste par un dédoublement de la personnalité, une discordance entre les actes et les sentiments éprouvés.

distal, e, aux adj. **1.** Éloigné. **2.** Terminal.

Distilbène® Nom commercial du diéthylstilbestrol.

distomatose n.f. Maladie parasitaire due à des douves. On distingue la distomatose hépatique, surtout observée en zone tropicale et qui peut aboutir à la cirrhose biliaire hypertrophique, et la distomatose pulmonaire. La contamination s'effectue par l'ingestion de boissons contaminées.

distorsion n.f. **1.** Déformation par torsion d'une partie du corps. **2.** Déformation inconsciente de faits ou d'idées par un individu, les rendant conformes à sa propre conception.

disulfirame n.m. Médicament utilisé dans les désintoxications alcooliques. Administré par voie orale en une prise le matin à jeun, il agit en bloquant le catabolisme de l'alcool au stade d'aldéhyde, responsable d'un effet antabuse. Il présente des risques de convulsions. Commercialisé sous le nom de Espéral®.

Ditropan® Médicament utilisé dans le traitement de certaines incontinences urinaires (vessie instable par hypercontractilité du detrusor). Son action antispasmodique sur le muscle vésical a pour effet d'éviter les mictions impérieuses.

D.I.U. n.m. (Abréviation de *dispositif intra-utérin*) Synonyme de *stérilet.*

diurèse n.f. Volume des urines émises par unité de temps. Elle est en général déterminée sur une période de 24 heures.

diurétique n.m. Médicament qui, par son action sur les reins, augmente la sécrétion d'eau et d'électrolytes, principalement du NaCl. On l'utilise dans le traitement de l'insuffisance cardiaque chronique, de l'œdème pulmonaire aigu, de l'hypertension artérielle, de la surcharge en sel (ascite, anasarque, etc.). Il existe différentes sortes de diurétiques : les diurétiques hypokaliémiants qui comprennent les diurétiques de l'anse d'action rapide (Lasilix®, Burinex®) ainsi que les diurétiques thiazidiques (Ésidrex®), et les diurétiques hyperkaliémiants qui comprennent les antialdostérones (Practon®, Aldactone®), l'amiloride (Modamine®) et les triamtérènes (Isobare®, Prestole®).

divergence n.f. Situation de deux axes qui s'éloignent en s'écartant l'un de l'autre.

diverticule n.m. Cavité de dimensions variables, terminée en cul-de-sac, et communiquant avec la lumière d'un conduit, tel que l'œsophage, les bronches, l'intestin grêle, le côlon ou l'urètre.

diverticulectomie n.f. Ablation chirurgicale d'un diverticule.

diverticulite n.f. Infection ou inflammation d'un diverticule, pouvant aboutir à une suppuration et à un abcès.

diverticulose n.f. Présence de diverticules non compliqués dans un organe, et plus particulièrement dans le tube digestif, au niveau du côlon sigmoïde.

Dixon (test de) Recherche d'anticorps antiplaquettes, rencontrés lors de thrombopénies auto-immunes. SYN. *test de Coombs* plaquettaire.*

dizygote adj. Désigne deux embryons jumeaux provenant de deux ovules, deux œufs différents avec deux placentas distincts (faux jumeaux).

dobutamine n.f. Médicament cardiovasculaire injectable, administré à débit constant (seringue électrique). Il a une action sympathomimétique, tonicardiaque (inotrope positif). Il augmente la fréquence cardiaque et la pression artérielle, avec un risque de troubles du rythme ventriculaire. Il augmente peu la consommation en oxygène du myocarde. Il est utilisé en réanimation pour traiter les syndromes de bas débit* cardiaque. On peut observer un effet d'épuisement de l'action thérapeutique au bout de trois jours. Il est commercialisé sous le nom de Dobutrex®.

Döderlein (bacille de) Germe en bâtonnet Gram positif, saprophyte du vagin. Il assure une protection contre les mycoses vaginales ou les infections par des bactéries pathogènes.

Dogmatil® Neuroleptique possédant des effets sédatifs, désinhibiteurs et antipsychotiques. On l'utilise dans les psychoses aiguës ou chroniques et dans certains états d'agitation.

doigt n.m. Extrémité articulée qui termine la main de l'homme. ***Doigt mort,*** engourdissement douloureux des doigts, accompagné de crampes, de fourmillements et de pâleur, observé au cours de certaines atteintes vasculaires (artérites, maladie de Raynaud). ***Doigt à ressort,*** blocage des mouvements de flexion et d'extension d'un doigt, qui reprennent avec un brusque ressaut; cette affection est due à un nodule fibreux du tendon du long fléchisseur qui se bloque dans sa poulie de réflexion. ***Doigts en coup de vent cubital,*** déformation de la main avec déviation des doigts vers le bord ulnaire (cubital) de la main, observée dans la polyarthrite rhumatoïde.

doigtier n.m. Protection en matière souple (caoutchouc, plastique, etc.) qui permet d'effectuer des touchers pelviens, deux doigts pour le toucher vaginal et un doigt pour le toucher rectal.

dolicho- Élément du grec *dolikhos*, « long ».

dolichoartère n.f. Allongement d'une artère qui peut décrire une boucle. Cette anomalie s'accompagne souvent d'une augmentation du calibre de l'artère (*mégadolichoartère*), sans qu'il y ait formation d'un anévrisme artériel.

dolichocéphale adj. Dont la boîte crânienne est allongée.

dolichocéphalie n.f. Forme particulière du crâne, plus long que large, observée dans certaines ethnies humaines.

dolichocôlon n.m. Allongement du côlon, parfois accompagné d'une augmentation de son calibre (*mégadolichocôlon*).

dolichoméga-œsophage n.m. Allongement et dilatation de l'œsophage dus à un dysfonctionnement du sphincter inférieur au niveau du cardia.

Doliprane® Médicament ayant un effet antalgique et antipyrétique mais pas d'effet anti-inflammatoire, constitué de paracétamol.

Dolosal® Analgésique injectable, agoniste morphinique sans effet antagoniste. Il est administré par voie intramusculaire. 100 mg de Dolosal® sont équivalents à 10 mg de morphine. Péthidine en D.C.I.

dominant, e adj. Se dit d'un caractère génétique s'exprimant au niveau du phénotype chez un sujet porteur du gène, alors qu'il est porté sur un seul des deux allèles, contrairement à un caractère récessif.

dompéridone n.m. Médicament prokinétique, antiémétisant et antireflux. Il agit en augmentant la vidange gastrique, ainsi que le tonus du sphincter inférieur de l'œsophage. Il est commercialisé sous les noms de Motilium®, Péridys®.

donovanose n.f. Maladie tropicale, sexuellement transmissible, due à la bactérie

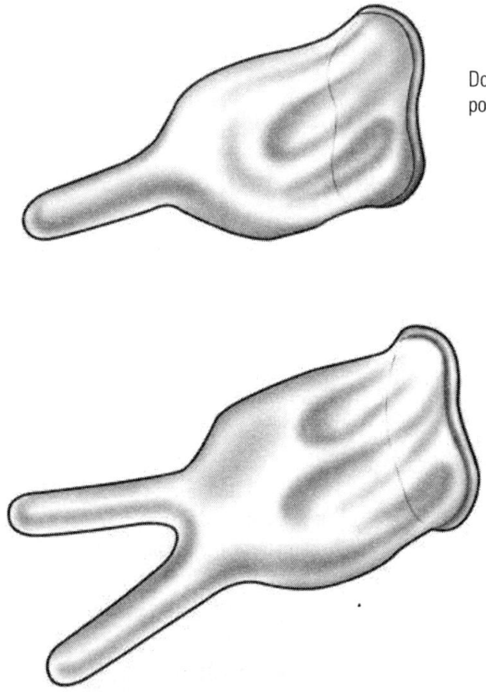

Doigtiers.

Calymatobacterium granulomatis, et se manifestant par des nodules ulcérés des organes génitaux (gland, vulve). Une extension à la région inguinale est possible. Le traitement se fait par antibiotiques de type tétracycline ou Bactrim® pendant 10 jours.

dopa n.f. Acide aminé précurseur de la dopamine.

dopage n.m. Utilisation de drogue ou de médicament dans le but d'augmenter artificiellement les performances physiques ou mentales d'un individu. Il est interdit lors des compétitions sportives.

dopamine n.f. Médicament aux effets tonicardiaques et sympathomimétiques. Elle est administrée par voie intraveineuse continue en réanimation. À faible dose, elle a un effet vasodilatateur rénal et splanchnique, augmentant ainsi la filtration et le débit sanguin rénal. À dose moyenne, elle augmente le débit cardiaque. À forte dose, elle a un effet de vasoconstriction. C'est un médiateur chimique du système nerveux, dont les anomalies sont impliquées dans la maladie de Parkinson.

Doppler (effet) Modification de la fréquence d'un faisceau d'ultrasons au moment de sa réflexion sur un organe fixe ou sur une structure mobile de l'organisme. Le faisceau réfléchi a une fréquence différente du faisceau incident. La mesure de cette différence est à la base de toutes les explorations de l'organisme par ultrasons.

Dormia (sonde de) Sonde pouvant s'ouvrir en forme de panier, permettant l'extraction de calculs urinaires ou biliaires.

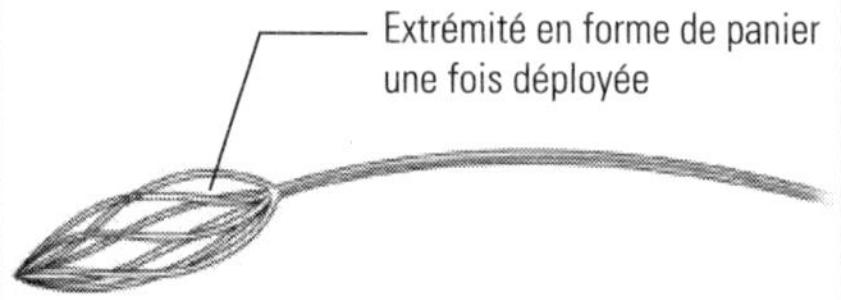

Sonde de Dormia.

dorsalgie n.f. Douleur de la région dorsale, d'origine vertébrale.

dorsarthrose n.f. Rhumatisme chronique dégénératif de la colonne vertébrale dorsale.

dorso-lombaire adj. Relatif au dos, aux lombes, et à leur zone de jonction.

dose n.f. **1.** Quantité d'un médicament à utiliser en une seule fois ou par unité de temps. **2.** Quantité d'énergie exprimée en Gray, délivrée par des radiations ionisantes dans un traitement de radiothérapie.

dosimètre n.m. Appareil de mesure de la quantité de radiation ionisante délivrée à un patient ou à laquelle est soumis le personnel soignant, notamment dans les services de radiodiagnostic ou de radiothérapie.

Douglas (cul-de-sac de) Cul-de-sac du péritoine, situé entre le rectum en arrière et l'appareil génital en avant. ***Cri du Douglas,*** douleur très vive au toucher vaginal par la palpation du cul-de-sac de Douglas, en cas de rupture de grossesse extra-utérine. On dit aussi *signe du Douglas.*

douleur n.f. Impression anormale et pénible ressentie par le corps.

douleurs n.f.pl. Sensations pénibles provoquées par les contractions utérines pendant l'accouchement.

douve n.f. Ver parasite plat responsable de la distomatose.

Down (syndrome de) Malformation due à une anomalie génétique, le plus souvent observée dans la trisomie 21, et se manifestant par un aspect du visage de type mongoloïde et un déficit des fonctions supérieures.

doxorubicine n.f. Médicament de chimiothérapie, de la famille des anthracyclines, qui présente un risque de toxicité cardiaque aiguë en fonction de la dose administrée. Elle est utilisée dans le traitement des cancers hématologiques, du sein, du poumon, de la vessie, de l'ovaire et dans les sarcomes. SYN. *adriamycine* (Adriablastine®).

doxycycline n.f. Antibiotique de la famille des tétracyclines, utilisé dans les infections à bactéries intracellulaires et dans le traitement de l'acné juvénile. Elle induit une photosensibilisation cutanée et présente des risques de brûlure œsophagienne. Elle est commercialisée notamment sous le nom de Vibramycine®.

D-pénicillamine n.f. Médicament utilisé dans le traitement de fond des maladies rhumatologiques comme la polyarthrite rhumatoïde, mais aussi comme chélateur du cuivre dans la maladie de Wilson. Elle est commercialisée sous le nom de Trolovol®. Elle a des effets secondaires dermatologiques, hématologiques, rénaux pouvant nécessiter l'interruption du traitement.

dracunculose n.f. Infection parasitaire cutanée par la filaire de Médine qui mesure plusieurs décimètres, formant des tumeurs sous-cutanées prurigineuses, puis s'abcédant pour libérer des embryons de filaire. Le traitement se fait par extraction manuelle du parasite.

Dragstedt (opération de) Section chirurgicale des deux nerfs pneumogastriques, qui arrête la sécrétion gastrique acide et permet de traiter la maladie ulcéreuse gastroduodénale.

drain n.m. Tube de caoutchouc, de plastique, ou mèche de gaze, introduits dans une cavité ou un foyer opératoire pour évacuer les liquides qu'ils contiennent.

drastique adj. Se dit d'un purgatif violent.

drépanocytose n.f. Anomalie héréditaire de l'hémoglobine (hémoglobine S) responsable d'hémolyse pour la forme homozygote, fréquente chez le sujet d'origine africaine.

Dressler (syndrome de) Association de douleurs thoraciques, d'épanchement pleuropéricardique de faible abondance et de fièvre avec accélération de la vitesse de sédimentation. Ce syndrome apparaît dans les suites immédiates d'un infarctus du myocarde (1 à 3 % des cas). Le traitement se fait par corticothérapie de courte durée.

drip feeding n.m. Procédé d'alimentation utilisé chez les patients incapables de s'alimenter (cachectiques, grands opérés), consistant en une instillation continue, goutte à goutte, de solutions nutritives au moyen d'un fin tube de plastique introduit par le nez jusque dans l'estomac et laissé en place plusieurs jours.

drogue n.f. Substance aux propriétés stupéfiantes, pouvant engendrer une toxicomanie.

Droleptan® Médicament neuroleptique ayant des propriétés sédatives, d'action rapide. Butyrophénone en D.C.I.

drop-attack n.f. Dérobement brutal des jambes entraînant une chute sans perte de connaissance, dû à une ischémie cérébrale transitoire du territoire vertébrobasilaire.

drosophile n.f. Mouche utilisée en expérimentation génétique. SYN. *mouche du vinaigre.*

D.T. (Abréviation de *diphtérie-tétanos*) Vaccin associant une protection contre la diphtérie et le tétanos.

D.T. polio n.m. (Abréviation de *diphtérie-tétanos-poliomyélite*) Vaccin associant une protection contre la diphtérie, le tétanos et la poliomyélite.

D.T.-T.A.B. (Abréviation de *diphtérie-tétanos-typhoïde*) Vaccin associant une protection contre la diphtérie, le tétanos et la typhoïde.

Dubin-Johnson (syndrome de) Trouble héréditaire autosomique récessif de l'excrétion biliaire de la bilirubine par la cellule hépatique. Il se manifeste par un ictère à bilirubine conjuguée, chronique ou intermittent, familial, et est, par ailleurs, souvent peu symptomatique. Il est sans gravité.

Dubreuilh (mélanose de) Tache pigmentaire du sujet âgé, généralement localisée au visage, possédant un potentiel dégénératif en cancer.

Duchenne (maladie de) Myopathie héréditaire de transmission récessive liée au sexe (lié à l'X) qui se manifeste par une pseudo-hypertrophie musculaire (tissu musculaire remplacé par du tissu adipeux), débutant au niveau des mollets. Son évolution est progressive en quelques années, ascendante des membres inférieurs vers les membres supérieurs. Elle débute par des troubles de la marche. Les complications cardiorespiratoires sont fréquentes.

Ducrey (bacille de) Bactérie responsable du chancre mou.

Duguet (angine de) Angine caractérisée par des ulcérations superficielles sur les piliers antérieurs du voile du palais, indolores, ovalaires à grand axe vertical, constatées dans 10 % des cas lors de la fièvre typhoïde.

Duke (méthode de) Technique de laboratoire mesurant le temps de saignement par piqûre au niveau du lobe de l'oreille : chez le sujet sain, le saignement s'arrête spontanément en moins de 4 minutes. Une prolongation du temps de saignement est pathologique.

Dulcolax® Laxatif stimulant la motricité colique et la sécrétion intestinale d'eau, d'électrolytes et de protéines. Bisacodyl en D.C.I.

dumping n.m. ***Dumping syndrome,*** complication de la gastrectomie avec anastomose gastro-jéjunale, due à une vidange trop rapide de l'estomac dans l'intestin grêle. Pendant ou après le repas, le patient est victime d'un malaise avec nausées, palpitations, sueurs et chute de tension, l'obligeant à s'allonger. Les troubles disparaissent en décubitus.

duodénal, e, aux adj. Relatif au duodénum.

duodénectomie n.f. Ablation chirurgicale du duodénum, généralement partielle.

duodénobulbite n.f. Inflammation de la première partie du duodénum, parfois simplement érythémateuse, souvent érosive, le plus souvent liée à la prise d'un médicament gastrotoxique. On la rencontre également dans des maladies inflammatoires comme la maladie de Crohn.

duodéno-gastrectomie n.f. Ablation chirurgicale des deux tiers inférieurs de l'estomac et de la première portion du duodénum, pratiquée dans le traitement du cancer antropylorique de l'estomac et, autrefois, de la maladie ulcéreuse duodénale.

duodéno-jéjunostomie n.f. Création d'une communication entre le duodénum et le jéjunum pour court-circuiter un obstacle.

duodéno-pancréatectomie n.f. Opération qui consiste à enlever en bloc le cadre duodénal et le pancréas en cas de cancer du pancréas ou du cholédoque intrapancréatique. ***Duodénopancréatectomie céphalique,*** ablation du pancréas limitée à la tête. ***Duodénopancréatectomie totale,*** ablation du pancréas étendue à la totalité de l'organe.

duodénoscopie n.f. Examen de la lumière duodénale au moyen d'un endoscope souple, à visée latérale correcte, permettant de visualiser la papille duodénale au cours d'une C.P.R.E., ou au moyen d'un fibroscope introduit par la bouche et franchissant l'estomac et le pylore.

duodénostomie n.f. Abouchement du duodénum à la peau.

duodénum n.m. Partie du tube digestif qui fait suite à l'estomac et comporte quatre portions disposées en cadre autour de la tête du pancréas *(cadre duodénal)*. C'est dans la deuxième portion que débouchent les canaux biliaires et pancréatiques. Le duodénum se prolonge par le jéjunum avec lequel il forme l'angle duodéno-jéjunal.

Duphalac® Laxatif osmotique, sucre de synthèse, non absorbé par l'intestin, acidifiant le contenu colique. Il est utilisé notamment dans l'encéphalopathie hépatique, car il est hypoammoniémiant. Lactulose en D.C.I.

duplicité n.f. État de ce qui est double. ***Duplicité urétérale,*** présence, au niveau d'un même rein, de deux uretères qui s'abouchent séparément dans la vessie.

Dupuytren (maladie de) Rétraction de l'aponévrose de la paume, entraînant une flexion progressive des doigts, prédominant sur les trois derniers.

Dupuytren (fracture de) **1.** Fracture des deux malléoles de la cheville avec déplacement du pied en dehors. **2.** Fracture de l'extrémité inférieure du radius avec déplacement externe de la main.

dural, e, aux adj. Relatif à la dure-mère. Voir aussi *extradural* et *sous-dural.*

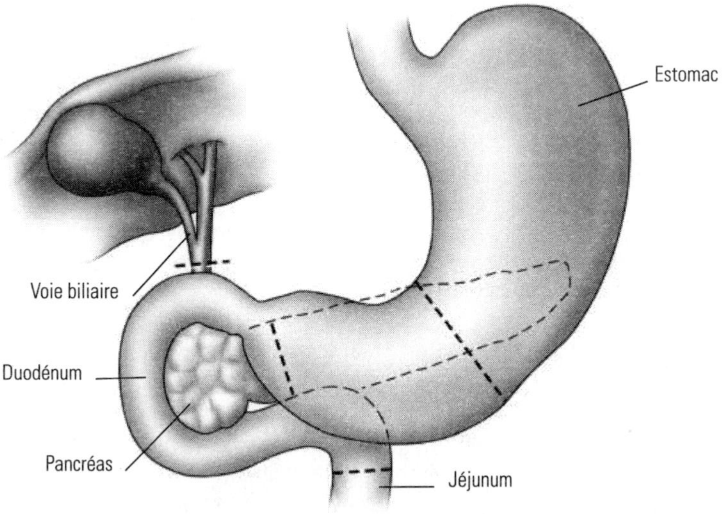

Étendue de l'exérèse : les tirets épais indiquent les sections des viscères

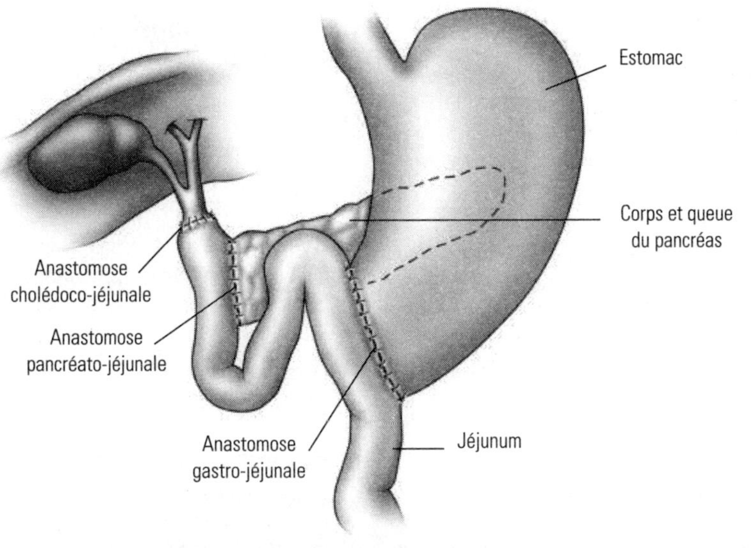

Mode de rétablissement de la continuité digestive

Duodénopancréatectomie céphalique.

dure-mère n.f. Enveloppe fibreuse vascularisée du système nerveux central, étendue sur le squelette du crâne et du rachis.

durillon n.m. Épaississement localisé de la peau de la main ou du pied, dû à des sollicitations mécaniques répétées. Une bourse séreuse peut se développer entre le durillon et l'os sous-jacent.

Duroziez (souffle de) Souffle perçu à l'auscultation de l'artère fémorale, en cas d'insuffisance aortique.

Duspatalin® Médicament antispasmodique musculotrope, administré en 2 ou 3 prises par voie orale. Il est aussi commercialisé sous les noms de Colopriv® et de Spasmopriv®. Mébévérine en D.C.I.

Duxil® Médicament proposé pour améliorer les fonctions supérieures du sujet âgé. Il est administré par voie orale en 2 prises aux repas. Il présente des risques de neuropathie périphérique se manifestant par des paresthésies. Raubastine en D.C.I.

D-xylose n.m. ***Test au D-xylose,*** test d'absorption, étudiant l'absorption d'un sucre au niveau duodénal. On administre 50 g de D-xylose par voie orale et on dose sa concentration plasmatique.

dye test n.m. Test sérologique de détection de la toxoplasmose, basé sur la détection de changements de ce parasite (lyse partielle) induits par les anticorps anti-toxoplasmes contenus dans le sérum des sujets malades. SYN. *test de lyse des toxoplasmes.*

dynamomètre n.m. Appareil destiné à mesurer la force musculaire.

dynie Désigne des phénomènes douloureux. Ex. : *coccygodynie.*

dys- Élément du grec *dus,* « difficulté », entrant dans la composition de mots concernant la difficulté, la gêne ou le trouble. Ex. : *dysarthrie, dysplasie.*

dysarthrie n.f. Difficulté de la parole due à une paralysie ou un spasme des organes de la phonation, se traduisant par l'impossibilité d'articuler correctement les mots longs ou compliqués.

dysautonomie n.f. Mauvais fonctionnement ou déséquilibre du système nerveux autonome (sympathique/parasympathique) pouvant être, par exemple, responsable d'hypotension orthostatique, et de dystonie avec des troubles digestifs.

dysbasie n.f. Trouble de la marche qui devient difficile.

dyschésie n.f. Constipation due à des difficultés d'exonération et d'efforts de poussée. Le traitement se fait par rééducation, laxatifs de type mucilages et suppositoires provoquant la défécation.

dyschromatopsie n.f. Trouble de la vision des couleurs.

dyschromie n.f. Couleur anormale de la peau, par exemple chez le sujet albinos ou lors du pityriasis versicolor.

dysectasie n.f. Affection du col de la vessie qui s'ouvre difficilement, entraînant une gêne à la miction et, parfois, une rétention d'urine.

dysembryome n.m. Tumeur développée à partir de résidus embryonnaires.

dysembryoplasie n.f. Anomalie de développement d'un organe, survenant au cours de la vie embryonnaire et responsable de graves malformations.

dysenterie n.f. Type de diarrhée invasive, se manifestant par des émissions de selles sanglantes, glaireuses, des douleurs abdominales et de la fièvre. Elle est due à une infection colique par une bactérie telle que *Shigella* ou *Salmonella* ou à un parasite telle l'amibe.

dysesthésie n.f. Affection caractérisée par des anomalies de la sensibilité, se manifestant notamment par des fourmillements (paresthésies) et une diminution ou une augmentation des sensations tactiles, qui deviennent parfois douloureuses.

dysfibrinogénémie n.f. Anomalie qualitative du fibrinogène, acquise au cours d'affections hépatiques (cirrhose, hépatome, hépatite, etc.) ou, plus rarement, congénitale héréditaire transmise suivant un mode autosomique dominant. Elle est souvent asymptomatique et on la découvre à l'occasion d'un examen de laboratoire systématique (allongement du temps de thrombine). Elle peut se manifester par des complications hémorragiques ou thrombotiques, dont le mécanisme est une anomalie de la transformation du fibrinogène en fibrine. Elle est généralement de bon pronostic.

dysgénésie n.f. Malformation affectant généralement les noyaux d'ossification (*dysgénésie épiphysaire*) ou les glandes génitales (*dysgénésie gonadique*) pouvant être alors responsable d'ambiguïté sexuelle, par exemple dans les syndromes de Turner ou de Klinefelter.

dysglobulinémie n.f. Anomalie quantitative ou qualitative des immunoglobulines sanguines, le plus souvent des gammaglobulines. ***Dysglobulinémie monoclonale***, définie par la présence dans le sérum d'une immunoglobuline particulière sécrétée par une seule famille cellulaire ou clone. Cette immunoglobuline est identifiée, sur l'électrophorèse des protides sériques, par son aspect de pic étroit. Cette dysglobulinémie se rencontre dans certaines maladies bénignes mais aussi dans certains cancers et les hémopathies malignes. ***Dysglobulinémie polyclonale***, définie par une augmentation de toutes les immunoglobulines sériques, issues de très nombreuses familles cellulaires ou clones. Elle est observée dans les hépatites aiguës, les cirrhoses et les maladies immunes.

dyshidrose n.f. Forme d'eczéma caractérisée par une éruption cutanée de petites vésicules ou, rarement, de vastes bulles sur les pieds ou les mains (face palmaire, espaces interdigitaux). La dyshidrose se complique fréquemment de mycose et les récidives sont fréquentes. On écrit aussi *dysidrose.*

dyskératose n.f. Anomalie de kératinisation de la peau ou des muqueuses, se manifestant sous la forme de papules verruqueuses de couleur brune, évoluant généralement par poussées. Elle est congénitale (maladie de Darier, dyskératose de Zinner-Cole-Engeman) ou acquise, par exemple lors de mycoses. Elle est parfois localisée sous la forme d'un petit kyste constitué de l'invagination anormale de l'épiderme dans un follicule pileux, généralement localisé au niveau de la tête. Sur la langue, elle se manifeste par une leucoplasie. Une évolution vers un épithélioma est possible dans certaines formes (maladie de Paget ou maladie de Bowen).

dyskinésie n.f. En théorie, trouble des mouvements de n'importe quelle nature. En pratique, ce terme est souvent réservé aux troubles des mouvements de nature mal définie Il n'est donc pas utilisé pour désigner des tremblements, des mouvements choréiques, etc.

dyslalie n.f. Anomalie de la prononciation due à une atteinte ou à une malformation, souvent congénitale, des organes de la phonation (langue, lèvres, larynx, etc.).

dyslexie n.f. Difficulté à la lecture, parfois également de l'écriture (dysorthographie), caractérisée par des inversions de lettres ou de syllabes. Elle est normale lors de l'apprentissage de la lecture, mais sa persistance est pathologique. La dyslexie n'est pas due à un déficit neurologique, ni à un déficit des fonctions supérieures. Les causes en sont mal connues. Son traitement doit être précoce, par rééducation orthophonique.

dyslipidémie n.f. Trouble du métabolisme des lipides plasmatiques, tels que l'hypercholestérolémie et l'hypertriglycéridémie, entraînant une anomalie de leur taux dans le sang.

dysménorrhée n.f. Trouble des règles qui sont douloureuses et abondantes.

dysmétrie n.f. Trouble consistant en un manque de précision d'un mouvement rapide, souvent trop ample et n'atteignant pas son but. La dysmétrie, due à des lésions du cervelet, est mise en évidence par l'épreuve doigt-nez.

dysmorphie n.f. Difformité.

dysmyélopoïèse n.f. Activité insuffisante de la moelle osseuse qui empêche la fabrication en quantité suffisante des lignées sanguines, et qui peut se manifester notamment par une anémie réfractaire, avec une moelle riche en érythroblastes dystrophiques (irréguliers, de grande taille) et la présence de sidéroblastes anormaux. SYN. *myélodysplasie.*

dysorthographie n.f. Trouble de l'acquisition de l'orthographe, accompagnant souvent une dyslexie et survenant en dehors de toute atteinte cérébrale.

dysostose n.f. Maladie osseuse responsable de déformations osseuses par troubles du développement, retard d'ossification, de soudure des os. Elle est le plus souvent localisée à la face et au crâne. Elle est parfois héréditaire, notamment dans la maladie de Crouzon.

dyspareunie n.f. Douleur survenant chez la femme pendant le rapport sexuel, sans qu'existe une contracture des muscles vulvaires.

dyspepsie n.f. Digestion difficile, sans lésion organique décelable.

Dysphagia lusoria Compression de l'œsophage liée à une anomalie vasculaire de la crosse aortique ou d'une de ses branches, qui encercle et comprime l'œsophage de la gauche vers la droite. Cette compression est responsable de dysphagie généralement peu invalidante. Elle apparaît d'ordinaire à l'âge adulte.

dysphagie n.f. Descente gênée ou bloquée des aliments dans l'œsophage, avant le passage dans l'estomac, due à un obstacle organique (sténose, cancéreuse ou non, œsophagite, compression extrinsèque) ou à des troubles moteurs de l'œsophage (œchalasie, spasme).

dysphonie n.f. **1.** Trouble de la phonation. **2.** Modification du timbre de la voix par atteinte du larynx.

dysphorie n.f. Instabilité de l'humeur, avec sensation de malaise diffus, agitation anxieuse et crise de colère. La dysphorie s'oppose à l'euphorie.

dysplasie n.f. **1.** Anomalie du développement de tissus ou d'organes survenant avant la naissance et entraînant des malformations congénitales. **2.** Anomalie de la maturation d'un tissu survenant après la naissance et pouvant donner lieu à un état précancéreux.

dyspnée n.f. Sensation de manque d'air, d'essoufflement, de difficulté respiratoire. Témoignant d'une atteinte cardiopulmonaire ou O.R.L. *(dyspnée laryngée)*, elle peut survenir à l'effort ou au repos. On la rencontre également dans les anémies sévères ou dans certains troubles métaboliques et neurologiques. Elle peut être soulagée par la position assise (orthopnée). Le rythme respiratoire peut être ralenti (bradypnée) ou accéléré (tachypnée). La dyspnée peut être expiratoire (comme dans l'asthme) ou inspiratoire (en cas de laryngite).

dyspraxie n.f. Trouble de la coordination des mouvements, définissant les différents types d'apraxie.

dysprotidémie n.f. Anomalie quantitative et/ou qualitative des protéines plasmatiques, étudiée par électrophorèse.

dysthymie n.f. Trouble de l'humeur tel que la dépression, l'excitation maniaque, l'indifférence, etc.

dysthyroïdie n.f. Anomalie du fonctionnement de la glande thyroïde réalisant soit une hyperthyroïdie, soit une hypothyroïdie.

dystocie n.f. Difficulté à l'accouchement, d'origine maternelle (bassin étroit ou déformé, inertie utérine) ou fœtale (présentation anormale, hydrocéphalie).

dystonie n.m. Trouble du tonus musculaire lisse en rapport avec une perturbation du système nerveux autonome (sympathique et/ou parasympathique), se manifestant par un mauvais fonctionnement du système digestif, des bouffées vasomotrices et survenant souvent sur un terrain anxieux.

dystrophie n.f. Trouble de la nutrition entraînant des lésions cellulaires ou tissulaires acquises (rachitisme, déformations osseuses). Ce terme est également souvent employé pour désigner des lésions dégénératives de tout type. ***Dystrophie myotonique,*** maladie génétique autosomique dominante associant une dystrophie musculaire, des contractions musculaires involontaires et des anomalies d'autres organes (œil, système nerveux, cardiaque, pulmonaire, digestif, glandes endocrines). SYN. *dystrophie myotonique de Steinert.*

dysurie n.m. Difficulté à uriner, se manifestant par la nécessité d'efforts de poussée, due à un obstacle sur le bas appareil urinaire (vessie, urètre). Chez l'homme, le jet urinaire est fin et de faible puissance et peut être le signe d'une atteinte prostatique, le plus fréquemment par adénome.

Eagle (syndrome de) Compression cervicale du nerf sympathique par l'apophyse styloïde, se manifestant par des migraines unilatérales, temporales, rétro-auriculaires, pariétales ou orbitaires, souvent accompagnées d'acouphènes et survenant après une chirurgie O.R.L. de voisinage.

Eales (syndrome de) Hémorragie récidivante de la rétine et du corps vitré, secondaire à des périphlébites rétiniennes.

eau n.f. ***Eau oxygénée,*** antiseptique externe oxydant à effet bactériostatique prédominant sur les germes anaérobies et hémostatiques, utilisé dans le lavage des plaies infectées. Elle doit être conservée à l'abri de la lumière.

Eberth (bacille de) Ancien nom de *Salmonella typhi*, responsable de la fièvre typhoïde.

éblouissement n.m. Gêne brève et brutale de la vision, provoquée par une lumière aveuglante.

E.B.O. n.m. Abréviation de *endobrachyœsophage.*

Ebola virus Virus responsable d'une fièvre hémorragique, survenant par épidémie en Afrique, très contagieuse et grevée d'une forte mortalité (40 à 90 % des cas). Elle se manifeste par une fièvre élevée, un rash cutané maculo-papuleux, puis un syndrome hémorragique gravissime cutanéomuqueux et viscéral.

ébriété n.m. État d'ivresse alcoolique qui se manifeste par des troubles psychiques et physiques.

E.B.V. n.m. Abréviation de *Epstein-Barr* virus.*

écarteur n.m. Instrument chirurgical utilisé pour écarter les berges d'une plaie ou des structures anatomiques internes pour libérer le champ de vision lors d'une intervention chirurgicale.

E.C.B.U. n.m. (Abréviation de *examen cytobactériologique des urines*) Examen de bactériologie permettant de rechercher une infection urinaire, souvent précédé d'un examen à la bandelette urinaire apportant un résultat rapide (nitrite, leucocytes). Le prélèvement débute par une toilette locale, puis le recueil est effectué dans un pot stérile, après avoir éliminé le premier jet. Il peut aussi se faire par sondage. Un échantillon d'urine est examiné au microscope après coloration. Il y a infection urinaire quand la concentration de leucocytes dépasse 5/mm^3, soit 5000/ml, et celle des germes 10^5/ml. Les urines sont alors mises en culture pour caractériser le germe en cause et effectuer un antibiogramme testant

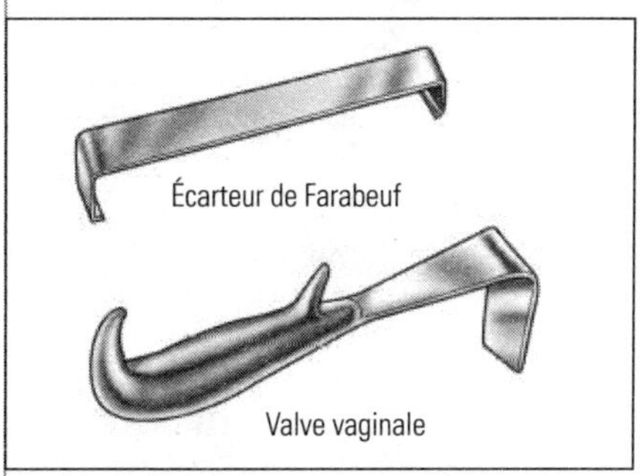

Écarteurs.

l'efficacité des antibiotiques. Si la flore contient plusieurs germes ou des bacilles Gram positif (bacille de Doderlein gynécologique), il y a vraisemblablement contamination du prélèvement et il faut le refaire dans de bonnes conditions.

ecchondrome n.m. Tuméfaction articulaire correspondant à une tumeur cartilagineuse, souvent observée dans les pathologies articulaires chroniques.

ecchondrose n.f. Maladie définie par l'existence d'ecchondromes multiples.

ecchymose n.f. Infiltration sanguine souscutanée consécutive à un choc, se traduisant par une tache bleutée avec ou sans tuméfaction locale. La résorption en est progressive, la tache passant successivement par les couleurs de l'arc-en-ciel.

E.C.G. n.m. Abréviation d'*électrocardiogramme.*

échange n.m. ***Échange plasmatique,*** voir plasmaphérèse.

échappement n.m. ***Échappement jonctionnel,*** contraction ventriculaire dépendant du nœud de Tawara (nœud auriculoventriculaire), quand celui-ci prend le relais d'un nœud sinusal déficient ou bloqué.

écharde n.f. Corps étranger, généralement en bois, enfoncé dans l'épiderme ou sous un ongle, qu'on peut retirer à la pince ou qui remonte spontanément. Comme pour tout traumatisme ouvert de la peau, elle impose un contrôle de la vaccination antitétanique.

échinococcose n.f. Maladie parasitaire transmise généralement par le chien, fréquente dans les zones d'élevage de moutons, en particulier dans le Maghreb. Le plus souvent, elle se manifeste par des kystes hydatiques hépatiques, mais des localisations pulmonaires et cérébrales sont possibles. Le diagnostic repose sur la sérologie ou l'intradermoréaction de Casoni. Le traitement chirurgical est associé au Zentel®.

échocardiographie n.f. Exploration morphologique et hémodynamique du cœur par les ultrasons.

échœncéphalographie n.f. Exploration de l'encéphale par les ultrasons.

échoendoscopie n.f. Échographie réalisée *via* une sonde d'endoscopie portant une sonde d'échographie miniaturisée que l'on approche le plus près possible de l'organe que l'on souhaite étudier. L'échoendoscopie permet d'explorer l'œsophage, l'estomac, le pancréas, les voies et la vésicule biliaires, le canal anal, le rectum, de bien étudier les parois et d'effectuer, en cas de pathologie tumorale, un bilan d'extension en profondeur, notamment ganglionnaire, de rechercher des lithiases biliaires, et enfin de caractériser des structures biliaires ou pancréatiques.

échogène adj. Qui produit des échos lors d'une exploration par ultrasons.

échographie n.f. Exploration de l'organisme par les ultrasons. La réflexion de ceux-ci sur des structures mobiles fournit des renseignements hémodynamiques sur la vitesse de déplacement de ces structures (vélocimétrie ultrasonique). La réflexion des ultrasons sur des structures fixes fournit des renseignements morphologiques (échotomographie). L'échographie, du fait de son caractère non invasif, de son inocuité et de son faible coût, est devenue l'investigation complémentaire effectuée en première intention dans un très grand nombre d'affections. ***Échographie cardiaque par voie transœsophagienne,*** voir *E.T.O.*

échokinesie n.f. Trouble psychiatrique caractérisé par une répétition de mouvements semblables, observé dans certains états confusionnels ou démentiels.

écholalie n.f. Trouble psychiatrique caractérisé par la répétition de syllabes ou de mots préalablement entendus, observé dans certains états confusionnels ou démentiels.

échomimie n.f. Trouble psychiatrique caractérisé par la reproduction d'attitudes et de mimiques observées chez un autre sujet, et rencontré dans certains états confusionnels ou démentiels.

échotomographie n.f. Exploration morphologique par les ultrasons, fournissant des images en coupe des organes étudiés. L'échotomographie est l'équivalent de la tomodensitométrie, les rayons X étant remplacés par les ultrasons.

échovirus n.m. Virus appartenant à la famille des entérovirus et responsable de méningites, de gastroentérites, d'infections cutanées ou pulmonaires, et survenant principalement chez les jeunes enfants et les nourrissons.

éclampsie n.f. Convulsion survenant au dernier trimestre de grossesse et compliquant une toxémie gravidique. Elle est souvent précédée de prodromes à type de céphalées, de douleurs abdominales et de troubles visuels. Elle évolue parfois vers un état de mal convulsif avec coma et comporte un pronostic vital pour le fœtus et la mère.

éclissage n.f. Fixation chirurgicale d'un foyer de fracture après réduction, par une ostéosynthèse au moyen de plaques vissées et de broches.

écorchure n.f. Plaie cutanée superficielle.

écouvillon n.m. Long coton-tige stérile, permettant des prélèvements à visée bactériologique au niveau de la gorge, de certains orifices (nez, anus, oreille, nombril), de plaies, au niveau de l'appareil génital féminin, notamment à la recherche de staphylocoques.

écrouelles n.f.pl. Lésions des faces latérales du cou, originaires d'un ganglion tuberculeux et guérissant en plusieurs années en laissant des cicatrices définitives.

ecstasy n.m. Drogue ayant des effets analeptiques et entraînant une diminution de la concentration de sérotonine cérébrale. Elle provoque une dépendance psychique (mais non physique). De fortes doses pourraient créer des lésions cérébrales irréversibles.

ectasie n.f. Augmentation de calibre d'un organe creux. Au niveau des artères, ce terme est souvent utilisé comme synonyme d'*anévrisme*.

ecthyma n.m. Infection cutanée à staphylocoque doré, se manifestant par des pustules, puis des croûtes et des ulcérations suintantes. La cicatrisation est lente et laisse des marques visibles. Cette infection se localise souvent sur

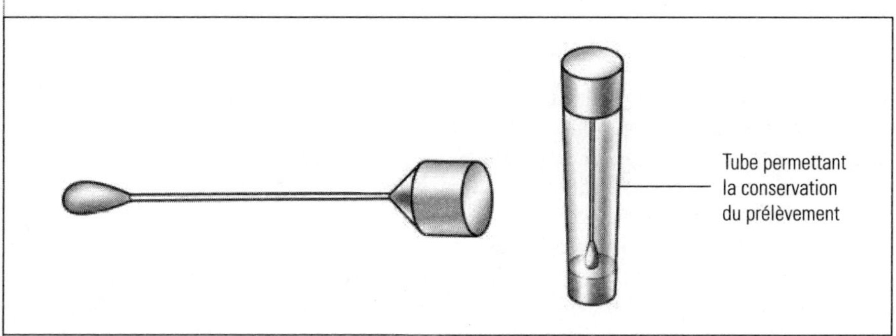

Écouvillon.

les jambes, et survient surtout sur un terrain dénutri ou diabétique.

ectoblaste n.m. Synonyme de *ectoderme.*

ectoderme n.m. Feuillet externe de l'embryon donnant naissance à la peau, aux organes des sens et au système nerveux. SYN. *ectoblaste.*

-ectomie Élément du grec *ektomê,* « ablation », entrant dans la composition de noms concernant une intervention chirurgicale qui comporte l'ablation d'un organe. Ex.: *cholécystectomie, gastrectomie.*

ectoparasite n.m. Parasite qui vit à la surface de la peau, comme les puces par exemple.

ectopie n.f. Situation anormale d'un organe, à distance de sa localisation habituelle. Ex.: *ectopie testiculaire, rénale.*

ectro- Désigne l'absence congénitale ou l'absence de développement. Ex.: *ectromélie.*

ectromélie n.f. Absence ou arrêt de développement d'un ou plusieurs membres.

ectropion n.m. Éversion de la paupière vers l'extérieur, entraînant une inflammation avec rougeur de la muqueuse palpébrale. C'est un signe de vieillissement de la paupière. ***Ectropion utérin,*** éversion de la muqueuse du col de l'utérus, l'épithélium de l'endocol venant recouvrir celui de l'exocol.

eczéma n.m. Dermatose d'origine allergique, souvent de contact, se manifestant par une éruption vésiculeuse et prurigineuse évoluant vers des lésions suintantes. ***Eczéma atopique,*** maladie cutanée débutant chez le nourrisson, se manifestant par des lésions d'eczéma évoluant par poussées, localisées dans les plis de flexion (coude, genou) et au visage. Dans la majorité des cas, cet eczéma disparaît pendant la petite enfance. Les lésions de grattage se compliquent parfois de lichenification. Il s'accompagne souvent d'autres manifestations allergiques, comme l'asthme ou la rhinite. On retrouve généralement un terrain allergique familial. ***Eczéma marginé de Hebra,*** infection dermatologique à dermatophytes (épidermophyton) se manifestant par des plaques siégeant au niveau de la face interne des cuisses. La périphérie des lésions est active et érythémateuse et leur centre est pâle et quiescent.

eczématide n.f. Affection cutanée caractérisée par des lésions cutanées non vésiculeuses, survenant sur un terrain allergique et pouvant ressembler à des lésions squameuses ou érythémateuses de psoriasis ou de pityriasis. Elle régresse en quelques semaines.

eczématisation n.f. Transformation eczémateuse survenant souvent au cours de certaines dermatoses telles que le prurigo et l'ichtyose.

E.D.T.A. n.m. (Abréviation d'*acide éthylène diamino-tétra-acétique*) Chélateur du plomb et du calcium.

Éductyl® Suppositoire laxatif permettant, par libération de gaz, un traitement symptomatique des constipations dyschésiques.

édulcorant n.m. Substance donnant un goût sucré bien qu'elle ne contienne pas de glucose, le plus souvent grâce à un sucre non absorbé par le tube digestif, comme la saccharine.

E.E.G. n.m. Abréviation d'*électroencéphalogramme.*

Efferalgan® Antalgique et antipyrétique composé de paracétamol.

efférent, ente adj. Qui s'éloigne de, qui est issu de.

Effexor® Antidépresseur non tricyclique, inhibant la recapture de la sérotonine au niveau cérébral, administré en 2 ou 3 prises au repas. Venlafaxine en D.C.I.

effort n.m. ***Épreuve d'effort,*** examen complémentaire destiné à apprécier la valeur fonctionnelle des poumons et du cœur. Il consiste à faire effectuer à un sujet un effort donné. Pendant et après cet effort, on étudie le comportement respiratoire et cardiovasculaire, par la mesure et l'enregistrement de la pression artérielle, du rythme cardiaque, ainsi que de paramètres paracliniques comme l'E.C.G. et l'échocardiographie.

E.F.R. Abréviation d'*épreuves* fonctionnelles respiratoires.*

égocentrisme n.m. Névrose dans laquelle le sujet pense être le centre d'intérêt du monde extérieur.

Ehlers-Danlos (syndrome de) Anomalie héréditaire autosomique dominante du collagène, qui est excessivement élastique, responsable d'anévrismes aortiques ou artériels intracrâniens, d'hyperlaxité articulaire avec luxations et entorses récidivantes, de scoliose et de fragilité cutanée responsable de cicatrices atrophiques. Dans de rares cas, il se complique d'hémorragies digestives et de perforations intestinales spontanées, ainsi que d'emphysème.

éjaculation n.f. Expulsion saccadée d'un liquide par contraction du réservoir ou du conduit dans lequel il est contenu. Ce terme s'applique à l'expulsion du sperme lors des rapports sexuels, mais aussi à l'issue de l'urine de l'uretère dans la vessie *(éjaculations urétérales).*

éjection n.f. ***Éjection ventriculaire,*** expulsion d'un certain volume de sang (volume d'éjection systolique) vers les gros vaisseaux de la base lors de la contraction des ventricules du cœur.

élaïokoniose n.f. Dermatose professionnelle contractée par des personnes manipulant des huiles minérales, notamment dans le milieu de la métallurgie. Elle se manifeste sous la forme de folliculite semblable à des poussées d'acné.

élancement n.m. Douleur intense, pulsatile et insomniante, rencontrée notamment lors de collections purulentes comme le panaris.

élastance n.f. Mesure de l'élasticité d'un organe. Elle est l'inverse de l'élasticité (ou compliance), c'est-à-dire qu'elle augmente avec la résistance à la distension.

élastéidose n.f. Dermatose se manifestant par des comédons et des petits nodules, localisée en région périorbitaire et temporale, généralement chez le sujet de plus de cinquante ans. SYN. *maladie de Favre* et Racouchot.*

élastine n.f. Fibre du tissu conjonctif aux propriétés élastiques, localisée notamment au niveau vasculaire ou cutané.

élastome n.m. Tumeur cutanée constituée d'une prolifération conjonctive de fibres d'élastine.

élastorrhexie n.f. Rupture dégénérative de fibres élastiques, notamment au niveau du tendon d'Achille. Il existe aussi une forme systématisée, héréditaire, avec des manifestations cutanées (épaississement des plis de flexion), vasculaires (thrombose ou hémorragie) et oculaires (atteinte de la choroïde et de la rétine avec retentissement sur la vision).

Électre (complexe d') Attachement amoureux de la fille pour son père, analogue au complexe d'Œdipe concernant le garçon attaché à sa mère.

électro- Qui a rapport au courant électrique.

électroanesthésie n.f. Anesthésie générale provoquée par des courants de haute fréquence.

électrocardiogramme n.m. Enregistrement des courants électriques produits lors de la contraction cardiaque. Ces courants, de très faible intensité, sont amplifiés électroniquement. La courbe normale comporte une onde (onde P) correspondant à la contraction des oreillettes et une série d'ondes (complexe QRS) correspondant à la contraction des ventricules. Les anomalies de ce tracé permettent le diagnostic des affections cardiaques. ABRÉV. *E.C.G.*

électrochoc n.m. Traitement de certaines affections mentales par déclenchement de crises convulsives par un courant électrique circulant entre deux électrodes placées de part et d'autre du crâne. SYN. *convulsivothérapie, sismothérapie.*

électrocoagulation n.f. Brûlure, carbonisation ou coagulation des tissus induites par des courants électriques de haute fréquence qui dégagent de la chaleur au contact d'une électrode punctiforme. Le bistouri électrique en est l'exemple type.

électrocution n.f. Ensemble des lésions provoquées par le passage de courants électriques de forte intensité à travers le corps.

électrode n.f. Pièce conductrice de l'électricité, souvent utilisée en médecine pour recueillir des courants spontanément générés par l'organisme (électrodes d'E.C.G. par exemple) ou appliquer des courants (comme les électrodes de défibrillation cardiaque).

électrodiagnostic n.m. Exploration des muscles et de leur fonction par stimulation par des courants électriques de faible intensité.

électroencéphalographie n.f. Étude de l'activité du cerveau par l'enregistrement des ondes électriques qu'il produit et de leurs modifications lors d'excitations variées ou lors d'affections cérébrales. L'électroencéphalogramme est le tracé obtenu lors de cette exploration.

électrolyse n.f. Décomposition chimique d'un corps sous l'action d'un courant électrique.

électrolyte n.m. Composé chimique qui se dissocie en ions lorsqu'il est mis en solution.

électromyogramme n.m. Tracé obtenu par l'enregistrement de l'activité électrique des muscles, au repos et lors de leurs contractions. ABRÉV. *E.M.G.*

électronystagmogramme n.m. Tracé obtenu par l'enregistrement d'un nystagmus, par la mesure des potentiels rétiniens associés aux mouvements oculaires.

électrophorèse n.f. Méthode d'étude biochimique utilisée pour séparer et quantifier les protéines, notamment les lipoprotéines, les glycoprotéines et les globulines, en les faisant migrer en suspension dans un champ électrique. Les mouvements de ces substances sont déterminés par leur charge électrique et leur poids moléculaire.

électrorétinogramme n.m. Enregistrement des potentiels électriques rétiniens lors de la stimulation lumineuse.

éléphantiasis n.m. Augmentation importante de volume d'un membre ou segment de membre ou d'une partie du corps, parfois monstrueuse, liée à un œdème chronique d'origine lymphatique. Il peut avoir une cause parasitaire (filariose), infectieuse (érysipèle) ou congénitale (malformation lymphatique).

Elisa (test) Méthode biologique immunoenzymatique sensible de recherche sérologique d'anticorps, utilisée notamment pour l'hépatite C et le V.I.H.

Elisor® Hypolipémiant de la famille des statines, utilisé pour traiter les hypercholestérolémies après échec d'un régime bien conduit. Il agit en augmentant le nombre de récepteurs cellulaires des L.D.L., diminués dans les hypercholestérolémies, permettant ainsi une augmentation de la destruction du cholestérol. Il est administré en une prise par jour. Il est aussi commercialisé sous le nom de Vasten®. Pravastatine en D.C.I.

élixir n.m. Sirop contenant du sucre ou/et de l'alcool permettant de masquer le goût des substances actives. ***Élixir parégorique,*** teinture d'opium utilisée dans le traitement des diarrhées.

elliptocytose n.f. Présence anormale, le plus souvent asymptomatique, de globules rouges ovalaires, due à une anomalie génétique et parfois responsable d'une discrète hémolyse.

Elohes® Médicament constitué de colloïdes artificiels (macromolécules), administré par voie veineuse comme soluté de remplissage en cas d'hypovolémie, de choc ou pour compenser une ponction d'ascite.

élongation n.f. Traction traumatique ou thérapeutique d'un muscle, du rachis ou d'un membre, utilisée notamment en ostéopathie.

Eloxatine® Agent alkylant administré par voie intraveineuse, utilisé en chimiothérapie dans les cancers colorectaux métastasés, en association avec le fluoro-uracile et l'acide folinique (flo-fox). Sa toxicité hématologique est modérée, mais sa toxicité neurologique périphérique plus nette, avec risque de neuropathie sensitive dose dépendante, cumulative, parfois peu réversible, invalidante, se manifestant notamment par des paresthésies. Oxaliplatine en D.C.I.

Éludril® Médicament aux propriétés antiseptiques et antalgiques, utilisé en bain de bouche, dans les soins préopératoires ou postopératoires d'inflammations ou d'infections de la bouche. Il est composé de chlorhexidine, de chlorobutanol, de menthol et de chloroforme.

élytrocèle n.f. Hernie de l'intestin descendant par le cul-de-sac de Douglas, anormalement profond, et saillant à la paroi vaginale postérieure à travers la vulve.

émacié adj. Qui présente un amaigrissement important, signe d'une altération de l'état général.

émail n.m. Tissu calcifié, blanc, dur et brillant, recouvrant la couronne dentaire et protégeant la pulpe.

émasculation n.f. Castration chez l'homme. L'émasculation totale comporte l'ablation des testicules et l'amputation de la verge.

embarrure n.f. Variété de fracture du crâne comportant le détachement d'un fragment de la voûte crânienne qui s'enfonce et comprime le cerveau sous-jacent. Cette compression doit être levée d'urgence en repositionnant le fragment détaché.

embaumement n.m. Procédure appliquée en soin *post-mortem* pour permettre la conservation d'un cadavre, par l'injection d'un mélange de phénol, d'alcool et de formol dans les vaisseaux et les cavités naturelles.

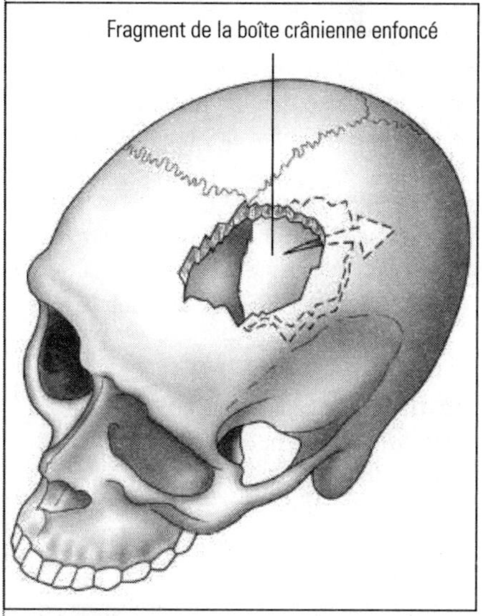

Embarrure.

embol n.m. Corps anormal migrant dans le courant circulatoire sanguin et venant obturer un vaisseau en aval. SYN. *embolus.*

embolectomie n.f. Ablation chirurgicale d'un embol.

embolie n.f. Migration dans le courant sanguin d'un élément solide anormal du sang et qui se bloque dans un vaisseau. Le plus souvent, il s'agit d'un caillot sanguin *(embolie cruorique)*, plus rarement d'une plaque d'athérome *(embolie athéromateuse)*, ou d'un fragment de tumeur *(embolie tumorale)*. ***Embolie pulmonaire,*** obstruction brutale d'une artère pulmonaire ou de ses branches par un caillot sanguin habituellement originaire d'une thrombose veineuse des membres inférieurs. Dans les formes massives, le tableau est dramatique, avec douleur thoracique, sensation de mort imminente, dyspnée, défaillance ventriculaire droite et parfois mort subite.

embrocation n.f. Préparation magistrale de produit huileux permettant des soins de friction.

embrochage n.m. **1.** Contention d'un foyer de fracture par le biais d'une ou plusieurs broches. **2.** Mise en place d'une broche dans un os afin d'y exercer une traction continue, pour réduire une fracture, corriger une déformation ou lutter contre une attitude vicieuse.

embryogenèse n.f. Ensemble des processus de développement de l'embryon.

embryologie n.f. Étude de l'embryon, de son développement, de ses organes.

embryome n.m. Tumeur maligne, habituellement ovarienne ou testiculaire, contenant des tissus embryonnaires.

embryon n.m. Nom donné, dans l'espèce humaine, au produit de conception pendant les trois premiers mois de son développement. Au-delà, on parle de fœtus.

embryopathie n.f. Malformation de l'embryon consécutive à une atteinte survenant essentiellement pendant les trois premiers mois de la vie intra-utérine. L'atteinte a des origines diverses: chromosomique, chimique (thalidomide), infectieuse (rubéole ou toxoplasmose) ou par irradiation.

émè- Désigne le vomissement. Ex.: *hématémèse.*

émétique adj. Qui provoque le vomissement.

E.M.G. n.m. Abréviation d'*électromyogramme.*

émie Concerne le sang. Ex.: *glucémie,* kaliémie. On trouve aussi *-émique.* Voir aussi *-hémo, hémato.*

Emla® (crème) Anesthésique local présenté sous forme de crème ou de patch, agissant par voie percutanée en 60 à 90 minutes pour une durée de 1 ou 2 heures. Elle procure une anesthésie des plans superficiels de la muqueuse ou de la peau qu'elle recouvre. Elle est utilisée pour des ponctions cutanées ou des prélèvements chez l'enfant. Composée de prilocaïne et de lidocaïne, elle est appliquée en couche épaisse sous pansement adhésif hermétique.

emménagogue adj. Se dit d'une substance qui provoque ou régularise les règles.

emmétropie n.f. Vision normale. Dans l'œil normal, ou emmétrope, les rayons lumineux venant de l'infini convergent exactement sur la rétine.

émollient n.m. Médicament agissant par application locale, sous forme de crème ou de gel entre autres, et dont les propriétés adoucissantes et hydratantes rendent à la peau son élasticité.

émonctoire n.m. Organe chargé d'éliminer les déchets du métabolisme.

émotion n.f. Réaction affective transitoire, souvent intense, à une stimulation psychique (peur, colère, joie, tristesse, plaisir, etc.), et parfois accompagnée de manifestations physiques (larmes, tachycardie, bouffées de chaleur, etc.).

empâtement n.m. Sensation de masse et d'infiltration à la palpation, aux limites peu nettes, observée en cas d'inflammation du tissu sous-cutané ou d'abcès profond, notamment abdominal (par exemple, en cas de plastron appendiculaire).

empathie n.f. Faculté intuitive de percevoir ce que ressent autrui, de se mettre à sa place.

emphysème n.m. Présence anormale de gaz, généralement d'air, dans un tissu. Ex.: *emphysème sous-cutané.* ***Emphysème pulmonaire,*** affection pulmonaire caractérisée par la dilatation et la destruction des bronchioles respiratoires et des éléments conjugués élastiques de la paroi des alvéoles. Que ce soit dans sa forme généralisée ou localisée, il se caractérise par des bulles d'emphysème, épanchements aériens intrapulmonaires arrondis, de taille et de nombre variables, qui peuvent se rompre dans la plèvre et donner un pneumothorax.

empirique adj. Qui ne s'appuie que sur l'expérience et l'observation.

emplâtre n.m. Préparation à usage externe se ramollissant à la chaleur douce et devenant alors adhésive.

empreinte n.f. ***Empreinte génétique,*** ensemble des caractéristiques génétiques particulières appartenant en propre à tout être humain (sauf les jumeaux homozygotes).

empyème n.m. Suppuration située dans une cavité naturelle. Ce terme désigne presque toujours une pleurésie purulente.

émulsifiant n.m. Substance qui permet le mélange en solution de deux substances spontanément non miscibles. La bile permet l'émulsion des lipides dans le milieu aqueux de l'intestin pour aider à leur digestion.

émulsion n.f. Préparation obtenue par la division d'un liquide en globules microscopiques au sein d'un autre liquide avec lequel il ne peut se mélanger.

énanthème n.m. Ensemble de taches rouges, plus ou moins étendues, que l'on observe sur les muqueuses dans un grand nombre de maladies, comme les taches de Koplick à la face interne des joues au cours de la rougeole.

Enantone LP® Médicament hormonal agoniste de la L.H.-R.H., qui entraîne dans un premier temps une stimulation de la sécrétion des hormones gonadotropes puis, au bout de trois semaines de traitement environ, une inhibition de cette sécrétion. Cette inhibition aboutit à un hypogonadisme persistant, véritable castration pharmacologique, réversible quatre semaines après l'arrêt du traitement. Il est administré par voie sous-cutanée ou intramusculaire tous les mois. Il est utilisé dans les cancers de la prostate, du sein, dans l'endométriose, les fibromes utérins, en période de préménopause ou de puberté précoce. Il est aussi commercialisé sous le nom de Lucrin®, administré par voie sous-cutanée dans le traitement du cancer de la prostate. Leucoproréline en D.C.I.

énarthrose n.f. Articulation dont une des surfaces articulaires est sphérique (par exemple, la hanche).

encanthis n.m. Ancien nom désignant toute affection de la caroncule lacrymale située à l'angle interne de l'œil.

encapsulé adj. Se dit d'une masse circonscrite entourée d'une enveloppe fibreuse l'isolant du reste de l'organisme, ce qui, dans le cas des abcès, peut être un facteur de résistance à un traitement antibiotique, ces médicaments diffusant mal à l'intérieur de la masse, mais limitant également la dissémination des cancers.

encéphale n.m. Partie du système nerveux contenue à l'intérieur du crâne.

encéphalite n.f. Inflammation sans suppuration d'une partie plus ou moins importante de l'encéphale. Les causes en sont multiples : bactérienne, virale, allergique, mycosique, parasitaire. L'évolution peut être aiguë ou chronique. ***Encéphalite spongiforme bovine,*** atteinte de l'encéphale due à un prion transmis par les bovins. Elle se manifeste par une détérioration progressive de la fonction cérébrale et par l'apparition de cavités dans le tissu cérébral qui prend un aspect d'éponge. SYN. *maladie de la vache folle.*

encéphalocèle n.f. Anomalie d'origine traumatique ou congénitale de situation du cerveau qui fait, en partie, saillie hors de la boîte crânienne.

encéphalographie n.f. Exploration radiologique de l'encéphale après injection d'air *(encéphalographie gazeuse)* ou d'un produit de contraste *(encéphalographie liquidienne)* dans les ventricules cérébraux.

encéphaloïde adj. Se dit d'une tumeur dont l'aspect macroscopique évoque l'apparence du cerveau.

encéphalomyélite n.f. Inflammation du système nerveux central touchant à la fois l'encéphale et la moelle épinière.

encéphalopathie n.f. Atteinte cérébrale, quelle qu'en soit la cause. Les origines des encéphalopathies sont nombreuses : bactériennes (R.A.A.), virales, métaboliques (avitaminoses, cirrhoses), toxiques (saturnisme), etc.

enchondral, e, aux adj. Qui se réfère à l'intérieur du cartilage. ***Ossification enchondrale,*** processus de formation des os par ossification d'une ébauche cartilagineuse.

enchondrome n.m. Tumeur cartilagineuse développée aux dépens de la substance médullaire des os.

enclavement n.m. Blocage accidentel d'un corps étranger dans un tissu ou d'un fragment d'os dans une articulation.

enclouage n.m. Traitement de certains types de fracture des os longs au moyen de clous assurant la contention du foyer de fracture.

enclume n.f. Osselet de l'oreille, situé entre le marteau et l'étrier, permettant la transmission des sons, du tympan à l'oreille interne.

encoprésie n.f. Incontinence des matières fécales, d'origine fonctionnelle, survenant en général chez le garçon vers l'âge de 8 ans et correspondant à un comportement régressif.

end(o)- En dedans, à l'intérieur. Ex. : *endoscopie, endomètre.* SYN. *in-, intra-.*

endapex n.m. Région de la pointe du cœur.

endartère n.f. Tunique interne des artères.

endartériectomie n.f. Désobstruction d'une artère obstruée, par ablation chirurgicale de ses couches internes (en passant dans le plan externe de la média) et du caillot qui y adhère.

endartérite n.f. Inflammation de la couche interne des artères, qui tend alors à s'épaissir et à obstruer la lumière.

endémie n.f. Maladie existant en permanence dans une région géographique.

endoanévrismorraphie n.f. Méthode de traitement chirurgical des anévrismes artériels comportant leur ouverture, suivie soit de la suture étanche, par l'intérieur du sac, de tous les orifices artériels qui y débouchent *(endoanévrismorraphie oblitérante)*, soit de la suture de la paroi anévrismale après résection partielle de celle-ci pour rétablir un diamètre artériel normal et une lumière régulière *(endoanévrismorraphie reconstitutive).*

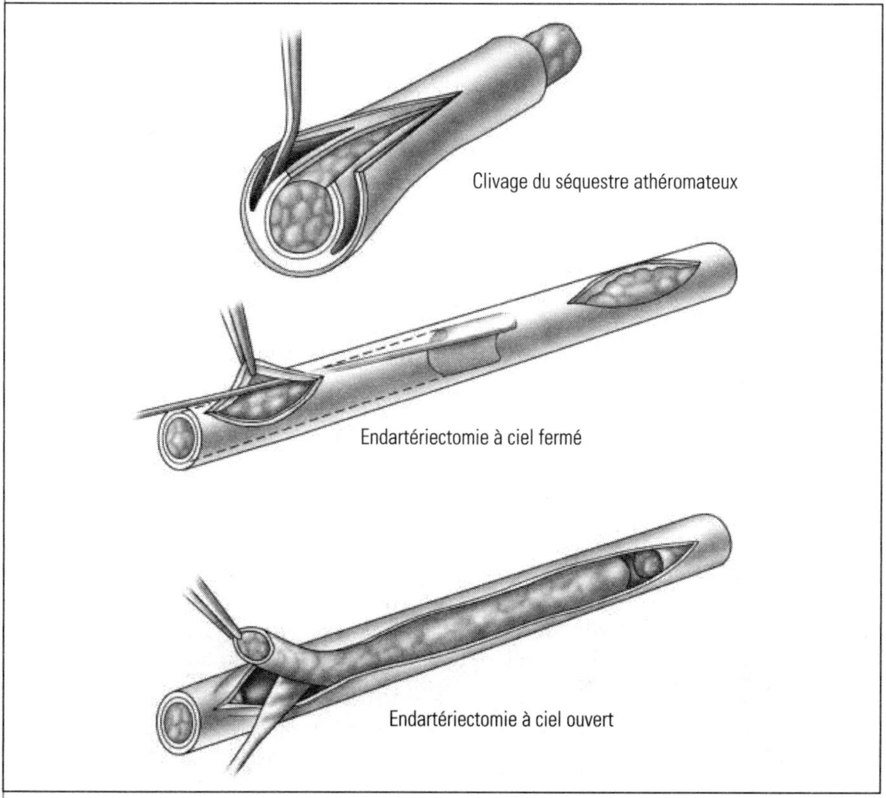

Endartériectomie.

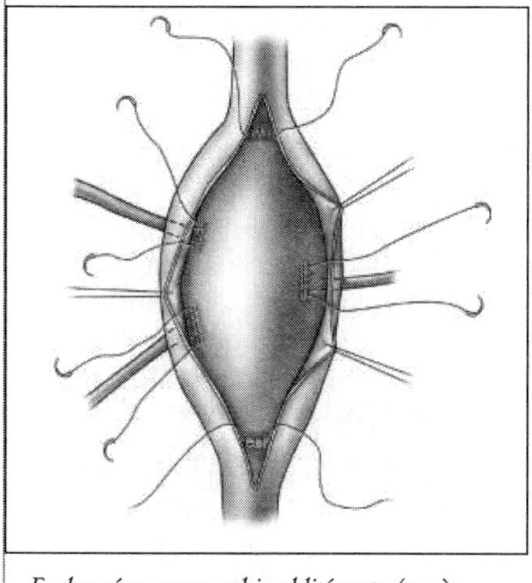

Endoanévrysmorraphie oblitérante (après ouverture de l'anévrysme artériel, fermeture par suture de tous les orifices qui y débouchent.

endobrachyœsophage n.m. Anomalie congénitale ou acquise de la hauteur de la jonction entre les muqueuses œsophagienne et gastrique, caractérisée par la présence sur le bas œsophage d'un épithélium glandulaire de type gastrique au lieu de l'épithélium malpighien normal. Il peut être responsable d'œsophagite et d'ulcères de l'œsophage.

endocarde n.m. Tunique interne tapissant les cavités du cœur.

endocardite n.f. Inflammation de la tunique interne du cœur, portant habituellement sur les valvules cardiaques. ***Endocardite d'Osler,*** voir *Osler*.

endocervix n.f. Muqueuse de l'endocol utérin sur laquelle on effectue un prélèvement, lors d'un frottis.

endochondral, e, aux adj. Voir *enchondral.*

endocrine adj. Se dit d'une glande qui déverse son produit de sécrétion directement dans le sang.

endocrinologie n.f. Étude des glandes à sécrétion interne et de leurs maladies.

endocrinopathie n.f. Maladie des glandes à sécrétion interne.

endoderme n.m. Feuillet interne de l'embryon qui donne naissance au tube digestif, à ses glandes annexes et à l'appareil respiratoire. SYN. *entoderme.*

endogène adj. Propre à un organisme, qui ne vient pas de l'extérieur. Le contraire est *exogène.*

endoluminal, e, aux adj. Qui concerne la cavité d'un organe creux ou d'un canal, vaisseau par exemple.

endolymphe n.f. Liquide contenu dans l'oreille interne (labyrinthe membraneux et canal cochléaire), dans lequel flottent les cils des cellules sensorielles de l'oreille interne.

endomètre n.m. Muqueuse tapissant la cavité de l'utérus.

endométriose n.f. Développement du tissu endométrial en dehors de l'utérus, subissant les mêmes influences hormonales que l'endomètre normal et évoluant comme lui de façon cyclique, avec des hémorragies périodiques.

endométrite n.f. Inflammation de la muqueuse utérine.

endonèvre n.f. Gaine conjonctive entourant chaque fibre nerveuse à l'intérieur d'un nerf.

endoparasite n.m. Parasite vivant à l'intérieur de l'organisme de son hôte.

endoprothèse n.f. Prothèse, plastique ou métallique, implantée à l'intérieur de l'organisme pour remplacer un os, une articulation ou rétablir la perméabilité d'un conduit.

endorphine n.f. Polypeptide à l'action antalgique, de structure analogue à celle des opiacés, produit par le cerveau en cas de stress ou de douleur. SYN. *enképhaline.*

endoscope n.m. Instrument muni d'un oculaire et d'un dispositif lumineux permettant, après introduction dans la cavité d'un viscère creux de l'organisme, d'éclairer cette cavité et de l'examiner visuellement.

endoscopie n.f. Examen d'un viscère à l'aide d'un endoscope.

endoste n.m. Tissu conjonctif de soutien recouvrant la cavité médullaire de la diaphyse des os longs.

endothéliome n.m. Tumeur développée aux dépens des cellules endothéliales.

endothélium n.m. Couche épithéliale tapissant la lumière des vaisseaux et des cavités du cœur, en contact avec le sang circulant. Son altération peut déclencher la formation d'un caillot au contact de la lésion.

endotoxine n.f. Toxine bactérienne contenue dans la bactérie et libérée lors de sa lyse, par exemple au cours de la typhoïde.

Endoxan® Immunosuppresseur utilisé en chimiothérapie anticancéreuse et administré par voie intraveineuse (lymphomes, sarcomes, cancers gynécologiques, du rein, du testicule), ou par voie orale en cas de maladie auto-immune réfractaire à un traitement corticoïde (lupus érythémateux, maladie de Wegener notamment). Cyclophosphamide en D.C.I.

énéma n.m. Poire souple utilisée en O.R.L. pour laver le conduit auditif externe, en instillant du liquide puis en l'aspirant.

énergétique adj. Relatif à une quantité d'énergie, soit dépensée soit apportée par un aliment.

enfance n.f. Période de maturation physique et psychique qui précède la puberté et s'étend de la naissance à l'adolescence.

enfouissement n.m. Méthode chirurgicale de protection d'une suture, par plicature sur le plan suturé des zones proches, notamment péritonéales.

engagement n.m. **1.** En obstétrique, franchissement du détroit supérieur du bassin par la partie du fœtus qui s'y présente (le plus souvent la tête). C'est le premier temps de l'accouchement. **2.** En neurologie, refoulement de certaines parties du cerveau à travers les orifices intracrâniens de la dure-mère ; il s'agit d'une complication grave de l'hypertension intracrânienne, potentiellement mortelle en l'absence d'un traitement d'extrême urgence.

engelure n.f. Lésion provoquée par le froid, favorisée par une mauvaise circulation sanguine, siégeant habituellement aux doigts et aux orteils et se présentant comme une tuméfaction locale dure, rouge, douloureuse avec, parfois, apparition de crevasses.

Engerix B® Vaccin contre l'hépatite B, pratiqué en trois injections sous-cutanées : la première, le mois 0, la seconde le mois 1, la troisième le mois 6, avec un intervalle d'au moins un mois entre la première et la seconde injection, et un intervalle compris entre cinq et douze mois entre la seconde et la troisième. Les rappels, effectués en principe tous les cinq ans, ne sont prévus que dans des circonstances particulières (chez les professionnels de santé notamment). Ils ne sont effectués que si le taux d'anticorps anti-HBs protecteurs baisse en dessous du taux protecteur.

engorgement n.m. Accumulation de liquide qui n'est pas évacué normalement par les voies habituelles. ***Engorgement mammaire,*** défaut de drainage du lait après un accouchement, responsable de douleur et de tension mammaire.

engouement n.m. Obstruction d'un organe creux ou d'une cavité. ***Engouement herniaire,*** premier stade de l'étranglement d'une hernie caractérisé par des douleurs locales, un arrêt du transit et une impossibilité de réduction complète de la hernie.

engourdissement n.m. Lourdeur, fourmillement et difficulté à mobiliser un membre à la suite d'une position favorisant une stase veineuse ou une compression nerveuse.

engrené adj. Se dit d'une fracture dont les deux fragments osseux sont restés en contact,

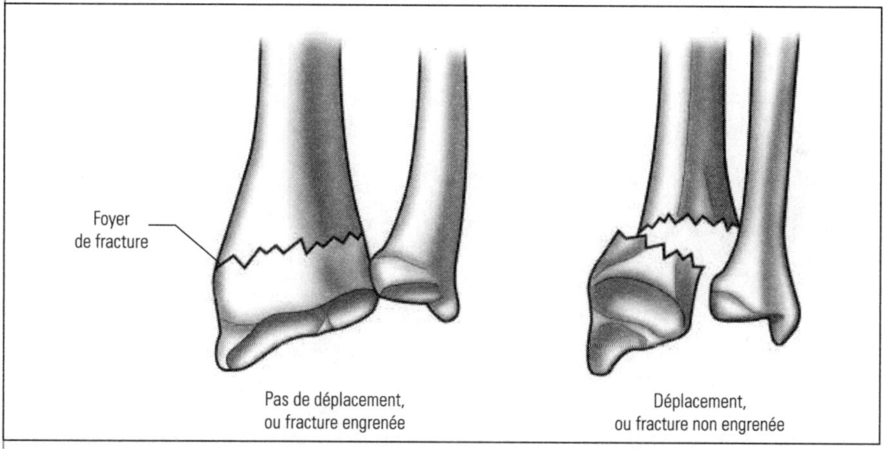

Schéma des fractures engrenée et non engrenée.

évitant un déplacement, mais de stabilité toutefois précaire.

enjambement n.m. Échange de fragments chromosomiques, favorisé par un croisement entre les segments de chromosomes au cours de la mitose ou de la méiose, et responsable d'une recombinaison génétique. SYN. *crossing over.*

enképhaline n.f. Synonyme d'*endorphine.*

enkystement n.m. Réaction de défense comportant la formation d'une coque de tissu conjonctif autour d'un corps étranger ou d'une formation pathologique et qui tend à l'isoler de l'organisme.

énophtalmie n.f. Enfoncement excessif du globe oculaire dans l'orbite, observé notamment en cas de déshydratation, de traumatisme avec fracture du plancher de l'orbite et dans le syndrome de Claude Bernard-Horner.

énostose n.f. Prolifération osseuse localisée aux dépens du canal médullaire.

enrouement n.m. Modification du timbre de la voix, qui devient rauque, grave et cassé, à la suite d'une atteinte laryngée, le plus souvent d'origine infectieuse et d'évolution bénigne.

enroulement n.m. Mouvement de rotation bilatéral et symétrique des membres supérieurs qui « s'enroulent » vers l'intérieur. Généralement associé à une extension des membres inférieurs, il est dû à une hypertonie musculaire survenant au cours de certains comas, dont il constitue un signe de gravité.

ensellure n.f. ***Ensellure lombaire,*** courbure physiologique à concavité postérieure, harmonieuse, du rachis lombaire.

ensemencement n.m. Mise en culture d'un prélèvement biologique (sang, urine, etc.), pour rechercher une prolifération bactérienne.

Entamœba histolytica Parasite responsable de l'infection amibienne. La forme kystique des amibes résiste 15 jours dans le milieu extérieur. ***Entamœba histolytica minuta,*** parasite non pathogène. ***Entamœba histolytica histolytica,*** parasite pathogène et hématophage.

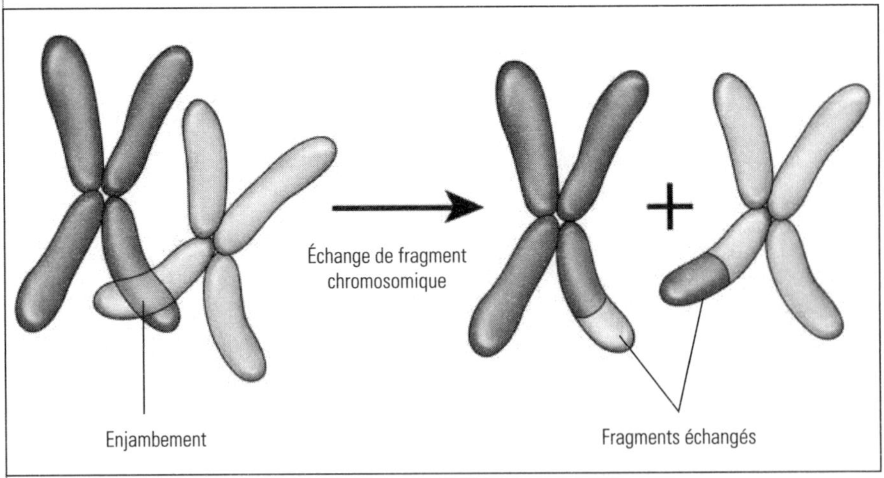

Schéma de l'enjambement chromosomique.

entente n.f. ***Entente préalable,*** demande de prise en charge de soins ou de transport faite par un praticien pour un patient, et adressée à la caisse de Sécurité sociale. L'absence de réponse au bout de 10 jours équivaut à un accord.

entér(o)- Élément du grec *enteron,* « intestin », entrant dans la composition de mots concernant l'intestin, et plus particulièrement l'intestin grêle. Ex. : *entéralgie.*

entérectomie n.f. Ablation chirurgicale d'une partie plus ou moins importante de l'intestin.

entérite n.f. Inflammation de la muqueuse intestinale, de causes très variées.

entérobactérie n.f. Bacilles Gram négatif, souvent non pathogènes, colonisant le tube digestif, mais parfois responsables d'infections biliaires et de colites diverticulaires.

entérocèle n.f. Hernie de la paroi abdominale contenant des anses digestives d'intestin grêle.

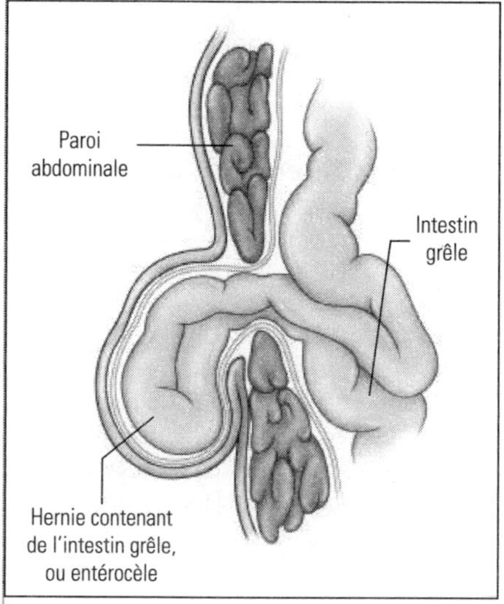

Entérocèle : vue sur une coupe de la paroi abdominale.

entérocolite n.f. Inflammation concomitante de la muqueuse de l'intestin grêle et du côlon.

entérocoque n.m. *Streptococcus faecalis*, bactérie saprophyte du tube digestif, non pathogène chez l'homme sain, mais pouvant être responsable d'endocardite, notamment en cas de dissémination sanguine ou d'infection urinaire.

entérocystoplastie n.f. Opération de réparation ou d'agrandissement de la vessie au moyen d'un segment d'intestin (côlon : *colocystoplastie* ; grêle : *iléocystoplastie*).

entérocyte n.m. Cellule de la muqueuse intestinale.

entérokinase n.f. Enzyme du suc duodénal activant la trypsine pancréatique et participant avec cette dernière à la digestion des protéines.

entéropathie n.f. Affection de l'intestin.

entéropexie n.f. Fixation de l'intestin à la paroi abdominale.

entéroplastie n.f. Opération chirurgicale conservatrice, visant à lever une sténose (par exemple par stricturoplastie dans le cas de la maladie de Crohn) ou à réparer une perforation sans effectuer de résection intestinale.

entéroptose n.f. Descente d'un segment intestinal en dessous de sa position habituelle dans la cavité abdominale, consécutive à un relâchement du méso qui le soutient.

entérostomie n.f. Abouchement d'une anse de l'intestin grêle à la paroi abdominale. Elle peut être transitoire (protection du segment d'aval) ou définitive (jéjunostomie d'alimentation en cas de sténose gastroduodénale) ou consister en une iléostomie de décharge permettant l'évacuation des matières fécales, après une chirurgie du côlon, notamment en cas de maladies inflammatoires de l'intestin.

entérotomie n.f. Ouverture chirurgicale d'une anse intestinale.

entérotrope adj. Se dit d'un germe ou d'une toxine ayant une affinité particulière pour l'intestin, et le plus souvent responsable d'une infection.

entérovirus n.m. Virus ayant un tropisme pour le tube digestif, tels les coxsackies et les échovirus, souvent responsables de gastroentérites du nourrisson.

enthèse n.f. Région d'un os où viennent s'insérer les ligaments et les tendons.

enthésopathie n.f. Atteinte post-traumatique ou inflammatoire des zones d'insertion des ligaments et tendons, se manifestant par des douleurs de la zone concernée, comme l'épicondylite par exemple.

entoderme n.m. Synonyme de *endoderme.*

entorse n.f. Lésion traumatique d'une articulation, faisant généralement suite à un mouvement forcé, comportant une élongation ou une rupture des ligaments, mais sans déplacement permanent des extrémités articulaires.

entraînement n.m. Entretien de la forme ou des capacités physiques chez un sportif. ***Sonde d'entraînement,*** sonde placée au niveau intracardiaque, souvent montée en urgence par voie fémorale et qui permet, en cas de bloc complet de la conduction cardiaque, de stimuler électriquement le ventricule, et donc de générer des contractions myocardiques.

entropion n.m. Renversement du bord libre de la paupière vers le globe oculaire. Le contact permanent des cils avec la cornée peut y provoquer un ulcère, lésion très gênante et douloureuse.

énucléation n.f. **1.** Extirpation d'une tumeur bénigne, encapsulée et bien limitée en passant dans le plan de clivage de la capsule. **2.** Extirpation du globe oculaire après incision de la conjonctive.

énurésie n.f. Émission inconsciente d'urine, survenant la nuit chez l'enfant, en dehors de tout dysfonctionnement de l'appareil sphinctérien. L'enfant est propre le jour. Elle est dite primaire si l'enfant n'a jamais été propre la nuit, ou secondaire si elle survient après une période de propreté. Elle est deux fois plus fréquente chez le garçon que chez la fille. D'origine habituellement affective, il faut toutefois éliminer une cause organique, telle qu'une infection urinaire, une atteinte neurologique, ou un diabète. Le traitement est essentiellement d'ordre psychologique et repose sur la participation de l'enfant. On peut éventuellement y associer des antidépresseurs imipraminiques.

enzyme n.f. et n.m. Petite molécule protéique qui accélère une réaction chimique. Son fonctionnement peut être modifié par certains médicaments ou certaines substances (coenzymes ou inducteurs enzymatiques). Les inducteurs enzymatiques modifient l'élimination des médicaments. ***Enzyme de conversion de l'angiotensine,*** enzyme de l'endothélium vasculaire de divers tissus, notamment les poumons, et qui transforme l'angiotensine I en angiotensine II, cette dernière étant un puissant vasoconstricteur.

enzymopathie n.f. Dysfonctionnement enzymatique, le plus souvent par déficit ou modification structurelle d'une enzyme qui en atténue l'activité. Elle est souvent héréditaire.

éosine n.f. Colorant utilisé en biologie ou en histologie, aux propriétés pharmacologiques antiseptiques, bactériostatiques et asséchantes. Elle est utilisée en traitement d'appoint de l'érythème fessier du nourrisson et de certaines dermatoses suintantes, notamment infectieuses. Elle a l'inconvénient de colorer la peau et le linge en rouge.

éosinophile n.m. Globule blanc de la famille des polynucléaires dont les granulations cytoplasmiques prennent la coloration à l'éosine. Le nombre d'éosinophiles dépasse $500/mm^3$ en cas de pathologies allergiques, de certaines parasitoses, plus rarement de cancers.

épanchement n.m. Apparition et/ou persistance de liquide (sang, pus, liquide séreux : transsudat ou exsudat) ou de gaz, dans une cavité naturelle de l'organisme qui n'en contient pas habituellement.

épaule n.f. Articulation reliant la tête de l'humérus et la glène de l'omoplate. SYN. *articulation scapulohumérale.* ***Épaule gelée,*** périarthrite scapulohumérale qui se manifeste par des douleurs de l'épaule et une limitation de la mobilité active et passive, par atteinte inflammatoire avec rétraction et épaississement de la capsule articulaire (capsulite rétractile).

épaule-main (syndrome) Douleur primitive ou secondaire du membre supérieur due à une périarthrite scapulohumérale et des troubles vasomoteurs et trophiques de la main, d'origine neurovégétative.

épendyme n.m. Canal central de la moelle épinière, communiquant, en haut, avec le 4e ventricule.

épendymome n.m. Tumeur bénigne neurologique provoquée par la prolifération des cellules gliales, et développée au sein de l'épendyme de la moelle épinière ou des ventricules cérébraux.

éperon n.m. ***Éperon bronchique,*** structure cartilagineuse marquant la division d'une bronche en deux bronches plus petites.

éphédrine n.f. Molécule utilisée en pharmacologie pour ses propriétés sympathicomimétiques et bronchodilatatrices, et son effet décongestionnant nasal.

éphélide n.f. Tache de rousseur.

épi Au-dessus de. SYN. *sus-, supra-.*

épicanthus n.m. Repli cutané situé à l'angle interne de l'œil.

épicarde n.m. Enveloppe du cœur formée par le feuillet viscéral du péricarde appliqué directement sur le cœur.

épicondyle n.m. Saillie osseuse située au-dessus et au voisinage d'un condyle. Le plus souvent, ce terme désigne l'épicondyle de l'humérus. ***Épicondyle médial,*** synonyme de *épitrochlée.*

épicondylite n.f. Inflammation de l'épicondyle provoquant une douleur mécanique des zones d'insertions tendineuses de la partie externe du coude, survenant à la suite de microtraumatismes répétés, souvent observée chez les joueurs de tennis. Le traitement repose sur la mise au repos de l'articulation et éventuellement des infiltrations. SYN. *tennis elbow.*

épicutané adj. ***Test épicutané,*** test cutané qui recherche des réactions allergiques à des substances déposées à la surface de l'épiderme.

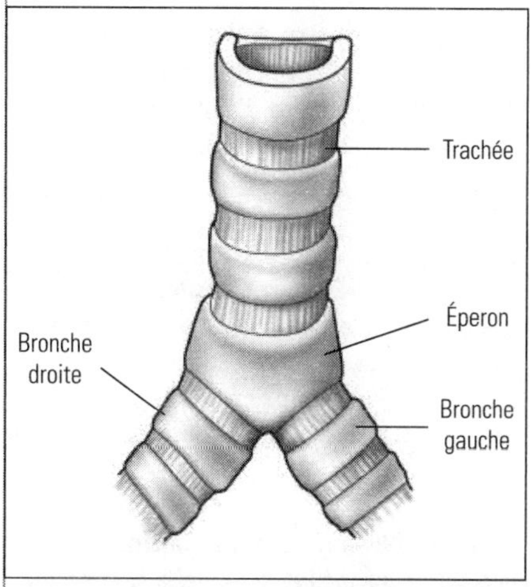

Trachée et bronches souches, vue de face.

épidémie n.f. Évolution aiguë d'une maladie infectieuse contagieuse qui touche rapidement un grand nombre d'individus, puis qui disparaît pour éventuellement réapparaître plus tard.

épidémiologie n.f. Étude scientifique de la fréquence des maladies, de leur répartition géographique et des facteurs de risque, qu'ils soient génétiques ou environnementaux.

épiderme n.m. Couche superficielle de la peau formée d'un épithélium stratifié dont les cellules (de type malpighien), dépourvues de noyau, sont kératinisées. Elles desquament en permanence et sont régénérées par les cellules de la couche basale qui se multiplient activement.

épidermoïde adj. Se dit d'une lésion dont l'aspect et la structure rappellent l'épiderme.

épidermolyse n.f. Destruction de l'épiderme se manifestant par un décollement cutané étendu (bulles volumineuses). Elle est généralement de cause toxique médicamenteuse (anti-inflammatoires, sulfamides, etc.). Le syndrome de Lyell est une épidermolyse nécrosante suraiguë, de pronostic vital.

épidermophytie n.f. Mycose cutanée superficielle à des champignons du genre Épidermophytons. Le pied d'athlète et l'eczéma marginé de Hebra, par exemple, sont des épidermophyties.

épidural, e, aux adj. Synonyme de *péridural*. ***Anesthésie épidurale,*** anesthésie obtenue par injection d'anesthésiques locaux dans le canal sacré, au niveau de l'articulation du coccyx et du sacrum, en dehors des méninges, au contact des racines de la queue de cheval.

épidurite n.f. Atteinte inflammatoire, infectieuse ou métastatique de la dure-mère, développée au sein de l'espace épidural, et pouvant être responsable de compressions nerveuses.

épidydime n.m. Segment initial de la voie excrétrice du testicule, allongé sur le bord postéro-supérieur du testicule et se continuant avec le canal déférent en formant l'anse épidydimodéférentielle.

épidydimite n.f. Infection ou inflammation de l'épidydime. Elle s'accompagne souvent d'une inflammation du testicule (orchite), l'ensemble constituant une orchiépidydimite.

épigastralgie n.f. Douleur de la région de l'épigastre.

épigastre n.m. Région supéromédiane de l'abdomen située entre l'ombilic et l'appendice xiphoïde, correspondant à l'estomac.

épiglotte n.f. Pièce cartilagineuse située à la base de la langue, surplombant l'orifice supérieur du larynx et fermant celui-ci lors des mouvements de déglutition, pour empêcher les fausses routes alimentaires.

épilepsie n.f. Affection se manifestant par des crises dues à des foyers cérébraux d'hyperexcitation. Elle peut être soit partielle, sans perte de connaissance, soit généralisée avec, classiquement, des convulsions tonicocloniques, une perte de connaissance, une morsure de la langue, une perte d'urine et une reprise progressive de la conscience. Elle est suivie d'une asthénie post-critique. Les crises peuvent parfois se répéter (crises subintrantes), caractérisant l'état de mal épileptique avec coma. Elle est favorisée par le manque de sommeil, les stimulations lumineuses, l'alcool et l'interruption du traitement antiépileptique habituel. À l'électroencéphalogramme, on retrouve des foyers de pointes d'ondes, mais le tracé est en général parfaitement normal entre les crises. La crise est traitée par des anticonvulsivants d'action rapide, benzodiazépines notamment. Le traitement de fond préventif des crises repose sur le Gardénal® ou la Dépakine®.

épileptiforme adj. Qui présente des caractéristiques identiques aux crises d'épilepsie.

épileptoïde adj. Mouvement clonique rappelant ceux qui sont observés au cours d'une crise d'épilepsie, comme le clonus épileptoïde de la rotule lors d'un syndrome pyramidal.

épinèvre n.f. Enveloppe conjonctive externe, vascularisée, qui entoure le nerf.

épiphénomène n.m. Symptôme sans importance.

épiphora n.m. Écoulement lacrymal permanent, dû à une paralysie sympathique et observé en cas de paralysie faciale (larmes de crocodile) ou d'obstruction des points lacrymaux au cours d'une dacryocystite.

épiphrénique adj. Situé au-dessus et dans le voisinage du diaphragme. ◆ n.m. Diverticule œsophagien.

épiphyse n.f. **1.** Extrémité des os longs. **2.** Glande endocrine située entre les hémisphères cérébraux, appendue au toit du 3e ventricule. Ses fonctions sont mal connues; elle jouerait un rôle dans le déroulement des rythmes circadiens.

épiphysiodèse n.f. toute intervention chirurgicale visant à ralentir ou à bloquer la croissance du cartilage de conjugaison, et donc la croissance de l'os.

épiphysiolyse n.f. Destruction de l'épiphyse par trouble de développement du cartilage de conjugaison. Au niveau du fémur, elle se manifeste par un glissement de la tête fémorale, responsable de coxa vara. Elle peut aboutir à la nécrose de la tête fémorale ou entraîner une déformation permanente de l'extrémité supérieure du fémur.

épiphysite n.f. Dystrophie des extrémités articulaires (et notamment de la tête fémorale) qui se fragmentent et se déforment. Une immobilisation prolongée peut aboutir à la reconstitution de l'os, mais des déformations permanentes sont possibles.

épiplocèle n.f. Hernie du grand épiploon.

épiploon n.m. Formation péritonéale habituellement infiltrée de graisse, annexée à l'estomac. Syn. *omentum*. ***Grand épiploon,*** épiploon appendu à la grande courbure de l'estomac et adhérant au côlon transverse et à son méso. ***Petit épiploon,*** épiploon unissant la petite courbure de l'estomac au hile du foie et s'étendant sur les parties voisines de l'œsophage et du duodénum.

épiplooplastie n.f. Utilisation de l'épiploon pour péritoniser, pour couvrir une surface cruentée ou pour envelopper une prothèse au cours de la chirurgie abdominale.

épirubicine n.f. Agent intercalant de la classe des anthracyclines, administré par voie intraveineuse en chimiothérapie anticancéreuse. Sa toxicité cardiaque, hématologique et hépatique nécessite une surveillance régulière. Il est utilisé dans les lymphomes, les cancers gynécologiques, digestifs, pulmonaires et O.R.L. et les sarcomes. D.C.I. de Farmorubicine®.

épisclérite n.f. Inflammation superficielle du tissu entourant la sclérotique de l'œil, se manifestant par une rougeur du blanc de l'œil. Elle est rencontrée en cas d'allergie, d'infection ou de manifestations oculaires d'une maladie de système ou rhumatismale, et se traite localement avec un collyre antibiotique.

épisiotomie n.f. Incision de la vulve et des muscles du périnée, pratiquée pour faciliter certains accouchements.

épispadias n.m. Malformation congénitale responsable, chez l'homme, d'une position anormale du méat urinaire situé sur la face dorsale de la verge.

épistaxis n.f. Saignement de nez.

épithalamus n.m. Région cérébrale du diencéphale qui comprend l'épiphyse et l'habenula.

épithélioma n.m. Tumeur maligne développée aux dépens d'un tissu épithélial.

épithélisation n.f. Cicatrisation avec réapparition d'épithélium sur des pertes de substance cutanée.

épithélium n.m. Tissu de recouvrement du corps et des cavités internes de l'organisme, qui peut être simple ou stratifié d'une part, pavimenteux, cuboïde ou cylindrique d'autre part.

épitope n.m. Déterminant antigénique reconnu et réagissant avec un anticorps spécifique.

épitrochlée n.f. Saillie osseuse de la partie interne de l'extrémité inférieure de l'humérus, située au-dessus et en dedans de l'interligne articulaire du coude. SYN. *épicondyle médial.*

Epivir® Médicament antiviral, inhibiteur de la transcriptase inverse, actif sur le V.I.H. et sur le virus de l'hépatite B, et administré en deux prises orales en dehors des repas. Il est associé à d'autres antiviraux en cas d'infection par le V.I.H. Il est aussi commercialisé sous le nom de Zeffix®. Lamuvidine ou 3TC en D.C.I.

épreintes n.f.pl. Douleurs rectales et coliques violentes qui précèdent une défécation, observées en cas de syndrome rectal, souvent associées à un ténesme et à des faux besoins, et dues à une inflammation (R.C.H., radiothérapie, etc.), à une infection ou à une tumeur du rectum.

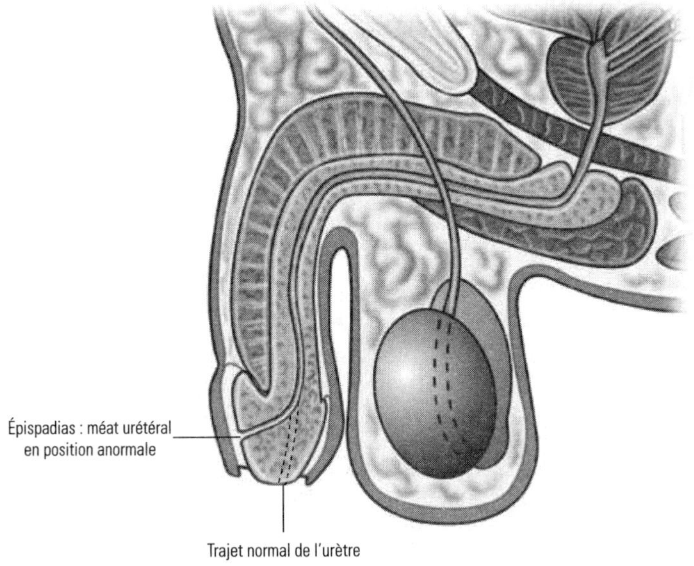

Épispadias, vu sur une coupe des organes génitaux masculins.

épreuve n.f. ***Épreuves fonctionnelles respiratoires,*** tests explorant la fonction respiratoire et pulmonaire. Elles permettent d'apprécier les volumes et capacités pulmonaires, ainsi que les débits ventilatoires.

Eprex® Médicament de synthèse à base d'érythropoïétine humaine recombinante, administré par voie sous-cutanée dans le traitement des anémies de l'insuffisance rénale chronique ou des anémies dues à une chimiothérapie. Il est aussi utilisé à des fins de dopage pour augmenter le taux d'hémoglobine. Époétine alpha en D.C.I.

Epstein-Barr (virus d') Virus de la famille des *Herpes virus,* responsable de la mononucléose infectieuse par atteinte élective des lymphocytes B. Il est aussi associé au lymphome de Burkitt. ABRÉV. *E.B.V.*

épuration n.f. ***Épuration extrarénale,*** méthode d'épuration sanguine artificielle (hémodialyse ou dialyse péritonéale) permettant d'éliminer les toxines et de rétablir un équilibre hydroélectrolytique au cours des insuffisances rénales chroniques terminales. Elle est souvent temporaire, soit en attente d'une greffe rénale, soit pour passer le cap d'une insuffisance rénale aiguë.

Équanil® Anxiolytique de la famille des carbamates, aux propriétés sédatives et myorelaxantes, utilisé au cours des sevrages alcooliques en prévention du delirium tremens. On lui préfère aujourd'hui les benzodiazépines. Il est administré par voie orale ou par voie injectable intramusculaire. Méprobamate en D.C.I.

équinisme n.m. Déformation congénitale ou acquise qui donne au pied une position anormale, bloquée en hyperextension. Elle est souvent secondaire à des rétractions tendineuses post-traumatiques, ou survient en cas de paralysie, en l'absence de prévention.

éradication n.f. Action de faire disparaître une maladie contagieuse ou un germe. Ex. : *éradication de la variole, éridication d'Helicobacter pilori.*

Ercefuryl® Antiseptique intestinal de la famille des nitrofuranes, administré en 4 prises orales quotidiennes pendant 7 jours dans le traitement des diarrhées non invasives et de la turista, en complément des mesures symptomatiques, notamment de réhydratation. Nifuroxazide en D.C.I.

érectile adj. Se dit d'un tissu qui peut se gonfler et durcir par afflux de sang dans ses vaisseaux.

érection n.f. État d'un organe qui devient raide et turgescent par afflux de sang dans ses vaisseaux.

éréthisme n.m. Augmentation d'activité et plus grande sensibilité d'un organe à une stimulation. ***Éréthisme cardiaque,*** trouble cardiaque qui se traduit par une tachycardie avec palpitations.

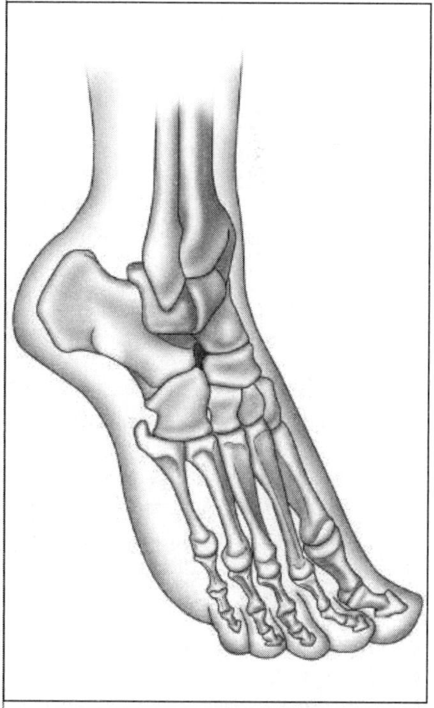

Pied équin.

éreutophobie n.f. Peur pathologique de rougir, rapidement suivie d'une rougeur du visage avec bouffées de chaleur, fréquente à l'adolescence et chez la jeune femme émotive, souvent timide, et plus tard dans le cadre d'une névrose phobique.

ergastoplasme n.m. Système de tubules du cytoplasme des cellules, associé à l'appareil de Golgi, et servant à la fabrication de protéines. SYN. *réticulum endoplasmique.*

-ergie Élément du grec *ergon,* « travail », entrant dans la composition de mots désignant une réaction. Ex.: *allergie, anergie, ergomètre.* On trouve aussi *ergo-.*

ergocalciférol n.m. Vitamine D de synthèse, d'origine végétale, utilisée en prévention du rachitisme. Il est administré par voie orale à la dose de 1 200-2 400 UI/j. En cas de suivi difficile, des apports périodiques à forte dose (300 000 à 600 000 UI) peuvent être envisagés 1 ou 2 fois par an. Il est commercialisé sous les noms de Stérogyl® et Zyma-D®. SYN. *vitamine D2.*

ergographe n.m. Appareil de mesure du travail musculaire, permettant une étude analytique d'un muscle ou d'un groupe de muscles ayant la même fonction.

ergomètre n.m. Appareil permettant la mesure du travail d'un muscle.

ergométrie n.f. Étude du travail et de la puissance des muscles.

ergonomie n.f. Étude des conditions de travail de l'homme et de ses rapports avec les machines, en vue d'améliorer le poste de travail, de trouver de meilleures positions, de réduire les nuisances, notamment auditives. On s'y réfère pour la prévention des maladies professionnelles et des accidents de travail ou pour une meilleure productivité.

ergot n.m. ***Ergot de seigle,*** champignon parasite de graminées, notamment du seigle, contenant divers alcaloïdes, dont l'ergotamine utilisée dans le traitement des migraines.

ergotamine n.f. Médicament de la crise migraineuse, dérivé de l'ergot de seigle, qui agit par inhibition sérotoninergique au niveau des récepteurs artériels et possède un effet vasoconstricteur. D.C.I. de Gynerge-caféiné® et Migwell®.

ergothérapie n.f. Thérapeutique rééducative par le travail manuel, utilisée pour la réinsertion des handicapés moteurs ou le reclassement des patients psychiatriques.

ergotisme n.m. Effet secondaire des dérivés de l'ergot de seigle, qui peut survenir à la suite d'un surdosage ou d'une utilisation inappropriée en présence d'une pathologie vasculaire. Il se manifeste par des accidents ischémiques des extrémités (paresthésies douloureuses), favorisés par une association avec les macrolides. Il nécessite une hospitalisation avec arrêt de l'ergotamine, un traitement vasodilatateur et une anticoagulation. Il présente un risque de nécrose.

érogène adj. Responsable d'un plaisir et d'une excitation sexuelle. Se dit le plus souvent de certaines zones de l'organisme.

érosion n.f. Perte de substance, blessure superficielle de la peau ou d'une muqueuse, consécutive à un traumatisme, à une atteinte inflammatoire ou à une infection. SYN. *excoriation, exulcération.*

érotomanie n.f. Délire passionnel au cours duquel le sujet se croit aimé d'une personne et l'aime en retour d'un amour démesuré, qui évolue vers le dépit au moment où il se rend compte de l'indifférence de l'être aimé, et vers la rancune avec risque d'agressivité vis-à-vis de la personne dont le sujet se croyait aimé.

erratique adj. Se dit d'un symptôme qui subit des variations dans le temps ou dans l'espace, et ne répond à aucune tentative de systématisation. Ex.: *douleur, éruption, fièvre erratiques.*

éructation n.f. Émission par la bouche de gaz provenant du tube digestif. Elle est le signe d'une mauvaise fermeture de la jonction œsogastrique et d'un trouble de la vidange gastrique. Elle est observée au cours des dyspepsies et s'accompagne souvent d'un météorisme abdominal postprandial, fréquent en cas d'abus de boisson gazeuse.

éruption n.f. Apparition rapide de lésions cutanées extensives, en cas d'allergie ou de maladies infectieuses. Les lésions élémentaires peuvent être érythémateuses, vésiculeuses, etc.

érysipèle n.m. Inflammation aiguë des téguments, le plus souvent due à un streptocoque du groupe A et parfois à un staphylocoque. Il se manifeste par une infiltration cutanée, en placard rouge, chaud et douloureux, localisé sélectivement aux membres inférieurs et parfois au visage, et s'accompagne d'une fièvre comprise entre 39 et 40 °C. L'évolution est extensive et récidivante. La porte d'entrée est une excoriation cutanée de voisinage, O.R.L. ou dentaire. Il est favorisé en cas de diabète ou de dénutrition, avec risque de formes graves. Il existe un risque de phlébite justifiant un traitement par anticoagulant de type héparine de bas poids moléculaire (HBPM), à dose préventive. Le traitement consiste en une antibiothérapie orale ou intraveineuse par β-lactamine (PéniG, Augmentin®).

érythème n.m. Éruption cutanée rouge disparaissant à la pression, contrairement au purpura, et due à une dilatation capillaire. Il est habituellement de nature infectieuse (rougeole, rubéole, etc.) ou allergique, et peut aussi être provoqué par une brûlure solaire ou par flamme. ***Érythème noueux,*** maladie caractérisée par une éruption de nodules érythémateux hypodermiques indolores des membres, le plus souvent des membres inférieurs. Son évolution est de type ecchymotique, en passant de la couleur rouge, au bleu, puis au jaune. Il évolue par poussées et s'accompagne de fièvre et de douleurs articulaires. On le rencontre au cours des tuberculoses, des infections streptococciques, des sarcoïdoses ou des yersinioses. Il peut aussi être d'origine médicamenteuse (sulfamide, contraceptifs et antibiotiques entre autres). Plus rarement, il accompagne des maladies inflammatoires de l'intestin (R.C.H. et maladie de Crohn), des chlamydiases, des rickettsioses, des viroses (hépatite B, oreillons, etc.), ainsi que certaines mycoses et parasitoses. ***Érythème polymorphe,*** éruption cutanée se manifestant par des lésions papuleuses vésiculeuses œdémateuses, d'aspect évocateur en cocarde, à périphérie active, érythémateuse et vésiculeuse et à centre pâle, déprimé et parfois bulleux. Il se localise à la face d'extension des membres, au visage, parfois aux muqueuses. Il évolue par poussées quelquefois accompagnées de prurit, de fièvre et de douleurs articulaires. Il a plusieurs origines : infectieuse (virale, bactérienne), médicamenteuse (antibiotique, anti-inflammatoire), exposition au froid ou au soleil, maladie du collagène. Le plus souvent, on ne trouve aucune cause.

érythermalgie n.f. Synonyme d'*érythromélalgie.*

érythrasma n.m. Infection cutanée bactérienne à *Corynebacterium minutissimum*, localisée dans les plis inguinaux, avec extension vers la face interne des cuisses où la peau prend un aspect brun, non prurigineux et squameux. Le traitement repose sur les imidazolés locaux pendant 10 jours.

érythrémie n.f. Maladie caractérisée par l'augmentation considérable du nombre des globules rouges du sang. Elle peut être primitive (maladie de Vaquez) ou secondaire (insuffisance respiratoire chronique, cancer du rein). SYN. *polyglobulie, polycythémie.*

érythro- Élément du grec *eruthros,* « rouge », entrant dans la composition de mots ayant trait à la couleur rouge. Ex. : *érythrocyte.*

érythroblaste n.m. Cellule souche de la lignée des globules rouges du sang, présente dans la moelle osseuse.

érythroblastémie n.f. Circulation sanguine de jeunes globules rouges non matures, rencontrée en cas de syndromes myéloprolifératifs ou de régénération médullaire très active.

érythroblastopénie n.f. Diminution du nombre de cellules souches des globules rouges, responsable d'une anémie par déficit de production médullaire. ***Érythroblastopénie constitutionnelle,*** anémie grave et chronique, qui peut évoluer vers une leucémie. Des survies prolongées ont été obtenues grâce à un traitement par corticothérapie ou par une greffe de moelle. Acquise chez l'adulte, elle est due à une destruction auto-immune des érythroblastes, souvent associée à une tumeur du thymus. On la rencontre également dans certaines hémopathies malignes, le lupus érythémateux et le sida. SYN. *anémie de Blackfan-Diamond.*

érythroblastose n.f. Augmentation médullaire des érythroblastes, notamment rencontrée en période néonatale et se manifestant par un syndrome hémolytique. Elle est due à une incompatibilité rhésus entre la mère et l'enfant. Ex. : *érythroblastose fœtale.*

érythrocyte n.m. Globule rouge du sang qui doit sa couleur à un pigment rouge, l'hémoglobine. SYN. *hématie.*

érythrodermie n.f. Maladie se manifestant par une atteinte inflammatoire diffuse érythémateuse et squameuse, parfois bulleuse, de toute la surface cutanée. Elle survient au cours d'infections, notamment à streptocoque, de la maladie de Leiner-Moussus chez le nourrisson ou de psoriasis et de pemphigus, ou par un effet toxique médicamenteux.

érythromélalgie n.f. Affection caractérisée par l'existence de troubles vasomoteurs paroxystiques avec crises de rougeurs douloureuses prédominant aux membres inférieurs.

érythromycine n.f. Antibiotique de la famille des macrolides, administré par voie orale ou intraveineuse dans le traitement des infections à germes intracellulaires, il est aussi utilisé quand les bêtalactamines sont contre-indiquées. Elle est souvent mal tolérée sur le plan digestif. D.C.I. de Érythrocyne®, de Ery® et de Propiocine®.

érythroplasie n.f. Lésion muqueuse précancéreuse se manifestant par un placard rouge parfois érosif, d'évolution extensive. Elle se localise généralement au niveau génital ou buccal et présente un risque de dégénérescence en cancer spinocellulaire de la peau.

érythropoïèse n.f. Formation des globules rouges dans la moelle osseuse à partir des cellules souches.

érythropoïétine n.f. Hormone sécrétée par le rein et qui stimule la formation des globules rouges du sang. Son déficit explique l'anémie constatée au cours de l'insuffisance rénale chronique. Elle est utilisée dans un but de dopage par des sportifs de haut niveau.

érythrose n.f. Coloration rouge des téguments.

escarre n.f. Lésion cutanée caractérisée par une mortification de la peau liée à sa compression prolongée entre un plan dur et l'os sous-jacent. L'escarre est la principale complication de l'alitement prolongé, en particulier chez les personnes âgées. Elle évolue en cinq stades : 1° stade de début : rougeur de la peau au niveau de la zone comprimée. C'est à ce stade que les soins locaux peuvent prévenir la nécrose cutanée ; 2° stade de mortification : apparition d'une plaque de gangrène cutanée, sèche et noire ; 3° stade d'élimination : la plaque de gangrène se décolle et s'élimine progressivement ; 4° stade de bourgeonnement : la plaie se nettoie et bourgeonne ; 5° stade de cicatrisation : la plaie s'épidermise à partir de la périphérie. L'évolution peut aussi être défavorable et se faire vers une perte de substance chronique de plus en plus creusante. On trouve aussi *escharre.*

Escherichia coli Bacille Gram négatif, fréquemment en cause dans les infections urinaires et digestives.

Esidrex® Médicament diurétique hypokaliémiant, d'action courte, de la famille des diurétiques thiazidiques, de la classe des sulfamides. Il est administré par voie orale en une prise le matin. Hydrochlorothiazide en D.C.I.

espace n.m. ***Espace mort respiratoire,*** portion des gaz inspirés qui ne participent pas aux échanges gazeux au niveau du poumon. On distingue l'espace mort anatomique, qui est le volume des voies respiratoires de conduction ne participant pas aux échanges (volume du larynx, de la trachée, des grosses bronches) et l'espace mort physiologique, qui correspond aux zones pulmonaires ventilées mais non perfusées (il n'y a donc pas de sang pouvant être oxygéné). ***Espace porte,*** intervalles situés entre les lobules hépatiques, contenant une branche de division de la veine porte, de l'artère hépatique et un petit canal biliaire.

Espéral® Disulfirame en D.C.I.

esquille n.f. Petit fragment osseux arraché lors de fractures ou d'entorses graves, parfois à l'extrémité tranchante, menaçant l'intégrité cutanée, avec donc majoration du risque infectieux. Elle peut également survenir à la suite d'une ostéite.

essentiel, elle adj. Se dit d'une maladie dont la cause est inconnue. SYN. *idiopathique, primitif.*

ester n.m. Combinaison d'un acide et d'un alcool, avec élimination d'une molécule d'eau.

estérase n.f. Enzyme détruisant les liaisons esters, comme l'acétylcholinestérase rencontrée dans le système nerveux central, qui inactive spécifiquement l'acétylcholine dans la fente synaptique. D'autres sont moins spécifiques, comme la lipase sécrétée dans le tube digestif pour permettre la digestion des lipides.

-esthésie Élément du grec *aisthêsis,* « sensation », entrant dans la composition de mots concernant la sensibilité. Ex. : *hyperesthésie, dysesthésie.*

esthiomène n.f. Pathologie gynécologique associant un ulcère, une sclérose et un œdème vulvaire.

estomac n.m. Partie dilatée du tube digestif qui fait suite à l'œsophage. On lui décrit une partie supérieure renflée (la grosse tubérosité), un corps et une partie terminale, l'antre, qui aboutit au pylore.

Estraderm TTS® Médicament constitué d'estrogènes naturels, administré par voie transdermique sous forme de patchs adhésifs, et utilisé en traitement hormonal substitutif, notamment après la ménopause. Estradiol 17 bêta en D.C.I.

état n.m. ***État de mal,*** complication grave d'une pathologie se manifestant par des crises successives, rapprochées, voire subintrantes,

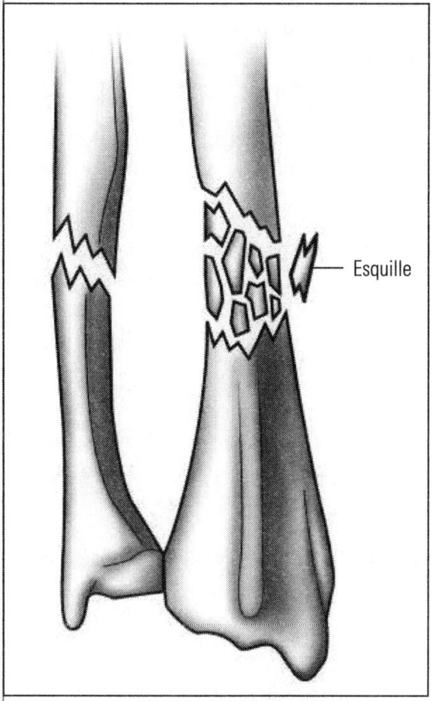

Fracture comminutive avec esquille.

répondant mal aux traitements usuels, et souvent sans retour à l'état normal. Cette complication se rencontre, notamment, dans l'épilepsie et dans l'asthme.

éthambutol n.m. Médicament antituberculeux associé à d'autres antituberculeux dans le traitement de la tuberculose. Il comporte un risque de névrite optique, avec baisse d'acuité visuelle, de scotome et de trouble de la vision des couleurs. Il faut effectuer un examen ophtalmologique avant sa prescription, puis assurer une surveillance mensuelle. Les doses doivent être adaptées à la fonction rénale. Il est administré par voie orale en une prise à jeun le matin ou sous forme injectable intramusculaire. D.C.I. de Dexmabutol® et Myambutol®.

éthanol n.m. Alcool constituant des boissons alcoolisées. ***Éthanol injectable,*** alcool dérivé de l'éthane, utilisé en cas d'intoxication au méthanol, pour limiter, par compétition, la fixation tissulaire du méthanol.

éther n.m. Solvant organique volatil, d'action lente, utilisé autrefois lors des anesthésies générales. Il est obtenu par la fusion de deux molécules d'alcool.

ethmoïde n.m. Os du massif facial entrant dans la constitution des parois des fosses nasales et de la base du crâne.

ethmoïdite n.f. Inflammation de l'ethmoïde et de la muqueuse qui le recouvre. Elle entraîne un écoulement nasal purulent et présente un risque d'atteinte méningée par contiguïté.

ethno- Qui concerne les peuples. Ex. : *ethnologie.*

ethnologie n.f. Étude de l'origine et de l'évolution des races humaines.

étho- Qui concerne les mœurs. Ex. : *éthologie.*

éthologie n.f. Étude des mœurs.

éthylisme n.m. Consommation régulière de boissons alcoolisées, avec dépendance et souvent retentissement organique et psychique. SYN. *alcoolisme chronique.*

éthylomètre n.m. Appareil de mesure de l'alcoolémie.

éthylotest n.m. Test permettant une estimation de l'alcoolémie, par mesure de l'alcool dans l'air expiré au moyen d'une méthode colorimétrique. La mesure doit être confirmée lors des procédures médico-légales par un dosage plasmatique de l'alcool. SYN. *alcootest.*

étiologie n.f. Étude des causes, notamment des maladies.

E.T.O. n.f. (Abréviation d'*échographie cardiaque par voie transœsophagienne*) Type d'échographie cardiaque visualisant plus précisément les lésions valvulaires et les thrombus intracavitaires. Une sonde d'échographie miniaturisée est introduite par la bouche jusque dans l'œsophage, à proximité des cavités cardiaques, ce qui en offre une meilleure visualisation.

étranglement n.m. Complication d'une hernie qui devient irréductible, douloureuse, et s'accompagne de signes d'occlusion (vomissements, arrêt des matières et des gaz). Il nécessite une intervention en urgence. Il est provoqué par une strangulation du contenu d'une hernie pariétale (inguinale, crurale, etc.) ou le volvulus d'une hernie, notamment hiatale. Il est responsable d'une interruption aiguë de la vascularisation, avec apparition rapide d'une ischémie, puis nécrose des structures concernées.

étrier n.m. Petit os de l'oreille moyenne permettant la transmission des sons entre l'enclume et la fenêtre ovale.

eu- Indique un fonctionnement ou un déroulement normal et harmonieux.

eucaryote n.m. Organisme formé de cellules dont le noyau est entouré par une membrane.

eugénisme n.m. Méthode scientifique d'étude génétique ayant notamment pour but d'éviter les maladies héréditaires.

eunuque n.m. Homme castré ou qui présente une carence en hormone mâle, responsable d'une féminisation.

eupeptique adj. **1.** Qui se rapporte à une digestion normale. **2.** Qui favorise la digestion.

euphorie n.f. État de bien-être physique et psychique, d'excitation souvent artificielle, pouvant se rencontrer lors d'affections psychiatriques ou de prise de stupéfiant.

Euphylline LP® Médicament bronchodilatateur utilisé en traitement de fond de l'asthme, inhibant la libération d'histamine et stimulant la sensibilité du cerveau au CO_2. Elle est administrée par voie orale en deux prises. Elle est aussi commercialisée sous les noms de Dilitrane®, de Théolair® et de Théostat®. Théophylline en D.C.I.

Eupressyl® Médicament antihypertenseur antiadrénergique périphérique, agissant par blocage des récepteurs adrénergiques alpha 1. Il est utilisé en traitement de l'hypertension artérielle et administré par voie orale en deux prises ou par voie injectable intraveineuse en cas d'urgence. Il est aussi commercialisé sous le nom de Médiatensyl®. Urapidil en D.C.I.

Eurobiol® Médicament constitué d'enzymes pancréatiques, utilisé dans l'insuffisance pancréatique exocrine de la mucoviscidose ou de la pancréatite chronique. Il est administré par voie orale en trois prises au cours des repas.

eurythmie n.f. Rythme cardiaque régulier.

Eustache (trompe d') Conduit qui relie la caisse du tympan au pharynx, et assure une aération de la caisse du tympan et un équilibre de pression de part et d'autre du tympan.

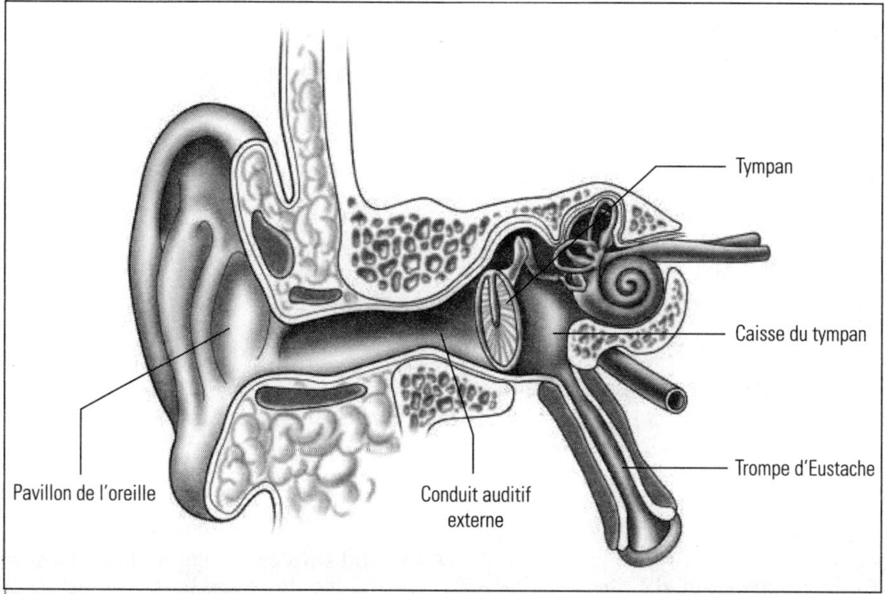

Coupe montrant la disposition de l'oreille.

euthanasie n.f. Pratique qui consiste à précipiter la mort d'un malade incurable pour l'empêcher de souffrir.

eutocie n.f. Accouchement normal et sans complication.

évagination n.f. Saillie anormale et pathologique d'un organe.

éveinage n.m. Procédé de traitement des varices des membres inférieurs comportant l'arrachage de la veine saphène malade au moyen d'une tige métallique introduite dans sa lumière à partir d'une de ses extrémités et ressortie à l'autre extrémité. SYN. *stripping.*

éventration n.f. Saillie des viscères abdominaux à travers un orifice acquis de la paroi, liée habituellement à la désunion de la cicatrice d'une intervention chirurgicale.

éversion n.f. Déplacement d'une muqueuse en position externe, soit de façon permanente au niveau d'un orifice naturel, soit de façon temporaire, par exemple quand on retourne la paupière supérieure.

éviction n.f. ***Éviction scolaire,*** durée d'absence scolaire imposée à un élève qui présente une maladie contagieuse, afin d'éviter une épidémie.

évidement n.m. Intervention chirurgicale consistant à vider une cavité naturelle de son contenu. Par exemple, *évidement mastoïdien* lors d'une mastoïdite chronique compliquant une otite, pour éviter le risque de diffusion intracrânienne de l'infection.

éviscération n.f. **1.** Extériorisation de la masse intestinale lors d'une intervention abdominale afin d'explorer le contenu de l'abdomen. **2.** Issue des viscères abdominaux à l'extérieur provoquée par la désunion d'une incision opératoire.

Ewing (sarcome d') Tumeur maligne de la moelle osseuse, siégeant surtout au niveau de la diaphyse, et survenant vers l'âge de 10 à 15 ans.

ex(o)- En dehors de. Ex. *exophtalmie.* SYN. *apo-, ec(t)-, extra, para.*

exacerbation n.f. Augmentation rapide et souvent transitoire de l'activité d'une maladie.

exanthème n.m. Éruption maculopapuleuse limitée à la peau, sans atteinte de la muqueuse, accompagnant généralement les maladies infectieuses.

excipient n.m. Substance contenue dans un médicament et n'ayant pas d'activité pharmacologique, mais permettant l'administration et l'absorption d'une molécule active. Il est généralement majoritaire en poids ou en volume. Il se présente, par exemple, sous forme de liquide permettant une dilution correcte pour les sirops, d'emballage pour les gélules ou de composant pour les comprimés.

excision n.f. **1.** Ablation d'une partie peu volumineuse. **2.** Amputation du clitoris féminin effectuée dans un but rituel chez certaines ethnies.

excoriation n.f. Perte de substance traumatique limitée aux couches superficielles d'une muqueuse ou de la peau. SYN. *érosion, exulcération.*

excrément n.m. Déchet organique, matières fécales et urines.

excréta n.m.pl. Ensemble des liquides et des déchets évacués de l'organisme sous la forme de sécrétions : sueur, bile, urine, etc.

excrétion n.f. Production d'une glande exocrine, évacuée vers le milieu extérieur par des canaux ou canalicules, souvent de nature enzymatique.

excroissance n.f. Prolifération superficielle, bénigne et exubérante de tissu, généralement osseux, créant un relief anormal.

exérèse n.f. Ablation chirurgicale d'un organe ou d'une formation pathologique.

exfoliation n.f. Élimination des parties mortes du tissu cutané sous la forme de fines lamelles, de squames. SYN. *desquamation*.

exhalation n.f. Élimination de substances volatiles dans l'air expiré, par exemple d'alcool, permettant l'estimation de l'alcoolémie par éthylotest, ou de corps cétoniques en cas d'acidocétose diabétique, donnant à l'haleine une odeur caractéristique de pomme.

exhibitionnisme n.m. Perversion sexuelle, essentiellement masculine, définie par le besoin de se montrer nu et d'exhiber ses organes génitaux.

exhumation n.f. Sortie d'un corps de sa sépulture, généralement en vue d'effectuer des analyses médico-légales.

exocervical, e, aux adj. Situé à la surface du col de l'utérus.

exocrine adj. Se dit d'une glande dont le produit de sécrétion est déversé soit à l'extérieur, soit dans la cavité d'un viscère.

exogène adj. Qui vient de l'extérieur. Se dit d'une maladie dont la cause provient du milieu extérieur (infectieux, toxique, etc.). Le contraire est *endogène*.

exon n.m. Fragment d'A.D.N. qui code un peptide, terme opposé à intron qui est un fragment d'A.D.N. non codant.

exonération n.f. Action d'expulser les excréments à l'extérieur de l'organisme. SYN. *défécation, miction*.

exophtalmie n.f. Saillie du globe oculaire hors de la cavité orbitaire, due à une infection, une tumeur ou une hyperthyroïdie (maladie de Basedow).

exostose n.f. Tumeur bénigne des os formant une saillie à leur surface, en général au voisinage de leurs extrémités.

exotoxine n.f. Toxine sécrétée par les bactéries à Gram positif.

expectation n.f. Méthode thérapeutique basée sur l'utilisation de moyens hygiénodiététiques, laissant agir les défenses et les adaptations de l'organisme jusqu'à l'apparition de symptômes qui nécessitent un traitement spécifique.

expector- Élément formé de *ex-* et *pector*, « poitrine », désignant l'action de cracher. Ex. : *expectoration*.

expectorant adj. et n.m. Qui possède des propriétés favorisant l'excrétion des sécrétions respiratoires, généralement en les fluidifiant.

expectoration n.f. Rejet par la bouche, à l'extérieur, des produits de sécrétion de l'arbre bronchique.

expérience n.f. Épreuve réalisée suivant des règles strictes et dans des conditions définies, permettant de tester l'efficacité de médicaments, de reproduire en laboratoire, *in vitro* ou *in vivo*, les conditions de réalisation et les conséquences d'événements, de maladies, d'agents pathogènes, et de les étudier.

expiration n.f. Deuxième temps de la respiration consistant en l'expulsion de l'air hors des poumons.

expression n.f. **1.** Action d'expulser, d'évacuer par compression un liquide pathologique ou, lors de l'accouchement, le placenta. **2.** Manifestation de sentiments et de pensées.

expulsion n.f. Dernière phase de l'accouchement, après dilatation du col utérin au-delà de 10 cm et rupture de la poche des eaux, correspondant à la sortie du nouveau-né, puis du placenta et des membranes à l'extérieur de l'utérus, grâce à des contractions utérines.

exquis, e adj. Qui est provoqué par le toucher en un point très précis et localisé, en parlant d'une douleur intense.

exsanguination n.f. Action de vider de son sang un patient, généralement dans le cadre d'une exsanguinotransfusion concomitante.

exsanguinotransfusion n.f. Remplacement total du sang d'un patient par une transfusion massive effectuée pendant que l'on soustrait une quantité équivalente de sang. Ceci nécessite une quantité de sang transfusé atteignant 2 à 3 fois le volume du sang circulant du patient. Ce procédé est utilisé dans certaines maladies du sang (ictère hémolytique du nouveau-né, leucose aiguë).

exstrophie n.f. Malformation d'un organe creux, essentiellement la vessie, dont la muqueuse s'abouche à la peau par suite de l'agénésie de la paroi abdominale antérieure et de la paroi antérieure de la vessie.

exsudat n.m. Liquide organique suintant au niveau d'une surface inflammatoire, et riche en protéines, contrairement au transudat.

extemporané, e adj. Effectué sur le champ. Ce terme s'emploie notamment à propos de l'examen histologique d'un organe pathologique après son ablation chirurgicale, pendant l'intervention, notamment afin de reconnaître un cancer, ce qui permet d'orienter la suite du traitement chirurgical.

Extencilline® Antibiotique de la famille des pénicillines G, forme retard, administré par voie injectable intramusculaire. Il est utilisé principalement dans les infections à tréponème, essentiellement en cas de syphilis latente et de syphilis tertiaire, sous la forme de deux injections à 7 jours d'intervalle. Benzathine-benzylpénicilline en D.C.I.

extérocepteur n.m. Récepteurs sensoriels percevant les stimulus provenant de l'extérieur (récepteurs de la vision, du goût, du tact, de la douleur, etc.).

extirpation n.f. Action de retirer en totalité.

extracorporel, elle adj. Situé en dehors du corps. ***Circulation extracorporelle,*** dérivation du sang à l'extérieur du corps utilisée soit pour la chirurgie cardiaque à cœur ouvert (avec un appareil cœur-poumon artificiel), soit pour l'épuration du sang chez l'insuffisant rénal (avec un rein artificiel). ***Chirurgie extracorporelle,*** chirurgie réparatrice effectuée sur un organe extériorisé et réimplanté dans l'organisme après sa réparation.

extradural, ale, aux adj. Relatif à un processus développé au sein de l'espace compris entre la dure-mère et la table osseuse interne du crâne, et concernant le plus souvent un hématome provoqué par un traumatisme crânien avec perte de connaissance. L'hématome extradural, s'il n'est pas traité, se complique en quelques heures de coma et de décès par hypertension intracrânienne et engagement cérébral.

extrait n.m. Préparation pharmaceutique consistant à augmenter la concentration d'une substance active, le plus souvent d'origine

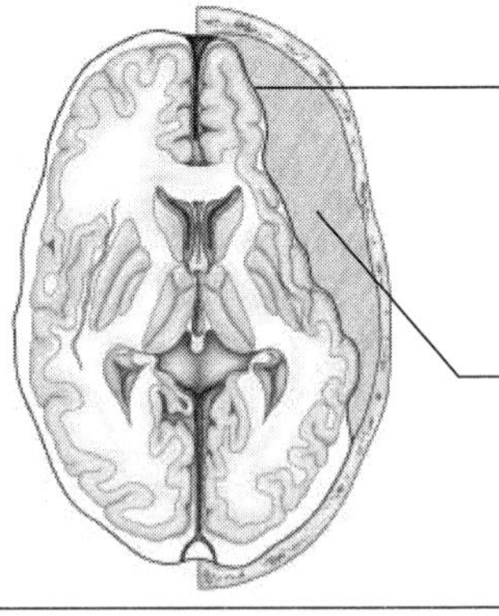

Hématomome extradural vu sur une coupe de crâne.

végétale, dans une solution. ***Extrait pancréatique,*** enzyme pancréatique nécessaire à la digestion, administrée par voie orale, parfois sous forme gastrorésistante, pour pallier une insuffisance pancréatique exocrine qui se manifeste habituellement par une diarrhée avec stéatorrhée, notamment au cours de la mucoviscidose et des pancréatites chroniques, entre autres.

extrapyramidal, ale, aux adj. Qui se rapporte au système neurologique composé de noyaux gris centraux du cerveau (locus niger, etc.), et aux signes neurologiques témoignant de son atteinte (syndrome extrapyramidal). Le syndrome extrapyramidal, qui se manifeste par une hypertonie, un tremblement et des troubles de la coordination des mouvements (akinésie, dyskinésie), est rencontré au cours de la maladie de Parkinson, de la chorée et de la maladie de Wilson entre autres. Il est aussi un effet secondaire des neuroleptiques.

extrasystole n.f. Contraction cardiaque inopinée, anormale, et responsable d'une arythmie souvent transitoire. Elle se traduit, à l'E.C.G., par un large complexe auriculaire ou ventriculaire non précédé par une onde P auriculaire, suivi d'une période de récupération sans onde électrique. Elle est parfois, mais pas toujours, perçue par le patient comme une sensation d'arrêt cardiaque. Elle est parfois multiple, favorisée par des troubles hydro-électrolytiques.

extra-utérin, e adj. Situé en dehors de l'utérus. Ce terme s'emploie notamment pour qualifier les grossesses où l'œuf fécondé se développe en dehors de la cavité utérine (*grossesse extra-utérine*).

extravasation n.f. Épanchement d'un liquide hors des canaux qui, normalement, le contiennent.

extraverti adj. Relatif au caractère d'une personne qui exprime ses pensées et ses sentiments de façon visible, voire ostentatoire, en attachant une importance démesurée aux réactions de son entourage.

extrinsèque adj. Se dit d'un processus ou d'une cause de maladie provenant de l'extérieur.

exubérant adj. Se dit d'une formation pathologique caractérisée par son volume et sa masse exagérés, faisant souvent saillie, et responsable de déformation (par exemple, un cal osseux peut être exubérant, au cours de la consolidation ou de la réduction imparfaite d'un foyer de fracture).

exulcération n.f. Ulcération superficielle.

F

Fab (fragment) Partie active d'une molécule d'anticorps correspondant au site de fixation spécifique d'un antigène. Chaque anticorps possède deux bras Fab. En thérapeutique, il existe un médicament composé de Fab antidigitalique utilisé en cas d'intoxication digitalique.

fabella n.f. Petit os en forme de grain de sésame situé en arrière du genou.

Fabry (maladie de) Déficit héréditaire enzymatique en galactosidase, de transmission récessive liée au sexe, ne survenant que chez l'homme. Elle se traduit par une accumulation cellulaire en glycolipides, notamment au niveau des cellules endothéliales (cardiaques, rénales et artérielles), avec des lésions cutanées d'angiokératose de la partie inférieure du corps, sous la forme de nombreuses papules purpuriques avec télangiectasies et squames. Elle s'accompagne parfois de paresthésies (par dépôts neurologiques) et de troubles visuels (par dépôts cornéens).

fabulation n.f. Récit imaginaire plus ou moins cohérent, présenté par le sujet comme réel. Chez l'enfant, elle est fréquente et sans signification pathologique. Chez l'adulte, ce symptôme est caractéristique de la mythomanie lorsqu'il devient constant.

facial, e, aux adj. Relatif à la face. ***Nerf facial,*** septième paire de nerfs crâniens innervant les muscles peauciers de la face et du cou.

faciès n.m. Forme et expression du visage évoquant certaines maladies. Ex. : *faciès cushingoïde.*

facteur n.m. ***Facteur antihémophilique A,*** globuline plasmatique constituant le facteur VIII de la coagulation. Son absence caractérise l'hémophilie A. SYN. *thromboplastinogène.* ***Facteur antihémophilique B,*** globuline plasmatique constituant le facteur IX de la coagulation. Elle fait défaut chez l'hémophile de type B. ***Facteurs de la coagulation,*** éléments intervenant par activation en cascade des facteurs successifs dans la coagulation sanguine. Ce sont des protéines désignées par des chiffres romains de I à XIII : I, fibrinogène, II, prothrombine, III, thromboplastine tissulaire, IV, calcium, V, proaccélérine, VI, accélérine, VII, proconvertine, VIII, thromboplastinogène ou facteur antihémophilique A, IX, facteur antihémophilique B, X, facteur Stuart, XI, facteur prothromboplastique C, XII, facteur Hageman, XIII, facteur de stabilisation de la fibrine. ***Facteur antinucléaire,*** voir *F.A.N.* ***Facteur d'activation lymphocytaire,*** substance de la famille des interleukines, produite par les macrophages et les lymphocytes au cours de la réaction immunitaire. Il stimule la prolifération des lymphocytes T et n'agit pas sur les lymphocytes B. ***Facteur d'activation plaquettaire,*** molécule libérée par les polynucléaires basophiles, les mastocytes et les macrophages, sous l'effet de leur stimulation par des immunoglobulines de type E. Il stimule l'agrégation plaquettaire, avec libération d'histamine, et joue un rôle de médiateur de l'hypersensibilité immédiate. Il est bronchoconstricteur, hypotenseur et responsable d'œdèmes. ABRÉV. *P.A.F.* ***Facteur rhumatoïde,*** autoanticorps de type IgM retrouvé chez 70 % des sujets présentant une polyarthrite rhumatoïde. Il est détecté dans le plasma par le test d'hémagglutination de Waaler-Rose et la réaction au latex. ***Facteur Stuart,*** facteur de la coagulation X, qui accélère la transformation de prothrombine en thrombine. ***Facteur de croissance,*** substances protéiques sécrétées par certaines cellules et agissant sur des récepteurs spécifiques des cellules voisines afin de stimuler leur multiplication.

faim n.f. Besoin de s'alimenter, qui peut se traduire par des douleurs épigastriques dans les ulcères gastroduodénaux.

faisceau n.m. Ensemble de fibres de nature nerveuse ou musculaire.

falciforme adj. Qui a la forme d'une faux, par exemple les hématies sur le point d'être hémolysées dans la drépanocytose.

Fallope (aqueduc de) Canal osseux traversant le rocher depuis le conduit auditif interne jusqu'au foramen stylomastoïdien. Il contient le nerf facial et l'artère stylomastoïdienne.

Fallope (trompe de) Chacun des deux conduits qui prolongent l'utérus à droite et à gauche, se terminent par un pavillon permettant la captation de l'ovule lorsqu'il est expulsé hors de l'ovaire et l'acheminent ensuite jusqu'au corps de l'utérus.

Fallot (cardiopathies de) Malformations cardiaques congénitales entraînant généralement une cyanose (enfants bleus). Fallot a décrit : 1° la tétralogie, associant une sténose de l'artère pulmonaire, une dextroposition aortique, une communication interventriculaire et une hypertrophie ventriculaire droite ; 2° la trilogie, associant une sténose pulmonaire, une communication interauriculaire et une

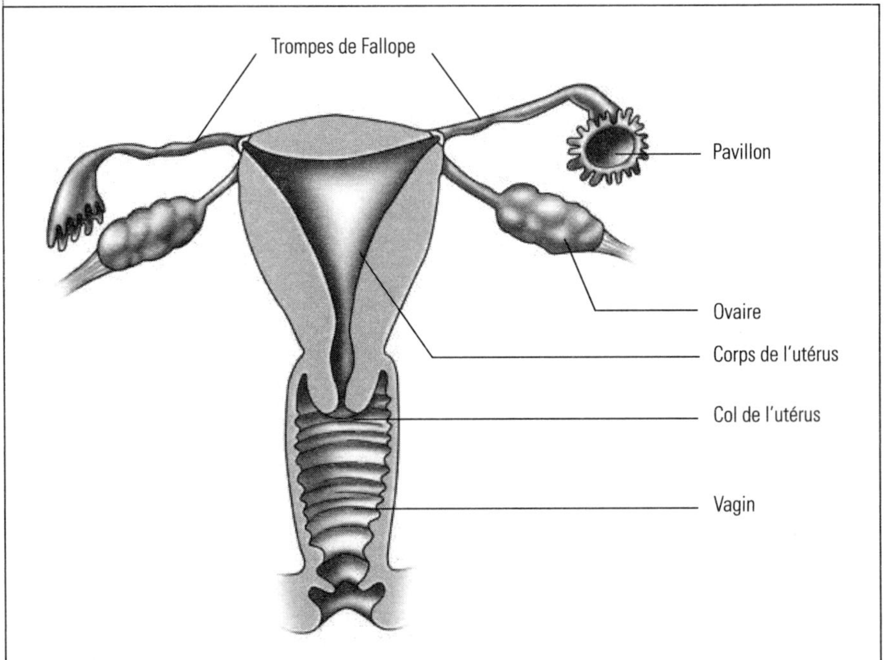

Coupe frontale des organes génitaux internes féminins.

hypertrophie ventriculaire droite ; 3° la pentalogie, qui associe les anomalies de la tétralogie à une communication interauriculaire.

famotidine n.f. Médicament antiulcéreux de la famille des antihistaminiques H2, administré par voie orale ou intraveineuse. D.C.I. de Peptidine®.

F.A.N. n.m. (Abréviation de *facteur antinucléaire*) Autoanticorps antinoyau, rencontré lors de maladies auto-immunes, notamment dans le lupus érythémateux.

Fanconi (anémie de) Anémie héréditaire caractérisée par une aplasie congénitale de la moelle osseuse, associée à une diminution des leucocytes et des plaquettes et à d'autres malformations. Ses principaux risques sont les complications infectieuses, hémorragiques et la transformation en leucémie aiguë. Son pronostic est sombre.

fangothérapie n.f. Traitement à base de bains de boue et d'argile, notamment des maladies rhumatismales.

fascia n.m. Enveloppe fibreuse des loges musculaires ou de certaines régions anatomiques.

fasciculation n.f. Contraction involontaire, rythmique et de faible amplitude, limitée à un faisceau musculaire, sans mouvement du muscle dans son ensemble.

fascicule n.m. Groupement d'un petit nombre de fibres nerveuses myélinisées et non myélinisées.

fasciculé, e adj. Disposé en faisceaux.

fasciite n.f. Complication d'un érysipèle ou d'une gangrène par atteinte inflammatoire ou infectieuse sévère de l'aponévrose, avec parfois nécrose du tissu sous-cutané.

Fasciola hepatica Synonyme de *douve.*

fatigue n.f. Sensation de lassitude qui se manifeste par une mauvaise tolérance générale à l'effort et des troubles de concentration intellectuelle. Elle est d'origine psychique en cas de dépression, ou organique quand elle est due à un manque de sommeil ou à une pathologie générale.

Faucher (tube de) Sonde de gros calibre permettant une évacuation gastrique, utilisée notamment dans les lavages gastriques.

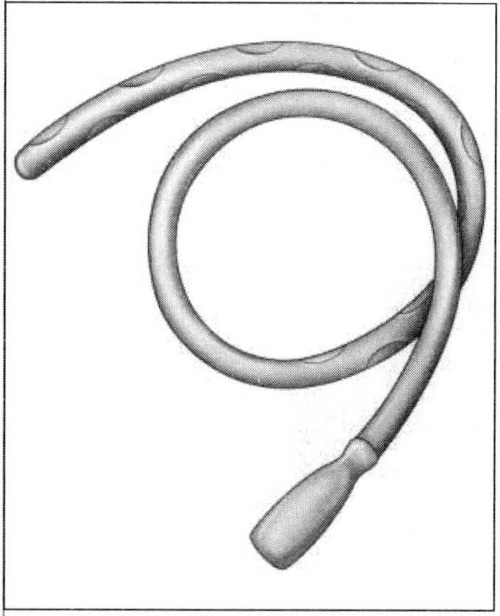

Tube de Faucher.

faux n.f. et adj. Repli de la dure-mère en forme d'arc et séparant les deux hémisphères du cerveau et ceux du cervelet. ***Fausse couche,*** décès et expulsion du fœtus avant le terme à partir duquel il aurait pu être viable. SYN. *avortement* spontané.* ***Fausse route,*** **1.** accident de perforation et mauvais trajet imprimé à un cathéter ou une sonde urinaire. **2.** passage d'une sonde gastrique, d'aliments ou de corps étrangers dans l'arbre respiratoire

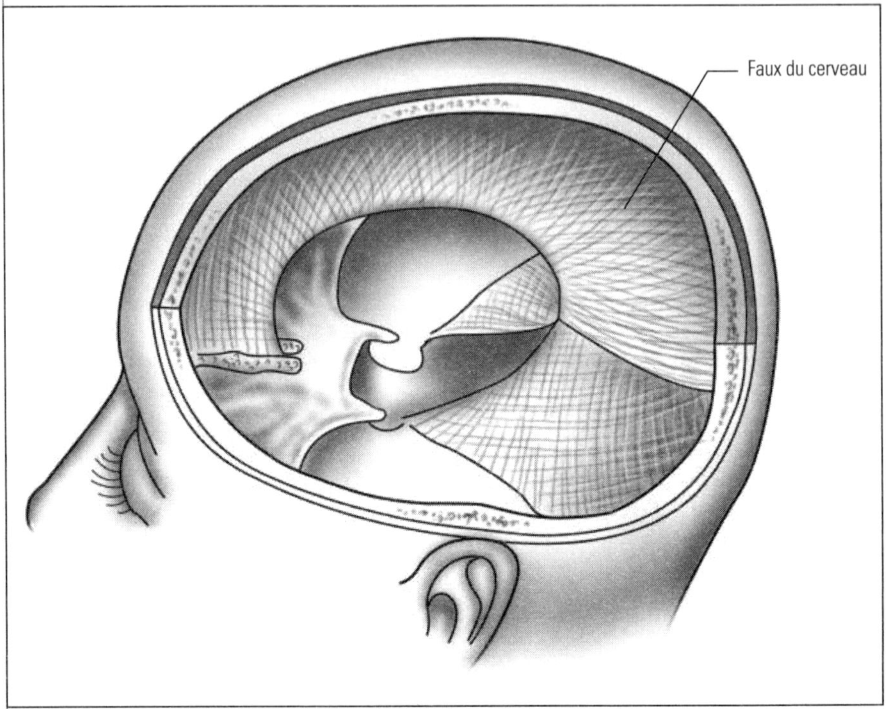

Faux.

au lieu de l'œsophage. Quand une personne est évanouie, il faut la placer en décubitus latéral gauche (position latérale de sécurité) pour éviter les fausses routes.

favisme n.m. Maladie caractérisée par un ictère hémolytique, qui s'accompagne d'une anémie, d'une hémoglobinurie, de troubles digestifs et de fièvre. Elle est due à une substance contenue dans les fleurs et les fruits de la fève, plante qui s'avère toxique par inhalation ou ingestion en cas de déficit en glucose-6-phosphate déshydrogénase érythrocytaire.

Favre et Racouchot (maladie de) Synonyme de *élastéidose*.

favus n.m. Dermatose parasitaire contagieuse due à un champignon de la famille des dermatophytes, *Trichophyton schönleinii*. Cette dermatose se caractérise par la formation de croûtes jaunâtres en forme de godets au niveau desquelles apparaît une teigne responsable d'une alopécie définitive. Le traitement repose sur la griséofulvine par voie orale pendant 6 à 12 semaines.

Fazol® Médicament de la famille des imidazolés utilisé dans le traitement local des mycoses. Il existe en crème, en poudre et en émulsion. Isoconazole en D.C.I.

fébr- Élément du latin *febris,* « fièvre ». Ex. : *fébrifuge*. SYN. *pyrét-, pyrex-*.

fébricule n.m. Fièvre modérée voisine de 37,5 °C.

fébrifuge n.m. Médicament qui combat la fièvre comme la quinine, l'aspirine. SYN. *antipyrétique*.

fébrile adj. Qui a de la fièvre.

fécal, e, aux adj. Relatif aux excréments.

fécaloïde adj. D'aspect et d'odeur rappelant les matières fécales. ***Vomissements fécaloïdes,*** vomissements composés de matières foncées et malodorantes, observés au cours des occlusions intestinales évoluées.

fécalome n.m. Accumulation de matières fécales durcies dans le rectum, pouvant simuler une tumeur.

fécalurie n.f. Élimination de matières fécales par l'urètre, mêlées à de l'urine, et due à une fistule entérovésicale.

fèces n.f.pl. Matières fécales, excréments.

fécondation n.f. Rencontre et fusion d'un gamète mâle et d'un gamète femelle dans la trompe de Fallope pour former un œuf. ***Fécondation in vitro avec transfert d'embryon,*** fécondation effectuée en laboratoire entre un gamète mâle et un gamète femelle, l'embryon ainsi obtenu étant ensuite transféré dans l'utérus de la femme chez qui l'ovule avait été prélevé. ABRÉV. *F.I.V.E.T.E.*

fécondité n.f. Synonyme de *fertilité.*

feedback n.m. Synonyme de *rétrocontrôle.*

Feldène® Médicament de la famille des anti-inflammatoires non stéroïdiens (A.I.N.S.). Piroxicam en D.C.I.

Félix et Weil (sérodiagnostic de) Réaction sérologique permettant le diagnostic du typhus.

Félix et Widal (sérodiagnostic de) Sérologie des fièvres typhoïde et paratyphoïde (infections à salmonelles) par recherche d'anticorps agglutinants spécifiques, les agglutinines O, qui apparaissent dès le huitième jour, avec un taux supérieur à 1/100, et sont parfois transitoires, et les agglutinines H, qui apparaissent dès le douzième jour n'ont de valeur qu'au-delà de 1/200, et persistent des années. Il peut exister des faux positifs et des faux négatifs.

Felty (syndrome de) Syndrome caractérisé par la coexistence d'une polyarthrite chronique évolutive, d'une splénomégalie, d'une anémie et d'une leucopénie avec baisse des polynucléaires neutrophiles. On retrouve des facteurs antinucléaires. Il se manifeste par des manifestations cutanées avec ulcérations des membres inférieurs et pigmentation cutanée et peut se compliquer d'infections sévères.

féminisation n.f. Transformation des caractères sexuels secondaires masculins (pilosité, voix, etc.) en caractères féminins chez un homme, après une castration, à la suite d'un traitement hormonal, en cas de cirrhose ou en présence de tumeur sécrétant des œstrogènes, etc.

fémorocutané adj. ***Nerf féromocutané,*** nerf sensitif qui innerve une zone ovalaire à grand axe vertical de la face externe de la cuisse (Voir *méralgie*).

fémoropatellaire adj. Relatif à l'articulation située entre fémur et rotule.

fémur n.m. Os de la cuisse.

fenestration n.f. **1.** Intervention chirurgicale consistant à ouvrir une cavité ou un kyste sur l'extérieur. Elle est pratiquée en cas de polykystose hépatique et en chirurgie O.R.L. de la surdité en cas d'otospongiose. SYN. *marsupialisation.* **2.** Pores traversant les cellules endothéliales des capillaires où les échanges sont importants, comme les capillaires gastrointestinaux, des glandes endocrines et des glomérules rénaux.

fénofibrate n.m. Médicament hypolipémiant (fibrate de deuxième génération), qui diminue la cholestérolémie. Il est commercialisé sous les noms de Lipanthyl® et de Sécalip®.

fente n.f. ***Fente palatine,*** ouverture pathologique congénitale en fente des lèvres, du palais, voire de la face, due à des anomalies du développement fœtal. Ces fentes sont normales chez le fœtus mais elles se comblent normalement au cours du développement. SYN. *bec-de-lièvre.* ***Fente synaptique,*** espace situé entre la terminaison nerveuse et la fibre musculaire qu'elle innerve. C'est à son niveau que l'influx nerveux moteur est transmis à la fibre musculaire, provoquant sa contraction.

-fère Qui contient, qui transporte. Ex. : *somnifère, qui apporte le sommeil.*

ferment n.m. Terme ancien qui désignait les enzymes et les micro-organismes responsables de la dégradation et de la transformation de certaines substances, notamment des sucres en alcools.

ferriprive adj. Provoqué par une carence en fer.

ferritine n.f. Protéine contenant du fer et qui constitue le stock en fer de l'organisme. Elle est concentrée au niveau du foie, de la rate et de la moelle osseuse, et circule dans le sang. Son dosage plasmatique permet de détecter une carence martiale. Sa concentration normale, chez l'homme, varie entre 60 et 300 µg/l, contre 30 à 150 µg/l chez la femme et 15 à 80 µg/l chez l'enfant. Elle est augmentée notamment en cas d'hémochromatose, de syndromes inflammatoires et d'alcoolisme chronique.

fertilité n.f. Fonction permettant la reproduction de l'espèce, avec donc organes génitaux et gamètes normaux et fonctionnels. SYN. *fécondité.*

fesse n.f. Partie située en arrière du bassin, saillante et arrondie, formée par les muscles fessiers.

festination n.f. Démarche caractéristique des sujets parkinsoniens, marquée par une antéflexion du tronc associée à une accélération brutale de la marche, le sujet semblant « courir après son centre de gravité » pour éviter une chute.

fétichisme n.m. Perversion sexuelle marquée par un désir ou un plaisir sexuel conditionné par la présence d'un objet n'ayant normalement aucune connotation sexuelle.

fibre n.f. Formation biologique élémentaire allongée et fine. Ex.: *fibre nerveuse, fibre musculaire.* ***Fibres alimentaires,*** résidus des aliments non catabolisés par les enzymes digestives. On les retrouve principalement dans les végétaux (cellulose, hémicellulose, pectine, etc.). Les fibres influencent le transit intestinal et peuvent retarder l'absorption digestive de certains aliments ou médicaments.

fibrillation n.f. **1.** Activité musculaire désordonnée, rapide et peu efficace. **2.** Arythmie cardiaque. La fibrillation du muscle cardiaque fait apparaître une activité anarchique des fibres musculaires concernées ; au niveau auriculaire, l'arythmie a peu de conséquences fonctionnelles, hormis l'apparition d'un rythme ventriculaire irrégulier (les potentiels d'action auriculaires sont en effet transmis de façon irrégulière aux ventricules), car la plus grande partie du remplissage ventriculaire est indépendante de la contraction auriculaire ; au niveau ventriculaire en revanche, l'activité électrique anarchique du myocarde fait disparaître la coordination et donc l'efficacité de la contraction ventriculaire et la fibrillation aboutit à un arrêt circulatoire, un choc cardiogénique et rapidement au décès.

fibrine n.f. Globuline du sang qui se forme à partir du fibrinogène lors de la coagulation du sang. Elle constitue un réseau de filaments qui emprisonnent les globules sanguins, formant le caillot.

fibrinoformation n.f. Transformation du fibrinogène en fibrine sous l'action de la thrombine, lors de la coagulation du sang.

fibrinogène n.m. Protéine soluble du plasma sanguin, précurseur de la fibrine.

fibrinolyse n.f. Dissolution du réseau de fibrine aboutissant à la liquéfaction du caillot sanguin.

fibrinolysine n.f. Enzyme protéolytique du plasma responsable de la fibrinolyse.

fibroblaste n.m. Cellule constitutive du tissu conjonctif.

fibrocyte n.m. Fibroblaste mature ayant perdu certaines de ses capacités de synthèse.

fibrodysplasie n.f. maladie responsable d'une atteinte de la paroi des artères, celle-ci présentant une alternance de sténoses et d'anévrismes. Elle se complique d'hypertension artérielle quand l'atteinte porte sur les artères rénales, de risque de dissection et de rupture anévrismale. SYN. *maladie fibromusculaire, dysplasie fibromusculaire, fibroplasie artérielle, fibrodysplasie.*

fibroélastose n.f. Remplacement du tissu habituel par un tissu élastique et fibreux non fonctionnel qui diminue la compliance de l'organe concerné.

fibromatose n.m. Développement de tumeurs fibreuses en différents points de l'organisme.

fibrome n.m. Tumeur bénigne formée de tissu fibreux. ***Fibrome utérin,*** fibrome formé à la fois de tissu fibreux et de tissu musculaire lisse. C'est la plus fréquente des tumeurs utérines ; son volume est variable ; en général, les fibromes involuent après la ménopause. Il est responsable de règles anormalement abondantes, pouvant se compliquer d'anémie. ***Fibrome odontogénique,*** petite tumeur apparaissant au niveau du tissu conjonctif de la papille dentaire ou de la membrane périodontale.

fibrosarcome n.m. Tumeur maligne développée aux dépens des fibroblastes. Au niveau de la paroi abdominale, il s'agit du dermatofibrosarcome de Darrier et Ferrand, tumeur maligne d'évolution très lente. Au niveau du squelette, le fibrosarcome est une tumeur maligne primitive développée aux dépens du périoste.

fibroscope n.m. Endoscope formé de fibres de verre souples qui conduisent le faisceau lumineux. Le fibroscope est souple et de petit calibre, ce qui permet d'explorer facilement la muqueuse du tube digestif, des bronches et de l'appareil urinaire.

fibroscopie n.f. Exploration visuelle des conduits ou cavités naturelles de l'organisme au moyen d'un fibroscope.

fibrose n.f. Tissu conjonctif cicatriciel, non fonctionnel. ***Fibrose hépatique congénitale,*** fibrose hépatique héréditaire périportale, avec prolifération des canalicules biliaires, qui se manifeste cliniquement par une hépatosplénomégalie, une hypertension portale et des épisodes d'angiocholite. Elle accompagne parfois une maladie de Caroli ou une atteinte rénale. ***Fibrose kystique du pancréas,*** synonyme de *mucoviscidose.* ***Fibrose rétropéritonéale,*** apparition de plaque de fibrose en arrière du péritoine, en regard des dernières vertèbres lombaires et du promontoire. Cette plaque fibreuse enserre les structures anatomiques de la région, notamment les uretères et les vaisseaux. Elle est le plus souvent idiopathique, mais peut aussi être due à certains analgésiques et faire partie d'un syndrome paranéoplasique. SYN. *maladie d'Osmond.*

F.I.D. n.f. Abréviation de *fosse* iliaque droite.*

Fiessenger-Leroy-Reiter (syndrome de) Association d'urétrite, de conjonctivite bilatérale et de polyarthrite douloureuse et fébrile, survenant après une infection digestive à *Chlamydia.* La guérison s'étend habituellement sur quelques mois.

fièvre n.f. Augmentation de la température corporelle, au-delà de 37,5 °C le matin et 38 °C le soir. La température doit être prise au repos. Si elle est prise au niveau axillaire, il faut y ajouter 0,5 °C pour atteindre l'équivalent de la température rectale. Accompagnée de tachycardie, elle présente un risque de déshydratation aux âges extrêmes de la vie et un risque de convulsions chez le nourrisson. Généralement signe d'infection, elle peut aussi être inflammatoire, néoplasique, voire médicamenteuse. ***Fièvre amarile,*** synonyme de *fièvre jaune.* ***Fièvre bilieuse hématurique,*** ancien nom d'une forme grave de paludisme à *Plasmodium falciparum.* ***Fièvre jaune,*** infection à arbovirus *Flavivirus* dont le vecteur est le moustique *Ædes.* Le vaccin viral vivant est obligatoire pour le séjour dans certains pays tropicaux d'Afrique, d'Amérique du Sud et centrale, et ne peut être effectué que dans des centres agréés. Il est actif au bout de 10 jours, pour une durée de 10 ans. La fièvre jaune se manifeste par un ictère fébrile à 39 °C, un syndrome hémorragique, des vomissements noirs et des complications hépatiques (cytolyse et risque d'insuffisance hépatique) et rénales. Elle est souvent mortelle. SYN. *fièvre amarile.* ***Fièvre de Malte,*** synonyme de *brucellose, mélitococcie.* ***Fièvre puerpérale,*** fièvre due à une endométrite et survenant dans les suites d'un accouchement. ***Fièvre Q,*** infection bactérienne à *Coxiella burnetii,* transmis par voie aérienne ou cutanée. Reconnue maladie professionnelle, elle est observée chez les employés des abattoirs. Le réservoir du germe est bovin ou ovin. Elle peut se manifester par une pneumopathie atypique mal systématisée, très fébrile, habituellement d'évolution bénigne, mais pouvant se compliquer de méningite lymphocytaire et d'une atteinte cardiaque (péricardite, myocardite, endocardite pour les formes chroniques). Elle se traduit parfois par une hépatomégalie avec perturbation de la biologie hépatique, et une fièvre prolongée isolée avec myalgies et céphalées. Le diagnostic repose sur la détection d'IgM spécifique. Elle impose un traitement par antibiotique (cycline, fluoroquinolone ou rifampicine) pendant 15 à 21 jours. ***Fièvre quarte,*** fièvre intermittente évoluant par accès survenant à intervalles réguliers tous les 4 jours, caractéristique du paludisme à *Plasmodium malariæ.* ***Fièvre récurrente,*** fièvre évoluant par crises alternant avec des périodes de rémission complète, due à une infection à spirochètes, et transmise par les poux et les tiques. Elle s'accompagne parfois d'une éruption cutanée pétéchiale et nécessite un traitement par antibiothérapie (cyclines ou érythromycine). ***Fièvre des tranchées,*** maladie infectieuse fébrile due à *Rickettsia quintana* transmise par les déjections du pou. Elle se caractérise par des douleurs osseuses très vives, notamment des tibias. SYN. *fièvre d'Ukraine, fièvre de la Meuse, fièvre quintane.*

F.I.G. n.f. Abréviation de *fosse* iliaque gauche.*

filaire n.f. Parasite de l'ordre des nématodes en forme de fil allongé, transmis par des insectes et responsable d'une forte hyperéosinophilie. Le diagnostic clinique repose sur la mise en évidence de microfilaires sanguines. Elle nécessite un traitement antiparasitaire par Notézine® ou Flagyl® en fonction du type.

filariose n.f. Infection cutanée tropicale due à un parasite de la famille des filaires, accompagnée parfois d'une obstruction lymphatique.

filtration n.f. Passage d'un liquide contenant des substances dissoutes à travers un filtre. ***Filtration glomérulaire,*** **1.** Passage d'une partie du plasma sanguin à travers les parois des capillaires des glomérules rénaux (ultrafiltrat), aboutissant à la formation de l'urine primitive. Cette urine primitive est ensuite modifiée dans son trajet le long des voies excrétrices rénales, par réabsorption ou au contraire excrétion de diverses substances. **2.** Mesure du volume de plasma filtré par les glomérules par unité de temps. Sa valeur normale, chez l'homme adulte est de 110 à 130 ml/min. Cette quantité ne correspond pas à la diurèse car une grande partie de ce liquide filtré est réabsorbée par le sang au niveau des reins.

filum terminale n.m. Cordon fibreux reliant le cône terminal de la moelle épinière au coccyx.

Finsterer (opération de) Mode de rétablissement de la continuité digestive après gastrectomie partielle comportant une anastomose gastrojéjunale terminolatérale.

fissure n.f. Plaie de la peau ou des muqueuses, souvent spontanée et provoquant de vives douleurs. ***Fissure anale,*** ulcération très douloureuse siégeant dans les plis de l'anus. ***Fissure du rachis,*** malformation de la colonne vertébrale constituant le spina bifida. ***Fissure faciale,*** malformation de la face formant le bec-de-lièvre dans ses différentes variétés.

fistule n.f. Canal anormal, accidentel ou congénital, communiquant avec un organe creux ou avec la cavité d'un abcès, et donnant issue au liquide contenu dans leur lumière. La

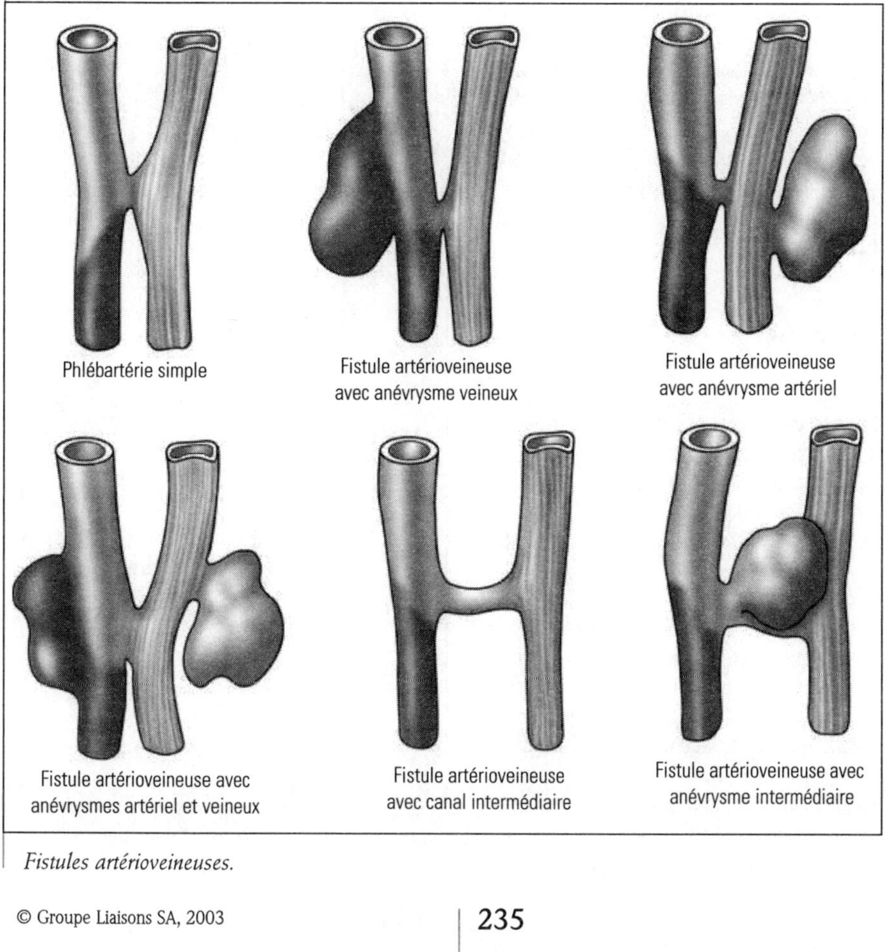

Fistules artérioveineuses.

fistule est entretenue par l'écoulement de liquide et n'a aucune tendance à la cicatrisation. ***Fistule anale,*** trajet faisant communiquer la muqueuse rectale avec la marge de l'anus et due, le plus souvent, à un abcès de la marge. ***Fistule artérioveineuse,*** communication anormale et permanente entre une artère et une veine.

fistulographie n.f. Exploration radiologique du trajet d'une fistule après injection dans celle-ci d'un produit de contraste opaque aux rayons X.

Fitz-Hugh et Curtis (syndrome de) Périhépatite survenant chez la femme et provoquée par l'extension péritonéale d'une infection gynécologique à *Chlamydia trachomatis* ou à gonocoques. Elle se manifeste par des douleurs de l'hypochondre droit et une fièvre modérée, simulant une cholécystite. À la cœlioscopie, on observe une inflammation de la capsule hépatique avec des adhérences pariétales tendues comme des « cordes de violon ». Un traitement antibiotique par tétracyclines de 14 à 21 jours s'impose.

F.I.V. n.f. Abréviation de *fécondation* in vitro.*

F.I.V.E.T.E. n.f. Abréviation de *fécondation* in vitro avec transfert d'embryon.*

fixateur n.m. Appareillage permettant d'immobiliser les fractures au moyen de broches métalliques enfoncées dans l'os à distance du trait de fracture et solidarisées par une attelle externe rigide.

fixation n.f. **1.** Opération qui consiste à rendre deux fragments osseux solidaires, au cours du traitement orthopédique d'une fracture, au moyen de matériel (fixateur externe, broches, plaques, vis) ou d'une chirurgie réintégrant un organe ptôsé. **2.** Rectopexie consistant en l'amarrage du rectum au promontoire sacré. **3.** Opération chimique permettant de fixer et de conserver un prélèvement tissulaire, lors d'analyses de tissus, grâce à une substance (liquide de Bouin ou formol) déposée dans un pot à biopsie. **4.** Attention anormalement exagérée portée sur un objet, une situation ou une personne, rencontrée dans le cadre de la névrose.

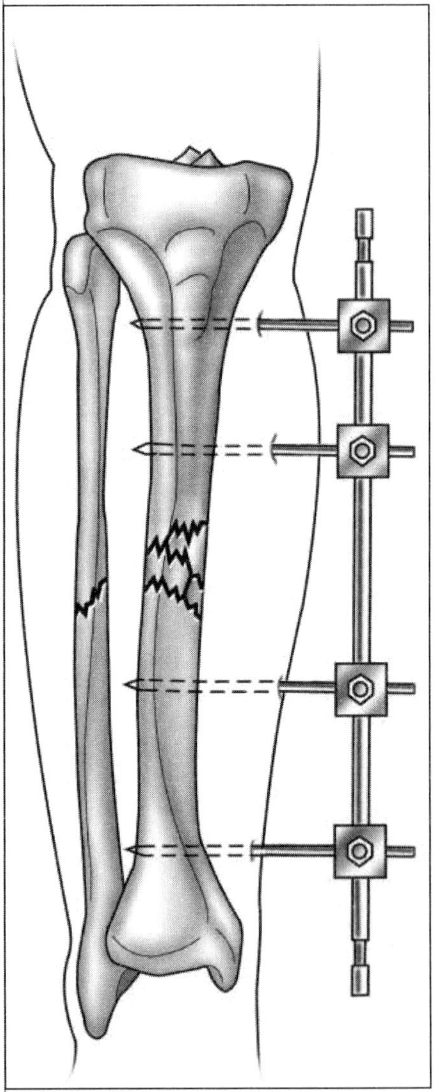

Fixateur externe sur fracture comminutive de la jambe.

Flack (test de) Test utilisé en médecine du sport ou en médecine aéronautique pour étudier l'adaptation de la fréquence cardiaque. Le sujet, après une inspiration forcée, souffle dans un manomètre et doit maintenir le plus longtemps possible une dénivellation de 40 mm dans la colonne de mercure.

flagelle n.m. Filament mobile, long et souvent unique, servant d'organe locomoteur à certains protozoaires et aux spermatozoïdes.

Flagyl® Antibiotique de la famille des nitro-imidazolés, qui peut être administré par voie orale en trois prises par jour ou par voie intraveineuse ou rectale sous forme de suppositoire. Il est actif sur les germes anaérobies comme *Bacteriodes fragilis* et *Clostridium difficile*, et a une action antiparasitaire sur les protozoaires, notamment l'amibiase et la lambliase. Il est utilisé dans les manifestations ano-périnéales de la maladie de Crohn. Il a un effet antabuse en cas de prise concomitante d'alcool et comporte un risque de neuropathie périphérique en cas d'utilisation prolongée. Métronidazole en D.C.I.

flapping tremor n.m. Mouvement de flexion et d'extension des poignets, lent, irrégulier et ample, comparable à un battement d'ailes de papillon et observé au cours des comas hépatiques et des insuffisances respiratoires et rénales évoluées. SYN. *astérixis.*

flasque adj. Qui a une consistance molle, définissant une paralysie d'origine musculaire ou périphérique, par opposition à une paralysie spastique hypertonique, d'origine centrale (cérébrale ou médullaire).

flatulence n.f. Ballonnement abdominal provoqué par la formation de gaz gastriques et intestinaux.

flavonoïde n.m. Substance d'origine végétale modifiant la perméabilité vasculaire et utilisée dans les troubles de la circulation veineuse (hémorroïdes, insuffisance veineuse des membres inférieurs).

Flécaïne® Médicament antiarythmique de la classe Ic de Vaughan-Williams, administré par voie orale en 2 prises espacées de 12 heures ou par voie intraveineuse en urgence. Elle est utilisée dans les troubles du rythme cardiaque ventriculaire ou supraventriculaire, notamment en cas de tachycardie, sauf en présence d'un infarctus du myocarde ou d'insuffisance cardiaque gauche sévère. Elle est contre-indiquée dans les troubles de la conduction.

flexion n.f. Mouvement de rapprochement de deux segments de membre voisins en fermant l'angle qui les réunit.

floculation n.f. Précipitation sous forme de flocons, rendant le milieu trouble, observée notamment quand des protéines entrent au contact d'agents chimiques réactifs ou au cours des réactions immunologiques.

floculus n.m. Peloton vasculaire du glomérule rénal.

flore n.f. ***Flore bactérienne,*** ensemble des bactéries vivant sur un hôte, sans lui être dommageables (germes saprophytes).

flot n.m. ***Signe du flot,*** signe clinique de pleurésie, recherché avec les deux mains : la première est appuyée sur la partie postéro-externe de la cage thoracique et la seconde pratique une percussion brève de haut en bas. À partir d'un certain point, qui correspond au niveau supérieur du liquide, elle produit un flot qui est alors perçu par la première main.

Floxyfral® Antidépresseur à l'activité sérotoninergique, sans effet secondaire cardiaque, administré en une prise orale au repas du soir. Il est utilisé dans les névroses obsessionnelles pour soigner des troubles compulsifs ou phobiques, et dans les attaques de panique ou les boulimies. Fluvoxamine en D.C.I.

fluctuation n.f. **1.** Variation autour d'une valeur moyenne. ***Fluctuation tensionnelle,*** variation de la pression artérielle. **2.** Mouvement ondulatoire imprimé à une collection liquidienne en la percutant ou en la déprimant d'un côté avec une main et perçu par l'autre main placée du côté opposé.

Fludrocortisone® Substitut d'hormones surrénaliennes à activité minéralocorticoïde semblable à celle de l'aldostérone, permettant une épargne sodée et une excrétion potassique au niveau du tubule rénal. Elle est disponible dans les pharmacies hospitalières et utilisée par voie intramusculaire dans les insuffisances surrénales aiguës ou par voie orale dans les formes chroniques.

Flügge (gouttelettes de) Fines particules de sécrétions bronchiques contaminatrices, expulsées des voies respiratoires au cours d'efforts de toux, en cas de tuberculose.

Fluimucil® Médicament fluidifiant bronchique, composé d'acétylcystéine, utilisé comme traitement d'appoint des infections bronchiques et administré par voie intraveineuse comme antidote en cas d'intoxication au paracétamol.

fluor n.m. Corps simple, qu'on trouve sous forme de gaz halogéné toxique et caustique, et sous forme de sel de calcium dans les os et l'émail des dents. Il est utilisé en association avec le calcium dans le traitement de l'ostéoporose compliquée de tassement vertébral. Il a alors pour effet de stimuler les ostéoblastes qui augmentent la masse osseuse. Il est également employé en stomatologie, en prévention de la carie dentaire chez l'enfant et la femme enceinte, ou au cours d'une radiothérapie.

fluorescéine n.f. Colorant utilisé notamment en ophtalmologie au cours d'une angiographie pour permettre l'étude des vaisseaux rétiniens, par exemple en cas de diabète.

fluorescence n.f. Propriété physique de certaines molécules à transformer la lumière reçue en une radiation de longueur d'onde donnée, d'une couleur précise, et utilisée en médecine comme marqueur coloré au cours de réactions de laboratoire.

fluoro-5 uracile n.m. Synonyme de *fluoro-uracile, fluracile.*

fluoroquinolone n.f. Antibiotique à large spectre d'action, actif sur le staphylocoque, les germes intracellulaires et les bacilles à Gram négatif (légionelloses par exemple). Elle est administrée par voie orale ou intraveineuse en cas d'infections génito-urinaires, digestives, respiratoires, ou ostéo-articulaires par exemple. Ses effets secondaires sont la photosensibilisation et la tendinite. Sa bonne biodisponibilité explique qu'elle soit tout autant efficace par voie orale que par voie intraveineuse. Elle est commercialisée sous les noms de Péflacine®, d'Oflocet®, de Ciflox®, de Noroxine®, etc. SYN. *quinolone de seconde génération.*

fluoro-uracile n.m. Médicament associé à l'acide folinique et administré par voie intraveineuse dans le traitement chimiothérapique des cancers du côlon, gynécologiques et pulmonaires. Il comporte notamment un risque de stomatite et de diarrhée. ABRÉV. *5-FU.* SYN. *fluracile, fluoro-5 uracile.*

fluracile n.m. Synonyme de *fluoro-uracile, fluoro-5* uracile.*

flush n.m. Bouffée de chaleur accompagnée d'une rougeur du visage, évoluant par accès, observée dans certaines affections (carcinoïde intestinale avec métastases hépatiques) ou après ingestion de certains médicaments (trinitrine).

flutter n.m. ***Flutter auriculaire,*** trouble du rythme cardiaque, à type de tachycardie supraventriculaire, caractérisé par un rythme auriculaire de 250 à 350 battements par minute, le tracé E.C.G. auriculaire étant en dents de scie et ne regagnant pas la ligne isoélectrique. Certaines ondes auriculaires sont transmises au ventricule de façon régulière (une sur deux ou une sur trois), ce qui fait que la fréquence ventriculaire est de moitié ou du tiers de la fréquence auriculaire.

Fluvermal® Médicament antiparasitaire, utilisé pour traiter les infections à oxyures, à ascaris, à trichocéphales, à ankylostomes et à d'autres parasites du même type. La durée du traitement varie de 1 à 3 jours, et une nouvelle cure est souvent nécessaire 3 semaines après la première. Flubendazole en D.C.I.

flux n.m. Écoulement d'un liquide.

fluxion n.f. Ancien terme désignant une inflammation telle qu'une rougeur, une douleur, une chaleur ou un œdème, souvent secondaire à une infection. Il est encore utilisé en cas d'affection dentaire aiguë, pour décrire une tuméfaction de la joue au contact de la dent malade.

fluxmètre n.m. Appareil permettant de mesurer le débit d'un liquide dans un conduit.

F.O. n.m. Abréviation de *fond* d'œil.*

fœtomaternel, elle adj. Qui se réfère à la mère et son fœtus. ***Incompatibilité fœto-maternelle,*** voir *allo-immunisation.*

fœtopathie n.f. Maladie fœtale pouvant survenir du début du 4e mois de grossesse jusqu'à la naissance. Plus elle est précoce, plus les conséquences risquent d'être sévères. Généralement acquise, de type infectieux (toxoplasmose, rubéole), toxique (médicaments) ou carentiel, elle peut se manifester par des malformations.

fœtor hepaticus n.m. Signe d'insuffisance hépatocellulaire, caractérisée par une haleine à l'odeur douceâtre caractéristique, survenant en cas d'encéphalopathie hépatique, et observé au stade du coma hépatique.

fœtus n.m. Embryon à partir du troisième mois de la vie intra-utérine.

Fogarty (sonde de) Sonde à ballonnet utilisée en chirurgie vasculaire pour désobstruer les artères en retirant les caillots et les thrombus mobiles. Elle est utilisée notamment en cas d'embolies artérielles aiguës.

foie n.m. Le plus volumineux des organes pleins de la cavité abdominale, situé dans l'hypochondre droit. Il sécrète la bile et intervient dans de nombreux métabolismes. On l'appelle parfois « usine chimique de l'organisme ».

folate n.m. Vitamine intervenant dans le métabolisme des acides nucléiques en permettant la synthèse des purines et de la thymine. Elle joue donc un rôle majeur dans la division cellulaire, notamment au niveau du système hématopoïétique. SYN. *acide folique.*

folie n.f. Terme désuet utilisé dans le langage courant pour désigner de façon générale l'ensemble des troubles psychiatriques, ou une attitude inadaptée à l'environnement. Elle est remplacée par le terme *maladie mentale* ou par des termes plus spécifiques tels que la *démence.*

follicule n.m. Élément anatomique en forme de sac. ***Follicule ovarien,*** élément saillant à la surface de l'ovaire et dont la rupture, lorsqu'il est mature, provoque la libération de l'ovule. ***Follicule pilosébacé,*** annexe située à la racine des poils et qui sécrète le sébum, lubrifiant du poil. ***Follicule tuberculeux,*** lésion élémentaire de la tuberculose formée d'une cellule géante entourée d'une couronne de cellules dites cellules épithélioïdes.

folliculine n.f. Hormone ovarienne qui entraîne la prolifération de la muqueuse utérine pour favoriser la nidation de l'ovule fécondé. SYN. *œstrone.*

folliculite n.f. Infection du follicule pilosébacé, pouvant aboutir à la formation d'un furoncle.

fonctionnel, elle adj. Relatif aux fonctions corporelles, organiques ou psychiques.

fond n.m. ***Fond d'œil,*** examen ophtalmologique qui permet de visualiser la rétine, ses vaisseaux et la papille, et de rechercher les complications d'une pathologie générale telle qu'une hypertension artérielle ou intracrânienne (œdème papillaire) ou un diabète, et les signes d'une pathologie rétinienne tels qu'un décollement de la rétine. Il est pratiqué au moyen d'une lampe à fente après dilatation pupillaire par collyre atropinique. ABRÉV. *F.O.*

fongique adj. **1.** Relatif à un champignon. **2.** Relatif à une infection mycosique.

fongosité n.f. Végétation molle, friable, vasculaire, se développant à la surface d'une plaie, d'une muqueuse ou dans une cavité de l'organisme et souvent d'origine infectieuse.

fontanelle n.f. Espace membraneux situé entre les os du crâne du nouveau-né qui se ferme vers l'âge de 12 mois. Il existe deux grandes fontanelles : une antérieure (appelée bregma), l'autre postérieure (lambda).

Fonzylane® Médicament anti-ischémique aux propriétés vasodilatatrices artériolaires, utilisé en traitement symptomatique des artérites chroniques des membres inférieurs, et administré par voie parentérale en cas de manifestations douloureuses d'ischémies aiguës. Buflomédil en D.C.I.

foramen n.m. Orifice.

forceps n.m. Instrument en forme de pince dont les deux branches (ou cuillères) sont séparables et qui est utilisé pour saisir la tête du fœtus et en accélérer l'extraction afin de terminer rapidement un accouchement dont la lenteur devient dangereuse.

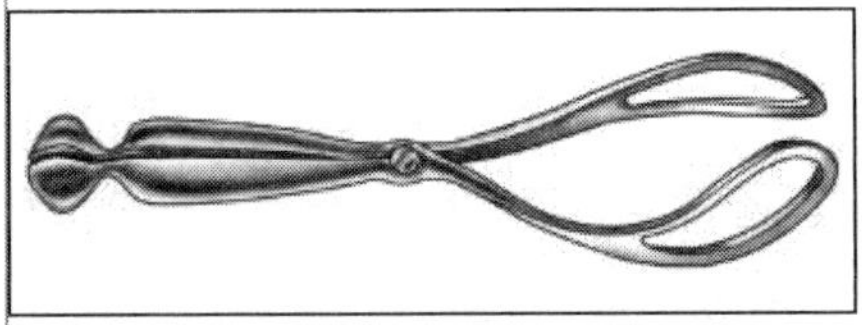

Forceps.

forcipressure n.f. Méthode d'hémostase provisoire consistant à saisir un vaisseau qui saigne entre les mors d'une pince hémostatique.

-form(e) Désigne la forme. Ex. *costiforme, en forme de côte.*

forme n.f. ***Forme retard,*** présentation d'un médicament dans laquelle les excipients permettent une libération progressive du principe actif, ce qui augmente la durée d'action de la molécule.

formol n.m. Aldéhyde de l'acide formique, utilisé comme fixateur pour permettre la conservation de pièces d'anatomopathologie comme les biopsies par exemple, et comme désinfectant sous forme de vapeur (fumigation).

fornix n.m. Cul-de-sac conjonctival situé entre la face postérieure de la paupière et la face antérieure du globe oculaire.

Fortal® Antalgique majeur, agoniste-antagoniste des morphiniques. Il est administré par voie intramusculaire. Son activité antalgique est trois fois plus faible que celle de la morphine. Son caractère antagoniste morphinique interdisant son emploi en association à d'autres morphiniques et les effets secondaires hypertenseurs, d'accélération du rythme cardiaque et de risque d'hallucination limitent son utilisation. Pentazocine en D.C.I.

Fortrans® Médicament constitué de polyéthylène glycol responsable de diarrhée, qui assure la vacuité colique sans échange hydroélectrolytique ni déshydratation, et utilisé pour les préparations coliques aux explorations morphologiques (coloscopie par exemple) ou à la chirurgie digestive.

Fortum® Céphalosporine de troisième génération à large spectre, administrée par voie intraveineuse ou intramusculaire dans le traitement des infections à bacilles à Gram négatif, souvent en seconde intention, et dans les infections sévères, notamment à Pseudomonas. Ceftazidime en D.C.I.

foscarnet n.m. Médicament antiviral administré par voie intraveineuse dans le traitement d'infections sévères à cytomégalovirus et de rétinite, en cas d'immunodépression au cours d'une infection par le V.I.H ou chez les patients transplantés. D.C.I. de Foscavir®.

fosfomycine n.f. Antibiotique utilisé en seconde intention et réservé aux infections sévères documentées (germe multirésistant isolé), notamment à staphylocoque. Elle est administrée par voie intraveineuse lente et commercialisée sous le nom de Fosfocine®.

fosse n.f. ***Fosse iliaque,*** large dépression de la partie supérieure de la face interne (fosse iliaque interne) et de la face externe (fosse iliaque externe) de l'os iliaque. ***Fosses nasales,*** orifices du nez séparés par une mince cloison. Elles sont le siège de l'olfaction et constituent le premier segment de l'arbre respiratoire.

fossette n.f. Petite dépression à la surface d'un os, correspondant souvent au point d'insertion d'une structure ligamentaire ou tendineuse.

fourchette n.f. ***Fourchette sternale,*** extrémité supérieure du sternum ayant une courbure concave vers le haut.

fovéa n.f. Zone rétinienne un peu déprimée, située au centre de la macula et formant le point d'acuité visuelle maximale.

Foville (syndrome de) Syndrome neurologique alterne, traduisant une atteinte du tronc cérébral (protubérantielle, pédonculaire) et se manifestant par une hémiplégie controlatérale associée à une paralysie faciale et oculomotrice du même côté que la lésion cérébrale.

foyer n.m. Zone pathologique, siège infectieux pouvant être responsable d'infection à distance. Le foyer pulmonaire d'une pneumopathie se manifeste par des crépitants, une matité à la percussion et une opacité radiologique. ***Foyer d'auscultation,*** sites d'auscultation où certains bruits ou certains souffles originaires des valvules cardiaques sont entendus avec le maximum d'intensité. Le foyer mitral se situe à la pointe du cœur, le foyer aortique au 2e espace intercostal droit, le foyer pulmonaire au 2e ou 3e espace intercostal gauche et le foyer tricuspidien à la xiphoïde. ***Foyer de fracture,*** zone où l'os est fracturé.

fracture n.f. Solution de continuité d'un os avec ou sans déplacement des fragments osseux. Il en existe différentes variétés : selon la direction du trait : *fracture transversale, oblique, spiroïde* (trait contournant l'os) ; selon le nombre des fragments : *fracture unique, double* (deux traits sur le même os avec un fragment intermédiaire), *comminutive* (nombreux fragments) ; selon la cause : *fracture accidentelle* (par traumatisme), *de fatigue* (après effort physique intense), *spontanée* (sur os fragilisé, par métastase osseuse

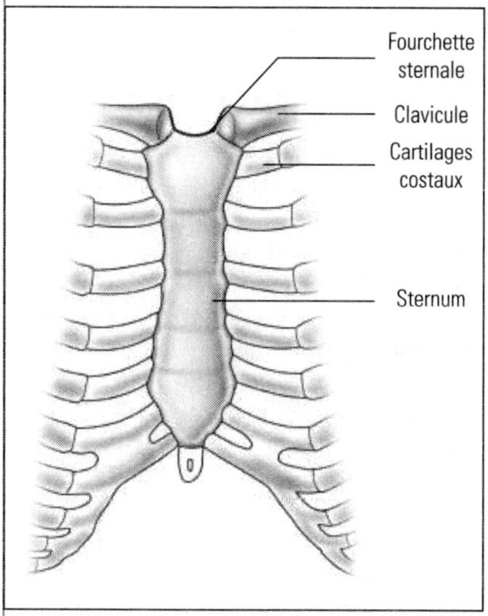

Grill costal, vue de face.

d'un cancer notamment, survenant sans choc) ; selon l'état de la peau : *fracture fermée* (avec peau intacte), *ouverte* (le foyer de fracture communique avec l'extérieur par une plaie). ***Fracture en motte de beurre,*** fracture survenant chez l'enfant, et formant un tassement ou un écrasement osseux ou cartilagineux. ***Fracture des boxeurs,*** synonyme de *fracture de Bennet.*

Fraxiparine® Médicament anticoagulant de la famille des héparines de bas poids moléculaire. Il est administré par voie sous-cutanée, en prévention de la phlébite par une injection, ou en traitement curatif en deux injections, avec une dose adaptée au poids.

Frei (réaction de) Test biologique utilisé pour le diagnostic de la maladie de Nicolas-Favre.

frein n.m. Structure tendineuse ou muqueuse permettant l'amarrage d'une structure mobile. Ex. : *frein de la langue, frein du prépuce.*

Frey (syndrome de Lucie) Hypersudation de la région malaire, précédée de chaleur et de rougeur locale, survenant après une chirurgie parotidienne, et due à la section des filets nerveux sympathiques.

Friedrech (maladie de) Maladie neurologique héréditaire autosomique récessive, correspondant à une dégénérescence spinocérébelleuse avec atteinte des cordons postérieurs (pyramidaux) et latéraux de la moelle. Elle se manifeste par un syndrome cérébelleux, une hypotonie, une perte de coordination et de force musculaire, une abolition des réflexes ostéotendineux, un signe de Babinski bilatéral et une déformation des pieds. Elle est due à une démyélinisation de la substance blanche et à une atrophie de la substance grise.

frigidité n.f. Incapacité à ressentir du plaisir ou un orgasme au cours d'une relation sexuelle. Plus fréquente chez la femme, elle peut être d'origine organique gynécologique ou le plus souvent psychologique (névrose, peur de perdre le contrôle de soi, inhibition).

frisson n.m. Tremblement involontaire généralisé lors des pics thermiques, traduisant une bactériémie en cas d'infection bactérienne.

front n.m. Partie antérieure du crâne et supérieure de la face située entre les arcades sourcilières et l'implantation des cheveux.

frontal, ale, aux adj. et n.m. Se dit de l'os plat, impair et médian, formant la partie antérieure de la boîte crânienne. ***Syndrome frontal,*** syndrome neurologique d'origine tumorale ou vasculaire observé en cas d'atteinte du lobe frontal. Il se manifeste par des troubles de l'affectivité et du comportement avec désinhibition, indifférence, apathie et inactivité associés à une réduction du langage et des performances intellectuelles, un grasping, une négligence motrice et des crises d'épilepsie.

frottis n.m. Étalement sur une plaque de verre d'un prélèvement biologique en vue de son examen au microscope. ***Frottis vaginal,*** prélèvement des cellules au niveau du col utérin et des culs-de-sac vaginaux, étalement de ce prélèvement sur une plaque de verre et examen au microscope. Ces cellules se modifient au cours du cycle menstruel et l'on peut étudier ainsi le fonctionnement hormonal de l'ovaire. C'est aussi la méthode de dépistage principale des cancers de l'utérus.

fructose n.m. Sucre simple constitué de six atomes de carbone (hexose), abondant dans les fruits.

frustration n.f. Sentiment d'insatisfaction dû à la privation d'un objet ou d'une source de plaisir dont la personne pense être injustement privée. Ce sentiment peut être extériorisé sous forme d'agressivité, refoulé et responsable de troubles psychologiques ou compensé, au moyen d'un mécanisme de défense, par d'autres sources de plaisir.

F.S.H. n.f. (Abréviation anglaise de *follicle stimulating hormone*) Voir *gonadotrophine* A.*

Fucidine® Antibiotique actif sur le staphylocoque, administré par voie intraveineuse dans le traitement des infections sévères à staphylocoque, en association avec d'autres antibiotiques, ou par voie locale sous forme de pommade pour prévenir ou traiter une surinfection à staphylocoques.

-fuge **1.** Qui chasse. Ex. : *fébrifuge, vermifuge.* **2.** Qui fuit. Ex. : *centrifuge, qui fuit le centre.*

fuligineux, euse adj. Recouvert d'un dépôt noirâtre comme de la suie.

Fumafer® Médicament administré par voie orale, qui apporte du sel ferreux et colore les selles en noir-vert. Ses effets secondaires sont des diarrhées ou une constipation. Il est utilisé dans les carences martiales, soit en traitement, soit en prévention au cours de la grossesse.

fumigation n.f. Traitement par vapeur de substances actives, pour soigner certaines infections O.R.L. ou respiratoires (inhalation), ou pour désinfecter une pièce, par vapeur de formol par exemple.

fundoplicature n.f. Intervention chirurgicale pratiquée dans le traitement du reflux gastro-œsophagien et consistant à former une pince par plicature de la grosse tubérosité du fundus autour du tiers inférieur de l'œsophage, en vue de reconstituer une zone de pression servant de clapet œsogastrique. Cette plicature peut être circulaire à 360° (intervention de Nissen) ou incomplète à 180° (intervention de Toupet), cette dernière minimisant le risque de dysphagie postopératoire.

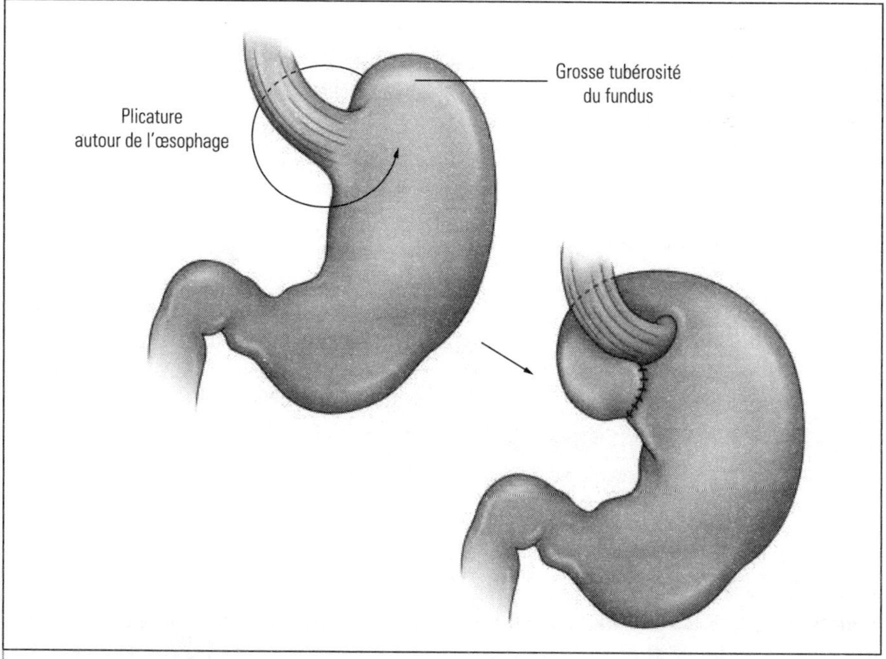

Intervention chirurgicale de fundoplicature.

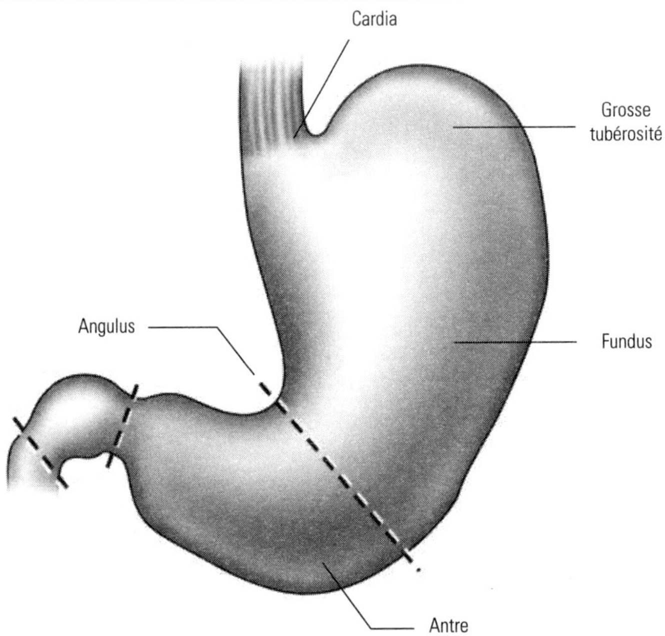

Estomac, vu de face.

fundus n.m. Partie d'un organe creux opposée à son orifice. Au niveau de l'estomac, le fundus désigne la partie verticale supérieure de l'estomac, comportant une petite et une grande courbure, et surmontant l'antre.

Fungizone® Médicament antifongique, administré par voie intraveineuse en cas d'infection mycosique générale. Elle présente une néphrotoxicité dose-dépendante pouvant être problématique en cas d'insuffisance rénale, et est dans ce cas administrée par voie orale. La forme orale n'est pas résorbée par le tube digestif, donc dénuée de toute toxicité générale, et permet de décontaminer le tube digestif et de traiter des candidoses buccales et œsophagiennes. Amphotéricine B en D.C.I.

funiculaire adj. **1.** Relatif au cordon spermatique. **2.** Relatif au cordon ombilical. **3.** Relatif à la partie de la racine nerveuse qui chemine dans le trou de conjugaison de la vertèbre.

funiculite n.f. Inflammation du cordon spermatique.

furfuracé adj. Se dit d'une éruption cutanée finement squameuse.

furoncle n.m. Infection de l'appareil pilosébacé annexé au poil par le staphylocoque doré. Elle se traduit par une tuméfaction rouge, chaude et douloureuse qui perce spontanément et donne issue à une petite escarre jaunâtre, le bourbillon.

furonculose n.f. Apparition généralisée, souvent récidivante, de multiples furoncles, en de multiples endroits de la surface cutanée. Elle accompagne souvent un diabète.

furosémide n.m. Médicament diurétique de l'anse de Henle, d'action puissante et rapide, hypokaliémiant et pouvant être utilisé par voie intraveineuse en cas d'œdème pulmonaire aigu. Il est administré par voie orale en cas d'hypertension artérielle ou d'insuffisance cardiaque. D.C.I. de Lasilix®.

fuseau n.m. ***Fuseau achromatique,*** fibres apparaissant dans le cytoplasme cellulaire en fin de prophase de la mitose. Il est constitué de microtubules qui se disposent entre les deux asters. ***Fuseau neuromusculaire,*** organe sensitif spécialisé du muscle squelettique qui capte le degré d'étirement de ce muscle et permet de contrôler sa tension par le biais d'un réflexe, le réflexe myotatique.

fusion n.f. ***Fusion cellulaire,*** formation de cellules mono-nucléées ou multi-nucléées par fusion de plusieurs cellules mono-nucléées.

γ-GT n.f. Abréviation de *gamma-glutamyl-tranférase.*

G-6-PD n.m. (Abréviation de *glucose-6-phosphate déshydrogénase*) Enzyme intervenant dans le métabolisme des sucres. Sa carence, héréditaire, se manifeste par un ictère intense par lyse des globules rouges provoqué par l'absorption d'agents oxydants (antipaludéens, sulfamides, substance contenue dans les fèves).

G.A.B.A. n.m. (Abréviation d'*acide gamma-amino-butyrique*) Neuromédiateur cérébral.

gaine n.f. Enveloppe conjonctive de différents organes (muscles, tendons, vaisseaux, nerfs).

Gaisböck (maladie de) Maladie caractérisée par hémoglobinémie anormalement élevée, due à une fausse polyglobulie par hémoconcentration, survenant généralement chez les hommes sédentaires avec surpoids et se compliquant fréquemment d'hypertension artérielle et d'insuffisance cardiaque.

galact- Élément du grec *gala, galaktos,* « lait », entrant dans la composition de mots concernant le lait et la lactation. SYN. *lact-.*

galactagogue adj. Qui favorise la sécrétion du lait.

galactocèle n.f. Formation kystique contenant du lait, apparaissant au cours de la lactation.

galactogène adj. Qui stimule la production lactée, notamment action mécanique de la tétée ou action hormonale de la prolactine.

galactogenèse n.f. Préparation de la sécrétion de lait par les glandes mammaires, avec maturation de ces glandes sous l'influence des hormones placentaires au cours de la grossesse, puis déclenchement de la sécrétion au moment de l'accouchement par la prolactine sécrétée par l'hypophyse. La sécrétion est ensuite entretenue par un réflexe dont le point de départ est la succion du mamelon par le nourrisson.

galactographie n.f. Examen radiologique de la glande mammaire après injection, dans les canaux excréteurs, d'un produit de contraste opaque aux rayons X.

galactophore adj. Relatif aux conduits excréteurs de la glande mammaire, véhiculant le lait jusqu'au mamelon.

galactorrhée n.f. Écoulement de lait par le sein, anormal par son abondance ou par sa survenue en dehors de la période normale de lactation.

galactose n.m. Sucre simple issu de la dégradation du lactose qui, pour être utilisé par l'organisme, doit être transformé en glucose.

galactosémie n.f. Intolérance au galactose due à un déficit enzymatique en galactosidase, héréditaire et congénital. Elle est responsable d'une accumulation, dans l'organisme, de galactose qui ne peut être métabolisé en glucose. Elle entraîne des complications neurologiques et hépatiques comme la cirrhose. Le traitement repose sur un régime sans galactose.

gale n.m. Maladie dermatologique parasitaire, très contagieuse, due à *Sarcoptes scabei*, et qui se manifeste par des démangeaisons à prédominance nocturne. Les lésions cutanées sont caractéristiques, notamment au niveau des mains, sous la forme de sillons se terminant par une petite surélévation et correspondant à une galerie creusée par la femelle dans la couche cornée de la peau. Elle est traitée localement par benzoate de benzyle, D.D.T. et lindane. ***Gale du ciment,*** dermatose professionnelle des mains, très prurigineuse, due à une allergie au ciment. ***Gale norvégienne,*** maladie dermatologique parasitaire à acariens survenant chez les sujets immunodéprimés, notamment après prise de corticoïdes. Les lésions, très contagieuses, sont squameuses et étendues, avec atteinte du visage et prurit inconstant.

galénique adj. Relatif à la préparation pharmaceutique et la conservation de médicaments. ***Forme galénique,*** présentation d'un médicament (gélule, comprimé, sirop, etc.).

galop n.m. Rythme cardiaque à trois bruits, entendu à l'auscultation en cas d'insuffisance cardiaque, et qui se décompose en deux bruits normaux (B1 et B2) et un bruit supplémentaire diastolique provoqué par un remplissage ventriculaire anormalement brutal. Il est soit auriculaire (B3) après le bruit B2, soit ventriculaire (B4) juste avant le bruit B1. ***Galop de sommation,*** bruit cardiaque apparaissant parfois au milieu de la diastole, chez des sujets non cardiaques, lorsque le cœur s'accélère. Il est dû à la superposition de deux bruits qui, normalement, sont presque toujours isolément audibles, le bruit auriculaire et le bruit de remplissage rapide.

gamète n.m. Cellule sexuelle différenciée, mâle (spermatozoïde) ou femelle (ovule). L'union d'un gamète de chaque sexe forme l'œuf.

gamma n.m. **1.** Unité de mesure égale au microgramme. **2.** Rayonnement électromagnétique utilisé en radiothérapie, en scintigraphie et pour la stérilisation de certains matériels médicaux.

gammaencéphalographie n.f. Scintigraphie cérébrale permettant l'étude fonctionnelle du cerveau. En fonction des stimulus ou des activités exécutées par un individu, certaines zones cérébrales « s'allument » en fixant ou en utilisant une substance marquée qui émet un rayonnement détectable.

gammaglobuline n.f. Anticorps. On les utilise en thérapeutique pour conférer une protection temporaire mais immédiate, soit au cours d'une maladie infectieuse donnée (gammaglobulines antitétaniques, par exemple), soit sous forme de gammaglobulines polyvalentes non spécifiques, utilisées dans les déficits immunitaires congénitaux ou acquis, pour la séroprévention de maladies infectieuses lorsqu'on ne dispose pas de gammaglobuline spécifique (comme pour la rougeole, par exemple).

gamma-glutamyl-transférase n.f. Enzyme hépatique dont la concentration plasmatique est augmentée en cas de diminution du débit biliaire (cholestase), de consommation de boissons alcoolisées et de façon constitutionnelle, alors sans signification pathologique, chez certains individus. En fonction des méthodes de mesure, elle est normalement comprise entre 5 et 28 UI/l, ou entre 7 et 44 UI/l. Elle est aussi appelée *gamma-glutamyl-transpepsidase.* ABRÉV. *G.G.T., γ-GT.*

gammagraphie n.f. Ancien terme désignant un examen de médecine nucléaire, remplacé par *scintigraphie.*

gammapathie n.f. Ensemble des troubles quantitatifs ou qualitatifs de la production des immunoglobulines, se manifestant par des anomalies à l'électrophorèse des protides, notamment apparition de pics.

Gammatétanos® Médicament constitué d'immunoglobulines humaines neutralisant la toxine tétanique et administré par voie intramusculaire à forte dose en traitement curatif du tétanos, et en sérothérapie ou en séroprévention en cas de plaies chez des sujets non vaccinés. Un processus d'inactivation permet d'éliminer le risque de contamination par le V.I.H. ou les virus de l'hépatite, mais la prudence reste de mise, comme pour tout dérivé biologique.

gammathérapie n.f. Traitement de radiothérapie utilisant des radiations gamma.

ganciclovir n.m. Médicament antiviral, administré par voie intraveineuse pour traiter les infections sévères à cytomégalovirus, en cas de déficit immunitaire chez le sujet transplanté ou infecté par le V.I.H. D.C.I. de Cymevan®. Syn. *dihydroxy-propoxyméthyl-guanine* ou *D.H.P.G.*

gangliome n.m. Voir *ganglioneurome.*

ganglion n.m. Amas cellulaire en forme de renflement, situé sur le trajet des vaisseaux lymphatiques (ganglion lymphatique) ou des nerfs (ganglion nerveux).

ganglioneurome n.m. Tumeur nerveuse bénigne formée de cellules adultes différenciées, développée habituellement au niveau de la chaîne sympathique ou de la médullosurrénale. Syn. *gangliome, neurogliome, neuroganglìome, sympathome.*

ganglioplégique n.m. et adj. Produit bloquant la conduction du potentiel d'action au niveau des ganglions nerveux.

gangrène n.f. Mortification des tissus due à une infection d'origine microbienne, à une atteinte artérielle (insuffisance d'irrigation) ou aux deux. ***Gangrène sèche***, mortification des tissus, qui est caractérisée par une zone noire et desséchée, sans infection. ***Gangrène humide***, mortification des tissus, qui est caractérisée par une putréfaction infectieuse prédominante.

Gardénal® Médicament antiépileptique, sédatif, appartenant à la classe des barbituriques, inducteur enzymatique hépatique, et utilisé en cas d'ictère néonatal. Il est aussi employé en cas d'épilepsie, à l'exception du petit mal. L'équilibre thérapeutique est atteint au bout de 15 à 21 jours de traitement oral. Il est administré par voie orale en une prise le soir au coucher et par voie intraveineuse en cas d'état de mal épileptique. Il est aussi commercialisé sous le nom d'Aproxal®. Phénobarbital en D.C.I.

Gardenella vaginalis Bactérie responsable d'une infection vaginale se manifestant par des leucorrhées non purulentes, et nécessitant un traitement oral ou local par ovules de métronidazole pendant 7 jours.

Gardner (syndrome de) Maladie héréditaire autosomique dominante, se manifestant par une multitude (plus de 50) de polypes coliques adénomateux, formant une polypose adénomateuse, associée à des lipomes, des tumeurs desmoïdes, des kystes et des tumeurs fibromusculaires rétropéritonéales ou intrapéritonéales bénignes (mais responsables de complications compressives du fait de leur volume), ainsi que des ostéomes bénins. L'évolution des adénomes coliques vers un cancer du côlon précoce est inéluctable en l'absence de colectomie prophylactique.

gargarisme n.m. Traitement local qui consiste à garder et faire circuler une solution antiseptique ou anesthésique au fond de la gorge, sans l'avaler. il est pratiqué en cas d'infections O.R.L. comme les angines.

gargouillement n.m. Bruit de gaz et de liquide produit par le tractus gastro-intestinal. Syn. *borborygme.*

garrot n.m. Lien serré placé autour d'un membre pour interrompre la circulation sanguine.

gasp n.m. Inspiration de la fin de vie à type de secousse inspiratoire, que l'on pense souvent être la dernière, mais qui est souvent suivie de deux ou trois inspirations difficiles, cette fois les dernières.

Gasser (ganglion de) Ganglion sensitif du nerf trijumeau, situé au niveau du rocher, d'où partent les trois branches qui assurent l'innervation sensitive de la face aux niveaux maxillaires supérieur et inférieur, et l'innervation ophtalmique.

-gastr(o)- Élément du grec *gastros*, « ventre, estomac », entrant dans la composition de mots concernant : **1.** Le ventre. Ex. : *épigastre*. **2.** L'estomac. Ex. : *gastrectomie*.

gastralgie n.f. Douleur gastrique abdominale de siège épigastrique, calmée par l'alimentation en cas de douleur ulcéreuse, et déclenchée par les repas en cas de douleur dyspepsique et alors souvent associée à un météorisme.

gastrectomie n.f. Ablation partielle ou totale de l'estomac.

gastrine n.f. Hormone sécrétée dans l'antre pylorique et stimulant la sécrétion d'acide gastrique. Sa sécrétion est activée par voie nerveuse vagale, par la distension antrale et par les aliments après un repas. Elle est aussi régulée par rétrocontrôle et stimulée en cas de baisse de l'acidité, due notamment à un traitement antisécrétoire prolongé ; elle est freinée en cas d'hyperacidité.

gastrinome n.m. Tumeur endocrine de petite taille et d'évolution lente. Localisé au niveau du pancréas ou de la paroi duodénale, il sécrète de la gastrine et échappe à tout mécanisme de contrôle. Il est responsable d'un syndrome de Zollinger-Ellison avec hyperacidité gastrique. Il nécessite un traitement par forte dose d'inhibiteur de la pompe à protons, voire un traitement chirurgical d'exérèse de la tumeur, toutefois difficile.

gastrite n.f. Inflammation de l'estomac, confirmée par l'analyse de biopsies réalisées au cours d'une endoscopie. Elle peut être d'origine infectieuse à *Helicobacter pylori*, caustique, médicamenteuse à l'aspirine ou aux A.I.N.S., auto-immune ou due au stress chez des patients en réanimation. Elle peut prendre des aspects différents : érythémateux banal, érosif, atrophique, nécrotique, hémorragique ou hyperplasique. Dans certains cas, elle est un facteur favorisant de cancer gastrique.

gastroduodénectomie n.f. Ablation partielle de l'estomac et de la première portion du duodénum.

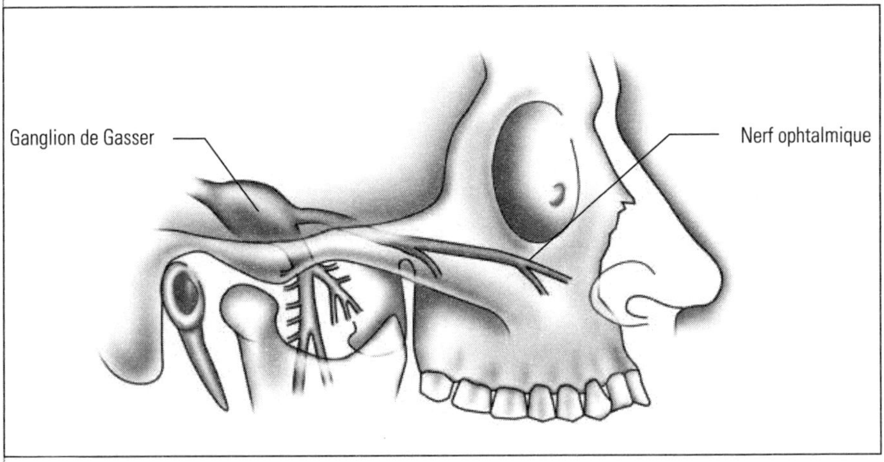

Trajet du nerf trijumeau.

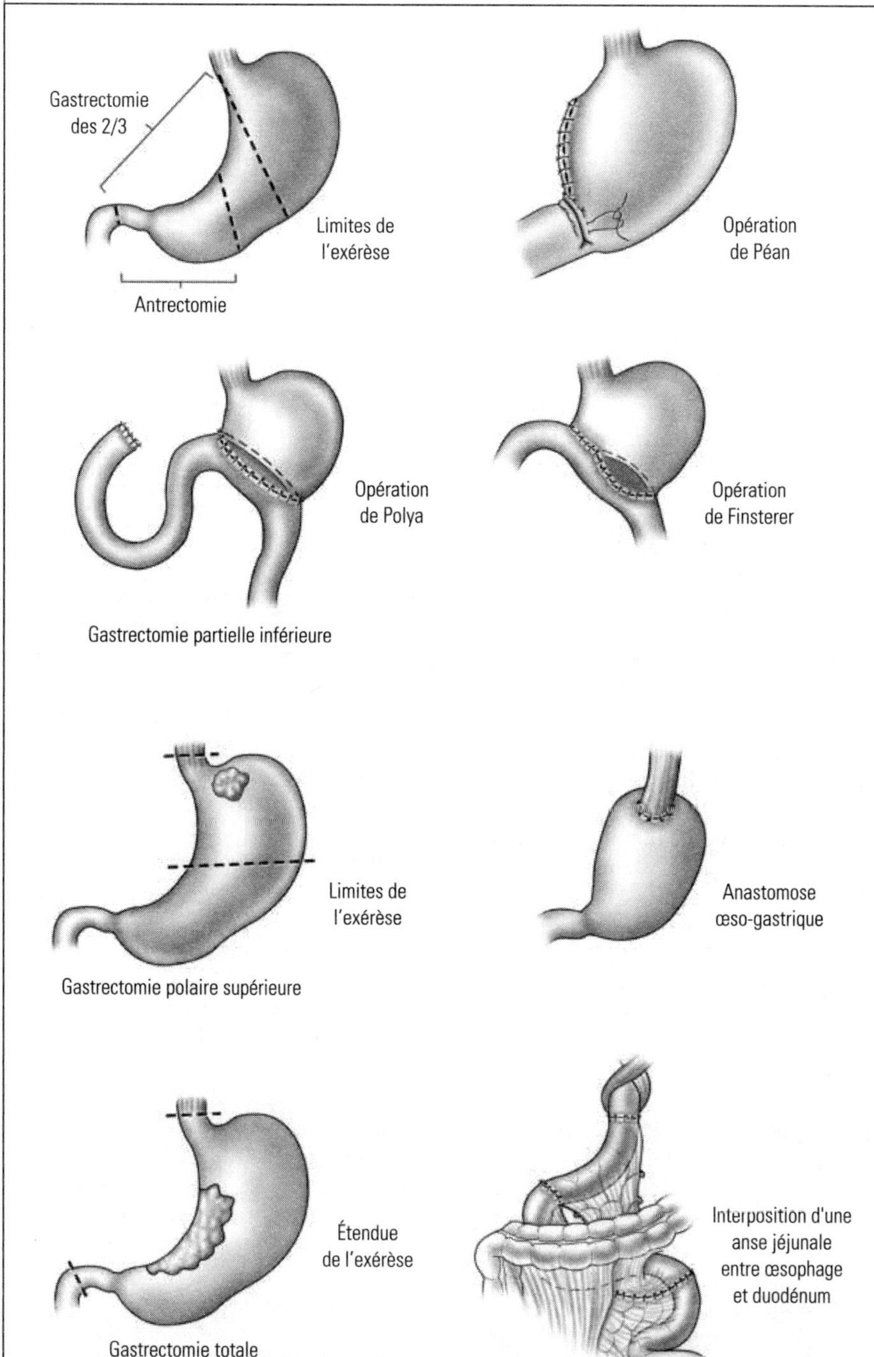

Gastrectomie.

gastroentérologie n.f. Branche de la médecine consacrée à l'étude de l'appareil digestif et de ses maladies.

gastroentérostomie n.f. Intervention chirurgicale qui consiste à créer une communication entre l'estomac et une des premières anses jéjunales. Ce geste est effectué pour court-circuiter une obstruction ou un rétrécissement pylorique. SYN. *gastrojéjunostomie.*

gastrofibroscopie n.f. Exploration visuelle de l'estomac au moyen d'un fibroscope introduit par la bouche et l'œsophage.

gastrojéjunostomie n.f. Synonyme de *gastroentérostomie.*

gastroœsophagectomie n.f. Ablation de la partie inférieure de l'œsophage et des deux tiers supérieurs de l'estomac, puis rétablissement de la continuité digestive par anastomose œsogastrique. Cette intervention est pratiquée dans le traitement du cancer du cardia et, plus rarement, pour traiter les hémorragies digestives par rupture de varices œsophagiennes au cours de l'hypertension portale.

gastroparésie n.f. Trouble de motricité de l'estomac se traduisant par une vidange lente et parfois incomplète de l'estomac, et se manifestant par des bézoards, un météorisme abdominal et des épigastralgies. Elle peut compliquer notamment un diabète insulinodépendant, et peut être traitée par prokinétiques (Motilium®, Prepulsid®, érythromycine à dose pédiatrique).

gastropathie n.f. Affection de l'estomac.

gastroscopie n.f. Exploration visuelle de la cavité de l'estomac au moyen d'un gastroscope introduit par la bouche et l'œsophage. La gastroscopie a, maintenant, cédé la place à la gastrofibroscopie.

gastrostomie n.f. Ouverture chirurgicale ou endoscopique de l'estomac, par laquelle on glisse une petite sonde qui permet de nourrir

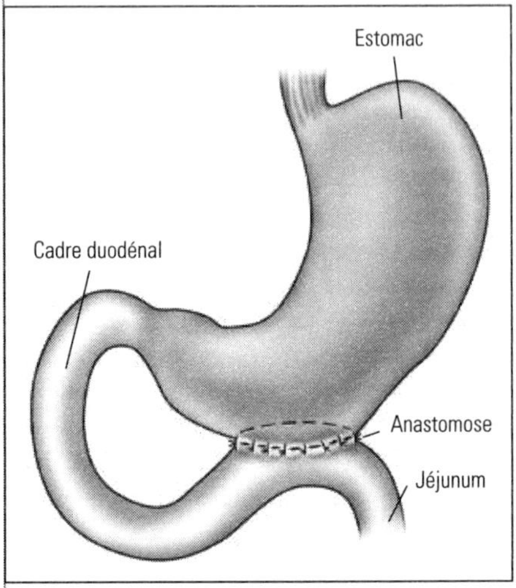

Gastroentérostomie.

le patient en cas de rétrécissement de l'œsophage. ***Gastrostomie percutanée par voie endoscopique,*** voir *G.P.E.*

gastrula n.f. Stade de développement embryonnaire où s'individualisent trois feuillets: l'ectoderme, le mésoderme et l'endoderme.

gâtisme n.m. Détérioration mentale et physique avancée, avec perte de contrôle sphinctérien, rencontrée notamment lors de certaines démences ou chez des sujets séniles.

Gaucher (maladie de) Maladie due à un déficit enzymatique héréditaire, de transmission autosomique récessive, d'évolution lente, et responsable d'un dépôt de lipides au niveau du système réticulo-endothélial. Les manifestations débutent dès l'enfance par une hépatosplénomégalie, une baisse des trois lignées sanguines, une décalcification, des déformations osseuses et une pigmentation cutanée brune. Elle peut se compliquer d'un retard psychomoteur et de convulsions.

Gauss (courbe de) Courbe de distribution statistique dont la forme normale est en cloche.

gavage n.m. Méthode de nutrition artificielle par voie digestive entérale, à l'aide d'une sonde gastrique lestée, de petit diamètre, dont la position est vérifiée par radiographie avant l'administration continue ou discontinue de produits nutritifs. Le gavage doit être progressif pour éviter une diarrhée.

Gaviscon® Médicament antireflux gastro-œsophagien de première ligne, de la famille des alginates, formant un gel surnageant à la surface du contenu gastrique, et souvent associé à des antiacides. Il est administré après les repas, au coucher ou, en cas de pyrosis, à la demande.

Gayet-Wernicke (syndrome de) Encéphalopathie carentielle en vitamine B1, secondaire à une dénutrition sévère, souvent rencontrée chez l'éthylique chronique, et favorisée par la perfusion de sérum glucosé sans supplément vitaminique. Elle se manifeste par une confusion mentale avec apathie, indifférence, voire coma, des troubles oculomoteurs (paralysie, diplopie, nystagmus), des troubles de l'équilibre (ataxie cérébelleuse) et un syndrome hypertonique extrapyramidal. Le risque est celui d'une évolution irréversible vers un syndrome de Korsakoff, en l'absence d'un traitement de supplémentation en vitamine B1 par voie intraveineuse à forte dose (1 g/j).

gaz n.m. ***Gaz carbonique,*** gaz produit lors de la respiration cellulaire, avec production d'énergie au cours du métabolisme aérobie. Il est échangé au niveau pulmonaire dans les alvéoles pour être libéré dans l'air expiré. Son contenu dans le sang augmente en cas d'insuffisance respiratoire, et il joue un rôle dans le maintien de l'équilibre acidobasique. Formule chimique : CO_2.

gaze n.f. Pansement fin, aéré, et souvent imprégné de substances grasses (tulle gras, par exemple) ou parfois de substances antibiotiques, antiseptiques (Bétadine®) ou hémostatiques, permettant la cicatrisation des plaies, des escarres, des ulcères ou des brûlures. Elle est utilisée notamment en cas d'épistaxis pour un méchage.

gazométrie n.f. Prélèvement de sang artériel, généralement effectué au niveau de l'artère radiale, parfois fémorale, pour déterminer le contenu en oxygène et en gaz carbonique du sang artériel, ainsi que son pH et la réserve alcaline.

gélatine n.f. Substance translucide protéique, utilisée notamment comme excipient pour la préparation d'ovules, de suppositoires ou de milieux de culture.

Gélineau (maladie ou syndrome de) Ensemble de troubles du sommeil qui se manifestent par des accès diurnes d'endormissement, des crises de cataplexie localisées ou généralisées avec hypotonie musculaire et des troubles du sommeil nocturne.

gélose n.f. Substance gélatineuse jaune, utilisée en bactériologie comme milieu de culture bactérienne.

Gélox® Médicament antiacide agissant par son pouvoir tampon et par neutralisation de l'activité gastrique. Il est administré par voie orale sous forme de sachet, à distance des repas, et possède une action rapide mais brève (moins d'une heure). Il est utilisé en traitement symptomatique ou de complément des douleurs épigastriques.

gélule n.f. Forme galénique d'un médicament administré par voie orale, en poudre ou en microgranulés contenus dans une enveloppe gélatineuse rigide qui se dissout dans le tube digestif, libérant ainsi le principe actif. Dans certains cas, elle peut s'ouvrir en deux pour libérer le contenu qui peut ainsi être administré par sonde gastrique en cas de problème de déglutition ou lors d'un gavage.

gelure n.f. Lésion provoquée par le froid, frappant essentiellement les extrémités des membres et de la face (oreilles, nez).

gémell- Élément du latin *gemellus*, « jumeau ». Ex. : *gémellipare*.

gémellipare adj. Se dit d'une femme enceinte de jumeaux.

gén(o)- Élément du grec *genêtikos*, « relatif à la génération », l'hérédité. Ex. : *génétique*.

gencive n.f. Partie de la muqueuse buccale qui recouvre le maxillaire et la base des dents.

-gène Élément du grec *genês*, « naissance », entrant dans la composition de mots concernant l'origine. Ex. : *algogène*, *iatrogène*.

générique Voir *médicament générique*.

génétique n.f. Discipline scientifique consacrée à l'étude de l'hérédité.

Gengou Voir *Bordet-Gengou*.

génie n.m. ***Génie génétique,*** modification génétique d'un organisme vivant, animal ou végétal, par recombinaison d'ADN.

génioplastie n.f. Chirurgie maxillo-faciale plastique ou esthétique du menton ou du plancher buccal.

génique adj. Relatif aux gènes.

génome n.m. Ensemble des gènes portés par les chromosomes et déterminant les caractères héréditaires de chaque individu.

génotype n.m. Caractère des gènes d'un individu, formant son patrimoine héréditaire.

genou n.m. Partie du membre inférieur interposée entre la cuisse et la jambe, formant une articulation qui unit le fémur en haut, le tibia en bas et la rotule en avant.

Gentalline® Antibiotique de la famille des aminosides. Gentamicine en D.C.I.

gentamicine n.f. Antibiotique de la famille des aminosides, administré par voie intramusculaire ou intraveineuse lente d'au moins 45 minutes. À large spectre d'action, notamment sur les bacilles à Gram négatif, elle a une toxicité cumulative rénale et auditive, et il faut adapter la posologie à la fonction rénale et aux taux sanguins résiduels. Elle a un effet synergique avec d'autres antibiotiques, en cas d'infections sévères. D.C.I. de Gentalline®.

genu ***Genu pectorale (position),*** position du sujet à genoux, penché en avant, appuyé sur les coudes fléchis, la joue touchant le plan de la table d'examen et le tronc entrant en contact avec les genoux. Cette position est notamment requise pour pratiquer un examen en proctologie. ***Genu recurvatum,*** déformation du genou caractérisée par une déviation vers l'avant de l'axe de la jambe par rapport à celui de la cuisse. En extension complète, la jambe et la cuisse dessinent un angle obtus ouvert en avant. ***Genu superius,*** angle anatomique du duodénum, situé entre le bulbe et la seconde portion du duodénum. ***Genu valgum,*** déformation du genou caractérisée par une déviation vers l'extérieur de l'axe de la jambe par rapport à celui de la cuisse. La jambe est ainsi rejetée en dehors et le genou en dedans. ***Genu varum,*** déformation du genou caractérisée par une déviation vers l'intérieur de l'axe de la jambe par rapport à celui de la cuisse. La jambe est rejetée en dedans et le genou en dehors. C'est la déformation inverse du *Genu valgum*.

géode n.f. Cavité pathologique, généralement de petite taille, creusée dans différents tissus (os, poumon).

géophagie n.f. Ingestion de terre, généralement d'argile, survenant au cours de troubles psychiatriques ou dans un contexte culturel (chez des sujets africains). Elle peut provoquer une anémie par carence martiale.

gériatrie n.f. Spécialité médicale qui traite des personnes âgées, en prenant en compte les modifications métaboliques dues à leur âge ou à leurs pathologies multiples.

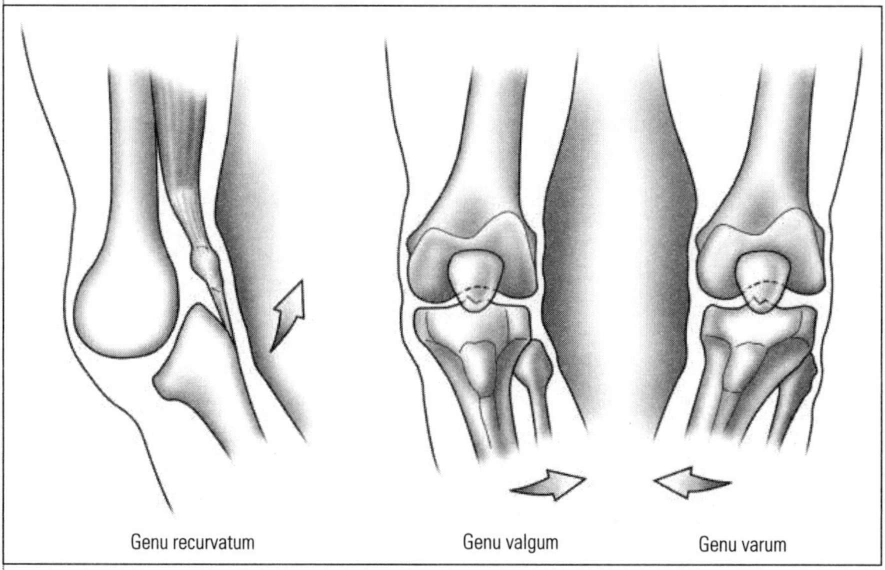

Déformations du genou.

germe n.m. Synonyme de microbe. ***Germe dentaire,*** ébauche embryonnaire des dents qui se calcifiera au cours du développement de la dent.

gérontologie n.f. Étude du vieillissement et de ses conséquences physiologiques et pathologiques.

gérotoxon n.m. Anneau de couleur blanche pouvant apparaître au cours du vieillissement autour de la cornée, et dû à une infiltration de graisse. On le rencontre aussi en cas d'hypercholestérolémie. SYN. *xanthome cornéen.*

gestation n.f. Synonyme de *grossesse.*

-geste Élément du latin *gestare,* « porter ». Ex. : *primigeste.*

G.E.U. n.f. (Abréviation de *grossesse extra-utérine*) Développement de l'embryon en dehors du corps de l'utérus, le plus souvent au niveau d'une trompe. Elle se manifeste par un retard de règles, des douleurs abdominales, des syncopes, et des métrorragies parfois massives et soudaines pouvant être mortelles. Elle doit être traitée chirurgicalement, parfois en urgence, avec souvent ablation de la trompe concernée. Le diagnostic est effectué par échographie ou cœlioscopie.

G.G.T. n.f. Abréviation de *gamma-glutamyl-tranférase.*

G.H. n.f. (Abréviation anglaise de *growth hormone*) Hormone somatotrope sécrétée par le lobe antérieur de l'hypophyse et stimulant la croissance. Une baisse de sa sécrétion est responsable de nanisme, et une sécrétion excessive d'une acromégalie.

G.H.-R.H. (Abréviation anglaise de *growth hormone releasing hormone*) Neurohormone hypothalamique contrôlant la sécrétion de G.H. par l'hypophyse, et dont le taux est régulé par rétrocontrôle négatif.

giardiase n.f. Maladie due à une infestation parasitaire à *Giardia intestinalis,* se localisant au niveau duodénal, et fréquente chez l'enfant et le personnel de crèche. Elle évolue par petites épidémies, et se manifeste par une diarrhée, une asthénie et des douleurs abdominales diffuses. Le diagnostic repose sur l'examen parasitologique des selles, qui se révèle parfois négatif. Son traitement repose sur le métronidazole, parfois en prise orale unique, sous forme retard de Fasigyne® par exemple. SYN. *lambliase.*

gibbosité n.f. Courbure anormale du rachis telle qu'une scoliose ou une cyphose, avec déformation du dos en forme de bosse, pouvant être responsable d'une insuffisance respiratoire restrictive.

Gibert (pityriasis rosé de) Dermatose infectieuse, peu contagieuse, se manifestant par une éruption érythémateuse en macules ovales finement squameuses, d'abord localisée, puis généralisée, pouvant être prurigineuse, et siégeant principalement au niveau du tronc, du cou et de la racine des membres. Il régresse sans cicatrice en 1 ou 2 mois, parfois après plusieurs poussées.

Giemsa (coloration de) Méthode de coloration utilisée en anatomie pathologique et en bactériologie.

gigantisme n.m. Croissance excessive d'un sujet, souvent due à une hypersécrétion hypophysaire d'hormone de croissance rencontrée en cas d'acromégalie. Les sujets ont généralement des capacités intellectuelles réduites et une santé fragile.

Gilbert (maladie de) Maladie héréditaire autosomique dominante, due à un déficit incomplet en glucuronyl transférase hépatique, fréquent et sans conséquence. Elle se manifeste par un ictère à bilirubine non conjuguée survenant en cas de fatigue, d'infection, de jeûne prolongé et régresse par administration d'inducteur enzymatique hépatique (barbiturique).

Gilles de la Tourette (maladie de) Maladie infantile d'origine inconnue, se manifestant par des mouvements involontaires (tics), une écholalie, une coprolalie et des troubles des fonctions supérieures et psychiques.

gingivite n.f. Inflammation de la muqueuse buccale des gencives, se manifestant par des douleurs, des saignements, une congestion, des ulcérations et une hypertrophie. Elle est souvent due à des dépôts de tartre, parfois à une carence en vitamine C, des hémopathies, une intoxication au mercure, des infections, une intolérance à des prothèses dentaires et à des dents de sagesse, entre autres. Le traitement est celui de la cause, comme le détartrage par exemple. Il est aussi symptomatique par bains de bouche.

gingivorragie n.f. Saignement des gencives dû à une pathologie gingivale, une gingivite ou un trouble de l'hémostase comme une thrombopénie.

Ginkor® Médicament veinotonique composé de troxérutine et d'heptaminol, utilisé en traitement symptomatique en cas de poussées d'une maladie hémorroïdaire ou d'une insuffisance veineuse des membres inférieurs, et administré par voie orale en deux prises quotidiennes.

ginseng n.m. Plante aux propriétés tonifiantes, utilisée en médecine traditionnelle chinoise et en phytothérapie.

Givalex® Antiseptique aux propriétés antifongiques, utilisé en bains de bouche en cas d'affections de la cavité buccale ou au cours de soins encadrant une intervention de stomatologie.

glabelle n.f. Saillie médiane de l'os frontal, entre les deux arcades sourcilières.

glaçon n.m. ***Signe du glaçon,*** choc en retour, du foie, de la rate ou d'une tumeur mobile intrapéritonéale, provoqué en cas d'ascite par une palpation brusque et saccadée de l'abdomen.

glaire n.f. Substance claire, liquide et visqueuse, sécrétée en cas d'atteinte muqueuse. Sa composition est voisine de celle du mucus, mais plus consistante et d'aspect semblable à celui du blanc d'œuf cru. Elle est observée dans les expectorations, les selles, etc., et est parfois mêlée de pus en cas d'infection ou de sang lors d'une inflammation. ***Glaire cervicale,*** glaire sécrétée normalement par la muqueuse du col utérin. Sa production augmente au moment de l'ovulation, facilitant le passage du spermatozoïde vers l'utérus. Sa composition est modifiée par la prise de certains contraceptifs oraux.

gland n.m. Extrémité libre, renflée et arrondie, de la verge ou du clitoris.

glande n.f. Organe formé de cellules épithéliales élaborant des sécrétions. ***Glande exocrine,*** glande qui déverse son produit de sécrétion dans un canal excréteur. ***Glande endocrine,*** glande qui déverse ses sécrétions directement dans le sang. ***Glande mixte,*** glande qui déverse ses sécrétions à la fois dans un canal excréteur et dans le sang. ***Glande corticosurrénale,*** glande endocrine formée par les couches superficielles de la surrénale.

Glanzmann (thrombasthénie de) Trouble rare de l'hémostase primaire, consistant en une thrombopathie héréditaire de transmission autosomique récessive. Le nombre des plaquettes est normal, mais elles n'ont pas la propriété de s'agréger pour former un caillot pouvant se rétracter. Cette maladie se manifeste par des hémorragies néonatales et un allongement du temps de saignement.

Glascow (score de) Échelle de mesure des comas, qui permet de juger de l'état de conscience et prend en compte trois critères : l'ouverture des yeux, la réponse verbale et la meilleure réponse motrice. La norme se situe au degré maximal (15), la confusion ou la somnolence entre 8 et 13 et le coma entre 3 et 7. Cette quantification permet d'assurer le suivi évolutif. Elle est utilisée surtout en réanimation et pendant un transport médicalisé.

glaucome n.m. Affection de l'œil caractérisée par l'augmentation de la pression intraoculaire, entraînant une compression de tous les éléments de l'œil, notamment de la rétine, et pouvant aboutir à la cécité. La classification actuelle des glaucomes est basée sur l'état anatomique de l'angle iridocornéen et distingue le glaucome à angle ouvert et le glaucome à angle fermé.

glénoïde adj. Relatif à une cavité articulaire peu profonde s'adaptant à un condyle.

Glibénèse® Antidiabétique oral de la famille des sulfamides hypoglycémiants, de courte durée d'action (4 à 8 heures). Il est administré par voie orale en 2 prises quotidiennes dans le traitement du diabète non insulinodépendant, mais comporte des risques d'hypoglycémie. Il est aussi commercialisé sous le nom de Minidiab®. Glipizide en D.C.I.

glioblastome n.m. Tumeur maligne du système nerveux, formée de cellules nerveuses embryonnaires.

gliome n.m. Tumeur du système nerveux central, développée aux dépens des cellules de la névroglie.

globe n.m. ***Globe de sûreté,*** masse dure formée par l'utérus après la délivrance chez l'accouchée, qui témoigne de la contraction du muscle utérin et préserve la patiente des hémorragies du post-partum. ***Globe vésical,*** vessie distendue douloureuse prenant la forme d'un globe arrondi palpable dans l'hypogastre et rencontrée au cours des rétentions urinaires. En cas d'absence de diurèse, sa présence fait évoquer une rétention urinaire et son absence une anurie d'origine rénale.

globine n.f. Fraction protéique de l'hémoglobine, formée de deux chaînes a et deux chaînes b de structure hélicoïdale, liée à l'hème.

globule n.m. Formation arrondie de petite taille.

globulin n.m. Autre nom des plaquettes sanguines.

globuline n.f. Variété de protéine sanguine de poids moléculaire élevé. On distingue les globulines α, β et γ. Leur concentration sanguine reste stable ainsi que leurs proportions relatives, sauf au cours de certaines maladies.

glomérule n.m. ***Glomérule rénal,*** structure fonctionnelle rénale appartenant au néphron, mettant en contact la circulation capillaire (afférente et efférente) avec le système d'excrétion urinaire. C'est à ce niveau que les déchets du métabolisme sont filtrés et que l'urine primitive se forme (sa composition est ensuite modifiée dans les voies excrétrices rénales, notamment les tubules, pour former l'urine définitive).

glomérulohyalinose n.f. Microangiopathie du glomérule rénal, observée chez le sujet diabétique, et caractérisée par un dépôt hyalin responsable d'un épaississement de la membrane basale des capillaires du glomérule. Elle se manifeste par une protéinurie et un syndrome néphrotique, et risque d'évoluer vers une insuffisance rénale chronique. SYN. *syndrome de Kimmelstiel-Wilson.*

glomérulonéphrite n.f. Maladie rénale caractérisée par une atteinte inflammatoire du glomérule rénal, le plus souvent d'origine immunitaire. Elle se manifeste par une protéinurie, parfois une hématurie, un syndrome néphrotique, une hypertension artérielle et des œdèmes. Elle est le plus souvent secondaire à une infection bactérienne à streptocoque, à une infection virale ou parasitaire (bilharziose, filaire) ou à une maladie générale auto-immune tel le lupus. L'évolution peut être aiguë, subaiguë ou chronique, avec un risque d'insuffisance rénale aiguë ou chronique. Le traitement repose souvent sur une corticothérapie.

glomérulopathie n.f. Maladie caractérisée par une atteinte du glomérule rénal, primitive ou secondaire, aiguë ou chronique.

glomus n.m. Organite richement innervé, constitué de vaisseaux capillaires anastomosés en peloton, contenant des récepteurs chimiosensibles et siégeant principalement à la bifurcation carotidienne *(glomus carotidien)* et au golfe de la veine jugulaire, à la base du crâne *(glomus jugulaire).*

gloss(o)- Élément du grec *glôssa,* « langue ». Ex. : *nerf glossopharyngien.*

glossine n.f. Mouche africaine responsable de la trypanosomiase. SYN. *mouche tsé-tsé.*

glossite n.f. Inflammation de la langue.

glossodynie n.f. Douleur de la langue très localisée, ne correspondant pas à un territoire physiologique d'innervation, et rencontrée dans certaines maladies psychiatriques.

glossopharyngien, enne adj. ***Nerf glossopharyngien,*** neuvième paire de nerfs crâniens innervant la langue et le pharynx.

glotte n.f. Partie du larynx comprise entre les deux cordes vocales.

glucagon n.m. Hormone sécrétée par les cellules α des îlots de Langerhans du pancréas. Elle a une action hyperglycémiante, stimule la sécrétion d'insuline, favorise la libération des catécholamines et le catabolisme des graisses.

glucide n.m. Sucre constituant la matière vivante, formé de carbone, d'hydrogène et d'oxygène. On distingue les sucres simples et les sucres complexes. Leur rôle est essentiellement énergétique. Ils fournissent 4 calories par gramme. Leur apport alimentaire quotidien doit être de 300 g environ. SYN. *hydrate de carbone.*

glucocorticoïde n.m. Hormone sécrétée par la glande surrénale, ayant la propriété d'activer la néoglycogenèse et la glycogénogenèse et d'augmenter le catabolisme protéique. Il agit sur le métabolisme lipidique en augmentant le tissu adipeux et a des effets anti-inflammatoi-

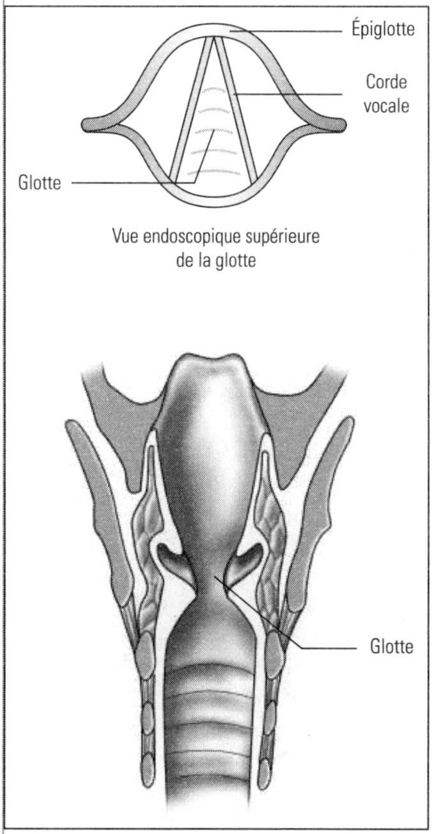

Glotte, vue endoscopique et sur une coupe frontale du larynx.

res, antiallergiques et immunosuppresseurs. Il est utilisé sous le nom d'hydrocortisone, notamment en hormonothérapie substitutive, en cas d'insuffisance surrénalienne.

glucogenèse n.f. Voir *glycogenèse.*

Glucophage® Antidiabétique oral de la famille des biguanides, administré en 2 ou 3 prises, à chaque repas. Utilisé dans le diabète non insulinodépendant, il est particulièrement efficace chez le sujet présentant un surpoids. Il comporte un risque d'acidose lactique, notamment en cas d'insuffisance hépatique ou rénale, d'infection ou d'injection d'iode, et ne doit pas être donné au sujet âgé. Metformine en D.C.I.

Glucor® Antidiabétique oral, administré en 3 prises, au début de chaque repas, utilisé en cas de diabète non insulinodépendant. Inhibiteur des alpha-glucosidases intestinales, il retarde la digestion des glucides et réduit l'hyperglycémie postprandiale. Son efficacité est prouvée après quelques mois de traitement. Il peut être responsable de troubles digestifs (flatulence, météorisme, diarrhée, etc.). Acarbose en D.C.I.

glucose n.m. Sucre simple formant une molécule constituée de six atomes de carbone (hexose). Il est la principale source d'énergie de l'organisme et représente le substrat énergétique exclusif du cerveau. Il est apporté par l'alimentation et stocké sous forme de glycogène dans le foie, puis utilisé à la demande. Il est également produit par néoglucogenèse à partir de lipides et de protéines en cas de besoin.

glucose-6-phosphate déshydrogénase n.m. Voir *G-6-PD.*

glucuronoconjugaison n.f. Réaction chimique hépatique consistant à greffer une molécule d'acide glucuronique sur des substances endogènes ou exogènes dans le but de diminuer leur toxicité.

glucuronyl-transférase n.f. Enzyme hépatique assurant la glucuronoconjugaison.

glutamique adj. ***Acide glutamique,*** acide aminé pouvant être synthétisé par l'organisme, et jouant un rôle dans le métabolisme des cellules nerveuses notamment.

glutathion n.m. Petite protéine, substrat de réaction d'oxydoréduction cellulaire. C'est un antidote des intoxications par surdosage en paracétamol, en permettant son élimination hépatique sans toxicité. Elle est alors administrée par voie intraveineuse sous forme de N-acétylcystéine (Fluimucyl®), précurseur du glutathion.

gluten n.m. Protéine contenue dans les farines de blé, de seigle, d'avoine et d'orge, et pouvant induire des allergies alimentaires responsables d'atrophie villositaire totale, observée lors de la maladie cœliaque. Elle se manifeste par une malabsorption. Le traitement repose sur un régime sans gluten.

glyc(o)- Élément du grec *glukus*, « doux », entrant dans la composition de mots concernant les sucres et les glucides. Ex. : *glycémie.*

glycémie n.f. Concentration de glucose dans le sang circulant, normalement constante à jeun entre 0,7 et 1,10 g/l de sang (soit 3,9 à 6 mmol/l). Son élévation constitue l'hyperglycémie (observée au cours du diabète) et son abaissement l'hypoglycémie.

glycéride n.m. Variété de lipide formée par la combinaison de cholestérol et d'acides gras. On distingue les monoglycérides, les diglycérides et les triglycérides.

glycérine n.f. Voir *glycérol.*

glycérol n.m. Combinaison d'ester et de lipide, utilisé pour ses propriétés laxatives lubrifiantes sous la forme de suppositoires, et comme excipient dans l'industrie, notamment pharmaceutique. SYN. *glycérine.*

glycocolle n.m. Acide aminé pouvant être synthétisé par l'organisme.

glycogénase n.f. Enzyme hépatique permettant la dégradation du glycogène hépatique en glucose, et ainsi de maintenir une glycémie normale entre les repas.

glycogène n.m. Grosse molécule de stockage hépatique et musculaire des glucides. Seul le glycogène hépatique, par dégradation en glucose, contribue au maintien de la glycémie entre les repas. Le glycogène musculaire est utilisé localement.

glycogenèse n.f. Ensemble des réactions chimiques permettant la formation de glucose, soit libéré à partir du glycogène, soit formé à partir de lipides ou d'acides aminés (voir néoglycogenèse). On trouve aussi *glucogenèse.*

glycogénogenèse n.f. Formation de glycogène essentiellement à partir de glucose.

glycogénolyse n.f. Catabolisme du glycogène permettant de libérer du glucose, afin de maintenir la glycémie chez le sujet à jeun.

glycogénose n.f. Maladie métabolique due à un défaut d'utilisation de glycogène et un déficit enzymatique, et responsable d'accumulation hépatique et musculaire de glycogène. Elle se manifeste par des hypoglycémies sévères, des cardiomyopathies, un retard de croissance, une hépatomégalie et, dans certaines formes, par des myopathies.

glycorachie n.f. Concentration de glucose dans le liquide céphalorachidien, normalement comprise entre 2,8 et 4,2 mmol/l, soit la moitié de la glycémie. Elle diminue en cas de méningite bactérienne ou cancéreuse.

glycorégulation n.f. Régulation du métabolisme des sucres qui fait intervenir le foie et les muscles en tant qu'organes de réserve, les glandes endocrines qui contrôlent les phénomènes biochimiques et le système nerveux qui intervient dans les situations d'urgence.

glycosidase n.f. Enzyme de la bordure en brosse de l'intestin grêle, qui permet la dégradation des sucres, favorise leur absorption. Cette enzyme est inhibée dans un but thérapeutique par le Glucor®, antidiabétique oral.

glycosurie n.f. Anomalie caractérisée par la présence de sucre dans les urines.

-gnath- Élément du grec *gnathos*, « mâchoire », entrant dans la composition de mots concernant les maxillaires. Ex. : *prognathisme.*

gnosie n.f. Capacité à reconnaître la forme et la fonction d'un objet par la vue ou le toucher.

godet n.m. ***Signe du godet,*** signe clinique de rétention hydrosodée, caractérisée la persistance de l'empreinte d'un doigt lorsqu'on l'applique sur une zone œdémateuse.

goitre n.m. Augmentation bénigne du volume de la glande thyroïde, responsable d'une tuméfaction plus ou moins volumineuse de la région antérieure du cou.

Goldblatt (syndrome de) Hypertension artérielle, secondaire au rétrécissement d'une ou des deux artères rénales. SYN. *hypertension rénovasculaire.*

Golgi (appareil de) Structure cellulaire intracytoplasmique constituée de sacs, participant à la formation des sucres et stockant les produits de synthèse du réticulum endoplasmique.

gomme n.f. Lésion infectieuse des téguments survenant au cours de la tuberculose et de la syphilis, sous forme d'une nodosité hypodermique évoluant vers un ramollissement, puis, après ouverture accompagnée de l'écoulement d'un liquide ressemblant à une solution de gomme, vers un ulcère et une cicatrice scléreuse.

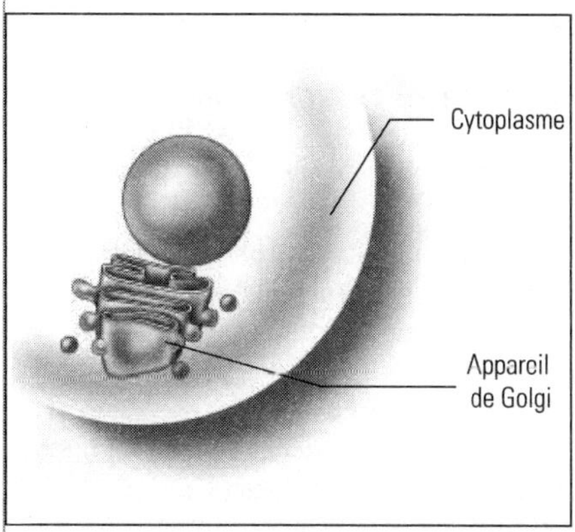

Cellule.

gonade n.f. Glande génitale (testicule et ovaire) produisant les gamètes.

gonadostimuline n.f. Hormone d'origine hypophysaire (F.S.H., L.H. ou I.C.S.H.) ou placentaire (H.C.G.), régulant le fonctionnement des glandes génitales mâle et femelle. SYN. *gonadotrophine, prolan, hormone gonadotrope.*

gonadotrophine A n.f. Hormone sécrétée par l'hypophyse et stimulant, chez la femme, la maturation du follicule ovarien et chez l'homme, la formation des spermatozoïdes. SYN. *F.S.H.*

gonadotrophine B n.f. Hormone sécrétée par l'hypophyse. Chez la femme, elle provoque l'ovulation et stimule la sécrétion de progestérone. Chez l'homme, elle stimule la production de testostérone. SYN. *L.H.*

gonalgie n.f. Douleur du genou.

gonarthrite n.f. Inflammation de l'articulation du genou.

gonarthrose n.f. Rhumatisme chronique dégénératif de l'articulation du genou.

goniomètre n.m. Appareil de mesure des angles formés par les articulations lors de mouvements extrêmes, ou par les reliefs osseux de la face, en anthropométrie.

gonococcie n.f. Infection due au gonocoque. Ce terme désigne habituellement la blennorragie.

gonocoque n.m. Diplocoque Gram négatif responsable de la blennorragie. SYN. *Neisseria gonorrhoeae.*

gonorrhée n.f. Écoulement urétral observé au cours de la blennorragie.

Goodpasture (syndrome de) Maladie auto-immune des sujets jeunes, rare, associant une atteinte rénale par glomérulonéphrite et une atteinte pulmonaire par alvéolite hémorragique. Son traitement repose sur une corticothérapie.

Gougerot-Sjögren (syndrome de) Sécheresse des muqueuses, en particulier buccale et oculaire, due à une insuffisance de production de salive et de larmes, d'origine auto-immune, souvent associée à des maladies de système (lupus, sclérodermie, etc.) et à la polyarthrite rhumatoïde. SYN. *syndrome sec.*

gourme n.f. **1.** Impétigo de la face. **2.** Ensemble des lésions croûteuses ou impétiginisées de la face.

goutte n.f. Arthrite microcristalline due à une hyperuricémie, classiquement localisée au niveau du gros orteil, et caractérisée par une douleur inflammatoire très intense et une coloration rouge de l'articulation. Elle évolue par crises d'arthrite avec hyperesthésie cutanée, et on retrouve parfois des dépôts sous-cutanés d'urates (tophus). Le traitement de fond, préventif des crises, repose sur le régime et un uricosurique (allopurinol). Le traitement de la crise utilise la colchicine. ***Goutte épaisse,*** méthode de laboratoire de concentration utilisée pour rechercher des plasmodiums en cas de paludisme.

gouttière n.f. Appareillage plâtré ou métallique, utilisé pour la contention orthopédique.

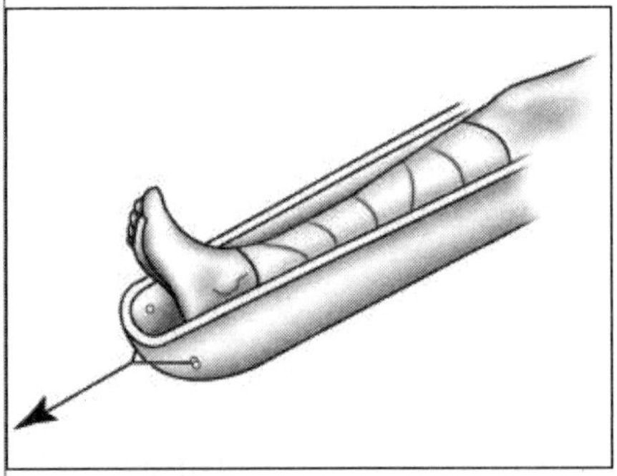

Gouttière.

G.P.E. n.f. (Abréviation de *gastrostomie percutanée par voie endoscopique*) Geste endoscopique permettant de poser une sonde d'alimentation gastrique en traversant la paroi abdominale, et en bloquant cette sonde par une collerette.

Gram (coloration de) Méthode de coloration permettant de distinguer deux grands groupes de bactéries, les bactéries Gram positif et celles Gram négatif.

-gramme Élément du grec *gramma,* « lettre », entrant dans la composition de mots concernant les enregistrements graphiques. Ex. : *électrocardiogramme, électroencéphalogramme.*

grand n.m. ***Grand mal,*** crise d'épilepsie tonicoclonique généralisée d'emblée, avec perte de connaissance, morsure de la langue et émission d'urines.

Granocyte® Médicament facteur de croissance hématopoïétique, stimulant la production de leucocytes. Il est administré par voie sous-cutanée ou intraveineuse, notamment en traitement préventif ou curatif des neutropénies induites par des chimiothérapies. Lenograstim en D.C.I.

granul(o)- Élément du latin *granulum,* « petit grain », entrant dans la composition de mots concernant tout ce qui contient des grains ou des granulations. Ex. : *granulie.*

granulation n.f. ***Granulation arachnoïdienne,*** lieu de production du liquide céphalorachidien. SYN. *granulation de Pacchioni.*

granulie n.f. Forme aiguë de la tuberculose comportant des granulations disséminées des poumons et des autres organes.

granulocytaire adj. Qui se réfère aux granulocytes. ***Lignée granulocytaire,*** ensemble des cellules jeunes de la moelle osseuse donnant naissance aux granulocytes sanguins.

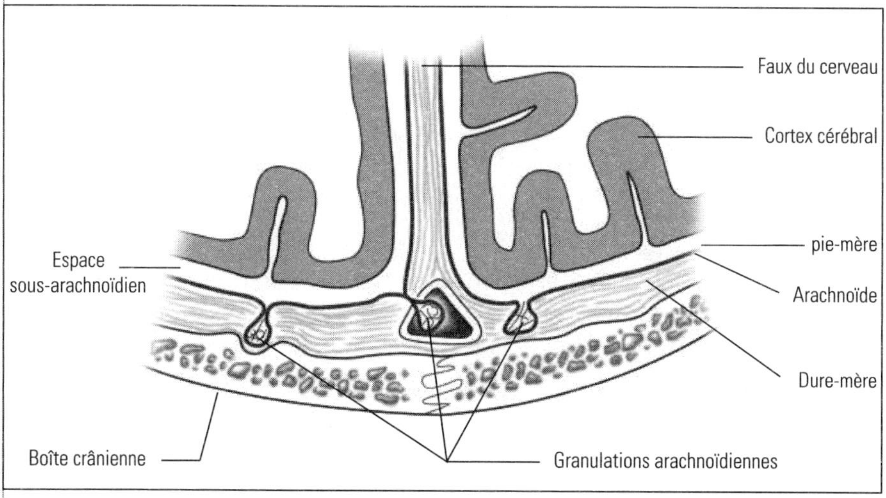

Méninge et espace sous-arachnoïdien.

granulocyte n.m. Globule blanc à noyau segmenté. SYN. *polynucléaire.*

granulome n.m. Tumeur d'origine inflammatoire, formée de tissu conjonctif riche en cellules.

granulopénie n.f. Diminution du nombre des granulocytes dans le sang.

-graphie Élément du grec *graphein*, « écrire », entrant dans la composition de mots concernant : **1.** Tout ce qui a trait à l'écriture. Ex. : *agraphie.* **2.** Tout examen qui comporte un enregistrement écrit. Ex. : *gammagraphie.* **3.** Par extension, examen radiographique d'un organe. Ex. : *cystographie.* On trouve aussi *graph(o)-.*

graphologie n.f. Science qui étudie les types d'écriture, en vue de déterminer, à partir de l'analyse de certaines caractéristiques, le caractère de l'individu.

graphomanie n.f. Pathologie psychiatrique poussant le sujet à écrire une succession de mots et de symboles, sans suite logique ni signification.

grasping n.m. Réflexe de préhension au cours duquel le sujet agrippe le doigt que lui présente le médecin dès qu'il se trouve à portée. Il est normal chez le nouveau-né, et disparaît ensuite. Il est pathologique à l'âge adulte, et traduit un syndrome frontal.

gravid(o)- Élément du latin *gravis*, « lourd », qui entre dans la composition de mots concernant la grossesse. Ex.: *accident gravidocardiaque.*

gravidique adj. **1.** Relatif à la grossesse. **2.** Qui a lieu pendant la grossesse.

gravidité n.f. État d'une femme enceinte.

greffe n.f. Implantation chez un individu d'un organe (rein, foie, cœur) ou de tissus (peau, os, nerf, vaisseaux, moelle osseuse).

greffon n.m. Organe ou tissu prélevé chez le sujet lui-même ou chez un donneur, en vue d'être greffé.

grêle n.m. ***Grêle radique,*** lésion de l'intestin grêle consécutive à une irradiation, se manifestant en phase aiguë par une diarrhée et pouvant se compliquer de sténose plusieurs années plus tard. ***Intestin grêle,*** voir *iléon.*

grenouillette n.f. Kyste d'origine salivaire développé sur la ligne médiane de la face inférieure de la langue, dans l'épaisseur du plancher buccal.

Griding test Méthode de détection clinique d'une lésion méniscale consistant à provoquer une douleur en mettant le genou en rotation externe ou interne.

griffe n.f. ***Maladie des griffes du chat,*** maladie infectieuse bactérienne provoquée par des griffures d'animaux. Évoluant pendant plusieurs semaines, elle se manifeste par une atteinte ganglionnaire inflammatoire, sans fièvre, avec parfois un cordon de lymphangite drainant le territoire griffé vers les ganglions. Les ganglions sont fermes, volumineux et indolores au début, puis se ramollissent, et évoluent vers une suppuration et la formation de fistules. Elle nécessite un traitement antibiotique par des tétracyclines pendant 2 ou 3 semaines. SYN. *lymphoréticulose.* ***Griffe cubitale,*** position de la main observée au cours de paralysies cubitales, et caractérisée par l'hyperextension de la première phalange et la flexion des deux dernières phalanges de l'annulaire et de l'auriculaire, seuls doigts innervés par le nerf cubital.

grippe n.f. Infection virale épidémique, contagieuse et saisonnière, se manifestant par une fièvre importante, des céphalées, une asthénie, des arthralgies, des myalgies et une rhinorrhée, et dont le virus responsable, le *Myxovirus Influenza,* a un fort pouvoir de mutation. Elle comporte un risque de complications pulmonaires et peut s'avérer létale pour les sujets fragiles, âgés ou présentant une maladie chronique. Sa prévention repose sur la vaccination, effectuée annuellement, chez les sujets âgés, immunodéprimés ou souffrant de pathologies chroniques. ***Grippe de hanche,*** inflammation de la capsule articulaire de la hanche, d'étiologie virale, survenant chez l'enfant et se manifestant par une douleur de la hanche, une impotence fonctionnelle à la marche et une fièvre modérée. L'évolution est favorable et sans complication. SYN. *synovite aiguë de hanche de l'enfant.*

Grisefuline® Antifongique administré au cours des infections à dermatophytes (teignes, onychomycose, etc.). Griséofulvine en D.C.I.

grossesse n.f. État d'une femme depuis la fécondation de l'ovule jusqu'à l'accouchement. SYN. *gestation.* ***Grossesse extra-utérine,*** voir *G.E.U.*

groupe n.m. ***Groupe sanguin,*** catégorie de sang déterminée en fonction de certaines caractéristiques, en vue d'une transfusion sanguine. Le système A, B, O se divise en 4 groupes A, AB, B et O, déterminés par la présence de 2 agglutinogènes (A et B) dans les globules rouges et de 2 agglutinines (α et β) dans le sérum. A est incompatible avec α et B est incompatible avec β. Les combinaisons possibles sont donc au nombre de 4 : Aβ (groupe A), AB (groupe AB, receveur universel), Bα (groupe B) et $\alpha\beta$ (groupe O, donneur universel). Le système A, B, O comporte des sous-groupes, car il existe plusieurs variétés d'agglutinogènes A (A_1, A_2, A_3). Le système Rhésus est déterminé par la présence (ou l'absence) d'un agglutinogène des globules rouges, indépendant des précédents (l'antigène Rhésus ou Rh). Il existe donc deux groupes Rhésus : Rhésus + (agglutinogène présent) et Rhésus – (agglutinogène absent). Ce système peut être responsable d'accidents chez un nouveau-né Rh+ (engendré par un père Rh+) dont la mère est Rh– (incompatibilité fœtomaternelle). D'autres groupes sanguins : les systèmes MN, P, Kell, Kidd, Duffy, sont liés à la présence d'autres agglutinogènes et sont rarement à l'origine d'accidents transfusionnels. Les groupes sanguins sont fixes et immuables chez les individus. Leur transmission obéit à un mécanisme génétique. Les groupes leucocytaires liés à la présence de nombreux antigènes sur les globules blancs constituent le système H.L.A. qui joue un rôle important dans les transplantations d'organes. Les groupes sériques liés à des variétés différentes de protéines, et notamment de globulines, forment les haptoglobines, les a_2-macroglobulines, les transferrines, les b-lipoprotéines. ***Groupes tissulaires,*** ensemble des caractères propres à chaque individu, déterminés par la présence d'antigènes particuliers appartenant au système H.L.A., fixés sur les globules blancs et les tissus.

growth hormone Voir *G.H.*

growth hormone releasing hormone Voir *G.H.-R.H.*

guanine n.f. Base purique, constituant élémentaire du code génétique de l'A.D.N. ou de l'A.R.N.

guérison n.f. Retour sans séquelle à l'état de santé initial tel qu'il était avant toute pathologie.

-gueusie Élément du grec *gueusis*, « goût ». Ex. : *agueusie.* SYN. *gust-.*

Guillain-Barré (syndrome de) Polyradiculonévrite aiguë, se manifestant par une paralysie ascendante hypotonique et des risques d'atteinte respiratoire. Il existe une dissociation albuminocytologique du liquide céphalorachidien (augmentation de l'albuminorachie sans augmentation du nombre de cellules).

gust- Élément du latin *gustus*, « goût ». Ex. : *gustatif.* SYN. *-gueusie.*

gustation n.f. Sens du goût, la sensibilité aux saveurs principales (sucré, salé, amer, acide) étant transmise par les papilles linguales, et les autres sensations complexes par l'olfaction.

Guthrie (test de) Test biologique précoce utilisé pour dépister la phénylcétonurie, et pratiqué systématiquement à la naissance, sur une goutte de sang prélevée au talon du nouveau-né.

gynandrie n.f. Pseudohermaphrodisme partiel chez la femme qui présente certains caractères sexuels secondaires masculins. En outre, une hypertrophie du clitoris et une soudure des grandes lèvres simulent grossièrement le pénis et le scrotum.

gynécologie n.f. Branche de la médecine consacrée à l'étude de l'appareil génital féminin et de ses affections.

gynécomastie n.f. Augmentation de volume des seins chez l'homme.

Gynergène® Médicament vasoconstricteur dérivé de l'ergot de seigle, et utilisé en traitement des crises de migraine. Il est administré en une prise orale en début de crise, renouvelable 30 minutes plus tard si la douleur persiste. Tartrate d'ergotamine en D.C.I.

gynoïde adj. De morphologie de type féminin.

H

5 H.I.A.A. Abréviation de *acide 5 hydroxy-indol-acétique**.

5 hydroxy-indol-acétique n.m. ***5 hydroxy-indol-acétique (acide),*** produit de dégradation de la sérotonine. Il est éliminé par voie rénale, recherché dans les urines de 24 heures après régime (normale : 10-45 mmol/24 heures). Il augmente en cas de syndrome carcinoïde responsable de diarrhée et de flush. ABRÉV. *5 H.I.A.A.*

habenula n.f. Zone du cerveau appartenant à l'épithalamus, constituée de fibres nerveuses transmettant des informations et des influx olfactifs à des noyaux du tronc cérébral.

habitus n.m. Aspect général du corps indiquant l'état de santé du sujet.

Haemophilus ***Haemophilus ducreyi,*** bactérie responsable du chancre mou. ***Haemophilus influenzae,*** bacille Gram négatif responsable d'infections bronchopulmonaires pouvant survenir notamment comme complications de la grippe chez l'adulte. Chez l'enfant, il peut être responsable de pneumopathies, de méningite, d'otite ou d'épiglotitte. Il est parfois responsable d'arthrite. Le traitement de première intention repose sur l'ampicilline ou l'Augmentin®. SYN. *bacille de Pfeiffer.* ***Haemophilus pertussis,*** bactérie responsable de la coqueluche. SYN. *Bordetella pertussis.*

Hageman (facteur) Facteur XII de la coagulation, vitamine K dépendant. Son déficit est rare et non responsable de syndrome hémorragique mais uniquement d'anomalies biologiques (allongement du temps de céphaline activé).

Hakim et Adams (syndrome de) Synonyme de *hydrocéphalie** à pression normale, maladie décrite pour la première fois par ces deux médecins en 1965.

Haldol® Médicament de la famille des neuroleptiques, aux effets antipsychotiques principalement antihallucinatoires et sédatifs. Il est administré par voie orale en 2 ou 3 prises (comprimé ou gouttes), par voie injectable intramusculaire, voire intraveineuse. Il est aussi utilisé en cas de tics, notamment dans la maladie de Gilles* de la Tourette. La forme retard est commercialisée sous le nom de Haldol Décanoas® administrée par voie intramusculaire une fois par mois. Halopéridol en D.C.I.

hâle n.m. Couleur brune prise par la peau après une exposition solaire, due à une production accrue de mélanine.

haleine n.f. Odeur de l'air expiré. Elle peut évoquer une intoxication éthylique aiguë ou certaines pathologies ; par exemple, elle a une odeur de pomme dans l'acidocétose diabétique et une odeur caractéristique *(Foetor hepaticus)* dans l'encéphalopathie hépatique.

Halfan® Médicament antiparasitaire antipaludéen, administré par voie orale en trois prises espacées de 6 heures en dehors des repas (répéter une nouvelle cure identique

7 jours plus tard). Il est utilisé en traitement curatif des crises de paludisme à *Plasmodium falciparum*. Le risque de troubles du rythme cardiaque en limite aujourd'hui l'utilisation. Halofantrine en D.C.I.

halitose n.f. Mauvaise haleine, en rapport généralement avec des pathologies infectieuses O.R.L. (sinusite par exemple), stomatologiques (caries, parodontopathie). Les causes digestives sont rares.

hallucination n.f. Fausse perception ne correspondant pas à la réalité, non critiquée par le patient. Elle peut concerner les cinq sens (toucher, vue, odorat, goût, ouïe) ou la représentation corporelle et/ou psychique du sujet. Elle est le plus fréquemment auditive, les sujets percevant des bruits ou des voix imaginaires ou visuelles. On la rencontre notamment en cas de psychoses, de pathologies organiques (démence par exemple) ou de consommation de toxiques.

hallucinogène adj. Qui est responsable d'hallucinations, en parlant d'une pathologie ou d'un toxique comme le L.S.D.

hallucinose n.f. Phénomène sensoriel analogue à l'hallucination, mais dont le malade admet l'irréalité et qui ne bouleverse pas sa personnalité.

hallux n.m. Gros orteil. ***Hallux rigidus***, raideur du gros orteil avec douleurs à la marche, due à une arthrose métatarsophalangienne du gros orteil. ***Hallux valgus***, déviation du gros orteil vers l'extérieur avec parfois subluxation de l'articulation métatarsophalangienne. ***Hallux varus***, déviation d'un gros orteil anormalement large vers l'intérieur, de 75 à 90° par rapport au 2e orteil.

halo- Élément du grec *halos*, « sel ». Préfixe désignant le chlore et les éléments de la même colonne (VII-A) du tableau de la classification périodique des éléments de Mendeleev (brome, iode, fluor, manganèse).

halo n.m. Cercle entourant la pupille de l'œil en cas de glaucome.

halogène n.m. Terme employé pour désigner le chlore et les éléments chimiques tels le brome, l'iode, le fluor et l'astate, rangés dans la même colonne du tableau périodique de Mendeleïv.

halothane n.m. Anesthésique volatil administré au masque sous forme de vapeur.

Halsted (opération de) Intervention chirurgicale qui consiste à enlever la glande mammaire, les muscles pectoraux et les ganglions du creux de l'aisselle pour traiter un cancer du sein.

hamartome n.m. Malformation d'aspect tumoral et d'évolution généralement bénigne, comportant un mélange anormal de tissus normaux.

Ham-Dacie (test de) Test biologique d'hémolyse effectué pour rechercher une fragilité anormale de la membrane des hématies, en mettant en contact les hématies du patient avec un sérum acidifié. Il permet le diagnostic d'hémoglobinurie paroxystique nocturne (maladie de Marchiafava-Micheli*). On peut aussi utiliser, aux mêmes fins, un test d'hémolyse au sucrose.

Hamolsky (test de) Examen biologique qui permet de déterminer la saturation des protéines porteuses des hormones thyroïdiennes. Couplé au dosage de la thyroxine, ce test permet de connaître la concentration d'hormone thyroïdienne T4 (thyroxine) libre. SYN. *T_3 test.*

hanche n.f. **1.** Région correspondant à la jonction du membre inférieur avec le tronc.

2. Articulation du fémur avec l'os iliaque. SYN. *articulation coxofémorale.*

Hancock (valve de) Bioprothèse valvulaire cardiaque, constituée d'une valve aortique de porc qui, après un traitement de stabilisation des tissus porcins, est montée sur un cadre plastique (de Téflon®) qui permet son insertion dans le cœur du patient. Elle ne nécessite pas d'anticoagulation, mais sa durée de vie est limitée.

handicap n.m. Déficience ou incapacité entravant l'accomplissement du rôle social d'un individu. Les handicapés adultes peuvent bénéficier de mesures d'assistance et de solidarité centralisées par la C.O.T.O.R.E.P. *(Commission technique d'orientation et de reclassement professionnel)*, structure nationale qui dépend de la Caisse d'allocations familiales.

handicapé n. et adj. Sujet diminué dans ses facultés physiques ou mentales.

Hand-Schüller-Christian (maladie de) Maladie caractérisée par une anomalie du métabolisme des lipides qui commence à se manifester dans l'enfance, entre 3 et 10 ans, généralement chez des garçons. Elle est responsable d'une surcharge en cholestérol des cellules histiocytaires et correspond à une forme généralisée chronique de l'hystiocytose X. Elle se traduit par une triade caractéristique associant un diabète insipide, une exophtalmie et des lacunes d'ostéoporose localisées au niveau du crâne. Elle peut aussi se manifester de façon inconstante par des xanthomes, un retard de croissance et une hépatosplénomégalie. L'évolution est lente, imprévisible et parfois grave.

Hansen (bacille de) Bacille responsable de la lèpre. SYN. *mycobacterium lepræ.*

haploïde adj. Qui ne possède qu'un seul lot de chromosomes, contrairement aux autres cellules de l'organisme qui en contiennent deux. C'est une caractéristique des cellules reproductrices des espèces sexuées, la fusion des gamètes mâles et femelles permettant de rétablir le nombre « normal » de chromosomes.

haplotype n.m. **1.** Ensemble des gènes provenant soit du père, soit de la mère. **2.** Ensemble des gènes portés par un des deux chromosomes constituant une paire.

haptène n.m. Molécule de petite taille, incapable par elle-même de déclencher une réaction immunitaire mais qui induit une telle réaction quand elle est couplée à une macromolécule.

haptoglobine n.f. Glycoprotéine plasmatique se fixant sur l'hémoglobine plasmatique libre et dont la concentration augmente au cours des états inflammatoires et diminue lors des hémolyses.

Hargraves (cellule de) Globule blanc (polynucléaire neutrophile) contenant une vaste inclusion basophile correspondant à une vacuole de phagocytose et des débris de polynucléaires détruits. Les cellules de Hargraves sont présentes dans le sang en cas de lupus érythémateux disséminé (L.E.D.), et sont quasi pathognomoniques de cette maladie. SYN. *cellule L.E.**.

haricot n.m. Récipient en métal ou en plastique en forme de haricot, utilisé lors des soins pour recueillir des liquides biologiques, le matériel souillé, etc.

Hartnup (maladie de) Maladie héréditaire due à un trouble du métabolisme d'un acide aminé (tryptophane). Elle se manifeste par une éruption érythémateuse cutanée ayant les caractéristiques de la pellagre, une atteinte cérébelleuse (ataxie) et parfois un retard mental.

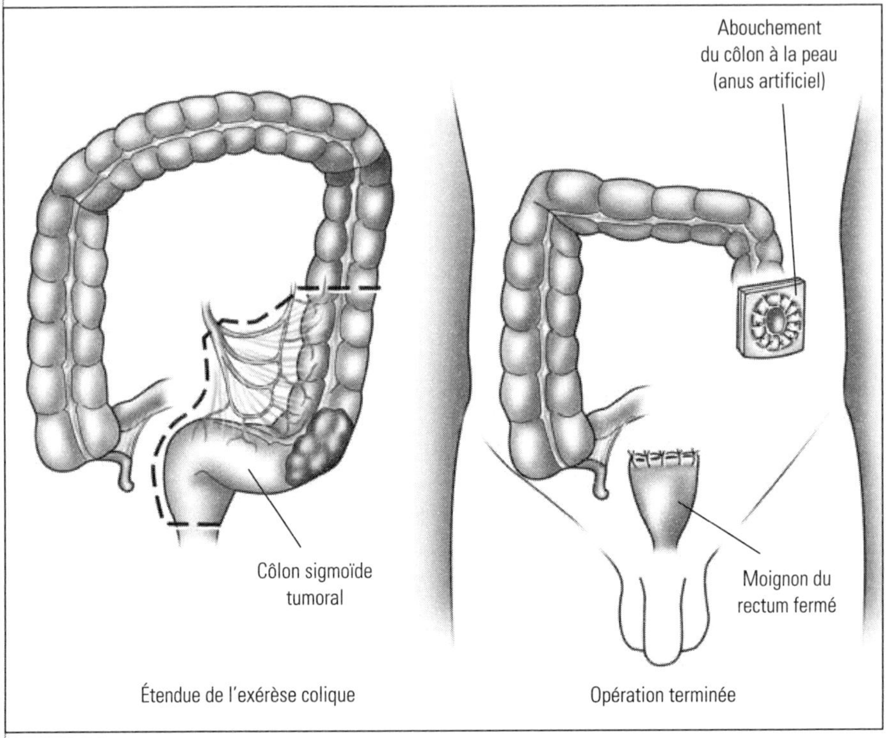

Opération de Hartmann.

Hartmann (opération de) Ablation du côlon sigmoïde et de la partie haute du rectum, sans rétablissement de continuité. L'extrémité proximale du côlon est abouchée à la peau pour former un anus artificiel.

Harzer (signe de) Signe d'hypertrophie ventriculaire droite souvent compliquée d'hypertension artérielle pulmonaire. Il se manifeste par un déplacement de la perception des battements cardiaques de la pointe du cœur vers le creux xiphoïdien.

haschich n.m. Résine extraite du chanvre indien (cannabis), utilisée comme euphorisant. Il est fumé, mélangé à du tabac, ou ingéré. Sa consommation régulière expose à une toxicomanie. Considéré comme une « drogue douce », il est en vente libre dans certains pays comme les Pays-Bas, mais sa vente et sa consommation sont illicites en France.

Hashimoto (thyroïdite de) Affection de la thyroïde caractérisée par un goitre et, en anatomie pathologique, par une infiltration lymphoplasmocytaire diffuse, une oblitération des vésicules thyroïdiennes, une fibrose et la présence de cellules particulières, les cellules de Hürthle. C'est une affection auto-immune dans laquelle on retrouve des anticorps antithyroïdiens et qui évolue vers une insuffisance thyroïdienne.

haustrations n.f.pl. Aspect radiologique caractéristique du côlon, avec des segments séparés par des incisures.

Havlane® Médicament appartenant à la famille des benzodiazépines de durée d'action intermédiaire (demi-vie de 8 heures), utilisé pour ses propriétés hypnotiques, déclenchant le sommeil. Il existe un risque de dépendance, aussi sa prescription est limitée à 1 mois. Loprazolam en D.C.I.

Havrix® Vaccin inactivé contre l'hépatite A. Il est administré en deux injections intramusculaires au niveau du deltoïde entre 6 et 12 mois d'intervalle. La protection dure un an après une injection et 10 ans après deux injections. Il est recommandé aux voyageurs en zone d'endémie, aux personnels de santé, ainsi qu'aux sujets immunodéprimés ou présentant une maladie chronique du foie comme une cirrhose.

Hay (réaction de) Test biologique permettant la recherche d'acides biliaires urinaires.

Hb. Abréviation d'*hémoglobine.*

HbA1$_c$ Abréviation d'*hémoglobine* glycosylée.*

H.D.L. n.f. (Abréviation de *high density lipoprotein*) Lipoprotéine de haut poids moléculaire transportant du cholestérol. ◆ n.m. ***H.D.L. cholestérol,*** cholestérol contenu dans les lipoprotéines de haut poids moléculaire. C'est le « bon » cholestérol, dont la concentration diminue en cas de dépôts artériels de cholestérol responsable d'athérome. Il est augmenté par une consommation modérée d'alcool. La norme est comprise entre 0,35 et 0,7 g/l. Le rapport normal entre cholestérol total et H.D.L. cholestérol est voisin de 4,5. Une augmentation de ce rapport signerait un risque vasculaire.

hébéphrénie n.f. Schizophrénie d'évolution rapide débutant à l'adolescence, se manifestant par un délire non hallucinatoire (de transformation corporelle, de persécution, par exemple) et un syndrome dissociatif sévère (comportement inadapté et parfois perte de communication avec le monde extérieur).

Heberden (nodosités d') Épaississement des os des doigts au niveau de l'articulation entre la deuxième et la dernière phalange, observé dans l'arthrose, se manifestant par la présence de petits corps durs, de forme arrondie et parfois douloureux (brûlure, fourmillements) pouvant persister quelques mois. Ces nodosités sont responsables d'une limitation des mouvements et d'une déviation phalangienne latérale. Souvent familiales, elles sont fréquentes chez la femme après la ménopause.

Hebra (eczéma de) Voir *eczéma* marginé de Hebra.*

Hectique adj. Se dit d'une fièvre comportant de grandes oscillations quotidiennes et dont l'origine est variable.

hédonisme n.m. Recherche du plaisir, intolérance aux frustrations.

hédrocèle n.f. Hernie des anses intestinales faisant saillie à travers l'anus en repoussant la paroi antérieure du rectum vers le bas.

Hégar (bougies de) Tiges métalliques de 2 à 30 mm de diamètre, destinées à être introduites dans le col de l'utérus dans le but de le dilater progressivement.

Heimlich (manœuvre de) Manœuvre ayant pour but de libérer les voies aériennes supérieures d'un corps étranger laryngé provoquant une asphyxie. Elle consiste en une compression épigastrique violente en vue de mobiliser le diaphragme vers le haut et de chasser ainsi brutalement l'air contenu dans

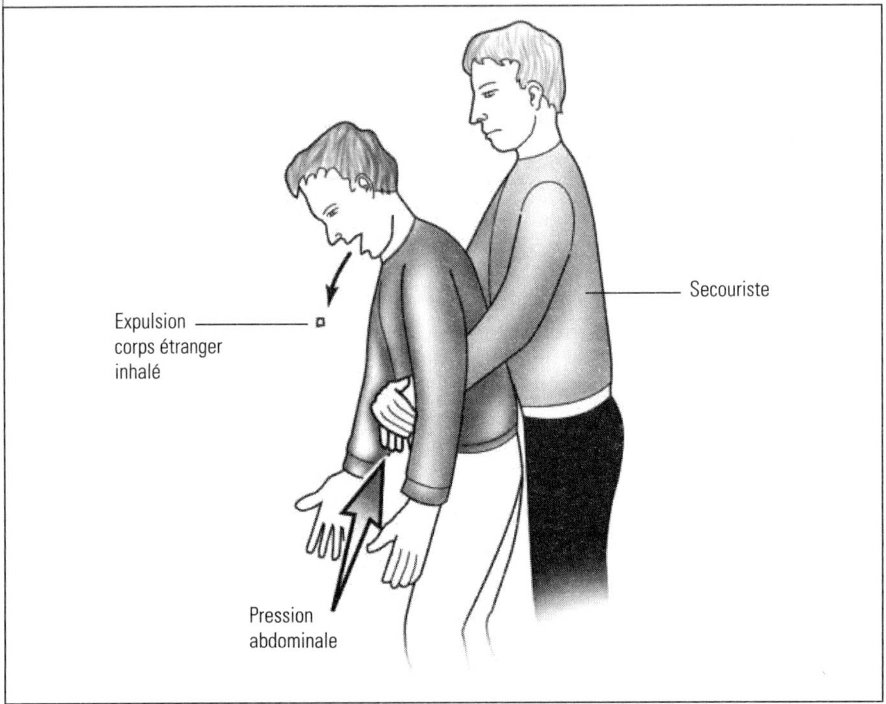

Manœuvre de Heimlich.

les poumons, ce qui permet d'expulser le corps étranger inhalé.

Heine-Medin (maladie de) Synonyme de *poliomyélite.*

Heinz (corps de) Inclusions observées au microscope au sein des hématies, sous la forme de petits corpuscules bleutés après coloration, correspondant à une précipitation de la globine. On peut les observer lors d'hémolyses dues à une hémoglobinopathie, à des médicaments ou à des toxiques.

Helicobacter pylori Bactérie autrefois appelée *Campylobacter pylori*, spiralée colonisant l'estomac. Elle possède une uréase, pouvant être responsable de gastrites atrophiques, d'ulcères gastroduodénaux, et de lymphomes du M.A.L.T.* de faible malignité. Son éradication, par un traitement de 7 jours associant antibiotique et antisécrétoire à double dose, permet d'éviter la récidive ulcéreuse et de faire disparaître certains lymphomes du M.A.L.T.

héliodermite n.f. Maladie de la peau caractérisée par des lésions cutanées provoquées par l'exposition à la lumière solaire. Ex. : *l'érythème solaire est une héliodermite.*

héliothérapie n.f. Utilisation thérapeutique de la lumière solaire dans les insomnies graves, le rachitisme, la dépression, par exemple.

hélix n.m. Saillie normale du bord libre du pavillon de l'oreille, enroulée sur elle-même.

H.E.L.L.P. ***Syndrome H.E.L.L.P.,*** ensemble de symptômes compliquant une prééclampsie au cours du dernier trimestre de grossesse. Le syndrome associe une hémolyse, une cytolyse hépatique et une thrombopénie.

Il présente un risque d'hématome hépatique, d'insuffisance rénale, de coagulation intravasculaire disséminée (C.I.V.D.) et de décollement placentaire. Le traitement consiste à provoquer l'accouchement dès que possible. Il existe un risque de décès maternel et fœtal.

Heller (opération de) Incision de la couche musculaire du cardia et de l'œsophage, pratiquée en cas de méga-œsophage ou de rétrécissement de la partie terminale de l'œsophage. SYN. *cardiomyotomie.*

helminthe n.m. Famille de vers parasites provoquant une hyperéosinophilie, à laquelle appartiennent les nématodes (trichine, ascaris, anguillule, oxyure), les trématodes (*Schistosoma*, douve), les cestodes (ténia, échinococcus) et les filaires.

hém(o)- Élément du grec *haima, haimatos,* « sang », entrant dans la composition de mots concernant le sang et les globules rouges. On trouve aussi *hémat(o)-*.

hémangiome n.m. Tumeur bénigne formée par la prolifération de capillaires sanguins. SYN. *angiome.*

hémarthrose n.f. Épanchement de sang dans la cavité d'une articulation.

hématémèse n.f. Vomissement de sang dû à un saignement du tube digestif.

hématie n.f. SYN. d'*érythrocyte, globule rouge.* ***hématie leucocyte minute,*** numération des éléments figurés de l'urine (hématies et leucocytes) effectuée sur un recueil d'urines de 3 h et rapportée à 1 min. À l'état normal, les chiffres maximaux par minute sont 1 000 hématies et 1 000 leucocytes et cellules épithéliales. ABRÉV. *H.L.M.*

hématique adj. D'origine sanguine.

hématocèle n.f. Collection sanguine enkystée siégeant habituellement au niveau des organes génitaux féminins (hématocèle pelvienne) ou masculins (hématocèle scrotale, hématocèle vaginale).

hématocolpos n.m. Collection de sang menstruel dans la cavité vaginale, due à une imperforation de l'hymen ou à une atrésie de l'orifice vulvaire.

hématocrite n.m. Rapport entre volume globulaire et volume sanguin total, normalement voisin de 40 %.

hématodermie n.f. Terme générique désignant les éruptions cutanées ou muqueuses accompagnant les hémopathies et les maladies des organes hématopoïétiques telles que la maladie de Kaposi et les réticulosarcomes. Une hématodermie se présente, le plus fréquemment, sous la forme de plaques érythémateuses, souvent prurigineuses.

hématogène adj. Relatif au sang et à la circulation sanguine.

hématologie n.f. Branche de la médecine consacrée à l'étude du sang et de ses maladies.

hématome n.m. Épanchement de sang collecté ou non, parfois enkysté, d'origine traumatique ou spontanée, notamment en cas de troubles de la coagulation sanguine. ***Hématome extradural***, épanchement de sang entre la dure-mère et la table interne de la voûte crânienne. Dus à une rupture de l'artère méningée moyenne, ils sont habituellement post-traumatiques et se localisent essentiellement au niveau temporal. ***Hématome rétroplacentaire***, apparition, au cours des derniers mois de la grossesse ou du travail, d'une collection de sang entre placenta et utérus. Son importance est très variable et il comporte un risque pour le fœtus (mort *in utero*) et la mère (hypertension artérielle et protéinurie). ***Hématome sous-dural***, épanchement de sang aigu ou chronique apparaissant entre la dure-mère et le feuillet externe de l'arachnoïde. Il est le plus souvent d'origine traumatique et survient souvent chez un alcoolique chronique, au cours des traitements anticoagulants ou chez le sujet âgé. Chez l'enfant, il doit faire rechercher une maltraitance.

hématomyélie n.f. Hémorragie de la moelle épinière, généralement au niveau de la substance grise.

hématophage adj. Qui se nourrit de sang, en parlant d'un insecte ou d'un parasite comme le moustique ou l'amibe.

hématopoïèse n.f. Ensemble des processus intervenant dans la formation des globules du sang.

hématosalpinx n.m. Hématome de la trompe utérine, dû en général à une grossesse extra-utérine.

hématosarcome n.m. Tumeur hématopoïétique extra-osseuse, manifestation d'une hémopathie maligne : myélome, lymphome non hodgkinien ou lymphome de Burkitt*.

hématose n.f. Ensemble des échanges gazeux dans les poumons, caractérisés par l'élimination de CO_2 et la captation d'O_2, et qui aboutissent à la transformation du sang désoxygéné en sang oxygéné.

hématozoaire n.m. Parasite protozoaire, isolé dans le sang tel que *Plasmodium*, responsable de paludisme.

hématurie n.f. Présence de sang dans les urines.

hème n.m. Constituant de l'hémoglobine formé de protoporphyrine et de fer ferreux. Chaque molécule d'hémoglobine contient quatre chaînes de globine et quatre molécules d'hème.

héméralopie n.f. Affaiblissement de la vision lorsque la lumière diminue, sans doute dû à une carence en provitamine A.

hémi- Indique la moitié. SYN. *semi-*.

hémianopsie n.f. Amputation de la moitié du champ visuel, atteignant les deux yeux. Elle peut être soit homonyme latérale, par amputation de la moitié gauche ou droite du champ visuel de chaque œil, témoignant alors d'une atteinte cérébrale occipitale, soit bitemporale, par amputation des champs visuels latéraux, moitié droite de l'œil droit et moitié gauche de l'œil gauche, témoignant d'une atteinte du chiasma optique, généralement par compression par une tumeur hypophysaire.

hémiballisme n.m. Syndrome caractérisé par des mouvements de grande amplitude et désordonnés des membres, à la suite d'une lésion d'un noyau gris central cérébral (corps de Luys), généralement de nature hémorragique, ce qui explique une installation brutale des symptômes.

hémibloc n.m. Trouble de la conduction cardiaque, par atteinte de l'un des deux faisceaux ventriculaires (antérieur ou postérieur) de la branche gauche du faisceau de His, se manifestant par un élargissement du complexe ventriculaire QRS de l'E.C.G. et une déviation de l'axe électrique du cœur.

hémicolectomie n.f. Ablation de la moitié droite ou gauche du gros intestin.

hémicrânie n.f. Douleur localisée à la moitié du crâne. SYN. *migraine*.

Hémidaonil® Médicament antidiabétique oral de la famille des sulfamides hypoglycémiants, de longue durée d'action (12 à 24 heures) ; il présente un risque d'hypoglycémie. Le dosage correspond à la moitié de celui du Daonil®.

Hémigoxine® Digoxine® dont le dosage a été réduit de moitié.

hémiparésie n.f. Paralysie légère de la moitié du corps.

hémiparesthésie n.f. Altération de la sensibilité superficielle localisée à la moitié du corps.

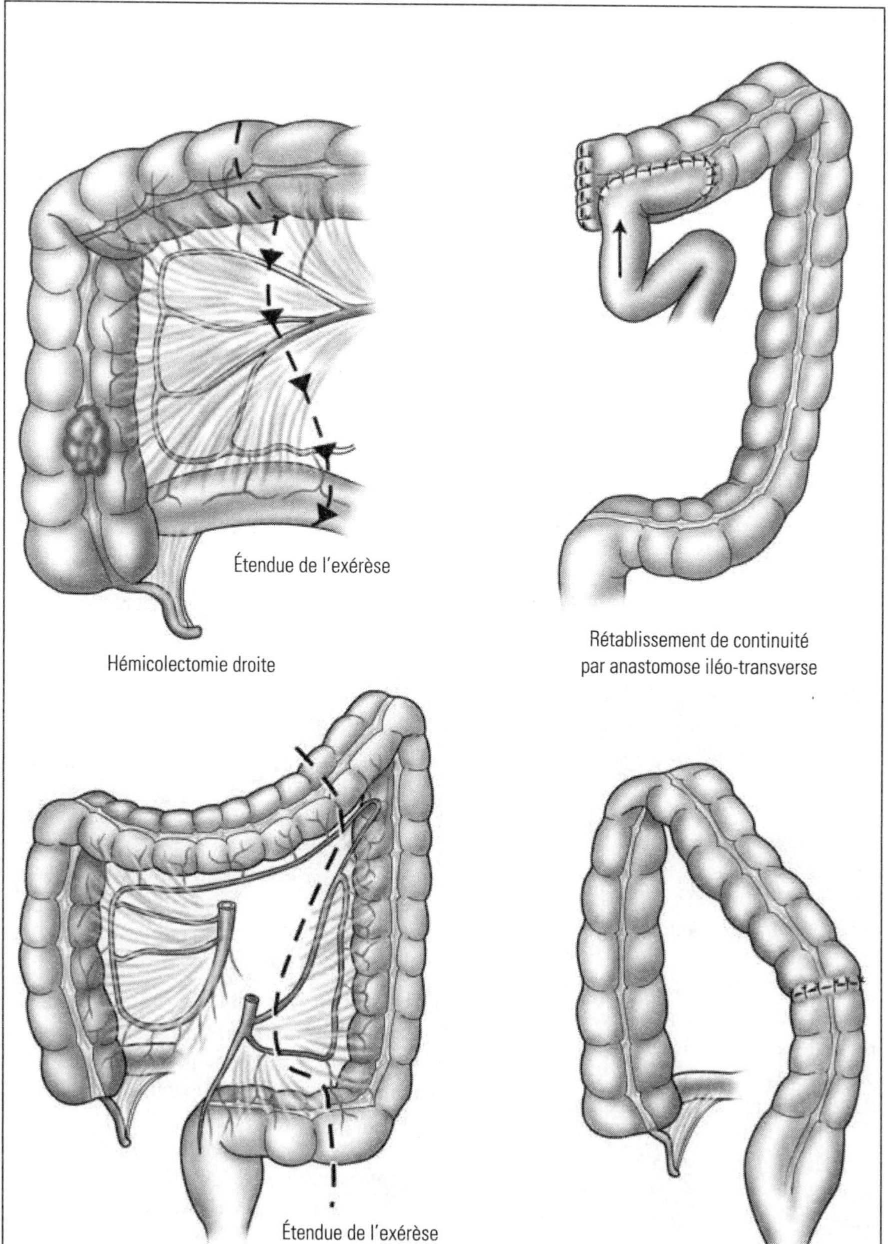

Hémicolectomies.

hémiplégie n.f. Paralysie de la moitié du corps. En cas d'hémiplégie flasque, les muscles sont hypotoniques, alors qu'ils sont en contracture permanente dans l'hémiplégie spasmodique.

hémisphère n.m. Moitié d'un organe de forme arrondie, et plus particulièrement du cerveau ou du cervelet.

hémobilie n.f. Émission de sang mélangé à la bile par les voies biliaires.

Hémoccult® Test biologique (réaction colorimétrique) de recherche de sang dans les selles, effectué trois jours de suite. Il est utilisé pour le dépistage du cancer du côlon dans une population à risque moyen de cancer colique à partir de 45 à 50 ans. La fraction de la population à risque élevé (antécédents familiaux au premier degré) ou symptomatique doit bénéficier directement d'une coloscopie. En cas de positivité du test, une coloscopie de dépistage est nécessaire. Il existe des faux positifs et des faux négatifs, néanmoins son utilisation permet, dans une population, de réduire la mortalité due au cancer du côlon.

hémochromatose n.f. Maladie métabolique de surcharge en fer de l'organisme. Sa forme primitive est due à une anomalie génétique, de transmission familiale. Sa forme secondaire est due à un apport excessif en fer, généralement par le biais de transfusions répétées. En cas d'évolution chronique, il existe un risque de complications : cirrhose, diabète, cardiopathie avec évolution possible vers l'insuffisance cardiaque, douleurs articulaires, hypogonadisme (ménopause précoce, atrophie testiculaire). Dans cette affection, la ferritinémie et le coefficient de saturation de la transferrine sont anormalement élevés. Le traitement de la forme primitive se fait par saignées répétées. Le traitement de la forme secondaire a recours au Desféral®.

Hémoclar® Pommade utilisée en traitement symptomatique des ecchymoses et contusions, ou comme veinotonique.

hémoclasie n.f. **1.** Réaction de l'organisme à l'introduction d'une substance étrangère dans le sang, se manifestant par une hypotension artérielle, de la fièvre, une éruption cutanée, voire un choc anaphylactique. **2.** Altération de l'équilibre colloïde du plasma, avec possibilité de choc.

hémoconcentration n.f. État caractérisé par une diminution du volume du plasma sanguin sans diminution du volume globulaire, dû à une déshydratation, et entraînant une augmentation de la viscosité sanguine, de la concentration des protéines sanguines et de l'hématocrite.

hémocrinie n.f. Passage dans le sang de la sécrétion d'une glande endocrine.

hémoculture n.f. Ensemencement, sur des milieux de culture, du sang prélevé par ponction veineuse chez un sujet fébrile, afin d'identifier des germes pathogènes. Par extension, ce terme s'applique au prélèvement lui-même.

hémodétournement n.m. Dérivation spontanée du courant sanguin provoquée par un obstacle au niveau d'un territoire artériel déterminé, vers un territoire artériel de voisinage.

hémodiagnostic n.m. Méthode de diagnostic biologique pratiqué sur une lame, généralement par agglutination. Il est, par exemple, pratiqué par l'infirmière, au lit du malade, à l'aide de sérum anti-A et anti-B, avant une transfusion pour vérifier la compatibilité des culots. Il est aussi utilisé pour effectuer des sérologies bactériennes.

hémodialyse n.f. Procédé d'épuration du sang qui consiste, en cas d'insuffisance rénale sévère, à faire passer le sang du patient au contact d'une membrane semi-perméable dans un circuit extracorporel (rein artificiel) et à lui réinjecter le sang ainsi épuré.

hémodilution n.f. Augmentation du volume plasmatique avec baisse de la viscosité sanguine, de la concentration des protéines sanguines et de l'hématocrite, les protéines et les globules sanguins étant dilués dans un volume plus grand. Elle est parfois intentionnelle au cours de certaines interventions chirurgicales hémorragiques, pour minimiser les conséquences des pertes sanguines.

hémodynamique Ensemble de paramètres quantitatifs permettant de juger de l'efficacité de la circulation sanguine (pression artérielle, fréquence cardiaque). Des troubles de l'hémodynamique peuvent être dus soit à une hypovolémie, soit à une défaillance cardiaque et, au maximum, se compliquer d'un état de choc. ◆ adj. Relatif aux conditions mécaniques de la circulation du sang (viscosité sanguine, vitesse, pression, débit du sang, vasomotricité).

hémoglobine n.f. Pigment des globules rouges auxquels il donne leur couleur. L'hémoglobine est formée d'une protéine incolore et d'un composé coloré contenant du fer. Elle est le constituant principal du globule rouge ; elle assure le transport de l'oxygène des poumons aux différents tissus de l'organisme, et le transport du gaz carbonique des tissus aux poumons. La concentration normale d'hémoglobine dans le sang est de 8 à 11 mmol/l, chez l'homme, et de 7,5 à 10 mmol/l chez la femme. ABRÉV. *Hb*. ***Hémoglobine glycosylée,*** hémoglobine qui a fixé lentement et progressivement du glucose. Cette fixation est plus rapide et plus importante en cas de diabète mal équilibré. Sa concentration plasmatique permet d'estimer l'équilibre du diabète. ABRÉV. HbA_{1c}. ***Hémoglobine S,*** hémoglobine anormale, de transmission familiale autosomique récessive, rencontrée en cas de drépanocytose. Elle est identifiée par électrophorèse de l'hémoglobine. Elle est responsable d'hémolyse avec formation d'hématies en faucille, chez les sujets homozygotes.

hémoglobinopathie n.f. Anomalie héréditaire de l'hémoglobine, soit quantitative (de répartition des différentes formes d'hémoglobine), soit qualitative (structure d'hémoglobine anormale) et pouvant être responsable, dans certaines situations, d'hémolyse. Par exemple, *la drépanocytose, la thalassémie* sont des hémoglobinopathies.

hémoglobinose n.f. Anomalie qualitative de l'hémoglobine, de transmission autosomique récessive, parfois asymptomatique chez les sujets hétérozygotes. Elle est responsable d'hémolyse chez les sujets homozygotes.

hémoglobinurie n.f. Présence d'hémoglobine dans les urines qui deviennent rouge foncé. Elle s'observe au cours d'intoxication par les champignons pathogènes, de certaines maladies infectieuses et de certaines formes de paludisme (la fièvre bilieuse hémoglobinurique notamment).

hémogramme n.m. Comptage des éléments figurés du sang exprimé par la numération-formule sanguine.

hémolyse n.f. Destruction des globules rouges du sang, entraînant une libération de leurs constituants.

hémolysine n.f. Substance qui entraîne la destruction des globules rouges.

hémopathie n.f. Maladie du sang. ***Hémopathie maligne***, dégénérescence maligne des cellules du sang ou des organes hématopoïétiques (rate, moelle osseuse, ganglions lymphatiques).

hémopéricarde n.m. Épanchement de sang, habituellement compressif, dans la cavité péricardique.

hémopéritoine n.m. Épanchement de sang dans la grande cavité péritonéale.

hémophilie n.f. Maladie hémorragique familiale et héréditaire, transmise par les femmes et atteignant exclusivement les sujets de sexe masculin. Elle est caractérisée par une lenteur considérable de la coagulation du sang, due à l'absence d'un des deux facteurs antihémophiliques, A ou B, qui permettent de distinguer deux formes d'hémophilie en fonction du facteur absent. Elle entraîne de graves hémorragies, pour des traumatismes minimes.

hémopneumothorax n.m. Épanchement de sang et d'air dans la cavité pleurale.

hémoptoïque adj. Qui est teinté de sang, en parlant d'une expectoration bronchique. Ex.: *crachat hémoptoïque.*

hémoptysie n.f. Crachat de sang en provenance des voies respiratoires, d'origine infectieuse, tumorale ou traumatique.

hémorragie n.f. Écoulement de sang en dehors d'un vaisseau, soit à l'extérieur de l'organisme (hémorragie externe), soit à l'intérieur (hémorragie interne). Une hémorragie artérielle est caractérisée par un sang rouge, coulant en jets saccadés. Un sang foncé qui s'écoule sans à-coups traduit une hémorragie veineuse. L'hémorragie est définie par l'organe siège du saignement. ***Hémorragie massive***, pertes sanguines importantes (plus de 20 % du volume sanguin total) nécessitant une compensation par un remplissage intraveineux. Selon l'importance des pertes, on procède au remplissage avec des solutés cristalloïdes (sérum salé, Ringer-lactate®) ou colloïdes (dextrans, albumine), voire par des transfusions. ***Hémorragie méningée***, épanchement de sang dans les espaces sous-arachnoïdiens.

hémorrhéologie n.f. Étude de l'écoulement du sang et des déformations des globules sanguins au niveau des capillaires.

hémorroïde n.f. Dilatation pathologique d'un réseau veineux superficiel, soit à l'intérieur du canal anal, soit à l'extérieur. Les hémorroïdes externes peuvent se compliquer de thrombose, se manifestant par une tuméfaction douloureuse, parfois avec des caillots visibles que l'on peut exciser. Elles sont favorisées par la constipation.

hémosidérose n.f. Surcharge pathologique en fer localisée dans les tissus et, notamment, dans le foie.

hémostase n.f. **1.** Ensemble des phénomènes biologiques faisant cesser une hémorragie. **2.** Arrêt d'une hémorragie, soit spontané par formation d'un caillot, soit provoqué par ligature du vaisseau qui saigne.

hémostatique adj. Qui arrête une hémorragie. Ex.: *médicament hémostatique, pince hémostatique.*

hémothorax n.m. Épanchement de sang dans la cavité pleurale.

Henle (anse de) Partie du tubule rénal, zone d'échange ionique, composée d'une branche ascendante et d'une branche descendante.

héparine n.f. **1.** Anticoagulant administré par voie parentérale (sous-cutanée, intraveineuse). Il en existe deux types: l'héparine non fractionnée, classique (héparine sodique ou

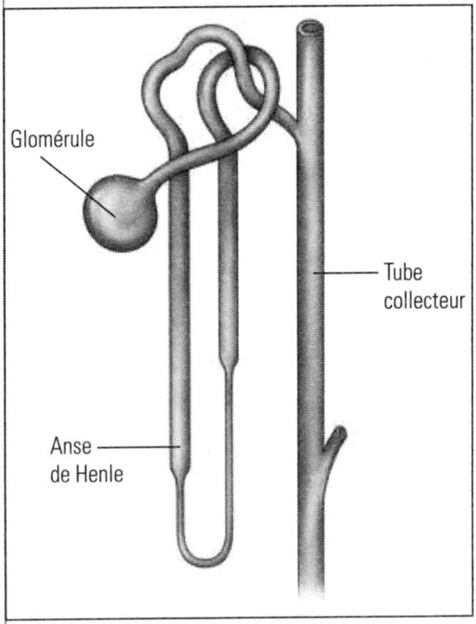

Tubes rénaux (Anse de Henle).

calcique), et l'héparine de bas poids moléculaire (H.B.P.M. : Fraxiparine® ou Lovenox®, par exemple). Elle permet une anticoagulation rapide. **2.** Anticoagulant naturel utilisé pour la prévention et le traitement des thromboses intravasculaires.

héparinémie n.f. **1.** Présence d'héparine dans le sang. **2.** Examen biologique consistant en un dosage de la concentration sanguine d'héparine.

hépariner v. Injecter de l'héparine en faible quantité dans un matériel exposé à la circulation sanguine, tel qu'une chambre implantable, ou un cathéter, afin d'éviter une thrombose locale qui en empêcherait l'utilisation ultérieure.

hépat(o)- Élément du grec *hêpatos*, « foie ». Ex. : *hépatomégalie.*

hépatalgie n.f. Douleur au foie.

hépatectomie n.f. Ablation partielle ou totale du foie.

hépatic(o)- Élément du latin *hepaticus*, « relatif au foie et aux voies biliaires ».

hépaticoduodénostomie n.f. Anastomose chirurgicale du canal hépatique avec le duodénum.

hépaticojéjunostomie n.f. Anastomose chirurgicale du canal hépatique avec une anse jéjunale.

hépatique adj. Relatif au foie et aux voies biliaires.

hépatite n.f. Inflammation du foie, d'origine toxique ou infectieuse. ***Hépatite A,*** épatite due à un virus à A.R.N., de transmission orofécale, souvent asymptomatique. Elle n'est pas l'objet d'une transmission sexuelle, ni d'une transmission maternofœtale. Sa transmission par le sang, par un donneur en phase virémique, est exceptionnelle. Elle n'évolue jamais vers une hépatite chronique. Il existe en revanche un risque de formes graves (fulminante), ou de formes prolongées. ***Hépatite auto-immune,*** hépatite survenant principalement chez la femme et se manifestant par une cytolyse hépatique, une hypergammaglobulinémie, parfois des manifestations extrahépatiques (articulaires, cutanées, rénales, etc.). Le diagnostic est porté par l'existence d'auto-anticorps (F.A.N., anticorps antiréticulum endoplasmique ou LKM1, anticorps antimuscle lisse). Il existe un risque d'évolution rapide vers la cirrhose, un risque faible de cancer primitif du foie. Le traitement repose sur des corticoïdes et un immunosuppresseur (Imurel®). Il existe de rares hépatites auto-immunes à auto-anticorps négatifs. Elles nécessitent un traitement d'épreuve. ***Hépatite B,*** hépatite due à un virus à A.D.N. de transmission sexuelle, sanguine et maternofœtale (verticale). Elle est le plus souvent asymptomatique. Il existe un risque d'hépatite fulminante souvent mortelle, et aussi une possibilité de 20-30 % de passage à la chronicité avec risque de cirrhose et de cancer du foie. Diagnostic par sérologie Ag HBs positive. Elle nécessite, en cas d'hépatite active, un traitement antiviral par interféron ou Zeffix® pour éviter l'évolution vers la cirrhose. La prévention repose sur la vaccination. ***Hépatite C,*** hépatite due à un virus à A.R.N. de transmission sanguine (transfusion, toxicomanie, etc.) et maternofœtale, le plus souvent asymptomatique. Diagnostic par sérologie VHC positive. Le passage à la chronicité est fréquent à 70 %, avec risque de cirrhose et de cancer du foie. Elle nécessite, en cas d'hépatite active, un traitement antiviral par interféron associé à la Ribavirine® pour éviter l'évolution vers la cirrhose. ***Hépatite cholestatique,*** affection du foie caractérisée par une cholestase, c'est-à-dire une diminution ou un arrêt de la sécrétion de bile. ***Hépatite D,*** hépatite due à un virus à A.R.N. défectif ne pouvant survenir qu'en association avec une hépatite B, lors d'une co-infection ou d'une surinfection. La transmission se fait par voie sanguine et survient principalement chez les toxicomanes. Elle est le plus souvent asymptomatique. Diagnostic par sérologie antigène et anticorps anti-delta positifs. Elle aggrave l'hépatite B en augmentant le risque des formes fulminante et chronique. Elle nécessite, en cas d'hépatite active, un traitement antiviral par interféron pour éviter l'évolution vers la cirrhose. Le risque de récidive est élevé. ***Hépatite E,*** hépatite virale due à un virus épidémique à transmission digestive. Elle ressemble à une hépatite A et survient par épidémie dans les régions tropicales. Elle est particulièrement grave chez la femme enceinte, surtout au troisième trimestre. Diagnostic par sérologie hépatite E, mais surtout clinique en présence d'une épidémie. ***Hépatite F,*** hépatite virale n'ayant pas d'existence réelle, décrite par erreur. ***Hépatite fulminante,*** hépatite évoluant vers une destruction rapide du foie. Elle se manifeste par une chute du taux de prothrombine/facteur V à moins de 20 à 30 %, associée à une encéphalopathie hépatique. Cette complication très sévère d'une hépatite nécessite un transfert en réanimation hépatologique en vue d'une transplantation en urgence. ***Hépatite G,*** hépatite virale à transmission sanguine, souvent associée à l'hépatite C, sans conséquence pour le patient. ***Hépatite N.A.N.B.,*** terme désuet désignant une hépatite virale non A non B, qui se référait à l'hépatite C et l'hépatite E.

hépatoblastome n.m. Tumeur maligne primitive du foie survenant sur le foie non cirrhotique de l'enfant de moins de trois ans. D'évolution rapide, il a une forme nodulaire et est constitué de cellules embryonnaires hépatiques. Il existe une augmentation quasi constante de l'alpha fœtoprotéine plasmatique.

hépatocarcinome n.m. Tumeur maligne développée aux dépens des hépatocytes.

hépatocyte n.m. Cellule hépatique qui assume les fonctions exocrine et endocrine du foie.

hépatographie n.f. Examen radiologique du parenchyme du foie au moyen d'une splénoportographie, d'une artériographie hépatique ou d'une phlébographie sus-hépatique.

hépatologie n.f. Branche de la médecine consacrée à l'étude du foie et de ses maladies.

hépatome n.m. Tumeur bénigne ou maligne développée aux dépens des cellules du foie. Il désigne couramment un cancer primitif du foie, ou hépatocarcinome.

hépatomégalie n.f. Augmentation de volume du foie.

hépatopathie n.f. Affection du foie.

hépatorénal, ale, aux adj. ***Syndrome hépatorénal,*** insuffisance rénale fonctionnelle survenant lors d'une cirrhose, parfois sans facteur déclenchant, généralement à la suite d'une complication grave septique, hémorragique ou d'une utilisation non appropriée de diurétique. Il est d'évolution généralement fatale par insuffisance rénale terminale, d'installation rapide, associée à une hyponatrémie. La pression veineuse centrale est effondrée. Il faut traiter un éventuel facteur déclenchant, effectuer une expansion volémique par albumine ; certaines équipes utilisent des vasoconstricteurs.

hépatosidérose n.f. ***hépatosidérose dysmétabolique,*** pathologie due à une surcharge en fer modérée survenant chez des sujets présentant un surpoids, un diabète, une hypertriglycéridémie, une hyperuricémie, une hypercholestérolémie, une hypertension artérielle et se manifestant par une augmentation de la ferritinémie en l'absence d'hémochromatose. Certaines équipes médicales proposent des saignées, de moindre importance toutefois que pour l'hémochromatose. Il faut surtout traiter et réduire le syndrome polymétabolique.

hépatosplénomégalie n.f. Augmentation de la taille du foie et de la rate.

hépatotomie n.f. Incision chirurgicale du foie qui permet d'évacuer un abcès ou une collection biliaire ou sanguine intra-hépatique.

hépatotoxique adj. Qui est toxique pour le foie et qui peut être responsable d'hépatite, de cirrhose, en parlant d'une substance. Ex. : *médicament, plante hépatotoxique.*

hépatotrope adj. Qui a une affinité pour le foie.

Hept-a-myl® Médicament utilisé dans le traitement des hypotensions orthostatiques à l'action sympathicomimétique. Il est administré sous forme de gouttes ou de comprimé par voie orale en trois prises quotidiennes. Heptaminol en D.C.I.

héréditaire adj. Qui se transmet génétiquement par le père et/ou la mère à l'enfant, par exemple certaines caractéristiques morphologiques ou certaines maladies.

Herman et Desfosses (glandes de) Glandes du canal anal.

hermaphrodisme n.m. Présence chez un même individu de tissu testiculaire et ovarien. Le sujet a des caractères apparents des deux sexes.

hernie n.f. Issue d'un organe ou d'une partie d'organe en dehors de sa cavité, par un orifice naturel ou accidentel. ***Hernie hiatale,*** passage d'une partie de l'estomac dans le thorax par une brèche diaphragmatique située au niveau de l'orifice œsophagien du diaphragme.

herniorraphie n.f. Traitement chirurgical d'une hernie qui consiste à réséquer le sac herniaire et à réparer la paroi par suture des berges musculaires de l'orifice herniaire.

héroïne n.f. Stupéfiant dérivé de la morphine. SYN. *diamorphine.*

herpangine n.f. Angine virale due à un virus Coxsackie, survenant généralement chez l'enfant. Elle se manifeste brutalement par une pharyngite vésiculeuse fébrile, localisée au voile du palais, respectant les amygdales et s'étendant parfois à la langue. Elle guérit rapidement en quelques jours.

herpès n.m. Affection cutanéomuqueuse, vésiculeuse due à l'*Herpès simplex virus* (H.S.V.), dont le type I est responsable des localisations buccales, et dont le type II est responsable des localisations génitales. Le traitement repose sur l'administration de Zovirax® (aciclovir en D.C.I.) par voie locale, orale ou générale. ***Herpès circiné,*** infection mycosique de la peau glabre due à un dermatophyte (*Dermatophyton rubum*), se manifestant par une éruption érythémateuse circulaire à bordure active et au centre finement squameux. ***Herpes virus,*** famille de virus à A.D.N. auquel appartiennent 6 virus : l'*Herpes simplex virus I* et *II* (H.S.V.), le virus varicelle-zona (V.Z.V.), le cytomégalovirus (C.M.V.), le virus d'Epstein-Barr (E.B.V.), le virus de l'exanthème subit du nouveau-né (sixième maladie) ou roséole. Ils ont en commun une primo-infection pouvant passer inaperçue, des risques de récurrence, une gravité particulière chez les sujets immunodéprimés.

Hertz (signe de) Douleur de l'articulation sacro-iliaque déclenchée par l'examinateur, en mettant la cuisse en hyperextension chez un sujet examiné en décubitus ventral. On le rencontre notamment en cas de spondylarthrite ankylosante.

Herxheimer (réaction d') Réaction pouvant survenir lors de la destruction brutale de germes avec libération de toxines, par exemple lors d'un traitement par ampicilline de la typhoïde, nécessitant une instauration à dose progressive de cet antibiotique pour éviter un choc infectieux toxique. Les céphalosporines ou les fluoroquinolones n'exposent pas à cette complication. Elle peut aussi se manifester lors du traitement de la syphilis, de la maladie de Lyme*, d'une leptospirose. Elle se manifeste par une fièvre modérée, une hyperleucocytose, une polypnée, des myalgies, des céphalées, débutant quelques heures après le début du traitement et d'évolution rapidement favorable.

hétéro-anticorps n.m. Anticorps actif contre un antigène provenant d'un individu d'une espèce différente.

hétéro-antigène n.m. Antigène entraînant la formation d'anticorps dans le sérum d'un individu d'une espèce différente.

hétérochromie n.f. Coloration hétérogène ou différente de zones de l'organisme ayant normalement la même couleur, par exemple les yeux vairons (coloration différente des iris).

hétérochromosome n.m. Chromosome sexuel X qui reste en picnose au cours de l'interphase, par opposition aux autres chromosomes, appelés autosomes. Le chromosome Y semble se comporter comme les autres chromosomes et ne répond pas à cette définition. Les hétérochromosomes sont les déterminants génétiques du sexe. SYN. *gonosome.*

hétérogène adj. Qui est composé d'éléments de nature, d'origine différentes, par opposition à homogène.

hétérogreffe n.f. Greffe d'organe dont le receveur et le donneur ne sont pas de la même espèce, par exemple l'implantation d'une valve cardiaque porcine chez l'homme. SYN. *xénogreffe.*

hétérologue adj. Qui appartient à un individu d'une espèce différente de celle du sujet considéré.

hétérophorie n.f. Diplopie, d'origine souvent non neurologique mais oculaire, due à un mauvais équilibre des muscles oculomoteurs. Elle est dépistée par examen orthoptique. La vision binoculaire est maintenue grâce à un effort de fusion mais peut se décompenser (strabisme latent).

hétérosexuel, elle n. et adj. Individu éprouvant une attirance sexuelle pour les individus du sexe opposé.

hétérotopique adj. Situé dans un endroit anormal.

hétérozygote n. et adj. Individu chez lequel les deux chromosomes d'une même paire (celui d'origine paternelle et celui d'origine maternelle) portent au même endroit des gènes différents.

Hexomédine® Antiseptique externe actif notamment sur les staphylocoques, utilisé sous la forme aqueuse en traitement d'appoint des infections cutanées et des muqueuses et, sous la forme transcutanée, en bains, pour traiter les panaris. Il est recommandé de ne pas utiliser cette forme transcutanée sur les plaies ni pour une désinfection rapide avant un geste (délai d'action long). Hexamédine en D.C.I.

Hextril® Antiseptique constitué d'hexétidine et de menthol, utilisé en stomatologie en bain de bouche, pour son action antifongique.

H.G.H. n.f. SYN. d'*hormone somatrope.*

H.G.P.O. n.f. Abréviation d'*hyperglycémie** provoquée par voie orale.

H.G.P.R.T. n.f. Abréviation d'*hypoxanthine*-guanine phosphoribosil transférase.*

hiatal, e, aux adj. Qui concerne un hiatus.

hiatus n.m. Orifice étroit.

Hibidil® Solution moussante de chlorexidine 0,05 % destinée au nettoyage et à l'antisepsie des plaies et des muqueuses.

Hibiscrub® Solution moussante à 4 % de chlorexidine, utilisée pour le lavage des mains, notamment en chirurgie.

Hibitane® Solution aqueuse à 20 % de chlorexidine, utilisée pour la désinfection des cavités internes, notamment l'irrigation vésicale, ainsi que pour le nettoyage des plaies.

H.I.C. n.f. Abréviation d'*hypertension* intracrânienne.*

Hiconcil® Médicament antibiotique de la famille des aminopénicillines. Amoxiciline en D.C.I.

hidr(o)- Élément du grec *hidrôs*, « sueur ». Ex. : *dishidrose.*

hidrosadénite n.f. Petite collection abcédée superficielle développée aux dépens des glandes sudoripares et siégeant le plus souvent au creux de l'aisselle.

hidrosadénome n.m. Tumeur bénigne développée aux dépens des glandes sudoripares. Il en existe des formes nodulaires à la face antérieure du thorax et des formes éruptives au niveau des paupières inférieures. Elle se manifeste par des petites papules jaunâtres, fermes au toucher.

Highmore (corps de) Épaississement de la partie supérieure de la capsule conjonctive dense et solide entourant le testicule.

hile n.m. Région d'un organe par laquelle son paquet vasculo-nerveux pénètre.

Hippel-Lindau (angiomatose de von) Maladie héréditaire de transmission autosomique dominante à expression variable. Elle se manifeste surtout par des angiomes multiples cutanés, mais aussi par de la rétine et du système nerveux central, principalement de la fosse postérieure et notamment du cervelet, et par des angiomes viscéraux du rein et du pancréas, souvent latents.

hippocampe n.m. Partie du cerveau située en profondeur à la face médiane du lobe temporal, appartenant au télencéphale, et qui joue un rôle dans la mémorisation. Son atteinte se traduit par une amnésie antérograde avec absence de mémorisation prolongée des faits récents ; elle est observée notamment lors du syndrome de Korsakoff.

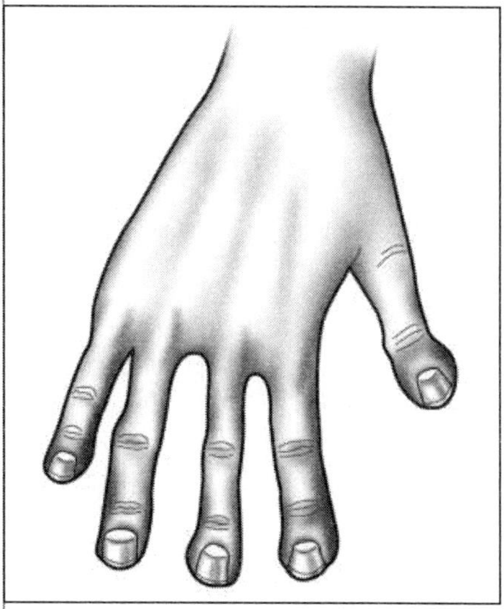

Hippocratisme digital.

hippocratisme n.m. ***Hippocratisme digital,*** déformation des ongles, bombés comme des verres de montre, associée à une déformation des extrémités des doigts, élargis en « baguettes de tambour » par hypertrophie des parties molles des dernières phalanges. Il est observé en cas de cirrhose et d'insuffisance respiratoire chronique.

hippus n.m. ***Hippus pupillaire,*** alternance de dilatations et de contractions pupillaires, qui est une simple exagération des mouvements pupillaires normaux dits d'« instabilité pupillaire ». SYN. *athétose pupillaire.*

Hirschsprung (maladie de) Mégacôlon congénital, dû à une agénésie des plexus nerveux de Meissner et d'Auerbach du rectum et du sigmoïde, responsable d'occlusions néonatales et de constipation opiniâtre avec dilatation colique. À la manométrie rectale, il existe une abolition du réflexe recto-anal inhibiteur, qui permet normalement un relâchement du sphincter interne à l'arrivée des selles au niveau du rectum. Le diagnostic est confirmé par une biopsie rectale profonde. Le traitement est chirurgical, notamment par une intervention de Duhamel.

Hirst (réaction de) Examen biologique sérologique permettant le diagnostic de la grippe ou des oreillons, par inhibition de l'agglutination des globules rouges de la poule chez les sujets atteints de ces infections. La réaction est quantitative (titre). Elle est peu ou pas utilisée en pratique courante où le diagnostic de ces affections est essentiellement clinique.

hirsutisme n.m. Développement exagéré du système pileux, notamment du dos, du visage et du pubis, dû à une hypersécrétion d'hormones androgènes d'origine corticosurrénalienne (syndrome de Cushing, hyperplasie congénitale des surrénales), d'origine ovarienne (tumeur virilisante, ovaires polykystiques), idiopathique sans trouble des règles ni signe de virilisation. On traite la cause et on prescrit un traitement anti-androgène.

Hirtz (incidence de) Incidence radiologique oblique inférieure permettant de dégager la partie occipitale et la base du crâne, notamment le foramen occipital et les gouttières olfactives.

His (faisceau de) Faisceau transmettant rapidement l'excitation cardiaque responsable de la contraction du myocarde de l'oreillette vers les ventricules. Constitué de tissu cardiaque spécialisé, il prend naissance dans le nœud auriculoventriculaire, passe ensuite par le septum interventriculaire (tissu conjonctif, squelette cardiaque), puis sa partie distale se divise en deux branches (une gauche et une droite), pour donner naissance à un réseau de Purkinje distribuant la dépolarisation du cœur.

histamine n.f. Médiateur de l'inflammation, de nature protéique, agissant d'une part

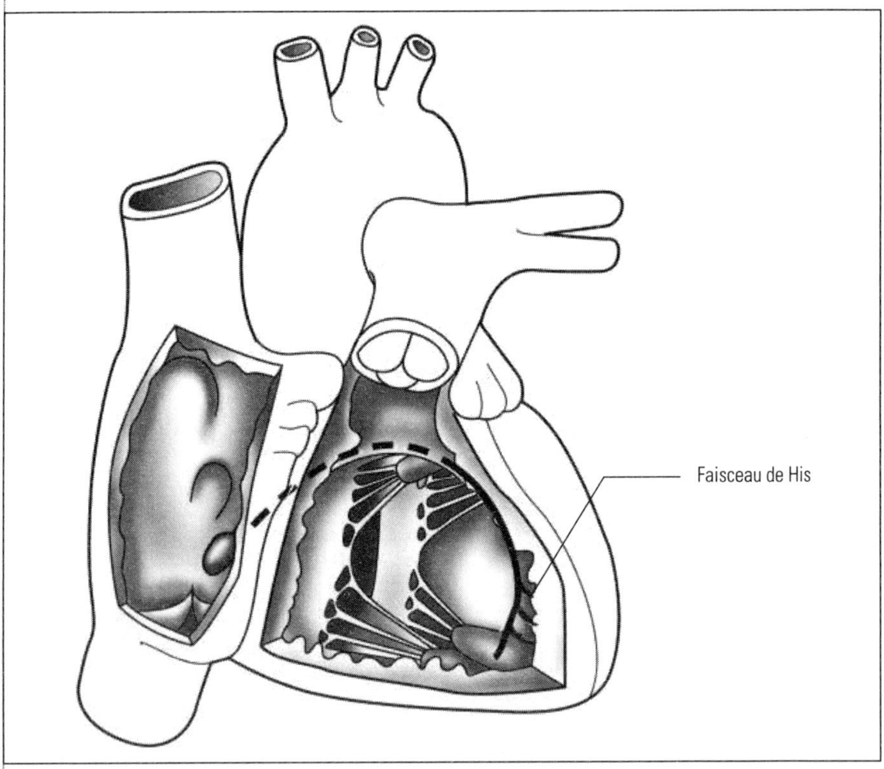

Cœur, coupe sagittale.

au niveau des récepteurs H1 (intestin, bronches, vaisseaux), avec augmentation de la contraction musculaire lisse, des sécrétions muqueuses et de la perméabilité vasculaire, et vasodilatation avec risque d'hypotension artérielle, d'autre part au niveau des récepteurs H2 de la cellule pariétale de l'estomac en stimulant la sécrétion acide gastrique. Sa sécrétion est augmentée lors de réactions allergiques (asthme et urticaire) et anaphylactiques, ainsi qu'en cas de choc toxi-infectieux. Elle est produite par les polynucléaires basophiles et les mastocytes.

histidinase n.f. Enzyme métabolisant l'acide aminé histidine.

histidine n.f. Acide aminé basique, dont un trouble du métabolisme par déficit en histidinase est responsable d'histidinémie.

histidinémie n.f. Présence d'histidine dans le sang. Elle se manifeste par un retard intellectuel, des troubles de la parole et une sensibilité particulière aux infections.

histiocytaire adj. Qui se réfère aux histiocytes, cellules phagocytaires mononucléées de différents types (monocytes, macrophages, cellules de Küppfer du foie, etc.).

histiocyte n.m. Cellule constitutive du tissu conjonctif.

histiocytofibrome n.m. Petite tumeur bénigne conjonctive, de forme arrondie, indolore, enchâssée dans le derme, localisée sur les membres, survenant à l'âge adulte. Une ablation chirurgicale peut être effectuée à but esthétique, pour établir un diagnostic, car elle peut ressembler à un nævus.

histiocytofibrosarcome n.m. Tumeur maligne appartenant au groupe des sarcomes des tissus mous.

histiocytose n.f. Affection caractérisée par une prolifération des éléments propres du système réticulo-endothélial pouvant être localisée ou généralisée et atteindre alors la rate, le foie, la peau, les poumons les os, les ganglions, le sang et les muscles. Elle peut être secondaire à des infections ou à des parasitoses, ou associée à des hémopathies telle une anémie pernicieuse. ***Histiocytose maligne,*** prolifération maligne d'histiocytes, à localisation ganglionnaire, splénique ou hépatique. Il existe une possibilité d'envahissement médullaire, forme de passage ou équivalent à une leucémie aiguë. ***Histiocytose pulmonaire,*** histiocytose localisée au poumon, survenant généralement chez des jeunes adultes, classiquement tabagiques, se manifestant par un syndrome interstitiel radiologique avec images réticulonodulaires et un syndrome restrictif, voire obstructif, d'apparition tardive. Le diagnostic est fait par lavage alvéolaire avec mise en évidence de cellules de Langerhans (histiocytes anormaux) contenant des granulations (corps X). L'évolution est imprévisible, soit vers la guérison, soit vers l'insuffisance respiratoire, dans la moitié des cas. Le traitement, en cas d'évolutivité, comporte la corticothérapie et les immunosuppresseurs. ***Histiocytose X,*** prolifération d'histiocytes anormaux de grande taille, de cause inconnue, pouvant se présenter sous différentes formes. La forme généralisée aiguë ou subaiguë prend le nom de maladie de Letterer*-Siwe, la forme généralisée chronique le nom de maladie de Hand*-Schüller-Christian. La forme localisée se présente, en général, sous la forme d'un granulome éosinophile de l'os.

histo- Élément du grec *histos,* « tissu ». Ex. : *histologie.*

histochimie n.f. Étude des réactions et des constituants chimiques tissulaires, permettant de les caractériser, de définir leur origine en cas de métastase et de les différencier en cas de tumeur. Cette étude se fait au microscope après des colorations spécifiques, avec recherche, par exemple, d'un caractère mucosécrétant.

histocompatibilité n.f. Compatibilité entre les tissus d'un donneur et ceux d'un receveur, qui dépend de plusieurs systèmes antigéniques et notamment du système H.L.A.

histogenèse n.f. **1.** Branche de l'embryologie consacrée à l'étude du développement des tissus. **2.** Étude de la formation des tissus pathologiques.

histologie n.f. Étude de la structure des cellules et tissus de l'organisme.

histologique adj. Qui se réfère à l'histologie.

histone n.m. Protéine du noyau cellulaire de nature basique formant la chromatine, permettant l'expression du matériel génétique et régulant la transcription.

histoplasmose n.f. Infection mycosique, rencontrée sur les continents africain et américain. Évoluant comme une tuberculose, elle se manifeste d'abord par une atteinte ganglionnaire, puis par une atteinte viscérale avec des localisations pulmonaires, digestives, méningées, cardiaques ou hépatiques. Elle peut se compliquer d'hémorragies. Il existe des risques de passage à la chronicité du foyer pulmonaire avec dyspnée, toux, hémoptysie, altération de l'état général, avec risque d'évolution vers l'insuffisance respiratoire. Le traitement des formes disséminées repose sur l'administration d'amphotéricine B par voie intraveineuse.

H.I.V. n.m. Abréviation de *Human Immunodeficiency Virus* (virus de l'immunodéficience humaine, VIH).

H.L.A. n.m. Groupe leucocytaire d'histocompatibilité, c'est-à-dire de compatibilité immunologique entre des tissus provenant de sujets différents. Il dépend du type d'antigènes porté par les leucocytes. La compatibilité H.L.A. est un facteur essentiel de réussite des transplantations d'organes. ***H.L.A. B27,*** groupe leucocytaire B27 retrouvé plus fréquemment au cours de certaines pathologies, comme la spondylarthrite ankylosante par exemple.

H.L.M. n.f. Abréviation d'*hématie* leucocyte minute.*

Hodgkin (maladie de) Hémopathie maligne, caractérisée par la prolifération lymphoïde et réticulo-endothéliale, une atteinte ganglionnaire et une splénomégalie. Elle se manifeste par des signes généraux : sueurs, fièvre et prurit. Le traitement passe par la radiothérapie et la polychimiothérapie.

Hoffa (maladie de) Augmentation de volume du genou, par prolifération locale de tissu adipeux autour de la rotule, provoquée par des microtraumatismes répétés du genou.

Hoffa (signe de) Craquement qui se fait entendre lors de la mobilisation de la hanche. Signe observé lors de la luxation congénitale de la hanche.

Hoffman (réflexe de) Flexion réflexe, rapide et brève des doigts, déclenchée par la flexion forcée de l'index, relâché brutalement. Ce signe marque l'augmentation d'intensité des réflexes neurologiques de sensibilité profonde (hyperréflectivité proprioceptive). Il traduirait l'existence d'un syndrome pyramidal.

Hoffman (syndrome de) Syndrome caractérisé par une atteinte musculaire observée lors de l'hypothyroïdie de l'adulte, caractérisé par une myopathie hypertrophique avec augmentation du volume des masses musculaires contrastant avec une faiblesse musculaire à l'effort, notamment au niveau des ceintures (épaule, bassin). Il se manifeste aussi par des crampes, des douleurs musculaires (myalgies), une lenteur à la relaxation du réflexe achilléen traduisant un enraidissement, un muscle dur à la palpation (myxœdème) avec diminution du ballottement normal. La concentration plasmatique d'enzyme musculaire (C.P.K.) est élevée. L'examen histologique de la biopsie musculaire ne montre pas de lésion spécifique.

holistique adj. Qui concerne une approche globale du patient.

holosystolique adj. Qui dure pendant toute la systole ventriculaire (souffle ou frottement cardiaque par exemple).

Holoxan® Médicament de chimiothérapie, appartenant à la classe des agents alcoylants de la famille des oxyphosphorines. Il est administré par voie intraveineuse ou intramusculaire. Il présente un risque d'effets secondaires à type de cystite hémorragique, d'alopécies réversibles, de nausées. Il est utilisé notamment lors de sarcomes, de lymphomes, de cancers testiculaires, gynécologiques, bronchiques et O.R.L. Ifosfamide en D.C.I.

Holter (enregistrement) Examen consistant en un enregistrement continu sur 24 heures, généralement de la pression artérielle ou du rythme cardiaque.

Homans (signe d') Douleur du mollet à la flexion dorsale rapide et forcée du pied. Ce signe évoque une phlébite profonde de la jambe.

homéopathie n.f. Méthode thérapeutique consistant à administrer des substances minérales et végétales à des doses infimes, obtenues par des dilutions successives.

homéostasie n.f. Mécanisme qui maintient les caractéristiques physiologiques de l'individu (température, composition du sang) à un niveau constant.

homéotherme adj. Qui garde une température centrale constante, quelle que soit la température extérieure. Les espèces animales à sang chaud, comme l'homme, les mammifères et les oiseaux sont homéothermes. Elles s'opposent aux animaux à sang froid comme les reptiles, dont la température centrale varie en fonction de la température extérieure.

homing n.m. Terme anglais utilisé en français. Phénomène caractérisé par l'attirance de certaines cellules vers certaines zones de l'organisme.

hommes n.m.pl. ***Maladies des hommes de verre,*** synonyme d'*ostéopsathyrose*.

homocystinurie n.f. Maladie métabolique familiale, de transmission autosomique récessive, due à un déficit enzymatique. Le diagnostic est posé par la présence d'homocystine urinaire. Elle se manifeste par une atteinte mentale, squelettique (ostéoporose), oculaire (luxation du cristallin) et vasculaire. Le tableau clinique est proche de celui du syndrome de Marfan*, dont elle se différencie par l'existence d'un retard mental, l'absence d'arachnodactylie et d'hyperlaxité ligamentaire. L'accumulation de métabolites dans les parois vasculaires peut être responsable de thrombose et d'accidents vasculaires cérébraux.

homogreffe n.f. Synonyme désuet d'*allogreffe*.

homolatéral, e, aux adj. Situé du même côté.

homologue adj. **1.** Qualifie les deux chromosomes appartenant à la même paire chromosomique, issus de cellules ou de tissus d'individus appartenant à la même espèce mais ayant un patrimoine génétique différent. **2.** Qualifie un organe ou un tissu provenant d'un individu de la même espèce mais portant des antigènes différents. SYN. *allogénique*.

homosexuel, elle n. et adj. Individu éprouvant une attirance sexuelle pour les individus du même sexe.

homozygote n. et adj. Individu chez lequel les deux chromosomes d'une même paire (celui d'origine paternelle et celui d'origine maternelle) portent au même endroit des gènes identiques.

honteux, euse adj. Qualifie les vaisseaux ou les nerfs relatifs aux organes génitaux externes et au périnée.

Hoover (signe de) Signe d'insuffisance respiratoire chronique obstructive, caractérisé par une forme globuleuse du thorax, traduisant une distension thoracique et une diminution inspiratoire du diamètre transversal de la partie inférieure du thorax.

○ **hoquet** n.m. Mouvement répété, involontaire et spasmodique du diaphragme, se manifestant par une secousse thoracique et abdominale inspiratoire, accompagnée de l'émission d'un bruit particulier (« Hic »), au passage de l'air dans la glotte. Il est dû à une irritation du nerf phrénique ou des centres respiratoires du tronc cérébral. Il est souvent transitoire chez le sujet sain, par exemple déclenché par l'ingestion de boissons gazeuses, et l'apnée est généralement efficace pour l'arrêter. Il existe aussi des formes chroniques, rebelles, secondaires à des péricardites, des tumeurs de l'œsophage, des tumeurs médiastinales, cérébrales, des hernies diaphragmatiques. Les neuroleptiques (Largatil®, Primpéran®) et certains myorelaxants (Liorésal®) peuvent alors se révéler utiles et efficaces.

○ **hormone** n.f. Substance sécrétée par une glande endocrine comme la thyroïde, ou élaborée par un tissu comme le placenta, déversée dans le sang, et qui exerce une action biologique spécifique sur le fonctionnement d'un organe ou sur un processus biochimique. ***Hormone androgène,*** hormone stéroïde aux propriétés virilisantes, stimulant l'anabolisme protéique. Elle est sécrétée chez l'homme par les testicules (testostérone) et en faible quantité dans les deux sexes par les surrénales (déhydroépiandrostérone ou D.H.A., androstérone, étiocholanolone). Ces hormones d'origine surrénalienne possèdent toutefois des propriétés virilisantes moindres. ***Hormone antidiurétique,*** synonyme de *vasopressine*, d'*H.A.D.* Voir d'*A.D.H.* (*antidiuretic hormone* en anglais). ***Hormone corticosurrénale,*** hormone stéroïde sécrétée par la zone superficielle (corticale) des glandes surrénales. Les hormones surrénaliennes se répartissent en trois groupes : les hormones minéralocorticoïdes, les hormones glucocorticoïdes et les hormones androgènes. Leur sécrétion est contrôlée par l'hypothalamus qui stimule la sécrétion d'hormones hypophysaires (stimulines), agissant directement au niveau de la surrénale. ***Hormone corticotrope,*** synonyme de *A.C.T.H.* ***Hormone de croissance,*** synonyme de *G.H.*, *h.G.H.* ou *S.T.H.* ***Hormone folliculaire,*** synonyme d'*œstrone*. ***Hormone galactogène,*** synonyme de *prolactine*. ***Hormone gonadotrope,*** synonyme de *gonadotrophine*. ***Hormone hypophysaire,*** hormone (stimuline) produite par l'hypophyse, contrôlant les sécrétions des glandes endocrines de l'organisme. Les sécrétions de chaque hormone hypophysaire sont régulées par rétrocontrôle et par des hormones hypothalamiques. Les hormones sécrétées par l'antéhypophyse (T.S.H, A.C.T.H, mélanostimuline, F.S.H, L.H, G.H., prolactine) et les hormones sécrétées par la posthypophyse (A.D.H.) sont des hormones hypophysaires. ***Hormone lutéale,*** synonyme de *progestérone*. ***Hormone lutéotrope,*** synonyme désuet de *prolactine*. ***Hormone mélanotrope,*** petite protéine hormonale hypophysaire stimulant la formation de mélanine. ***Hormone minéralocorticoïde,*** hormone stéroïde (principalement représentée par l'aldostérone) sécrétée par la zone glomérulée des glandes corticosurrénales. Elle est responsable d'une rétention d'eau et de sodium et d'une excrétion accrue de potassium au niveau du tubule rénal. Elle est administrée dans le traitement de l'insuffisance surrénale sous la forme de Fludrocortisone® (fluoro-9-alpha-hydrocortisone en D.C.I.) par voie orale ou de Syncortyl® (désoxycortone en D.C.I.) par voie intramusculaire. ***Hormone placentaire,*** hormone produite durant la grossesse par le placenta. On distingue les œstrogènes, la progestérone, la gonadotrophine placentaire (b-HCG). ***Hormone post-hypophysaire,*** hormone issue de la partie postérieure de l'hypophyse (neurohypophyse), qui est le réservoir d'hormones sécrétées par des structures cérébrales voisines et, principalement, de l'A.D.H. ***Hormone somatotrope,*** hormone de croissance sécrétée par le lobe antérieur de l'hypophyse. SYN. *G.H.*, *h.G.H.* ou *S.T.H.* ***Hormone thyroïdienne,*** hormone sécrétée par la thyroïde sous contrôle hypothalamohypophysaire

(TRH-TSH). Il en existe deux : la tri-iodothyronine (T_3) et la tétra-iodothyronine ou thyroxine (T_4), circulant dans le sang sous forme libre ou transportée par des protéines (thyroglobuline, préalbumine, albumine). Les hormones thyroïdiennes stimulent le métabolisme de l'organisme.

hormonodépendant adj. Se dit de phénomènes biologiques ou de maladies dont l'intensité, la gravité et/ou l'évolution dépendent des concentrations d'hormones. Un cancer hormonodépendant, par exemple, est un cancer qui réagit à l'administration d'hormones, ce qui fait adapter son protocole de traitement.

hormonologie n.f. Branche de la médecine consacrée à l'étude des hormones.

hormonothérapie n.f. Méthode thérapeutique consistant en l'administration d'hormones dans un but substitutif en cas d'insuffisance de la glande endocrine concernée, pour freiner la production hormonale naturelle en utilisant les mécanismes de rétrocontrôle (hormones thyroïdiennes utilisées pour freiner la stimulation de la thyroïde par la T.S.H. en cas de tumeur de la thyroïde), ou dans le traitement de certains cancers, tels que le cancer de la prostate ou le cancer du sein.

horripilation n.f. Érection des poils de la peau, due à la contraction de petits muscles horripilateurs localisés au niveau de chaque poil, généralement sous l'action d'une émotion, d'un frisson ou du froid.

Horton (maladie de) Artérite inflammatoire entraînant une altération de l'état général, des céphalées, un syndrome inflammatoire général (accélération de la vitesse de sédimentation), une tuméfaction douloureuse des artères temporales superficielles et des complications oculaires pouvant aller jusqu'à la cécité. Elle survient généralement chez les patients de plus de 60 ans. Le traitement repose sur une corticothérapie. SYN. *artérite temporale.*

hospitalisation n.f. ***hospitalisation d'office,*** hospitalisation décidée en psychiatrie contre le gré de malades, par arrêté préfectoral, quand les troubles mentaux risquent de compromettre l'ordre public ou la sécurité des personnes. Cet arrêté ne peut être abrogé que par le préfet. Tant l'arrêté que son abrogation sont décidés par le préfet au vu de certificats médicaux produits par des psychiatres, qui ne doivent pas être de l'établissement hospitalier pour l'arrêté lui-même, mais qui sont de l'établissement pour l'abrogation.

hospitalisme n.m. Complication somatique et psychologique du très jeune enfant privé de sa mère pendant plusieurs mois, lorsque le substitut maternel est insuffisant. ***Hospitalisme infectieux,*** infection survenant lors d'une hospitalisation. Elle est généralement opportuniste, de faible virulence chez des sujets en bonne santé, mais à germes multirésistants, pouvant provoquer des infections graves chez des sujets à défenses immunitaires diminuées par une affection sévère (transplantés, brûlés, patients en période postopératoire, etc.).

hôte n.m. Organisme vivant (homme, animal ou cellule) hébergeant un parasite.

Hounsfield (unité) Unité utilisée pour mesurer la densité lors d'un examen radiologique par scanner. Elle se situe dans une échelle allant de – 1 000 (hypodensité) à + 1 000 (hyperdensité) : – 1 000 correspondant à l'air (noir), 0 à l'eau, + 1 000 à l'os (blanc).

Howell (temps de) Temps de coagulation d'un plasma rendu incoagulable par addition d'oxalate, puis recalcifié. Il est normalement compris entre 2 et 3 minutes. Il est allongé notamment lors de mauvais fonctionnements de l'agrégation plaquettaire.

H.T.A. n.f. Abréviation d'*hypertension* artérielle.*

H.T.I.C. n.f. Abréviation de *hypertension* intracrânienne.*

H.T.L.V. (Abréviation de *Human T-cell Lymphoma Virus*) Rétrovirus proche du V.I.H., responsable de lymphome T et de leucémie. Trois souches ont été isolées : les types I et II, agents de certaines leucémies et le type III, responsable du sida.

Humalog® Insuline analogue à l'insuline humaine produite par génie génétique. Son action est rapide (délai d'action 15 minutes) et brève (durée d'action entre 2 et 5 heures). Elle est administrée par voie sous-cutanée.

humérus n.m. Os du bras, articulé en haut avec l'omoplate et en bas avec le radius et le cubitus.

humeur n.f. Terme désuet qui désignait autrefois de façon générale l'ensemble des fluides de l'organisme. ***Humeur aqueuse,*** liquide transparent ne contenant pas de cellule, occupant la chambre antérieure de l'œil.

humoral, e, aux adj. Relatif aux fluides de l'organisme. Souvent synonyme de sanguin.

Hunhner (test de) Examen de la glaire cervicale 24 heures après un rapport sexuel, pour étudier la migration des spermatozoïdes au sein du mucus du col de l'utérus. Il est utilisé au cours d'un bilan de stérilité.

Hunter (canal de) Canal situé au niveau de la cuisse, dont la paroi est constituée de muscles et d'aponévroses et dans lequel circulent notamment les vaisseaux fémoraux et le nerf saphène interne.

Hunter (glossite de) Pathologie caractérisée par des lésions inflammatoires des bords de la langue consistant en des exulcérations douloureuses, observées dans l'anémie de Biermer.

Hunter (maladie de) Maladie métabolique, de transmission liée au chromosome X, due à une accumulation de mucopolysaccharides. Ses manifestations ressemblent à celle de la maladie de Hurler, mais sans opacités cornéennes. Le pronostic est sombre. Certaines formes de cette maladie permettent une survie jusqu'à l'âge adulte.

Huntington (chorée de) Maladie neurologique génétique à transmission autosomique dominante de l'adulte, due à une perte de neurones au niveau du noyau caudé et du cortex cérébral frontopariétal. D'installation progressive, elle se manifeste par une chorée et une démence.

Hurler (maladie de) Maladie familiale, congénitale, métabolique due à un déficit enzymatique responsable d'une accumulation de mucopolysaccharides. Elle se manifeste par des malformations osseuses (de la hanche avec coxa valga, du rachis avec cyphose, etc.), faciales (faciès de gargouille), une hépatosplénomégalie, une atteinte cardiaque, des opacités cornéennes et un retard mental. Le pronostic est sombre, le décès survenant généralement avant l'âge adulte.

Hutchinson (dents de) Anomalie des incisives supérieures, espacées, encochées, souvent associée à une anomalie des molaires, rencontrées lors de la syphilis congénitale.

Hutchinson (syndrome de) Exophtalmie chez l'enfant due à une tumeur rétro-orbitaire.

H.V.D. n.f. Abréviation de *hypertrophie* ventriculaire droite.*

H.V.G. n.f. Abréviation de *hypertrophie* ventriculaire gauche.*

hyalin, e adj. Qui a une transparence parfaite, en parlant d'un milieu généralement liquide ou d'une cellule.

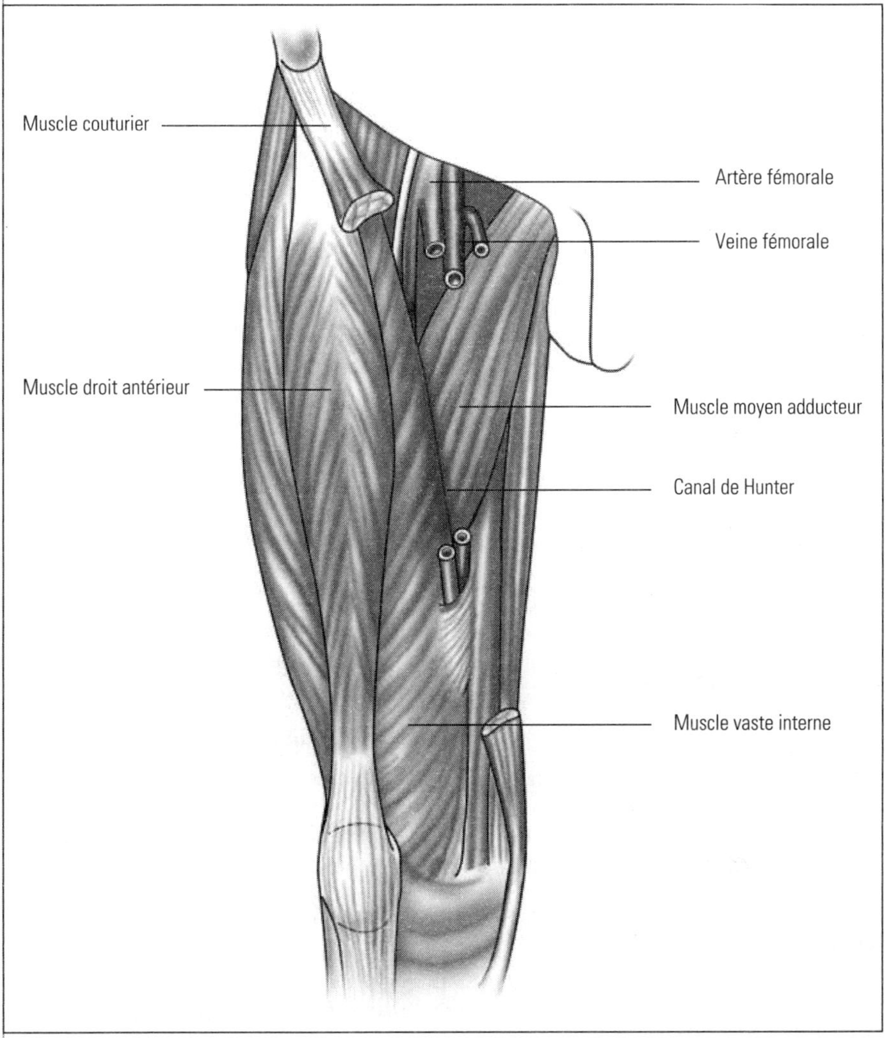

Muscle de la cuisse, vue antérieure.

hyalinose n.f. Maladie caractérisée par la transformation d'un tissu ou d'une cellule qui devient transparent.

hyaloplasme n.m. Substance visqueuse du cytoplasme cellulaire, contenant tous les organites de la cellule.

hyaluronidase n.f. Enzyme hydrolysant les constituants du tissu conjonctif. Sa présence dans des venins, des médicaments ou des sécrétions bactériennes facilite leur diffusion au sein des tissus conjonctifs.

hybride n.m. et adj. Animal ou végétal résultant du croisement entre deux variétés d'une même espèce ou de deux espèces différentes.

hydantoïne n.f. D.C.I. d'un médicament antiépileptique commercialisé sous le nom de

Di-Hydan® par voie orale et de Dilantin® par voie injectable intraveineuse.

hydarthrose n.f. Épanchement de liquide séreux dans la cavité synoviale d'une articulation. SYN. *épanchement de synovie.*

hydatide n.f. État larvaire du ténia échinocoque.

hydatidose n.f. Parasitose provoquée par le ténia échinocoque.

hydr(o)- Élément du grec *hudôr,* « eau ». Ex. : *hydrocèle, hydronéphrose.*

hydramnios n.m. Augmentation anormale du volume du liquide amniotique. Il se manifeste au cours du dernier trimestre de la grossesse par la distension de l'abdomen, l'augmentation de volume de l'utérus accompagnée d'une sensation de flot et la mobilité anormale du fœtus. L'accouchement peut toutefois se dérouler normalement.

hydrargyrie n.f. Intoxication par le mercure, reconnue comme maladie professionnelle. SYN. *hydrargyrisme.*

hydratation n.f. Introduction d'eau dans l'organisme ou les tissus.

Hydréa® Médicament antimétabolite, agissant en inhibant la synthèse de l'A.D.N., administré par voie orale. Il est utilisé en chimiothérapie lors d'hémopathies malignes (syndromes myéloprolifératifs). Hydroxyurée en D.C.I.

hydro-aérique adj. Constitué d'une base liquidienne surmontée d'une zone gazeuse, en parlant d'un niveau radiologique horizontal. Il est visualisé sur des clichés d'abdomen sans préparation, en position debout ou en décubitus latéral. Il peut être observé lors d'occlusions fonctionnelles (iléus réflexe, par exemple lors de coliques néphrétiques) ou organiques (occlusions par strangulation, obstacle intraluminal ou pathologies abdominales chirurgicales sans occlusion comme anse sentinelle lors d'appendicite). Il peut aussi être rencontré sans signification pathologique en cas de diarrhée. Il intéresse l'intestin grêle lorsqu'il est central et plus large que haut, et le côlon lorsqu'il est périphérique et plus haut que large.

hydrocèle n.f. Épanchement de sérosité dans l'enveloppe séreuse ou vaginale du testicule. Elle se traduit par une augmentation du volume de la bourse touchée.

hydrocéphalie n.f. Expansion de liquide céphalorachidien dans les ventricules cérébraux et/ou les espaces sous-arachnoïdiens proches du cerveau. Le crâne étant inextensible, elle provoque une augmentation de la pression intracrânienne. Toutefois, chez le nourrisson avant soudure des sutures osseuses du crâne, il peut exister une expansion du crâne.

hydrocholécyste n.m. Distension brutale de la vésicule biliaire provoquée par le blocage d'un calcul dans le canal cystique.

Hydrocortisone® Médicament hormonal ayant une action glucocorticoïde, indiqué à visée substitutive, pour remplacer les glucocorticoïdes naturels en cas d'insuffisance surrénale. Elle est administrée en deux prises orales par jour (la dose du matin étant plus forte que la dose du soir) ou par voie intraveineuse lors d'insuffisances surrénales aiguës.

hydrocution n.f. Syncope brutale due à un phénomène vasomoteur réflexe, qui survient chez un nageur entrant en contact avec une eau trop froide, et entraîne la noyade.

hydroélectrolytique adj. Relatif à l'eau et aux électrolytes de l'organisme, ainsi qu'à leur répartition et leur équilibre.

hydrolase n.f. Enzyme responsable d'une réaction d'hydrolyse.

hydrolyse n.f. Fixation d'eau sur une substance qui soit se transforme, soit se décompose partiellement ou totalement.

hydronéphrose n.f. Distension progressive du bassinet et des calices du rein, provoquée par un obstacle dans la voie excrétrice urinaire. Elle peut évoluer jusqu'à la destruction du rein.

hydrophile adj. **1.** Soluble dans l'eau. **2.** Qui a une affinité pour l'eau.

hydrophobe adj. Insoluble dans l'eau, mais en contrepartie soluble dans les lipides (lipophile).

hydrophobie n.f. Phobie de l'eau.

hydropneumothorax n.m. Épanchement d'air et de liquide séreux ou séropurulent dans la cavité pleurale.

hydrops n.m. Augmentation du volume de liquide contenu dans l'oreille interne, responsable d'une augmentation de pression dans le labyrinthe, et faisant apparaître un vertige de Ménière.

hydroquinidine n.f. Médicament de cardiologie anti-arythmique, utilisé en traitement préventif pour un maintien du rythme sinusal du cœur, après régularisation de trouble du rythme généralement supraventriculaire. D.C.I. de Sérécor®.

hydrorrhée n.f. Écoulement aqueux et clair s'extériorisant par un orifice naturel, pouvant être consécutif à une inflammation muqueuse. Ex. : *hydrorrhée nasale.*

hydrosalpinx n.m. Collection séreuse accumulée dans une trompe utérine et qui distend sa cavité.

Hydrosol polyvitaminé® Mélange injectable de vitamine A, D, C, E, B, PP, utilisé en prévention de carences lors de la nutrition intraveineuse exclusive et en cas de dénutrition lors d'apports oraux défaillants.

hydrothérapie n.f. Utilisation thérapeutique de l'eau sous forme de bains, de douches, notamment lors de rééducation, de thalassothérapie, de cures thermales. Elle est souvent associée à une prise en charge diététique et de kinésithérapie.

hydrothorax n.m. Épanchement liquidien séreux unilatéral ou bilatéral dans la cavité pleurale.

hydroxycobalamine n.f. Médicament dérivé de la vitamine B12 (cyanocobalamine), se présentant sous forme injectable fortement dosée en vitamine B12. Elle est utilisée notamment lors d'intoxications par le cyanure comme chélateur et pour traiter ou prévenir les carences en vitamine B12. Elle est commercialisée sous les noms de Dodecavit®, Hydroxo®, Novobédouze®.

hydroxyprolinurie n.f. Présence dans l'urine d'hydroxyproline (acide aminé du tissu conjonctif). Elle est observée dans les maladies avec remaniements et destructions osseuses (maladie de Paget*, métastases osseuses, hyperparathyroïdies par exemple). La norme est comprise entre 10 et 35 mg/24 heures.

hygiène n.f. Ensemble des pratiques individuelles et collectives permettant de se maintenir en bonne santé, d'assurer la propreté, la salubrité et de prévenir ainsi des maladies, notamment infectieuses, en vue d'un développement physique et psychique optimal.

hygroma n.m. Synonyme de *bursite.*

hymen n.m. Membrane muqueuse fermant plus ou moins complètement l'entrée du vagin chez la fille vierge. Il est déchiré lors du premier rapport sexuel.

Hymenolepis nana Parasite en forme de petit ver plat, de transmission fécale-orale, fréquent chez les enfants vivant en institution. Il est souvent asymptomatique ou parfois responsable de douleurs abdominales et de diarrhée. Le traitement repose sur l'administration de praziquantel (Biltricide®).

hyoïde adj. ***Os hyoïde***, os médian du cou, en forme de U, appartenant au squelette osseux du pharynx, situé au-dessus du larynx.

hyper- En excès. Ex. : *hypertension.*

hyperaldostéronisme n.m. Sécrétion excessive d'aldostérone par le cortex surrénalien, entraînant une déperdition de potassium par les urines, une rétention de sodium et une hypertension artérielle. ***Hyperaldostéronisme primaire***, hypersécrétion hormonale, due en général à un adénome de la surrénale. Syn. *syndrome de Conn.* ***Hyperaldostéronisme secondaire***, hypersécrétion hormonale due à des causes multiples comme certaines hypertensions artérielles, un syndrome œdémateux ou un abus de diurétiques.

hyperalgie n.f. Perception excessive de la douleur. Syn. *hyperalgésie.*

hyperamylasémie n.f. Augmentation des concentrations d'amylase dans le sang, observée notamment en cas de pancréatite aiguë.

hyperandrogénie n.f. Ensemble de symptômes relatifs à une production excessive d'hormones androgènes, se manifestant par un hirsutisme et une virilisation s'ils surviennent chez la femme et de fausses pubertés précoces chez le jeune garçon (la verge et la pilosité sont développées alors que les testicules restent petits).

hyperazotémie n.f. Augmentation de la concentration sanguine d'azote, rencontrée lors de l'insuffisance rénale sévère et estimée par la mesure de l'urémie.

hyperbare adj. Relatif à une élévation de la pression. ***Caisson hyperbare***, enceinte étanche où règne une pression supérieure à la pression atmosphérique.

hypercalcémie n.f. Présence de calcium sanguin supérieure à 2,6 mmol/l, qui devient sévère si elle dépasse 3 mmol/l. Elle est observée au cours des maladies provoquant une résorption osseuse accrue, comme les métastases osseuses, et au cours de l'hyperparathyroïdie.

hypercalciurie n.f. Élimination exagérée de calcium dans les urines.

hypercapnie n.f. Rétention de gaz carbonique dans le sang, due à une élimination insuffisante par les poumons, observée essentiellement en cas d'insuffisance respiratoire, et entraînant une acidose.

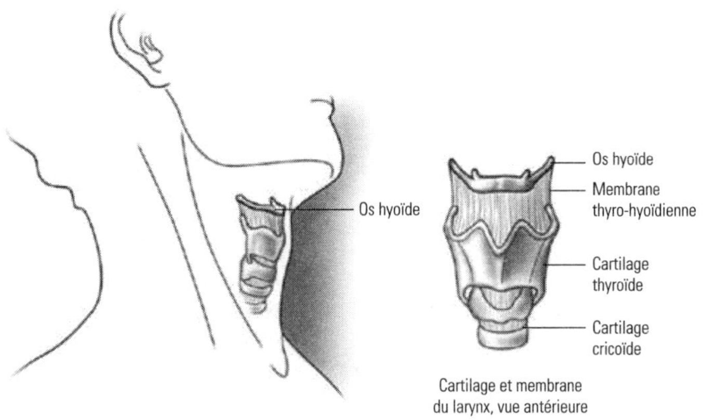

Cou, vu de 3/4. Jonction des os et cartilages du larynx (Os hyoïde).

hypercholestérolémie n.f. Augmentation de la concentration plasmatique de cholestérol, pouvant se compliquer à long terme d'athérome artériel.

hypercoagulabilité n.f. Tendance exagérée à la coagulation du sang, responsable de thrombose artérielle ou veineuse.

hypercorticisme n.m. Syndrome provoqué par la sécrétion exagérée d'hormones par la corticosurrénale.

hypercrinie n.f. Sécrétion excessive d'une glande. ***Hypercrinie sébacée***, hypersécrétion de sébum par les glandes sébacées, donnant un aspect gras au visage.

hyperdensité n.f. Zone apparaissant spontanément blanche, se rapprochant de l'aspect de l'os, en tomodensitométrie (scanner).

hyperéchogène adj. Qui réfléchit un écho maximal, et qui apparaît blanc, comme une calcification par exemple, à l'échographie.

hyperémèse n.f. Vomissements abondants, incoercibles. Ce terme est souvent utilisé pour désigner les vomissements de début de grossesse.

hyperéosinophilie n.f. Augmentation du nombre de polynucléaires éosinophiles circulants au-delà de 500/mm^3. Elle témoigne souvent soit d'une infestation parasitaire interne par des parasites pluricellulaires, soit d'un terrain allergique.

hyperesthésie n.f. Exagération de la sensibilité cutanée, principalement de la sensibilité douloureuse.

hypergammaglobulinémie n.f. Augmentation de la concentration d'anticorps (immunoglobulines) circulants.

hyperglycémie n.f. Élévation de la concentration de glucose sanguin, qui s'observe essentiellement en cas de diabète sucré. ***Hyperglycémie provoquée,*** test de laboratoire consistant à mesurer la glycémie, 30 minutes, 1 heure, 90 minutes, 2 heures et 3 heures après une surcharge en sucre (généralement 75 g de glucose par voie orale). Une glycémie à plus de 2 g/l (10 mmol/l), 2 heures après l'ingestion, définit un diabète ; si la glycémie est comprise entre 1,2 et 1,8 g/l (entre 6 et 9 mmol/l), il existe une intolérance aux hydrates de carbones. ABRÉV. *H.G.P.O.*

hyperhémie n.f. Afflux excessif de sang dans une région localisée ou dans un organe. SYN. *congestion.*

hyperhidrose n.f. Sécrétion sudorale excessive.

hyperhydratation n.f. Ensemble des phénomènes provoqués par la rétention d'eau. On distingue l'hyperhydratation globale portant sur les milieux intracellulaires et extracellulaires, l'hyperhydratation intracellulaire et l'hyperhydratation extracellulaire avec ou sans déshydratation cellulaire.

hyperinsulinisme n.m. Excès d'insuline plasmatique et, par extension, ensemble de symptômes dus à une augmentation non appropriée de la concentration plasmatique d'insuline, secondaire notamment à une tumeur sécrétant de l'insuline. Il en résulte une hypoglycémie qui se manifeste par une asthénie, une perte de connaissance, des sueurs, etc. Ailleurs, dans le diabète non insulinodépendant de l'obèse, la résistance périphérique à l'insuline peut aussi augmenter la concentration plasmatique d'insuline sans être responsable de tels symptômes.

hyperkaliémie n.f. Concentration de potassium sanguin supérieure à 5 mEq/l.

hyperkaliurie n.f. Augmentation de l'excrétion urinaire de potassium.

hyperkératose n.f. Épaississement de la couche cornée de l'épiderme.

hyperlactacidémie n.f. Augmentation importante de la concentration plasmatique en acide lactique, responsable d'acidose métabolique (baisse du bicarbonate et du pH plasmatique) que l'organisme essaye de compenser par une hyperventilation. Elle est due à une déviation du métabolisme vers la voie anaérobie, observée en cas de diabète compliqué (acidose lactique), notamment lors de la prise de biguanides, d'efforts musculaires prolongés, de chocs hémodynamiques, d'infections graves, d'intoxication alcoolique massive, d'hypoxémie.

hyperleucocytose n.f. Augmentation du nombre de globules blancs dans le sang circulant. Elle peut porter sur les différentes lignées de globules blancs.

hyperlipémie n.f. Élévation du taux des lipides dans le sang. Il en existe plusieurs variétés selon le lipide concerné (cholestérol, triglycérides ou lipoprotéines). SYN. *hyperlipidémie.*

hyperlordose n.f. Accentuation de la lordose lombaire normale, généralement compensant une cyphose dorsale marquée ou consécutive à un déséquilibre du bassin. Elle peut aussi être observée à la fin de la grossesse ou en cas d'obésité.

hyperménorrhée n.f. Règles anormalement abondantes.

hypermétropie n.f. Anomalie de la vision caractérisée par un défaut de convergence du cristallin. La formation de l'image d'un objet proche se fait en arrière de la rétine. En revanche, le sujet voit nettement les objets situés à l'infini. Pour lire, il doit porter des verres correcteurs.

hypernatrémie n.f. Augmentation de la concentration plasmatique de sodium (valeur normale = 140 mEq/l).

hypernéphrome n.m. Variété de tumeur maligne du rein observée chez l'enfant et pouvant atteindre un volume monstrueux.

hyperœstrogénie n.f. **1.** Augmentation du taux d'œstrogènes dans le sang. **2.** En fait, ce terme est le plus souvent utilisé pour désigner un déséquilibre entre un taux d'œstrogènes normal ou augmenté et une imprégnation progestative (progestérone) proportionnellement insuffisante. On parle alors d'hyperœstrogénie relative.

hyperostose n.f. Anomalie caractérisée par l'épaississement d'un ou de plusieurs os, ou d'un segment osseux.

hyperparathyroïdie n.f. Accroissement de l'activité des glandes parathyroïdes entraînant une hypercalcémie, une hypophosphorémie, une ostéose parathyroïdienne et des calculs rénaux.

hyperphagie n.f. Ingestion d'une quantité excessive d'aliments. SYN. *boulimie.*

hyperpituitarisme n.m. Augmentation de sécrétion d'hormone hypophysaire, comme dans l'acromégalie.

hyperplaquettose n.f. Augmentation du nombre de plaquettes plasmatiques au-dessus de 400 000/mm^3 et pouvant dépasser 800 000/mm^3. SYN. *thrombocytose.*

hyperplasie n.f. Développement anormalement important, congénital ou acquis, d'une lignée cellulaire, d'un tissu ou d'un organe, qui conserve cependant son architecture et son fonctionnement normal. Ex. : *hyperplasie gingivale, hyperplasie nodulaire focale du foie.*

hyperpnée n.f. Exagération de la ventilation pulmonaire caractérisée par une augmentation de l'amplitude et de la fréquence des mouvements respiratoires.

hyperprolactinémie n.f. Élévation de la prolactine sanguine au-delà de 25 ng/l. Elle peut être due à un adénome antéhypophysaire sécrétant de la prolactine, responsable, chez la femme, d'une aménorrhée, d'une galactorrhée et, parfois, de troubles visuels par compression du chiasma optique. Elle peut aussi être secondaire à la prise de neuroleptiques, à une anorexie mentale, à une hyperthyroïdie ou à une insuffisance rénale grave.

hyperpyrexie n.f. Élévation de la température corporelle.

hyperréflectivité n.f. Caractère vif, accentué des réflexes. Elle est soit localisée, asymétrique dans le cadre d'un syndrome pyramidal, soit diffuse chez un sujet neurotonique.

hypersécrétion n.f. Sécrétion excessive d'une glande ou d'un organe glandulaire.

hypersensibilité n.f. Sensibilité extrême à une substance, pouvant aller jusqu'à une réaction d'allergie. En immunologie, réaction pathologique antigène-anticorps, pouvant être responsable d'une sensibilité extrême immédiate et pouvant, dans le cadre de l'anaphylaxie, mettre en jeu des IgE. Elle peut être responsable de chocs hémodynamiques (vasodilatation), d'asthme, d'urticaire, de maladies à complexes immuns, d'anémies auto-immunes par hémolyse et de réactions différées ou retardées à médiation cellulaire (lymphocyte T), chez des sujets non préalablement sensibilisés.

hypersidérémie n.f. Élévation de la concentration plasmatique de fer. Elle peut être secondaire, observée lors d'hémolyse, de syndrome inflammatoire, d'éthylisme chronique, d'hépatite, ou primitive, observée lors d'hémochromatose héréditaire. L'un des meilleurs marqueurs est le coefficient de saturation de la transferrine, qui dépasse 45 %.

hypersomnie n.f. Augmentation pathologique de la durée ou de la fréquence des phases de sommeil diurne. Elle peut être continue, en cas d'hypertension intracrânienne par exemple ou de trypanosomiase (maladie du sommeil) ou paroxystique, lors du syndrome d'apnée du sommeil, de la maladie de Gélineau, de narcolepsie. Il faut éliminer une étiologie médicamenteuse ; elle est parfois liée à un surmenage.

hypersplénisme n.m. Syndrome provoqué par l'hyperactivité et une augmentation de volume de la rate qui détruit des cellules sanguines en quantité excessive.

hypertension n.f. ***Hypertension artérielle,*** augmentation de la pression artérielle au-delà de la valeur considérée comme normale. L'hypertension artérielle chez l'adulte désigne une augmentation de la pression dans les artères de la grande circulation, au-dessus de 140 à 160 mmHg de la pression systolique (maximale) qui peut atteindre 250 à 300 mmHg, et/ou de la pression diastolique (minimale) s'élevant au-dessus de 100 mmHg. ***Hypertension artérielle pulmonaire,*** élévation de la pression dans l'artère pulmonaire au-delà de 35 mmHg. Elle peut être secondaire à des maladies pulmonaires chroniques ou aiguës (bronchopneumopathies chroniques obstructives, embolie pulmonaire massive), ou à des cardiopathies (rétrécissement mitral, cardiopathie avec shunt droit-gauche, insuffisance ventriculaire gauche, etc.). Elle peut aussi être primitive par sclérose de l'artère pulmonaire, affection rare du sujet jeune. Elle se manifeste par une dyspnée, des douleurs thoraciques angineuses et des hémoptysies. ***Hypertension intracrânienne,*** syndrome caractérisé par des céphalées, des vomissements, des vertiges et une baisse de la vue. Un examen du fond de l'œil révèle parfois l'existence d'un œdème papillaire. Ce syndrome apparaît en présence de tumeurs cérébrales. ABRÉV. *H.I.C.* ***Hypertension portale,*** élévation de la pression dans le système porte, engendrée par un blocage de la circulation veineuse porte soit dans le foie à cause d'une cirrhose, soit en amont du foie par obstruction ou agénésie de la veine porte, soit en aval par destruction des veines sus-hépatiques. Elle peut être responsable d'une ascite, d'une augmentation du volume de la rate et d'hémorragies digestives par rupture de varices œsophagiennes.

hyperthermie n.f. Élévation de la température corporelle au-dessus de la normale.

hyperthyroïdie n.f. Fonctionnement excessif de la thyroïde, entraînant une hypersécrétion d'hormones thyroïdiennes, due à un nodule chaud ou toxique ou à la maladie de Basedow. La personne supporte mal les ambiances chaudes. Un goitre est fréquent, et une exophtalmie possible. Elle entraîne une diarrhée, des troubles cardiaques comme une tachycardie, nerveux comme des tremblements et une hyperémotivité, et un amaigrissement contrastant avec la boulimie.

hypertonie n.f. **1.** Augmentation du tonus musculaire, se manifestant par une rigidité spastique lors d'un syndrome pyramidal ou par une rigidité en tuyau de plomb lors d'un syndrome extrapyramidal. **2.** En ophtalmologie, augmentation de la pression intra-oculaire lors d'un glaucome. **3.** En biochimie médicale, terme désignant un soluté plus concentré que le plasma.

hypertrichose n.f. Pilosité excessive.

hypertriglycéridémie n.f. Élévation de la concentration plasmatique en triglycérides au-delà de 1,5 g/l, soit 1,7 mmol/l, survenant, par exemple, dans l'éthylisme chronique. Elle peut être responsable de pancréatite aiguë si l'élévation est brutale et intense. Le traitement repose sur un régime alimentaire appauvri en apports glucidiques et sur la diminution de la consommation d'alcool.

hypertrophie n.f. Augmentation de volume d'un organe.

hyperuricémie n.f. Élévation de la concentration plasmatique d'acide urique au-delà de 70 mg/l, soit 420 mmol/l. Elle est responsable de crises de goutte et de coliques néphrétiques par calculs urinaires. Elle survient chez des sujets ayant une alimentation riche en graisses et en protéines animales et présentant souvent un surpoids. Le traitement repose sur un régime et l'administration d'un médicament hypo-uricémiant favorisant l'excrétion urinaire de l'acide urique.

hyperventilation n.f. Augmentation du débit respiratoire (par augmentation de la fréquence respiratoire ou du volume inspiré), responsable d'une hypocapnie avec alcalose respiratoire. L'organisme utilise une hyperventilation pour compenser une acidose métabolique. L'hyperventilation peut aussi être consécutive à une pathologie neurologique, pulmonaire avec dyspnée, à une fièvre, à une douleur, à la spasmophilie, à une crise d'angoisse.

hyperviscosité n.f. Augmentation de la viscosité d'un liquide. Chez l'être humain, elle se réfère en général au sang qui, excessivement visqueux, traverse difficilement les petits vaisseaux sanguins. Elle majore le risque de thrombose intravasculaire.

hyphéma n.m. Dépôt de sang dans la chambre antérieure de l'œil, se collectant vers le bas pour se résorber progressivement.

hypn(o)- Élément du grec *hupnos*, « sommeil ». Ex.: *hypnotique*. Syn. *narco-, somni-*.

hypnose n.f. État de conscience proche du sommeil provoqué chez un sujet réceptif, dans lequel celui-ci peut obéir à des ordres extérieurs. L'hypnose peut être utilisée en médecine pour remplacer certaines anesthésies ou en psychiatrie dans un but thérapeutique, notamment dans les névroses.

hypnotique adj. Qui entraîne le sommeil. ◆ n.m. Médicament dont la propriété est de provoquer le sommeil. Syn. *somnifère*.

hypo- Élément désignant: **1.** la diminution. Ex.: *hypoacousie*. **2.** Au-dessous de. Ex.: *hypocondre*.

hypoacousie n.f. Diminution de l'acuité auditive.

hypobare adj. Inférieur à la pression atmosphérique.

hypocalcémie n.f. Concentration de calcium sanguin inférieure à 2,25 mmol/l.

hypocapnie n.f. Diminution de la quantité de gaz carbonique dans le sang, dont la pression descend au-dessous de 33 mmHg, due à une élimination exagérée par les poumons. Elle est provoquée par une augmentation de la ventilation pulmonaire et entraîne une alcalose respiratoire.

hypochlorémie n.f. Diminution de la concentration plasmatique en chlorure (< 100 mmol/l), signe de pertes sodées et de déshydratation. Elle peut être due à des vomissements, une diarrhée, une perte urinaire lors d'un traitement diurétique ou une insuffisance surrénale. Le traitement est étiologique et passe par un rééquilibrage ionique.

hypocholestérolémie n.f. Baisse de la concentration plasmatique du cholestérol en deçà de 1,5 g/l (3,8 mmol/l), signe de dénutrition, de malabsorption intestinale ou d'insuffisance hépatocellulaire.

hypochrome adj. Se dit d'une anémie dans laquelle la concentration corpusculaire moyenne en hémoglobine est inférieure à 32 %, ce qui traduit une diminution de la concentration en hémoglobine des hématies, le plus souvent due à une carence martiale.

hypocoagulabilité n.f. Diminution de la capacité du sang à coaguler, consécutive à un traitement anticoagulant ou antiagrégant, ou constitutionnelle, chez certains sujets présentant une coagulation déficiente, notamment par déficit en facteurs de la coagulation. L'hypocoagulabilité est parfois induite volontairement (prévention des accidents thrombotiques, lyse de caillots), mais elle comporte un risque hémorragique.

hypocondre n.m. Région de la paroi antéro-latérale de l'abdomen, située au-dessous des rebords costaux droit et gauche. SYN. *région sous-costale.*

hypocondrie n.f. Maladie psychiatrique au cours de laquelle le sujet est en permanence persuadé d'être atteint de maladie organique qui, le plus souvent, affecte les organes situés dans les hypocondres (foie, estomac), alors qu'il est en parfaite santé physique.

hypodensité n.f. Zone apparaissant noire, se rapprochant de l'aspect de l'eau, en tomodensitométrie (scanner).

hypoderme n.m. Couche profonde du revêtement cutané. SYN. *tissu cellulaire sous-cutané.*

hypodermique adj. Relatif au tissu cellulaire sous-cutané. Ex. : *injection hypodermique.*

hypoesthésie n.f. Diminution de la sensibilité nerveuse. Elle est le signe d'un déficit neurologique qui peut être périphérique (compression nerveuse, polynévrite) ou central, dans le cadre d'un accident vasculaire cérébral, par exemple.

hypofibrinémie n.f. Baisse de la concentration plasmatique en fibrinogène (inférieure à 2 g/l), pouvant être responsable d'hémorragies ou de thromboses vasculaires. Elle peut être acquise, survenant au cours d'insuffisances hépatiques, de fibrinolyse, de coagulation intravasculaire disséminée (C.I.V.D.), ou héréditaire, par défaut de synthèse (< 0,75 g/l).

hypogastre n.m. Région médiane de l'abdomen, située au-dessous de l'ombilic et au-dessus de la symphyse pubienne.

hypoglosse adj. ***Nerf grand hypoglosse,*** 12e paire de nerfs crâniens qui innerve les muscles de la langue.

hypoglycémie n.f. Diminution anormale de la concentration plasmatique de glucose qui descend au-dessous de 0,5 g/l. ***Hypoglycémie provoquée,*** épreuve permettant de tester la sensibilité à l'insuline, par une étude de la glycémie dans les 2 heures suivant l'injection sous-cutanée de 12 unités d'insuline rapide. Normalement, cette injection provoque une baisse de la glycémie de 50 %. Une chute de la glycémie supérieure à 60 % signe une hypersensibilité à l'insuline telle que celle rencontrée dans l'insuffisance surrénalienne. Une baisse de la glycémie inférieure à 40 % est le signe d'une insulinorésistance.

hypogonadisme n.m. Insuffisance des sécrétions hormonales des glandes génitales, testicule ou ovaire. SYN. *hypogénitalisme.*

hypogueusie n.f. Diminution du goût, due à une pathologie salivaire (syndrome sec, pullulation bactérienne, etc.) ou à une maladie inflammatoire et dégénérative de la cavité buccale ou encore à des effets secondaires de médicaments, à une atteinte olfactive neurologique ou O.R.L.

hypokaliémie n.f. Abaissement anormal de la concentration de potassium dans le sang qui descend au-dessous de 3,5 mmol/l.

hypolipémiant n.m. et adj. Médicament permettant de diminuer les concentrations plasmatiques de lipides. Il en existe de différentes types : fibrates (par exemple, Lipanthyl®), qui agissent en diminuant la synthèse du cholestérol et des V.L.D.L., chélateurs des sels biliaires (colestyramine : Questran®), inhibiteurs de la HMGcoA réductase, ou statines, qui agissent en diminuant la synthèse de cholestérol et en augmentant sa captation cellulaire (par exemple, Zocor®, Lodales®, Vasten®, Elisor®).

hypolipidémie n.f. Baisse de la concentration des lipides plasmatiques, notamment observée lors de dénutrition, de malabsorption intestinale, de cirrhose ou de maladie congénitale.

hypomagnésémie n.f. Diminution de la concentration de magnésium dans le sang qui devient inférieure à 0,8 mmol/l, le plus souvent associée à une hypophosphorémie et à une hypokaliémie. Elle peut se manifester par des paresthésies, des crampes musculaires, un syndrome confusionnel, des vomissements, des troubles du rythme cardiaque favorisés par un traitement digitalique avec, à l'E.C.G., un allongement espace QT. Il existe des formes héréditaires avec une hypocalcémie, responsables de convulsions néonatales. Les formes acquises sont secondaires à des carences d'apport, des troubles digestifs (malabsorption, diarrhée, pancréatite), des troubles endocriniens (syndrome de Bartter, hyperthyroïdie, etc.), à l'alcoolisme chronique ou à une fuite rénale secondaire à la prise de médicaments.

hypomaniaque adj. Qui évoque une hypomanie, en parlant d'un symptôme, d'une attitude.

hypomanie n.f. Forme atténuée de la manie, caractérisée par une activité motrice et verbale exagérée, associée à une fuite des idées sans délire, sans réel syndrome maniaque, qui fait souvent suite à un syndrome dépressif d'évolution favorable, ou qui correspond à une forme d'entrée dans un authentique syndrome maniaque.

hypoménorrhée n.f. Règles trop peu abondantes.

hypomimie n.f. Diminution des expressions du visage, ralentissement des mouvements, lors du syndrome parkinsonien par exemple.

hyponatrémie n.f. Abaissement de la concentration de sodium dans le sang, par dilution ou par déplétion.

hypoparathyroïdie n.f. Insuffisance de la sécrétion des glandes parathyroïdes.

hypophyse n.f. Glande endocrine située dans la selle turcique et régulant l'activité des autres glandes endocrines de l'organisme.

hypophysiolyse n.f. Destruction de la partie antérieure de l'hypophyse.

hypopituitarisme n.m. Fonctionnement insuffisant de l'hypophyse.

hypoplasie n.f. Développement anormalement réduit d'une lignée cellulaire, d'un tissu ou d'un organe.

hypoprotidémie n.f. Diminution de la concentration de protides dans le sang. Elle s'observe en cas d'hémodilution ou de dénutrition grave, de déperdition de protides par les selles ou les urines.

hypopyon n.m. Collection de pus dans la partie inférieure de la chambre antérieure de l'œil, pouvant survenir lors d'une infection de l'uvée.

hyposialie n.f. Diminution de la sécrétion salivaire, due à un effet secondaire de médicament, notamment anticholinergique, ou à une pathologie des glandes salivaires, par exemple lors d'un syndrome sec.

hyposmie n.f. Diminution de l'olfaction, avec retentissement sur le goût, pouvant être d'origine traumatique, tumorale, virale, etc.

hypospadias n.m. Malformation de la verge entraînant l'abouchement de l'urètre à un niveau variable de sa face inférieure et non à son extrémité.

hypotension n.f. Baisse de la pression artérielle systolique (maximale) en dessous de 100 mmHg. On parle de choc quand la pression devient inférieure à 80 mmHg. Elle est parfois orthostatique, avec une baisse de plus de 20 mmHg lors du passage de la position couchée à la position debout chez le sujet neurotonique. Elle est observée également en cas de pathologies neurologiques centrales ou de dysautonomie.

hypothalamus n.m. Région de la base du cerveau située à la hauteur du plancher du 3e ventricule, contenant de nombreux centres végétatifs et endocriniens et contrôlant le fonctionnement du système nerveux végétatif, des glandes endocrines et notamment de l'hypophyse.

hypothénar n.m. Saillie musculaire située au bord interne de la main, formée par les muscles moteurs de l'auriculaire. SYN. *éminence hypothénar.*

hypothermie n.f. Température corporelle anormalement basse, inférieure à 36 °C.

hypothrepsie n.f. Dénutrition du nourrisson, marquée par la disparition du pannicule adipeux.

hypothyroïdie n.f. Insuffisance de sécrétion des hormones thyroïdiennes, responsable du myxœdème.

hypotonie n.f. **1.** Trouble de la motricité caractérisé par un relâchement musculaire et une diminution de la contraction des muscles et de leur tonus au repos. **2.** État d'un liquide ou d'une solution dont la pression osmotique est inférieure à celle du liquide de référence.

hypotrophie n.f. Développement insuffisant d'un organe ou du corps, dû à un défaut de nutrition. Elle s'observe surtout chez le nourrisson qui manifeste une maigreur et un retard de développement.

hypoventilation n.f. Diminution de la ventilation alvéolaire se manifestant par une hypoxémie, une hypercapnie et une acidose respiratoire.

hypovolémie n.f. Diminution du volume sanguin circulant due à une hémorragie, une déshydratation, de grandes déperditions liquidiennes par diarrhée ou des vomissements.

hypoxanthine-guanine phosphoribosil transférase n.f. Enzyme agissant sur les bases puriques pour reconstituer de la guanosine monophosphate intervenant dans le métabolisme énergétique.

hypoxie n.f. Diminution de la teneur en oxygène du sang circulant. SYN. *hypoxémie.*

hystér(o)- Élément du latin *uterus*, « matrice ».

hystérectomie n.f. Ablation chirurgicale de l'utérus, partielle et laissant en place le col utérin, ou totale.

hystérie n.f. Névrose se manifestant par des symptômes cliniques de conversion sans lésion organique, extériorisant ainsi des conflits affectifs inconscients. Il ne s'agit pas de simulation. Elle survient chez des sujets présentant une personnalité pathologique par leur immaturité, leur suggestibilité, et leur théâtralisme. Elle survient par crises de grande agitation ou par des signes de localisation neurologique ou des douleurs sans systématisation physiologique. Une psychothérapie est indiquée ; il faut, au préalable, éliminer une étiologie organique.

hystérocystopexie n.f. Intervention chirurgicale consistant à réduire un prolapsus de la vessie et de l'utérus, à effectuer une réfection du plancher pelvien et à fixer ces organes à la paroi abdominale afin de prévenir une récidive.

hystérographie n.f. Radiographie de l'utérus après injection, dans sa lumière, d'un produit de contraste opaque aux rayons X.

hystérométrie n.f. Exploration de la cavité utérine au moyen d'une tige graduée en métal ou en gomme, permettant d'en apprécier les dimensions et la forme.

hystéropexie n.f. Opération chirurgicale consistant à fixer l'utérus à la paroi abdominale antérieure ou au disque lombosacré, pour éviter un prolapsus ou une rétroversion.

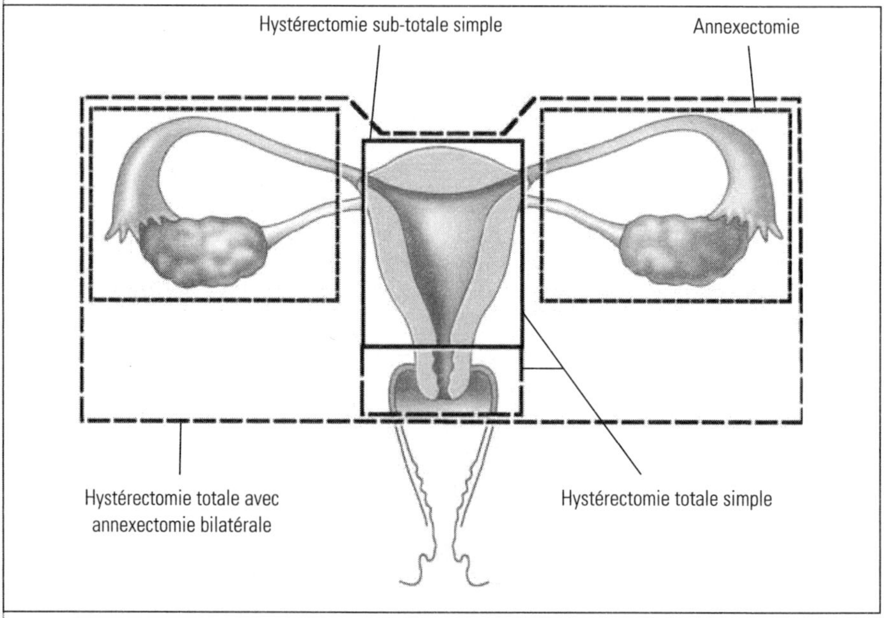

Hystérectomies et annexectomies.

hystérosalpingographie n.f. Examen radiologique qui consiste à injecter dans la cavité utérine et les trompes un produit radio-opaque hydrosoluble permettant de visualiser la lumière de ces cavités, à la recherche d'anomalies morphologiques de ces organes. En cas de stérilité, elle renseigne sur l'état des trompes. Elle est réalisée en période post-menstruelle, et est contre-indiquée en cas d'infection.

hystéroscopie n.f. Exploration visuelle de la cavité utérine au moyen d'un fibroscope.

hystérotomie n.f. Ouverture chirurgicale du corps de l'utérus, généralement lors d'une césarienne.

Hz n.m. Abréviation de *hertz.* Unité de mesure de fréquence par exemple 1 Hz = 1 période par seconde.

I

I.A. n.f. Abréviation de *insuffisance* aortique.*

iatrogène adj. Provoqué par le médecin ou par un traitement.

ibuprofène n.m. Anti-inflammatoire non stéroïdien utilisé pour ses propriétés antalgiques.

Icaz® Médicament à visée cardiologique de la famille des inhibiteurs calciques, utilisé dans le traitement de l'hypertension artérielle. Il est administré en une prise le matin. Isradipine en D.C.I.

ichtyose n.f. Dystrophie cutanée héréditaire, se manifestant par une peau sèche, rugueuse et épaisse, avec desquamation ; elle respecte les plis de flexion et les faces palmaires et plantaires. Elle évolue depuis l'enfance et apparaît parfois chez le sujet âgé. Le traitement local repose sur des bains quotidiens, avec application de pommade kératolytique.

icono- Qui a trait à l'image. Ex. : *iconographie.*

iconographie n.f. Ensemble de figures.

ictère n.m. Coloration jaune des téguments due à une élévation de la bilirubine au-delà de 50 µmol/l. Il peut s'agir de la bilirubine conjuguée, par anomalie hépatique (cholestase intra- ou extra-hépatique), ou de la bilirubine non conjuguée, par déficit enzymatique en glycuronyl transférase hépatique ou hémolyse.

ictère néonatal physiologique n.m. Élévation de la bilirubine non conjuguée transitoire chez le nouveau-né, par manque de maturité de la glycuronyl transférase. On le retrouve surtout chez le prématuré, parfois chez le nouveau-né à terme. Dans les formes intenses du prématuré, on entreprend une photothérapie.

ictère nucléaire n.m. Ictère du nouveau-né à bilirubine non conjuguée, dû à une accumulation toxique de bilirubine au niveau des noyaux gris centraux du cerveau. Il est responsable de troubles neurologiques sévères, voire de coma. Il comporte un risque de décès et de séquelles neurologiques.

ictus n.m. Manifestation neurologique se produisant subitement. Ex. : *ictus apoplectique.*

ictus amnésique n.m. Crise d'amnésie antérograde brève (de moins de 24 heures), de début et de fin brutales, souvent sans cause décelable. La mémoire ne fixe pas les faits récents ; par ailleurs, le sujet n'est pas confus et son comportement est normal. Le pronostic est favorable.

idio- Élément du grec *idios,* « propre, spécial ». Ex. : *idiosyncrasie.*

idiopathique adj. Qui est de cause inconnue, en parlant d'une pathologie. SYN. *cryptogénétique.*

idiosyncrasie n.f. Possibilité propre à un individu donné de développer, de façon imprévisible, une réaction allergique à une substance ou à un médicament (terme désuet).

idiotie n.f. Absence de développement des fonctions supérieures chez l'enfant, souvent marquée par un langage réduit. SYN. *arriération* mentale.*

idiotype n.m. Partie de la région variable d'une immunoglobuline responsable de la reconnaissance d'un antigène et d'une réaction anticorps spécifique.

I.D.R. n.f. Abréviation d'*intradermoréaction.*

Iduviran® Médicament antiviral utilisé localement en dermatologie et en ophtalmologie (collyre) dans les infections herpétiques et les zonas. Idoxuridine en D.C.I.

Ig. n.f. Abréviation d'*immunoglobuline.*

I.L. n.m. Abréviation d'*interleukine.*

iléite n.f. Inflammation de la portion terminale de l'intestin grêle. Cette affection est souvent dénommée maladie de Crohn.

iléo- Relatif à l'iléon ou iléum.

iléocæcal, ale, aux adj. Qui concerne la région de l'abouchement de l'intestin grêle dans le cæcum. Ex.: *valvule iléocæcale.*

iléocolostomie n.f. Abouchement de la partie terminale de l'intestin grêle (iléon) au côlon, soit après résection du côlon droit, soit comme dérivation court-circuitant un obstacle.

iléocystoplastie n.f. Reconstruction de la vessie au moyen d'un segment d'iléon isolé.

iléon n.m. Segment terminal de l'intestin grêle, faisant suite au jéjunum. SYN. *iléum.*

iléostomie n.f. Abouchement chirurgical de la partie terminale de l'intestin grêle à la peau, formant un anus artificiel.

iléus n.m. Occlusion intestinale. ***Iléus biliaire***, occlusion provoquée dans l'intestin par un calcul provenant des voies biliaires. ***Iléus méconial***, occlusion provoquée par l'arrêt du méconium, au niveau du jéjunum, chez le nouveau-né.

iliaque adj. Relatif aux flancs et au bassin.

ilio- Relatif à l'ilion. Ex.: *branche ilio-pubienne.*

ilion n.m. Partie de l'os iliaque comprenant le cotyle et la partie supérieure évasée ou aile iliaque, limitée en haut par une crête osseuse saillante, la crête iliaque.

ilio-pubien, enne adj. ***Branche ilio-pubienne***, segment osseux réunissant l'ilion au pubis.

I.M. **1.** Abréviation d'*intramusculaire.* **2.** Abréviation d'*insuffisance* mitrale.*

imagerie n.f. Ensemble des techniques permettant de visualiser les parties internes du corps. ***Imagerie par résonance magnétique***, technique d'imagerie médicale offrant des clichés moins sensibles que les rayons X mais beaucoup plus spécifiques. Elle n'utilise pas de radiation mais un champ magnétique intense et est donc dépourvue de risques.

I.M.A.O. n.m. Classe de médicaments antidépresseurs et antiparkinsoniens, inhibiteurs de la monoamine oxydase. De nombreu-

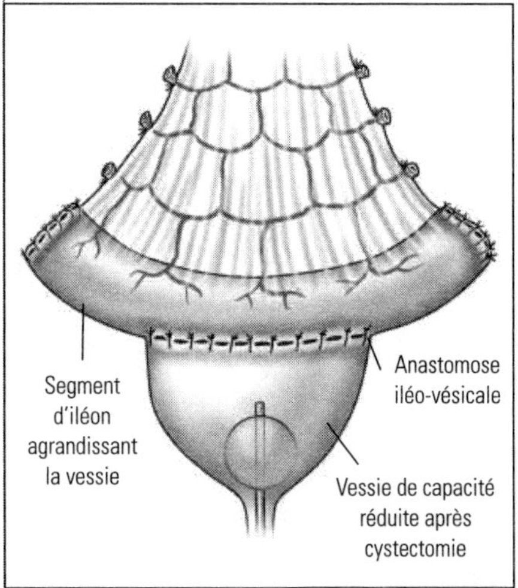

Iléocystoplastie.

ses interactions médicamenteuses et alimentaires en limitent l'emploi. Il en existe trois types: le type A agissant sur les voies métaboliques de la sérotonine et de la noradrénaline (Humoryl®, Moclamide®), le type B agissant sur la voie métabolique de la dopamine (Déprenyl®), utilisé dans la maladie de Parkinson, et un troisième type, non spécifique, agissant sur les deux voies (Marsalid®).

I.M.C. Abréviation d'*infirme (-mité) moteur (-trice) cérébral(e).*

imidazolés n.m.pl. Antifongiques contenant un noyau imidazole. Ils peuvent être administrés par voie générale (fluconazole, kétoconazole et itraconazole) ou locale (miconazole, bifonazole, butoconazole, éconazole, tioconazole).

Imigrane® Médicament indiqué dans les crises de migraines et les algies vasculaires de la face, à prendre au début de la crise. C'est un vasoconstricteur artériel, contre-indiqué notamment en cas de risque d'ischémie (angor, artérite, etc.) et de troubles du rythme cardiaque. Sumatriptan en D.C.I.

imipénème n.m. Antibiotique de la classe des carbapénèmes, de la famille des pénicillines, commercialisé sous le nom de Tienam®. Administré par voie intraveineuse, il est indiqué dans les infections graves à souches hospitalières de bacilles Gram négatif résistantes aux céphalosporines.

imipramine n.f. Antidépresseur ayant un effet anticholinergique. Elle est administrée par voie orale ou intraveineuse. Un surdosage est cardiotoxique (troubles du rythme et de la conduction). Elle est indiquée dans les dépressions sévères (molécule de référence) et dans certaines douleurs rebelles, notamment neurologiques, certains troubles obsessionnels, des crises de panique, l'énurésie, etc. Elle est commercialisée sous les noms d'Anafranil®, Laroxyl®, Surmontyl®, Ludiomyl®.

immature adj. Qui manque de maturité, qui n'a pas encore atteint sa maturité.

immun adj. Qui est immunisé.

immunisation n.f. **1.** Création d'un état d'immunité, soit par vaccination (immunité active), soit par injection de sérum (immunité passive), soit par contact avec un antigène. **2.** Apparition d'anticorps dans un organisme, en réponse à un contact avec un antigène. L'anticorps peut protéger l'organisme d'une atteinte pathologique ou, au contraire, entrer en conflit avec l'antigène et provoquer des accidents de type allergique.

immunitaire adj. Relatif à l'immunité.

immunité n.f. Propriété d'un individu à rester indemne de toute atteinte pathologique quand il est soumis à une agression par différents agents tels que des bactéries ou des poisons. Elle peut être naturelle (elle est alors congénitale), ou acquise après une maladie ou une sérovaccination. L'*immunité humorale* est liée à la présence d'anticorps dans le sérum, et l'*immunité cellulaire* dépend des lymphocytes du sang circulant.

immunocompétent adj. Désigne les cellules qui interviennent dans la réponse immunitaire, soit en sécrétant des anticorps (immunité dite humorale), soit en agissant directement sur les antigènes (immunité dite cellulaire).

immunodépresseur adj. Qui diminue les défenses naturelles de l'organisme. Les agents immunodépresseurs sont utilisés pour éviter les phénomènes de rejet, après une transplantation d'organe ou en cas de maladie auto-immune.

immunodépression n.f. Diminution des défenses immunitaires de l'organisme. Elle peut être soit consécutive à une maladie (sida, cancer, diabète), une dénutrition, une leucopénie congénitale (agammaglobulinémie), soit provoquée, dans un but thérapeutique, au cours de maladies auto-immunes ou pour éviter un rejet de greffe.

immuno-électrophorèse n.f. Méthode de séparation de constituants de liquides biologiques complexes qui combine une séparation par électrophorèse et une précipitation induite par des sérums immuns spécifiques.

immunofluorescence n.f. Méthode biologique de recherche et d'identification d'antigènes qui utilise des anticorps spécifiques marqués par une molécule fluorescente, ce marquage permettant de repérer les complexes antigène-anticorps par examen au microscope en lumière ultraviolette.

immunogène adj. Qui a des propriétés antigéniques, capable d'induire une réaction immunologique, en parlant d'une substance.

immunoglobuline n.f. Protéine plasmatique (globuline) constituée de plusieurs chaînes polypeptidiques. Elle est produite par les lymphocytes B sous l'effet d'une stimulation immunitaire. Aussi appelée anticorps, elle assure la défense humorale de l'organisme, et permet, par sa détection, un diagnostic sérologique. Elle peut être spécifique d'une infection précise (anti-C.M.V. par exemple). Il en existe différents types, les IgA, qui neutralisent les toxines et les virus, les IgE, médiateurs de la réponse allergique, les IgG et les IgM, synthétisées en réponse à un contact du système immunitaire avec des antigènes. ABRÉV. *Ig.*

immunoglobulines monoclonales n.f. Immunoglobulines sécrétées par un même clone plasmocytaire et donc strictement identiques.

immunologie n.f. Branche de la biologie consacrée à l'étude des phénomènes d'immunité.

immunomodulateur n.m. Substance ayant la faculté de modifier les réactions immunitaires, soit en tant qu'immunostimulant (interféron par exemple), soit en tant qu'immunosuppresseur (Imurel® par exemple).

immunostimulation n.f. Majoration des réactions immunitaires de l'organisme par certaines substances telles que l'interféron, le B.C.G. ou des fractions bactériennes antigéniques (Biostim®, Imocur®, IRS 19®). Elles sont utilisées dans certains cancers, dans certaines infections virales, hépatite C notamment, et chez l'enfant dans la prévention des infections rhinopharyngées récidivantes.

immunosuppression n.f. Impossibilité du déroulement normal des réponses immunitaires.

immunothérapie n.f. Thérapeutique utilisant des mécanismes immunitaires, soit passifs spécifiques, par administration de gammaglobulines (contre l'hépatite B ou le tétanos par exemple), soit passifs non spécifiques, par administration de gammaglobulines polyvalentes (par exemple, lors de thrombopénie auto-immune), soit actifs en administrant un vaccin stimulant l'apparition d'anticorps protecteurs.

Imodium® Médicament ralentisseur opiacé du transit intestinal administré en traitement symptomatique des diarrhées, sans effets secondaires neurologiques. Lopéramide en D.C.I.

Imovane® Médicament de la famille des benzodiazépines, aux propriétés hypnotiques, d'élimination rapide, utilisé dans les insomnies. Le traitement doit être de courte durée, la prescription ne devant pas dépasser 4 semaines.

impaction n.f. Encastrement des fragments osseux d'une fracture les uns dans les autres, survenant à la suite d'un traumatisme violent.

impaludation n.f. Infection d'un sujet ou d'un territoire géographique par l'hématozoaire du paludisme.

impédance n.f. Résistance d'un circuit électrique parcouru par un courant alternatif (on parle de résistance avec les courants continus). Par extension, ce terme se réfère maintenant à tout système dont le fonctionnement peut le faire assimiler à un circuit électrique. Ainsi, par exemple, l'impédance acoustique est-elle la résistance opposée par les structures anatomiques de l'oreille à la transmission du signal sonore.

impédancemétrie n.f. Mesure de l'impédance du corps humain déduite de son impédance électrique mesurée au moyen d'un courant électrique alternatif de fréquence variable. Cette méthode est utilisée en nutrition clinique pour estimer la masse maigre et la masse grasse.

imperforation n.f. Absence congénitale d'ouverture d'un orifice qui, normalement, assure le drainage d'un organe ou d'une cavité vers le milieu extérieur. Ex.: *imperforation des choanes, imperforation anale.*

impétiginisation n.f. Surinfection d'une plaie ou d'une lésion cutanée par les staphylocoques et/ou les streptocoques de l'impétigo.

impétigo n.m. Dermatose infectieuse à staphylocoques et/ou à streptocoques, souvent localisée autour du nez et de la bouche, fréquente chez l'enfant. La lésion caractéristique est une pustule évoluant vers des lésions croûteuses jaunes, contagieuses avec une tendance à s'étendre. Le traitement est local par antiseptiques et général par antibiothérapie.

implant n.m. Matériel mis en place chirurgicalement dans l'organisme. ***Implant médicamenteux***, hormone mise en place dans le tissu sous-cutané et destinée à se résorber lentement. ***Implant dentaire***, racine en céramique ou en titane fixée dans le maxillaire et destinée à supporter une prothèse dentaire. ***Implant cristallinien***, cristallin synthétique placé dans l'œil pour le traitement de la cataracte.

implantation n.f. Mise en place d'un implant.

Importal® Médicament laxatif aux propriétés osmotiques et hypoammoniémiantes, composé de sucres (disaccharides). Il est utilisé dans le traitement de la constipation en une prise et de l'encéphalopathie hépatique par voie orale en trois prises ou par voie rectale.

impotence n.f. ***Impotence fonctionnelle,*** impossibilité, à la suite d'un traumatisme, de prendre appui ou de mobiliser une articulation, ce qui indique souvent une fracture ou des lésions ligamentaires sévères.

impression n.f. ***Impression basilaire,*** déformation du crâne due à un trouble de développement de la base de l'occipital. Le foramen occipital est déplacé vers le haut et les premières vertèbres cervicales semblent enfoncées dans le crâne. On observe des déformations similaires dans le rachitisme, l'ostéomalacie ou la maladie de Paget.

impubère adj. Qui n'a pas atteint l'âge de la maturité sexuelle.

impuissance n.f. Impossibilité d'effectuer normalement l'acte sexuel chez l'homme, du fait d'un défaut ou d'une absence d'érection.

Imurel® Immunosuppresseur, administré par voie orale en 1 à 3 prises par jour dans le traitement des maladies auto-immunes (lupus érythémateux, polyarthrite rhumatoïde, maladie de Crohn, etc.) ou après une transplantation d'organe, en association avec des corticoïdes. Il comporte des effets secondaires hématologiques, leucopénie essentiellemet, nécessitant une surveillance régulière de la numération-formule sanguine. Hépatite, pancréatite et rashs cutanés sont plus rares. Azathioprine en D.C.I.

in- **1.** Élément du latin *in,* « dans, à l'intérieur de ». Ex.: *implantation, instillation.* SYN. *endo-, intra-.* **2.** Préfixe privatif exprimant une idée de négation ou de contraire. Ex.: *incontinence, immature.* On écrit aussi *im-*.

inanition n.f. Jeûne prolongé avec retentissement physiologique. Le pronostic vital est engagé.

incapacité n.f. État d'une personne qui ne peut plus assurer normalement ses activités professionnelles, du fait d'une maladie ou d'un accident. On distingue l'incapacité temporaire, qui peut être totale (ITT) ou partielle (ITP) et l'incapacité permanente, elle aussi totale (IPT) ou partielle (IPP).

incarcération n.f. **1.** Structure anatomique (placenta, lithiase, hernie, etc.) se bloquant dans l'orifice ou la voie permettant normalement son extériorisation, sa mobilité. Elle est responsable de douleurs, avec risque de complications septiques. Elle nécessite une libération mécanique. **2.** Situation d'une victime d'un accident bloquée dans l'enchevêtrement de tôles de son véhicule.

inceste n.m. Rapport sexuel entre un père ou une mère et ses enfants, ou, plus largement, entre les membres d'une même famille, réprouvé par la morale.

incidence n.f. **1.** En épidémiologie, nombre de nouveaux cas d'une maladie par unité de temps. **2.** En radiologie, position de la source de rayons et de la plaque de radio, ou direction imprimée à un faisceau d'ultrasons, pour obtenir des vues différentes d'une même structure anatomique.

incidentalome n.m. Tumeur découverte de façon fortuite au cours d'un examen effectué pour une autre raison, et généralement bénigne. Il s'agit le plus souvent de tumeurs surrénaliennes.

incision n.f. Ouverture des parties molles au moyen d'un instrument tranchant.

incisive n.f. Dent coupante à une seule racine, située sur la partie médiane des deux maxillaires. La denture de l'adulte comporte quatre incisives dans le maxillaire supérieur, et quatre incisives dans le maxillaire inférieur.

inclusion n.f. **1.** Traitement chimique d'un échantillon de tissu permettant de le rigidifier, avant de l'intégrer dans un bloc de paraffine, afin d'en effectuer des coupes très fines permettant un examen au microscope. **2.** Formations intracytoplasmiques transitoires élaborées par une cellule. Elles peuvent contenir des pigments, des substances de réserve et des grains de sécrétion. Les inclusions cytomégaliques sont des inclusions de grande taille apparaissant dans le cytoplasme des cellules infectées par le cytomégalovirus.

incoercible adj. Que l'on ne peut contenir, qui n'est pas sous le contrôle de la volonté. Ex. : *vomissements incoercibles.*

incompatibilité n.f. ***Incompatibilité sanguine,*** différence entre le sang de deux sujets, interdisant la transfusion sanguine de l'un à l'autre, les globules rouges du donneur étant agglutinés par le plasma du receveur. Les groupes sanguins A et B sont incompatibles (Voir *groupe* sanguin*). ***Incompatibilité fœto-maternelle***, incompatibilité sanguine observée lorsqu'un fœtus Rhésus positif engendré par un père du même groupe se développe chez une mère Rhésus négatif. L'immunisation de la mère au moment de l'accouchement entraîne des accidents chez les nouveau-nés à partir de la 2e grossesse, par passage des anticorps maternels à travers le placenta. La gravité des accidents augmente avec le nombre de grossesses.

inconscient n.m. Partie du psychisme regroupant tous les contenus ne parvenant pas au conscient.

incontinence n.f. Incapacité d'un individu à retenir ses urines ou ses matières fécales.

Incontinentia pigmenti Maladie cutanée pigmentaire héréditaire souvent associée à d'autres malformations. Elle se manifeste par des taches brunes sur le tronc, de répartition non systématisée.

incubation n.f. **1.** Laps de temps moyen séparant le contact avec un agent contaminant de l'apparition des premiers signes cliniques de l'infection. Cette durée est constante pour une maladie donnée, ce qui permet d'appliquer les mesures d'éviction. **2.** Mise en culture de bactéries dans un milieu et des conditions de température favorables permettant le développement de ces bactéries.

indemnité n.f. ***Indemnité journalière,*** somme d'argent versée au patient par l'assurance maladie à l'occasion d'un arrêt de travail ou d'un congé de maternité.

index n.m. **1.** Deuxième doigt de la main. **2.** Valeur numérique, rapport permettant de quantifier le fonctionnement ou la morphologie d'un organe, d'un tissu, d'une cellule. Ex. : *l'index cardiaque correspond au rapport entre le débit cardiaque et la surface corporelle.* ***Index cardiaque,*** débit cardiaque (l/min) rapporté à la surface corporelle (m^2). Il s'exprime en $l/min/m^2$. ***Index cardiothoracique,*** rapport entre largeur du cœur et largeur du thorax sur une radiographie pulmonaire de face. Il est normalement égal ou inférieur à 1/2. ***Index de masse corporelle,*** index pondéral égal au quotient du poids du sujet, en kilogrammes, et du carré de sa taille exprimée en mètre. La valeur normale de ce rapport est 25 ; une valeur supérieure à 30 indique une obésité. ABRÉV. *I.M.C.* ***Index pycnotique,*** nombre de cellules vaginales ayant un noyau de petite taille ; il permet d'estimer l'imprégnation œstrogénique.

indicateur coloré n.m. Substance changeant de coloration en fonction des produits avec lesquels elle est en contact, telle la substance imprégnant les bandelettes urinaires d'évaluation de la glycosurie.

indifférencié adj. Qui ne présente pas de caractère biochimique ou biologique permettant un typage, en parlant d'un tissu ou d'une cellule. Qualifie généralement des cellules jeunes, des cellules tumorales ou embryonnaires.

Indocid® Anti-inflammatoire non stéroïdien. Indométacine en D.C.I.

indolent adj. Qui n'est pas douloureux, ni spontanément, ni au contact, en parlant d'une lésion.

inducteur, trice adj. Qui déclenche, facilite et oriente un processus biologique, une réaction chimique, le fonctionnement d'un gène, etc. ***Inducteur enzymatique,*** substance ou médicament augmentant la capacité de métabolisme d'une enzyme généralement hépatique.

induction n.f. Première étape de l'anesthésie générale (endormissement).

induration n.f. Épaississement et durcissement d'un tissu.

inertie n.f. Perte de mobilité ou de contractilité d'un organe. Ex. : *inertie utérine.*

infantilisme n.m. État d'un adulte qui présente les caractères d'un enfant, telles qu'une petitesse (nanisme), une absence de développement des organes génitaux et une absence des caractères sexuels secondaires. Il est rencontré lors de maladies génétiques ou d'insuffisances endocriniennes.

infarcissement n.m. Mortification d'un tissu ou d'un organe due à un arrêt de l'irrigation artérielle.

infarctus n.m. Zone mortifiée d'un tissu ou d'un organe privé de circulation artérielle. Le sang infiltre la zone atteinte qui se nécrose. Un infarctus peut survenir en n'importe quel site de l'organisme et entraîner une menace vitale quand il frappe un organe noble. ***Infarctus du myocarde***, infarctus localisé au cœur. ***Infarctus cérébral***, infarctus localisé au cerveau. ***Infarctus entéromésentérique***, infarctus situé au niveau de l'intestin. ***Infarctus pulmonaire,*** infarctus provoqué par une embolie pulmonaire.

infectiologie n.f. Branche de la médecine consacrée à l'étude des maladies infectieuses.

infection n.f. Envahissement de l'organisme par un microbe. Elle entraîne une réaction de l'organisme, qui se manifeste généralement dans un premier temps par un syndrome infectieux (fièvre, inflammation, augmentation des globules blancs), puis secondairement par l'acquisition d'une immunité.

infestation n.f. Contamination d'une région géographique, d'un milieu ou d'un organisme vivant (hôte) par des parasites, responsables d'un portage pouvant être contaminant pour d'autres individus ou du développement d'une maladie infectieuse parasitaire.

infiltrat n.m. Opacité pulmonaire mal limitée en radiologie.

infiltration n.f. **1.** Traitement rhumatologique consistant en une injection au niveau rachidien ou articulaire de médicaments aux propriétés anti-inflammatoires et/ou anesthésiantes. **2.** En histologie, envahissement diffus plus ou moins dense d'un tissu par un liquide organique ou des cellules d'autres types (souvent immunitaires).

infirmité n.f. ***Infirmité motrice cérébrale,*** ensemble de signes neurologiques irréversibles survenant à la suite d'une atteinte cérébrale congénitale (trouble du développement cérébral dû à une infection par exemple) ou acquise, due à un accouchement compliqué ou à un accident traumatique ou ischémique lors des premiers mois de vie. Cette infirmité se manifeste par des déficits sensoriels et moteurs, pouvant être étendus, et par un déficit intellectuel. ABRÉV. *I.M.C.*

inflammation n.f. Ensemble des réactions se produisant au niveau d'un point irrité par un agent pathogène. L'inflammation se traduit par quatre grands signes cardinaux, la douleur, la chaleur, la rougeur, la tuméfaction et, sur le plan biologique, par une augmentation de la vitesse de sédimentation et de la concentration plasmatique de protéine C-réactive.

influenza n.f. Synonyme de *grippe.*

influx n.m. ***Influx nerveux,*** propagation d'une dépolarisation le long d'une fibre nerveuse, conduisant une information vers le cerveau (influx afférent) ou transmettant une information du cerveau vers des organes ou des muscles (influx efférent) ; elle est transmise à l'extrémité de la fibre soit à un effecteur, soit à une autre fibre ou cellule nerveuse par des neuromédiateurs libérés au sein d'une fente synaptique.

infra- Élément du latin *infra,* « au-dessous de ». EX. : *infraclinique.* SYN. *hypo-, sub-.*

infraclinique adj. Qui ne se manifeste pas par des signes cliniquement décelables mais qui peut toutefois être détecté par des examens complémentaires, soit au début de l'évolution, soit de façon prolongée, en parlant d'une maladie.

infraliminaire adj. Dont l'intensité ne dépasse pas le seuil d'excitation ou de détection, en parlant d'un stimulus.

infrarouge adj. et n. Se dit d'un rayonnement électromagnétique invisible par l'œil humain, dont la longueur d'onde est supérieure à celle de la lumière rouge, et qui est doué de propriétés chauffantes utilisées en thérapeutique. ABRÉV. *I.R.*

infrason n.m. Vibration sonore de fréquence inférieure à 15 Hz, trop basse pour être perçue par l'oreille humaine.

infundibulum n.m. Structure anatomique en forme d'entonnoir. ***Infundibulum pulmonaire***, partie de la cavité du ventricule droit en forme d'entonnoir, située au-dessous des valves pulmonaires.

infusoire n.m. Parasite protozoaire pourvu de cils, pouvant provoquer des diarrhées chez l'homme.

ingesta n.m.pl. Ensemble des aliments solides et liquides.

inguin(o)- Désigne la région de l'aine.

inguinal, e, aux adj. Relatif à la région de l'aine. Ex. : *hernie inguinale.*

inguino-scrotal, e, aux adj. ***Hernie inguino-scrotale***, hernie inguinale qui descend jusque dans la bourse.

I.N.H. n.m. (Abréviation d'*isoniazide*) Antituberculeux majeur bactéricide, commercialisé sous le nom de Rimifon®, quelquefois associé dans la même présentation à d'autres antituberculeux : Rifinah® (associé à la rifadine), Rifater® (associé à la rifadine et au pyrazinamide). Ses effets secondaires sont la toxicité hépatique (hépatite cytolytique avec élévation des transaminases, potentiellement grave, pouvant nécessiter l'arrêt du traitement) et les neuropathies périphériques. Il est administré par voie orale en une prise à jeun.

inhalation n.f. **1.** Absorption par voie respiratoire de gaz, de vapeurs ou de liquides transformés en brouillard (nébulisation), dans un but thérapeutique. **2.** Pénétration accidentelle dans les voies respiratoires de substances solides ou liquides entraînant des accidents pulmonaires graves avec œdème, asphyxie et retentissement cardiaque (syndrome de Mendelson). Ce type d'accident est responsable de la mort par noyade.

inhibine n.f. Polypeptide produit par le testicule ou l'ovaire et inhibant la sécrétion de gonadostimuline par rétrocontrôle.

inhibiteur n.m. Substance ou élément physique capable de diminuer ou d'arrêter une réaction chimique ou l'activité d'une substance organique. ***Inhibiteur de l'anhydrase carbonique,*** médicament qui diminue la synthèse d'humeur aqueuse et qui a une action diurétique, en augmentant la sécrétion urinaire de bicarbonates. Il est utilisé par voie générale (orale, injectable) dans les glaucomes aigus et chroniques, en cas d'œdèmes cérébraux post-traumatiques, dans le mal des montagnes et l'hypercapnie. Il est commercialisé sous le nom de Diamox®. ***Inhibiteurs calciques,*** famille de médicaments à visée cardiologique agissant en empêchant l'entrée de calcium dans la cellule par les canaux calciques. Ils ont un effet antihypertenseur. Certains ont des propriétés anti-arythmiques et anti-angoreuse. Ils sont commercialisés sous les noms de Tidiem® (diltiazem), Isoptine® (vérapamil), Adalate® (nifédipine) ; il existe aussi d'autres D.C.I. : dihydropyridines (Amlor®, Flodil®, Icaz®, Loxen®), bepridil. ***Inhibiteurs de l'enzyme de conversion,*** famille de médicaments à visée cardiologique, ayant des effets antihypertenseurs et vasodilatateurs. Ils augmentent l'index cardiaque en cas d'insuffisance cardiaque chronique congestive, en diminuant la précharge et la postcharge. Ils sont utilisés dans la phase aiguë de l'infarctus du myocarde et en cas d'insuffisance cardiaque chronique. ils font courir un risque d'insuffisance rénale en cas de déplétion sodée, de déshydratation. Ils peuvent être responsables de toux invalidantes imposant parfois l'arrêt du traitement. Ils sont notamment commercialisés sous les noms de Captopril®, Lopril®, Captea®, Rénitec®, Prinivil®, Zestril®, Triatec®, Korec®, Acuitel®, Coversyl®, Odrik®, etc. Ils sont parfois associés dans une même forme galénique à des diurétiques (Co-Rénitec®, par exemple). ***Inhibiteurs de l'HMG CoA réductase,*** famille de médicaments qui ont un effet hypocholestérolémiant puissant, en réduisant la synthèse endogène du cholestérol, utilisés après ou pendant un régime bien conduit. Ils sont indiqués dans les hypercholestérolémies essentielles IIa et combinée IIb. Ils peuvent être responsables d'élévations de transaminases et de la C.P.K. Ils sont commercialisés sous les noms de Elisor®, Vasten®, Lodales®, Zocor®, Tahor®. SYN. *statines.* ***Inhibiteurs de la pompe à protons,*** famille de médicaments de gastro-entérologie, puissants inhibiteurs de la sécrétion d'acide gastrique, inhibant l'action de la pompe à protons de la cellule pariétale gastrique. Ils sont administrés par voie orale en une prise et ont une longue durée d'action. Il existe une forme intraveineuse dont l'efficacité n'est pas supérieure à celle de la forme orale, mais qui permet leur administration lorsque la voie orale est impossible. Ils sont utilisés en traitement curatif des ulcères gastroduodénaux, des œsophagites peptiques, du syndrome de Zollinger-Ellison, lors de l'éradication de *Helicobacter pylori*, des lésions gastroduodénales des A.I.N.S. (préventif et curatif). En D.C.I. : oméprazole (Mopral®, Zoltum®), lanzoprazole (Lanzor®, Ogast®), pantoprazole (Inipomp®, Eupantol®), rabeprazole (Pariet®). ABRÉV. *I.P.P.*

inhibition n.f. **1.** Mécanisme physiologique de régulation qui diminue, voire arrête une sécrétion endocrine ou exocrine, une réaction enzymatique. **2.** En psychiatrie, diminution de l'élan vital, de l'activité mentale et physique rencontrée lors de syndromes dépressifs sévères.

inhumation n.f. Enterrement d'une personne décédée (on doit respecter un délai de 24 heures au moins après le décès). Elle est soumise au certificat médical de mort naturelle qui permet la délivrance, par l'administration, d'un permis d'inhumer.

injection n.f. Introduction d'un liquide ou d'un gaz sous pression dans un tissu, un vaisseau ou une cavité naturelle, au moyen d'un dispositif particulier tel qu'une seringue, par exemple.

innervation n.f. Mode de répartition des nerfs à l'intérieur d'un tissu ou d'un organe.

innocuité n.f. Caractère de ce qui n'est pas toxique.

inoculation n.f. Introduction de germes pathogènes ou de sécrétions dans un organisme. L'inoculation de sécrétions humaines à l'animal est largement utilisée pour l'établissement de diagnostics.

inotrope n.m., adj. Qui a la propriété de modifier la force de la contraction musculaire, notamment cardiaque : Un *inotrope* positif l'augmente, un *inotrope* négatif la diminue.

I.N.R. n.m. (Abréviation de *International Normalized Ratio*) Modes d'expression international standardisé du temps de Quick, un indicateur de la coagulation sanguine, défini par le rapport du temps de Quick malade/témoin corrigé par un indice de sensibilité internationale (I.S.I.). Sa valeur normale est proche de 1. Il est utilisé pour la surveillance des traitements anticoagulants, au cours desquels sa valeur doit se situer entre 2 et 3,5.

insecticide n.m. Produit chimique utilisé pour tuer des insectes. Les insecticides sont utiles et efficaces dans la lutte contre le paludisme mais présentent un risque d'émergence de moustiques résistants, ainsi qu'un risque écologique de déséquilibre de la faune et de la flore. L'intoxication par les insecticides organochlorés se manifeste par des troubles digestifs (diarrhée, douleurs abdominales) et des signes neurologiques (confusion, myoclonies, paresthésies, vertiges, convulsions généralisées, coma, etc.).

insémination n.f. Introduction de sperme dans les voies génitales féminines. SYN. *fécondation.*

I.N.S.E.R.M. (Abréviation d'*Institut National de la Santé et de la Recherche Médicale*) Institut d'État qui effectue de la recherche fondamentale et appliquée dans le domaine médical.

insertion n.f. **1.** Lieu d'implantation des tendons musculaires et des ligaments sur une structure osseuse. **2.** En génétique, mutation par adjonction d'un segment supplémentaire à un chromosome, survenant lors d'une division cellulaire.

insipide adj. Qui n'a pas de goût. ***Diabète insipide***, diabète dans lequel les urines ne sont pas sucrées, contrairement au diabète sucré.

in situ D'action ou de développement local. Concernant le cancer, l'expression qualifie des tumeurs d'extension limitée à la muqueuse et dont la profondeur ne dépasse pas la muqueuse musculaire. Ces tumeurs sont de pronostic favorable, le plus souvent de découverte fortuite, pouvant bénéficier d'un traitement curatif local.

insolation n.f. Exposition excessivement prolongée au soleil sans protection ni hydratation. Elle est responsable de déshydratation, de troubles de la conscience, de céphalées, de brûlures cutanées, d'atteintes oculaires pouvant conduire à la cécité, de fièvre, de vomissements, voire de retentissements hépatiques avec cytolyse dans le cadre d'un coup de chaleur.

insomnie n.f. Absence de sommeil, incapacité à avoir un sommeil de durée normale, notamment par trouble de l'initiation du sommeil.

inspection n.f. Temps initial de l'examen clinique où on recherche des signes de maladie visibles à l'œil nu.

inspiration n.f. Admission de l'air dans les poumons. L'inspiration est le premier temps de la respiration.

instabilité n.f. **1.** En pédopsychiatrie, caractère d'un sujet qui présente une impossibilité de fixer son attention, de l'agitation, et des changements imprévisibles d'humeur ou de comportement affectif, responsable de retards d'acquisitions. **2.** En orthopédie, caractère d'un foyer de fracture pouvant se déplacer secondairement. ***Instabilité chromosomique***, anomalie non systématisée du matériel génétique, variable d'une cellule à l'autre, avec un risque élevé de transformations cancéreuses, notamment rencontrées dans les polyposes rectocoliques familiales.

instillation n.f. Mode d'administration d'un médicament goutte à goutte. Ex.: *instillations auriculaires.*

insuffisance n.f. État d'un organe devenu incapable d'assurer ses fonctions dans leur intégralité. ***Insuffisance aortique,*** fermeture incomplète de la valvule aortique qui sépare le ventricule gauche de l'aorte. On note alors un reflux anormal de sang vers le ventricule au cours de la systole. Elle se manifeste par un souffle diastolique perçu, à l'auscultation, au foyer aortique. ***Insuffisance cardiaque,*** contraction musculaire cardiaque insuffisante pour assurer une vidange ventriculaire et un débit circulatoire normal, d'abord à l'effort puis au repos. Elle peut être gauche, droite ou globale. L'insuffisance ventriculaire gauche peut être due à une pathologie hypertensive ou ischémique (infarctus du myocarde), à une cardiomyopathie ou à une valvulopathie (rétrécissement aortique par exemple) ; elle est notamment responsable de dyspnée d'effort, et d'œdème pulmonaire aigu. L'insuffisance ventriculaire droite, souvent secondaire à une insuffisance ventriculaire gauche ou une pathologie pulmonaire évoluée, qu'elle soit aiguë (embolie pulmonaire) ou chronique (insuffisance respiratoire, par exemple B.P.C.O.), se manifeste notamment par une hépatomégalie douloureuse, des œdèmes périphériques, une turgescence jugulaire, un reflux hépatojugulaire. ***Insuffisance hépatique,*** défaillance du fonctionnement des cellules du foie, observée notamment au cours des hépatites, des cirrhoses et responsable de troubles cliniques graves. ***Insuffisance mitrale,*** fermeture incomplète de la valvule mitrale, qui sépare le ventricule de l'oreillette gauche, responsable, lors de la contraction du ventricule (systole), d'une fuite anormale de sang vers l'oreillette. Elle se manifeste par un souffle systolique perçu, à l'auscultation cardiaque, au foyer mitral (axillaire gauche). Cette affection vasculaire expose au risque d'endocardite infectieuse à streptocoques d'Osler rendant nécessaire une antibiothérapie préventive pour tout acte diagnostique ou thérapeutique invasif (soins dentaires par exemple). ***Insuffisance rénale,*** atteinte rénale caractérisée par une baisse du débit de filtration glomérulaire et accompagnée d'anomalies hydroélectrolytiques. En phase terminale, elle nécessite une dialyse ou une transplantation rénale. ***Insuffisance tricuspidienne,*** fermeture incomplète de la valvule tricuspide, qui sépare le ventricule de l'oreillette droite, responsable, lors de la contraction du ventricule (systole), d'une fuite anormale de sang vers l'oreillette. Elle se manifeste par un souffle systolique perçu, à l'auscultation cardiaque, au foyer pulmonaire. ***Insuffisance ventilatoire,*** diminution de la ventilation pulmonaire avec modification des volumes et capacités pulmonaires. Insuffisance ventriculaire, voir *insuffisance cardiaque.* ***Insuffisance vertébro-basilaire,*** déficit circulatoire au niveau des artères vertébrales et du tronc basilaire, dû à un rétrécissement des vaisseaux par plaque athéromateuse ou à un vol au niveau d'une artère vertébrale qui compense une obstruction complète de l'artère sous-clavière du même côté.

insufflation n.f. Injection de gaz ou de substances solides ou liquides pulvérisées dans une cavité.

insula n.f. Partie profonde du cortex cérébral, de forme triangulaire, se situant au fond de la scissure de Sylvius et qui joue un rôle dans la sensibilité viscérale et gustative.

insulaire adj. Relatif aux îlots de Langerhans du pancréas.

insuline n.f. Hormone sécrétée par les cellules β des îlots de Langerhans, et dont le rôle est d'abaisser le taux de sucre du sang circulant et de favoriser l'utilisation du sucre par les tissus. Un déficit en insuline est à l'origine de certaines formes de diabète. Elle est utilisée dans le traitement des diabètes insulinodépendants.

Insuline NPH® Insuline semi-lente, d'action intermédiaire (délai d'action : 30 à 90 minutes, durée d'action : 18 à 24 heures). Elle est administrée en deux injections par jour par voie sous-cutanée, à 12 heures d'intervalle, souvent en association avec une insuline rapide.

insulinémie n.f. Dosage plasmatique de l'insuline, utilisé notamment pour rechercher des tumeurs sécrétant de l'insuline. La normale est comprise entre 10 et 20 mU/l (70 à 144 pmol/l). Son taux est à interpréter en fonction de la glycémie. L'étude de la sécrétion endogène d'insuline se fait par dosage du peptide C.

insulinodépendant adj. Relatif à un diabète de type I dû à une carence en insuline, par opposition au diabète de type II dû à un défaut d'utilisation périphérique du glucose par insulinorésistance.

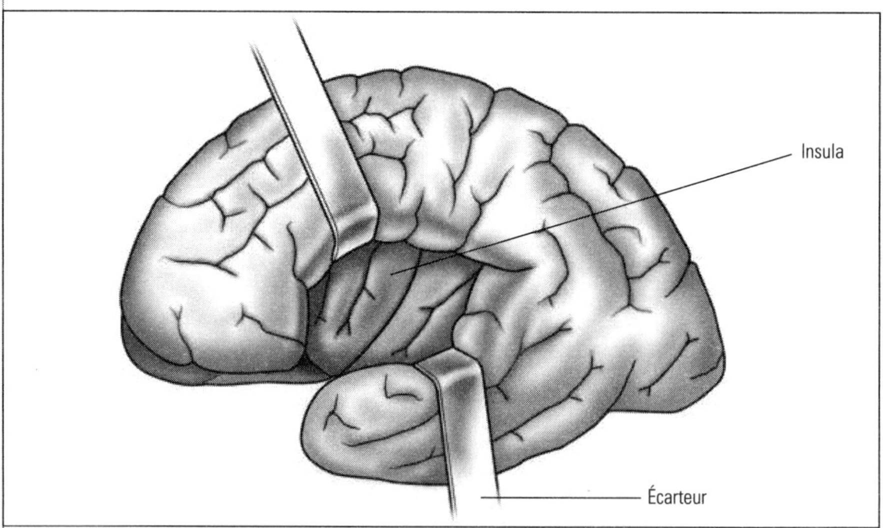

Encéphale, vu de profil.

insulinome n.m. Tumeur bénigne ou maligne des îlots de Langerhans, qui entraîne une production excessive d'insuline pouvant provoquer des accidents d'hypoglycémie.

insulinorequérant adj. Relatif à un diabète de type II, non insulinodépendant, mais qui du fait d'une complication grave (rénale, oculaire, etc.), d'une contre-indication aux antidiabétiques oraux (cirrhose grave par exemple) ou d'une pathologie aiguë (infection, chirurgie, etc.), nécessite un traitement transitoire ou définitif par insuline.

insulinorésistance n.f. Résistance de l'organisme à l'action hypoglycémiante de l'insuline.

insulinothérapie n.f. Traitement par l'insuline. Les insulines utilisées dans le traitement du diabète sont présentées en différentes formes à délais et durée d'action différents.

intégration n.f. Mécanisme par lequel le cerveau, en synthétisant un ensemble d'informations, notamment sensitives, coordonne le fonctionnement de certains organes ou muscles.

inter- **1**. Entre. ***Fracture intercondylienne,*** fracture du fémur dont le trait passe entre les condyles (du fémur). **2**. Pendant. Ex. : *intercurrent.*

interaction n.f. ***Interaction médicamenteuse,*** phénomène apparaissant lors de l'administration simultanée de plusieurs médicaments. Elle peut être bénéfique quand l'association de deux ou plusieurs médicaments augmente leur efficacité (synergie, potentialisation) ou nuisible (diminution de l'efficacité ou accidents parfois redoutables).

intercondylien, enne adj. ***Fracture intercondylienne***, fracture du fémur dont le trait passe entre les condyles.

intercostal, e, aux adj. ***Espace intercostal***, espace musculaire compris entre deux côtes. C'est à travers cet espace que sont effectuées les ponctions pleurales, en piquant au bord supérieur des côtes pour éviter le paquet

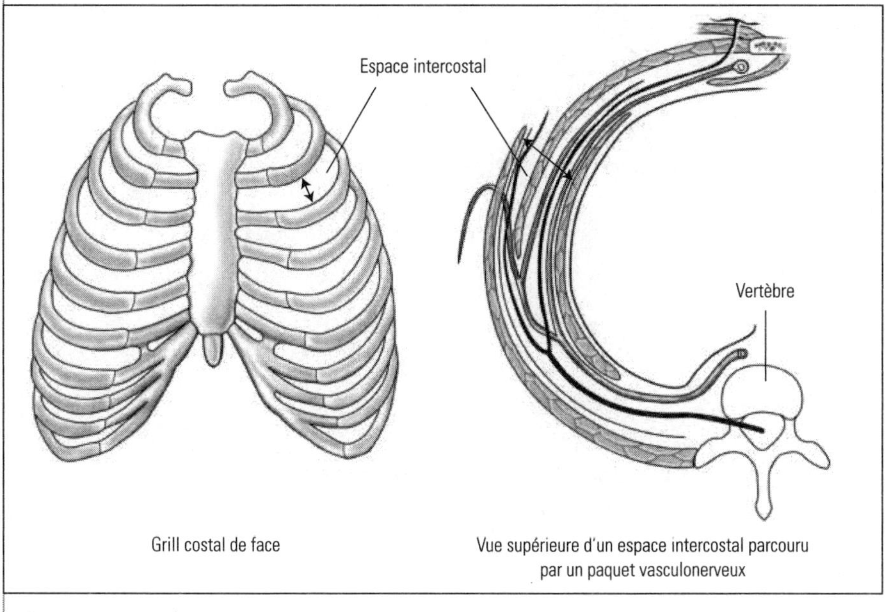

Espace intercostal.

vasculonerveux intercostal (situé au bord inférieur de la côte supérieure). Il est le siège de douleurs en cas de névralgie intercostale.

intercurrent, e adj. Qui survient au cours d'une maladie. Ex. : *complication intercurrente.*

interféron n.m. Glycoprotéine produite par les cellules de l'organisme en réponse à une infection virale, et qui, dans les défenses immunitaires antivirales, grâce à ses propriétés de stimulation immunitaire, joue un rôle, notamment cellulaire (lymphocytes tueurs), immunomodulateur et antiprolifératif. Il en existe trois types : α, β et γ. L'interféron est utilisé en thérapeutique sous la forme de molécules produites par génie génétique pour traiter les hépatites virales chroniques actives B, C et D ainsi que certains cancers (leucémies, mélanomes, cancers du rein, etc.).

intériorisation n.f. Phénomène dans lequel le sujet se crée une vie intérieure, et qui peut aboutir à un isolement du monde extérieur réel. On la rencontre dans l'autisme ou la schizophrénie.

interleukine n.f. Glycopeptide produit par les lymphocytes T et d'autres cellules activées (monocyte, macrophage, notamment), stimulant et régulant la réaction immunitaire et inflammatoire en agissant notamment sur les lymphocytes T et B. Elle est désignée sous le sigle I.L. Les différentes interleukines sont numérotées de 1 à 16.

interligne n.m. ***Interligne articulaire,*** espace radiotransparent entre deux surfaces osseuses articulaires, correspondant au cartilage. Un pincement de cet interligne correspond à une lésion cartilagineuse, et son écartement parfois à une luxation, notamment au niveau du rachis cervical et de la cheville.

intermédine n.f. Synonyme d'*hormone* mélanotrope.*

intermittent, e adj. Qui se reproduit à intervalles plus ou moins réguliers.

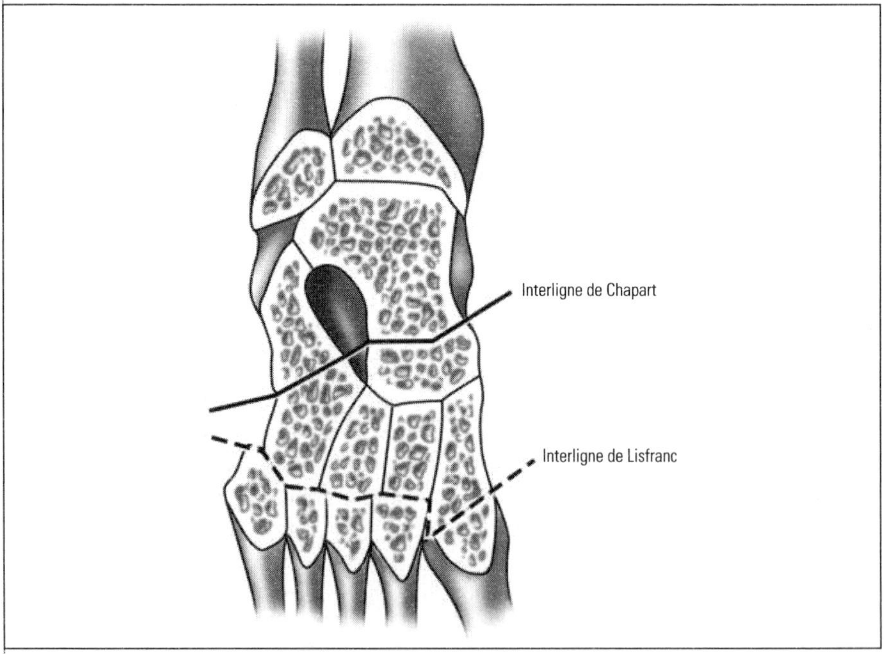

Interlignes articulaires des os du tarse. Squelette du pied, vu de dessus.

interne n. ***Interne des hôpitaux,*** étudiant en 3e cycle de médecine n'ayant pas soutenu sa thèse et exerçant et prescrivant sous la responsabilité du chef de service. Il peut être interne de spécialité (DES) ou médecin généraliste (résident).

internement n.m. Hospitalisation dans un service psychiatrique fermé, souvent contre l'avis du patient. On parle aujourd'hui d'*hospitalisation d'office (H.O.)* ou d'*hospitalisation à la demande d'un tiers (H.D.T.).*

interniste n. Médecin spécialisé en médecine interne, prenant en charge des pathologies souvent complexes relevant de plusieurs spécialités.

intéroceptif, ive adj. Se dit de la sensibilité qui provient de l'intérieur du corps, par l'intermédiaire de terminaisons nerveuses sensitives spécifiques situées dans les viscères (viscérocepteurs) ou au niveau de l'appareil locomoteur (propriocepteurs).

interosseux, euse adj. Se dit d'éléments interposés entre deux pièces squelettiques. ***Membrane interosseuse,*** membrane fibreuse unissant radius et ulna (cubitus) au membre supérieur, et tibia et péroné au membre inférieur. ***Muscle interosseux,*** muscle de la main permettant d'écarter ou de rapprocher les doigts.

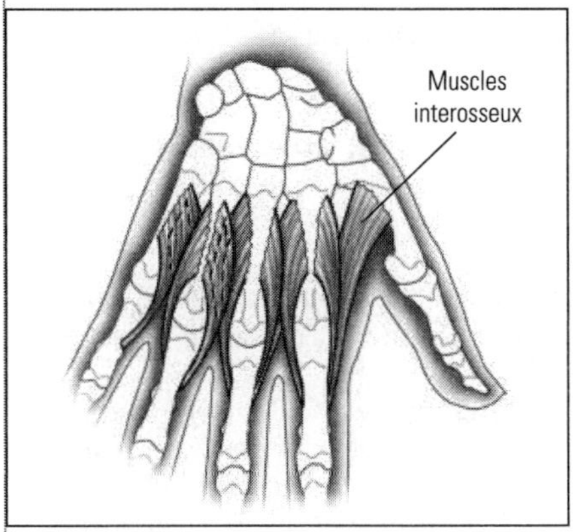

Main de face.

interphase n.f. Espace de temps compris entre deux divisions cellulaires.

interprétation n.f. Fait de donner une signification à des paroles, des faits ou des actes. Dans le cadre d'un délire en pathologie psychiatrique, cette analyse est erronée et alimente un thème fixe, de persécution dans le délire paranoïaque.

interruption n.f. ***Interruption volontaire de grossesse,*** avortement effectué par un médecin, en milieu médical et à la demande de la patiente. ABRÉV. *I.V.G.*

intersexué, e adj. Se dit d'un individu qui présente des attributs masculins et féminins.

interstitiel, elle adj. Se dit des tissus ou des cellules situés entre les cellules constitutives des organes et de la substance séparant les cellules du tissu conjonctif. ***Syndrome pulmonaire interstitiel,*** opacité pulmonaire parenchymateuse, peu dense, plus ou moins diffuse, sans systématisation, ni tendance à la confluence, d'aspect réticulaire (augmentation de visibilité de la trame vasculaire), micronodulaire ou réticulonodulaire, avec des lignes de Kerley qui correspondent à un épaississement des gaines bronchovasculaires. On le rencontre dans les tuberculoses, les pneumopathies virales ou à germes intracellulaires (mycoplasme, légionellose, etc.), les lymphangites carcinomateuses et les pneumoconioses.

intertrigo n.m. Dermatose d'un ou plusieurs plis tels que les plis inguinaux, les plis axillaires ou les espaces interorteils. Certains facteurs favorisants sont communs à de nombreux intertrigos, notamment la macération locale et les frottements des plis. Un intertrigo peut être également dû à une candidose, une dermatophytie, un eczéma, un psoriasis ou à une infection bactérienne, à staphylocoques, par exemple. Il est fréquent chez le sujet diabétique à l'hygiène corporelle imparfaite. La peau est érythémateuse, luisante, parfois suintante, recouverte d'un enduit blanchâtre et douloureuse à type de brûlure.

intervalle n.m. ***Intervalle libre,*** laps de temps s'écoulant entre la survenue d'un événement déclenchant une pathologie et son expression clinique.

intestin n.m. Partie du tube digestif qui fait suite à l'estomac. Il comprend l'intestin grêle et le gros intestin, dont la partie terminale, ou rectum, s'abouche à l'anus.

Intétrix® Médicament antiseptique intestinal. Il est utilisé dans les diarrhées bactériennes non invasives comme amœbicide de contact chez le porteur sain ou en complément d'un traitement par métronidazole. Il est administré par voie orale en deux prises par jour, pour une durée de 10 jours.

intima n.f. Couche la plus interne des vaisseaux, en contact direct avec le sang circulant.

intolérance n.f. Réaction pathologique de l'organisme à un médicament, un aliment, une substance, dans le cadre d'une allergie ou d'un déficit enzymatique empêchant la dégradation de métabolites qui peuvent se révéler toxiques ou être responsables d'effets secondaires. ***Intolérance au gluten,*** voir *maladie cœliaque.*

intoxication n.f. Mise en contact, administration ou absorption d'une substance toxique responsable de manifestations cliniques. ***Intoxication alimentaire,*** ensemble des troubles consécutifs à l'absorption d'aliments avariés ou contaminés par des bactéries ou des toxines bactériennes pathogènes (souvent à cause d'une rupture de la chaîne de conservation). Elle se manifeste notamment par des diarrhées, des vomissements et des douleurs abdominales. Elle est le plus souvent due à des staphylocoques ou à des salmonelles.

intra- Élément du latin *intra,* « à l'intérieur ». Ex.: *intraveineux.* SYN. *en-, endo-, in- ou im-.*

intracaverneux adj. **1.** Situé à l'intérieur du (des) corps caverneux de la verge. **2.** Situé à l'intérieur du sinus caverneux, volumineuse citerne veineuse de la base du crâne

intradermique adj. Situé ou effectué dans l'épaisseur du derme. Ex.: *injection intradermique.*

intradermoréaction n.f. Réaction cutanée inflammatoire avec rougeur, provoquée par l'injection intradermique d'une quantité minime de substance à laquelle un sujet est sensibilisé. Elle était autrefois effectuée avec la tuberculine pour dépister les sujets ayant été en contact avec le bacille de Koch. Elle est utilisée aussi pour la recherche d'autres affections, comme l'hydatidose ou la recherche d'allergies.

intramural, ale, aux adj. Situé dans l'épaisseur de la paroi d'un organe ou d'un vaisseau, et séparé des éléments environnants par une couche de tissu sain.

intramusculaire adj. Situé ou effectué dans l'épaisseur d'un muscle. Ex.: *injection intramusculaire.*

intrarachidien, enne adj. Situé ou effectué à l'intérieur du canal vertébral.

intrasacculaire adj. Situé à l'intérieur d'un sac ou d'un saccule.

intra-utérin adj. Qui se déroule ou se trouve à l'intérieur de l'utérus. Ex.: *grossesse intra-utérine ; dispositif de contraception intra-utérin.*

intravasculaire adj. Situé dans la lumière d'un vaisseau (artère ou veine).

intraveineux, euse adj. Situé ou effectué dans la lumière d'une veine. Ex.: *injection intraveineuse.*

intraventriculaire adj. Situé dans la lumière d'un ventricule cardiaque ou cérébral.

intrinsèque adj. Qui est propre, spécifique à un organe ou un organisme. Ex.: *la musculature intrinsèque de l'œil permet l'oculomotricité.* ***Facteur intrinsèque***, molécule sécrétée par l'estomac permettant l'absorption de la vitamine B12 au niveau iléal. Son absence est responsable de la maladie de Biermer.

intron n.m. Segment d'A.D.N. alternant avec des exons, mais ne portant aucune information génétique susceptible d'être transcrite en A.R.N.

Introna® Médicament à base d'interféron alpha obtenu par génie génétique, administré par voie sous-cutanée dans certaines hépatites virales chroniques et dans certains cancers.

introspection n.f. Étude par une personne de son propre champ de conscience, de ses sentiments, de son propre mode de fonctionnement psychologique.

intubation n.f. Introduction d'un tube dans un conduit naturel. ***Intubation trachéale***, intubation utilisée pendant une anesthésie générale pour assurer la ventilation pulmonaire de l'opéré ou en réanimation ou en urgence pour pallier une insuffisance de ventilation spontanée d'un malade ou d'un blessé.

intumescence n.f. Tuméfaction, œdème, augmentation de volume d'une structure anatomique sans préjuger du mécanisme ou de la cause.

intussusception n.f. Synonyme d'*invagination.*

inuline n.f. Substance éliminée par le rein par simple filtration glomérulaire et qui permet de déterminer le débit de filtration glomérulaire rénal.

in utero Locution latine signifiant « dans l'utérus » et caractérisant les phénomènes se produisant dans l'utérus gravide pendant la grossesse.

invagination n.f. Pénétration d'un segment de l'intestin à l'intérieur du segment qui lui fait suite, de telle sorte que la première portion est engainée dans la deuxième, à la manière d'un doigt de gant. SYN. *intussusception.*

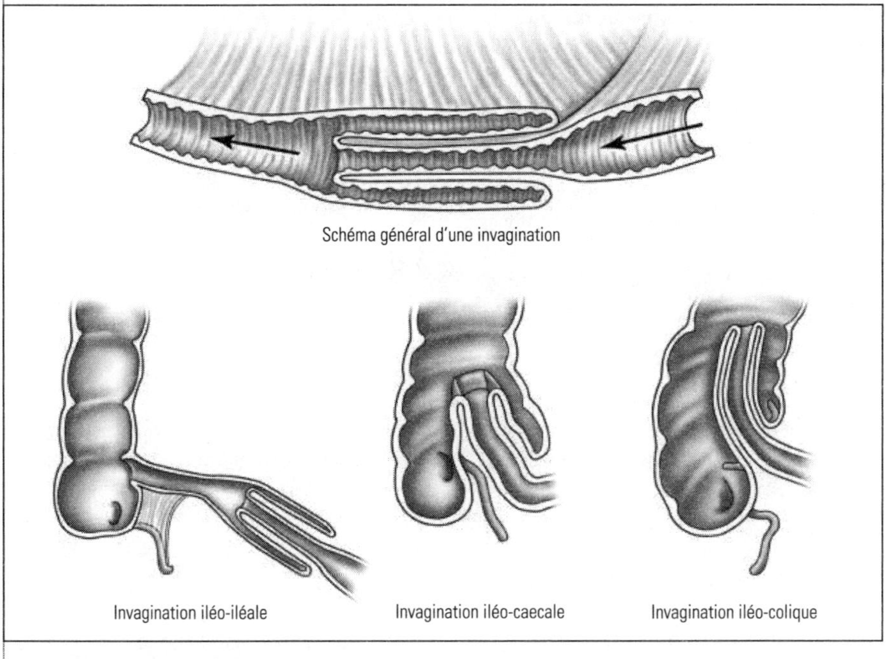

Invagination intestinale.

invasif, ive adj. **1.** Envahissant. Ex. : *cancer invasif.* **2.** Désigne tout geste médical qui comporte une effraction du revêtement cutané ou muqueux (injection, ponction, infiltration, etc.).

invasion n.f. Phase de pénétration d'un parasite dans l'organisme, souvent asymptomatique ou responsable de symptômes non spécifiques.

in vitro Locution latine signifiant « dans le verre » et caractérisant les phénomènes observés en laboratoire.

in vivo Locution latine signifiant « chez le vivant » et caractérisant les phénomènes observés dans les organismes vivants.

involution n.f. Régression d'un organe, d'un processus pathologique, d'un appareil ou de l'organisme entier. ***Involution sénile***, régression de l'organisme due à la vieillesse.

iode n.m. Corps simple, fusible à 114 °C, qui se présente sous la forme de paillettes grises à l'éclat métallique. Il est capté par la thyroïde pour synthétiser ses hormones. Il est utilisé sous forme radioactive pour l'exploration scintigraphique de la thyroïde et pour la destruction de cellules dans l'hyperthyroïdie ou le cancer thyroïdien. En cas d'exposition accidentelle à une forte concentration d'isotopes radioactifs, l'iode est administré pour saturer la thyroïde et éviter une fixation d'iode radioactif. Il entre dans la composition de la majorité des produits de contraste vasculaire utilisés en radiologie.

iodémie n.f. Concentration plasmatique de l'iode : normale 33 à 104 mg/l (260 à 820 nmol/l).

ion n.m. Atome ou molécule chargés électriquement. On distingue les ions positifs ou anions et les ions négatifs ou cations. En solution, la plupart des substances minérales sont dissociées en leurs ions constitutifs. Par exemple, en solution, le chlorure de sodium, NaCl, est dissocié en ses ions Na^+ et Cl^-.

ionisation n.f. **1.** Transformation d'une molécule électriquement neutre en ion (chargé électriquement) par électrolyse. **2.** En médecine physique, administration à travers la peau de médicaments ionisés que l'on fait pénétrer à l'aide d'un courant galvanique.

ionogramme n.m. Étude de la concentration des différents ions dans un liquide, généralement exprimée en milliéquivalents ou millimoles par litre.

ipéca n.m. Racine d'un arbrisseau du Brésil, aux propriétés vomitives, qui entre dans la composition d'un sirop, utilisé en thérapeutique pour évacuer le contenu gastrique 10 minutes après la prise en cas d'absorption de toxiques, notamment chez l'enfant.

I.P.P. n.m. Abréviation d'*inhibiteur* de la pompe à protons et d'Incapacité partielle permanente* (à interpréter en fonction du contexte).

ipsilatéral, ale, aux adj. Situé du même côté. SYN. *homolatéral.*

I.P.Z. n.f. Abréviation de *Insuline Protamine Zinc* qui est une insuline retard.

I.R. Abréviation d'*infrarouge.*

iridectomie n.f. Intervention chirurgicale consistant à enlever une partie de l'iris.

iris n.m. Partie antérieure de la membrane vasculaire de l'œil, qui forme un diaphragme vertical séparant les chambres antérieure et postérieure de l'œil. Il est coloré et percé en son centre d'un orifice circulaire, la pupille.

iritis n.m. Inflammation de l'iris, caractérisée par une rougeur sous-conjonctivale, un larmoiement, et une photophobie.

I.R.M. n.f. Abréviation de *imagerie* par résonance magnétique*. SYN. *R.M.N.*

irradiation n.f. **1.** Émission de rayons. **2.** Application d'un rayon sur un organisme ou sur une substance. Ex.: *irradiation d'une tumeur maligne*. **3.** Propagation à distance d'une sensation douloureuse (comme, par exemple, la douleur de l'angine de poitrine, qui irradie vers le bras gauche), ou d'un phénomène pathologique (comme, par exemple, le souffle continu de la fistule artérioveineuse, qui irradie très loin sur les vaisseaux).

isch (o)- Élément du grec *ischein*, « arrêter ». Ex.: *ischémie*.

ischémie n.f. Absence d'irrigation artérielle d'une région ou d'un organe, entraînant une anoxie et, rapidement, une nécrose. Toutes les régions du corps ou les organes peuvent être atteints, notamment en cas d'athérome sévère.

ischi (o)- Relatif à l'ischion.

ischiatique adj. Relatif à la hanche. ***Tubérosité ischiatique***, saillie de l'ischion où s'insèrent de nombreux muscles.

ischion n.m. Partie la plus inférieure et la plus postérieure de l'os iliaque, lequel forme avec son homologue le bassin osseux. L'ischion comporte un corps qui participe à la formation de la cavité articulaire de la hanche, une branche qui limite le trou obturateur et s'unit au pubis *(branche ischio-pubienne)*, enfin une volumineuse saillie, la tubérosité ischiatique, qui constitue l'appui du corps en position assise.

iso- Élément du grec *isos*, « égal, identique ».

isoanticorps n.m. Anticorps du sérum réagissant spécifiquement avec un antigène provenant d'un sujet de la même espèce.

isochrome adj. De même couleur. ***Anémie isochrome***, anémie caractérisée par un taux d'hémoglobine et un nombre de globules rouges diminués dans les mêmes proportions, ce qui ne change ni la valeur globulaire ni le volume globulaire.

isocorie n.f. Égalité de taille des pupilles.

isoélectrique adj. ***Ligne isoélectrique***, ligne horizontale sur le tracé de l'électrocardiogramme, définissant un courant nul. On définit ainsi des sous- et des sus-décalages des différents segments.

isoenzyme n.f. Chacune des formes différentes d'une même enzyme, généralement sécrétée par des tissus différents. Leur typage permet de connaître l'origine de l'enzyme. Par exemple, pour l'amylase qui est sécrétée par le pancréas et les glandes salivaires, la détermination de l'isoenzyme permet de connaître l'organe incriminé dans une augmentation de l'amylasémie.

isogreffe n.f. Greffe de tissu ou d'organe provenant d'un jumeau identique, chez l'homme, ou d'un donneur de la même race pure que le receveur, chez l'animal, les deux sujets ayant une formule génétique similaire.

isogroupe adj. De même groupe sanguin.

isomères n.m.pl. Composés chimiques qui ont la même formule, mais se différencient par l'arrangement dans l'espace de leurs atomes constitutifs et par leurs propriétés physiques ou chimiques. Ils sont l'image l'un de l'autre vus dans un miroir.

isomorphe adj. De même formule chimique, mais dont les atomes ont un arrangement différent dans l'espace. Ex. : *substances isomorphes*.

isoniazide n.m. Antituberculeux majeur bactéricide, utilisé en association avec d'autres médicaments antituberculeux. Il est administré en une prise à jeun le matin. Il est commercialisé sous le nom de Rimifon®. ABRÉV. *I.N.H.*

isoprénaline n.f. Médicament utilisé en cardiologie pour son action inotrope positive (tonicardiaque). Elle est utilisée dans les bradycardies par blocs auriculoventriculaires ou sino-auriculaires, les torsades de pointes, les bas débits cardiaques. Elle est commercialisée sous le nom d'Isuprel® (voie injectable).

Isoptine® Médicament à visée cardiologique de la famille des inhibiteurs calciques, dont l'effet spécifique anti-arythmique diminue la conduction auriculoventriculaire. Il est utilisé notamment en traitement et en prévention des tachycardies supraventriculaires paroxystiques. Il existe sous forme orale et injectable. Vérapamil en D.C.I.

isotherme adj. Qui conserve une température égale, sans variation.

isotonie n.f. État de certaines solutions qui ont la même pression osmotique.

isotonique adj. **1.** De pression osmotique identique. **2.** Qui s'effectue avec une tension constante. Ex. : *contraction musculaire isotonique.*

isotopes n.m.pl. Corps chimiques de même numéro atomique, mais dont les masses sont différentes car leur noyau contient un nombre différent de neutrons. Certains isotopes sont stables, d'autres se désintègrent en émettant un rayonnement qui peut être utilisé comme moyen diagnostique ou thérapeutique.

isotrope adj. Dont les propriétés physiques sont les mêmes dans toutes les directions de l'espace. Ex. : *milieu isotrope.*

isotype n.m. Immunoglobuline présentant les mêmes caractères et les mêmes propriétés chez tous les individus de la même espèce.

Ispora belli Parasite, rare en France, responsable de diarrhée, notamment chronique, chez les sujets souffrant de sida. Le traitement repose sur le Bactrim®.

isthme n.m. Zone de passage, éventuellement rétrécie, de certains organes ou de certaines régions du corps. Ex. : *isthme du gosier, isthme aortique.*

Isuprel® Voir *isoprénaline.*

Ito (cellule de) Cellule hépatique située dans l'espace de Disse, contenant une grande partie des réserves en vitamine A de l'organisme. La morphologie des cellules de Ito est proche des fibroblastes, et leur stimulation peut être responsable de la constitution de fibrose.

I.T.P. n.f. Abréviation de *incapacité* temporaire partielle.*

I.T.T. n.f. Abréviation de *incapacité* temporaire totale.*

I.V.D. n.f. Abréviation de *insuffisance* ventriculaire droite.*

ivermectine n.f. Antiparasitaire actif sur les helminthes et les filaires, utilisé notamment dans l'onchocercose. D.C.I. du Mectizan®.

I.V.G. n.f. **1.** Abréviation d'*interruption volontaire de grossesse.* **2.** Abréviation d'*insuffisance ventriculaire gauche.*

ivresse n.f. Intoxication éthylique aiguë responsable de troubles du comportement, notamment de troubles de conscience (excitation ou somnolence) et de la coordination motrice.

Ivy (méthode d') Méthode de réalisation du temps de saignement, normale entre 4 et 8 minutes, pathologique au-delà de 10 minutes.

Jaccoud-Osler (maladie de) Voir *maladie d'Osler.*

jacksonien, enne Voir *Bravais-Jacksonnienne (épilepsie).*

Jadassohn (anétodermie de) Dermatose caractérisée par des lésions cutanées, apparaissant le plus souvent chez des sujets jeunes, constituées de macules atrophiques, localisées au niveau du tronc, des racines des membres, précédées d'une phase inflammatoire roséoliforme.

Jaffe – Lichtenstein (maladie de) Dysplasie fibreuse des os.

jambe n.f. Segment du membre inférieur compris entre le genou et la cheville. ***Syndrome des jambes sans repos***, besoin irrésistible de bouger un membre inférieur ou les deux, le plus souvent au voisinage du genou. Il s'accompagne d'une sensation désagréable, assez indéfinissable. SYN. *impatiences.*

Jamylène® Laxatif stimulant, irritant, utilisé dans le traitement de courte durée des constipations opiniâtres réfractaires aux autres laxatifs. Au long cours, il fait courir un risque de maladie des laxatifs et de mélanose colique, avec douleurs abdominales, hypokaliémie et état de dépendance. Il est administré par voie orale en une prise le soir. Docusate sodique en D.C.I.

Janeway (placard ou signe de) Érythème des paumes et des plantes, constitué de petites macules pâles comme celles que l'on observe dans l'endocardite d'Osler.

Jansky-Bielchowski (maladie de) Encéphalopathie de surcharge en céroïde et lipofuscine dans les cellules du système nerveux, du muscle, et dans les lymphocytes. D'évolution progressive, elle survient chez l'enfant entre 3 et 5 ans, avec un rythme E.E.G. caractéristique. Elle peut se manifester par des convulsions, une cécité, une microcéphalie. Il existe un risque d'évolution fatale en quelques années.

jargonophasie n.f. Forme d'aphasie dans laquelle le patient s'exprime dans un jargon incompréhensible. Elle est observée dans les aphasies de Wernicke et s'accompagne de troubles de la compréhension et d'un langage non réduit.

jaunisse n.f. Synonyme d'*ictère.*

Javel (eau de) n.f. Solution contenant entre 3 et 6 % d'hypochlorite de soude pour les solutions en vente dans le commerce, parfois plus pour un usage industriel ; son odeur caractéristique est due au chlore qui s'en libère. Lorsqu'elle est ingérée à forte concentration, elle présente un risque de brûlure caustique du tube digestif avec nécrose œsophagienne et gastrique pouvant être responsable de perforations ou de sténoses cicatricielles.

javellisation n.f. Adjonction d'eau de Javel en faible quantité afin de rendre propre à la consommation une eau pouvant être contaminée par des matières organiques. SYN. *chloration.*

Jayle (épreuve de) Test utilisé pour explorer la réponse testiculaire aux gonadotrophines ; il consiste à bloquer la stimulation surrénalienne par dexaméthasone, en vérifiant les dosages hormonaux urinaires initiaux et au 5e jour.

Jefferson (fracture de) Fracture de l'arc de l'atlas, souvent asymptomatique, résultant d'un traumatisme cervical vertical.

jéjunal, e, aux adj. Relatif au jéjunum.

jéjunite n.f. Inflammation du jéjunum observée notamment lors de la maladie de Crohn et de la sprue tropicale.

jéjunostomie n.f. Abouchement à la peau d'une des premières anses grêles pour permettre une alimentation artificielle.

jéjunum n.m. Segment initial de l'intestin grêle faisant suite au duodénum, à l'angle duodénojéjunal, et se prolongeant par l'iléon.

Jendrassik (manœuvre de) Manœuvre qui consiste à tirer fortement sur les deux mains unies par l'extrémité des doigts recourbés en crochet. Elle a pour but, au cours d'un examen des réflexes rotuliens, de sensibiliser la recherche de ces réflexes en imposant un effort pendant lequel les muscles étudiés restent dans un état de relâchement.

jennérien, enne adj. ***Vaccination jennérienne***, vaccination antivariolique. Elle fut pratiquée pour la première fois par Jenner en 1796.

jetage n.m. Rhinorrhée abondante.

jeun (à) État d'un sujet n'ayant pas absorbé d'aliment ni de boisson depuis au moins 6 heures, et dans l'idéal n'ayant pas fumé. En médecine, on demande souvent au malade de rester à jeun avant une anesthésie générale, avant certains examens comme une endoscopie ou d'un examen radiologique avec utilisation d'un produit de contraste, ou encore avant certains examens sanguins (dosage de la glycémie notamment).

jeûne (épreuve de) Test de freinage de la sécrétion d'insuline par un jeûne complet (qui inhibe la sécrétion d'insuline) mais apports hydriques normaux. Ce test permet de détecter une hypoglycémie organique.

jeûne n.m. Absence prolongée de prise alimentaire, sans privation de boisson. Le jeûne peut être volontaire, pour des raisons mystiques ou idéologiques (grèves de la faim). Il permet une survie de 10 à 45 jours. Dans les famines, le jeûne est généralement incomplet, se manifestant par un amaigrissement, une dénutrition, une hypothermie et une cétose urinaire.

Jocaste (complexe de) Attachement anormalement fort d'une mère pour son fils.

Johne (maladie de) Maladie infectieuse des rongeurs due à une mycobactérie atypique (*Avium paratuberculosis*), isolée au niveau de l'iléon terminal de certains malades souffrant de la maladie de Crohn. Leur signification pathologique n'est pas prouvée chez l'homme.

Jolly (corps de) Inclusions basophiles (violet foncé), observées dans les globules rouges lors de certaines anémies, correspondant à une persistance de fragments de noyau.

jonction n.f. Endroit où deux organes ou conduits se réunissent. ***Complexe de jonction***, structures des pôles apicaux des cellules épithéliales destinées à les accoler et à obturer l'espace intercellulaire. Elles sont formées de trois systèmes de jonction qui sont, du sommet de la cellule vers sa base, la zona occludens, la zona adherens et la macula adherens. ***Jonction neuromusculaire***, jonction entre le système nerveux et le muscle par laquelle l'influx nerveux est transmis au muscle grâce à l'acétylcholine libérée dans la fente synaptique. SYN. *plaque motrice*. ***Syndrome de la jonction pyélo-urétérale***, syndrome fréquent dû à une malformation de la jonction entre le bassinet et l'uretère (implantation anormalement haute de l'uretère, rétrécissement localisé de la jonction, artère anormale coudant la jonction), entraînant une gêne à l'évacuation du bassinet ou des calices, une dilatation progressive des cavités excrétrices puis, plus tardivement, une hydronéphrose. Il se manifeste par des douleurs lombaires non mécaniques, nocturnes ou à l'occasion de consommation abondante de boissons, avec protéinurie, et par des infections urinaires. Le traitement chirurgical repose sur la résection de la zone pathologique suivie d'anastomose des extrémités en zone saine.

jonctionnel, elle adj. Relatif à des anomalies de la jonction auriculoventriculaire (nœud d'Aschoff*-Tawara par exemple). SYN. *nodal.*

Jones (critères de) Critères diagnostiques du rhumatisme articulaire aigu (cliniques, biologiques, électriques à l'E.C.G.) qui peuvent être des signes mineurs, majeurs ou des preuves d'une infection récente par streptocoque.

Josacine® Antibiotique de la famille des macrolides. Actif notamment sur les germes intracellulaires, il est souvent utilisé en pratique de ville en cas d'allergies à la pénicilline. Il est administré par voie orale. Josamycine en D.C.I.

joue n.f. Partie de la face qui ferme latéralement la cavité buccale. Elle est constituée de parties molles et de muscles faciaux, dont la contraction donne des expressions au visage.

joule n.m. Unité d'énergie, de travail ou de quantité de chaleur, appartenant au système international d'unités.

jugal, ale, aux adj. Relatif à la joue.

jugement n.m. ***Troubles du jugement,*** altération des capacités de synthèse intellectuelle altérant le raisonnement logique. Ces troubles peuvent être passagers ou définitifs. On les retrouve dans les troubles délirants, les démences et les débilités mentales (où ils sont plus ou moins marqués).

jugulaire adj. Relatif au cou. ***Veines jugulaires***, ensemble des veines qui drainent le sang de la tête et qui descendent dans le cou. La plus volumineuse est la veine jugulaire interne.

julep n.m. Excipient sucré liquide utilisé dans la préparation de certains médicaments.

jumeau, jumelle n. et adj. Chacun des enfants nés lors d'un même accouchement. ***Jumeaux monozygotes***, jumeaux identiques, nés de la division d'un seul œuf. ***Jumeaux dizygotes***, jumeaux différents, nés du développement de deux œufs différents fécondés simultanément. ***Muscles jumeaux,*** deux muscles du mollet entrant dans la constitution du triceps sural. Il existe, à chaque mollet, deux muscles jumeaux : le jumeau interne et le jumeau externe. Ce sont les muscles les plus volumineux de la jambe, qui donnent au mollet son galbe.

Juvépirine® Forme pédiatrique d'aspirine en comprimés dosés à 100 mg.

juxta- Élément du latin *juxta*, « à côté de ». SYN. *para-*.

juxta-articulaire adj. Situé à côté d'une articulation. Ex. : *fracture juxta-articulaire.*

juxtaglomérulaire adj. ***Appareil juxtaglomérulaire,*** ensemble des cellules situées au voisinage du pôle vasculaire du glomérule rénal, sécrétrices de rénine, et de la partie adjacente du tube distal qui forme la macula densa.

K

Kabimix® Médicament permettant un apport calorique, lipidique, protéique et glucidique équilibré lors d'une nutrition parentérale. Il est à administrer de préférence par voie veineuse centrale ; l'utilisation sur une veine périphérique ne peut être que transitoire, car le produit est trop concentré et endommage les veines de petit calibre (responsable de lymphangites).

Kahler (maladie de) Affection maligne caractérisée par le développement dans la moelle osseuse de nombreuses tumeurs malignes formées aux dépens du tissu hématopoïétique. Elle atteint essentiellement les hommes de plus de cinquante ans, frappe les os plats et les os courts (du rachis, notamment) et provoque des douleurs osseuses et des fractures spontanées. Biologiquement, la maladie entraîne une accélération de la vitesse de sédimentation et une protéinurie particulière formée par la protéine de Bence-Jones. SYN. *myélome multiple.*

Kahn (réaction de) Test biologique en vue du diagnostic de la syphilis, pratiqué sur un échantillon sanguin ou de liquide céphalorachidien. La positivité est marquée par une réaction de floculation rapide.

kala-azar n.m. Maladie infectieuse parasitaire intracellulaire (protozoaire flagellé) due à une leishmania viscérale, pouvant se manifester par une anémie, une leucopénie, une hépatosplénomégalie, une fièvre irrégulière et des adénopathies multiples de petite taille. Il comporte un risque de complications rénales et cardiaques. La maladie évolue spontanément vers une altération de l'état général et le décès, notamment chez l'enfant. Elle est transmise par la piqûre de phlébotome (foyers méditerranéens, ainsi qu'Afrique, Inde, Extrême et Proche-Orient, Amérique du Sud). Le diagnostic est posé par la ponction ganglionnaire, le frottis médullaire. Le traitement repose sur l'administration de Glucantime® par voie intramusculaire. Antimoniate de méglumine en D.C.I.

Kaléorid® Médicament constitué de chlorure de potassium permettant une supplémentation en potassium, soit préventive lors de l'utilisation de certains diurétiques, soit curative lors de déplétions en rapport, par exemple, avec une diarrhée.

kali- Élément de l'arabe *qali*, « soude », entrant dans la composition de mots concernant le potassium.

kaliémie n.f. Concentration plasmatique du potassium, normalement comprise entre 3,5 et 5 mEq/l ou mmol/l.

kaliopénie n.f. Déficit du potassium total de l'organisme (mais la kaliémie reste souvent normale).

kaliurie n.f. Quantité de potassium éliminée dans l'urine, normalement comprise entre 1 et 5 g/24 heures.

kallicréine n.f. Enzyme présente principalement dans le pancréas mais également dans les glandes salivaires, sudoripares, le plasma et l'urine. À l'état normal, cette enzyme est présente sous forme inactive (le kallicréinogène) car elle est liée à un inhibiteur spécifique. Son activation au cours des pancréatites aiguës provoque la formation de kallicréine active qui est responsable du choc observé dans cette affection car cette enzyme est vaso-dilatatrice et hypotensive.

kallicréinogène n.m. Précurseur inactif de la kallicréine.

Kallmann (syndrome de) Maladie héréditaire dominante liée au sexe, se manifestant par un retard mental, une anosmie, un hypogonadisme, des syncinésies, une perturbation de la vision des couleurs, un trouble de la sécrétion de gonadotrophine hypothalamique. SYN. *dysplasie* olfactogénitale.*

kanamycine n.f. Antibiotique de la famille des aminosides, actif notamment sur les bacilles Gram négatif, utilisé généralement lors d'infections sévères, en association avec des bêtalactamines pour son effet synergique.

kaolin n.m. Substance utilisée comme pansement digestif, notamment lors du traitement des colopathies fonctionnelles.

Kaposi (sarcome de) Prolifération néoplasique vasculaire, de cellules fusiformes atypiques, se manifestant par des nodules angiomateux violacés de localisation cutanée, muqueuse ou viscérale (tube digestif, poumon, os) et pouvant survenir de façon multifocale lors du sida. Il est parfois responsable de malabsorption intestinale en cas d'atteinte de l'intestin grêle. Il existe une forme africaine, d'évolution rapidement extensive et une forme méditerranéenne lente.

Kaposi-Juliusberg (syndrome de) Complication d'un eczéma se manifestant par des lésions pustuleuses et nécrotiques, due à une infection herpétique ou survenant à la suite d'une vaccination antivariolique.

Kardégic® Aspirine dont le dosage faible à 160 et 300 mg, limite son utilisation à son action d'antiagrégant plaquettaire, notamment dans les pathologies cardiaques, en particulier ischémiques. Il est administré en une prise orale par jour.

Kawasaki (syndrome de) Maladie systémique aiguë, survenant généralement chez le nourrisson, avec toutefois des formes rares chez l'adulte. Il se manifeste par une conjonctivite, de la fièvre, une angine, une éruption cutanée du tronc et un érythème palmoplantaire. Il peut se compliquer d'anévrismes des artères coronaires potentiellement létaux. Il existe également un risque de complications rénales rares et d'anomalies du bilan hépatique. Le pronostic est toutefois favorable, d'évolution généralement favorable sous aspirine et gammaglobulines.

Kayexalate® Médicament hypokaliémiant, administré par voie orale à l'aide d'une cuillère-mesure ou éventuellement en lavement. Il est constitué d'une résine échangeuse d'ions, fixant le potassium dans le tube digestif, empêchant ainsi son absorption. Il est utilisé dans les hyperkaliémies modérées non menaçantes, notamment au cours de l'insuffisance rénale chronique. Polystyrène de sodium en D.C.I.

Kayser Fleischer (anneau de) Anneau de la cornée brun-roux et vert en périphérie dû à un dépôt de cuivre. Il est observé lors de la maladie de Wilson ou en présence de corps étrangers ophtalmiques contenant du cuivre. Il est parfois visible à l'œil nu, sinon recherché à l'aide de la lampe à fente. Il est constant en cas de manifestations neurologiques de la maladie de Wilson.

Kéal® Médicament anti-ulcéreux d'action topique, utilisé pour traiter les ulcérations du tube digestif haut, en générant, en milieu acide, un polymère adhérant à l'ulcération. Il est administré par voie orale en trois prises quotidiennes. Sucralfate en D.C.I.

Kehr (drain de) Drain en forme de T, utilisé pour le drainage de la voie biliaire principale, après une intervention chirurgicale portant sur celle-ci. La branche horizontale courte du T est introduite dans la voie biliaire principale, et la branche verticale est ramenée à l'extérieur pour favoriser l'écoulement de la bile.

Keith et Flack (nœud de) Nœud sinusal aussi appelé sino-auriculaire, situé au niveau de l'oreillette droite, là où prend nais-

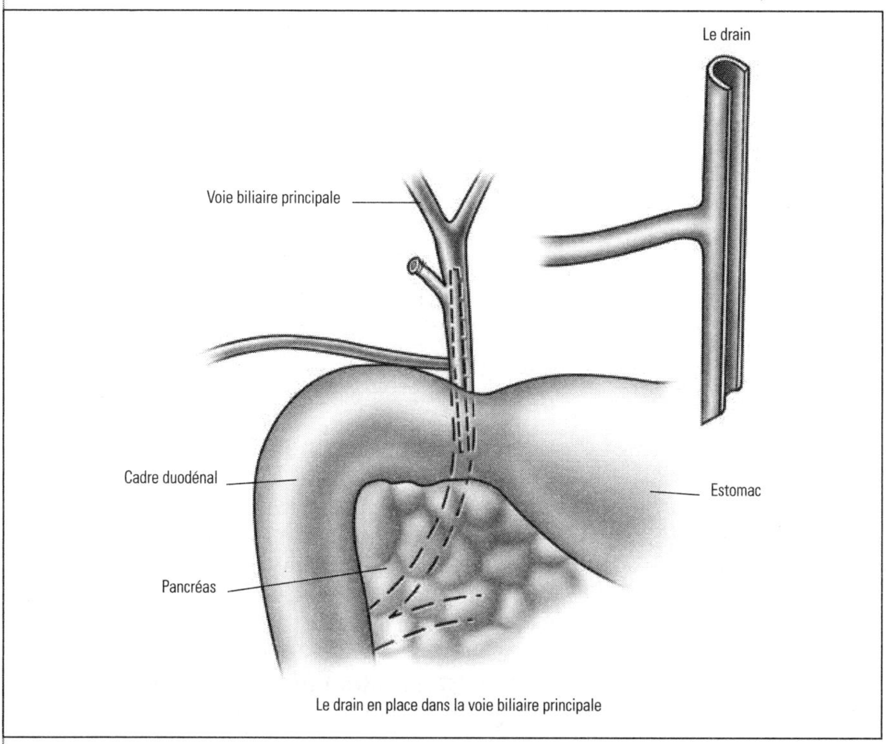

Drainage de Kehr.

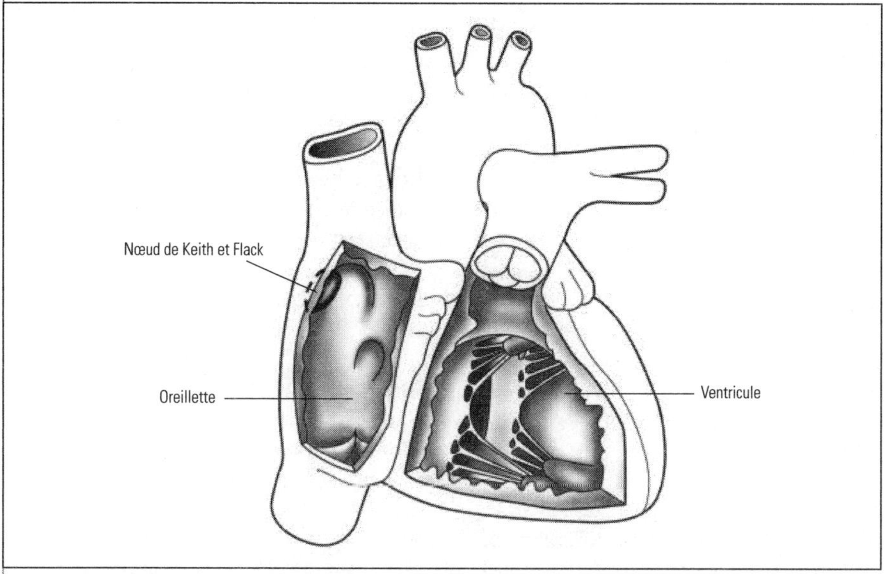

Coupe sagittale des cavités cardiaques.

sance l'influx, ou onde d'activation, responsable de la contraction rythmique du cœur.

Kell (système) Système de groupage sanguin caractérisé par la présence d'agglutinogènes et d'antigènes supplémentaires, non compris dans le *système ABO*, et qui déterminent des caractéristiques mineures de groupe sanguin. Avant toute transfusion, il faut rechercher des anticorps dirigés contre ces antigènes (recherche d'agglutinines irrégulières). Les enfants de moins de 15 ans, toute femme en âge de procréer, les malades risquant d'être polytransfusés doivent recevoir du sang phénotypé dont le choix doit tenir compte de ces antigènes du système Kell.

Kelly-Paterson (syndrome de) Synonyme de *syndrome de Plummer*-Vinson.*

kélotomie n.f. Section de l'agent d'étranglement, au cours de l'opération d'une hernie étranglée.

Kent (syndrome du faisceau de) Syndrome électrocardiographique caractérisé par un raccourcissement de l'espace PR associé à des anomalies offrant l'aspect d'un bloc de branche et résultant d'une onde delta. Cette onde correspond à une pré-excitation ventriculaire. Le patient atteint de ce syndrome présente également une tachycardie paroxystique. SYN. *syndrome de Wolff*-Parkinson-White.*

kérat(o)- Élément du grec *keras, keratos,* « corne », entrant dans la composition de mots concernant : **1.** Toute substance cornée, c'est-à-dire dure comme de la corne, et en particulier la substance cornée de la peau. Ex. *kératinisation, kératose, hyperkératose.* **2.** La cornée. Ex. *kératite.*

kératine n.f. Protéine imperméable à l'eau. Elle recouvre les cellules superficielles de l'épiderme et est le principal constituant des poils, des cheveux et des ongles.

kératininisation n.f. Transformation des cellules de l'épiderme qui se chargent de kératine.

kératinocyte n.m. Cellule de l'épiderme synthétisant de la kératine.

kératite n.f. Inflammation de la cornée.

kérato-acanthome n.m. Tumeur cutanée au centre déprimé, kératinisé, localisée généralement sur la face. La guérison est spontanée en quelques mois.

kératocône n.m. Déformation familiale progressive de la cornée dont la courbure devient conique. Il est responsable de douleurs, de myopie sévère et d'un astigmatisme. Il est corrigé par des lentilles de contact, et, dans les cas extrêmes, par chirurgie de greffe cornéenne.

kératoconjonctivite n.f. Inflammation de la cornée et de la conjonctive.

kératodermie n.f. Épaississement anormal de la couche cornée de la peau palmoplantaire. Elle peut être primitive, notamment congénitale, ou secondaire à une infection telle que la syphilis, à une intoxication, notamment à l'arsenic, ou à d'autres pathologies cutanées (psoriasis, eczéma, etc.).

kératolyse n.f. Destruction de la couche cornée de la peau, se manifestant par une desquamation.

kératolytique n.m. et adj. Produit ayant la propriété de dissoudre la kératine.

kératomalacie n.f. Inflammation de la cornée secondaire à une carence en vitamine A, à une infection sévère ou à une sécheresse oculaire, le plus souvent observée chez le nourrisson. Elle peut se compliquer d'une infiltration, puis d'une ulcération de la cornée avec risque de destruction localisée (perforation).

kératome n.m. Tumeur cutanée formée de tissu corné.

kératopathie n.f. Affection de la cornée, quelle qu'en soit la nature.

kératoplastie n.f. Opération consistant à remplacer une cornée ou un fragment de cornée pathologiques par une cornée ou un fragment de cornée sains et transparents. SYN. *greffe de cornée.*

kératose n.f. Affection de la peau caractérisée par un épaississement considérable des couches cornées de l'épiderme (formées de cellules kératinisées) souvent accompagné d'une hypertrophie des papilles du derme.

kérion n.m. Infection mycosique avec suppuration, par des champignons de la famille des trychophytons provoquant une teigne des cheveux et de la barbe. Il se manifeste sous la forme d'un macaron inflammatoire centré sur un poil, avec une alopécie séquellaire irréversible. Le traitement repose sur l'administration d'un antifongique local, voire oral.

Kerley (ligne de) Opacité linéaire observée au cours de syndromes pulmonaires interstitiels. Il en existe deux types : les lignes de type A, centrales, ou de type B, périphériques. Elles sont observées notamment en cas de sarcoïdose, de silicose ou de lymphangite carcinomateuse.

Kerlone® Médicament à visée cardiologique, de la famille des bêtabloquants cardiosélectifs sans activité sympathicomimétique intrinsèque. Bétaxolol en D.C.I.

Kernig (signe de) Signe d'examen clinique évoquant une atteinte méningée et, notamment, une méningite, caractérisé par une douleur lombaire à l'élévation des membres inférieurs bloqués en extension, traduisant une raideur réflexe des muscles du rachis.

kétoconazole n.m. Antifongique imidazolé, indiqué dans les infections mycosiques sévères cutanéomuqueuses, viscérales, voire dans les mycoses superficielles résistantes aux antifongiques locaux habituels. Il existe sous forme locale (Kétoderm®) ou systémique orale (Nizoral®).

Kétoderm® Forme locale de kétoconazole, utilisé sous forme de crème dans le traitement des mycoses cutanéomuqueuses, des dermites séborrhéiques (sachets à 2 %) et du pityriasis versicolor (monodose gel moussant à 2 %).

Ketum® Anti-inflammatoire non stéroïdien. Kétoprofène en D.C.I.

Kidd (système) Un des systèmes mineurs de groupe sanguin.

Kienböck (maladie de) Nécrose bilatérale de l'os semi-lunaire de la main, consécutive à un traumatisme, se manifestant par des douleurs et une limitation des mouvements du poignet.

kilo- Préfixe signifiant « mille ». Ex. : *kilogramme.*

Kimmelstiel-Wilson (syndrome de) Complication rénale d'un diabète évolué, responsable d'une atteinte du glomérule par épaississement de la membrane basale capillaire, et se manifestant par une protéinurie de grande abondance, voire un syndrome néphrotique et une hypertension artérielle. Il peut évoluer vers une insuffisance rénale chronique.

kinase n.f. **1.** Enzyme provoquant la formation d'une autre enzyme à partir de son précurseur inactif. **2.** Enzyme transportant les radicaux phosphates au cours de différents processus métaboliques.

kine(s)- Élément du grec *kinêsis*, « mouvement ». Ex. : *kinésithérapie.* On trouve aussi *kine(t)-.* SYN. *cines-, cinet-.*

kinésithérapie n.f. **1.** Méthode de rééducation basée sur la pratique de mouvements actifs et/ou passifs pour récupérer l'usage de muscles atrophiés ou d'articulations enraidies. **2.** Méthode de traitement par le mouvement.

kinesthésique adj. Relatif à la sensibilité profonde, qui permet à l'organisme de connaître la position de ses membres dans l'espace.

kinines n.f.pl. Polypeptides de faible poids moléculaire agissant sur la fibre musculaire lisse.

kinking n.m. Disposition anatomique due à un excès de longueur d'une artère, entraînant la formation de boucles et/ou de plicatures. On l'observe principalement au niveau des artères carotides internes.

Kinuréa H® Médicament sclérosant, injectable, notamment utilisé en proctologie pour la sclérose d'hémorroïdes et de fissures anales. Quinine-urée en D.C.I.

kissing ulcer Terme anglais désignant un ulcère de contact du duodénum situé en face d'un autre ulcère.

Klean-prep® Médicament buvable de préparation colique constitué de polyéthylène glycol (P.E.G.), permettant une évacuation du contenu colique en 6 à 8 heures, sans déséquilibre hydroélectrolytique. Il est utilisé lors de préparations aux coloscopies ou avant une intervention chirurgicale colique. Il est généralement administré en deux prises, d'un volume total de 2 à 4 litres.

Klebsiella pneumoniae Synonyme de *klebsielle.*

klebsielle n.f. Bacille Gram négatif, responsable d'infections digestives, urinaires, pulmonaires. Syn. *Klebsiella pneumoniae.*

Kleine-Levin (syndrome de) Syndrome associant des crises d'hypersomnie pouvant durer quelques jours, voire quelques semaines, suivies de phases de boulimie, à des troubles du comportement notamment marqués par une agressivité anormale. Il est observé chez le sujet jeune, avec une prédominance masculine. La cause en est inconnue.

kleptomanie n.f. Maladie psychiatrique de la famille des névroses, caractérisée par une impulsion à voler des objets souvent sans valeur.

Kline (réaction de) Test biologique de diagnostic de la syphilis.

Klinefelter (syndrome de) Anomalie chromosomique de certains hommes qui sont porteurs de 3 chromosomes sexuels au lieu de 2, sous la forme d'un X surnuméraire (XXY alors que normalement le génotype masculin est XY). Les sujets atteints sont de grande taille, présentent un retard mental, de petits testicules avec azoospermie et une gynécomastie inconstante.

Klippel-Trenaunay (syndrome de) Malformation apparaissant chez des sujets jeunes et caractérisée par l'association d'une hypertrophie des os et des parties molles et des malformations vasculaires (angiome plan, dysplasie veineuse sous la forme de varices). Il est localisé, le plus souvent, à un membre inférieur.

Knodell (score de) Score histologique, autrefois utilisé pour quantifier l'agressivité d'une hépatite virale. Il est remplacé aujourd'hui par le score de Métavir qui permet de différencier l'activité (A) de la fibrose (F) séquellaire.

Koch (bacille de) Mycobactérie responsable de la tuberculose (*Mycobacterium tuberculosis*).

Köhler (maladie de) Nécrose de l'os scaphoïde du pied ou du second métatarsien, se manifestant par une tuméfaction douloureuse de la zone concernée.

koïlonychie n.f. Déformation des ongles qui deviennent concaves, observée notamment en cas d'avitaminose C (scorbut, par exemple).

Koller (test de) Recharge intraveineuse en vitamine K permettant une correction rapide du TP lors d'une carence en vitamine K. Elle est aujourd'hui remplacée par un dosage du facteur V qui est non vitamine K dépendant. Sa normalité avec un TP abaissé signe généralement une carence en vitamine K.

König (syndrome de) Syndrome occlusif incomplet, par sténose d'une anse grêle généralement iléale, se manifestant par un météorisme abdominal douloureux, postprandial, localisé généralement à la fosse iliaque droite, responsable d'un syndrome de lutte avec une anse ondulante parfois visible, puis brutalement par une régression des symptômes accompagnée de borborygmes et une sensation de vidange. On le rencontre notamment lors de la maladie de Crohn avec sténose iléale.

Koplick (signe de) Énanthème ponctué de petites surélévations blanches, localisé sur la face interne des joues et caractéristique de la rougeole.

Korec® Médicament à visée cardiologique, de la famille des inhibiteurs de l'enzyme de conversion. Quinapril en D.C.I.

Korotkoff (bruits de) Bruits artériels permettant de mesurer la pression artérielle par la méthode auscultatoire.

Korsakoff (syndrome de) Syndrome caractérisé par des troubles neurologiques non réversibles dus à une carence en vitamine B, souvent rencontré chez les sujets éthyliques chroniques, compliquant une encéphalopathie de Gayet-Wernicke insuffisamment supplémentée en vitamine B1. Il se manifeste par une amnésie antérograde et une désorientation temporospatiale.

Krebs (cycle de) Cycle de réactions biochimiques source d'énergie cellulaire, aboutissant à la libération de gaz carbonique (CO_2), d'ions hydrogène (H^+) et à la formation d'A.T.P. (adénosine triphosphate).

Kummel-Verneuil (syndrome de) Syndrome caractérisé par des douleurs et des contractures musculaires survenant après un traumatisme vertébral.

Kupffer (cellule de) Cellule hépatique endothéliale, aux propriétés macrophagiques.

kuru n.m. Atteinte du système nerveux central caractérisée par une encéphalopathie spongiforme à prion, observée chez les populations de Nouvelle-Guinée qui mangent traditionnellement le cerveau de leurs morts. Ils se manifeste par des troubles de la marche, un syndrome cérébelleux et une démence.

Kussmaul (dyspnée de) Respiration observée lors d'un coma acidocétosique diabétique, caractérisée par la succession d'une inspiration prolongée suivie d'une courte pause en inspiration forcée, puis d'une expiration brève suivie d'une nouvelle pause. Il existe ainsi une hyperventilation responsable d'une alcalose respiratoire (baisse du CO_2), visant à compenser l'acidose métabolique. (maintien d'un pH normal).

kwashiorkor n.m. Dénutrition par carence énergétique et protéique, se manifestant par une cachexie, un retard de croissance, des œdèmes, une diarrhée et une dyschromie. Il survient surtout chez l'enfant, en période de famine, après le sevrage. En l'absence de traitement, il évolue vers la mort.

kyst(o)- Élément du grec *kustis,* « vessie », entrant dans la composition de mots concernant un kyste.

kyste n.m. Tumeur bénigne constituée d'une cavité limitée par une paroi et dont le contenu peut être solide, liquide, pâteux ou gazeux. Des kystes peuvent se développer aux dépens de tous les organes ou tissus. On distingue les kystes vrais qui ont leur propre paroi, et les faux kystes ou *pseudokystes,* dépourvus de paroi et limités par les organes de voisinage. ***Kyste dermoïde,*** kyste contenant souvent un follicule pileux, des sécrétions sudoripares et sébacées de la peau, correspondant à un résidu embryonnaire enclavé au sein d'un kyste. Il est généralement localisé à la face. ***Kyste épidermoïde,*** kyste tapissé d'un épithélium épidermique, rempli de kératine, généralement localisé sous la peau. ***Kyste hydatique,*** kyste dû à une infection parasitaire à *Taenia echinocoque*, le plus souvent développé au niveau du foie, mais aussi au niveau d'autres organes. Le traitement repose sur le métronidazole et parfois une intervention chirurgicale. ***Kyste sébacé,*** kyste rempli de sébum et de cellules épidermiques, développé aux dépens d'une glande sébacée.

kystectomie n.f. Ablation chirurgicale d'un kyste.

kystique adj. **1.** Qui a la nature d'un kyste. **2.** Relatif à un kyste.

kysto-anastomose n.f. Intervention chirurgicale qui consiste à aboucher une cavité kystique dans un organe creux pour évacuer le kyste et provoquer son affaissement.

kystocholécystostomie n.f. Opération qui permet de drainer un kyste ou un pseudokyste du pancréas en l'abouchant dans la vésicule biliaire.

kystoduodénostomie n.f. Opération qui permet de drainer un kyste ou un pseudokyste du pancréas en l'abouchant dans le duodénum.

kystogastrostomie n.f. Opération qui permet de drainer un kyste ou un pseudokyste du pancréas en l'abouchant dans l'estomac.

kystographie n.f. Radiographie d'un kyste après injection d'un gaz ou d'un produit de contraste opaque aux rayons X dans sa cavité.

kystojéjunostomie n.f. Opération qui permet de drainer un kyste ou un pseudokyste du pancréas en l'abouchant dans le jéjunum.

Kytril® Médicament anti-émétisant de la famille des antagonistes des récepteurs 5 HT3 de la sérotonine, utilisé contre les vomissements pendant une chimiothérapie. Il existe par voie injectable, souvent associé aux corticoïdes, administré pendant la chimiothérapie, et par voie orale dans les 5 jours suivant cette chimiothérapie émétisante afin de prévenir les vomissements retardés. Il n'a pas d'effets secondaires neurologiques extrapyramidaux. Le traitement est onéreux. Granisétron en D.C.I.

L

labial, ale, aux adj. Qui a trait aux lèvres.

labile adj. Peu stable, qui se décompose ou s'élimine rapidement, en parlant de corps chimiques, biologiques ou de symptômes.

labi(o)- Labial. On écrit aussi *labi(a)-*. SYN. *chéil(o)-*.

labioscrotum n.m. Anomalie des organes génitaux externes, observée dès la naissance en cas d'hermaphrodisme vrai, consistant en une ambiguïté sexuelle, souvent à prédominance masculine et caractérisée, par exemple, par un abouchement du vagin au niveau urétéral, ou par l'existence d'un organe pénoclitoridien.

laborantin, ine n. Personnel paramédical formé aux techniques d'analyses effectuées dans un laboratoire.

laboratoire n.m. **1.** Service hospitalier où sont pratiqués les examens biologiques complémentaires : immunologiques, virologiques, bactériologiques, biochimiques, d'hémostase et d'hématologie. **2.** Local scientifique où sont exécutés des travaux de recherche.

labyrinthe n.m. Ensemble complexe de canaux et de conduits communiquant entre eux et constituant l'oreille interne. ***Labyrinthe membraneux,*** labyrinthe contenu à l'intérieur du labyrinthe osseux et comprenant l'utricule, le saccule, les conduits semi-circulaires et le conduit cochléaire. ***Labyrinthe osseux,*** labyrinthe creusé dans l'os temporal et comprenant le vestibule, les canaux semi-circulaires et la cochlée.

labyrinthite n.f. Otite de l'oreille interne avec infection du labyrinthe.

lacération n.f. Déchirure profonde de la peau jusqu'au tissu sous-cutané, souvent due à des griffures ou provoquée par un objet tranchant.

lacet n.m. ***Signe du lacet,*** signe de la fragilité capillaire, mise en évidence par l'apparition de pétéchies secondaires à une rupture capillaire, elle-même consécutive à une hyperpression veineuse provoquée par une compression au pli du coude, par un lacet ou un garrot interrompant la circulation veineuse tout en conservant une circulation artérielle. ***Signe du lacet de chaussure,*** pyrosis déclenché quand le sujet se penche en avant, comme pour lacer sa chaussure.

lâcher n.m. ***Lâcher de ballons,*** image de radiographie pulmonaire montrant des opacités disséminées arrondies, de différentes tailles et témoignant habituellement de métastases pulmonaires d'un cancer.

lacrymal, ales, aux adj. Qui se rapporte aux larmes.

lacrymogène adj. Qui provoque une sécrétion lacrymale abondante, par irritation oculaire et/ou des voies respiratoires. SYN. *dacryogène*.

lact- Élément du latin *lac, lactis*, « lait ». Ex. : *lactescent*. SYN. *galact-*.

lactarium n.m. Établissement collectant, conservant et distribuant du lait maternel pour alimenter les nourrissons fragiles dont la mère ne peut assurer l'allaitement.

lactase n.f. Enzyme de la bordure en brosse de l'intestin grêle, permettant la dégradation et l'absorption du lactose. Son absence, par déficit congénital, est responsable d'une intolérance au lactose et se manifeste, dès la naissance, par une diarrhée chronique, un retard staturopondéral et une lactosurie. Elle impose un régime sans lactose.

lactate n.m. Ester ou sel de l'acide lactique, utilisé en médecine comme solution tampon pour traiter une acidose.

lactation n.f. Période d'allaitement maternel définie par la sécrétion et l'excrétion lactée des glandes mammaires, stimulées par la prolactine et la succion du nouveau-né. Elle s'achève avec le sevrage du nouveau-né.

lactescent, e adj. Qui a l'aspect du lait.

lacticodéshydrogénase n.f. Voir *L.D.H.*

lactique adj. **1.** Se dit d'un acide-alcool qui apparaît au cours de la fermentation des hexoses sous l'action de certaines bactéries (bactéries lactiques) et au cours de la décomposition du glycogène musculaire pendant la contraction musculaire. **2.** Relatif à une acidose métabolique.

lactobacille n.m. ***Lactobacille vaginal,*** synonyme de *bacille de Döderlein.*

lactobézoard n.m. Concrétion calculeuse gastrique survenant chez le nourrisson à cause d'une mauvaise dilution du lait en poudre.

lactose n.m. Sucre constitué d'une molécule de glucose et d'une molécule de galactose, constituant l'essentiel du lait.

lactosurie n.f. Présence de lactose dans les urines, observée en cas d'intolérance au lactose, chez la femme enceinte proche de la lactation ou chez la femme en cours de lactation.

lactulose n.m. Laxatif osmotique hypoammonémiant, utilisé en prévention ou en traitement de l'encéphalopathie hépatique. On l'administre en 3 prises orales quotidiennes ou en lavement pour obtenir deux selles molles par jours. Il est commercialisé sous les noms de Duphalac®, Lactulose Biphar® et de Fixatal®.

lacunaire adj. Qui présente de petites cavités du système nerveux central. ***État lacunaire,*** lacune du parenchyme cérébral correspondant à des zones infarcies multiples (de deux à plusieurs dizaines), dues à l'occlusion de petites artères perforantes intracérébrales du polygone de Willis. On le rencontre en cas d'athérosclérose, de lipohyalinose ou d'hypertension artérielle. Il se manifeste par des hémiparésies ou des hémiplégies parfois associées à des déficits sensitifs de même topographie, souvent régressifs (A.I.T. lacunaires). Dans les formes évoluées, il s'accompagne d'un syndrome pseudobulbaire avec dysarthrie, de troubles de la déglutition, d'une marche à petits pas, de rires et pleurs spasmodiques et de mictions impérieuses.

lacune n.f. **1.** Zone de densité osseuse anormalement faible formant une image claire à la radiographie au sein de l'os. **2.** Zone d'un organe creux qui ne retient pas le produit de contraste et crée un défaut de l'opacification. **3.** Zone qui ne fixe pas l'isotope radioactif au cours d'une scintigraphie. **4.** Cavité du système nerveux central, en général multiple, et souvent due à une insuffisance circulatoire.

Ladd (bride de) Bride tendue entre le cæcum et le foie, observée en cas de rotation mésentérique congénitale, pouvant être responsable de compressions duodénales et se manifestant par des vomissements.

L.A.F. n.m. (Abréviation anglaise de *lymphocyte activating factor*) Interleukine sécrétée par des monocytes, des macrophages et certains lymphocytes en cas de stimulation antigénique. Il stimule la prolifération des lymphocytes.

lagophtalmie n.f. Paupières excessivement petites, en particulier la paupière supérieure, les empêchant de recouvrir complètement le globe oculaire, laissant l'œil en permanence en contact avec le milieu extérieur. Elle peut correspondre à un signe de Charles Bell ou à une exophtalmie et s'accompagne d'une augmentation de la sécrétion lacrymale. Elle peut se compliquer de conjonctivites et de kératites, et se traite par des larmes artificielles et une occlusion nocturne par Stéritrip® par exemple.

lait n.m. Sécrétion de la glande mammaire déclenchée à l'accouchement puis entretenue par la suite par un réflexe dont le point de départ est la succion du mamelon. La composition du lait est variable d'un mammifère à l'autre, mais parfaitement adaptée à la croissance dans une espèce donnée. Le lait contient des protéines (lactalbumine, caséine, lactoglobuline), des glucides et des lipides. Il contient par ailleurs des anticorps qui protègent le nourrisson les premiers mois de vie, le temps de la maturation de son propre système immunitaire. ***Syndrome des buveurs de lait,*** synonyme de ***syndrome de Burnett.***

lambda n.m. Point de jonction des sutures de l'os occipital avec les deux os pariétaux. Chez le nourrisson, le lambda correspond à la fontanelle postérieure.

lambeau n.m. Fragment cutané, aponévrotique ou musculaire détaché de son site habituel, soit à la suite d'un traumatisme, soit au cours d'une opération chirurgicale pour pratiquer une greffe à distance. Le lambeau de muscle, utilisé au cours d'une chirurgie plastique, conserve une vascularisation physiologique et ses rapports avec le pédicule vasculaire.

Lambert-Eaton (syndrome de) Syndrome paranéoplasique dû à un trouble de la transmission de l'influx nerveux au muscle au niveau de la plaque motrice, souvent diagnostiqué avant un cancer bronchique à petites cellules, qui se manifeste par une fatigabilité musculaire prédominante au niveau des racines des membres, comme au cours d'une myasthénie mais sans atteinte faciale ni oculomotrice, et s'améliore paradoxalement au cours de la journée. Il s'accompagne souvent de troubles du goût, de déficits sensitifs, de paresthésies et d'une abolition des réflexes ostéotendineux des membres inférieurs. À l'E.M.G., l'amplitude des potentiels d'action est réduite. Elle s'accroît quand on répète les stimulations.

lambliase n.f. Infestation duodénale par un parasite de la famille des protozoaires se déplaçant grâce à un flagelle. Elle se manifeste par une diarrhée et se rencontre fréquemment chez les enfants ou les adultes travaillant à leur contact. Elle se traite par métronidazole. SYN. *giardiase.*

lame n.f. ***Lame vertébrale,*** chacune des deux lames osseuses latérales fermant en arrière le canal vertébral, et reliant les pédicules vertébraux à l'apophyse épineuse.

laminaire n.f. Tige d'une algue préparée par lyophilisation qui augmente de volume en milieu humide. Elle est utilisée pour dilater les conduits étroits, notamment col utérin avant un curetage. ◆ adj. Se dit d'un écoulement se faisant pas couches successives glissant les unes sur les autres. S'oppose à l'écoulement turbulent caractérisé par des remous lors du déplacement du liquide ou du gaz. Les résistances à l'écoulement sont bien moindres en cas d'écoulement laminaire.

laminectomie n.f. Opération chirurgicale consistant à enlever une ou plusieurs lames vertébrales pour supprimer une compression de la moelle épinière ou des racines nerveuses.

lampe n.f. ***Lampe à fente,*** microscope binoculaire comportant un système d'éclairage. Elle est utilisée en ophtalmologie pour l'examen de la chambre antérieure de l'œil. SYN. *biomicroscope.*

Lamprène® Antilépreux associé à d'autres antilépreux (dapsone ou rifampicine), administré au cours d'un repas. Il est aussi utilisé pour traiter des infections par des mycobactéries chez un patient souffrant de sida. Clofazimine en D.C.I.

Lancaster (test de) Examen ophtalmologique qui permet de définir le type d'atteinte musculaire en cas de diplopie. SYN. *coordimétrie de Hess-Lancaster.*

lancette n.f. Instrument constitué d'une lame pointue tranchante, autrefois utilisé pour pratiquer une saignée ou une incision.

lancinant, e adj. Relatif à une douleur intense et pulsatile.

Landouzy-Déjerine (myopathie de) Maladie héréditaire autosomique dominante se traduisant par une atrophie musculaire de la face et de la ceinture scapulaire. Elle débute tardivement dans l'enfance et s'aggrave progressivement, par poussées prolongées.

Landry (paralysie de) Paralysie flasque ascendante des membres inférieurs vers les membres supérieurs, se compliquant d'une atteinte respiratoire et de troubles de la déglutition pouvant nécessiter une prise en charge en réanimation. Elle survient au cours de la polyradiculonévrite de Guillain et Barré et de la poliomyélite antérieure aiguë.

Langerhans (cellule de) Cellule des couches moyennes de l'épiderme.

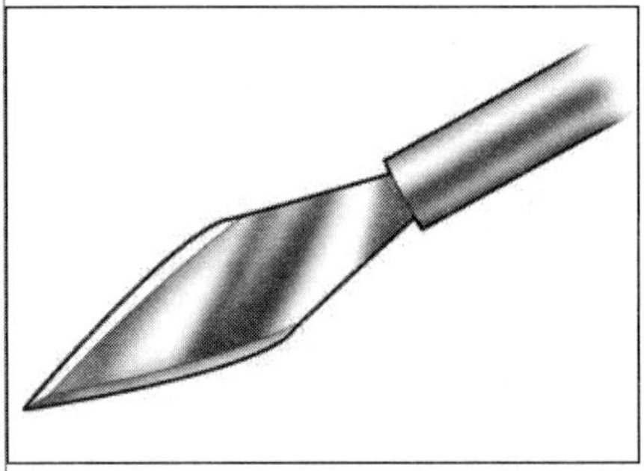

Lancette.

Langerhans (îlots de) Amas de cellules disséminés au sein du pancréas, dont ils assurent la fonction endocrine. Ils contiennent les cellules β, qui sécrètent l'insuline, les cellules α, qui sécrètent le glucagon et les cellules δ, qui sécrètent la gastrine.

Langhans (cellule de) Cellule géante du placenta et de certains granulomes tuberculeux, issue de la fusion de cellules macrophagiques.

Langoran® Médicament cardiologique de la famille des dérivés nitrés, aussi commercialisé sous le nom de Risordan®. Isosorbide dinitrate en D.C.I.

langue n.f. Organe situé à la partie basse de la cavité buccale, comportant une partie fixe et une partie mobile, et intervenant dans la mastication, la gustation, la déglutition et la phonation.

Lansoyl® Laxatif émollient à base d'huile de paraffine à prendre au moment des repas pour éviter des suintements anaux.

lanugo n.m. Fin duvet recouvrant la peau du fœtus et qui disparaît pratiquement complètement chez le nouveau-né à terme. Il contribue à ancrer le *Vernix caseosa* sur la peau fœtale.

Lanzor® Médicament de la famille des inhibiteurs de la pompe à protons, utilisé en gastroentérologie pour diminuer l'acidité gastrique. Il est administré par voie orale en gélules de 15 et 30 mg. Il est aussi commercialisé sous le nom de Ogast®. Lanzoprazole en D.C.I.

laparo- Élément du grec *lapara*, « flanc », entrant dans la composition de mots concernant l'abdomen. Ex. : *laparotomie*. SYN. *cœlia, cœlio-*.

laparocèle n.f. Hernie de la paroi abdominale, qui fait saillie par un orifice autre que l'orifice inguinal ou crural.

laparo-phréno-thoracotomie n.f. Voie d'abord chirurgicale très large qui consiste à pratiquer une ouverture en continuité de la cavité abdominale et du thorax, en incisant le diaphragme.

laparoschisis n.m. Absence localisée de développement de la paroi abdominale à proximité de l'ombilic, créant une ouverture par laquelle les viscères fœtaux s'engagent (éventration).

laparoscopie n.f. Examen endoscopique de la cavité abdominale. SYN. *cœlioscopie.*

laparotomie n.f. Ouverture chirurgicale de la cavité abdominale.

La Peyronie (maladie de) Maladie caractérisée par une induration des corps caverneux et une déformation de la verge pendant l'érection, souvent observée chez les diabétiques. Elle peut être associée à une maladie de Dupuytren.

-laps- Élément du latin *lapsus*, « qui est tombé ». Ex. : *prolapsus, collapsus.* SYN. *collaps-.*

larbish n.m. *Larva migrans* cutanée qui se manifeste par une migration sous-cutanée de larves parasitaires.

Largactil® Neuroleptique polyvalent de la famille des phénothiazines, aux effets antihallucinogènes, sédatifs et antiémétisants. Il existe sous formes orale et injectable. Chlorpromazine en D.C.I.

Lariam® Antipaludéen majeur, utilisé en traitement curatif et préventif du paludisme et administré une fois par semaine (pour un séjour de moins de 3 mois en zone III) dans les zones chloroquinorésistantes. Méfloquine en D.C.I.

larme n.f. Liquide translucide lubrifiant et protégeant la face antérieure des yeux et sécrété par les glandes lacrymales, à raison de 3 ml/j. ***Larmes de crocodile,*** larmoiement survenant au moment de l'alimentation, traduisant des séquelles de paralysie faciale.

Larodopa® Médicament antiparkinsonien, à base de lévodopa et sans inhibiteur de la décarboxylase.

Laroscobine® Médicament à base de vitamine C, utilisé dans le traitement du scorbut et proposé en cas d'infection virale pour lutter contre l'asthénie. La vitamine C est également utilisée au cours des methémoglobinémies.

Laroxyl® Antidépresseur de la famille des imipraminiques, aux effets sédatifs et anxiolytiques. Amitriptyline en D.C.I.

Larrey (fente de) Fente diaphragmatique, située en arrière du sternum et en avant des attaches antérieures du diaphragme. Des viscères abdominaux peuvent passer par la fente de Larrey et former une hernie diaphragmatique, diagnostiquée par une radiographie de profil du thorax.

Larsen-Johansson (maladie de) Anomalie de l'ossification de la rotule, se manifestant dès l'enfance par une tuméfaction douloureuse du genou, avec parfois épanchement articulaire. À la radioscopie, la rotule est pommelée, à contours flous et dentelés.

Larva migrans Parasitose cutanée, se manifestant par une papule et une traînée prurigineuse, ou viscérale due à une toxocarose, une angiostrongylose ou une anisakiase, et responsable de lésions granulomateuses.

larvé, e adj. Maladie qui se présente sous une forme atténuée ou déguisée.

laryngé, e adj. Qui se réfère au larynx. Ex. : *dyspnée laryngée inspiratoire.*

laryngectomie n.f. Extirpation chirurgicale d'une partie ou de la totalité du larynx.

laryngite n.f. Inflammation aiguë ou chronique du larynx. Dans les laryngites aiguës, avec gêne respiratoire, le sujet peut adopter spontanément une position, souvent assise ou semi-assise. *Il faut laisser le sujet dans cette position, et surtout ne pas tenter de l'allonger, car on peut provoquer un laryngospasme pouvant avoir des conséquences dramatiques.*

laryngologie n.f. Branche de la médecine consacrée à l'étude du larynx et de ses maladies.

laryngomalacie n.f. Flaccidité excessive congénitale du vestibule laryngé. Elle se manifeste après quelques jours de vie par un bruit inspiratoire, des troubles de la déglutition et des poussées d'asphyxie parfois graves. SYN. *stridor laryngé congénital.*

laryngoscope n.m. **1.** Instrument constitué d'un petit miroir monté sur une longue tige et qui permet d'éclairer et d'examiner le larynx. **2.** Instrument constitué d'un manche équipé d'une pile électrique et d'une lame munie d'une ampoule éclairante, et qui est utilisé en anesthésie pour effectuer une intubation trachéale ou une aspiration des voies aériennes.

laryngoscopie n.f. Examen du larynx au moyen d'un laryngoscope, dont le miroir fournit une image réfléchie de l'organe (*laryngoscopie indirecte*), ou d'une spatule permettant d'abaisser la langue et de voir directement l'organe, la tête étant en extension (*laryngoscopie directe*).

laryngospasme n.m. Contracture des cordes vocales entraînant un accès de suffocation aiguë, survenant spontanément chez le nourrisson et traduisant une tétanie. Il peut aussi survenir au début d'une anesthésie générale, avant l'intubation trachéale.

larynx n.m. Conduit aérien situé entre le pharynx et la trachée. C'est l'organe essentiel de la phonation. Il est constitué de 4 paires de cartilages latéraux, de 3 cartilages médians, et de muscles propres. Sa lumière est tapissée d'une muqueuse soulevée par la saillie de muscles qui forment les cordes vocales.

Lasègue (signe de) Signe observé au cours des compressions du nerf sciatique, caractérisé par une douleur qui suit le même trajet que la douleur habituelle et qui est déclenchée par la flexion de la cuisse sur le bassin, le genou restant en extension. La dou-

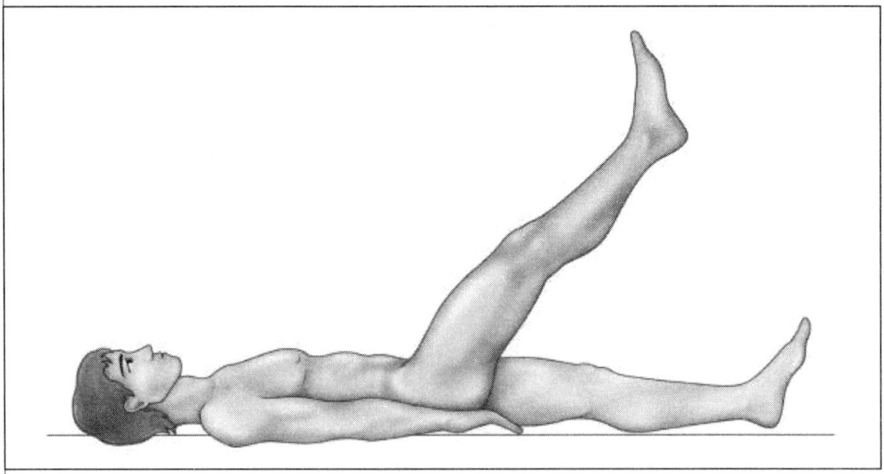

Signe de Lasègue.

leur limite l'amplitude du mouvement, ce que l'on quantifie par la mesure de l'angle formé entre l'axe du membre inférieur et l'horizontale (Lasègue à 20 ou 45° par exemple).

laser n.m. (Abréviation anglaise de *Light Amplification by Stimulated Emission of Radiation*) Émetteur de radiations lumineuses de même longueur d'onde et en phase, situées dans le spectre visible ou dans l'infrarouge. Le rayonnement peut être focalisé en un point très précis, dégageant alors une chaleur intense utilisée pour réaliser des photocoagulations. Le rayonnement est obtenu par stimulation d'un gaz (argon ou dioxyde de carbone) ou d'un cristal (yttrium). Il est très utilisé en thérapeutique, dans beaucoup de spécialités.

Lasilix® Diurétique d'action rapide. Furosémide en D.C.I.

Lassa (fièvre de) Fièvre hémorragique due à un virus à A.R.N., observée en Afrique de l'Ouest, et évoluant par épidémies. Elle se manifeste par une fièvre, des diarrhées, des vomissements, des hémorragies sous-cutanées et digestives, de l'hypotension artérielle, voire un collapsus, des lésions de nécroses hépatiques et une confusion. Elle entraîne le décès dans 50 % des cas.

Lasthénie de Ferjol (syndrome de) Anémie par carence martiale due à une automutilation du patient, à l'insu de son entourage et dans un contexte de troubles psychiques. Ce trouble prédomine chez la femme.

latent, e adj. Qui n'a aucune traduction clinique ou dont la présence dans l'organisme est inapparente. Ex.: *affection latente, germe pathogène latent.*

latéral, ale, aux adj. Qui est situé sur le côté ; qui est éloigné de l'axe médian du corps.

latex n.m. Matériau utilisé dans la fabrication de divers ustensiles médicaux ou chirurgicaux (sondes, gants, préservatifs...). Il est parfois responsable d'allergies sévères. ***Test au latex,*** réaction d'agglutination permettant de rechercher le facteur rhumatoïde (voir *réaction de Waaler-Rose**).

laudanum n.m. Ancien antalgique présenté sous forme de solution opiacée.

L.A.V. (Abréviation anglaise de *lymphadenopathies associated virus*) Premier nom donné au virus du sida en 1984 et actuellement appelé V.I.H 1. Syn. *H.T.L.V.-III*

lavage n.m. ***Lavage bronchoalvéolaire,*** lavage au sérum physiologique du contenu alvéolobronchique au cours d'une fibroscopie, suivi d'une aspiration du liquide de lavage à des fins d'analyses biochimiques, cytologiques et bactériologiques, pour dépister la pneumocystose ou la pneumoconiose. Abrév. *L.B.A.* ***lavage gastrique,*** lavage de l'estomac à l'eau (5 à 10 litres), pratiqué sur un patient en position latérale de sécurité au moyen d'un tube de Faucher, jusqu'à ce que le liquide revienne clair, en cas d'intoxication médicamenteuse ou toxique récente de moins d'une heure. Il comporte un risque d'inhalation dans 10 % des cas, et son efficacité est de plus en plus remise en cause. Il est souvent inutile, les patients étant en général vus trop tardivement et, pour beaucoup d'intoxications médicamenteuses, le charbon remplace le lavage. Il est contre-indiqué en cas de prise de caustiques et de troubles de la conscience.

lavement n.m. Injection de liquide par l'anus, destinée à évacuer le gros intestin. ***Lavement baryté,*** injection de baryte dans la lumière du gros intestin, le rendant opaque aux rayons X et permettant de diagnostiquer des affections coliques.

Laxamalt® Laxatif émollient à base d'huile de paraffine.

laxatif n.m. et adj. Classe de médicaments accélérant le transit intestinal. Il existe des laxatifs de lest (mucilages et fibres alimentaires), osmotiques (P.E.G., sorbitol et disaccharides), lubrifiants (huile de paraffine ou vaseline), stimulants (salins, anthraquinoniques, Bisacodyl, docusate sodique) et des laxatifs administrés par voie rectale (suppositoire ou lavement). ***Maladie des laxatifs,*** abus de laxatifs irritants et stimulants entraînant une hypokaliémie ou une mélanose colique diagnostiquée par endoscopie, et traduisant une toxicomanie responsable de constipation.

laxité n.f. Relâchement ou défaut de tension. Ce terme s'applique essentiellement à un élément du système articulaire tel que les ligaments, les capsules articulaires ou les articulations.

lazaret n.m. Lieu où les voyageurs étaient autrefois mis en quarantaine.

L.B.A. n.m. Abréviation de *lavage* bronchoalvéolaire.*

L.C.A.T. n.f. (Abréviation de *lécithine cholestérol acyltransférase*) Enzyme d'estérification du cholestérol permettant son utilisation par la cellule. Son déficit, rare, familial, se manifeste par des opacités cornéennes et une anémie et expose le sujet à une insuffisance rénale et à une athérosclérose due à un cholestérol total et une triglycéridémie élevés. Le traitement repose sur un régime hypolipidique.

L.C.R. n.m. (Abréviation de *liquide céphalorachidien*) Liquide remplissant l'espace sous-arachnoïdien, les cavités ventriculaires du cerveau et le canal épendymaire médullaire. Produit par les plexus choroïdes et résorbé au niveau des corpuscules de Pacchioni, son volume total est de 100 à 150 ml. Son aspect est normalement limpide, incolore et stérile. On le prélève par ponction lombaire.

L.D.H. n.f. (Abréviation de *lacticodéshydrogénase*) Enzyme catalysant la transformation de l'acide lactique en acide pyruvique, et dont la production augmente en cas d'infarctus du myocarde ou de lymphome.

L.D.L. n.f. (Abréviation anglaise de *low density lipoprotein*) Lipoprotéine de basse densité, produite par le catabolisme des V.L.D.L., responsable du mauvais cholestérol, contenant l'apoprotéine B et transportant le cholestérol vers les tissus. SYN. *ß-lipoprotéine.*

L-dopa n.f. Médicament antiparkinsonien précurseur de la dopamine, transformé en dopamine par les neurones dopaminergiques, et actif sur l'akinésie et la rigidité et à un moindre degré sur le tremblement. Elle a plusieurs inconvénients : fluctuation d'activité, échappement et apparition de mouvements anormaux involontaires. Elle est commercialisée sous les noms de Modopar®, de Sinemet® et de Larodopa®. SYN. *lévodopa.*

L.E. (cellule) Leucocyte présentant une anomalie nucléaire et une inclusion cytoplasmique basophile dues à la circulation d'anticorps antinoyau (voir *F.A.N.*). On le retrouve dans le lupus érythémateux. SYN. *cellules de Hargraves.*

L.E.A.D. n.m. Abréviation de *lupus* érythémateux aigu disséminé.*

Leber (maladie de) Maladie héréditaire autosomique récessive des hommes jeunes, qui se manifeste par une baisse de l'acuité visuelle, un scotome central lié à une névrite optique rétrobulbaire, puis une atrophie optique, évoluant parfois rapidement.

lécithine n.f. Phospholipide constituant l'essentiel des membranes cellulaires, très abondant dans le système nerveux. SYN. *phosphadylcholine.*

lectine n.f. Substance végétale stimulant *in vitro* la prolifération lymphocytaire.

Lederfoline® Médicament utilisé pour traiter ou prévenir les carences en folate en cas de malabsorption induite par certains médicaments comme le triméthoprime (Bactrim®), en prévention d'accidents toxiques dus au méthotrexate ou pour potentialiser l'activité du 5 fluoro-uracile (5-FU) en chimiothérapie. Il est administré par voie orale ou injectable. Acide folinique en D.C.I.

Le Fort (fracture de) Fracture du massif facial avec disjonction.

Legal (réaction de) Méthode de laboratoire utilisée pour la recherche d'acétone dans les urines.

légionnaire (maladie du) Pneumopathie bactérienne à *Legionella pneumophila*, associée à des troubles digestifs. Elle a été décrite pour la première fois aux États-Unis à la suite d'une épidémie survenue au cours d'une réunion d'anciens combattants dans un hôtel dont la climatisation et le circuit d'eau avaient été contaminés par ce germe.

légionnelle n.f. Petite bactérie intracellulaire Gram négatif (*Legionella pneumophila*) qui contamine les canalisations d'eau et d'air conditionné. Responsable d'infections pulmonaires potentiellement graves, voire mortelles, elle provoque une pneumopathie extensive souvent bilatérale, une fièvre élevée et des signes extrapulmonaires inconstants mais évocateurs : myalgies dues à une augmentation des C.P.K., atteintes neurologiques (confusion, voire coma), diarrhées, anomalies du bilan hépatique et atteintes rénales (protéinurie, élévation de la créatininémie). Le diagnostic repose sur la mise en évidence du germe dans les sécrétions bronchiques ou la sérologie. Elle impose un traitement par antibiotiques de type macrolides et des fluoroquinolones, pendant une durée de 15 à 21 jours.

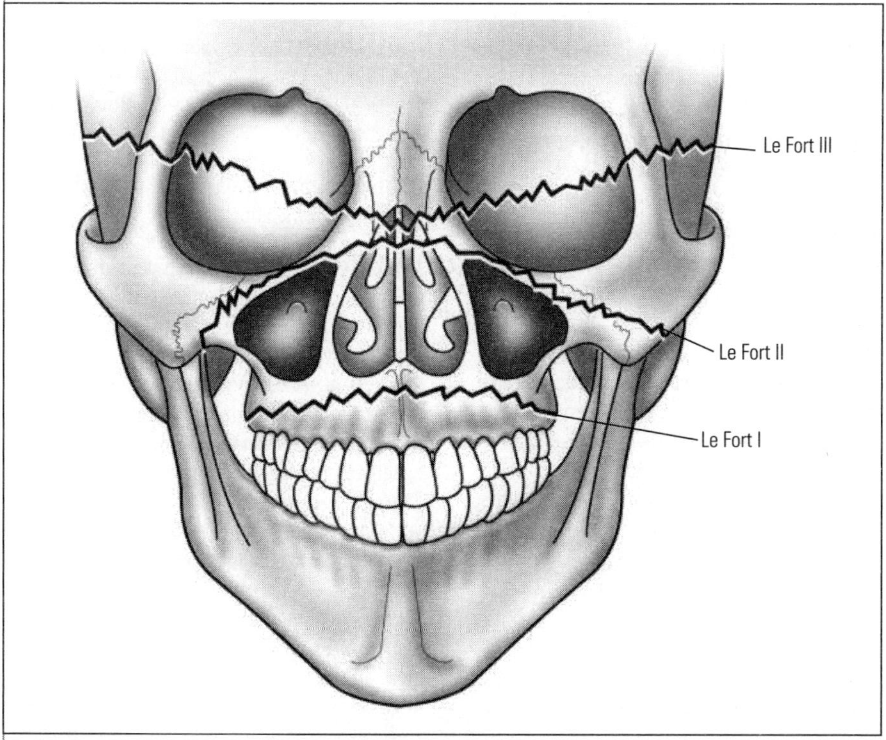

Lignes de fracture du massif facial suivant la classification de Le Fort.

Leiner-Moussous (maladie) Érythrodermie du nourrisson accompagnée de desquamation, qui se manifeste par une atteinte bipolaire du cuir chevelu, des plis des oreilles, du cou, des fesses et de l'aine, sous forme d'un érythème suintant en plaques et de squames jaunâtres. En l'absence de traitement (nettoyage par savons antiseptiques et crèmes antimycosiques), elle s'étend à l'ensemble de la surface corporelle. Elle évolue favorablement en 3 à 6 semaines.

léiomyo- Élément du grec *leios*, « lisse », et *mus*, « muscle », entrant dans la composition de mots concernant les muscles lisses. Ex. : *léiomyome*.

léiomyoblastome n.m. Type de léiomyome formé de cellules embryonnaires arrondies et entourées d'un halo clair. Son pronostic est sombre.

léiomyome n.m. Tumeur bénigne constituée de fibres musculaires lisses, surtout observée au niveau de l'utérus.

léiomyosarcome n.m. Tumeur maligne constituée de fibres musculaires lisses.

leishmaniose n.f. Infection parasitaire cutanée ou viscérale, due au protozoaire *Leishmania* (voir *Kala-azar*).

lemniscus n.m. ***Lemniscus latéral et médian,*** structure nerveuse du tronc cérébral, constituée de fibres nerveuses qui véhiculent les informations de sensibilité tactile permettant une discrimination sensitive épicritique et celles de position articulaire (sensibilité profonde).

L.E.M.P. n.f. (Abréviation de *leucoencéphalite multifocale progressive*) Pathologie cérébrale due à une infection virale par papovavirus, rencontrée en cas d'hémopathie maligne ou de sida et se manifestant par une hémiplégie, une confusion et de petits foyers de démyélinisation.

Lénitral® Médicament de la famille des dérivés nitrés, utilisé en cas d'insuffisance cardiaque et d'angor. Il est administré par voie orale à libération prolongée en 2 ou 3 prises quotidiennes, percutanée ou intraveineuse en continu par seringue électrique. Trinitrine en D.C.I.

Lennox-Gastaut (syndrome de) Épilepsie des jeunes enfants, de type « petit mal », grave, qui se manifeste par des crises toniques généralisées et fréquentes. Elle est souvent liée à un retard mental. L'E.E.G. présente des pointes ondes lentes et diffuses entre les crises.

lente n.f. Œuf de pou, visible à l'œil nu, translucide, adhérent au poil, au cil ou au cheveu des sujets infestés.

lenticulaire adj. Relatif à une structure anatomique en forme de lentille.

lentiginose n.f. Colonie de nævus étendue essentiellement aux zones exposées au soleil, et parfois aux zones périorificielles (bouche, anus).

lentigo n.m. Nævus pigmentaire pouvant dégénérer en mélanome.

lentille n.f. Milieu transparent qui dévie les rayons lumineux pour les diriger vers un foyer optique. Elles sont utilisées en ophtalmologie (lunettes, lentilles de contact, implants oculaires) pour corriger les troubles de la réfraction (myopie, presbytie, astigmatisme) ou remplacer des structures de l'œil opacifiées, comme le cristallin opacifié au cours de la cataracte.

lèpre n.f. Maladie infectieuse due au bacille de Hansen. ***Lèpre tuberculoïde,*** lèpre à localisation essentiellement nerveuse. ***Lèpre lépromateuse,*** lèpre localisée essentiellement aux zones cutanéomuqueuses et responsable de mutilations sévères. ***Lèpre borderline,*** forme de lèpre ayant des aspects des deux formes précédentes. ***Lèpre indétermi-***

née, forme débutante de la maladie pouvant évoluer vers une forme lépromateuse ou tuberculoïde.

léprome n.m. Tumeur développée dans le derme ou la sous-muqueuse chez les malades atteints de lèpre lépromateuse.

lept- Élément du grec *leptos*, « mince ». Ex. : *leptospirose.*

Lepticur® Anticholinergique antiparkinsonien agissant sur le tremblement que l'on utilise également pour lutter contre les effets secondaires extrapyramidaux des neuroleptiques. Il est assimilable à un antidote faisant régresser rapidement les dyskinésies. Il existe sous forme orale et injectable. Tropatépine en D.C.I.

-leptique Élément du grec *lêptikos*, « qui prend, qui agit sur le fonctionnement de ». Ex. : *analeptique*, *neuroleptique.*

leptoméninges n.f.pl. Pie-mère et arachnoïde (aussi appelées méninges molles).

leptospire n.m. Bactérie de la famille des spirochètes, responsable de leptospirose.

leptospirose n.f. Maladie infectieuse transmise par les rongeurs au contact de milieux hydriques (marais, rivière, égouts) et provoquée par un leptospire. Son diagnostic repose sur le sérodiagnostic de Martin et Petit. Il en existe plusieurs sortes : la ***leptospirose ictéro-hémorragique*** (leptospirose à *Leptospira ictero-hemorragiæ* dont le réservoir du germe est le rat), la ***fièvre des marais*** (leptospirose à *Leptospira grippotyphosa* dont le réservoir du germe est une souris des champs), la ***pseudo-typhoméningite des porchers*** (leptospirose à *Leptospira pomona),* la ***fièvre de sept jours*** (leptospirose due à différents leptospires observée essentiellement en Malaisie et au Japon) et la ***fièvre de la canne à sucre*** (leptospirose à *Leptospira australis*). La plus fréquente, la leptospirose ictéro-hémorragique, se manifeste par une atteinte neurologique, rénale ou hépatique, avec fièvre ictéro-hémorragique, myalgies, céphalées, ictères à bilirubine avec élévation modérée des transaminases et épistaxis. Elle peut se compliquer de syndromes méningés avec méningites lymphocytaires, de myocardites, de troubles du rythme ou de la conduction cardiaque, de diarrhées, d'uvéites, de toux, de protéinurie, d'hématurie et de rares insuffisances rénales. Elle guérit généralement sans séquelle mais il existe des formes graves avec défaillances multiviscérales causant 3 à 6 % de décès. Le diagnostic repose sur la sérologie, les hémocultures ou l'examen du L.C.R. Un traitement précoce à la pénicilline G ou tétracyclines pendant 10 à 15 jours est efficace. La leptospirose est une maladie professionnelle à déclaration obligatoire. Ses rechutes sont fréquentes.

Léri (maladie de) Maladie osseuse rare, caractérisée par des déformations osseuses, une petite taille, un faciès mongoloïde, des os épais et des épiphyses déformées. SYN. *plénostéose familiale.*

Leriche (syndrome de) Obstruction athéromateuse de la bifurcation de l'aorte abdominale entre les deux artères iliaques, se manifestant par des douleurs des membres inférieurs pendant la marche (claudication intermittente), une irradiation fessière et des troubles de l'érection. Elle impose un traitement chirurgical par pontage ou prothèse aortique.

Lesch-Nyhan (maladie de) Maladie héréditaire rare du garçon à transmission récessive, due à un déficit en H.G.P.R.T. perturbant le métabolisme des purines. Elle se manifeste par une hyperuricémie importante avec crises de goutte, une encéphalopathie avec chorée et hypertonie, des automutilations par morsure de la langue, des lèvres et des doigts, et une atteinte rénale.

lésion n.f. **1.** Modification des caractères anatomiques ou physiologiques d'un organe ou d'un tissu, et donc, de sa forme et/ou de sa fonction, sous l'influence d'une maladie ou d'un traumatisme. **2.** Degré de souffrance du muscle cardiaque, plus accentuée que l'ischémie, après occlusion d'une artère coronaire.

létal, ale, aux adj. Qui entraîne la mort.

létalité n.f. Mortalité.

léthargie n.f. Sommeil pathologique, profond et continuel, qui s'apparente au coma par sa profondeur et l'apparence de vie végétative du sujet, mais s'en distingue par la conservation de la sensibilité et la possibilité d'éveiller le malade qui retombe ensuite dans son état de sommeil.

Letterer-Siwe (maladie de) Forme aiguë ou subaiguë de l'histiocytose X disséminée qui se manifeste par des adénopathies, une hépatomégalie, une fièvre et d'éventuelles complications hémorragiques.

leucémie n.f. Prolifération néoplasique aiguë ou chronique de globules blancs, chronique ou aiguë, pouvant atteindre la lignée myéloïde ou lymphoïde. Elle se manifeste par une augmentation de cellules sanguines immatures anormales, et une atteinte ganglionnaire et splénique par infiltration de cellules cancéreuses hématologiques. Elle se traite par polychimiothérapie et greffe de moelle. ***Leucémie à tricholeucocytes,*** syndrome lymphoprolifératif accompagné d'une insuffisance médullaire, qui se manifeste par une baisse des plaquettes, des globules blancs et rouges, des tricholeucocytes circulant dans le sang et envahissant la moelle osseuse et la rate. Elle comporte des risques de complications hémorragiques et infectieuses. Un traitement par interféron alpha se révèle efficace. ***Leucémie lymphoïde chronique,*** prolifération médullaire de lymphocytes, le plus souvent de lymphocytes B, entraînant une augmentation de la lymphocytose (supérieure à 50 000/mm^3), puis des adénopathies superficielles, une splénomégalie, une anémie hémolytique, des lésions cutanées et une baisse des gammaglobulines. Elle est grevée d'un risque infectieux sévère, et se traite par polychimiothérapie et radiothérapie. ABRÉV. *L.L.C.* ***Leucémie myéloïde chronique,*** élévation des polynucléaires neutrophiles avec passage des formes jeunes dans le sang, qui s'accompagne de splénomégalies majeures, d'adénopathies et de douleurs osseuses. La présence du chromosome *Philadelphia* est évocatrice d'une anomalie génétique. La biopsie ostéomédullaire montre une moelle riche, sans fibrose, et une lignée myéloïde abondante. L'acutisation après 3 ou 4 ans d'évolution présente un risque d'évolution en leucémie myéloïde aiguë grave, mortelle. Le patient est traité par Hydréa®. ABRÉV. *L.M.C.*

leucine n.f. Acide aminé indispensable, non synthétisé par l'organisme.

leucinose n.f. Déficit familial en décarboxylase, se manifestant par des convulsions, des troubles respiratoires et de la déglutition, et une acidose. L'absence complète de décarboxylase représente la forme aiguë de la maladie, une persistance de 2 à 8 % d'activité enzymatique la forme subaiguë, et une persistance de 15 % d'activité enzymatique la forme intermittente, dont les manifestations sont déclenchées par un apport important de protéines alimentaires ou une infection. SYN. *syndrome de Menkes.*

leuco- Élément du grec *leukos*, « blanc ». Ex. : *leucocyte.*

leucoblaste n.m. Cellule souche indifférenciée de la moelle osseuse, à l'origine de la lignée des globules blancs, et dont la prolifération anarchique provoque certaines leucémies aiguës.

leucocorie n.f. Aspect blanc opaque de la pupille dû à une anomalie des structures oculaires (cataracte, gliome intra-oculaire, fibrose rétrolentale par exemple).

leucocyte n.m. Globule blanc du sang. On en distingue deux catégories : les mononucléaires, ou monocytes, et les polynucléaires.

leucocytose n.f. Augmentation du nombre de globules blancs dans le sang. Il convient d'en préciser le type qui est fonction de la variété des leucocytes augmentés. En cas d'infection, il s'agit d'une leucocytose avec polynucléose.

leucocyturie n.f. Élimination excessive de leucocytes dans les urines (normalement, on compte moins de 1 000 leucocytes excrétés par minute).

leucodermie n.f. Coloration blanche ou absence de couleur de la peau, constitutionnelle ou acquise.

leucodystrophie n.f. Encéphalite provoquée par une lésion inflammatoire de la substance blanche, débutant chez le nourrisson, se manifestant par une rigidité anormale, une abolition des réflexes ostéotendineux, des signes déficitaires typiques d'une atteinte neurologique périphérique et un signe de Babinski. Le pronostic est sombre à court terme. SYN. *leucodystrophie de Krabbe.*

leucoencéphalite n.f. Maladie du système nerveux central caractérisée par des lésions étendues de démyélinisation, constatée par exemple en cas de sclérose en plaques.

leucokératose n.f. Coloration blanche de la muqueuse buccale, due à une kératinisation sous forme de plaque, semblable à celle de la peau, et qui risque de dégénérer en cancer. SYN. *leucoplasie.*

leucome n.m. Lésion cicatricielle opaque de la cornée.

leuconychie n.f. Coloration blanche et opaque ou absence de coloration des ongles, partielle, striée ou ponctuée, rarement totale. Elle correspond à une zone de kératinisation incomplète, soit distale secondaire à une atteinte des tissus sous-unguéaux (psoriasis, mycose), soit proximale (cirrhose, insuffisance rénale chronique). Elle peut aussi être congénitale ou médicamenteuse.

leucopénie n.f. Diminution du nombre des globules blancs dans le sang, à moins de 3 000 leucocytes par mm^3.

leucophérèse n.f. Prélèvement de sang qui est ensuite réadministré au patient sans les globules blancs qu'il contient. Elle est utilisée dans les hyperleucocytoses majeures.

leucoplasie n.f. Plaque blanchâtre nacrée se formant sur les muqueuses à épithélium pavimenteux stratifié, essentiellement de la bouche et très rarement du vagin et de la vessie. Au niveau de la bouche, elle peut se développer sur les joues, les lèvres et la langue. Elle est favorisée par l'intoxication tabagique et fait courir un risque de dégénérescence cancéreuse, quelle qu'en soit la localisation. Synonyme de *leucokératose.*

leucopoïèse n.f. Synthèse et maturation médullaire des globules blancs.

leucorrhée n.f. Écoulement muqueux ou mucopurulent par la vulve, dû à une infection des voies génitales profondes. SYN. *pertes blanches.*

leucostase n.f. Trouble de la circulation capillaire dû à un amas de globules blancs, rencontré au cours de leucémies comportant une forte leucocytose, et pouvant être à l'origine d'insuffisances rénales, respiratoires et de troubles neurologiques.

leucotriène n.m. Substance dérivée de l'acide arachidonique, produite par les macrophages au cours des réactions d'hypersensibilité immédiate et responsable d'une bronchoconstriction et d'une augmentation de la perméabilité vasculaire.

lévamisole n.m. Antiparasitaire actif contre les helminthes ascaris et ankylostomes. Il est aussi utilisé au cours de chimiothérapies de cancers rectocoliques, associé au 5-FU, ou en cas de polyarthrite rhumatoïde pour ses propriétés immunostimulantes. Il est commercialisé sous le nom de Solaskil®.

levée n.f. ***Syndrome de la levée d'obstacle,*** syndrome associant une reprise brutale de la diurèse, avec risque de polyurie (diurèse osmotique), de choc et de troubles hydro-électrolytiques majeurs (Na, K, Ca, P, Mg), après traitement par dérivation urinaire d'une rétention urinaire avec insuffisance rénale aiguë obstructive.

Le Veen (valve de) Dérivation péritonéojugulaire mise en place chirurgicalement pour traiter une ascite réfractaire. Elle comporte un risque de surcharge cardiaque, de coagulation intravasculaire, d'infections et de thromboses de la valve.

lévocardie n.f. Malformation cardiaque associée à un *Situ inversus* de tous les organes.

lévodopa n.f. Synonyme de *L-Dopa.*

lévogyre adj. Relatif à une substance chimique déviant la lumière polarisée à gauche, telle que le fructose.

Lévothyrox® Médicament à base d'hormones thyroïdiennes T_4, administré par voie orale pour pallier une insuffisance d'hormones thyroïdiennes en cas d'hypothyroïdie. Lévothyroxine en D.C.I.

lèvre n.f. **1.** Limite muqueuse en relief de la bouche. **2.** Limite muqueuse en relief de la vulve. Les petites lèvres sont situées sur la face interne des grandes lèvres et convergent en avant pour former le capuchon du clitoris.

lévulose n.m. Isomère lévogyre du glucose. SYN. *fructose.*

levure n.f. Champignon unicellulaire, se multipliant par bourgeonnement, saprophyte ou pathogène responsable d'infections mycosiques *(Candida albicans)* ou à cryptocoques. La levure est utilisée en thérapeutique (Ultra-levure®) ou par l'industrie pour ses propriétés de fermentation.

Lewis (facteur) Système de groupes sanguins apparenté au groupe ABO, mais pour lequel les antigènes sont appelés Le^a ou Le^b.

Lewy (corps de) Inclusion cytoplasmique rencontrée dans les neurones du *Locus niger* et du *Locus cœruleus* au cours de la maladie de Parkinson, sauf en cas de syndromes parkinsoniens secondaires à un syndrome de Shy-Drager ou postencéphalitique. Il existe aussi des formes de démence progressive à corps de Lewy diffus.

-lexie Élément du grec *lexis,* « mot, énoncé », entrant dans la composition de mots concernant la lecture. Ex. : *dyslexie.*

Lexomil® Anxiolytique de la famille des benzodiazépines, administré en 3 prises quotidiennes, par voie orale, sous la forme de comprimés pouvant être fractionnés en quarts. Il est aussi commercialisé sous le nom de Anxyrex®. Bromazépam en D.C.I.

Leyden-Westphal (ataxie de) Maladie neurologique du jeune adulte qui se manifeste par un syndrome cérébelleux, un syndrome pyramidal et un nystagmus.

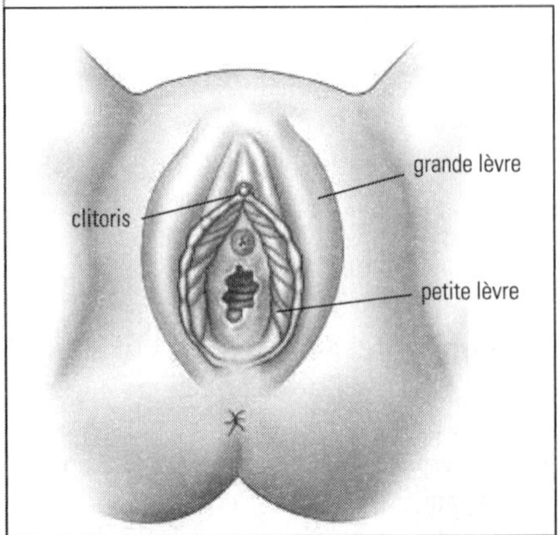

Organe génitaux externes de la femme.

Leydig (cellule de) Cellule interstitielle du testicule, sécrétant les hormones mâles.

L.H. n.f. (Abréviation anglaise de *Luteinizing hormone*) Synonyme de *gonadotrophine B.*

Lhermitte (signe de) Douleur semblable à une décharge électrique le long du rachis, du haut vers le bas, déclenchée par la flexion du cou. On l'observe dans les scléroses en plaques ou les compressions médullaires extrinsèques. Il témoigne d'une atteinte cordonale postérieure de la moelle épinière.

L.H.-R.H. n.f. Stimuline synthétisée par l'hypothalamus et libérée par l'antéhypophyse pour stimuler la sécrétion de L.H. et de F.S.H. Sa sécrétion est régulée par rétrocontrôle. Abréviation anglaise de *luteinizing releasing hormone.*

libido n.f. Élan vital instinctif du désir sexuel et énergie mise en œuvre pour la recherche du plaisir. Elle peut être responsable de pulsions et de conflits dus à des conventions et des interdits sociaux ou moraux.

Libman-Sacks (syndrome de) Atteinte péricardique, endocardique et rénale de mauvais pronostic observée dans le lupus érythémateux disséminé.

Librax® Médicament associant un anxiolytique et un antispasmodique, utilisé en cas de troubles fonctionnels intestinaux.

lichen n.m. Dermatose caractérisée par des papules regroupées en plaques, parfois prurigineuses, accompagnées d'un épaississement de la peau. ***Lichen plan,*** maladie dermatologique chronique d'origine inconnue, se manifestant par des plaques de papules violacées, fermes et brillantes, siégeant au niveau de la muqueuse buccale et des poignets, et déclenchée par un facteur psychogène. ***Lichen scléroatrophique,*** lichen dont les papules ont un centre déprimé, atrophique et d'aspect nacré. Il est principalement localisé au niveau vulvaire et révèle un état précancéreux. ***Lichen vulvaire,*** lésion de lichénification caractérisée par des zones dépigmentées et atrophiques, secondaire à un prurit vulvaire survenant après la ménopause, et pouvant dégénérer en cancer.

lichénification n.f. Lésion cutanée consécutive à un prurit chronique, d'origine primitive (psychogène ou névrodermie), localisée au niveau du cou, de la zone anogénitale et des mains, ou secondaire à une maladie dermatologique préexistante (eczéma, lichen). Elle se caractérise par une peau épaisse, sèche, luisante, pigmentée (rose gris), grossièrement quadrillée et atrophique.

Liddle (test de freinage de) Test de freinage de la sécrétion de cortisol par administration de dexaméthasone, qui permet de différencier les hypercorticismes tumoraux non freinables des hypercorticismes dus à une hyperplasie bilatérale des surrénales (syndrome de Cushing).

lidocaïne n.f. Anesthésique local présenté sous forme de gel, de nébuliseur, de crème ou d'ampoules injectables. Elle est utilisée pour les anesthésies locales ou locorégionales. Elle entre dans la composition de produits O.R.L, ophtalmologiques et proctologiques, mélangée à d'autres principes actifs. Elle est souvent mélangée à de l'adrénaline (lidocaïne adrénalinée), pour augmenter la durée de son effet. Elle a aussi des propriétés antiarythmiques cardiaques, en diminuant l'excitabilité ventriculaire. Elle est injectée par voie intraveineuse sous le nom commercial de Xylocard®, en prévention des troubles du rythme ventriculaire au cours d'une chirurgie ou d'une exploration cardiaque ou en phase aiguë d'infarctus du myocarde. Elle est commercialisée sous le nom de Xylocaïne®.

lifting n.m. Intervention de chirurgie esthétique qui consiste à lisser la surface cutanée par mise en tension de la peau, généralement du visage, pour en faire disparaître les rides.

liga- Désigne ce qui lie. Ex. : *ligament, ligature.*

ligament n.m. Bande de tissu conjonctif fibreux, épais et résistant, qui relie les pièces osseuses d'une articulation ou qui suspend ou fixe les organes.

ligamentopexie n.f. Opérations consistant à agir sur les ligaments suspenseurs de l'utérus pour corriger les déviations, malpositions, ou descentes de cet organe.

ligand n.m. Substance se fixant sur un récepteur ou une enzyme (en un site différent de son site d'action), en général pour déclencher une activité biologique.

ligature n.f. **1.** Pose chirurgicale d'un lien noué sur un vaisseau, un conduit ou un organe. **2.** Matériel, tel que le lin, la soie ou le fil synthétique, servant à lier ou à suturer.

ligne n.f. ***Ligne blanche,*** ligne médiane étendue de la pointe du sternum à la symphyse pubienne, sur la face antérieure de l'abdomen, correspondant à la rencontre des tendons des deux muscles grands droits qui s'étendent de part et d'autre de l'abdomen. Il peut exister des hernies au travers de cette structure.

lignée n.f. **1.** Ensemble de cellules issues d'une même cellule souche. **2.** Ensemble d'individus issus de mêmes parents ou grands-parents.

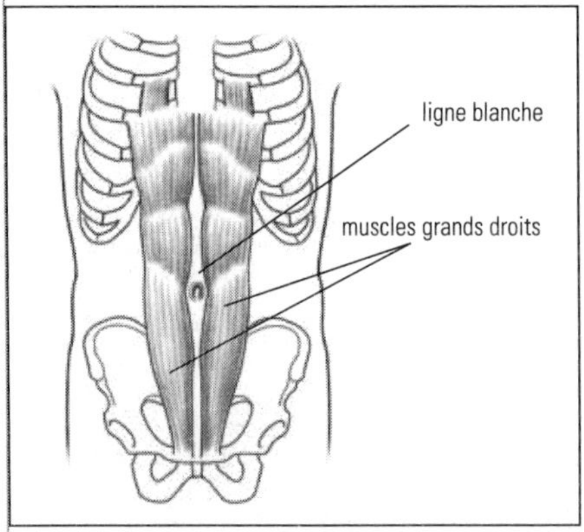

Muscles de la paroi abdominale, vus de face.

ligneux, euse adj. Qui se rapporte à une structure anatomique ou à une zone ayant une consistance dure, souvent de nature tumorale.

limaçon n.m. Partie de l'oreille interne constituée d'un canal osseux contenant un canal membraneux enroulé sur lui-même. SYN. *cochlée.*

limbe n.m. ***Limbe cornéen,*** zone transparente de transition de la conjonctive, entre la cornée et la sclérotique, qu'elle recouvre sur quelques millimètres en périphérie.

limbique adj. ***Système limbique,*** partie du cerveau constituée de la circonvolution du corps calleux et de l'hippocampe, jouant un rôle dans la régulation du fonctionnement viscéral et la vie émotionnelle.

liminaire adj. **1.** Relatif à un stimulus d'intensité dépassant un certain seuil pour permettre sa perception. **2.** Relatif à la concentration d'une substance à partir de laquelle un effet biologique apparaît.

limnée n. f. Mollusque vecteur de la grande douve du foie.

Lincocine® Antibiotique de la famille des lincosamides. Lincomycine en D.C.I.

lincosamides n.f.pl. Famille d'antibiotiques efficaces sur les germes anaérobies, les staphylocoques, le mycoplasme, le toxoplasme, *Plasmodium*, *Pneumocystis carinii* et les streptocoques, à laquelle appartiennent la clindamycine et la lincomycine. Elles sont utilisées en cas d'infections sévères documentées par antibiogramme, en association avec d'autres molécules. Le risque de colite pseudomembraneuse à *Clostridium difficile* en limite l'utilisation. Leur diffusion méningée, rénale ou urinaire est insuffisante pour leur permettre d'être efficaces dans ces localisations.

lindane n.f. Antiparasitaire insecticide à usage externe utilisé dans le traitement de la gale et des pédiculoses, non actif sur les lentes.

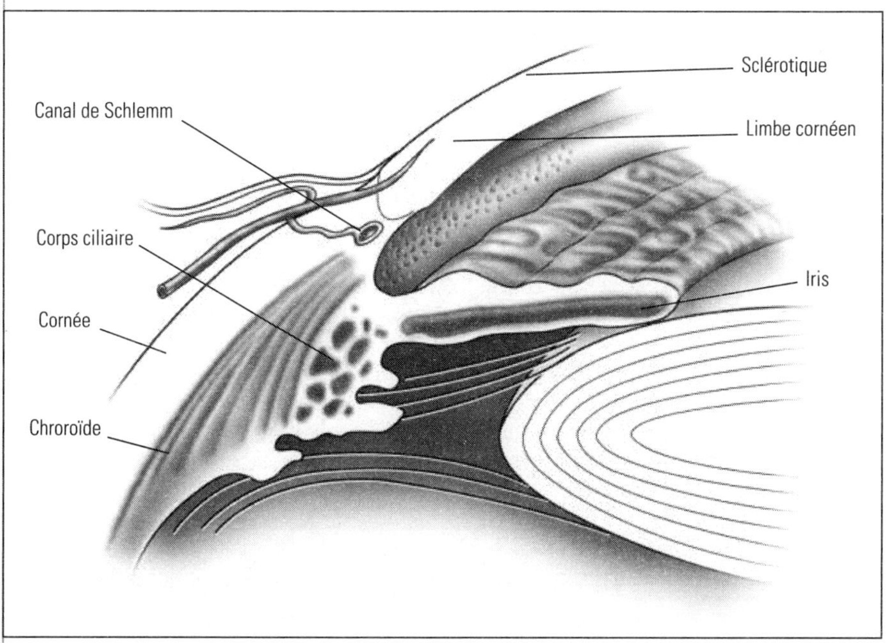

Coupe sagittale de la partie antérieure de l'œil.

Il est présenté en crème ou sous forme de poudre pour le déparasitage du linge. Il est commercialisé sous les noms de Aphtiria®, Elentol®, Scabécid® et Elénol®.

Lindilane® Analgésique morphinique mineur à base de codéine et de paracétamol, utilisé en seconde intention quand les analgésiques périphériques sont inefficaces.

lingula n.f. Partie antérieure du lobe supérieur du poumon gauche.

linite n.f. Forme infiltrante et très sclérosante du cancer de l'estomac, affectant généralement la totalité de l'organe.

linkage n.m. Liaison génétique en deux caractères.

linoléique adj. ***Acide linoléique,*** acide gras essentiel non saturé, ne pouvant être synthétisé par l'organisme, constitué de 18 atomes de carbone et portant deux doubles liaisons.

Liorésal® Myorelaxant antispasmique, utilisé dans les contractures survenant au cours de maladies neurologiques de cause centrale comme la sclérose en plaques ou en cas de hoquets rebelles. Baclofène en D.C.I.

lip- Élément du grec *lipos*, « graisse ». Ex. : *lipémie*. Voir aussi *lipid-*.

Lipanor® Hypolipémiant de la famille des fibrates de deuxième génération. Ciprofibrate en D.C.I.

Lipanthyl® Hypolipémiant de la famille des fibrates de deuxième génération. Fénofibrate en D.C.I.

lipase n.f. Enzyme pancréatique qui scinde les lipides par hydrolyse. Elle augmente dans le sang en cas de pathologies pancréatiques telles que la pancréatite aiguë.

lipasémie n.f. Concentration plasmatique en lipase, qui augmente de façon spécifique en cas de pancréatite ou de maladies du pancréas. On observe toutefois des faux positifs en cas d'insuffisance rénale.

Lipavlon® Hypolipémiant de la famille des fibrates de première génération. Clofibrate en D.C.I.

lipectomie n.f. Opération qui consiste à exciser le tissu graisseux en excès, et notamment le tablier graisseux de l'abdomen chez les grands obèses.

lipémie n.f. Taux sanguin d'une variété de lipides, les triglycérides, normalement inférieur à 1,50 g/l. Ce terme est parfois utilisé, à tort, comme synonyme de lipidémie.

lipid- Élément du grec *lipos*, « graisse », entrant dans la composition de mots concernant les lipides.

lipide n.m. Corps gras entrant dans la constitution des membranes cellulaires de l'organisme. Ce sont des aliments énergétiques qui fournissent 9 kcal/g. La ration alimentaire quotidienne doit en comporter environ 1 g/kg.

lipidémie n.f. Concentration de lipides totaux dans le sang, dont le taux est normalement compris entre 5 et 8 g/l. Ce terme est parfois utilisé, à tort, comme synonyme de lipémie.

lipidogramme n.m. Représentation graphique des différentes fractions de lipoprotéines contenues dans le sang ou dans un liquide organique, obtenue après séparation par électrophorèse des lipoprotéines.

lipidurie n.f. Présence de lipides dans les urines en cas de syndrome néphrotique ou d'anomalies du métabolisme lipidique. SYN. *lipurie.*

lipiodol n.m. Liquide huileux iodé et opaque aux rayons X, injecté dans une cavité ou un conduit de l'organisme pour obtenir une image radiologique. Il se fixe en particulier sur les cancers primitifs du foie.

lipoaspiration n.f. Synonyme de *liposuccion.*

lipoatrophie n.f. Réduction généralisée ou localisée du tissu adipeux.

lipodystrophie n.f. Altération localisée des cellules graisseuses du tissu cellulaire sous-cutané, se manifestant par des tumeurs graisseuses ou une atrophie du tissu graisseux.

lipofuschine n.f. Pigment noir s'accumulant dans des granulations apparaissant dans des cellules en voie de dégénérescence et observé au cours de certaines encéphalopathies infantiles. Il s'accumule également dans les hépatocytes au cours du syndrome de Dubin-Johnson.

lipogenèse n.f. Ensemble des phénomènes métaboliques aboutissant à la formation des lipides.

lipogranulomatose n.f. ***Lipogranulomatose de Faber,*** déficit enzymatique exceptionnel en céramidase, responsable d'une surcharge en mucopolysaccharides, qui se manifeste par une dysphonie, des douleurs articulaires avec granulomes, une ostéoporose, des signes respiratoires et digestifs, et une hépatosplénomégalie.

lipoïdique adj. **1.** Relatif au tissu graisseux. **2.** De la nature du tissu graisseux.

lipoïdose n.f. Trouble du métabolisme des graisses, caractérisé par l'infiltration de lipides dans les cellules d'un tissu ou d'un organe. Elle peut être localisée ou systématisée à certains appareils, comme le système réticulo-endothélial, par exemple.

lipolyse n.f. Processus de digestion des lipides sous l'action de la bile et du suc pancréatique, aboutissant à leur décomposition en leurs éléments constitutifs.

lipomatose n.f. État pathologique caractérisé par la formation de lipomes.

lipome n.m. Tumeur bénigne formée par la prolifération de tissu graisseux et localisée principalement dans le tissu cellulaire sous-cutané.

lipopolysaccharide n.m. Molécule constitutive de la paroi externe des bactéries Gram négatif. Elle se comporte comme un antigène et constitue l'endotoxine des entérobactéries.

lipoprotéine n.f. Apoprotéine associée à des lipides, permettant le transport des lipides en milieu hydrosoluble. Il existe différents types de lipoprotéines : les chylomicrons, les L.D.L., les V.L.D.L. et les H.D.L., qu'on peut séparer par électrophorèse.

liposarcome n.m. Tumeur maligne développée aux dépens des cellules du tissu graisseux.

liposclérose n.f. Transformation scléreuse du tissu adipeux.

liposoluble adj. Soluble dans un corps gras. Ex. : *les vitamines A, D, E et K sont liposolubles.*

liposome n.m. Particule sphérique artificielle constituée d'une double couche lipidique enveloppant un centre aqueux, et qui a la propriété de traverser les membranes cellulaires.

liposuccion n.f. Intervention chirurgicale esthétique ou plastique, qui consiste à aspirer la graisse sous-cutanée au moyen de canules aux endroits où cette graisse est présente en excès. SYN. *lipoaspiration.*

lipothymie n.f. Malaise bref, sans réelle perte de connaissance, se manifestant par des sueurs, des acouphènes, une angoisse, des troubles visuels, une pâleur et une sensation de perte de connaissance imminente, survenant dans un contexte d'émotion, et parfois associé à une hypotension orthostatique.

Lipur® Hypolipémiant de la famille des fibrates de deuxième génération. Gemfibrozil en D.C.I.

lipurie n.f. Synonyme de *lipidurie.*

liquide n.m. ***Liquide amniotique,*** liquide transparent contenu dans la poche des eaux, dans lequel baigne le fœtus. Son volume est de 0,5 à 1 l, et on peut le prélever par amniocentèse pour analyse. Il peut se teinter de méconium en cas de souffrance fœtale. ***Liquide céphalorachidien,*** voir *L.C.R.* ***Liquide synovial,*** liquide jaune, visqueux, transparent, de faible volume, contenu dans les articulations et sécrété par la synoviale. Il contribue à la lubrification de l'articulation.

Lisfranc (articulation de) Ensemble des articulations du pied constituant la jonction entre le cuboïde, le cunéiforme et la base des cinq métatarsiens. On dit aussi *interligne de Lisfranc.*

Listeria Petit bacille Gram positif, qui se multiplie à basse température et contamine les produits alimentaires, comme le fromage et la charcuterie. Peu pathogène chez le sujet en bonne santé, il touche particulièrement les personnes âgées ou la femme enceinte.

listériose n.f. Infection à *Listeria monocytogenes*, se manifestant par une méningite purulente ou non, une pharyngite, une kéroconjonctivite, une atteinte cutanée, une pleuropneumopathie, une septicémie, une fœtopathie avec risque d'avortement et d'accouchement prématuré. Chez le nouveau-né, elle est la cause de graves atteintes cardiaques, oculaires, hépatiques ou méningoencéphaliques. Son diagnostic est établi par hémoculture ou examen du L.C.R, et son traitement consiste en une association d'ampicilline et d'aminoside. L'évolution peut être mortelle.

lith(o)- Élément du grec *lithos*, « pierre, calcul ». Ex. : *lithotritie.*

lithiase n.f. Formation de concrétions pierreuses à l'intérieur des voies excrétrices d'un organe ou d'une glande, telles que les voies biliaires, urinaires, pancréatiques ou salivaires. SYN. *calcul.*

lithium n.m. Métal alcalin utilisé sous forme de sels en traitement de fond de la psychose maniacodépressive.

lithogène adj. Qui provoque la formation de calculs.

lithotomie n.f. Intervention qui consiste à fragmenter un calcul vésical volumineux en plusieurs morceaux plus petits, puis à ouvrir la vessie pour les extraire.

lithotripsie n.f. Pulvérisation des calculs urinaires ou biliaires au moyen d'un lithotripteur. Ne pas confondre avec *lithotritie.*

lithotripteur n.m. Appareil délivrant des ondes de choc destinées à pulvériser les calculs urinaires ou biliaires par voie externe. Ne pas confondre avec *lithotriteur.*

lithotriteur n.m. Instrument chirurgical introduit par l'urètre et destiné à broyer les calculs à l'intérieur de la vessie. Ne pas confondre avec *lithotripteur.*

lithotritie n.f. Intervention qui consiste à broyer les calculs de la vessie au moyen d'un lithotriteur, pour qu'ils puissent être évacués par les voies naturelles.

Little (maladie de) Déficit neurologique néonatal survenant après une anoxie cérébrale due à un accouchement difficile ou prématuré. Elle se manifeste par une paraplégie avec une hypertonie, mais sans retard psychomoteur.

livedo n.m. Coloration rouge violacée de la peau, formant des bandes prédominantes aux membres inférieurs et apparaissant en cas de mauvaise circulation sanguine, due à une compression, au froid, ou à une acrocyanose.

livide adj. Dont la peau est de couleur blanchâtre ou gris-bleuté.

lividité n.f. Coloration pâle ou violacée de la peau consécutive à une exposition au froid ou à des contusions. ***Lividité cadavérique,*** ensemble des placards allant du rouge clair au brun sombre, apparaissant 3 à 4 heures après la mort, siégeant aux points déclives et absents des zones de pression (épaules, fesses et mollets sur un cadavre en décubitus dorsal).

Loa-loa Parasite de la famille des filaires, localisé en Afrique équatoriale de l'Ouest, transmis à l'homme par la piqûre d'un taon du genre *Chrysops,* vivant dans les zones forestières humides. Ce filaire migrateur circule dans le tissu sous-cutané et est responsable d'œdèmes de Calabar fugaces, mobiles et prurigineux, indolores sauf au niveau articulaire. Il peut aussi atteindre la conjonctive. Il existe une hyperéosinophilie. Le diagnostic est affirmé par la recherche de filaires dans le sang prélevé entre 11 et 15 heures.

lobe n.m. Partie d'un organe plein individualisée par une limite anatomique précise.

lobectomie n.f. Ablation chirurgicale d'un des lobes d'un organe segmenté.

lobotomie n.f. Opération qui consiste à sectionner les fibres blanches d'un lobe du cerveau, et notamment celles qui unissent le lobe frontal au reste du cerveau ; elle est pratiquée pour traiter certains troubles mentaux.

Lobstein (maladie de) Maladie héréditaire autosomique dominante se manifestant dès l'enfance, caractérisée par une fragilité osseuse extrême générant des fractures au moindre choc, une déformation du crâne due à un amincissement des os plats et une teinte bleutée évocatrice des sclérotiques. Elle disparaît ou s'atténue à l'adolescence. SYN. *maladie des os de verre.*

Locabiotal® Anti-infectieux local contenant du soufre et un antibiotique, administré par voie nasale. Il n'est pas utilisable chez l'enfant de moins de 30 mois car il comporte un risque de laryngospasme.

Locapred® Dermocorticoïde de niveau 3 en crème. Désonide 0,1 % en D.C.I.

lochies n.f.pl. Écoulements vaginaux sanguinolents faisant suite à un accouchement, constitués de sang et de débris de muqueuse utérine mêlés aux sécrétions utérines et vaginales.

locked-in syndrome Lésion vasculaire du pied de la protubérance, qui se manifeste par une tétraplégie et une paralysie du carrefour pharyngé (risque de fausse route) et de la face, sans déficit sensitif. Elle est due à une destruction bilatérale des voies motrices du tronc cérébral. La conscience du sujet reste normale et, la zone oculomotrice n'étant pas atteinte, la communication avec l'extérieur reste possible.

Locoïd® Dermocorticoïde de niveau 2, présenté en crème, en pommade ou en lotion. Hydrocortisone butyrate 0,1 % en D.C.I.

locus n.m. Zone du chromosome où se trouve le gène. ***Locus cœruleus,*** noyau gris central du cerveau, jouant un rôle dans l'alternance veille-sommeil. ***Locus niger,*** noyau gris central du cerveau, constitué de cellules nerveuses contenant de la mélanine, dont le rôle est l'amorce du mouvement involontaire. Une lésion du *locus niger* se manifeste par un syndrome extrapyramidal.

Lodales® Hypocholestérolémiant de la famille des inhibiteurs de l'HMG-CoA réductase.

Loeffler (bacille de) Bactérie responsable de la diphtérie, sécrétant au niveau du pharynx une toxine protéique neurotrope. SYN. *Corynebacterium diphteriæ.*

Loëwenstein-Jensen (milieu de) Milieu de culture des mycobactéries et spécialement du bacille de Koch, au développement très lent. Il est considéré comme négatif au bout de deux mois, et généralement les colonies apparaissent en quelques semaines (15 à 45 jours).

Löffler (syndrome de) Infiltration pulmonaire mal limitée, unilatérale ou bilatérale, labile et fébrile, prédominant aux sommets ou aux régions hilaires. D'origine allergique, elle fait suite à une infestation parasitaire avec migration intrapulmonaire du parasite au stade larvaire (ascaridiase, ankylostomiase, filariose, trichinose, anguillulose). Le plus souvent asymptomatique, elle s'accompagne d'hyperéosinophilie et parfois de bronchospasme ou de péricardite. Elle disparaît sans traitement en moins d'un mois.

Löfgren (syndrome de) Syndrome associant une sarcoïdose pulmonaire à des adénopathies médiastinales bilatérales symétriques, des signes articulaires et un érythème noueux. On le rencontre dans les populations scandinaves, irlandaises et portoricaines, et surtout chez la femme.

log- Élément du grec *logos,* « parole », entrant dans la composition de mots concernant : **1.** La parole. Ex. : *logorrhée.* Voir aussi *-phasie, -lalie.* **2.** L'étude. Ex. : *cardiologie, cardiologue.*

Logacor® Médicament utilisé en cardiologie, de la famille des antiarythmiques quinidiniques, prescrit en prévention des troubles du rythme supraventriculaire paroxystique ou après régularisation de fibrillations, de flutter tachysystolie auriculaire, et en traitement curatif des extrasystoles. Il est aussi commercialisé sous le nom de Serecor®. Quinidine en D.C.I.

loge n.f. Zone délimitée contenant un ou plusieurs organes.

logorrhée n.f. Flot de paroles. Besoin irrésistible de parler qu'éprouvent certains malades mentaux.

lombalgie n.f. Douleur siégeant à la partie basse du dos, généralement due à une arthrose vertébrale et qui s'accompagne d'une contracture des muscles paravertébraux.

lombalisation n.f. Malformation congénitale de la première vertèbre sacrée qui s'individualise du sacrum et acquiert les caractères d'une cinquième vertèbre lombaire.

lombes n.f.pl. Partie inférieure du dos située en regard des vertèbres lombaires, entre les dernières côtes et les crêtes iliaques.

lombosciatique n.f. Douleur de la partie basse du dos, accompagnée d'une névralgie sciatique.

lombostat n.m. Corset destiné à soutenir la colonne vertébrale lombaire.

lombotomie n.f. Incision chirurgicale de la région lombaire, qui permet notamment d'aborder le rein et les voies urinaires.

lombric n.m. Synonyme d'*ascaris.*

Lomudal® Antiasthmatique administré par inhalation en traitement préventif de l'asthme allergique ou d'effort. Cromoglycate disodique en D.C.I.

Looser-Milkman (stries de) Bandes claires transversales qui forment des fissures osseuses traduisant un tissu osseux non calcifié, ressemblant parfois à des fractures, observées à la radiographie en cas d'ostéomalacie, sur la diaphyse des os longs, au niveau du bassin, des côtes et des omoplates.

Lopéramide® Antidiarrhéique opiacé qui ralentit le transit intestinal. Il est commercialisé sous les noms de Imodium® et Imossel®.

Lopressor® Médicament utilisé en cardiologie, de la famille des bêtabloquants cardiosélectifs, à élimination hépatique prédominante, sans activité sympathicomimétique intrinsèque. Il est administré par voie orale ou injecté par voie intraveineuse lente sous contrôle d'un E.C.G. Il est aussi commercialisé sous le nom de *Seloken®*. Métoloprolol en D.C.I.

Lopril® Inhibiteur de l'enzyme de conversion de l'angiotensine utilisé en cardiologie. Il est aussi commercialisé sous les noms de Captolane® et Captea®, et associé avec un diurétique thiazidique sous le nom de Ecazide®. Captopril en D.C.I.

lordose n.f. Courbure physiologique de la colonne vertébrale lombaire, à convexité antérieure, qui peut entraîner des troubles de la statique rachidienne si elle est excessive.

Louis-Bar (syndrome de) Maladie neurologique héréditaire autosomique dominante, se manifestant dès la petite enfance par un syndrome cérébelleux avec ataxie, anomalies de l'oculomotricité, chorée, télangiectasies notamment conjonctives, troubles du développement sexuel et déficit en immunoglobuline. Le syndrome est responsable d'infections récidivantes, notamment bronchopulmonaires. Le pronostic vital est engagé par dégénérescence vers des hémopathies malignes et des infections sévères.

loupe n.f. Kyste sébacé du cuir chevelu.

Lovenox® Anticoagulant de la famille des héparines de bas poids moléculaire, administré par voie sous-cutanée. Enoxaparine en D.C.I.

Lowe (syndrome de) Maladie rénale héréditaire autosomique récessive liée au sexe, associant une tubulopathie de Toni-Debré Fanconi à une arriération mentale, des manifestations oculaires (cataracte, glaucome, cécité), une hypotonie musculaire et une abolition des réflexes ostéotendineux.

Loxapac® Neuroleptique polyvalent d'action rapide, à effet antipsychotique et antihallucinatoire, administré par voie intramusculaire au cours d'états d'agitation psychiatrique. Loxapine en D.C.I.

Loxen® Inhibiteur calcique utilisé en cardiologie et administré par voie orale et intraveineuse lente à la seringue électrique. On l'utilise aussi en cas de poussée hypertensive. Nicardipine en D.C.I.

L.R.F. Stimuline sécrétée par l'hypothalamus et stimulant la sécrétion de L.H.

L.S.D. n.m. (Abréviation anglaise de *lysergic acid diethylamide*) Drogue hallucinogène de la famille des psychodysleptiques, entraînant une dépendance psychique mais pas physique. Diéthylamide de l'acide lysergique dérivé de l'ergot de seigle, il est très actif même à faible dose, et provoque des troubles de l'activité mentale avec modifications de l'humeur (euphorie, dysphorie), d'hallucinations sensorielles avec perception de couleurs vives, et d'illusions visuelles et auditives avec distorsion de l'espace et des sons, favorisant l'installation de psychoses.

L-thyroxine® Médicament à base d'hormones thyroïdiennes L-T_4, utilisé en hormonothérapie substitutive ou pour freiner la sécrétion de T.S.H. Il est administré par voie orale sous forme de gouttes ou de comprimés.

Lubentyl® Laxatif lubrifiant et émollient à base d'huile de paraffine.

Luciani-Wenckebach (période de) Trouble de la conduction auriculoventriculaire (bloc de type I), se traduisant par un allongement progressif de la conduction auriculoventriculaire (espace P.R.), jusqu'à ce que l'onde P soit bloquée et ne soit plus suivie d'un complexe QRS.

lucite n.f. Inflammation cutanée consécutive à une exposition aux rayons ultraviolets, soit due à des expositions excessives, soit secondaire à un agent photosensibilisant (tétracycline) ou à une pathologie générale (porphyrie).

Ludiomil® Antidépresseur non tricyclique mais d'efficacité comparable, ayant des effets sédatifs et anxiolytiques et des propriétés noradrénergiques et anticholinergiques. Maprotiline en D.C.I.

Ludwig (angine de) Phlegmon du plancher buccal dû à une infection par germe anaérobie.

luette n.f. Prolongement vertical médian postérieur du voile du palais, de forme conique.

lugol n.m. Colorant vital brun badigeonné dans l'œsophage ou le col utérin pour rechercher des zones dysplasiques ne prenant pas la coloration brune, et guider les biopsies dans le dépistage des cancers.

lumbago n.m. Syndrome douloureux aigu de la partie basse du dos, survenant souvent à la suite d'un effort et bloquant les mouvements de la colonne, traduisant une entorse des articulations intervertébrales ou un déplacement du *Nucleus pulposus.* Le malade est immobilisé au lit en raison de l'intensité des douleurs à chaque mouvement.

lumen n.m. Unité internationale de mesure du flux lumineux.

lunule n.f. Partie blanche en forme de demi-lune située à la base de l'ongle.

lupique adj. Relatif à un lupus (par exemple : éruption cutanée lupique en forme d'ailes de papillon au niveau du visage).

lupoïde adj. Qui présente le même aspect qu'une maladie lupique.

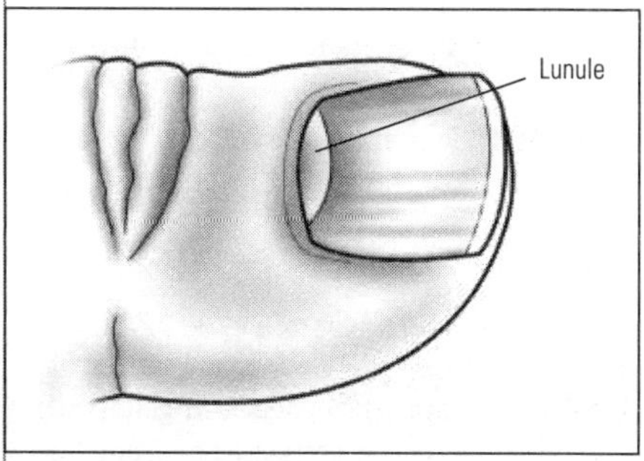

Extrémité du doigt.

lupus n.m. ***Lupus érythémateux,*** maladie auto-immune d'origine inconnue. Elle peut être limitée à une atteinte cutanée (lupus érythémateux chronique), se manifestant typiquement par une éruption de papules regroupées en plaques érythémateuses en forme d'ailes de papillon localisées au visage, moins fréquemment aux zones exposées à la lumière solaire ; elle est parfois induite par certains médicaments (isoniazide), et évolue par poussées en lésions kératosiques, atrophiques et bénignes. Elle peut également être disséminée, avec atteinte systémique d'autres organes (localisation rénale, articulaire, endocardique, neurologique et pulmonaire) et formation de F.A.N. et de cellules L.E. La biopsie cutanée met en évidence des dépôts de complexes immuns en bandes, localisés à la jonction dermoépidermique. Le traitement repose sur les corticoïdes et les immunosuppresseurs.

Lust (signe de) Flexion dorsale et abduction du pied consécutive à la percussion du col du péroné, caractéristique d'une hypoparathyroïdie chez le nourrisson.

lutéal, e, aux adj. Relatif au corps jaune de l'ovaire. On dit aussi *lutéinique.*

lutéine n.f. Synonyme désuet de *progestérone.*

lutéinisation n.f. Transformation du follicule ovarien rompu, après l'ovulation, en corps jaune sécréteur d'hormones.

Lutényl® Progestatif de synthèse dérivé de la 17-méthylprogestérone (noyau prégnane).

Lutéran® Progestatif de synthèse dérivé de la 17-α-hydroxyprogestérone (noyau prégnane).

luxation n.f. Déplacement des surfaces articulaires d'une articulation, qui perdent le lien qu'elles ont normalement entre elles. Elle est souvent d'origine accidentelle et entraîne un déboîtement de l'articulation.

Lyell (syndrome de) Épidermolyse se manifestant par un décollement cutané en lambeaux formant des bulles, survenant sur des lésions érythémateuses et purpuriques en nappe, et mettant le derme à nu. Elle est d'origine médicamenteuse (prise d'anti-inflammatoires non stéroïdiens ou de sulfamides), et de pronostic sombre (décès dans 20 à 30 % des cas). Il impose un traitement symptomatique en réanimation.

Lyme (maladie de) Maladie infectieuse à *Borrelia burgdorferi,* transmise par les tiques, qui commence par une phase primaire s'étalant de quelques jours à 1 mois, caractérisée par un érythème chronique débutant au niveau de la morsure, d'extension centrifuge durant quelques semaines et disparaissant spontanément. La phase secondaire est marquée par des manifestations cutanées d'érythème migrant, et neurologiques avec des neuropathies périphériques (radiculite hyperalgique, paralysie faciale, paralysies asymétriques), des méningites lymphocytaires, de rares encéphalites, des manifestations rhumatologiques (polyarthrite), et des manifestations cardiaques (myocardite, péricardite, troubles de la conduction avec bloc auriculoventriculaire). La phase tertiaire débute des mois ou des années après la contamination, par des manifestations cutanées, articulaires ou neurologiques. Le diagnostic clinique est confirmé par la sérologie. Le traitement antibiotique est à base d'ampicilline ou de tétracyclines. Une corticothérapie s'impose en cas de troubles de conduction cardiaque et d'atteintes neurologiques.

lymph- Élément du latin *lympha,* « eau », entrant dans la composition de mots concernant les vaisseaux lymphatiques et la lymphe. Ex. : *lymphocèle.*

lymphadénite n.f. Inflammation aiguë ou chronique des ganglions lymphatiques.

lymphadénopathie n.f. Affection des ganglions lymphatiques, avec généralement augmentation de leur volume.

lymphangiectasie n.f. Dilatation variqueuse des canaux et des ganglions lymphatiques, observée surtout dans les pays chauds où elle est d'origine parasitaire (filariose).

lymphangiectomie n.f. Résection des vaisseaux lymphatiques. ***Lymphangiectomie superficielle totale,*** résection totale du tissu cellulaire sous-cutané et de l'aponévrose superficielle des membres atteints d'éléphantiasis.

lymphangiome n.m. Angiome développé au niveau des canaux lymphatiques, habituellement congénital.

lymphangite n.f. Infection des voies lymphatiques, souvent due à une plaie avec inoculation de germes. Elle se traduit par un cordon rouge douloureux et chaud s'étendant de la plaie au ganglion lymphatique le plus proche en amont.

lymphatique adj. Relatif à la lymphe. Ex. : *voies lymphatiques.*

lymphe n.f. Liquide incolore ou jaune ambré circulant dans les vaisseaux lymphatiques, et dont la composition est voisine de celle du sérum sanguin.

lymphoblaste n.m. Cellule souche de la moelle osseuse donnant naissance à la lignée des lymphocytes.

lymphocèle n.f. Épanchement lymphatique localisé et enkysté.

lymphocyte n.m. Variété de globule blanc mononucléé du sang, jouant un rôle essentiel dans l'immunité. ***Lymphocyte B,*** lymphocyte producteur d'anticorps et responsable de l'immunité humorale. ***Lymphocyte CD4,*** synonyme de *lymphocyte T auxiliaire.* ***Lymphocyte CD8,*** synonyme de *lymphocyte T cytotoxique.* ***Lymphocyte T,*** lymphocyte responsable de l'immunité cellulaire, formant la majorité des lymphocytes circulant dans le sang (70 à 80 %), et réparti en cellules cytotoxiques (CD8), ou régulatrices (CD4). ***Lymphocyte T auxiliaire,*** lymphocyte auxiliaire, capable d'induire la maturation des lymphocytes B et des lymphocytes T cytotoxiques par l'intermédiaire des cytokines et de réguler la production de globules rouges. Il est la cible de l'infection par le V.I.H. ***Lymphocyte T cytotoxique,*** lymphocyte apte à détruire par contact une cellule infectée par une bactérie ou un virus. SYN. *lymphocyte CD8.*

lymphocytose n.f. **1.** Augmentation du taux de lymphocytes dans le sang, normalement compris entre 1 000 et 4 000/mm^3, due à des infections virales. **2.** Présence de lymphocytes dans un liquide de l'organisme.

lymphœdème n.m. Œdème provoqué par une obstruction des voies lymphatiques.

lymphogranulomatose n.f. Prolifération des tissus lymphoïdes, bénigne (sarcoïdose, maladie de Nicolas-Favre) ou maligne (lymphome), principalement au niveau ganglionnaire.

lymphographie n.f. Étude radiographique des voies lymphatiques après injection dans un canal lymphatique d'un produit de contraste opaque aux rayons X. Elle fournit des renseignements morphologiques sur l'aspect des voies lymphatiques, et dynamiques sur la rapidité de la circulation.

lymphoïde adj. ***Système lymphoïde,*** ensemble des cellules, des tissus et des organes intervenant dans les phénomènes d'immunité. On dit aussi *tissu lymphoïde.*

lymphokine n.f. Petite protéine sécrétée par les lymphocytes T, stimulant la prolifération et la maturation des globules blancs. SYN. *cytokine, interleukine.*

lymphome n.m. Tumeur généralement maligne développée aux dépens d'un tissu ou d'un organe lymphoïde. ***Lymphome méditerranéen,*** infiltration plasmocytaire de la paroi de l'intestin grêle, souvent associée à une augmentation des immunoglobulines A, qui se manifeste par une diarrhée chronique avec malabsorption, des douleurs abdominales, des adénopathies mésentériques et une altération de l'état général. L'affection touche des sujets jeunes du Bassin méditerranéen. Elle évolue parfois vers d'authentiques lymphomes. On la traite par chimiothérapie. L'antibiothérapie peut être efficace.

lymphopénie n.f. Diminution du taux des lymphocytes dans le sang.

lymphoprolifératif, ive adj. Relatif à une prolifération cellulaire lymphocytaire d'origine néoplasique, comme la leucémie.

lymphoréticulose n.f. Hyperplasie ganglionnaire lymphatique due à une infection bactérienne. SYN. *maladie des griffes de chat.*

lymphorragie n.f. Écoulement permanent et persistant de lymphe, dû à la blessure d'un canal ou d'un ganglion lymphatique. On dit aussi *lymphorrhée.*

lymphosarcome n.m. Tumeur maligne développée aux dépens d'un tissu ou d'un organe lymphoïde, d'évolution rapidement fatale.

Lynch (syndrome de) Forme familiale de cancer, associant dans une même famille des cancers du côlon, de l'ovaire, de l'endomètre, du sein et de l'estomac. Le cancer du côlon survient sans avoir été précédé d'une polypose colique.

lyoc n.m. Présentation d'un médicament sous forme de lyophilisat administré par voie orale.

lyophilisation n.f. Procédé de conservation des produits biologiques fragiles, qui consiste à les congeler, puis à les dessécher sous vide poussé. Elle est utilisée notamment pour conserver les homogreffes d'artère.

Lysanxia® Psychotrope anxiolytique de la famille des benzodiazépines, ayant une demi-vie longue (65 heures). Prazépam en D.C.I.

-lyse Élément du grec *lusis*, « solution, dissolution », entrant dans la composition de mots concernant : **1.** La dissolution d'une substance ou d'un tissu. Ex. : *fibrinolyse.* **2.** La libération d'un organe par destruction des adhérences qu'il a contractées. Ex. : *pneumolyse.*

lyse n.f. Destruction d'une cellule par destruction de sa paroi.

lysine n.f. Acide aminé basique indispensable qui ne peut être synthétisé par l'organisme.

lysis n.f. Amélioration progressive, par paliers étalés sur plusieurs jours, d'un état fébrile.

lysosome n.m. Vacuole intracellulaire contenant des enzymes hydrolytiques, fusionnant avec des vacuoles de phagocytes pour détruire des structures (corps étrangers ou bactéries) préalablement phagocytés.

lysozyme n.m. Enzyme bactéricide qui détruit les membranes cellulaires des bactéries capturées dans les lysosomes des phagocytes. On le rencontre dans les larmes et le lait maternel.

lytique adj. Qui se réfère à la lyse.

Maalox® Médicament gastro-entérologique aux propriétés antiacides locales, utilisé en traitement complémentaire symptomatique des douleurs gastriques dues à une maladie ulcéreuse ou à une hyperacidité.

Mac Ardle (maladie de) Maladie musculaire héréditaire autosomique récessive, métabolique, due à une glycogénose. Elle empêche l'utilisation du glycogène et se manifeste par des douleurs musculaires associées à des crampes survenant à l'effort, et par un risque de destruction musculaire avec myoglobinurie. Le sujet peut mener une vie normale, à condition d'éviter les efforts physiques.

Mac Burney (point de) Point abdominal situé dans la fosse iliaque droite, au centre d'une ligne reliant le nombril à l'épine iliaque supérieure ; il est douloureux en cas d'appendicite.

macération n.f. Persistance d'une humidité au niveau des plis cutanés, propice à l'in-

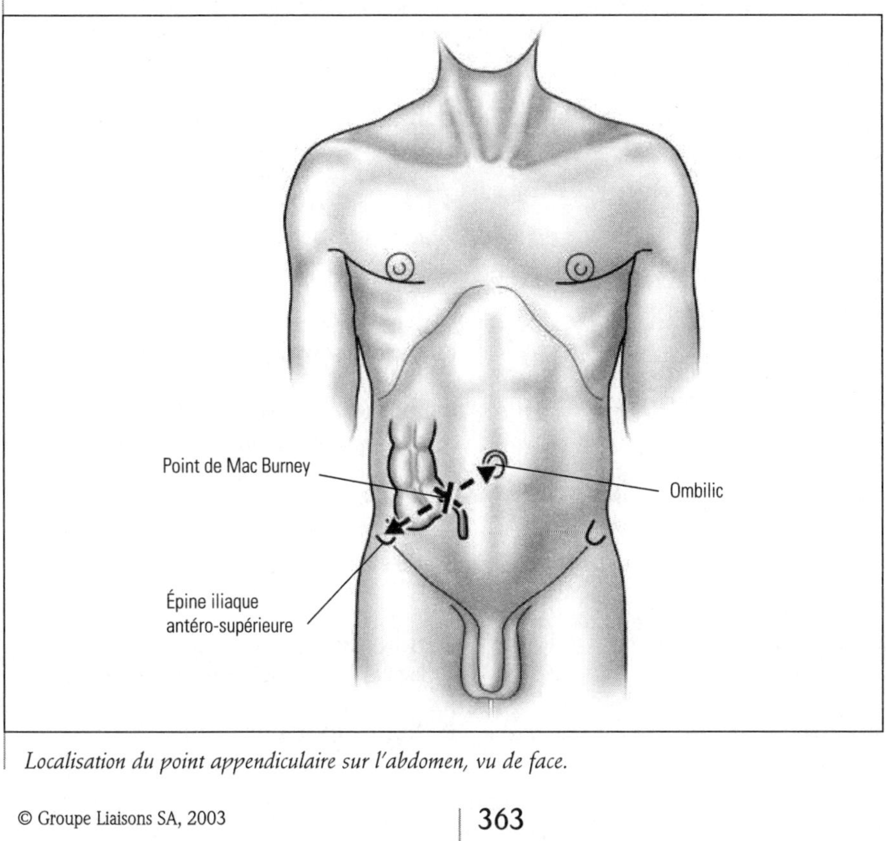

Localisation du point appendiculaire sur l'abdomen, vu de face.

tertrigo. Ce phénomène est favorisé par un surpoids et une mauvaise hygiène.

Mac Murray (signe de) Claquement ressenti par l'examinateur au niveau de l'interligne articulaire d'un genou en position fléchie, au cours de sa mobilisation en rotation et adduction-abduction ; il témoigne d'une lésion méniscale.

macro- Élément du grec *makris*, « grand, long », entrant dans la composition de mots concernant : **1.** Un développement excessif. Ex. : *macrogénitosomie*. SYN. *méga-*. **2.** Ce qui est visible à l'œil nu. Ex. : *macroscopique*.

macroamylase n.f. Amylase de poids moléculaire anormalement élevé, formée par un couplage entre une molécule d'amylase et une immunoglobuline, et difficilement éliminée par les reins. Elle est responsable d'une hyperamylasémie, et est souvent interprétée à tort comme un signe de pathologie pancréatique.

macrocéphalie n.f. Volume excessif de la tête.

macrocyte n.m. Globule rouge de grande taille, dont le diamètre est de 9 à 12 μm au lieu de 7 μm.

macrocytose n.f. Présence de globules rouges de grande taille dans le sang.

macrodactylie n.f. Malformation caractérisée par le développement exagéré d'un ou de plusieurs doigts.

macrodontie n.f. Anomalie caractérisée par une taille excessive des dents.

macrogénitosomie n.f. Développement précoce et excessif, eu égard à l'âge, des caractères physiques et particulièrement des organes génitaux.

macroglie n.f. Ensemble des astrocytes et des oligodendrocytes.

macroglobuline n.f. Globuline de poids moléculaire anormalement élevé et de deux types, alpha et bêta. Elle peut apparaître au cours d'une maladie hépatique chronique, d'une infection ou d'un syndrome néphrotique, ou être primitivement augmentée, en cas de maladie de Waldenström.

macroglossie n.f. Augmentation, parfois considérable, du volume de la langue.

macrolides n.m.pl. Famille d'antibiotiques bactériostatiques utilisés notamment en remplacement de la pénicilline en cas d'allergie à cette dernière, et actifs sur les germes intracellulaires (chlamydia, mycoplasme), le streptocoque, la légionnelle et *Helicobacter pylori*. Ils sont commercialisés sous les noms de Érythromycine®, Josacine®, Zeclar®, etc.

macromolécule n.f. Molécule de haut poids moléculaire. Certains solutés de remplissage vasculaire utilisés en cas d'hypovolémie contiennent des macromolécules, commercialisées sous les noms de Plasmion® ou Elohés®.

macrophage n.m. Cellule mononucléée phagocytaire de grande taille, dérivée des monocytes sanguins et intervenant dans les phénomènes inflammatoires et les mécanismes de l'immunité. Il appartient au système réticuloendothélial et réside dans les tissus, pas dans le sang circulant.

macroscopique adj. Visible à l'œil nu.

macula n.f. Dépression de la rétine située au pôle postérieur de l'œil, aussi appelée *tache jaune*, et où l'acuité visuelle est maximale. ***Macula densa,*** partie de l'appareil juxtaglomérulaire attenante à l'artère afférente du glomérule, et responsable de la sécrétion de rénine par le rein.

macule n.f. Tache rouge ou rosée, qui ne fait pas saillie et qui disparaît à la pression.

Maddrey (score de) Score permettant d'évaluer la gravité d'une hépatite alcoolique aiguë en vue d'un traitement par corticoïdes d'une durée d'un mois, en prenant en compte le temps de Quick (TQ) et la bilirubine. Un score supérieur à 32 témoigne d'une certaine gravité. Le score augmente quand la bilirubine augmente et que le taux de prothrombine baisse (le temps de Quick augmente).

Magendie (trou de) Orifice médian de communication entre le quatrième ventricule et la grande citerne cérébrale, par lequel circule le liquide céphalorachidien.

magistral adj. ***Préparation magistrale,*** médicament prescrit sur une ordonnance qui en précise la composition et qui doit être préparé par le pharmacien.

magnésémie n.f. Concentration plasmatique de magnésium, normalement comprise entre 0,74 et 1 mmol/l (18 à 24 mg/l).

magnésium n.m. Métal présent dans l'organisme et jouant un rôle dans le fonctionnement musculaire et cardiaque. Sa carence, qui peut se manifester par des convulsions, des crises de tétanie et des troubles du rythme cardiaque, est souvent associée à une hypocalcémie, et peut être incriminée en cas de spasmophilie.

main n.f. Partie distale du membre supérieur, permettant la préhension et le toucher. ***Main d'accoucheur,*** attitude particulière des doigts atteints de contracture spasmodique et serrés les uns contre les autres en formant un cône, observée au cours des crises de tétanie. ***Main bote,*** déformation congénitale de la main qui est bloquée en flexion sur l'avant-bras. ***Main creuse,*** creusement excessif de la paume. ***Main en griffe,*** extension des dernières phalanges de la main et flexion de la première phalange sur le carpe due à une rétraction des muscles interosseux, les muscles extenseurs restant normaux.

Maisonneuve (fracture de) Fracture de la cheville associant une fracture de la malléole interne, une fracture haute du péroné au niveau du col et un diastasis malléolaire.

mal n.m. ***Grand mal, haut mal, petit mal,*** ensemble des formes cliniques de l'épilepsie. ***Mal perforant,*** ulcération creusante, sans aucune tendance à la cicatrisation, siégeant le plus souvent sur les plantes des pieds en regard de l'articulation métatarsophalangienne, et due à une lésion nerveuse provoquée par un diabète, une syphilis ou une affection générale. ***Mal des montagnes,*** maladie survenant en altitude, qui se manifeste, dans sa forme aiguë, chez un sujet non acclimaté, par une hyperventilation avec céphalées, vomissements et essoufflement. Sous une forme chronique, chez des sujets vivant en altitude de façon prolongée, il se manifeste par une hypoventilation, une cyanose et une déformation particulière des doigts, et présente un risque d'insuffisance cardiaque. SYN. *mal d'altitude.* ***Mal des transports,*** troubles ressentis par certaines personnes au cours des déplacements, voyages notamment.

malabsorption n.f. Absorption incomplète des aliments par l'intestin grêle, due à une maldigestion (dans les pathologies pancréatiques, par exemple), à une atrophie villositaire, à une atteinte inflammatoire de l'intestin grêle ou encore à un intestin grêle court. Elle est parfois spécifique à une catégorie d'aliments (vitamine B12 dans la maladie de Biermer par exemple), et se complique souvent d'amaigrissement et de dénutrition.

malacie n.f. Ramollissement.

malacoplakie n.f. Maladie rare de cause mal connue, probablement infectieuse, responsable de lésions rectocoliques ulcérées au sein de plaques jaunes. Elle se manifeste par une diarrhée avec hémorragie rectale et peut se compliquer d'abcès et de fistules. Elle peut engager le pronostic vital. Son traitement consiste en la résection chirurgicale des segments atteints, associée à une antibiothérapie. Cette pathologie est rencontrée en cas de déficits immunitaires et de cancer colorectal, et est probablement due à des troubles de la phagocytose par les macrophages.

maladie n.f. ***Maladie cœliaque,*** allergie au gluten, responsable d'une atrophie totale ou partielle des villosités intestinales. Elle se manifeste par une diarrhée chronique et des signes de malabsorption intestinale. Le diagnostic repose sur une biopsie duodénale au cours d'une fibroscopie gastroduodénale. Elle s'accompagne d'une sécrétion d'anticorps (antigliadine et/ou antiendomysium) que l'on peut détecter dans le sang. Le traitement repose sur un régime sans gluten, pouvant être transitoire chez l'enfant mais définitif chez l'adulte. ***Maladie de système,*** maladie auto-immune d'origine inconnue mais caractérisée par des phénomènes inflammatoires portant sur plusieurs organes (peau, articulation, rein, cœur et poumon) et les petits vaisseaux (vascularite). ***Maladie du sommeil,*** synonyme de *trypanosomiase*. ***Maladie professionnelle,*** maladie ouvrant droit à une indemnisation et une prise en charge des soins à 100 % par l'assurance maladie. La liste de ces maladies est fixée par les pouvoirs publics. ***Maladie sérique,*** maladie systémique caractérisée par l'atteinte des petits vaisseaux, et qui est due à un dépôt de complexes immuns provoqué, dans la plupart des cas, par un contact avec un antigène médicamenteux. Elle est responsable d'une réaction d'hypersensibilité et se manifeste par des atteintes diffuses rénales (néphrite avec protéinurie), pulmonaires, cutanées (bulle, urticaire), articulaires (arthralgies), cardiaques et digestives, ainsi que des nerfs périphériques. L'évolution est souvent aiguë, avec un risque de passage à la chronicité. On la traite par corticoïdes.

malaire adj. Relatif à l'os ou la peau de la joue.

malaria n.f. Ancien nom du paludisme.

Malassez (cellule de) Lame de microscope quadrillée permettant de compter les éléments figurés (plaquettes, globules) par unité de volume. Elle est utilisée en laboratoire pour la numération d'une formule sanguine ou dans un examen cytologique d'urine ou de liquide céphalorachidien.

maldigestion n.f. Digestion insuffisante, souvent due à une insuffisance pancréatique exocrine. Elle est responsable d'une malabsorption des lipides et se manifeste par une augmentation parfois considérable de la stéatorrhée (matières grasses excrétées dans les fèces). On la rencontre en cas de pancréatites chroniques ou à la suite à une ablation partielle ou totale de l'estomac.

Malgaigne (fracture de) Double fracture du bassin.

malin, maligne adj. Dont l'évolution est grave et possiblement létale. Ex. : *affection maligne*, *tumeur maligne.*

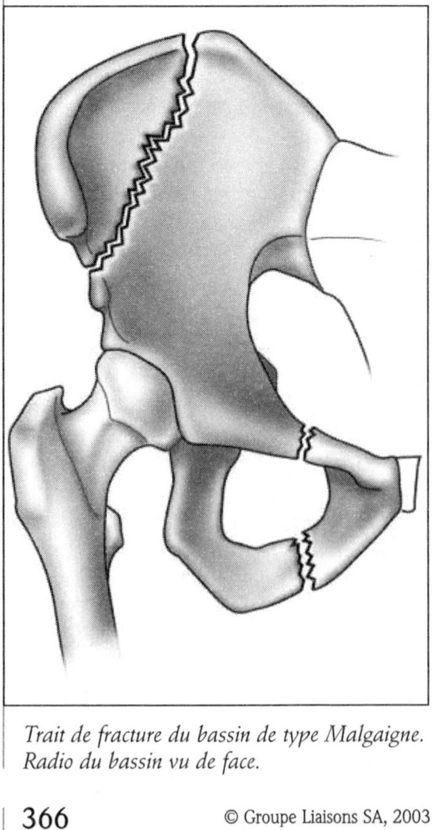

Trait de fracture du bassin de type Malgaigne. Radio du bassin vu de face.

malléole n.f. Apophyse saillante située de chaque côté de l'articulation de la cheville. ***Malléole interne,*** saillie située à l'extrémité inférieure du tibia. ***Malléole externe,*** saillie formée par l'extrémité inférieure du péroné.

Mallory (corps de) Inclusion cytoplasmique éosinophile observée au sein des hépatocytes ballonnisés, en cas d'hépatite alcoolique, de maladie de Wilson, de cholestase chronique et d'hépatite médicamenteuse à l'amiodarone.

Mallory-Weiss (syndrome de) Déchirure longitudinale de la jonction de l'œsophage et du cardia due à un effort violent de vomissement. Elle apparaît, à l'endoscopie, sous forme d'une ulcération verticale et se manifeste cliniquement par des vomissements de sang souvent modérées (stries de sang), mais parfois très abondants.

malnutritrion n.f. Apport alimentaire inadéquat pouvant être responsable de carences et de troubles de la composition corporelle. Elle s'accompagne généralement d'une perte de la masse maigre (musculaire), et survient en cas d'alimentation insuffisante ou suffisante, voire excessive, mais déséquilibrée. Elle peut aussi être due à une mauvaise assimilation par malabsorption intestinale.

Malocide® Antiparasitaire utilisé dans la toxoplasmose sévère, telle que la toxoplasmose cérébrale accompagnant un sida. Le traitement est ensuite prolongé à moindre dose. Il faut systématiquement administrer des suppléments d'acide folique pour les traitements de plus d'un mois, afin de prévenir sa carence. Pyraméthamine en D.C.I.

Malpighi (corps muqueux de) Assise basale de l'épiderme, constituée de kératinocytes qui se transforment en couche cornée en perdant leur noyau.

Malpighi (corpuscule de) Synonyme de *glomérule* rénal.*

Malpighi (pyramide de) Partie de la médullaire rénale dont le sommet s'ouvre dans un calice.

malposition n.f. ***Malposition cardiotubérositaire,*** ouverture anormale de l'angle de His, responsable d'une ouverture de la valve de Goubaroff, et qui se manifeste par une béance cardiale et, parfois, une remontée de moins de 3 cm de l'estomac en position thoracique, favorisant un reflux gastro-œsophagien.

M.A.L.T. (lymphome du) Lymphome de faible malignité et d'évolution lente, le plus souvent de localisation gastrique, pouvant répondre à un traitement par éradication d'*Helicobacter pylori* ou à un traitement par chimiothérapie. Il existe un risque de dégénérescence en lymphome agressif. (Abréviation anglaise de *mucosa-associated lymphoid tissue,* « tissu lymphoïde associé aux lymphomes ».)

maltase n.f. Enzyme permettant la digestion du maltose qu'elle transforme en glucose. On la retrouve dans la salive, les sécrétions pancréatiques et sur la bordure en brosse de l'intestin grêle.

Malte (fièvre de) Synonyme de *brucellose.*

malthusanisme n.m. Théorie du XIXe siècle visant à réduire la natalité par une contrainte morale, afin d'empêcher l'accroissement de la population.

maltose n.m. Sucre constitué de deux molécules de glucose, représentant une forme intermédiaire avant la mise en réserve sous forme de glycogène chez l'animal ou d'amidon chez les végétaux.

mamelle n.f. Organe pair et symétrique situé à la partie antérosupérieure du thorax et contenant la glande mammaire, organe de la lactation.

mamelon n.m. Extrémité du sein où s'abouchent les canaux galactophores. Il est entouré de l'aréole.

mamm(o)- Élément du latin *mamma*, « mamelle », entrant dans la composition de mots concernant le sein. Ex. : *mammographie*, *mastodynie*. On trouve aussi *mast(o)-*. SYN. *sén-*.

mammaire adj. Relatif au sein.

mammectomie n.f. Ablation d'un sein. SYN. *mastectomie*.

mammographie n.f. Examen radiographique du sein. Elle comporte des clichés sans préparation et, dans certains cas, des clichés après injection d'un produit de contraste opaque aux rayons X dans un ou plusieurs canaux galactophores *(galactographie)*.

manchette n.f. ***Manchette plâtrée,*** immobilisation plâtrée circulaire prenant l'articulation du poignet et les os de la main, en laissant libres les doigts et l'articulation du coude. Elle est utilisée dans le traitement orthopédique des lésions des os de la main.

mandibule n.f. Mâchoire inférieure.

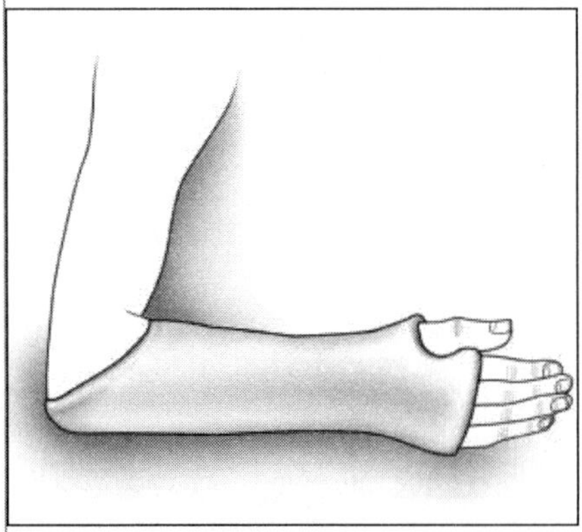

Manchette plâtrée.

mandrin n.m. Tige métallique rigide obturant la lumière d'une aiguille, d'une sonde ou d'un drain, et facilitant leur mise en place.

maniaque adj. Relatif à une psychose caractérisée par une hyperactivité mentale et physique, une agitation et une perte de cohérence alternant parfois avec des phases de dépression dans le cadre des troubles bipolaires. ◆ adj. et n. Se dit d'un sujet souffrant d'une telle psychose.

maniérisme n.m. Comportement dépourvu de naturel, apprêté et sophistiqué, rencontré en cas d'hystérie, de schizophrénie, mais aussi chez des individus indemnes de toute affection psychiatrique.

manipulateur, trice n. ***Manipulateur radio,*** Auxiliaire médical qui pratique les examens de radiologie, positionne le patient et effectue les réglages techniques.

manipulation n.f. Manœuvre manuelle destinée à réduire certains déplacements osseux, notamment vertébraux. ***Manipulation articulaire,*** thérapeutique pratiquée par un kinésithérapeute ou un médecin spécialisé qui consiste à mobiliser brusquement une articulation (rotation, traction, élongation) au-delà de son jeu habituel chez un sujet donné, mais restant dans les limites de l'amplitude physiologique du mouvement de cette articulation. Elle s'accompagne habituellement d'un craquement. ***Manipulation génétique,*** opération qui consiste à modifier le capital génétique d'une cellule en ajoutant ou en retirant certaines caractéristiques génétiques, soit pour remplacer des nucléotides déficients, soit pour faire apparaître de nouveaux caractères génétiques.

mannitol n.m. Agent osmotique anti-œdémateux cérébral, d'action rapide, administré par voie intraveineuse en cas d'hypertension intracrânienne, mais qui présente un risque d'effet rebond. Il est aussi utilisé en traitement d'urgence des glaucomes aigus ou pour créer une diurèse osmotique lors de certaines intoxications médicamenteuses.

manométrie n.f. Mesure de la pression par un appareil appelé *manomètre*. ***Manométrie anorectale,*** examen complémentaire d'exploration fonctionnelle permettant, grâce à une sonde perfusée reliée à un système électronique de conversion manométrique, de mesurer les pressions du sphincter interne et externe de l'anus, ainsi que la réaction à la distension du rectum (réflexes et volumes tolérables pour étudier la sensibilité rectale). Il est pratiqué lors de bilans d'incontinence, avant une chirurgie anale, dans les bilans de constipation, notamment pour rechercher un anisme. ***Manométrie œsophagienne,*** examen complémentaire d'exploration fonctionnelle permettant, grâce à une sonde perfusée reliée à un système électronique de conversion manométrique, de mesurer les pressions et d'apprécier le fonctionnement du sphincter inférieur et supérieur de l'œsophage, ainsi que son corps, et de mettre en évidence un dysfonctionnement des sphincters, une hypotonie du sphincter inférieur de l'œsophage ou des troubles moteurs de l'œsophage responsables de reflux.

manubrium n.m. Partie supérieure du sternum, articulée vers le bas avec le corps de l'os.

M.A.O. n.f. Abréviation de *monoamine* oxydase.*

M.A.P.A. n.f. (Abréviation de *monitoring ambulatoire de la pression artérielle*) Dispositif ambulatoire permettant une mesure de la pression artérielle pendant 24 heures. Syn. *holter tensionnel.*

marasme n.m. Dénutrition très sévère de l'enfant, accompagnée d'un retard du développement de la taille, du poids et des fonctions supérieures, survenant lors de famines.

Marburg (virus de) Virus très contagieux de la famille des rhadovirus à A.R.N., responsable de fièvres hémorragiques létales dans 30 % des cas. Il fut isolé pour la première fois en Allemagne au cours d'une épidémie de laboratoire.

Marchiafava-Bignami (encéphalopathie de) Démence due à une nécrose du corps calleux, rencontrée chez l'éthylique chronique. Elle se manifeste dans sa forme aiguë par une confusion, des crises épileptiques avec risque d'état de mal convulsif, puis évolue vers une forme chronique caractérisée par un état démentiel, une hypertonie, une incapacité à garder la station debout et à marcher, une impossibilité de conformer les mouvements au but recherché, voire vers un coma hypertonique.

Marchiafava-Micheli (maladie de) Anémie due à la destruction des globules rouges consécutive à une anomalie acquise de leur membrane, survenant chez l'adulte de 30 à 50 ans. Elle est la conséquence d'une sensibilité anormale à la destruction physiologique des globules rouges par le complément et se manifeste par des épisodes d'hémoglobinurie, une anémie hémolytique, des complications hémorragiques et thromboemboliques. Elle s'accompagne d'une hémosidérinurie, d'une baisse des leucocytes sanguins et des plaquettes sanguines. Le diagnostic est posé au moyen de tests d'hémolyse comme le test de Ham-Dacie, montrant la fragilité de la membrane du globule rouge. Syn. *hémoglobinurie paroxystique nocturne.*

Marfan (syndrome de) Maladie héréditaire autosomique dominante due à une anomalie du tissu conjonctif. Elle se manifeste par une apparence physique longiligne caractéristique, des muscles insuffisamment développés, une hyperlaxicité articulaire, une déformation thoracique, une arachnodactylie et parfois par une malposition du cristallin. La gravité de ce syndrome vient de l'atteinte de la paroi des artères, responsable de complications graves au niveau de l'aorte ascendante (anévrisme, dissection). Elle s'accompagne fréquemment d'une insuffisance mitrale et/ou aortique, et parfois d'anomalies cutanées (vergetures) et pulmonaires (fibrose, bulle d'infiltration gazeuse diffuse du tissu cellulaire avec risque de pneumothorax).

marginal, e, aux adj. **1.** Qui concerne le bord d'une cavité. **2.** Dont le rôle est peu important.

marijuana n.f. Produit stupéfiant extrait du cannabis, à l'odeur caractéristique, mélangé à du tabac et inhalé sous la forme de cigarettes pour ses propriétés hallucinogènes.

Marion (maladie de) Malformation du bas appareil urinaire, rare, correspondant à une hypertrophie fibreuse du col de la vessie entourant l'urètre, observée chez le garçon avant l'âge de 2 ans au cours d'épisodes de rétention d'urine et d'écoulements d'urine s'échappant, par trop-plein, de la vessie qui ne se contracte plus. Le diagnostic est confirmé par une radiographie de la vessie, après injection d'une substance opaque aux rayons X dans sa cavité, la prise des clichés s'effectuant au cours de la miction et montrant l'absence d'ouverture du col. Elle nécessite un traitement chirurgical par plastie du col de la vessie.

Mariotte (tache aveugle de) Zone physiologiquement aveugle du champ visuel, correspondant à la zone de la papille dépourvue de cellules photosensibles. Elle est située en dehors de la macula.

marisque n.f. Petite tuméfaction de la marge de l'anus, cicatricielle, résultant de la transformation fibreuse ou de la thrombose d'une hémorroïde.

marqueur n.m. Molécule non synthétisée par l'organisme, ayant des propriétés physiques ou chimiques particulières (radioactivité, radio-opacité, masse molaire, etc.) permettant de suivre sa diffusion dans l'organisme et que l'on administre en faible quantité. Les marqueurs sont très utilisés dans les études physiologiques. ***Marqueur tumoral,*** molécule anormale ou dont la concentration plasmatique est anormalement élevée et qui témoigne de la présence et/ou de l'évolution de certains cancers. Elle permet de suivre l'évolution de certaines tumeurs et de dépister leurs récidives après traitement. Par exemple, l'A.C.E. est un marqueur du cancer du côlon et du rectum, les antigènes C.A., en particulier le C.A. 15.3 du cancer du sein, le C.A. 19.9 du cancer du pancréas et du tube digestif et le C.A. 125 du cancer de l'ovaire.

marsupialisation n.f. Opération chirurgicale qui consiste à aboucher à la peau une cavité kystique profonde pour évacuer son contenu et permettre son affaissement. La suture des parois kystiques à la peau crée une poche comparable à celle des marsupiaux.

marteau n.m. **1.** Outil utilisé en chirurgie orthopédique. **2.** Osselet de l'oreille interne, fixé au tympan et articulé en dedans avec l'enclume.

martial, e, aux adj. Relatif au fer. Ex.: *anémie par carence martiale.*

Martin et Petit (sérodiagnostic) Examen biologique sérodiagnostique des leptospiroses, positif à partir du 6e ou 7e jour d'évolution, et franchement positif à partir du 12e jour.

Martorell (ulcère de) Angiodermite nécrotique rare due à des lésions inflammatoires ou thrombotiques des artérioles et survenant chez les sujets jeunes hypertendus. Elle se manifeste par des ulcères bilatéraux des jambes, nécrotiques et extensifs, très douloureux, entourés d'une couronne inflammatoire, sans abolition des pouls distaux.

masculinisation n.f. Apparition chez la femme pubère de caractères sexuels secondaires du sexe masculin.

masochisme n.m. Perversion sexuelle dans laquelle la jouissance ne peut être provoquée que par la souffrance et divers sévices infligés à soi-même.

massage n.m. Action de pétrir les tissus mous avec les mains. ***Massage cardiaque,*** manœuvre de réanimation visant, en cas d'arrêt cardiaque, à rétablir d'urgence la circulation sanguine. ***Massage cardiaque externe,*** exécution de pressions rythmiques sur le sternum, qui compriment le cœur entre la colonne vertébrale et le sternum et chassent le sang des ventricules. ***Massage cardiaque interne,*** massage effectué à thorax ouvert, qui consiste à exercer une compression rythmique du cœur entre le pouce et les doigts d'une main, ou entre les deux mains. ***Massage sinocarotidien,*** massage de la carotide pratiqué pour stimuler le tonus vagal, ralentir une tachycardie jonctionnelle et permettre son analyse par l'E.C.G. La compression des globes oculaires a des effets similaires.

masse n.f. ***Masse sanguine,*** examen biologique qui utilise des globules rouges marqués au chrome (méthode isotopique), pour diagnostiquer des polyglobulies vraies, primitives, telles que la maladie de Vaquez, ou secondaires.

masséter n.m. Muscle masticateur s'étendant de l'arcade zygomatique à l'angle du maxillaire inférieur. Il élève le maxillaire inférieur.

massif n.m. ***Massif facial,*** ensemble des os de la face.

mastectomie n.f. Synonyme de *mammectomie.*

mastite n.f. Affection inflammatoire du sein. ***Mastite carcinomateuse,*** forme particulière de cancer du sein, observée chez la femme jeune pendant la grossesse ou l'allaitement, d'allure inflammatoire et d'évolution rapidement mortelle.

mastocyte n.m. Cellule à noyau volumineux et à granulations cytoplasmiques basophiles, contenant de l'histamine, de la sérotonine et de l'héparine, localisée essentiellement dans la peau. Sa membrane possède des récepteurs aux compléments et aux immunoglobulines de type E.

mastocytose n.f. Maladie caractérisée par une accumulation de mastocytes. Elle peut être cutanée et soit généralisée sous la forme d'une urticaire pigmentaire, soit localisée sous la forme de papules. Elle peut être systémique, avec atteinte d'autres organes (os, moelle osseuse, tube digestif, poumon, cœur), et maligne primitive ou secondaire à une mastocytose cutanée, un sarcome ou une leucémie à mastocytes. Elle se manifeste par des flushs, une diarrhée avec malabsorption, une maladie ulcéreuse et un prurit.

mastodynie n.f. Douleur du sein.

mastoïde adj. Dont la forme ressemble à celle du sein. ***Apophyse mastoïde,*** saillie osseuse de l'os temporal aisément palpable derrière le pavillon de l'oreille et donnant insertion au muscle sternocléidomastoïdien. Elle est creusée de cavités aériennes (les cellules mastoïdiennes) qui communiquent avec l'oreille moyenne.

mastoïdectomie n.f. Opération consistant à évider l'apophyse mastoïde en cas de mastoïdite aiguë.

mastoïdite n.f. Infection des cellules mastoïdiennes et de l'apophyse mastoïde, en général secondaire à une otite moyenne.

mastopathie n.f. Affection du sein.

mastose n.f. Affection bénigne non inflammatoire du sein, pouvant être liée à un état hormonal particulier.

matelas n.m. ***Matelas à gonflement alternatif,*** matelas en plastique formé de boudins longitudinaux qui se gonflent et se dégonflent successivement, ce qui permet une prévention des escarres en changeant les points d'appui et en exerçant un massage permanent.

matité n.f. Signe physique obtenu par la percussion d'une partie du corps et caractérisé par l'absence de sonorité. On la compare au son émis en percutant la cuisse.

maxillaire 1. adj. Relatif à la mâchoire. 2. n.m. Os du massif facial. ***Maxillaire supérieur,*** os pair et fixe de la partie moyenne de la face, creusé d'une cavité aérienne, le sinus maxillaire, et qui porte les dents supérieures. ***Maxillaire inférieur,*** os impair et mobile qui forme la partie inférieure de la face et porte les dents inférieures. SYN. *mandibule.*

May-Grünwald-Giemsa (coloration) Coloration à l'éosine et au bleu de méthylène permettant d'étudier la morphologie des cellules sanguines sur frottis sanguin.

Meadows (syndrome de) Insuffisance cardiaque gauche ou globale apparaissant après un accouchement. Rare, il est observé essentiellement en cas de dénutrition ou de grossesses multiples.

méat n.m. 1. Orifice terminal d'un conduit. Ex. : *méat urétéral, méat urétral.* 2. Fente étroite comprise entre un des cornets et la paroi externe des fosses nasales.

méatotomie n.f. Opération qui consiste à élargir un méat, généralement urinaire, en l'incisant dans sa longueur.

mécanogramme n.m. Tracé obtenu par l'enregistrement de l'activité mécanique d'un organe, comme des battements cardiaques ou des bruits du cœur (ouverture/fermeture des valves), et qui est utilisé au cours de la formation des médecins à l'auscultation cardiaque.

méchage n.m. Mise en place d'une mèche, par exemple dans le nez, pour stopper une épistaxis, ou au fond du larynx et du pharynx au cours d'une anesthésie chez le malade intubé, pour empêcher les fuites d'air autour de la sonde.

mèche n.f. Bande de gaze introduite dans une plaie ou une cavité pathologique pour la drainer, empêcher sa fermeture trop rapide et favoriser la cicatrisation par comblement depuis la profondeur jusqu'à la surface.

Meckel (diverticule de) Résidu embryonnaire situé sur l'intestin grêle, à 80 cm environ de la valvule iléocæcale, et se présentant comme un appendice en forme de doigt implanté sur le bord libre du grêle. Il peut se manifester par une inflammation donnant un tableau d'appendicite ou par une hémorragie digestive.

méconium n.m. Matière intestinale expulsée par un nouveau-né peu après sa naissance et composée de mucus, de pigments biliaires et de cellules desquamées. Les matières fécales vraies ne se formeront qu'après le début de l'alimentation.

Mectizan® Antiparasitaire actif sur les helminthes, en particulier sur la filaire *Onchocerca volvulus,* utilisé comme traitement de référence de l'onchocercose, et administré en une prise unique à jeun. Ivermectine en D.C.I.

médecine n.f. Étude et traitement des maladies.

média- Élément du latin *medians,* « être au milieu ». Ex. : *médianécrose.* On trouve aussi *médio-.*

média n.f. Tunique musculaire lisse formant la couche moyenne des artères, et qui est comprise entre la tunique interne ou *intima* et la tunique externe ou *adventice.*

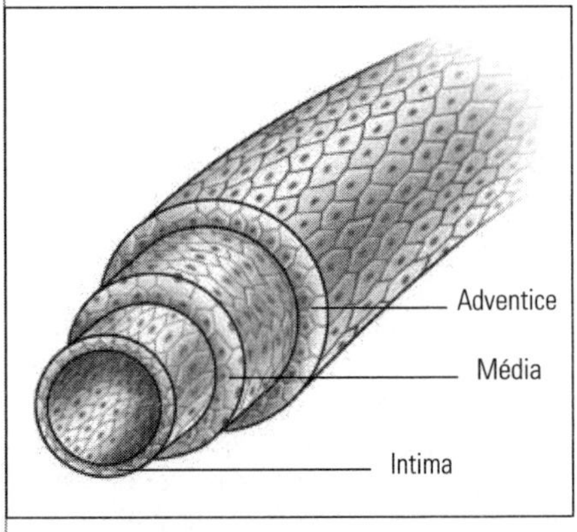

Vue en coupe d'une artère.

médiacalcose n.f. Atteinte pathologique de la paroi des artères, caractérisée essentiellement par des calcifications diffuses des fibres musculaires de la tunique moyenne des artères.

médianécrose n.f. Nécrose de la tunique moyenne des artères.

médiastin n.m. Partie médiane de la cavité thoracique, située entre les deux poumons, en arrière du sternum, et au-dessus du diaphragme. Il contient le cœur et les gros vaisseaux, situés dans le *médiastin antérieur*, la trachée et l'origine des bronches, situés dans le *médiastin moyen*, et l'œsophage, situés dans le *médiastin postérieur*.

médiastinite n.f. Inflammation ou infection des espaces celluleux du médiastin.

médiastinoscopie n.f. Exploration du médiastin au moyen d'un endoscope introduit au-dessus de la fourchette sternale, et permettant de voir les organes et de pratiquer des biopsies des tissus pathologiques.

Médiatensyl® Antihypertenseur de la famille des alphabloquants, administré par voie orale ou intraveineuse. Il est aussi commercialisé sous le nom d'Eupressyl®. Urapidil en D.C.I.

médiateur n.m. ***Médiateur chimique,*** substance chimique libérée par les terminaisons nerveuses sous l'influence de l'influx nerveux dont elle assure la transmission et qui déclenche une réponse de la cellule cible (autre neurone, fibre musculaire ou cellule glandulaire). SYN. *neurotransmetteur, neuromédiateur.*

Médiator® Hypolipémiant proposé dans le traitement des hypertriglycéridémies après échec d'un régime bien conduit et assidu ; il est administré en trois prises orales quotidiennes, à chaque repas. Benfluorex en D.C.I.

médicament n.m. Substance thérapeutique dont l'utilisation est soumise à une autorisation de mise sur le marché délivrée par le ministère de la Santé. ***Médicament générique,*** présentation d'un médicament identique au médicament initial développé par un laboratoire pharmaceutique mais dont le prix est moindre car il n'est plus nécessaire de payer les droits du brevet. Ces médicaments sont aussi efficaces que les médicaments de marque et leur utilisation est recommandée par la Sécurité sociale pour diminuer les dépenses de santé. ***Médicaments orphelins,*** médicaments utilisés uniquement au cours de maladies très rares et dont le prix de revient est très important. Ce coût doit être couvert par des recettes autres que la vente aux malades.

médication n.f. Administration d'une substance dans un but thérapeutique.

médicinal, e, aux adj. Se dit d'une substance ayant des propriétés thérapeutiques.

médicolégal, e, aux adj. Se dit de la partie de la législation ayant trait à la médecine (responsabilité civile et pénale, expertises, etc.).

Médine (filaire de) Parasite de la famille des nématodes, qui circule dans le tissu sous-cutané puis perce la peau et provoque une ulcération par laquelle s'écoule une sérosité riche en microfilaires. La contamination se fait par absorption d'eau douce souillée. Ce parasite est rencontré en Asie, en Afrique, au Proche-Orient et au Moyen-Orient. SYN. *Dracunculus medinensis.*

médiotarsien, enne adj. Au milieu du massif osseux du tarse.

Médrol® Corticoïde de synthèse dont 4 mg correspondent à 5 mg de prednisone. Méthylprednisolone en D.C.I.

médull(o)- Élément du latin *medulla*, « moelle », entrant dans la composition de mots concernant : **1.** La partie centrale d'un organe. Ex. : *médullosurrénale.* **2.** La moelle osseuse ou épinière. Ex. : *compression médullaire, médullogramme.*

médullaire adj. **1.** Relatif à la moelle épinière ou osseuse. **2.** Relatif à la partie centrale de certaines glandes ou de certains organes, comme les reins ou les glandes surrénales par exemple.

médullogramme n.m. Étude des cellules de la moelle osseuse.

médullosurrénal, e, aux adj. Relatif à la partie centrale des glandes surrénales. SYN. *médullaire.* ◆ n.f. Partie centrale des glandes surrénales, responsable de la sécrétion des hormones médullosurrénales ou catécholamines.

méfloquine n.f. Antipaludéen. D.C.I. de Lariam®.

méga- Élément du grec *megas,* « grand ». Ex. : *mégacôlon, mégalomane, hépatomégalie.* On trouve aussi *mégalo-.*

méga-artère n.f. Augmentation régulière non anévrismale du calibre d'une artère. Cette anomalie s'associe souvent à un allongement de l'artère, réalisant ainsi une mégadolichoartère.

mégabassinet n.m. Malformation congénitale caractérisée par une dilatation du bassinet du rein donnant une image d'hydronéphrose à la radiographie. Elle est due à une aplasie de la musculature lisse du bassinet.

mégacaryocyte n.m. Cellule de la moelle osseuse, de la lignée plaquettaire en voie de différenciation, possédant encore un noyau.

mégacôlon n.m. Dilatation d'une partie plus ou moins étendue du gros intestin atteignant parfois un diamètre considérable et s'accompagnant généralement d'une constipation opiniâtre. Cette anomalie s'associe souvent à un allongement du gros intestin, réalisant ainsi un mégadolichocôlon. ***Mégacôlon toxique,*** dilatation du côlon transverse mesurant plus de 7 cm, visualisée sur la radiographie de l'abdomen sans préparation, avec perte des incisures profondes donnant au côlon son aspect segmenté, et associée à une fièvre. On l'observe dans la rectocolite hémorragique et plus rarement dans la colite infectieuse. Il comporte un risque de perforation cæcale.

mégadolichoartère n.f. Augmentation régulière non anévrismale du calibre d'une artère, accompagnée d'un allongement de celle-ci.

mégadolichocôlon n.m. Dilatation d'une partie plus ou moins étendue du gros intestin atteignant parfois un diamètre et une longueur considérables.

mégaloblaste n.m. Cellule souche de grande taille observée au niveau de la moelle osseuse en cas de carence en vitamine B12 ou en folates.

mégalocyte n.m. Globule rouge de grande taille, macrocytaire, observé en cas d'anémie par carence en vitamine B12 ou en folates.

mégalomanie n.f. Délire caractérisé par une folie des grandeurs, rencontré au cours de paranoïa, de certaines démences et de manies.

méga-œsophage n.m. Dilatation de l'œsophage due à un rétrécissement de sa partie basse ou à un spasme du cardia provoqué par une anomalie des plexus nerveux œsophagiens. Il se manifeste par une dysphagie qui s'aggrave progressivement et par une perte de poids.

méga-uretère n.m. Malformation congénitale caractérisée par une dilatation très importante de l'uretère liée à une aplasie de sa musculature lisse.

Meibomius (glandes de) Glandes situées dans le tarse palpébral, sur le bord libre des paupières, et sécrétant une substance grasse qui se mélange aux larmes. Leur obstruction et leur surinfection sont responsables d'un chalazion.

méiose n.f. Forme particulière de la division cellulaire observée au cours de la maturation des cellules sexuelles, divisant par deux le nombre des chromosomes des cellules-filles par rapport aux cellules dont elles sont issues. Chez l'homme, la méiose fait passer le nombre de chromosomes de 46 à 23 dans les cellules-filles.

Meissner et Auerbach (plexus de) Plexus nerveux assurant l'innervation autonome de la musculature lisse rectale ; son atteinte (aganglionnie) est responsable de la maladie de Hirschsprung.

-mel- Qui concerne les membres. Ex. : *ectromélie.*

mélæna n.m. Émission par l'anus de sang noir, digéré, mêlé ou non aux selles, et témoignant d'un saignement de la partie haute du tube digestif, en aval de l'angle colique gauche. On écrit aussi *méléna.*

mélan(o)- Élément du grec *melas, melanos,* « noir ». Ex. : *mélanodermie.*

mélancolie n.f. Syndrome dépressif sévère, marqué par un délire de culpabilité, une inhibition psychomotrice prononcée, des insomnies et un risque suicidaire important.

mélanine n.f. Pigment de couleur foncée, noir ou brun, colorant la peau, les cheveux et la choroïde. Elle s'accumule dans les grains de beauté et dans certaines tumeurs dites pigmentaires.

mélanoblaste n.m. Cellule souche des mélanocytes.

mélanocyte n.m. Cellule productrice de mélanine, présente dans la peau, la rétine, la choroïde et les méninges.

mélanodermie n.f. Coloration foncée de la peau, généralement due à une présence excessive de mélanine dans la peau et observée au cours de certaines maladies comme la maladie d'Addison ou la cirrhose bronzée.

mélanome n.m. Tumeur maligne développée aux dépens des cellules mélaniques ou des cellules à pigments.

mélanonychie n.f. Pigmentation en bandes brunes des ongles, due à un nævus, un mélanome, un hématome sous-unguéal, à la prise de certains médicaments ou à une pigmentation par des agents physiques externes.

mélanose n.f. ***Mélanose colique,*** pigmentation brune du côlon présentant une muqueuse en mosaïque, observée en cas de prise prolongée de laxatifs stimulants et irritants.

mélanotrope adj. ***Hormone mélanotrope,*** hormone sécrétée par le lobe antérieur de l'hypophyse et stimulant la formation de pigment mélanique dans les tissus. Syn. *M.S.H.*

mélatonine n.f. Hormone sécrétée par l'épiphyse et dont le rôle physiologique n'est pas totalement connu.

mélitine, n.f. ***Intradermoréaction à la mélitine,*** intradermoréaction utilisée pour le diagnostic de la brucellose.

mélitococcie n.f. Synonyme de *brucellose.*

méliturie n.f. Présence de sucre dans les urines due à un déficit enzymatique empêchant le catabolisme complet des sucres complexes (voir *glycosurie*).

Melleril® Neuroleptique utilisé pour ses effets sédatifs. Thioridazine en D.C.I.

membrane n.f. ***Membre basale,*** feuillet constitué de protéines et de glysocaminoglycanes interposé entre les cellules d'un organe et les tissus de soutien (tissu conjonctif). Elle sert d'ancrage aux cellules parenchymateuses, de barrière partiellement perméable et elle contrôle probablement l'organisation et la différenciation cellulaire. ***Maladie des membranes hyalines,*** syndrome de détresse respiratoire du prématuré dû à une immaturité de son appareil respiratoire. On retrouve un dépôt de fibrine qui tapisse les alvéoles pulmonaires.

membre n.m. Appendice mobile relié au tronc par les ceintures et permettant la préhension et la locomotion. On distingue deux *membres supérieurs*, droit et gauche, et deux *membres inférieurs*, droit et gauche. ***Membre fantôme,*** un membre amputé est toujours perçu comme présent par le sujet. Il est parfois le siège de paresthésie voire de douleurs intenses pouvant alors devenir très invalidantes.

mémoire n.f. Faculté d'enregistrer des informations, de les conserver et de les réutiliser ultérieurement, consciemment ou non. ***Mémoire immunologique,*** capacité des cellules immunitaires de répondre plus rapidement à un antigène quand il était déjà connu de l'organisme.

mén(o)- Élément du grec *mên*, *mênos*, « mois », entrant dans la composition de mots concernant les règles. Ex.: *ménopause*. SYN. *menstr-*.

menace n.f. ***Syndrome de menace,*** angor prolongé se manifestant par des crises récidivantes et rapprochées, avec risque d'occlusion complète de l'artère coronaire, avec infarctus du myocarde.

Mendel (lois de) Lois décrivant les modalités de transmission familiale des caractères génétiques.

Mendelson (syndrome de) Inhalation de liquide gastrique au cours d'une anesthésie ou d'un coma, provoquant des lésions pulmonaires sévères et un œdème pulmonaire ou une pneumopathie.

Ménétrier (maladie de) Gastrite caractérisée par une hypertrophie considérable des plis de la muqueuse de l'estomac, avec hypertrophie glandulaire. Elle peut être responsable d'une perte de protéines par gastropathie exsudative, et se manifeste par des œdèmes et des diarrhées. Le risque de transformation cancéreuse (10 % des cas) justifie une surveillance endoscopique.

Ménière (maladie de) Accès brusque de vertige, associé à une surdité et des acouphènes, dû à une hyperpression du liquide contenu dans l'oreille interne.

méningé, e adj. Qui se réfère aux méninges. ***Syndrome méningé***, ensemble de symptômes évoquant une pathologie des méninges sans préjuger de sa nature infectieuse, hémorragique ou inflammatoire. Il se manifeste par des céphalées intenses, des vomissements en jet, une photophobie et une raideur de la nuque. La symptomatologie est parfois fruste ou incomplète. Le diagnostic est confirmé par une ponction lombaire et une analyse cytologique, bactériologique et biochimique du L.C.R.

méninges n.f.pl. Enveloppes du système nerveux central comprenant la dure-mère, l'arachnoïde, et la pie-mère.

méningiome n.m. Tumeur bénigne développée au niveau des méninges.

méningite n.f. Inflammation aiguë ou chronique des méninges. ***Méningite purulente,*** inflammation des méninges due à une atteinte microbienne, caractérisée par un liquide céphalorachidien purulent. ***Méningite séreuse,*** inflammation des méninges due à une atteinte microbienne (tuberculose) ou virale et caractérisée par un liquide céphalorachidien clair (SYN. *méningite à liquide clair*).

méningocèle n.f. Hernie des méninges en dehors du crâne ou du canal rachidien, contenant du liquide céphalorachidien et reliée aux méninges saines par un pédicule étroit et non perméable.

méningocoque n.m. Bactérie responsable de la méningite cérébrospinale.

méningo-encéphalite n.f. Pathologie généralement infectieuse touchant à la fois le cerveau et les méninges (infection à cytomégalovirus par exemple).

méniscal, e, aux adj. Relatif aux ménisques articulaires et notamment à ceux de l'articulation du genou.

méniscectomie n.f. Ablation chirurgicale d'un ménisque articulaire.

ménisque n.m. Bourrelet fibrocartilagineux intercalé entre deux surfaces articulaires incomplètement congruentes pour rétablir une congruence parfaite. Les ménisques sont généralement triangulaires à la coupe, avec un côté solidaire de la capsule articulaire, deux faces en contact avec les surfaces articulaires des deux os voisins et un bord libre dans l'articulation.

Menkès (maladie de) Maladie héréditaire récessive liée au chromosome X, survenant chez le jeune garçon et caractérisée par un déficit d'absorption intestinale en cuivre. Elle est responsable d'une atteinte cérébrale (encéphalite, convulsion ou hypertonie) et de malformations vasculaires et osseuses. L'évolution est rapidement mortelle.

ménopause n.f. Cessation avec l'âge de l'activité endocrine de l'ovaire, se traduisant par l'arrêt des règles et la régression des caractères sexuels.

ménorragie n.f. Écoulement menstruel excessif en quantité ou en durée.

menstruation n.f. Écoulement sanguin vaginal qui survient mensuellement chez la femme en période d'activité génitale et qui dépend de l'activité endocrine cyclique de l'ovaire. Elle débute à la puberté et cesse à la ménopause.

menstruel, elle adj. Relatif aux règles.

mental, e, aux adj. Relatif aux fonctions supérieures, à l'esprit et à la pensée. Ex.: *maladie mentale, retard mental.*

méprobamate n.m. Anxiolytique de la famille des carbamates, aux effets sédatifs et myorelaxants, provoquant le sommeil à forte dose. Il est administré par voie orale ou intramusculaire, notamment au cours des sevrages alcooliques mais on lui préfère généralement les benzodiazépines. D.C.I. de Équanil®, Novalm®.

Mépronizine® Hypnotique aux propriétés neuroleptiques, de la famille des phénothiazines, associé à du carbamate.

mEq n.m. Abréviation de *milliéquivalent.*

méralgie n.f. ***Méralgie paresthésique,*** douleur et trouble sensitif au niveau du nerf fémorocutané situé sur la face antéro-externe de la cuisse, le plus souvent dus à une compression nerveuse de l'arcade crurale. Elle est fréquente en cas de diabète. SYN. *maladie de Bernhardt.*

Mercilon® Pilule contraceptive minidosée monophasique.

Mercryl-Lauryl® Antiseptique organomercuriel à usage externe, utilisé notamment en gynécologie sous la forme d'une solution moussante pour la peau et les muqueuses, et dont l'association avec les antiseptiques iodés est contre-indiquée.

mercure n.m. Métal lourd de formule chimique Hg. ***Intoxication au mercure,*** intoxication digestive et aérienne généralement professionnelle, se manifestant en cas d'intoxication aiguë par des brûlures épigastriques, une diarrhée sanglante, un collapsus et une atteinte rénale, avec risque d'insuffisance rénale. En cas d'atteinte chronique, on note des taches ardoisées sur la peau, des troubles digestifs, une atteinte hépatique et rénale et, parfois, des troubles neurologiques. Elle nécessite un traitement au B.A.L.® (dimercaprol en D.C.I.)

méridien n.m. ***Méridien d'acupuncture,*** ligne ou canal par lesquels circule l'énergie corporelle et qui comporte des points que l'on stimule par des aiguilles au cours de l'acupuncture, afin de régulariser le débit énergétique.

mérozoïte n.m. Forme jeune du *Plasmodium* infestant les globules rouges après une phase de multiplication intrahépatique.

mérycisme n.m. Rumination observée en cas de troubles psycho-affectifs, dans laquelle les aliments précédemment ingérés sont volontairement régurgités et mastiqués à nouveau.

més(o)- Élément du grec *mesos,* « au milieu de ». Ex. : *mésocœliaque.* SYN. *média-, médio-.*

mescaline n.f. Produit stupéfiant aux propriétés hallucinogènes.

mésencéphale n.m. Partie étroite de l'encéphale, située au-dessus de la protubérance annulaire et comprenant les pédoncules cérébraux, les pédoncules cérébelleux supérieurs et les tubercules quadrijumeaux.

mésenchyme n.m. Tissu conjonctif embryonnaire constituant la plus grande partie du mésoderme.

mésentère n.m. Repli du péritoine reliant l'intestin grêle à la paroi abdominale postérieure et contenant les vaisseaux et les nerfs de l'intestin. ***Mésentère commun,*** anomalie du mésentère due à l'absence de rotation de l'anse intestinale durant la vie fœtale, et qui se présente sous la forme d'un mésentère commun à l'intestin grêle (localisé à droite) et au côlon (localisé à gauche). Il fait courir un risque de torsion *(volvulus)* de l'intestin grêle.

mésentérite n.f. ***Mésentérite rétractile,*** fibrose extensive avec rétraction du mésentère, venant compliquer une radiothérapie ou des tumeurs à malignité réduite, et qui se manifeste par des douleurs abdominales et des occlusions.

méso n.m. Ensemble des replis péritonéaux reliant l'intestin à la paroi abdominale et contenant les vaisseaux et les nerfs de l'intestin. Il comprend le mésentère, le mésogastre et le mésocôlon.

mésocœliaque adj. Au milieu de l'abdomen.

mésoderme n.m. Feuillet moyen de l'embryon, qui formera ultérieurement le tissu conjonctif, les muscles, le système cardiovasculaire, les organes génito-urinaires et le sang.

mésothéliome n.m. Tumeur bénigne ou maligne, localisée ou étendue, provenant de l'endothélium des glandes séreuses et provoquant souvent un épanchement. ***Mésothéliome pleural,*** tumeur maligne de la plèvre, souvent due à l'inhalation de poussière d'amiante et consécutive à une asbestose.

mésothérapie n.f. Méthode thérapeutique reposant sur de nombreuses micro-injections intradermiques et sous-dermiques de petites quantités de produits actifs, effectuées dans un but antalgique ou anti-inflammatoire. Les injections sont effectuées au niveau de la zone symptomatique au moyen d'un appareil comportant plusieurs aiguilles fines et courtes.

Mestinon® Médicament neurologique anticholinestérasique, administré par voie orale dans le traitement de la myasthénie et de la constipation par atonie intestinale. Il existe aussi sous forme retard. Pyridostigmine en D.C.I.

méta- Élément du grec *meta*, « qui dépasse », entrant dans la composition de mots concernant : **1.** Ce qui vient après. Ex. : *métapneumonique*. **2.** Une transformation. Ex. : *métaplasie*.

méta-analyse n.f. Méthode d'analyse statistique regroupant les résultats de plusieurs études, afin de parvenir à une explication ou à des conclusions statistiquement significatives quand les résultats de diverses études sont discordants ou incertains.

métabolisme n.m. Ensemble des processus chimiques qui se produisent au sein de l'organisme, comme la dégradation des aliments, la respiration, la synthèse de la matière vivante et l'élimination des déchets, et parmi lesquels on distingue le catabolisme (processus de décomposition et de fragmentation) et l'anabolisme (processus de synthèse). ***Métabolisme de base,*** activité métabolique observée chez un sujet gardant le repos complet, à une température de neutralité thermique. On le mesure par la quantité d'oxygène absorbée par unité de temps et on l'exprime en calories produites en 1 heure par mètre carré de surface corporelle. Il permet d'explorer le fonctionnement de la glande thyroïde. Le métabolisme de base normal est de l'ordre de 40 cal/h/m^2, soit environ 1 500 kcal/24 heures.

métabolite n.m. Toute substance dérivée du métabolisme cellulaire.

métacarpe n.m. Ensemble des cinq métacarpiens.

métacarpien n.m. Os long interposé entre le squelette du poignet et celui des doigts.

métamère n.m. Segment résultant de la division de la corde dorsale ou du système nerveux de l'embryon.

métamyélocyte n.m. Cellule souche de la moelle osseuse qui commence à se segmenter et qui est en train de se transformer en cellule adulte.

métanéphrine n.f. Produit de la dégradation de l'adrénaline et de la noradrénaline, retrouvé en grande quantité dans l'urine en cas de phéochromocytome.

métaphase n.f. Stade de la division cellulaire au cours duquel les chromosomes se placent sur la plaque équatoriale.

métaphyse n.f. Partie d'un os long comprise entre la diaphyse et l'épiphyse, et porteuse du cartilage de conjugaison.

métaplasie n.f. Transformation de certaines cellules d'un tissu, qui aboutit à la formation de nouvelles cellules ayant des caractères différents du tissu d'origine.

métastase n.f. Foyer secondaire d'un cancer, engendré par une dissémination, dans le sang ou la lymphe, des cellules malignes du foyer initial.

métatarse n.m. Ensemble des cinq métatarsiens.

métatarsien n.m. Os long interposé entre le squelette du tarse et celui des orteils.

métavir (score de) Score histologique permettant de chiffrer, au vu d'un échantillon hépatique obtenu par biopsie, l'activité (A) et la fibrose (F), au cours des hépatites virales B, C et D. Le score F4 correspond à la cirrhose. Ce score, qui permet de standardiser les résultats entre différents services d'anatomie pathologique, oriente les décisions thérapeutiques. Il permet d'assurer un suivi évolutif et remplace le score de Knodell.

météorisme n.m. Ballonnement du ventre dû à la distension gazeuse du tube digestif.

méthadone n.f. Molécule de substitution des drogues opiacées, employée pour obtenir un sevrage durable du toxicomane.

methémoglobine n.f. Hémoglobine anormale dont l'atome de fer oxydé ne lui permet plus d'assurer le transport de l'oxygène. On la retrouve normalement dans le sang, à un taux inférieur à 2 %, et des taux supérieurs sont constatés en cas d'intoxication par des agents ou des médicaments oxydants (sulfamides, phénacétine), ou en cas de déficit familial en enzymes permettant une réduction de l'hémoglobine. Elle se manifeste cliniquement par une cyanose et une dyspnée, quand son taux dépasse 5 %.

méthionine n.f. Acide aminé soufré indispensable à la croissance et à l'équilibre de l'organisme, et contenu notamment dans les œufs et le lait.

méthotrexate n.m. Immunosuppresseur antimétabolite dont l'activité antifolique bloque la multiplication cellulaire. Il est utilisé en cancérologie, dans la polyarthrite rhumatoïde, dans des maladies systémiques et des hémopathies malignes.

métoclopramide n.f. Prokinétique antiémétisant, antagoniste de la dopamine, qui augmente le péristaltisme du tube digestif et a des effets neuroleptiques faibles. Il est utilisé en cas de hoquet et de reflux gastro-œsophagien car il favorise la vidange gastrique et augmente le tonus du sphincter inférieur de l'œsophage. On l'administre par voie orale sous forme de comprimés ou de gouttes, par voie rectale sous forme de suppositoire ou par voie intraveineuse. On peut l'utiliser pour traiter les vomissements pendant la grossesse. Ses effets secondaires possibles, en cas de forte dose ou de traitement prolongé, sont une somnolence, un syndrome extrapyramidal et une hyperprolactinémie. D.C.I. de Primpéran®, Anausin® et Prokynil LP® (forme retard).

métopirone n.f. ***Test à la métopirone,*** test qui permet d'étudier la sécrétion d'A.C.T.H. La métopirone bloque la synthèse de cortisone, simulant ainsi la production d'A.C.T.H. et augmentant la sécrétion urinaire du précurseur de la cortisone (composé S ou 17-hydrocorticostéroïde). La sécrétion d'A.C.T.H. n'augmente pas en cas d'insuffisance surrénale, mais elle est exagérée en cas de maladie de Cushing.

-métr(o)- Élément du grec *mêtra*, « matrice », entrant dans la composition de mots concernant l'utérus. Ex.: *métrorragie, pyométrie.* SYN. *hyster-.*

métrite n.f. Infection aiguë ou chronique de l'utérus.

métronidazole n.m. Médicament nitroimidazolé, antibiotique et antiparasitaire, actif sur les amibes, les lambliases, les trichomonases et les bactéries anaérobies telles que *Clostridium difficile.* Il est utilisé en cas de manifestations périnéales de la maladie de Crohn, mais comporte des risques de neuropathie si le traitement est prolongé. Il a un effet antabuse en cas de prise concomitante d'alcool. Il est associé à un macrolide dans le Rodogyl® pour traiter les infections dentaires. Il est administré par voie orale, intraveineuse ou locale sous forme d'ovule. D.C.I. de Flagyl®.

métrorragie n.f. Hémorragie utérine survenant en dehors de la période des règles.

Meyer (réaction de) Réaction biologique qui permet la recherche de saignements occultes (dans les selles par exemple), au moyen d'une coloration à base d'eau oxygénée virant au rouge en présence de sang, même en faible quantité.

mg n.m. Abréviation de *milligramme.*

micelle n.f. Agrégat de molécules identiques, chargées électriquement. La dispersion des micelles dans un milieu liquide constitue une solution colloïdale.

M.I.C.I. n.f. (Abréviation de *maladie intestinale chronique cryptogénétique inflammatoire*) Type de maladies intestinales auquel appartiennent la maladie de Crohn, la rectocolite hémorragique et les formes intermédiaires de colites non classées.

micro- Élément du grec *mikros*, « petit », entrant dans la composition de mots concernant : **1.** Ce qui est petit. Ex. : *microcéphalie*. SYN. *-ole, -cule, -ette*. **2.** Un appareil grossissant et ce qui ne se voit qu'au moyen de cet appareil. Ex. : *microscope, microscopique*.

microalbuminurie n.f. Élimination minime mais anormale d'albumine dans les urines (30 à 300 mg/24 h), en quantité trop faible pour être détectée par les bandelettes urinaires.

microangiopathie n.f. Atteinte pathologique des petits vaisseaux (artérioles, veinules et capillaires).

microbe n.m. Être unicellulaire qui n'est visible qu'au microscope.

microbiologie n.f. Science consacrée à l'étude des microbes.

microcéphalie n.f. Petitesse du crâne qui entraîne généralement un arrêt du développement du cerveau et un retard mental.

microchirurgie n.f. Chirurgie effectuée sous microscope et permettant, grâce à une instrumentation miniaturisée, des interventions très fines et très précises sur des organes de très petite dimension.

microcirculation n.f. Passage du sang dans les vaisseaux capillaires dont la paroi, formée d'une seule couche de cellules, permet des échanges très actifs entre le sang et le milieu interstitiel. Les globules rouges, de taille supérieure à celle du diamètre des capillaires, se déforment pour y circuler.

microcytose n.f. Diminution de la taille des globules rouges, avec un volume devenant inférieur à 80 μm^3.

microglie n.f. Ensemble des cellules conjonctives du système nerveux central (excluant donc les cellules gliales).

microgramme n.m. Millième de milligramme, de symbole µg.

microlithiase n.f. Formation de calculs de très petite dimension.

micromélie n.f. Malformation congénitale caractérisée par une brièveté des membres due à un arrêt de leur développement, et contrastant avec le tronc de dimensions normales.

micromètre n.m. Millième de millimètre, de symbole µm. SYN. *micron*.

micron n.m. Synonyme de *micromètre*.

micro-organisme n.m. Terme regroupant les bactéries, les virus et les champignons et parasites unicellulaires. SYN. *microbe*.

microscope n.m. Instrument d'optique qui grossit les objets examinés. Le microscope optique permet des grossissements de l'ordre de 2000, et jusqu'à 1 million pour le microscope électronique.

microsporidiose n.f. Maladie due à un parasite intracellulaire qui peut infecter les cellules intestinales en cas de sida et provoquer des douleurs abdominales et des diarrhées. Son traitement repose sur le métronidazole pendant 10 jours.

microtome n.m. Instrument qui permet d'obtenir des tranches très fines d'objets destinés à être examinés au microscope.

Microval® Contraceptif oral composé d'un progestatif microdosé, à prendre tous les jours sans interruption y compris pendant les règles. Il est prescrit en cas de contre-indication aux œstroprogestatifs ou au stérilet. Lévonorgestrel en D.C.I.

microvillosité n.f. Expansion de la cellule, en général en doigt de gant, recouverte de la membrane cellulaire. On la retrouve en grand nombre au niveau de chaque cellule, et son rôle est d'augmenter la surface d'échange entre les milieux intra- et extracellulaire.

miction n.f. Action d'uriner.

migraine n.f. Crise de céphalées intenses, d'origine vasculaire, souvent localisée à la moitié du crâne, pulsatile, augmentée par le bruit, la lumière, l'activité, et favorisée par certaines circonstances (règles, hypersomnie). Elle s'accompagne parfois de vomissements ou de signes neurologiques (troubles visuels). Le traitement au moment de la crise ou le traitement d'entretien prolongé en cas de crises fréquentes repose sur des vasoconstricteurs. ***Migraine ophtalmique,*** migraine caractérisée par l'existence de signes oculaires, comme des flashs, précédant la crise douloureuse.

Migwell® Antimigraineux vasoconstricteur et antisérotoninergique, dérivé de l'ergot de seigle. Il comporte un risque d'ergotisme en cas de surdosage, mais fait disparaître les symptômes dans les deux tiers des cas. Tartrate d'ergotamine en D.C.I.

Mikulicz (drainage de) Pansement destiné à drainer l'abdomen, formé d'un sac de gaze qu'on introduit plus ou moins profondément et dans lequel on place plusieurs mèches de gaze.

Mikulicz (syndrome de) Syndrome caractérisé par une sécheresse oculaire et buccale avec une hypertrophie des glandes salivaires et lacrymales, observé en cas d'hémopathies et de sarcoïdose.

miliaire n.f. Forme de tuberculose très évolutive et contagieuse, qui atteint souvent plusieurs organes, et dont l'aspect caractéristique visible à la radiologie pulmonaire présente de nombreux petits nodules, de la taille d'un grain de mil, disséminés dans les deux champs pulmonaires.

Milian (solution de) Solution aqueuse désinfectante et antifongique, composée de cristal violet et de vert de méthyle, de coloration violette, utilisée en traitement local des infections cutanées fongiques surinfectées.

Millard-Gubler (syndrome de) Syndrome neurologique caractérisé par une atteinte de la protubérance du tronc cérébral, et qui se manifeste par une paralysie faciale et oculomotrice du côté de la lésion, et une hémiplégie des membres du côté opposé.

milliéquivalent n.m. Unité de mesure de la concentration en ions d'une solution, utilisée en biologie et notée mEq. Elle s'obtient en divisant le nombre de milligrammes par litre par le poids atomique de l'élément considéré, et en multipliant le résultat obtenu par la valence de l'ion.

milligramme n.m. Millième de gramme, noté mg.

Milligynon® Contraceptif oral, composé d'un progestatif microdosé, à prendre tous les jours sans interruption y compris pendant les règles, et prescrit en cas de contre-indication aux œstroprogestatifs ou au stérilet. Noréthistérone en D.C.I.

millimole n.f. Unité de masse moléculaire égale à un millième de mole, utilisée en biologie et notée mmol. La teneur en millimoles s'obtient en divisant le nombre de milligrammes par litre de l'élément considéré par son poids moléculaire.

milliosmole n.m. Unité de mesure de la pression osmotique des composés en solution, valant un millième d'osmole, et notée mOsm.

Elle s'obtient en divisant le nombre de milligrammes par litre de l'élément considéré par son poids moléculaire si cet élément n'est pas ionisé, ou par son poids atomique s'il s'agit d'un ion.

-mim- Élément du grec *mimos*, « mime », entrant dans la composition de mots concernant la simulation. Ex. : *pathomimie*, *sympathomimétique*. On trouve aussi *-mimie-*, *-mimétique*.

minéralocorticoïde n.m. Hormone sécrétée par le cortex des glandes surrénales et agissant sur l'excrétion et la rétention sodée, potassique et hydrique.

minerve n.f. Appareil orthopédique destiné à immobiliser la colonne cervicale et à maintenir la tête en bonne position.

Mingazzini (épreuve de) Épreuve de détection d'une paralysie légère qui consiste à maintenir les bras parallèles, en extension et les yeux fermés, et à constater la chute ou l'abaissement asymétrique de l'un des membres.

mini- Petit. Ex. : *minilaparotomie*. Voir aussi *micro-*.

Minidiab® Antidiabétique oral de la famille des sulfamides hypoglycémiants, de demi-vie courte et d'une durée d'action limitée de 4 à 8 heures. Il est aussi commercialisé sous le nom de Glibénèse®. Glipizide en D.C.I.

Minidril® Contraceptif hormonal œstroprogestatif oral de la famille des pilules contraceptives minidosées monophasiques.

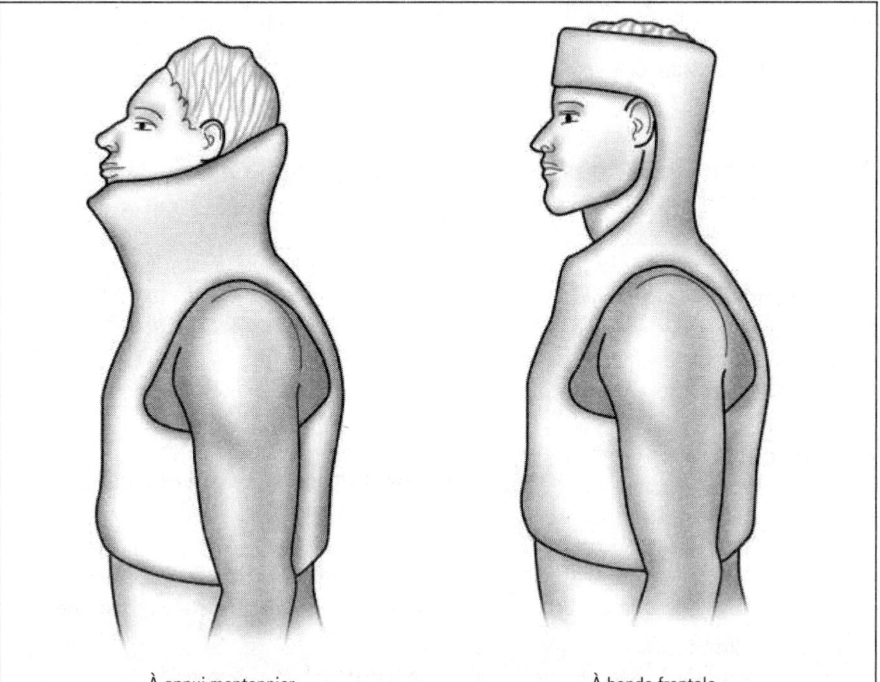

Minerve.

minilaparotomie n.f. Ouverture de très petite taille de la cavité abdominale.

Minkowski-Chauffard (maladie de) Anémie hémolytique familiale due à une fragilité des hématies formant des sphérocytes, et traitée par splénectomie.

Mintézol® Antiparasitaire actif sur les helminthes, utilisé en cas d'anguillulose, de *larva migrans* cutanée ou viscérale, de dracunculose ou de trichinose.

Mirizzi (syndrome de) Compression du canal hépatique commun par un volumineux calcul enclavé au niveau du collet vésiculaire ou du canal cystique, qui se manifeste par une inflammation des voies biliaires.

misanthropie n.f. Aversion pour les rapports sociaux et les êtres humains, conduisant souvent à un isolement pathologique.

misogynie n.f. Mépris et aversion pour les femmes.

mithridatisme n.m. Immunité à un toxique acquise par une administration prolongée de ce toxique à faible dose.

mitochondrie n.f. Constituant de la cellule, qui joue un rôle essentiel dans les phénomènes d'oxydation moléculaire, et donc dans la production d'énergie.

mitomycine n.f. Médicament de la famille des alkylants, utilisé en chimiothérapie dans le traitement des adénocarcinomes. Il a une toxicité rénale cumulative rare. D.C.I. de Amétycine®.

mitose n.f. Mode de division indirecte de la cellule, caractérisé par le dédoublement des chromosomes de la cellule-mère, permettant ainsi aux deux cellules-filles de recevoir un nombre de chromosomes égal à celui des chromosomes de la cellule-mère.

mitral, e, aux adj. Relatif à l'orifice mitral et à la valvule du cœur. ***Valvule mitrale,*** membrane formée de deux valves mitrales qui sépare l'oreillette gauche du ventricule gauche. ***Maladie mitrale***, association d'un rétrécissement et d'une insuffisance de la valvule mitrale.

Mixtard® Médicament composé d'insuline d'action intermédiaire, d'origine humaine, souvent mélangée à une insuline d'action rapide.

mmol n.f. Abréviation de *millimole.*

-mnésie Élément du grec *mnêsia*, « se souvenir », entrant dans la composition de mots concernant la mémoire. Ex. : *amnésie.*

M.N.I. n.f. Abréviation de *mononucléose* infectieuse.* ***M.N.I test,*** test biologique d'agglutination permettant le diagnostic de la mononucléose infectieuse.

Mobitz (bloc de) Variété d'arythmie cardiaque due à un bloc auriculoventriculaire partiel et caractérisée par le blocage périodique d'une systole auriculaire, c'est-à-dire non suivie de contraction ventriculaire (une sur huit, par exemple) ; elle se traduit, sur le tracé de l'électrocardiogramme, par un rythme auriculaire qui continue normalement après l'onde P bloquée, l'espace PR restant normal.

Modamide® Diurétique hyperkaliémiant. Amiloride en D.C.I.

Modane® Laxatif stimulant et irritant ne devant pas être utilisé de façon prolongée.

Moditen® Psychotrope désinhibiteur de la famille des neuroleptiques. Il existe sous forme retard administrée par voie intramusculaire, commercialisé sous les noms de Moditen retard® ou Modécate®.

Modopar® Médicament antiparkinsonien, composé de lévodopa et de bensérazide, utilisé dans les formes akinétohypertoniques de la maladie de Parkinson. La forme retard (LP) du médicament limite les fluctuations d'activité.

Moduretic® Médicament hyperkaliémiant associant de l'amiloride et un diurétique thiazidique.

M.O.D.Y. (diabète) Diabète familial modéré, non insulinodépendant, débutant chez des patients de moins de 20 ans. (Abréviation anglaise de *maturity onset diabetes in youth, « diabète de la maturité débutant chez le jeune »*).

moelle n.f. Partie centrale d'un organe. ***Moelle épinière,*** partie du système nerveux central située à l'intérieur du canal rachidien. ***Moelle osseuse,*** tissu situé à l'intérieur des os, et au niveau duquel sont élaborées les cellules sanguines.

Mogadon® Psychotrope de la famille des benzodiazépines, d'action prolongée, aux propriétés hypnotiques.

moignon n.m. **1.** Extrémité d'un membre amputé. **2.** Partie restante d'un organe après une ablation partielle. ***Moignon gastrique,*** portion d'estomac laissée en place après une gastrectomie partielle. **3.** Extrémité d'un vaisseau située au-delà de la ligature une fois celui-ci lié et sectionné.

molaire n.f. Dent à plusieurs racines, située en arrière des prémolaires, et dont la fonction est de broyer les aliments. ◆ adj. Relatif à une mole ou à une molécule-gramme. ***Solution molaire,*** solution contenant une molécule-gramme par litre.

mole n.f. Unité chimique de masse moléculaire. SYN. *molécule-gramme.*

môle n.f. ***Môle hydatiforme,*** dégénérescence kystique des membranes de l'œuf, et notamment des villosités du chorion, qui prennent un aspect en grappe de raisin. Elle peut être à l'origine d'un avortement môlaire. Généralement bénigne, elle peut dégénérer et donner naissance à une tumeur de haute malignité comme le chorioépithéliome ou le choriocarcinome.

molécule n.f. Ensemble des atomes qui constituent un composé défini. Par exemple, la molécule de chlorure de sodium (NaCl) est constituée d'un atome de sodium (Na) et d'un atome de chlore (Cl).

molluscum n.m. Tumeur cutanée bénigne et fibreuse, plane ou saillante, et de taille variable. ***Molluscum contagiosum,*** bouquet de papules perlées de quelques millimètres, indolores et contagieuses, évoluant par poussées, dues à un Poxvirus, et souvent localisées au niveau facial et génital. Cette infection est plus fréquente en cas d'infection par le V.I.H. La guérison est spontanée en quelques mois. Les lésions de localisation gênante peuvent être excisées à la curette. ***Molluscum pendulum,*** tumeur cutanée pédiculée, siégeant au niveau du cou, du tronc ou des aisselles, aussi appelée *fibrome mou,* due à un développement dermique exagéré, et observée en grand nombre dans la maladie de Von Recklinghausen.

Mönckeberg (maladie de) Rétrécissement aortique valvulaire calcifié primitif, observé en cas d'artériosclérose. Les calcifications débutent sur la face aortique des valvules en laissant libres les bords de celles-ci.

Monge (maladie de) Polyglobulie persistante de sujets vivant en altitude, en général observée chez les indiens d'Amérique du Sud. Elle est en général asymptomatique mais on note parfois des miliaires à la radiographie pulmonaire.

mongolisme n.m. Maladie congénitale due à une anomalie génétique caractérisée par un chromosome 21 en surnombre. Elle est plus fréquente quand la mère a plus de 40 ans. Le sujet qui en souffre a un visage large, une langue épaisse, des yeux bridés, des malformations viscérales associées et un retard mental. SYN. (préférable) *trisomie 21.*

Monicor LP® Médicament de la famille des dérivés nitrés, d'action prolongée, utilisé dans le traitement de l'insuffisance cardiaque et en prévention de l'angor. Isosorbide mononitrate en D.C.I.

moniliforme adj. En forme de chapelet, avec une série d'étranglements. Ex.: *canal moniliforme.*

monitorage n.m. Procédé de surveillance d'un malade au moyen d'un appareil électronique programmable, le moniteur, qui enregistre différents paramètres comme le pouls, la pression artérielle et l'électrocardiogramme, et déclenche une alarme en cas d'anomalie.

mono- Élément du grec *monos*, « unique ». Ex.: *monoplégie.* SYN. *uni-.*

monoamine n.f. Composé dérivé de l'ammoniac, ne comportant qu'un radical NH_2, tel que la sérotonine. ***Monoamine oxydase,*** enzyme dégradant les monoamines, présente au niveau cérébral. ABRÉV. *M.A.O.*

monoarthrite n.f. Inflammation d'une seule articulation.

Monocline® Antibiotique de la famille des tétracyclines de deuxième génération. Doxycycline en D.C.I.

monoclonal adj. **1.** Provenant d'un même type cellulaire. **2.** Se dit d'un pic de concentration que forme une immunoglobuline donnée à l'électrophorèse des protéines, souvent au cours d'une hémopathie maligne.

monocyte n.m. Globule blanc à noyau non segmenté qui représente 4 à 10 % des globules blancs du sang.

monomorphe adj. Dont les manifestations sont identiques ou ont la même forme. Ex.: *phénomène monomorphe, maladie monomorphe.*

mononucléé adj. **1.** Qui ne possède qu'un seul noyau. **2.** Dont le noyau n'est pas segmenté. Ex.: *les monocytes et les lymphocytes sont des cellules mononucléées.* SYN. *mononucléaire.*

mononucléose n.f. ***Mononucléose infectieuse,*** infection à Epstein-Barr virus, se manifestant par une angine fébrile, une splénomégalie, des adénopathies cervicales et une asthénie intense parfois prolongée. Elle s'accompagne d'un syndrome mononucléosique, d'anomalies du bilan hépatique, et d'une réaction de Paul Bunnell positive. Il faut éviter l'ampicilline qui peut provoquer une éruption cutanée. La contamination se fait par la salive, et survient souvent chez le jeune adulte. ABRÉV. *M.N.I.*

mononucléosique adj. ***Syndrome mononucléosique,*** syndrome caractérisé par une hyperleucocytose et une augmentation des monocytes, dont certains sont anormaux, grands, irréguliers, basophiles. Il est rencontré en cas de mononucléose infectieuse, mais aussi dans d'autres viroses, telles que la rubéole, la toxoplasmose et les infections à cytomégalovirus.

monoparésie n.f. Paralysie incomplète d'un membre.

monoplégie n.f. Paralysie complète d'un seul membre.

monorchidie n.f. Anomalie caractérisée par la présence d'un seul testicule dans les bourses. L'autre testicule ne s'est pas développé ou n'a pas migré dans le scrotum.

Monotest® Test tuberculinique sous forme de bague, appliqué 2 secondes, et utilisé pour rechercher une allergie à la tuberculine provoquée par un contact avec le bacille de la tuberculose ou par le B.C.G. Le test est positif si l'induration palpable est supérieure à 2 mm. La lecture s'effectue entre le 2e et le 4e jour.

monozygote adj. Se dit des jumeaux vrais provenant de la division d'un œuf unique. SYN. *uniovulaire, univitellin.*

Monro (trou de) Orifice cérébral qui fait communiquer le troisième ventricule avec les ventricules latéraux.

monstre n.m. Individu présentant une importante malformation, ou dont la conformation est anormale par excès, par défaut ou par anomalie de position de ses parties.

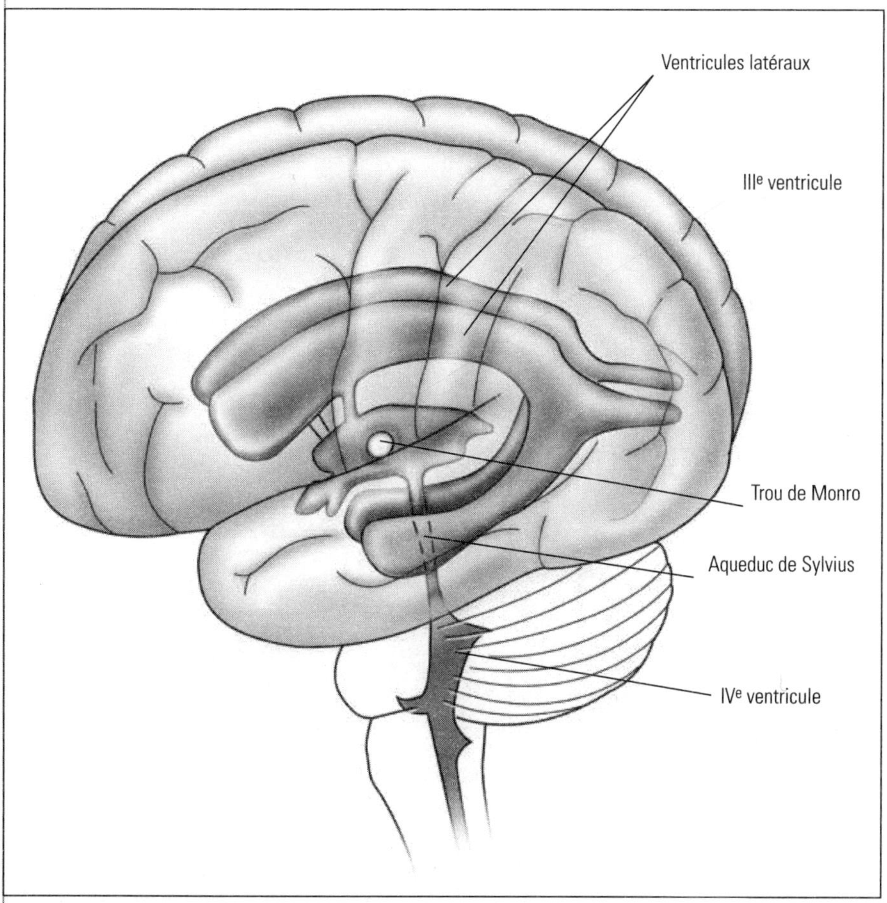

Vue en transparence des espaces liquidiens internes de circulation du L.C.R. Cerveau, tronc cérébral, cervelet vus de profil.

mont n.m. ***Mont de Vénus,*** relief situé au niveau de la symphyse pubienne de la femme.

Moore (prothèse de) Prothèse de la tête et du col du fémur.

M.O.P.P. (Abréviation de *Méthylchloréthamine, Oncovin, Procarbazine et Prednisone*) Polychimiothérapie anticancéreuse utilisée notamment dans la maladie de Hodgkin.

morbide adj. Qui se rapporte à la maladie. Ex. : *état morbide.*

morbidité n.f. **1.** État de maladie. **2.** Ensemble des complications survenant au cours d'une maladie ou après une intervention chirurgicale.

morbill- Élément du latin *morbillus*, « rougeole ». Ex. : *morbilliforme.*

morbilleux, euse adj. Relatif à la rougeole.

morbilliforme adj. Qui ressemble à la rougeole. Ex. : *éruption morbilliforme.*

Morel-Lavallée (épanchement de) Épanchement séreux sous-cutané, consécutif à un choc tangentiel violent ayant provoqué un décollement de la peau sur les plans profonds.

Morgagni (ventricule de) Chacun des deux diverticules du larynx, situés de part et d'autre des cordes vocales.

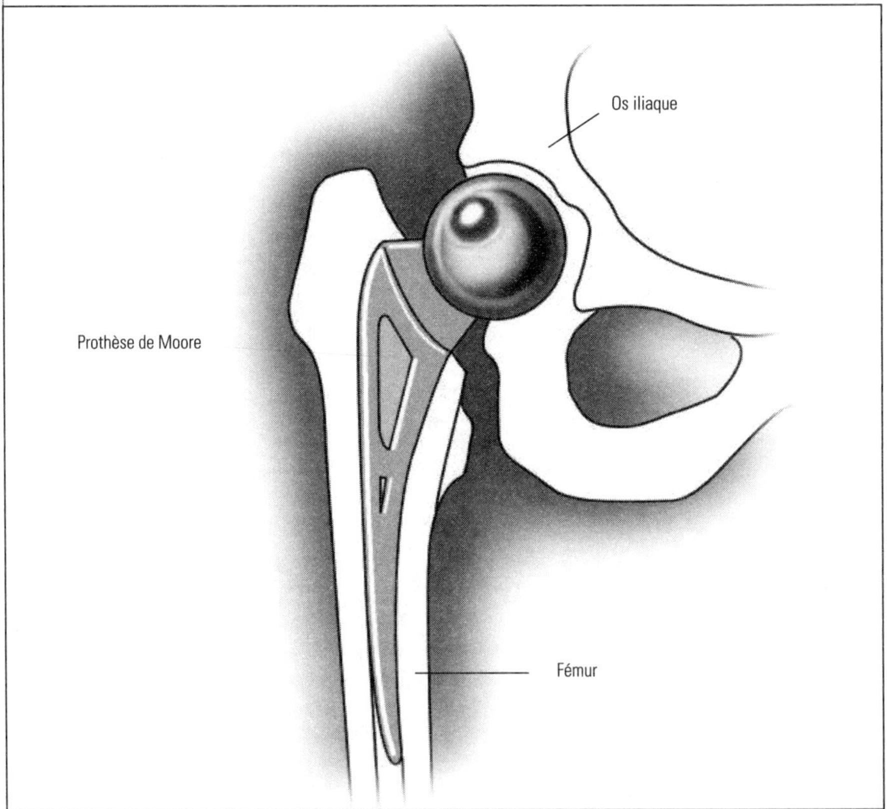

Prothèse fémorale, vue sur une coupe frontale de l'articulation.

Morgan n.m. Unité de distance génétique, permettant d'effectuer une cartographie de l'ensemble des gènes portés par les chromosomes, et de situer les gènes les uns par rapport aux autres.

Moro (réflexe de) Réflexe normal du nouveau-né dont les bras s'écartent puis se referment quand on le soulève par les jambes ou qu'on frappe le plan sur lequel il est allongé.

morphine n.f. Dérivé alcaloïde de l'opium utilisé en médecine pour son action antalgique puissante, classé dans la catégorie des stupéfiants. Elle présente des risques d'accoutumance.

morphinomanie n.f. Intoxication chronique à la morphine amenant à une accoutumance physique et psychique.

morpho- Élément du grec *morphê*, « forme ». Ex. : *morphologie*, *polymorphe*. On trouve aussi *-morphe*.

morphogenèse n.f. Ensemble des lois qui régissent la forme des tissus, des organes et des êtres vivants au cours de leur développement.

morphologie n.f. Étude des formes.

morphotype n.m. Ensemble des caractéristiques physiques d'un individu permettant de le classer en fonction de ses formes.

morpion n.m. Terme populaire désignant le pou pubien, responsable de la pédiculose.

mort n.f. Cessation définitive des fonctions vitales. ***Mort cérébrale,*** arrêt de la fonction cérébrale caractérisé par une perte de la conscience, un arrêt de la respiration spontanée, une disparition des réflexes, une mydriase fixe bilatérale et un électroencéphalogramme plat, malgré des stimulations artificielles. Cet état doit persister un temps suffisant, dépendant des circonstances, pour que l'on puisse déclarer le décès du malade et éventuellement procéder aux prélèvements d'organes. ***Mort subite du nouveau-né,*** mort non prévisible et de cause inconnue, chez un nourrisson en bonne santé.

mortalité n.f. Nombre annuel de décès dans une population. On l'exprime habituellement pour 100 000 habitants. La mortalité infantile est le taux de décès d'enfants de moins d'un an pour 1 000 naissances vivantes.

mort-né, mort-née n. et adj. Enfant mort avant d'avoir respiré. Pour le confirmer et savoir s'il a vécu au sens médicolégal du terme, on plonge les poumons prélevés par autopsie dans un bocal d'eau. Les poumons fœtaux et d'enfants mort-nés tombent au fond, ceux d'enfants ayant respiré surnagent à cause de l'air qu'ils contiennent.

Morton (maladie de) Métatarsalgie due à un névrome d'un nerf plantaire, généralement localisé au 2ᵉ ou au 3ᵉ espace intermétatarsien, et évoluant par crises déclenchées par la station debout. Elle nécessite un traitement chirurgical par excision.

morula n.f. Premier stade de division d'un œuf humain fécondé, précédant le stade blastula.

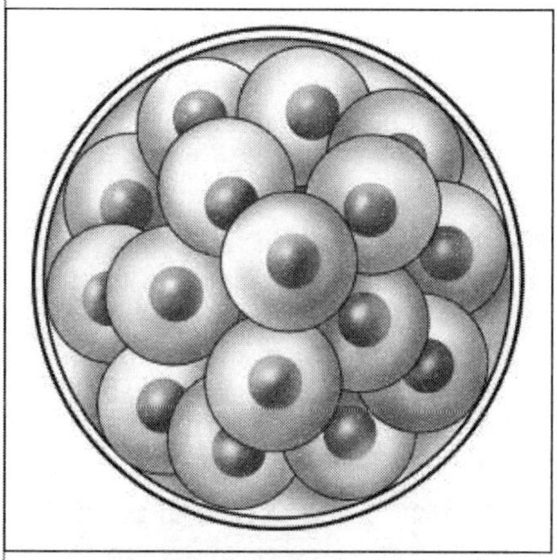

Morula.

Morvan (panaris de) Affection caractérisée par des troubles nerveux des membres et surtout des doigts, puis par des troubles trophiques cutanés consistant en un panaris analgésique des dernières phalanges évoluant vers la nécrose et des mutilations. C'est un syndrome survenant notamment au cours de la syringomyélie et de la lèpre.

morve n.f. Maladie infectieuse du cheval, transmissible à l'homme, aujourd'hui éradiquée en Europe. Elle se manifeste par des abcès sous-cutanés multiples et une congestion nasale, avec parfois des ulcérations nécrosantes et une rhinorrhée purulente. Elle nécessite un traitement par antibiotiques de la famille des sulfamides.

mosaïque n.f. Anomalie de la répartition des chromosomes survenant dans certaines cellules dont la formule chromosomique est différente de celle des autres cellules du même organisme. ◆ adj. Se dit d'un sujet dont toutes les cellules n'ont pas la même formule chromosomique.

Moschkowitz (syndrome de) Maladie hématologique de cause inconnue associant une anémie hémolytique, une microangiopathie thrombotique et une thrombopénie. Elle se manifeste par une fièvre, des déficits neurologiques, voire un coma, une anémie, des hémorragies cutanéomuqueuses, cérébrales, oculaires et une insuffisance rénale. L'évolution est grave, souvent mortelle. Elle est traitée par antiagrégants plaquettaires et par corticothérapie.

Moscontin® Antalgique majeur de la famille des morphiniques. Sa forme retard en gélules permet une administration par voie orale matin et soir. Il est aussi commercialisé sous le nom de Skenan®. Sulfate de morphine en D.C.I.

Motilium® Antiémétisant et antireflux, antagoniste de la dopamine, favorisant la vidange gastrique et augmentant la pression du sphincter inférieur de l'œsophage. Il est indiqué en cas de reflux gastro-œsophagien, de dyspepsie, de hoquet, de nausées et de vomissements. Il est aussi commercialisé sous le nom de Peridys®. Dompéridone en D.C.I.

Motival® Antidépresseur imipraminique associé à un neuroleptique.

moto- Élément du latin *motor*, « mouvoir ». Ex. : *motoneurone*.

motoneurone n.m. Cellule nerveuse qui assure l'innervation musculaire motrice.

motricité n.f. Ensemble des fonctions biologiques qui assurent le mouvement des êtres vivants.

Mott (cellule de) Grande cellule caractérisée par un noyau dense très foncé, excentré, notamment observée dans la moelle osseuse et les ganglions des sujets atteints de certaines parasitoses, telles que la trypanosomiase et la leishmaniose.

mouche n.f. ***Mouche volante,*** synonyme de *myodésopsie*.

moutarde n.f. ***Moutarde à l'azote,*** agent de chimiothérapie anticancéreuse du groupe des alcoylants.

M.S.T. n.f. (Abréviation de *maladie sexuellement transmissible*) Maladie infectieuse transmise au cours des rapports sexuels, telles que les maladies à gonocoques ou à *Chlamydia*. Elles sont prévenues par le préservatif masculin.

mucilage n.m. Médicament qui contient une solution de gomme dans l'eau afin de lui donner une consistance épaisse et visqueuse. Il est utilisé pour ses propriétés laxatives de lest. Il augmente le volume des selles en hydratant le bol fécal. Il est commercialisé sous le nom de Normacol®, Psylia® et Spagulax®.

mucine n.f. Substance transparente et visqueuse élaborée par les cellules du tissu muqueux, et qui participe à la protection des muqueuses digestives.

mucocèle n.f. **1.** Tumeur formée par une accumulation de mucus dans une cavité ou un conduit. ***Mucocèle appendiculaire,*** tumeur siégeant dans la cavité de l'appendice, et dont la rupture peut provoquer une maladie gélatineuse du péritoine. **2.** Tumeur formée par la distension du sac lacrymal lorsque les conduits lacrymaux et le canal nasal sont obstrués.

mucoïde adj. **1.** Qui ressemble à la mucine. **2.** Dont la structure ressemble à celle d'une muqueuse.

mucolytique n.m. et adj. Nom donné à une substance ayant la propriété de fluidifier les sécrétions de mucus. Ce terme se réfère souvent aux substances agissant sur le mucus bronchique. SYN. *fluidifiant.*

Mucomyst® Fluidifiant bronchique favorisant l'expectoration, administré en cas d'infections bronchiques avec hypersécrétion de mucus. Il est aussi utilisé comme antidote en cas d'intoxication au paracétamol. Acétylcystéine en D.C.I.

mucopolysaccharide n.m. Substance formée d'une association de protéine et de sucre.

mucosité n.f. Substance épaisse et filante, formée de mucus, de cellules, de microbes et de poussières, et qui tapisse certaines muqueuses et notamment la muqueuse respiratoire.

mucoviscidose n.f. Affection héréditaire caractérisée par l'augmentation de la viscosité des sécrétions glandulaires du pancréas, des bronches et des intestins. Elle peut se traduire par une occlusion intestinale chez le nouveau-né et, chez l'enfant plus âgé, par une insuffisance pancréatique externe et par des accidents d'infection bronchopulmonaire menant à l'insuffisance respiratoire. SYN. *fibrose kystique du pancréas.*

mucus n.m. Substance sécrétée par les glandes des muqueuses et qui les protège. ***Mucus gastrique,*** mucus qui protège la muqueuse de l'estomac contre l'acidité du suc gastrique. ***Mucus bronchique,*** mucus qui protège la muqueuse des bronches des éléments extérieurs, poussières et microbes, apportés par l'air inspiré.

muguet n.m. Infection mycosique buccale due à *Candida albicans*, fréquente chez le nourrisson, et qui se manifeste par un enduit blanchâtre et des brûlures de la bouche. Le traitement est antifongique, à base d'amphotéricine B, (Fungizone®) ou de nystatine (Mycostatine®).

multi- Élément du latin *multus*, « plusieurs ». Ex. : *multipare.*

multifocal, e, aux adj. Qui comporte plusieurs foyers.

multinévrite n.f. Maladie caractérisée par des atteintes successives ou simultanées non symétriques de plusieurs nerfs éloignés. Elle se manifeste par des douleurs et un déficit neurologique périphérique sensitif et/ou moteur. Elle est fréquente dans le diabète.

multipare adj. Se dit d'une femme qui a eu plusieurs enfants.

Münchhausen (syndrome de) Pathomimie dans laquelle le patient décrit des maladies extravagantes et de multiples interventions chirurgicales subies par lui-même, pratiquées au cours d'hospitalisations répétées pour des affections simulées, dramatiques et invraisemblables.

muqueuse n.f. Tissu qui tapisse la lumière des conduits ou les cavités des organes creux. Ex. : *muqueuse digestive, respiratoire, urinaire.*

murmure n.m. ***Murmure vésiculaire,*** bruit normal que l'on entend à l'auscultation pulmonaire et qui correspond aux mouvements des parois des alvéoles pulmonaires.

Murphy (signe de) Douleur provoquée au moment de l'inspiration par la palpation de l'hypocondre droit, et témoignant d'une lithiase vésiculaire ou d'une cholécystite.

muscle n.m. Tissu charnu contractile dont la contraction détermine le mouvement.

musculeuse n.f. Couche de fibres musculaires lisses entrant dans la constitution de la paroi des organes creux et assurant leur motilité et les mouvements péristaltiques.

mut- Élément du latin *mutus*, « muet ». Ex. : *mutité.*

mutation n.f. Changement brutal des caractères d'une espèce ou d'une lignée d'individus, dû à une modification soudaine de la molécule d'A.D.N. ou des chromosomes.

mutisme n.m. État d'un individu qui ne prononce aucune parole malgré l'intégrité des centres nerveux du langage et des organes de la phonation.

mutité n.f. Impossibilité de parler due à une lésion des centres nerveux du langage et/ou des organes de la phonation. Elle s'accompagne souvent d'une surdité.

my(o)- Élément du grec *mus*, « muscle ». Ex. : *myalgie*, *myocarde.*

myalgie n.f. Douleur musculaire.

Myambutol® Antituberculeux injectable, utilisé en association avec d'autres antituberculeux. Il est administré en une injection par jour, généralement par voie intramusculaire. Il comporte des risques de toxicité oculaire (névrite optique rétrobulbaire). Éthambutol en D.C.I.

myase n.f. Infection parasitaire d'un organisme animal par des larves d'insecte. On écrit aussi *myiase.*

myasthénie n.f. Affection auto-immune due à une anomalie enzymatique de la plaque motrice empêchant la transmission normale de l'influx nerveux. Elle se caractérise par une fatigabilité musculaire exagérée, s'aggravant par poussées successives et susceptible d'atteindre les muscles vitaux. Elle coexiste souvent avec une tumeur du thymus.

myc(o)- Élément du grec *mukês*, « champignon ». Ex. : *mycose.*

mycétome n.m. Tuméfaction inflammatoire sous-cutanée chronique due à un champignon parasite (maduromycose) ou à une bactérie filamenteuse (actinomycose).

mycobactérie n.f. Genre de bactérie auquel appartient notamment le bacille de la tuberculose *(Mycobacterium tuberculosis).*

mycogramme n.m. Étude de la sensibilité des champignons aux médicaments antifongiques.

mycoplasme n.m. Bactérie intracellulaire responsable d'infections génitales ou pulmonaires, sous forme de pneumopathies atypiques. Son traitement repose sur les macrolides puis les quinolones ou les cyclines en seconde intention pendant 14 à 21 jours.

mycose n.f. Infection par des champignons microscopiques.

mycotique adj. **1.** Provoqué par un champignon. **2.** Qualifie un anévrysme artériel lié à une embolie microbienne après endocardite bactérienne maligne (anévrysme mycotique).

mycosis n.m. ***Mycosis fongoïde,*** tumeur cutanée maligne d'origine hématologique (lymphome T), se manifestant par des plaques rouges infiltrées, des adénopathies périphériques et un prurit.

mydriase n.f. Dilatation de la pupille, qui peut correspondre à un réflexe normal ou à une maladie. Dans ce dernier cas, le réflexe de contraction à la lumière peut ou non être conservé.

myél(o)- Élément du grec *muelos*, « moelle », entrant dans la composition de mots concernant la moelle osseuse et la moelle épinière. Ex. : *myélogramme*, *myélite*. SYN. *médull(o)-*.

myélémie n.f. Passage, dans la circulation sanguine, de formes jeunes de globules blancs qui ne sont normalement rencontrés que dans la moelle osseuse. Elle est observée en cas d'hémopathie maligne ou de régénération médullaire importante.

myéline n.f. Substance lipidique blanc-jaunâtre qui enveloppe les fibres nerveuses du système cérébrospinal et dont le rôle est d'augmenter la vitesse de conduction de l'influx nerveux.

myélite n.f. Atteinte inflammatoire ou infectieuse de la moelle épinière, se manifestant par des déficits neurologiques centraux.

myéloblaste n.m. Cellule souche de la lignée des leucocytes polynucléaires, située dans la moelle osseuse.

myélocyte n.m. Cellule précurseur des leucocytes polynucléaires, située dans la moelle osseuse.

myélofibrose n.f. Fibrose de la moelle osseuse, débutant par l'apparition de fibres de réticuline pouvant ensuite se transformer en fibres collagènes responsables de myélosclérose. Elle est observée lors d'hémopathies malignes (leucémie, splénomégalie myéloïde ou aplasie).

myélogramme n.m. Numération des différents éléments cellulaires contenus dans la moelle osseuse et détermination de leurs pourcentages respectifs. Il nécessite une ponction de moelle au niveau du sternum, qui est ensuite étalée sur une lame, colorée, puis étudiée au microscope.

myélographie n.f. Examen radiographique de la moelle épinière après injection dans l'espace périmédullaire d'un produit de contraste opaque aux rayons X, qui permet de rechercher une lésion compressive comme une tumeur ou une hernie discale. Elle est maintenant souvent remplacée par l'I.R.M.

myéloïde adj. ***Lignée myéloïde,*** ensemble des cellules jeunes de la moelle osseuse qui, après multiplication et différenciation, donnent naissance aux plaquettes, aux globules rouges et aux leucocytes granuleux.

myélome n.m. Tumeur maligne développée aux dépens de la moelle osseuse.

myéloméningocèle n.f. Malformation congénitale due à l'absence de soudure des arcs postérieurs d'une ou plusieurs vertèbres, entraînant une hernie de la moelle épinière et d'une partie des méninges. On constate également que la dure-mère et l'arachnoïde sont absentes. Elle s'accompagne de troubles nerveux. Elle est le plus souvent incompatible avec la vie.

myéloplaxe n.m. Cellule géante à noyaux multiples de la moelle osseuse, qui détruit le tissu osseux. SYN. *ostéoclaste*. ***Tumeur à myéloplaxes,*** tumeur osseuse, généralement bénigne, siégeant sur le maxillaire ou l'épiphyse des os longs.

myéloprolifératif, ive adj. Relatif à une prolifération néoplasique des cellules de la moelle osseuse qui donnent naissance aux globules rouges, aux leucocytes granuleux ou aux plaquettes sanguines.

myélosclérose n.f. Fibrose mutilante et importante de la moelle osseuse dont les zones atteintes sont privées de cellules participant à la formation de globules sanguins. Elle comporte un risque d'évolution vers une insuffisance médullaire. Elle s'accompagne parfois d'une augmentation considérable de la densité des os.

myiase n.f. Voir *myase.*

myocarde n.m. Muscle cardiaque.

myocardiopathie n.f. Ensemble des maladies atteignant la tunique myocardique du cœur. Elles peuvent être obstructives et primitives, d'origine familiale avec dilatation des cavités cardiaques et évoluer vers l'insuffisance cardiaque. Elles peuvent être non obstructives (voir *C.M.N.O.*) avec hypertrophie cardiaque septale et manifestation de maladies générales (virales, métaboliques de surcharge, toxiques comme l'éthylisme chronique). Elles se manifestent par des douleurs thoraciques et des troubles du rythme cardiaque.

myocardite n.f. Inflammation du myocarde due à des maladies infectieuses virales ou systémiques, pouvant être responsable d'insuffisance cardiaque.

myoclonie n.f. Mouvement bref, brutal et répétitif, localisé à un groupe de muscles lors de crises convulsives.

myocyte n.m. **1.** Cellule musculaire. **2.** Fibre musculaire.

myodésopsie n.f. Sensation de points sombres dans le champ visuel, due à des corps flottants dans le corps vitré. SYN. *mouche volante.*

myofibrille n.f. Filament long, fin et contractile, présent dans le cytoplasme des cellules musculaires.

myoglobine n.f. Pigment respiratoire du muscle, dont la structure chimique est proche de celle de l'hémoglobine.

myoglobinémie n.f. Présence anormale de myoglobine dans le sang, accompagnée de myoglobinurie.

myoglobinurie n.f. Présence anormale de myoglobine dans les urines, responsable de leur coloration rouge foncée et pouvant entraîner une insuffisance rénale. Elle est observée en cas de destruction musculaire et peut être d'origine traumatique, virale ou toxique.

Myolastan® Médicament de la famille des benzodiazépines, administré par voie orale en 4 prises quotidiennes, et utilisé pour ses propriétés myorelaxantes, en cas de contractures musculaires douloureuses (torticolis, lumbago). Il est aussi commercialisé sous le nom de Panos® ou Mégavix®. Tétrazépam en D.C.I.

myologie n.f. Branche de l'anatomie consacrée à l'étude des muscles.

myolyse n.f. Destruction du tissu musculaire consécutive à un écrasement de membres ou à une interruption de la circulation artérielle entraînant une ischémie aiguë.

myome n.m. Tumeur bénigne développée aux dépens d'un tissu musculaire.

myomectomie n.f. Intervention chirurgicale qui consiste à enlever un fibromyome utérin en laissant intact l'utérus au niveau duquel il s'est développé.

myomètre n.m. Muscle utérin.

myopathie n.f. Affection du système musculaire. En France, ce terme est souvent utilisé pour désigner les dystrophies musculaires.

myopie n.f. Baisse de l'acuité visuelle de loin. L'image d'un objet situé à l'infini ne se forme pas sur la rétine, comme normalement, mais plus en avant.

myoplastie n.f. Opération qui consiste à prélever un muscle ou un fragment de muscle, en respectant son paquet vasculonerveux, pour permettre divers gestes de réparation comme le comblement d'une cavité pathologique, la fermeture d'un orifice herniaire ou d'une éventration, la réparation d'une lésion d'un autre muscle ou d'un sphincter, ou la transposition pour pallier une paralysie.

myorelaxant, e adj. et n.m. **1.** Se dit d'une substance, d'un médicament qui favorise le relâchement musculaire. SYN. *décontracturant.* **2.** Substance qui provoque un relâchement musculaire en bloquant la transmission de l'influx nerveux au niveau de la jonction neuromusculaire. Les médicaments myorelaxants, du groupe des curares, sont utilisés en anesthésie générale. SYN. *myorésolutif.*

myorraphie n.f. Chirurgie plastique consistant à rapprocher des plans musculaires pour renforcer ou réparer une paroi ou un sphincter.

myosine n.f. Protéine de poids moléculaire élevé, qui entre dans la composition du tissu musculaire et donne au muscle sa contractilité.

myosis n.m. Rétrécissement serré de la pupille qui reste ou non immobile (voir *mydriase*).

myosite n.f. Inflammation aiguë ou chronique d'un muscle.

myotique adj. Se dit de substances ou de médicaments dont l'administration provoque un myosis.

myotomie n.f. Section ou incision chirurgicale d'un muscle.

myotonie n.f. Perturbation du tonus musculaire, caractérisée par la difficulté et la lenteur de la décontraction des muscles au cours des mouvements volontaires.

myring(o)- Élément du latin *miringa*, « tympan ». Ex. : *myringite.*

myringite n.f. Inflammation du tympan.

myth(o)- Élément du grec *muthos*, « fable ». Ex. : *mythomane.*

mythomane adj. et n. Qui a la manie de raconter des mensonges.

mythomanie n.f. Tendance pathologique, plus ou moins volontaire et consciente, au mensonge et à la fabulation.

myxœdème n.m. Affection due à une insuffisance de fonctionnement de la glande thyroïde, et caractérisée par un ralentissement de toutes les fonctions métaboliques, une infiltration œdémateuse des tissus provoquant un faciès lunaire, une frilosité et, chez l'enfant, par un arrêt du développement physique et mental, marqué par un nanisme thyroïdien et une idiotie.

myxome n.m. Tumeur bénigne de consistance friable, formée de tissu muqueux, et fréquemment localisée sur l'endocarde.

myxovirus n.m. Famille de virus à A.R.N., à laquelle appartiennent le virus de la grippe, le virus syncytial respiratoire, le virus de la rougeole et le virus des oreillons.

lulaires cutanés normaux, n'évoluant pas vers la dégénérescence maligne.

Naboth (kystes de) Kystes localisés sur le col de l'utérus, d'aspect bleuté brillant, de consistance dure, dus à une accumulation de mucus au niveau des glandes cervicales, leur orifice de drainage étant obstrué par un épithélium malpighien.

N-acétylcystéine Voir *acétylcystéine.*

nadolol n.m. Médicament à visée cardiologique de la famille des bêtabloquants, non cardiosélectif, à élimination rénale prédominante. D.C.I. de Corgard®.

nævocarcinome n.m. Tumeur d'une très grande malignité développée aux dépens des tissus pigmentés (nævus).

nævus n.m. Anomalie cutanée d'origine embryonnaire, circonscrite, permanente, lentement évolutive et dont il existe de nombreuses variétés. ***Nævus nævocellulaire,*** nævus pigmenté (grain de beauté) ou non ; il contient des cellules anormales et est susceptible de dégénérer en tumeur maligne (nævocarcinome). ***Nævus vasculaire,*** nævus dû à une malformation des vaisseaux sanguins cutanés ; ils forment les taches de vin ou angiomes. ***Nævus pigmentaire,*** voir *lentigo.* ***Nævus simple,*** nævus formé d'éléments cellulaires cutanés normaux, n'évoluant pas vers la dégénérescence maligne.

naissance n.f. Expulsion du fœtus hors de l'utérus au moment de l'accouchement. Le fœtus devient alors un nouveau-né. Le terme a lieu au bout de 37 à 42 semaines d'aménorrhée. Si l'expulsion est plus précoce, le nouveau-né est dit prématuré ; si elle est plus tardive, il est dit post-mature. La naissance doit obligatoirement être déclarée à la mairie de la commune où se trouve la maternité dans les 3 jours qui suivent, par le père ou par l'établissement de soins ayant pratiqué l'accouchement.

nalbuphine n.f. D.C.I. de Nubain®.

naloxone n.f. D.C.I. de Narcan®.

nanisme n.m. Anomalie de la croissance caractérisée par la petitesse de la taille par rapport à la taille moyenne des individus du même âge, du même sexe et de la même ethnie. Il relève de différentes causes : insuffisance hypophysaire, thyroïdienne, gonadique, dystrophie osseuse et des cartilages de croissance, etc.

nano- Indique la milliardième partie. Ex. : *nanogramme.*

nanogramme n.m. Milliardième de gramme (ng ou 10^{-9} g).

nanomètre n.m. Milliardième de mètre ou millionième de millimètre (nm ou 10^{-9} m).

Narcan® Antidote des morphiniques, antagoniste pur, spécifique et compétitif, réduisant les troubles de conscience, la dépression respiratoire et le myosis, mais diminuant en contrepartie les effets recherchés des morphiniques sur la douleur. Il est utilisé en cas d'intoxication morphinique (overdose chez le toxicomane ou dépression respiratoire excessive lors de son administration dans un but antalgique) ou pour le diagnostic différentiel des comas toxiques. Il est administré par voie intraveineuse. Il a une action rapide de 30 secondes à 3 minutes, et une durée d'action courte de moins d'une heure, ce qui impose une surveillance étroite, notamment respiratoire, car les effets indésirables des morphiniques peuvent réapparaître, nécessitant de répéter l'administration de Narcan®.

narcissisme n.m. Amour excessif de son corps, de sa personne et de ses actes.

narco- Élément du grec *narkê*, « engourdissement ». Ex.: *narcose*. Voir aussi *hypn(o)-* et *somn(i)-*.

narcoanalyse n.f. Méthode utilisée en psychiatrie, consistant à provoquer un endormissement du patient au moyen de l'injection intraveineuse d'un composé barbiturique, de manière à profiter de la période de demi-sommeil qui précède le réveil pour l'interroger. À ce moment, les barrages psychiques disparaissent temporairement, ce qui permet au patient d'exprimer des sentiments qu'il n'extériorisait pas spontanément. Cette méthode, aussi appelée *injection de sérum de vérité*, est utilisée pour détecter le mensonge (enquêtes policières aux États-Unis). En réalité, le sujet qui refuse réellement de parler est capable de résister aux questions pressantes. La recherche de la vérité nécessite la coopération du sujet.

narcolepsie n.f. Sommeil diurne excessif accompagné de crises d'endormissement involontaire, souvent associé à des troubles du sommeil nocturne et à des hallucinations. On l'observe en cas de maladie cérébrale (tumeur, syndrome post-traumatique, etc.) ou de maladie de Gélineau, avec alors association à une cataplexie.

narcose n.f. Terme désignant essentiellement le sommeil artificiel provoqué par l'injection de médicaments hypnotiques. Sa caractéristique est l'impossibilité de réveiller le malade par les moyens habituels (bruits, toucher, etc.), le réveil n'étant obtenu qu'après épuisement de l'action de la drogue.

narcotique adj. et n.m. Se dit d'une substance qui provoque l'endormissement.

narine n.f. Orifice du nez faisant communiquer les fosses nasales avec l'extérieur et permettant la respiration nasale. On peut y introduire des sondes gastriques ou à oxygène et y effectuer des prélèvements à visée bactériologique au moyen d'un écouvillon.

nasal, e, aux adj. Qui concerne le nez.

naso- Élément du latin *nasus*, « nez ». Ex. *sillon naso-labial.* SYN. *rhin(o)-.*

nasogénien, enne adj. Qui se réfère au sillon qui borde la bouche.

nasonnement n.m. Modification du son de la voix dont le timbre est assourdi, due à une atteinte du voile du palais gênant l'articulation. On l'observe en cas de maladie neurologique comme la sclérose latérale amyotrophique ou chez le nouveau-né, évoquant un trouble de la perméabilité des fosses nasales ou du cavum. SYN. *rhinolalie.*

nasopharynx n.m. Partie du pharynx située au-dessus du voile du palais.

natalité n.f. Nombre de naissances au sein d'une population. Elle est habituellement exprimée en nombre de naissances par 10 000 habitants.

Natirose® Voir *Natispray®*.

Natispray® Médicament à visée cardiologique de la famille des dérivés nitrés, dont la particularité est la voie d'administration sublinguale sous la forme de 1 ou 2 pulvérisations, ce qui procure une action rapide en quelques minutes, mais brève, de moins de 30 minutes. Il est utilisé en cas de crise d'angor et sert de test diagnostique en cas d'anomalies constatées à l'E.C.G. Ses effets secondaires sont les céphalées dose-dépendantes et l'hypotension artérielle orthostatique, notamment chez le sujet âgé. Il est aussi commercialisé sous les noms de

Natirose® (comprimés à croquer) et Lénitral Spray®. Trinitrine sublinguale en D.C.I.

natr- Élément du latin savant *natrium*, ancien nom du sodium. Ex. : *natrémie, natriurie.*

natrémie n.f. Concentration de sodium dans le sang (valeurs normales entre 135 et 142 mmol/l)

natriurèse n.f. Synonyme de *natriurie.*

natriurie n.f. Quantité totale de sodium éliminée dans l'urine. Elle dépend des quantités de sel ingérées dans l'alimentation et varie de 2 à 3,5 g/24 heures. On dit aussi *natrurie.* SYN. *natriurèse.*

nausée n.f. Envie de vomir.

Nautamine® Antihistaminique anti-H1, utilisé comme antiémétisant pour prévenir le mal des transports. Diphenhydramine en D.C.I.

Navelbine® Alcaloïde de la pervenche qui agit en bloquant la mitose. Utilisé en chimiothérapie, il est administré en cas de cancer bronchique et du sein. Il peut être neurotoxique (abolition des réflexes) et hématotoxique.

néarthrose n.f. Synonyme de *néoarthrose.*

nébulisation n.f. Administration d'un médicament sous la forme de fines gouttelettes, utilisée notamment pour les solutés O.R.L. par voie nasale ou auriculaire.

Necator americanus Ver intestinal rond qui pénètre par voie cutanée, avec prurit au point de pénétration, qui présente une lésion papulaire. Le parasite migre ensuite par voie sous-cutanée en formant un sillon, puis traverse les poumons, ce qui peut se traduire par une pneumopathie transitoire. On observe aussi des épigastralgies, une diarrhée, une hyperéosinophilie et une anémie par carence en fer. Le traitement repose sur l'administration de Fluvermal® pendant 3 jours. SYN. *ankylostome* du Nouveau Monde.*

nécro- Élément du grec *nekros,* « mort ». Ex. : *nécrose.*

nécrobiose n.f. Mortification d'un tissu, organe ou partie d'organe après interruption de leur irrigation sanguine, en dehors de toute infection. L'organe (ou tissu) mortifié subit une transformation fibreuse et peut être toléré par les tissus vivants environnants. ***Nécrobiose lipoïdique,*** maladie cutanée rare, responsable d'une nécrose du tissu conjonctif et se manifestant par des plaques débutant à la face antérieure des jambes, bilatérales, de couleur jaune à contour violacé ou brun parfois ulcérées. Elle survient généralement chez le diabétique et évolue vers une lésion scléro-atrophique.

nécrolyse n.f. ***Nécrolyse épidermique toxique,*** synonyme de *syndrome de Lyell*.* ABRÉV. *N.E.T.*

nécrophagie n.f. Maladie mentale qui consiste à manger des cadavres humains.

nécrophilie n.f. Perversion sexuelle consistant dans la pratique de l'acte sexuel avec des cadavres.

nécropsie n.f. Synonyme d'*autopsie.*

nécrose n.f. **1.** Mortification cellulaire ou tissulaire. **2.** Le plus haut degré de la souffrance myocardique, due à l'oblitération d'une artère coronaire, et qui se traduit sur le tracé de l'électrocardiogramme par l'apparition d'une onde Q. ***Nécrose papillaire,*** altération des papilles rénales compliquant une infection et se produisant au cours d'une maladie vasculaire rénale (diabète, drépanocytose, éthylisme chronique, etc.) ou d'une obstruction des cavités pyélocalicielles. Elle se manifeste par une insuffisance rénale aiguë oligoanurique. Cliniquement, il existe une hématurie macroscopique, des douleurs lombaires et abdominales et une fièvre. L'urographie intraveineuse met en évidence une image en cocarde.

négativisme n.m. Attitude de résistance aux sollicitations du monde extérieur, opposition systématique et isolement, observée chez le schizophrène.

négatoscope n.m. Appareil comportant un verre dépoli placé devant une source lumineuse et permettant d'examiner les radiographies.

négligence n.f. ***Négligence de l'hémicorps,*** hémiplégie avec lésions cérébrales pariétales controlatérales à l'hémiplégie, méconnue par le malade. Celui-ci éprouve un sentiment d'étrangeté, ne se sert pas de son hémicorps atteint sans en éprouver la moindre gêne ou conscience pathologique. SYN. *asomatognosie.*

Négram® Antibiotique de la famille des quinolones de première génération, indiqué dans les infections urinaires basses (cystites) non compliquées. Acide nalidixique en D.C.I.

Negri (corps de) Corps intracytoplasmique arrondi bien limité, spécifique de la rage, et témoignant de l'effet cytopathogène de ce virus. On le recherche sur les cellules cérébrales, notamment par méthode rapide cytologique au niveau de la corne d'Ammon.

Neisseria Genre de bactéries auquel appartiennent les coques Gram négatif, les diplocoques, le gonocoque, vecteur de maladies sexuellement transmissibles, et les méningocoques, responsables de la méningite.

Nélaton (manœuvre de) Manœuvre de réduction de la luxation de la mâchoire.

Nélaton (sonde de) Sonde urinaire.

Nelson (segment de) Segment supérieur d'un lobe inférieur pulmonaire.

Nelson (test de) Test biologique de référence, qui permet de diagnostiquer la syphilis par immobilisation des tréponèmes dans le sérum du patient testé, et de rechercher des anticorps antitréponèmes.

N.E.M. n.f. (Abréviation de *néoplasie endocrinienne multiple*) Atteinte tumorale de plusieurs glandes avec hyperproduction hormonale. Il en existe deux types: N.E.M. I (atteinte hypophysaire parathyroïdienne, pancréatique (cellules de Langerhans)). C'est une maladie héréditaire autosomique dominante d'évolution lente, maligne dans un tiers des cas. Le type II associe des carcinomes médullaires de la thyroïde, des phéochromocytomes, des hyperparathyroïdies et des névromes muqueux.

nématodes n.m.pl. Famille de parasites se présentant sous la forme de vers cylindriques, tels que les ascaris, les anguillules, les oxyures, *Necator americanus,* les trichocéphales, responsables d'infestations intestinales et les ankylostomes, responsables d'infestations cutanées.

néo- Élément du grec *neos*, « nouveau ». Ex.: *néoplasme*, *chirurgie néonatale.*

néoarthrose n.f. Articulation pathologique néoformée. Il peut s'agir d'une articulation entre deux fragments osseux d'une fracture qui n'a pas consolidé (pseudarthrose) ou de la reconstitution de surfaces articulaires après résection chirurgicale d'une articulation. SYN. *néarthrose.*

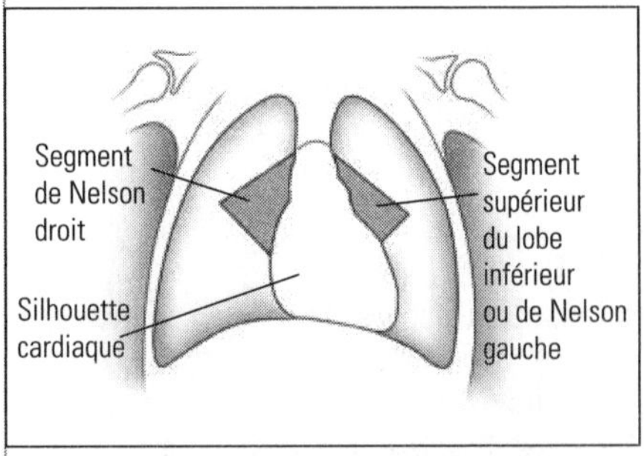

Situation du segment de Nelson.

Néo-Codion® Antitussif opiacé, utilisé dans le traitement symptomatique des toux sèches. Les toxicomanes l'utilisent à très forte dose. Codéine en D.C.I.

néocortex n.m. Partie la plus évoluée et, au cours de l'évolution, la plus récente du cerveau. Elle correspond essentiellement à la surface des hémisphères cérébraux.

néoglucogenèse n.f. Processus métabolique aboutissant à la formation, dans l'organisme, de glucose à partir d'acides aminés ou de lipides. On dit aussi *néoglycogenèse.*

néoglycogenèse n.f. Voir *néoglucogenèse.*

Néo-mercazole® Antithyroïdien de synthèse, administré par voie orale en dose d'attaque importante puis à dose moindre en traitement d'entretien. Il diminue la synthèse des hormones thyroïdiennes. Il est indiqué en cas d'hyperthyroïdie, notamment en cas de maladie de Basedow, soit en traitement exclusif, soit en préparation à une chirurgie ou en association à de l'iode radioactif. Il est hématotoxique et comporte un risque de neutropénie souvent bénigne transitoire et parfois sévère. Carbimazole en D.C.I.

néomycine n.f. Antibiotique de la famille des aminosides, actif sur le staphylocoque et les bactéries intestinales telles que la salmonelle, peu absorbé, administré par voie orale dans le traitement de diarrhées non invasives ou de l'encéphalopathie hépatique pour son effet hypoammoniémiant, ou par voie locale sous forme de collyre ou de pommade.

néonatal, e, aux adj. Qui concerne le nouveau-né.

néonatologie n.f. Branche de la médecine qui étudie le nouveau-né et ses maladies.

néoplasie n.f. Formation d'une tumeur maligne. ***Néoplasie endocrinienne multiple,*** voir *N.E.M.*

néoplasme n.m. Tissu pathologique nouvellement formé. En général, on désigne sous ce nom les tumeurs cancéreuses malignes.

néostigmine n.f. Anticholinestérasique utilisé dans la myasthénie et l'atonie intestinale. D.C.I. de Prostigmine®.

néostomie n.f. Opération consistant à créer un nouvel abouchement d'un conduit, soit dans la cavité où il aboutit normalement, soit dans un autre organe, soit à l'extérieur.

Néotest® Timbre tuberculinique dont la positivité traduit une protection vaccinale ou un contact avec le bacille de la tuberculose. Le timbre dosé à 0,15 mg est réservé à l'enfant, et celui dosé à 0,25 mg à l'adulte. Il est appliqué au niveau sternal pendant 48 heures. Il est positif si on observe plus de 3 vésicules le jour de la lecture, soit 2 jours plus tard.

ne pas réanimer Voir *N.P.R.*

néphr- Élément du grec *nephros,* « rein ». Ex. : *néphrectomie.*

néphrectomie n.f. Ablation chirurgicale d'un rein. ***Néphrectomie partielle,*** ablation chirurgicale d'une partie du rein.

néphrétique adj. Relatif au rein. ***Colique néphrétique,*** syndrome lombaire très douloureux avec irradiations descendantes provoquées par le blocage ou la migration d'un calcul dans la voie excrétrice du rein.

néphrite n.f. Nom générique donné aux maladies inflammatoires du rein. ***Néphrite aiguë,*** néphrite d'origine infectieuse ou toxique caractérisée par l'association d'oligurie, d'albuminurie, d'hyperazotémie, d'œdèmes et d'hypertension artérielle ; elle est souvent mais pas toujours réversible, évoluant alors vers la guérison. ***Néphrite chronique,*** néphrite pouvant succéder à une néphrite aiguë, caractérisée par des lésions irréversibles du rein qui évoluent irrémédiablement vers l'insuffisance rénale terminale.

néphro-angiosclérose n.f. Lésion du rein compliquant une hypertension artérielle essentielle mal contrôlée, atteignant essentiellement les artérioles, et évoluant à terme vers une insuffisance rénale terminale.

néphroblastome n.m. Forme particulière de tumeur maligne du rein de l'enfant, formée de cellules de type embryonnaire et d'évolution spontanée rapidement mortelle. La chimiothérapie et la radiothérapie en ont transformé le pronostic.

néphrocalcinose n.f. Ensemble de dépôts calcaires disséminés dans le rein et dus à des causes multiples (hyperparathyroïdie, infections, acidose, hypervitaminose D, etc.).

néphrogramme n.m. Image du parenchyme rénal obtenue soit radiologiquement par urographie intraveineuse ou artériographie rénale, soit par un moyen isotopique, après injection d'un isotope radio-actif qui se fixe préférentiellement sur le rein. La radioactivité du rein est détectée par une sonde à scintillation placée en regard de l'organe. Cet examen permet de suivre la fixation et l'élimination du traceur dans le temps et donne ainsi une bonne évaluation de la fonction rénale.

néphrographie n.f. Enregistrement d'un néphrogramme. Terme parfois employé pour *néphrogramme.*

néphrolithotomie n.f. Ablation chirurgicale d'un ou plusieurs calculs rénaux.

néphrologie n.f. Branche de la médecine qui étudie le rein et ses maladies.

néphron n.m. Unité fonctionnelle élémentaire du rein, formée d'un glomérule et d'un tubule, ce dernier comprenant lui-même plusieurs parties. Le nombre de néphrons dans chaque rein est estimé entre 1,5 et 4 millions.

néphropathie n.f. Nom générique désignant les maladies du rein, quelles que soient leur nature et leur origine. ***Néphropathie gravidique,*** syndrome survenant au troisième trimestre de grossesse (généralement la première), marqué par une hypertension artérielle, une protéinurie et des œdèmes provoqués par une néphropathie gravidique pouvant évoluer vers une éclampsie, avec convulsions (voir *syndrome H.E.L.L.P.*). Elle ne tend pas à récidiver au cours de grossesses ultérieures. SYN. *pré-éclampsie* (terme à éviter).

néphrose n.f. Lésion dégénérative du rein, sans inflammation, entraînant une perte notable de protéines par albuminurie importante, et qui s'accompagne d'œdèmes.

néphrostomie n.f. Drainage des urines vers l'extérieur, pratiqué en cas d'obstacle sur la voie excrétrice du rein, et réalisé en introduisant, à travers le parenchyme rénal jusque dans le bassinet du rein, une sonde extériorisée à la peau. On peut également introduire directement une sonde dans le bassinet du rein, sans traverser le parenchyme rénal (pyélostomie).

néphrotique adj. ***Syndrome néphrotique,*** maladie rénale se traduisant par une protéinurie majeure entraînant une déperdition protéique avec hypoalbuminémie, une hyperlipidémie et des œdèmes généralisés. Ce syndrome se rencontre au cours de nombreuses atteintes rénales comportant des lésions du glomérule.

néphrotomie n.f. Incision chirurgicale plus ou moins large du parenchyme rénal permettant d'extraire un volumineux calcul du bassinet ou de drainer une collection liquidienne.

néphro-urétérectomie n.f. Ablation chirurgicale du rein et de son uretère jusqu'à son abouchement dans la vessie.

Népressol® Antihypertenseur agissant par vasodilatation périphérique, utilisé en seconde intention dans l'hypertension artérielle. Il est aussi indiqué en cas d'insuffisance cardiaque à bas débit. Dihydralazine en D.C.I.

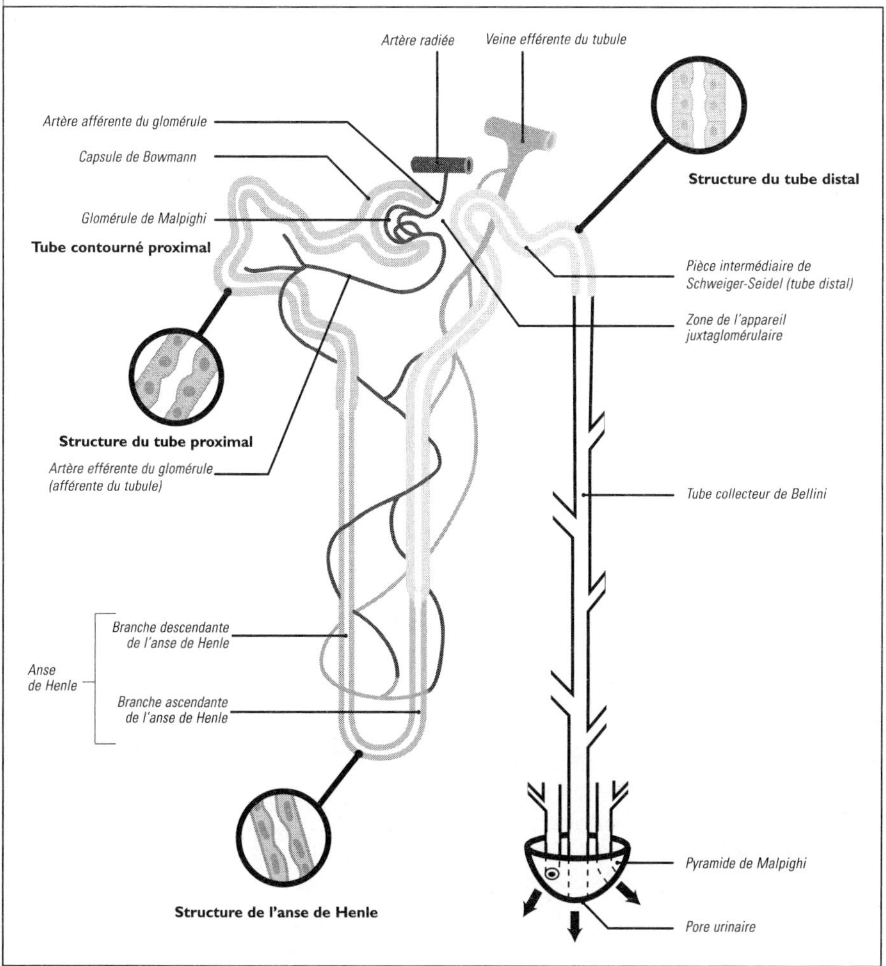

Néphron.

nerf n.m. Cordon cylindrique blanchâtre reliant les centres nerveux aux différents organes ou appareils. Il est formé par un mélange d'axones des cellules nerveuses des centres supérieurs transmettant l'influx nerveux aux organes périphériques *(fibres efférentes)* et de dendrites des cellules nerveuses des centres supérieurs recevant les informations sensitives provenant de la périphérie *(fibres afférentes).* On trouve également, plus rarement, des nerfs exclusivement efférents (moteurs) ou afférents (sensitifs ou sensoriels) ou par un mélange de fibres nerveuses motrices et sensitives *(nerfs mixtes).*

N.E.T. n.f. (Abréviation de *nécrolyse épidermique toxique*) Synonyme de *syndrome de Lyell**.

nétilmicine n.f. D.C.I. de Nétromicine®.

Nétromicine® Antibiotique de la famille des aminosides, administré par voie parentérale dans le traitement de certaines infections rénales et urinaires à germes sensibles. Nétilmicine en D.C.I.

Neupogen® Médicament à visée hématologique constituant un facteur de croissance granulocytaire, et stimulant la production de polynucléaires. Il est utilisé en prévention et en traitement des neutropénies sévères survenant au cours de chimiothérapies. Il est administré par voie intraveineuse ou sous-cutanée. Réservé aux hôpitaux, il nécessite une délivrance particulière. Filgrastim (G-CSF) en D.C.I.

neur(o)- Élément du grec *neuron*, « nerf », entrant dans la composition de mots concernant : **1.** Les nerfs et le système nerveux. Ex. : *neurologie*. **2.** Ce qui a trait au psychisme. Ex. : *neurasthénie*. On trouve aussi *névr(o)-*. Ex. : *névrite*, *névrose*.

neurapraxie n.f. Paralysie d'un nerf faisant suite à un traumatisme, mais sans section des fibres nerveuses. Elle guérit en 3 à 6 semaines.

neurasthénie n.f. Asthénie due au surmenage, accompagnée de signes fonctionnels cardiovasculaires et digestifs entraînant une insomnie, une sensation de grande fatigue et déterminant un état mental où dominent la tristesse, la crainte et l'indécision. Elle est actuellement assimilée à la dépression réactionnelle.

neurinome n.m. Tumeur généralement bénigne des nerfs périphériques, développée aux dépens des cellules de la gaine de Schwann.

neuroblaste n.m. **1.** Portion du feuillet externe de l'embryon qui se différenciera pour former le système nerveux. **2.** Cellule embryonnaire qui formera la cellule nerveuse adulte ou *neurone*.

neuroblastome n.m. Tumeur maligne développée aux dépens de la chaîne sympathique ou de la glande médullosurrénale, et qui est constituée de cellules ressemblant aux neuroblastes.

neurochirurgie n.f. Chirurgie du système nerveux.

neurocrine adj. Se dit des cellules du système nerveux qui sécrètent des substances ayant une activité de neurohormone (neuromédiateur par exemple).

neurofibromatose n.f. Affection génétique, héréditaire, autosomique dominante, caractérisée par la présence de multiples tumeurs cutanées, nerveuses (nerfs périphériques ou système nerveux central) et de taches cutanées ou muqueuses. SYN. *maladie de von Recklinghausen*.

neurofibrome n.m. Tumeur des nerfs périphériques développée aux dépens des cellules entourant les fibres nerveuses.

neurofibrosarcome n.m. Tumeur maligne développée aux dépens du tissu conjonctif au niveau de la base du cerveau et le long de la moelle, ainsi qu'au niveau des nerfs périphériques.

neurogliome n.m. **1.** Tumeur généralement bénigne formée de cellules nerveuses adultes différenciées. **2.** Tuméfaction formée à l'extrémité d'un nerf sectionné, et constituée par la prolifération des fibres nerveuses. On dit plutôt *névrome*.

neuroleptanalgésie n.f. Suppression de la sensibilité à la douleur obtenue en cours d'intervention par l'administration de drogues neuroleptiques. Elle est souvent associée à une anesthésie générale, car elle ne s'accompagne pas en elle-même de perte de la conscience.

neuroleptique n.m. et adj. Terme générique désignant l'ensemble des médicaments qui ont la propriété de bloquer l'activité du système nerveux. Ces agents sont très utilisés en anesthésie générale en raison de leurs propriétés sédatives, analgésiantes et anxiolytiques, ainsi qu'en psychiatrie pour leurs propriétés antipsychotiques.

neurolipidose n.f. Affection du métabolisme des lipides généralement héréditaire caractérisée par des accumulations de lipides dans différents organes, notamment le cerveau.

neurologie n.f. Branche de la médecine qui étudie le système nerveux et ses maladies.

neurolyse n.f. **1.** Libération chirurgicale d'un nerf, comprimé, englobé dans une cicatrice fibreuse. ***Neurolyse fasciculaire,*** libération des faisceaux constitutifs d'un nerf, lorsqu'existe une cicatrice fibreuse intranerveuse. **2.** Destruction d'un nerf par injection d'alcool dans celui-ci.

neuromédiateur n.m. Médiateur chimique permettant la transmission de la commande nerveuse aux cellules cibles/effectrices (par exemple l'acétylcholine pour le muscle) ou la transmission d'informations entre cellules nerveuses cérébrales. Il est constitué de petites protéines telles que la dopamine et la sérotonine. SYN. *neurotransmetteur.*

neurone n.m. Cellule nerveuse adulte comprenant un corps cellulaire et des prolongements. Certains d'entre eux, les *dendrites,* en forme d'arborisations nombreuses, conduisent l'influx nerveux vers les cellules et un autre, unique, ou *axone,* conduit l'influx nerveux de la cellule vers la périphérie.

neuropaludisme n.m. Forme grave de paludisme due à *Plasmodium falciparum,* se manifestant par une atteinte neurologique pouvant aller au coma profond, un état fébrile et une hypotonie musculaire avec aréflexie ostéotendineuse. On observe parfois une forme à expression psychiatrique, caractérisée par une confusion fébrile. Cliniquement, on constate une hépatosplénomégalie, un ictère, une anémie parfois associée à des convulsions, et un syndrome méningé. Il peut se compliquer d'insuffisance rénale, d'hémorragie et de collapsus circulatoire, d'hypoglycémie et de troubles de la conduction cardiaque. La mortalité est élevée en l'absence d'un traitement reposant sur la quinine par voie intraveineuse. SYN. *paludisme* ou *accès pernicieux.*

neuropathie n.f. Nom générique désignant toute affection du système nerveux périphérique.

neuropsychiatrie n.f. Branche de la médecine spécialisée dans les pathologies neurologiques et psychiatriques.

neuroradiologie n.f. Partie de la radiologie se consacrant à l'exploration du système nerveux. ***Neuroradiologie interventionnelle,*** partie de la radiologie se consacrant au traitement de certaines affections du système nerveux, par des sondes ou des instruments placés in situ par voie transcutanée, sous contrôle radioscopique. Elle permet d'éviter des interventions chirurgicales plus lourdes.

neurostimulant n.m. Médicament ou substance qui stimule le système nerveux central, à l'exception des amphétamines. On trouve par exemple la caféine, la théophylline, l'heptaminol, etc.

neurosyphilis n.f. Manifestation viscérale de la syphilis tertiaire, apparaissant plusieurs années après la contamination, et qui peut prendre deux formes, la paralysie générale, avec détérioration rapide des fonctions supérieures, et le tabès, se manifestant par une atteinte neurologique périphérique. Le traitement repose dans les deux cas sur la pénicilline G.

neurotensine n.f. Peptide hyperglycémiant qui stimule la libération d'hormones hypophysaires, provoque une contraction des muscles lisses, une vasodilatation artériolaire et une diminution de la sécrétion acide gastrique.

neurotomie n.f. Synonyme de *névrotomie.*

neurotonie n.f. Manifestation organique d'hyperémotivité, marquée par des réflexes ostéotendineux symétriques vifs ou une crise de tachycardie.

neurotoxine n.f. Toxine agissant sur le système nerveux central (toxine diphtérique ou tétanique, venins de serpents, etc.).

neurotransmetteur n.m. Synonyme de *neuromédiateur.*

neurotrope adj. Qui se fixe préférentiellement sur le système nerveux ou les nerfs. Ex. : *le virus de la poliomyélite est un virus neurotrope.*

neurotropisme n.m. Affinité pour le système nerveux que présentent certains micro-organismes, virus, substances chimiques, etc.

neurovégétatif, ive adj. Qui concerne le système nerveux autonome, sympathique et parasympathique.

neutralisant adj. Se dit d'une substance qui inhibe l'effet d'une autre substance, par exemple l'antigène et l'anticorps, l'acide et la base.

neutre adj. Se dit d'un milieu au pH égal à 7, qui n'est donc ni acide, ni basique, telle l'eau distillée.

neutro- Élément du latin *neuter,* « ni l'un ni l'autre », désignant habituellement la fixation sur les cellules de colorants neutres, ni acides, ni basiques. Ex. : *neutropénie.*

neutropénie n.f. Diminution plus ou moins importante du nombre des leucocytes polynucléaires neutrophiles dans le sang, dont la concentration devient inférieure à 1 500/mm^3.

neutrophile adj. Qui présente une affinité pour les colorants neutres, c'est-à-dire ni acides, ni basiques. ***Polynucléaires neutrophiles,*** variété de globules blancs du sang à noyau segmenté, doués de propriétés de mobilité et de phagocytose.

Neville (maladie de) Surcharge lipidique des viscères et du système nerveux central, voisine de la maladie de Niemann-Pick. Elle se manifeste par une paralysie oculomotrice, une hépatosplénomégalie, et on retrouve des histiocytes bleutés dans la moelle osseuse.

névr(o)- Voir *neur(o)-.*

névralgie n.f. Douleur siégeant sur le trajet d'un nerf et provoquée par la souffrance de celui-ci. ***Névralgie cervicobrachiale,*** douleur du cou et des membres supérieurs, siégeant dans le territoire des racines nerveuses du plexus brachial, parfois accompagnée de troubles vasomoteurs. ***Névralgie du trijumeau,*** douleur faciale unilatérale, constatée avant 50 ans, évoluant par crises très intenses et très brèves (1 ou 2 minutes), et d'évolution discontinue et capricieuse. Il existe une zone cutanée dont la stimulation déclenche la douleur, appelée zone gâchette. Le traitement repose sur le Tégrétol® ou le Rivotril®. La douleur peut être soit essentielle (sans cause décelable), soit secondaire à une pathologie neurologique (tumeur, sclérose en plaques, syringobulbie, etc.). SYN. *névralgie faciale.*

névraxe n.m. Ensemble du système nerveux central (encéphale et moelle épinière).

névrite n.f. Terme sous lequel on désigne, aujourd'hui, les lésions nerveuses d'origine inflammatoire ou dégénérative (en dépit de la terminaison en *-ite* qui devrait le réserver exclusivement aux affections inflammatoires). ***Névrite optique rétrobulbaire,*** atteinte du nerf optique débutant par un scotome central et se manifestant par une baisse de l'acuité visuelle et des douleurs oculaires. ABRÉV. *N.O.R.B.*

névrodermite n.f. Lésion cutanée très prurigineuse et entretenue par le prurit, localisée au cou, aux cuisses et aux organes ano-génitaux. Elle survient essentiellement au cours des névroses.

névroglie n.f. Tissu de soutien et nourricier du système nerveux central.

névrome n.m. Tumeur bénigne des nerfs formée de fibres nerveuses. Une forme particulière est consécutive à une section nerveuse ou à une amputation ; elle siège à l'extrémité du nerf sectionné et est formée par la prolifération de l'extrémité des fibres nerveuses. Voir aussi *neurogliome*.

névropathe n.m. Patient présentant une névrose, et conscient de ses troubles psychiatriques.

névrose n.f. Famille de maladies psychiatriques perturbant le comportement et la vie quotidienne du patient, qui est conscient de ses troubles mais ne peut les maîtriser. Le traitement peut passer par la psychothérapie. Ex. : *l'agoraphobie est une névrose.*

névrotomie n.f. Section ou incision d'un nerf effectuée pour soulager une névralgie, explorer les fibres nerveuses et les libérer. SYN. *neurotomie.*

newton n.m. Unité internationale de force (force qui exerce une accélération de 1 m/s^2 à une masse de 1 kg).

Nibiol® Antibactérien urinaire à action bactériostatique sur les germes à Gram positif et Gram négatif, utilisé en cas de cystites non compliquées. Nitroxoline en D.C.I.

niche n.f. Image radiologique d'un ulcère ou d'un cancer gastroduodénal. Le produit de contraste remplit la cavité pathologique et paraît en saillie sur le contour normal de l'organe quand elle est vue de profil (image d'addition) ou laisse une image persistante quand elle est vue de face (image en cocarde).

Nicobion® Médicament constitué de vitamine PP, administré par voie orale en prévention et dans le traitement de la pellagre.

Nicolas-Favre (maladie de) Maladie vénérienne, contagieuse, se traduisant par des ganglions inguinaux évoluant vers la suppuration, par des ulcérations des organes génitaux et des infections anorectales avec abcès, fistules et rétrécissement en cas d'inoculation par voie rectale.

nicotine n.f. Alcaloïde principal du tabac, puissant excitant du système neurovégétatif, et responsable d'une toxicité cardiovasculaire et d'une accoutumance.

nidation n.f. Implantation de l'ovule fécondé au niveau de la muqueuse utérine.

Nidrel® Médicament à visée cardiologique, de la famille des inhibiteurs calciques, indiqué dans le traitement de l'hypertension artérielle. Nitrendipine en D.C.I.

Niemann-Pick (maladie de) Maladie héréditaire transmise selon le mode récessif, et apparaissant dans la première enfance. Elle se caractérise par un arrêt du développement, des œdèmes, de la fièvre, des troubles digestifs, une hypertrophie de la rate et du foie, et une surcharge en lipides avec accumulation de sphingomyélines. Elle est due à un déficit enzymatique total en sphingomyélinase.

nifédipine n.f. Inhibiteur calcique utilisé dans l'angor stable, l'angor de Prinzmetal et le syndrome de Raynaud. Associée à l'aténolol, elle est utilisée dans l'hypertension artérielle, et commercialisée sous les noms de Béta-adalate® et Tenordate®. Elle est également présentée sous forme injectable par voie intracoronaire, administrée en cas d'angioplastie pour lever le spasme coronarien. D.C.I. de Adalate® et de Nifélate®.

Niflugel® Anti-inflammatoire non stéroïdien commercialisé sous forme de pommade facilitant son passage transcutané, afin d'obtenir une meilleure diffusion aux structures périarticulaires et articulaires. Il est utilisé en traitement symptomatique des entorses et des lésions musculaires bénignes. Acide niflumique en D.C.I.

Nifluril® Anti-inflammatoire non stéroïdien. Acide niflumique en D.C.I.

nihilisme n.m. Délire caractérisé par la négation de la réalité.

Nikolsky (signe de) Décollement anormal de l'épiderme, provoqué par la pression ou le frottement manuel sur des zones de peau apparemment saines. C'est un signe de destruction des adhérences normales des couches constituant la peau. On l'observe au cours de maladies cutanées bulleuses tel le pemphigus.

nimodipine n.f. D.C.I. du Nimotop®.

Nimotop® Médicament à visée neurologique, de la famille des inhibiteurs calciques, et à effet vasodilatateur artériel important, en particulier sur les vaisseaux cérébraux. Il est utilisé en prévention et en traitement des spasmes artériels cérébraux dans les suites d'une hémorragie méningée par rupture d'anévrisme cérébral. Nimodipine en D.C.I.

Nissen (intervention de) Fundoplicature à 360° de la partie haute et gauche de l'estomac autour du segment inférieur de l'œsophage, indiquée en cas de reflux gastro-œsophagien réfractaire au traitement médical, chez un sujet présentant une hypotonie du sphincter inférieur de l'œsophage, en l'absence de trouble moteur du corps de l'œsophage ou de contre-indication chirurgicale. Elle donne de bons résultats. Elle peut être pratiquée par cœlioscopie. Elle induit fréquemment une dysphagie transitoire postopératoire immédiate.

nitrendipine n.f. D.C.I. du Nidrel®.

Nitriderm® Médicament dérivé nitré, à l'action prolongée, et administré en cardiologie sous forme transcutanée adhésive pour prévenir les crises d'angor.

nitrite n.f. ***Nitrite urinaire,*** anomalie biologique semi-quantitative (exprimée par des signes +), recherchée à l'aide de bandelettes urinaires, et traduisant une infection urinaire.

nitrofuranes n.m.pl. Famille de médicaments aux propriétés bactériostatiques, antiseptiques et intestinales (Ercefuryl®, Panfurex®, etc.). On les utilise en cas de diarrhées bactériennes non invasives, d'infections bactériennes urinaires (Furadantine® et Microdoïne®), et de cystites non compliquées.

nitroxoline n.f. D.C.I. du Nibiol®.

Nivaquine® Antipaludéen utilisé en prévention ou en traitement curatif des infections à *Plasmodium falciparum.* Chloroquine en D.C.I.

Nizoral® Médicament antifongique imidazolé à large spectre, administré par voie orale dans les mycoses cutanéomuqueuses réfractaires ou les mycoses viscérales sévères. Kétoconazole en D.C.I.

nocardiose n.f. Infection bactérienne due à *Nocardia* (de la famille des actinomycoses), responsable de manifestations cutanées, pulmonaires et cérébrales.

nocebo n.m. Traitement inactif qui entraîne des effets indésirables d'origine psychique.

Nocertone® Antimigraineux utilisé dans le traitement de fond préventif des crises de migraine et de céphalées vasomotrices. Oxétorone en D.C.I.

nocicepteur n.m. Récepteur sensitif captant les excitations douloureuses.

nociceptif adj. Stimulus qui entraîne une lésion des téguments et responsable de douleurs.

Noctran® Psychotrope composé de neuroleptiques (phénothiazine) et de benzodiazépines, aux propriétés hypnotiques provoquant le sommeil. Il est utilisé dans le traitement des insomnies.

nodal, e, aux adj. Relatif à un nœud. ***Tissu nodal,*** faisceau nerveux assurant la conduction des stimuli contractiles des oreillettes jusqu'aux ventricules du cœur. Il est formé par le nœud de Keith et Flack situé dans la paroi de l'oreillette droite, le nœud d'Aschoff-Tawara situé dans la cloison interauriculaire et le faisceau de His qui en part et transmet par ses deux branches l'onde de dépolarisation aux deux ventricules. ***Rythme nodal,*** rythme cardiaque anormal correspondant à des excitations nées au niveau du noyau d'Aschoff-Tawara ; il comporte un ralentissement cardiaque à 40-50 battements par minute et des anomalies du tracé électrocardiographique.

nodosité n.f. Petite formation arrondie, circonscrite, plus ou moins ferme, apparaissant dans un tissu et qui a une évolution bénigne.

nodule n.m. Petite nodosité. ***Nodule chaud,*** nodule thyroïdien sécrétant des hormones thyroïdiennes de façon incontrôlée. Le terme chaud se réfère au fait que ce nodule fixe un excès d'iode radioactif à la scintigraphie, et est toxique du fait que cette sécrétion excessive d'hormones a des répercussions indésirables sur l'organisme. SYN. *toxique de la thyroïde.*

nœud n.m. **1.** Entrecroisement des fils dans la confection d'une ligature. **2.** Amas de cellules remplissant une fonction déterminée. Ex. : *Les nœuds du système nerveux autonome du cœur assurent la contraction cardiaque ; le nœud vital de Flourens est situé dans le plancher du 3e ventricule cérébral et comprend le centre respiratoire.*

Nolvadex® Antiœstrogène agissant par inhibition compétitive des effets des œstrogènes au niveau des tissus cibles, et notamment du sein. Il est indiqué dans les cancers du sein, en particulier en cas de métastases. Tamoxifène en D.C.I.

noma n.m. Lésion buccale ulcérée et gangréneuse due à une infection à bactéries anaérobies. Elle peut se compliquer de nécrose de la face.

Nonan® Médicament injectable constitué d'oligoéléments (cuivre, cobalt, zinc, sélénium, etc.) et utilisé pour prévenir et traiter les carences en oligoéléments pouvant notamment survenir lors des nutritions parentérales prolongées.

Noonan (syndrome de) Syndrome polymalformatif voisin du syndrome de Turner, se manifestant par des troubles du développement des fonctions supérieures, une atteinte cardiovasculaire (anomalie généralement sténosante de la valvule pulmonaire, myocardiopathie hypertrophique) et un lymphœdème. Toutefois le caryotype est 46 XX et les ovaires sont souvent normaux.

Nootropyl® Anti-ischémique proposé chez le sujet âgé pour améliorer les fonctions supérieures.

noradrénaline n.f. Peptide de la famille des catécholamines, précurseur de l'adrénaline, sécrété par la médullo-surrénale et les fibres postganglionnaires du système sympathique, et agissant comme neuromédiateur dans certaines terminaisons nerveuses. Son effet vasoconstricteur est utilisé dans le traitement des chocs.

noramidopyrine n.f. Molécule antalgique et antipyrétique puissante qui présente une toxicité hématologique avec un risque d'agranulocytose immunoallergique imprévisible et pouvant être mortelle. On la retrouve notamment dans l'Optalidon®, l'Avafortan® et la Viscéralgine forte®.

N.O.R.B. n.f. Abréviation de *névrite* optique rétrobulbaire.*

norfloxacine n.f. D.C.I. de la Noroxine®.

Normacol® Laxatif de la famille des mucilages, administré par voie orale ou en lavement hypertonique.

normocapnie n.f. Teneur normale du sang artériel en CO_2. Elle est normalement de 38 à 42 mmHg.

normochrome adj. Concentration corpusculaire moyenne en hémoglobine normale (32 à 36 %). Terme en général utilisé pour définir certaines anémies à concentration érythrocytaire d'hémoglobine normale.

normocytaire adj. Se dit d'une anémie qui présente des hématies de diamètre normal (80 à 95 µm^3).

Normosang® Dérivé sanguin administré par voie intraveineuse dans les crises de porphyries hépatiques.

Noroxine® Antibiotique de la famille des fluoroquinolones (quinolone de seconde génération), administré par voie orale dans le traitement d'infections urogénitales. Norfloxacine en D.C.I.

Norvir® Antiviral de la famille des antiprotéases, utilisé en association avec d'autres agents dans les infections par le V.I.H. à un stade avancé. Ritonavir en D.C.I.

noso- Élément du grec *nosos*, « maladie ». Ex. : *nosologie.*

nosocomial, e, aux adj. Relatif aux hôpitaux. Ex. : *infection nosocomiale.*

nosologie n.f. Étude des caractéristiques des différentes maladies (classification, causes, diagnostic, traitement, etc.).

nosophobie n.f. Crainte excessive de contracter des maladies.

Notésine® Antiparasitaire utilisé dans les infections par filaires. Diéthylcarbamazine en D.C.I.

Nothern blot Méthode de laboratoire d'analyse d'A.R.N. par isolement et séparation par migration, au cours d'une électrophorèse sur gel d'agarose.

nourrisson n.m. **1.** Enfant âgé de 1 mois à 2 ans. **2.** Autrefois enfant nourri au sein.

nouure n.f. Lésion dermatologique élémentaire se présentant sous la forme d'une tuméfaction, dure et circonscrite, enchâssée dans l'hypoderme.

nouveau-né n.m. Enfant de moins de vingt-huit jours, qui devient ensuite un nourrisson.

Novantrone® Médicament de la famille des anthracènediones, moins cardiotoxique que les anthracyclines. Il est utilisé dans les cancers du sein et les hémopathies malignes.

novocaïne n.f. Synonyme de *procaïne.*

Novopen® Stylo injecteur d'insuline par voie sous-cutanée.

noyau n.m. **1.** Élément constitutif de la cellule, contenant les éléments supports de l'hérédité. **2.** En anatomie, amas de cellules grises du système nerveux central. **3.** En pathologie, groupement d'éléments anormaux. Ex. : *noyau cancéreux, noyau tuberculeux.* ***Noyau caudé,*** structure cérébrale appartenant au corps strié, situé au contact du thalamus. ***Noyaux gris centraux,*** neurones formant la substance grise au sein de la substance blanche. Ex. : *le noyau caudé constitue les noyaux gris centraux.*

Nozinan® Neuroleptique de la famille des phénothiazines, à action sédative, utilisé dans les psychoses. Lévomépromazine en D.C.I.

N.P.R. (Abréviation de *ne pas réanimer*) Indication figurant sur les dossiers de patients dont une réanimation ne changerait pas le pronostic à court terme.

N.P.T. n.f. (Abréviation de *nutrition parentérale totale*) Alimentation administrée exclusivement par voie intraveineuse, au moyen d'un cathéter central, les apports par voie orale étant suspendus. On y recourt notamment en cas de maladie de Crohn sévère ou de poussée de pancréatite.

Nubain® Antalgique morphinique majeur, réservé aux hôpitaux et administré par voie parentérale. C'est un agoniste-antagoniste de la morphine : 10 mg de ce produit ont le même effet antalgique que 10 mg de morphine. Administré par voie intraveineuse, son action est rapide, en quelques minutes, et persiste de 3 à 6 heures. Nalbuphine en D.C.I.

nubile adj. Se dit d'une fille pubère et apte au mariage.

-nuclé(o)- Élément du latin *nucleus*, « noyau », entrant dans la composition de mots concernant le noyau de la cellule. Ex. : *polynucléaire*. Voir aussi *caryo-*.

nucléocapside n.f. Structure virale constituée de l'association de son A.D.N. et des protéines de sa capside. Elle a une forme hélicoïdale ou icosaédrique.

nucléole n.m. Corpuscule arrondi situé dans le noyau des cellules et jouant un rôle important au cours de la division cellulaire.

nucléoprotéine n.f. Protéine de structure complexe associant un acide nucléique et une protéine et retrouvée essentiellement dans les noyaux cellulaires.

nucléotide n.m. Composé chimique de base de l'acide désoxyribonucléique (A.D.N.), constitué d'une molécule glucidique, d'une molécule d'acide phosphorique et d'une molécule de base (adénine, cytosine, guanine ou thymine). Leur liaison les uns aux autres, en très longues chaînes, constitue l'A.D.N., support de l'hérédité.

nulligeste adj. Femme n'ayant jamais été enceinte.

nullipare n.f. et adj. Femme qui n'a jamais accouché.

numération n.f. Dénombrement des globules rouges et des globules blancs du sang. ***Numération et formule sanguine,*** étude et comptage de tous les éléments figurés du sang (globules rouges, globules blancs et plaquettes).

nummulaire adj. En forme de pièce de monnaie. Ex. : *crachat nummulaire*.

Nurofen® Antalgique périphérique de la famille des A.I.N.S. Ibuprofène en D.C.I.

nursing n.m. **1.** Ensemble des soins prodigués à un malade dépendant au cours d'une maladie grave, comme les bains de bouche, la prévention des escarres, l'administration d'une nutrition, etc., destinés à éviter les complications du décubitus ou de l'immobilisation prolongée. **2.** Partie des soins médicaux sous responsabilité des infirmiers et jouant un rôle essentiel pour assurer le succès du traitement.

-nutri- Élément du latin *nutrimentum*, « nourriture ». Ex. : *nutritionniste*.

nutriment n.m. Substance alimentaire assimilable directement par l'organisme sans subir les phénomènes de la digestion et qui, par conséquent, peut être administrée par voie intraveineuse.

Nutrison® Soluté de nutrition entérale, polymérique, permettant un apport équilibré en glucides, lipides et protéines, et dont 500 ml apportent 500 kcal. Il est administré par sonde gastrique.

nutrition n.f. **1.** Processus par lequel un être vivant absorbe des aliments, les transforme par la digestion et les utilise pour faire la synthèse de sa propre matière vivante ou pour produire de l'énergie. **2.** Étude des aliments, de leurs propriétés et de leur utilisation par l'organisme. ***Nutrition entérale,*** alimentation artificielle administrée au niveau du tube digestif (estomac, duodénum ou jéjunum), par sonde passée par voie nasale ou orale ou, si elle doit être prolongée, par stomie (à travers un orifice pratiqué par voie transcutanée). ***Nutrition parentérale totale,*** voir *N.P.T.*

nutritionniste n. Spécialiste des problèmes de la nutrition.

nyct- Élément du grec *nux, nuktos,* « nuit ». Ex. : *nyctalopie, nycthémère.*

nyctalopie n.f. Faculté qu'ont certains sujets ou animaux de voir la nuit.

nycthémère n.m. Espace de temps d'une durée de 24 heures, comprenant un jour et une nuit.

nymphomanie n.f. Augmentation pathologique des besoins sexuels chez la femme, pouvant être observée lors d'accès maniaques, d'états délirants, etc.

nystagmus n.m. Succession de mouvements oscillatoires, involontaires et saccadés du globe oculaire. Ces mouvements sont soit horizontaux (de gauche à droite et inversement), soit verticaux (de haut en bas et inversement), soit rotatoires. Ils sont dus à des clonies des muscles moteurs de l'œil en rapport avec des lésions nerveuses.

nystatine n.f. Médicament antifongique administré par voie orale ou vaginale, dans le traitement des candidoses digestives et vaginales. D.C.I. de Mycostatine®.

O Symbole chimique de l'oxygène.

O.A.D. n.f. (Abréviation d'*oblique antérieure droite*) Incidence utilisée lors des examens radiographiques.

O.A.G. n.f. (Abréviation d'*oblique antérieure gauche*) Incidence utilisée lors des examens radiographiques.

O.A.P. n.m. Abréviation d'*œdème* aigu pulmonaire.*

obésité n.f. Surpoids corporel dû à une augmentation de la masse grasse, qui devient morbide et présente un risque majeur de complications cardiovasculaires au-delà de 30 kg/m^2 de B.M.I., et articulaires au-delà de 35 kg/m^2. Voir *indice de Quetelet*.

objectif, ive adj. Se dit d'un signe clinique observé par le médecin lui-même, par opposition aux *signes subjectifs* qui ne sont perçus que par le malade.

obnubilation n.f. Ralentissement psychomoteur accompagné d'un obscurcissement de la conscience, souvent transitoire, observé après un traumatisme, une intoxication ou une convulsion.

observance n.f. Respect par le malade du protocole de son traitement et, plus largement, de toutes les prescriptions médicales qui le concernent. On utilise parfois également le terme impropre de compliance.

obsession n.f. Pensée génératrice d'angoisse qui s'impose au patient conscient de son caractère pathologique.

obstétrique n.f. Branche de la médecine qui traite de la grossesse et de l'accouchement.

obstructif adj. ***Syndrome obstructif,*** pathologie respiratoire caractérisée par une obstruction bronchique due à un spasme des muscles bronchiques, réversible grâce aux bêtamimétiques, ou à une inflammation de la muqueuse, répondant aux corticoïdes administrés en inhalation en cas d'asthme, ou encore à une fibrose non réversible en cas de bronchopneumopathie chronique obstructive. Il se manifeste, aux épreuves fonctionnelles respiratoires, par une baisse du volume expiratoire maximal par seconde (normal : 3,5 à 4 l/s) et du rapport de Tiffeneau (V.E.M.S./C.V., normal : 70 à 85 %).

obstruction n.f. Gêne ou obstacle sur le trajet d'un conduit ou d'un organe creux bloquant le transit des produits qui y circulent normalement.

obturation n.f. **1.** Fermeture à l'aide d'un appareil (obturateur) d'une ouverture anormale. **2.** Comblement d'une carie dentaire au moyen d'un amalgame, destiné à fermer hermétiquement la cavité de la carie et à suppléer la portion de dent disparue.

occipital, aux n.m. et adj. Os impair et médian situé à la partie postérieure de la base du crâne. S'articulant avec la première vertèbre cervicale, il est percé d'un orifice, le *trou (ou foramen) occipital,* qui livre passage au bulbe rachidien.

occipitalisation n.f. ***Occipitalisation de l'atlas,*** malformation de la charnière crâ-

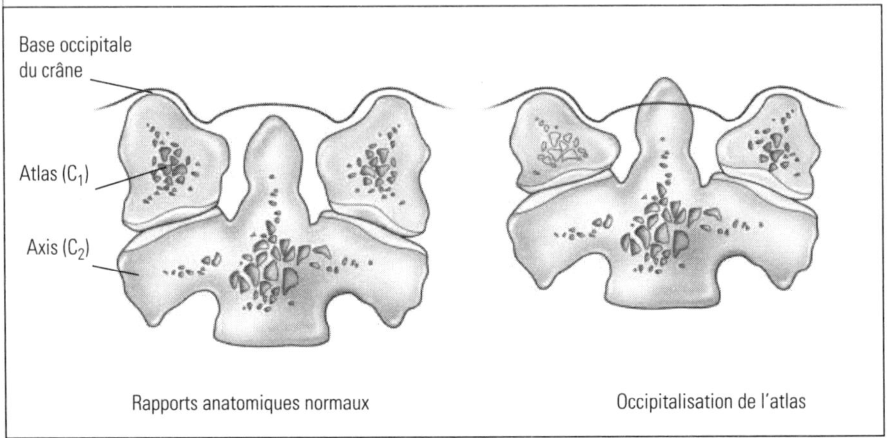

Occipitalisation de l'atlas.

niovertébrale où la première vertèbre cervicale (C1), ou atlas, est presque inexistante (voir *hypoplasie*). Elle s'associe souvent à une impression basilaire.

occlusion n.f. **1.** Rapprochement des bords d'un orifice naturel (les paupières, par exemple). **2.** Oblitération d'un conduit naturel. Ex. : *l'occlusion artérielle est responsable d'une ischémie.* ***Occlusion intestinale,*** arrêt du fonctionnement de l'intestin grêle et/ou du côlon, provoqué soit par un obstacle intraluminal tel qu'une tumeur ou un étranglement d'une anse sur une bride dans une hernie, soit par réflexe au cours d'une pathologie extra-intestinale, soit après une chirurgie abdominale (iléus réflexe). Elle se manifeste par un arrêt de l'expulsion des matières et des gaz, et des vomissements. On constate, sur les radiographies d'abdomen sans préparation debout, des niveaux hydroaériques. En cas d'obstacle organique, le traitement est généralement chirurgical en urgence, alors qu'il est médical en cas d'iléus réflexe, avec notamment aspiration gastrique.

ochronose n.f. Coloration brune des cartilages (oreilles, nez), des tendons et des sclérotiques constatée dans l'alcaptonurie.

octréotide n.m. Médicament hormonal analogue de l'hormone de croissance, diminuant les sécrétions pancréatiques et intestinales. Il est utilisé en cas d'acromégalie, en traitement des symptômes cliniques liés à certaines tumeurs neuroendocrines (flush, diarrhée), en traitement et en prévention des fistules pancréatiques et en cas d'hémorragies digestives par rupture de varices œsophagiennes. Il est généralement administré par voie sous-cutanée. Il est commercialisé sous le nom de Sandostatine®.

ocul(o)- Élément du latin *oculus,* « œil ». Ex. : *oculiste.* SYN. *ophtalm(o)-.*

oculiste n. Spécialiste des maladies des yeux. Terme désuet actuellement remplacé par *ophtalmologiste.*

oculocardiaque adj. ***Réflexe oculocardiaque,*** stimulation vagale induite par une compression oculaire entraînant un ralentissement du rythme cardiaque, et pratiquée pour réduire une tachycardie jonctionnelle.

oculogyre adj. Se dit des centres et des voies nerveuses qui font tourner les yeux. ***Crise oculogyre,*** spasme des muscles rotateurs du globe oculaire, qui fixe les yeux dans une attitude précise, le plus souvent vers le haut. Ce phénomène s'observe dans les encéphalites.

oculomoteur, trice adj. Qui provoque ou détermine les mouvements du globe oculaire. Ex. : *muscles ou nerfs oculomoteurs.*

ocytocine n.f. Hormone du lobe postérieur de l'hypophyse qui excite les contractions de l'utérus au moment de l'accouchement.

ocytocique adj. Se dit des substances qui stimulent les contractions du muscle lisse utérin et, par conséquent, accélèrent l'accouchement.

Oddi (sphincter d') Muscle circulaire entourant l'abouchement commun des voies biliaires et pancréatiques dans le duodénum.

oddipathie n.m. Maladie du sphincter d'Oddi, soit de nature tumorale comme l'ampullome vatérien, soit de nature fonctionnelle comme le spasme du sphincter d'Oddi, qui pourrait être responsable de pancréatite.

oddite n.f. Affection inflammatoire du sphincter d'Oddi.

odont(o)- Élément du grec *odous, odontos,* « dent ». Ex. : *odontologie.*

odontalgie n.f. Douleur dentaire.

odontoblaste n.m. Cellule dentaire formant l'ivoire.

odontoïde adj. En forme de dent. ***Apophyse odontoïde,*** apophyse en forme de dent, située sur la face supérieure de l'axis, qui s'articule avec l'atlas et permet les mouvements de rotation de la tête sur le cou.

odontologie n.f. Étude des dents et de leurs maladies.

odontome n.m. Tumeur dentaire bénigne, due à une prolifération du périoste du bulbe dentaire.

odontorragie n.f. Saignement consécutif à une extraction dentaire.

odorat n.m. Sens qui permet la perception des odeurs par l'intermédiaire du nerf olfactif, et de la majorité des goûts en dehors du sucré, du salé, de l'amer et de l'acide.

Odrik® Inhibiteur de l'enzyme de conversion de l'angiotensine trandolapril. Il est aussi commercialisé sous le nom de Gopten®.

-odynie Élément du grec *odunê,* « douleur », entrant dans la composition de mots concernant les phénomènes douloureux. Ex. : *coccygodynie.*

odynophagie n.f. Déglutition douloureuse due à des pathologies O.R.L. comme l'angine, ou à des troubles moteurs de l'œsophage.

œdème n.m. Infiltration séreuse de différents tissus consécutive à une rétention d'eau. Au niveau de la peau, il se traduit par un gonflement qui garde l'empreinte du doigt *(signe du godet).* Tous les autres tissus ou appareils peuvent être le siège d'un œdème : *œdème cérébral* (par tumeur ou traumatisme crânien), *œdème de Quincke** (d'origine allergique), *œdèmes généralisés* (ou *anasarque*) liés à une insuffisance cardiaque globale ou à une insuffisance hépatique ou rénale, *œdème localisé,* inflammatoire ou infectieux (abcès). Le mécanisme déclenchant l'œdème n'est pas unique : trouble du métabolisme de l'eau et du sel (rétention), diminution de la pression oncotique du plasma (hypoalbuminémie), stase veineuse, augmentation de la perméabilité capillaire ou blocage lymphatique. ***Œdème aigu pulmonaire,*** complication aiguë et grave de l'insuffisance cardiaque gauche, traduisant une inondation des alvéoles pulmonaires. Il se manifeste par une dyspnée et par des râles crépitants bilatéraux perceptibles à l'auscultation. Il nécessite un traitement par diurétiques d'action rapide (furosémide) et par dérivés nitrés administrés par voie intraveineuse. ***Œdème de Quincke,*** voir *Quincke (œdème de).*

Œdipe (complexe d') Étape de maturation psychique accompagnée de sentiments contradictoires, qui survient chez l'enfant entre 3 et 5 ans. Il se manifeste par un amour exclusif du parent du sexe opposé et une jalousie et une hostilité vis-à-vis du parent de même sexe. En l'absence de résolution, il existe un risque de névrose.

œil n.m. Organe pair de la vision, situé dans l'orbite et relié au cerveau par le nerf optique.

œnolisme n.m. Alcoolisme provoqué par l'abus exclusif de vin.

œso-duodénostomie n.f. Modalité de rétablissement de la continuité digestive après ablation totale de l'estomac, l'œsophage étant anastomosé directement au duodénum.

œsofibroscopie n.f. Examen visuel de l'œsophage au moyen d'un fibroscope. On dit aussi *œsophagofibroscopie.* Voir aussi *œsophagoscopie.*

œsogastrectomie n.f. Excision chirurgicale complète ou partielle de l'estomac et de l'œsophage.

œso-gastro-duodénofibroscopie n.f. Examen visuel de l'œsophage, de l'estomac et du duodénum, au moyen d'un fibroscope.

œso-gastro-jéjunostomie n.f. Opération consistant à remplacer l'œsophage thoracique oblitéré par un segment de jéjunum placé soit sous la peau en avant du sternum, soit en arrière du sternum, soit dans le lit de l'œsophage et anastomosé en haut à l'œsophage cervical et en bas à l'estomac. On dit aussi *œsophago-jéjuno-gastrostomie.*

œso-gastrostomie n.f. **1.** Anastomose entre l'œsophage et le corps de l'estomac destinée à rétablir la continuité digestive après une gastrectomie polaire supérieure. **2.** Anastomose latérolatérale entre la partie basse de l'œsophage thoracique et la grosse tubérosité de l'estomac, destinée à pallier un rétrécissement du bas œsophage. On dit aussi *œsophago-gastrostomie.*

œso-jéjunostomie n.f. Anastomose entre l'œsophage et le jéjunum pratiquée pour rétablir la continuité digestive après une gastrectomie totale ou, à titre palliatif, en cas de cancer inextirpable du cardia. On dit aussi *œsophago-jéjunostomie.*

œsophage n.m. Segment du tube digestif faisant suite au pharynx et aboutissant à l'estomac. Dans son trajet, il traverse successivement le cou, le thorax et l'abdomen.

œsophagectomie n.f. Ablation chirurgicale totale ou partielle de l'œsophage.

œsophagite n.f. Inflammation aiguë ou chronique de l'œsophage.

œsophago-cardiotomie n.f. Opération consistant à inciser longitudinalement la couche musculaire du cardia et la partie voisine de l'œsophage en respectant la muqueuse, en cas de cardiospasme avec mégaœsophage ou de rétrécissement du cardia.

œsophago-colo-gastrostomie n.f. Remplacement de l'œsophage thoracique par un segment de côlon interposé entre l'œsophage cervical et l'estomac, et placé soit dans le thorax, soit en arrière du sternum, soit en avant de lui, sous la peau. SYN. *œsophago-coloplastie.*

œsophago-coloplastie n.f. Synonyme d'*œsophago-colo-gastrostomie.*

œsophagofibroscopie n.f. Voir *œsofibroscopie.*

œsophago-gastroplastie n.f. Remplacement de l'œsophage thoracique par l'estomac entier ou par un tube taillé sur l'estomac le long de la grande courbure, ascensionné soit en avant du sternum sous la peau, soit en arrière du sternum, soit dans le thorax, et anastomosé à l'œsophage cervical.

œsophago-gastrostomie n.f. Voir *œso-gastrostomie.*

œsophago-jéjuno-gastrostomie n.f. Voir *œso-gastro-jéjunostomie.*

œsophago-jéjunostomie n.f. Voir *œso-jéjunostomie.*

œsophagoplastie n.f. Nom générique désignant toutes les interventions chirurgicales visant à remplacer un œsophage pathologique ou à court-circuiter un obstacle œsophagien inextirpable (ou l'estomac entier), au moyen d'un tube cutané ou d'un tube gastrique, ou d'un segment de jéjunum ou de côlon anastomosé à l'œsophage au-dessus de la zone altérée.

œsophagoscopie n.f. Examen visuel de l'œsophage au moyen d'un endoscope. Voir aussi *œsofibroscopie.*

œsophagotomie n.f. Ouverture chirurgicale de l'œsophage pour extraction d'un corps étranger, ablation d'une tumeur bénigne pédiculée, etc.

œstradiol n.m. Principale hormone œstrogène sécrétée par l'ovaire.

œstriol n.m. Précurseur de l'œstrogène, sécrété par les glandes surrénales, au pouvoir œstrogénique inférieur à celui de l'œstradiol.

Œstrogel® Œstradiol-17-bêta naturel administré par voie transcutanée, en œstrogénothérapie substitutive après la ménopause ou en cas d'insuffisance ovarienne suite à une ovariectomie par exemple.

œstrogène n.m. Hormone stéroïdienne sécrétée par les ovaires, le placenta, les glandes surrénales et certaines cellules testiculaires. Il stimule la croissance des organes génitaux et des caractères sexuels secondaires féminins.

œstrogénique adj. Se dit d'une substance qui a les caractères et/ou propriétés hormonales des œstrogènes.

œstrogénothérapie n.f. Administration d'œstrogènes associés à des progestatifs, généralement par voie percutanée, en substitution d'une production hormonale insuffisante.

œstrone n.f. Hormone œstrogène sécrétée par les ovaires, responsable de l'épaississement de la muqueuse utérine en vue d'accueillir l'œuf et de l'apparition des caractères sexuels féminins secondaires.

œstroprogestatif n.m. Classe de médicaments associant un œstrogène et un progestatif (voir *pilule* contraceptive*).

œstrus n.m. Phase d'ovulation pendant laquelle la fécondation est possible.

œuf n.m. Cellule résultant de la fécondation d'un ovule par un spermatozoïde, qui se divise avant d'atteindre l'utérus où il va s'enfouir dans la muqueuse pour donner naissance à un embryon puis un fœtus et ses annexes (placenta, cordon).

officinal, ale, aux adj. Relatif à une préparation magistrale effectuée par un pharmacien.

Oflocet® Antibiotique de la famille des fluoroquinolones, administré par voie orale ou intraveineuse toutes les 12 heures. Ofloxacine en D.C.I.

Ogast® Antisécrétoire gastrique puissant, de la famille des inhibiteurs de la pompe à protons. Il est aussi commercialisé sous le nom de Lanzor®. Lansoprasol en D.C.I.

O.G.E. n.m.pl. Abréviation d'*organes* génitaux externes.*

O.G.I. n.m.pl. Abréviation d'*organes* génitaux internes.*

Ogilvie (syndrome d') Dilatation colique aiguë sans obstacle organique, favorisée par une hypokaliémie ou une hypocalcémie, une prise de psychotropes et la période postopératoire. Elle se manifeste par un gonflement abdominal important et diffus et une distension colique sévère, avec risque de perforation cæcale. Elle nécessite un traitement par exsufflation pratiqué au cours d'une coloscopie avec mise en place d'une canule de Faucher pour éviter les récidives précoces, une correction des facteurs déclenchants, et peut parfois nécessiter une intervention.

Ogino (méthode) Méthode de contraception prônant l'abstention des rapports sexuels entre le 10e et le 18e jours du cycle menstruel, période où survient l'ovulation et où la femme est féconde. C'est une méthode incertaine du fait de la variation menstruelle individuelle.

O.I.D.A. (Abréviation d'*occipito-iliaque droite antérieure*) Présentation occipito-iliaque droite antérieure du fœtus à l'accouchement, rare, au moment de l'engagement dans le bassin.

-oïde Élément du grec *eidos*, « aspect », entrant dans la composition de nombreux mots dans le sens de « en forme de, qui ressemble à ». Ex. *amiboïde, odontoïde.* Voir aussi *-morphe.*

O.I.D.P. (Abréviation d'*occipito-iliaque droite postérieure*) Présentation occipito-iliaque droite postérieure du fœtus à l'accouchement au moment de l'engagement dans le bassin.

O.I.D.T. (Abréviation d'*occipito-iliaque droite transverse*) Présentation occipito-iliaque droite transverse du fœtus à l'accouchement au moment de l'engagement dans le bassin.

O.I.G.A. (Abréviation d'*occipito-iliaque gauche antérieure*) Présentation occipito-iliaque gauche antérieure du fœtus à l'accouchement au moment de l'engagement dans le bassin. C'est la présentation la plus fréquente.

oignon n.m. Terme désignant communément un durillon d'appui dû à la compression par la chaussure au niveau d'une désaxation de l'articulation métatarso-phalangienne du gros orteil.

O.I.G.P. (Abréviation d'*occipito-iliaque gauche postérieure*) Présentation occipito-iliaque gauche postérieure du fœtus à l'accouchement au moment de l'engagement dans le bassin.

O.I.G.T. (Abréviation d'*occipito-iliaque gauche transverse*) Présentation occipito-iliaque gauche transverse du fœtus à l'accouchement au moment de l'engagement dans le bassin.

O.K.T.3. Immunosuppresseur constitué d'anticorps monoclonaux murins dirigés contre les lymphocytes T (T3). Il est administré par voie intraveineuse pendant 10 à 14 jours pour traiter un rejet aigu d'organe après transplantation. Il est commercialisé sous le nom de Orthoclone OKT3®.

-ole Suffixe diminutif indiquant la petite taille. Ex. : *artériole.* Voir aussi *-ette, micro-, -ule.*

olécrâne n.m. Apophyse volumineuse de l'extrémité supérieure de l'ulna (cubitus) formant la saillie osseuse de la face postérieure du coude. Il est articulé avec la trochlée de l'extrémité inférieure de l'humérus.

olfact- Élément du latin *olfactus*, « odorat ». Ex. : *olfactométrie.* SYN. *osm-.*

olfactif, ive adj. Relatif à l'odorat.

olfaction n.f. **1.** Faculté de sentir. **2.** Odorat.

olig(o)- Élément du grec *oligos*, « petit, peu nombreux ». Ex. : *oligoélément, oligurie.*

oligoamnios n.m. Volume de liquide amniotique insuffisant (inférieur à 200 ml) au 3e trimestre de la grossesse.

oligoanurie n.f. Diminution extrême de la diurèse, proche de son absence totale.

oligoarthrite n.f. Syndrome inflammatoire articulaire ne touchant qu'un petit nombre d'articulations.

oligoasthénospermie n.f. Diminution du nombre de spermatozoïdes (inférieur à 20 millions/ml), ainsi que de leur mobilité.

oligodendrocyte n.m. Cellule de la névroglie entourant les axones de la substance blanche du système nerveux central et comportant peu de prolongements cellulaires.

oligodipsie n.f. Diminution de la sensation de soif.

oligoélément n.m. Élément chimique (métal ou métalloïde), présent dans l'organisme à doses infinitésimales mais indispensable à la vie. Le zinc, le fluor, le magnésium, l'iode, le cobalt, le cuivre, le fer, le manganèse en sont les principaux ; ils doivent obligatoirement être apportés par l'alimentation.

oligoméganéphronie n.f. Diminution du nombre des néphrons dans le rein avec augmentation de leur taille.

oligoménorrhée n.f. Diminution de l'importance de l'écoulement menstruel, les règles étant à la fois plus courtes et moins abondantes.

oligonucléotide n.m. Courte chaîne formée seulement d'une dizaine de nucléotides.

oligophrénie n.f. Nom générique désignant les insuffisances du développement des facultés mentales.

oligopnée n.f. Diminution de la ventilation pulmonaire provoquée par le ralentissement du rythme respiratoire et la diminution d'amplitude des mouvements respiratoires. Elle peut résulter d'une atteinte des centres respiratoires, d'un traumatisme du thorax ou d'un épanchement pleural volumineux.

oligosaccharide n.m. Composé glucidique formé d'un petit nombre de molécules de sucres simples.

oligospanioménorrhée n.f. Durée excessive du cycle menstruel qui se prolonge plus de 45 jours.

oligospermie n.f. Diminution du nombre des spermatozoïdes contenus dans le sperme.

oligurie n.f. Diminution de la quantité des urines.

olisthésis n.m. ***Olisthésis vertébral,*** glissement des vertèbres lombaires avec mouvement rotatoire, généralement entre les vertèbres L3 et L4, pouvant être responsable de douleurs rachidiennes.

Ollier (maladie d') Chondromatose multiple du squelette, qui présente des masses cartilagineuses intraosseuses unilatérales ayant tendance à se calcifier, localisée essentiellement au niveau métaphysaire. Elle est responsable d'un raccourcissement ou d'une déformation des os atteints. Les tumeurs sont rarement visibles.

Ollier-Thiersch (greffe d') Méthode de greffe de peau utilisant des lambeaux cutanés dermoépidermiques.

om- Élément du grec *ômos*, « épaule » entrant dans la composition de mots concernant l'articulation de l'épaule. Ex. : *omarthrose.*

omarthrose n.f. Rhumatisme chronique dégénératif de l'articulation de l'épaule.

-omatose Élément associant les suffixes *-oma* et *-ose*, pour désigner des affections caractérisées par la formation de tumeurs multiples. Ex. : *adénomatose*, *lipomatose.*

ombilic n.m. Cicatrice de l'implantation du cordon ombilical, située au centre de la paroi abdominale.

ombilication n.f. Formation d'une dépression au centre d'une tuméfaction, d'aspect similaire à la dépression de l'ombilic.

ombiliqué, e adj. Se dit d'une lésion déprimée en son centre. Ce terme se rapporte généralement à une lésion cutanée, par exemple en cas de *Molluscum contagiosum.*

Ombrédanne (procédé d') Méthode de traitement orthopédique des fractures de la clavicule chez l'enfant, consistant à immobiliser, par un bandage, le coude rejeté derrière le thorax, l'avant-bras, fléchi à angle droit, étant placé derrière le dos.

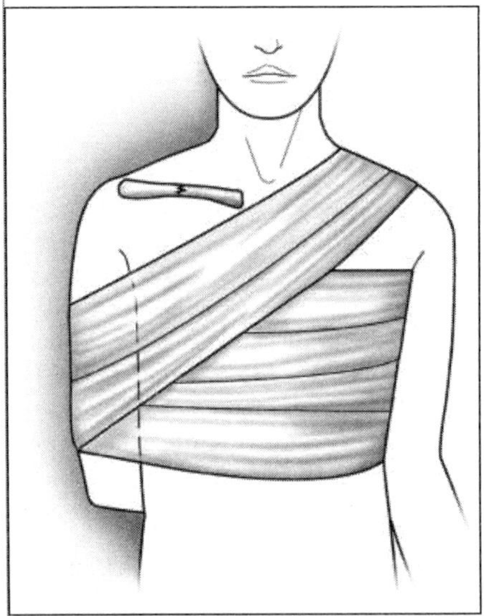

Procédé d'Ombrédanne.

ombrelle n.f. **1.** Dispositif oblitérant que l'on introduit par un vaisseau périphérique et que l'on déploie à la manière d'une ombrelle pour obturer un canal artériel, une communication interauriculaire ou interventriculaire. **2.** Dispositif introduit dans la veine cave inférieure à partir d'une veine périphérique, et déployé pour empêcher la migration de caillots provenant d'une phlébite des membres inférieurs, et donc prévenir les embolies pulmonaires. Ces filtres-ombrelles ressemblent, une fois déployées, aux baleines d'un parapluie. Contrairement aux précédents dispositifs, ils ne sont pas totalement obstructifs mais jouent un simple rôle de filtre destiné à bloquer les caillots.

-ome Suffixe du grec *ome*, « tumeur ». Ex. : *fibrome*, *épithélioma*. On trouve aussi *-oma.*

oment- Élément du grec *omentos*, « épiploon ». Ex. : *omentopexie.*

omental, e, aux adj. Relatif à l'épiploon.

omentectomie n.f. Ablation chirurgicale de tout ou partie du grand épiploon.

omentite n.f. Inflammation du grand épiploon.

omentopexie n.f. Fixation chirurgicale du grand épiploon à la paroi abdominale.

omentotomie n.f. Incision du grand épiploon permettant l'accès à la cavité qui se trouve à sa partie postérieure, au cours d'une intervention chirurgicale abdominale.

omentum n.m. Repli du péritoine unissant la petite courbure de l'estomac au hile du foie (*petit épiploon*) et contenant les vaisseaux hépatiques et la voie biliaire. Un autre repli (*grand épiploon*), infiltré de graisse, est appendu à la grande courbure de l'estomac et recouvre l'intestin par l'avant. SYN. *épiploon.*

oméprazole n.m. Antisécrétoire gastrique de la famille des inhibiteurs de la pompe à protons. Il est commercialisé sous les noms de Mopral® et de Zoltum®.

Omix® Médicament urologique aux propriétés alpha-1-bloquantes, utilisé dans le traitement des manifestations fonctionnelles de dysurie de l'adénome de la prostate pour faciliter la miction. Il est aussi commercialisé sous le nom de Josir®. Tramsulosine en D.C.I.

omni- Élément du latin *omnis*, « tout ». Ex. : *omnipraticien.*

omnipraticien, enne n. Synonyme de *médecin* généraliste.*

omoplate n.f. Os pair plat et triangulaire situé à la partie postérosupérieure et latérale du thorax, et formant la partie postérieure de la ceinture scapulaire. Elle s'articule avec l'humérus, os du bras.

omphal- Élément du grec *omphalos,* « nombril ». Ex. : *omphalocèle.*

omphalectomie n.f. Ablation chirurgicale de l'ombilic.

omphalite n.f. Inflammation de l'ombilic observée chez le nouveau-né.

omphalocèle n.f. Hernie, par l'orifice ombilical, d'un ou plusieurs viscères abdominaux. Le terme d'*omphalocèle* évoque une hernie de grand volume, celui de *hernie ombilicale,* une hernie de petit volume.

omphalotomie n.f. Section du cordon ombilical après la naissance.

O.M.S. n.f. (Abréviation d'*Organisation mondiale de la santé*) Administration dépendant de l'O.N.U., dont la mission est de prévenir les épidémies et les maladies à forte prévalence ou incidence, de recueillir les données épidémiologiques, d'aider à la recherche médicale, de normaliser les pratiques médicales et de diffuser l'information, dans le but d'améliorer le niveau sanitaire à l'échelle planétaire.

onanisme n.m. Synonyme de *masturbation.*

onchocercose n.f. Maladie parasitaire due à la filaire *Onchocerca volvulus,* transmise par la piqûre de la mouche *simulie,* ayant plusieurs manifestations : éruption cutanée prurigineuse provoquée par de petits nodules sous-cutanés contenant des vers, lésions oculaires avec des risques de cécité par kératite, iridocyclite ou choriorétinite.

onchocerque n. m. Parasite de la famille des filaires, responsable de l'onchocercose. SYN. *Onchocerca volvulus.*

oncocyte n.m. Cellule observée dans l'épithélium canalaire de la plupart des glandes de l'organisme, qu'elles soient exocrines (salivaires) ou endocrines (thyroïde).

oncocytome n.m. Tumeur généralement bénigne, de structure glandulaire, observée dans différents organes ou glandes.

oncogène **1.** n.m. Gène capable de provoquer une cancérisation. **2.** adj. Qui entraîne une prolifération tumorale.

oncogenèse n.f. Étude de la formation des tumeurs, de leur croissance et des facteurs les favorisant.

oncologie n.f. Branche de la médecine qui étudie les tumeurs.

oncostatique adj. Qui stoppe l'évolution des tumeurs, en parlant d'un traitement.

oncotique adj. Voir *pression* oncotique.*

Oncovin® Médicament de la famille des alcaloïdes de la pervenche, utilisé en chimiothérapie anticancéreuse, soit en monothérapie dans la leucémie, soit en association à d'autres molécules dans la maladie de Hodgkin ou certains sarcomes ou myélomes. Vincristine en D.C.I.

oncovirus n.m. Virus capable de déclencher la cancérisation des cellules, en y introduisant son génome.

onction n.f. Application cutanée d'une pommade, sans massage.

onde n.f. ***Onde delta,*** onde située, sur le tracé de l'E.C.G., au début du complexe ventriculaire QRS qui se trouve donc élargi d'autant, et qui signe une excitation ventriculaire anticipée telle que celle correspondant à l'excitation du faisceau accessoire de Kent en cas de syndrome de Wolf-Parkinson-White. ***Onde P,*** onde positive du tracé d'un E.C.G., qui précède le complexe ventriculaire QRS, et qui correspond à la contraction (dépolarisation) des oreillettes. ***Onde Q,*** onde négative sur l'E.C.G., située au début du complexe ventriculaire. Son amplitude augmente en cas d'infarctus du myocarde soit à un stade tardif, soit à un stade séquellaire. ***Onde T,*** onde positive sur l'E.C.G., faisant suite au complexe ventriculaire QRS, et correspondant à la repolarisation ventriculaire. ***Onde U,*** onde E.C.G. positive inconstante, située entre le complexe QRS et l'onde T, dont l'amplitude est augmentée par la prise de médicaments antiarythmiques ou par l'hypokaliémie, et témoignant d'un risque de trouble du rythme ventriculaire (torsade de pointes par exemple).

Ondine (maladie d') Hypoventilation alvéolaire primitive d'origine centrale, responsable d'une hypoxie, d'une hypercapnie et d'une acidose respiratoire chronique. Son origine est inconnue et il n'existe pas de maladie neuromusculaire ou d'obstacle sur les voies respiratoires. Elle se manifeste par des apnées prolongées sans dyspnée, une cyanose et une somnolence diurne, et se complique d'une insuffisance cardiaque droite avec hypertension artérielle pulmonaire. Les épreuves fonctionnelles respiratoires sont normales. Maladie rare, évoluant par poussées, elle est favorisée ou aggravée par des infections pulmonaires ou la prise de médicaments dépresseurs respiratoires. Elle nécessite un traitement par ventilation assistée, généralement suffisant pendant le sommeil.

One-touch® Bandelette réactive qui permet de déterminer la glycémie capillaire au moyen de lecteurs spécifiques. Elle est utilisée par le diabétique insulinodépendant qui assure son autosurveillance en tenant un carnet des résultats.

ongle n.m. Couche cornée épaisse et dure recouvrant la face dorsale de l'extrémité des doigts et des orteils. ***Ongle incarné,*** inflammation d'un ou des deux sillons péri-unguéaux du gros orteil due à une pousse de l'ongle trop en profondeur, ses bords venant s'enclaver dans ces sillons.

onglée n.f. Douleur cuisante des extrémités des doigts due au froid. C'est le premier degré de la gelure.

onguent n.m. Forme galénique d'un médicament mélangé à un excipient gras pour pénétrer par voie cutanée.

onir- Élément du grec *oneiros*, « rêve ». Ex. : *onirisme*.

onirique adj. Relatif aux rêves.

onirisme n.m. Variété de délire subaigu ressemblant à un rêve ou à un cauchemar que l'on ferait tout en restant éveillé. Le patient a des visions terrifiantes, des hallucinations qu'il mélange avec la réalité ambiante. Cette forme de délire est fréquente dans l'alcoolisme chronique.

onirogène adj. Qui provoque des rêves.

on-off (phénomène) Alternance brutale de blocage et de reprise de mouvements, due à une irrégularité de l'action du traitement de la maladie de Parkinson, généralement trop dosé en L-dopa. Il faut adapter le traitement en fractionnant les doses.

ontogenèse n.f. Ensemble des modifications permettant à un œuf fécondé de se transformer en individu adulte.

onych(o)- Élément du grec *onux, onukhos*, « ongle ». Ex. : *onychomycose*. Voir aussi *ungué-*.

onychie n.f. Inflammation de la matrice unguéale.

onychogryphose n.f. Hypertrophie de l'ongle qui s'épaissit et se recourbe parfois en griffe. On l'observe essentiellement aux orteils et chez le sujet âgé.

onycholyse n.f. Décollement d'un ongle s'étendant progressivement du bord libre jusqu'à la matrice. L'espace libre sous-unguéal se comble de kératine, donnant une couleur blanche et opaque à la partie de l'ongle ainsi décollée. Elle est observée en cas d'anémie par carence martiale, et il en existe aussi des formes familiales.

onychomadèse n.f. Maladie unguéale caractérisée par une altération de la racine de l'ongle qui finit par tomber. Il existe des formes familiales ou acquises d'origine infectieuse ou traumatique.

onychomalacie n.f. Ramollissement des ongles.

onychomycose n.f. Maladie de l'ongle provoquée par des champignons parasites.

onychophagie n.f. Habitude de se ronger les ongles.

onychorrhexis n.m. Fragilité des ongles, responsable de fissurations longitudinales.

onychoschisis n.m. Clivage ou décollement unguéal.

onyxis n.m. Lésion inflammatoire ou infectieuse des ongles. L'ongle incarné accompagné d'infection en est une variété.

oophor- Élément du grec *ôon,* « œuf », signifiant « qui porte, qui produit des œufs », entrant dans la composition de mots relatifs aux ovaires. Voir aussi les suffixes *ov-, ovar-,* plus courants.

oophoralgie n.f. Douleur siégeant au niveau de l'ovaire, sans lésion anatomique de celui-ci.

oophorectomie n.f. Synonyme d'*ovariectomie.*

oophoro-salpingectomie n.f. Ablation de l'ovaire et de la trompe utérine, avec conservation de l'utérus. On dit aussi *ovario-salpingectomie, salpingo-ovariectomie.*

oosporose n.f. Infection mycosique à *Oospora*, localisée au niveau de la peau, des muqueuses, de l'intestin, voire du poumon ou du cerveau.

O.P. (Abréviation d'*occipitopubienne*) Présentation occipitopubienne du fœtus à l'accouchement au moment de l'engagement dans le bassin. L'occiput est en regard de la symphyse pubienne au passage dans le détroit inférieur.

opacification n.f. **1.** Injection d'un produit de contraste radio-opaque à l'intérieur d'une cavité naturelle ou d'un trajet fistuleux avant un examen radiologique. **2.** Lésion cicatricielle ou dégénérative rendant opaque une zone anatomique normalement transparente, comme la cornée ou le cristallin.

opacité n.f. Zone qui ne laisse pas passer les rayons X, et qui forme une ombre blanche au niveau d'une pathologie pulmonaire.

Opalski (syndrome d') Syndrome neurologique alterne dû à une lésion du tronc cérébral et se manifestant par l'association d'un syndrome de Wallenberg et d'un syndrome pyramidal homolatéral à la lésion.

OP'-DDD n.m. Anticortisolique de synthèse, perturbant le métabolisme périphérique du cortisol, administré par voie orale, et utilisé dans le traitement de la maladie de Cushing. SYN. *mitotane.*

opercule n.m. Structure anatomique formant un couvercle qui ferme un orifice. ***Opercule rolandique,*** partie inférieure des circonvolutions cérébrales frontales et pariétales ascendantes surplombant la scissure de Sylvius et le pied de la troisième circonvolution frontale.

opéron n.m. Segment de chromosome portant des gènes de structure et un gène régulateur qui déclenche la transcription en A.R.N. messager.

ophiadisme n.m. Pathologie et symptômes dus à la morsure d'un serpent venimeux.

ophiase n.f. Chute de cheveux localisée à la nuque et l'arrière des oreilles, due à une mycose.

ophtalm(o)- Élément du grec *ophtalmos*, « œil ». Ex. : *ophtalmoscope*. SYN. *ocul(o)-*.

ophtalmie n.f. Nom générique désignant les inflammations de l'œil. ***Ophtalmie des neiges,*** atteinte conjonctivale et cornéenne due aux rayons ultraviolets, qui survient au cours d'un séjour en altitude en l'absence de protection oculaire, et qui apparaît 12 à 24 heures après l'exposition. Elle se manifeste par des douleurs oculaires intenses, une photophobie et parfois une ulcération cornéenne. L'évolution est généralement favorable et sans séquelle.

ophtalmique adj. Relatif à l'œil. ***Nerf ophtalmique,*** branche terminale du nerf trijumeau, assurant l'innervation sensitive de la face.

ophtalmodynamographie n.f. Enregistrement des battements de l'artère centrale de la rétine.

ophtalmologie n.f. Discipline médicale consacrée à l'étude de l'œil et de ses maladies.

ophtalmologiste n.m. Médecin spécialisé dans les maladies des yeux.

ophtalmomètre n.m. Appareil utilisé en ophtalmologie pour mesurer les anomalies de courbure de la cornée en cas d'astigmatisme.

ophtalmométrie n.f. Détermination de l'indice de réfraction des milieux transparents de l'œil.

ophtalmopathie n.f. Nom générique désignant les maladies de l'œil.

ophtalmoplastie n.f. Chirurgie qui modifie la forme de l'œil, notamment la courbure de la cornée, pour corriger les myopies importantes, ou pour reconstruire l'œil et ses annexes après un accident.

ophtalmoplégie n.f. Paralysie des muscles moteurs du globe oculaire.

ophtalmoscope n.m. Appareil permettant l'éclairage et l'examen du fond de l'œil.

opiacé, e n.m. et adj. Médicament constitué exclusivement ou partiellement de dérivés de l'opium (morphine, codéine).

opioïde adj. Dont les effets ou la structure ressemblent à ceux de l'opium.

opiomanie n.f. Dépendance à l'opium ou aux substances apparentées.

opisthorchiase n.f. Maladie parasitaire due à la douve, et traitée par Biltricide® (praziquantel en D.C.I.).

Opisthorchis Parasite de la famille des douves, de localisation biliaire.

opisthotonos n.m. Contracture musculaire généralisée, mais prédominant sur les muscles extenseurs du tronc et des membres, observée notamment au cours du tétanos, de l'hystérie et des méningites avec hypertension intracrânienne.

opium n.m. Substance végétale extraite du pavot, contenant des alcaloïdes comme la morphine et la codéine, et ayant une action antalgique en thérapeutique. Elle est modifiée chimiquement en de nombreux dérivés utilisés notamment en anesthésie, ou en héroïne par les toxicomanes.

opo- Élément du grec *opos*, « suc », entrant dans la composition de mots concernant les sucs et les extraits glandulaires. Ex. : *opothérapie*.

opothérapie n.f. Emploi thérapeutique de glandes ou d'organes animaux, soit à l'état naturel, soit à l'état d'extraits.

Oppenheim (maladie d') Maladie cutanée due à une exposition solaire, se manifestant par des lésions élémentaires bulleuses qui évoluent en zones cutanées pigmentées ou décolorées.

Oppenheim (réflexe d') Extension du gros orteil au cours d'une flexion forcée du pied ou du frottement de la crête tibiale, traduisant un syndrome pyramidal. SYN. *signe de Babinski.*

opportuniste adj. Se dit d'une infection qui se développe chez un sujet immunodéprimé, et dont le germe responsable n'est habituellement pas pathogène. Elle survient surtout au cours du sida, chez des sujets transplantés traités par immunosuppresseurs ou chez des patients très dénutris.

opposition n.f. **1.** Refus, en psychiatrie, marqué par une attitude inverse à celle demandée ; elle est normale chez l'enfant au cours de la maturation psychologique, à condition de ne pas être systématique. **2.** Capacité physiologique à former avec le pouce et un autre doigt une pince permettant la préhension.

oppression n.f. ***Oppression thoracique,*** sensation de poids sur le thorax et de douleur gênant la respiration, observée au cours de maladies organiques (embolie pulmonaire, infarctus du myocarde) ou en cas de crises d'angoisse.

opsi- Élément du grec *opse,* « tard ». Ex. : *opsiurie.*

-opsie Élément du grec *opsis,* « vision ». Ex. : *autopsie, biopsie.* On trouve aussi le préfixe *opt-.* Ex. : *optique, optométrie.*

opsiurie n.f. Retard à l'élimination rénale de l'eau mise en évidence par la mesure de la diurèse fractionnée.

opsoclonie n.f. Agitation constante des globes oculaires, persistant pendant le sommeil, avec ou sans coordination des deux yeux, observée en cas de lésion cérébelleuse mais non spécifique de cette lésion. SYN. *nystagmus cérébelleux.*

opsonine n.f. Petite protéine du système immunitaire, dont la fixation sur une bactérie, spécifique ou non, permet la reconnaissance puis l'élimination de la bactérie par phagocytose.

opsonisation n.f. Fixation d'opsonine sur des corps étrangers, généralement bactériens, facilitant leur élimination par phagocytose.

opt- Voir *-opsie.*

Optalidon® Antalgique très efficace contenant de la noramidopyrine et de la caféine, rarement utilisé dans certaines crises de migraine, car il comporte un risque d'agranulocytose parfois mortelle.

opticien n. m. Fabricant et/ou négociant de lunettes et d'appareils d'optique.

optique n.f. **1.** Partie de la physique qui étudie les propriétés de la lumière, les phénomènes de la vision et les appareils et instruments élémentaires (miroirs, lentilles), et leurs combinaisons. **2.** Fabrication et négoce des appareils d'optique. **3.** Partie d'un appareil d'optique (microscope, télescope, etc.) constituée par les lentilles et les miroirs.

optomètre n.m. Appareil utilisé pour la mesure objective de l'état du pouvoir réfringent de l'œil.

optométrie n.f. **1.** Détermination des limites de la vision nette au moyen d'un optomètre. **2.** Étude de la déviation des rayons lumineux par les milieux réfringents de l'œil.

optotype n.m. Lettres ou dessins de tailles différentes, placés à une distance donnée d'un patient à qui on demande de lire ou de décrire les formes vues, pour tester son acuité visuelle.

or n.m. Métal lourd. ***Sels d'or,*** médicament administré en cas de polyarthrite rhumatoïde (voir *chrysothérapie*).

Oracéfal® Antibiotique de la famille des bêtalactamines, de la classe des céphalosporines de première génération, administré par voie orale en cas d'infections O.R.L. Céfadroxil en D.C.I.

Oracilline® Antibiotique de la famille des bêtalactamines, de la classe des pénicillines V, dont le spectre est identique à celui de la pénicilline G. Il est administré par voie orale en cas d'infections à streptocoques. Phénoxyméthylpénicilline en D.C.I.

oral, ale, aux adj. Relatif à la bouche ; qui se fait par la bouche. SYN. *buccal.* ***Stade oral,*** premier stade d'organisation de la libido de l'enfant, pour qui le plaisir est obtenu par la bouche et la succion, voire la morsure.

Oravir® Antiviral utilisé en prévention des douleurs zostériennes au cours du zona du sujet immunocompétent. Famciclovir en D.C.I.

Orbénine® Antibiotique de la famille des bêtalactamines, de la classe des pénicillines M, administré par voie orale ou intraveineuse en première intention en cas d'infections à staphylocoques. Il est aussi commercialisé sous le nom de Bristopen®. Isoxazolylpénicilline en D.C.I.

orbiculaire adj. Relatif à une structure de forme circulaire (par exemple, un muscle orbiculaire).

orbite n.f. Chacune des deux cavités osseuses creusées dans la partie supérieure du massif facial, et qui abrite le globe oculaire et ses annexes.

orch- Élément du grec *orkhis*, « testicule ». Ex. : *orchite.*

orchialgie n.f. Névralgie testiculaire se traduisant par une douleur violente et tenace, irradiée du scrotum vers l'abdomen. SYN. *orchidodynie.*

orchidectomie n.f. Ablation chirurgicale d'un ou des deux testicules.

orchidodynie n.f. Douleur testiculaire. SYN. *orchialgie.*

orchidopexie n.f. Fixation par opération, dans les bourses, d'un testicule qui n'est pas à sa place habituelle. On dit aussi *orchidorraphie.*

orchidoplastie n.f. Chirurgie plastique du testicule.

orchidoptose n.f. Abaissement testiculaire pathologique par son amplitude, souvent asymétrique et associé à des varicocèles.

orchidorraphie n.f. Synonyme d'*orchidopexie.*

orchidotomie n.f. Incision du testicule à des fins d'exploration.

orchidovaginopexie n.f. Acte chirurgical consistant à fixer la vaginale du testicule à l'anneau inguinal, utilisé dans le traitement de l'orchidoptose.

orchi-épididymite n.f. Inflammation aiguë ou chronique du testicule et de l'épididyme.

orchite n.f. Inflammation aiguë ou chronique du testicule.

ordonnance n.f. Prescription rédigée par un médecin, et remise au patient qui la présente en pharmacie, notamment pour retirer les médicaments nécessaires à son traitement. Le nom, la posologie, le mode d'administration et la durée y sont indiqués avec précision. Elle doit être datée et signée par le médecin. Elle sert aussi à prescrire des examens complémentaires ou une prestation d'auxiliaires médicaux ou de kinésithérapie. Elle permet un remboursement des frais par la Sécurité sociale.

ordonnée n.f. Coordonnée verticale (axe des y) sur un diagramme, permettant avec l'abscisse (ou axe des x) et l'azimut ou (axe des z), de situer un point dans l'espace.

Ordre des médecins Organisation officielle contrôlant la déontologie de l'exercice des médecins, et dotée d'une juridiction ordinale pouvant prendre des sanctions jusqu'à l'interdiction de l'exercice de la médecine. L'inscription au conseil de l'Ordre est obligatoire pour exercer la médecine, sauf cas particuliers comme les médecins militaires ou les médecins étrangers exerçant à l'hôpital.

oreille n.f. Organe de l'audition et de l'équilibration comportant trois parties: l'*oreille externe,* qui comprend le pavillon et le conduit auditif externe, l'*oreille moyenne,* formée par la caisse du tympan, la chaîne des osselets, la trompe d'Eustache et les cellules mastoïdiennes, et l'*oreille interne,* avec la cochlée (organe de l'audition) et les canaux semi-circulaires, l'utricule et le saccule (organes de l'équilibration).

oreillette n.f. Cavité du cœur à laquelle aboutissent les veines, et qui communique avec le ventricule par l'orifice auriculoventriculaire (ou *atrioventriculaire*) muni d'une valvule. L'*oreillette droite* reçoit les veines caves et le sinus coronaire; son orifice auriculoventriculaire porte la valvule tricuspide. L'*oreillette gauche* reçoit les veines pulmonaires et son orifice auriculoventriculaire porte la valvule mitrale. Les deux oreillettes sont séparées par une cloison étanche, la cloison (ou *septum*) interauriculaire.

oreillons n.m.pl. Infection virale à *Paramyxovirus,* survenant généralement chez le jeune enfant et se manifestant par une parotide douloureuse, une atteinte des autres glandes salivaires et une angine. On observe également d'autres manifestations plus exceptionnelles comme une méningite, une atteinte des nerfs crâniens, une atteinte testiculaire avec risque d'atrophie et de stérilité, une pancréatite, une ovarite ou une thyroïdite. Le traitement est préventif, par vaccin vivant atténué (Imovax®) administré en une injection unique (mais dont l'intérêt reste discuté).

Orelox® Antibiotique de la famille des bêtalactamines, de la classe des céphalosporines de troisième génération, administré par voie orale pour traiter des infections pulmonaires et O.R.L. Cefpodoxime en D.C.I.

-orexi- Élément du grec *orego,* « désirer », entrant dans la composition de mots concernant l'appétit. Ex.: *anorexie.*

orexigène adj. Qui donne de l'appétit.

Orf Virus de la famille des *Poxvirus,* responsable de maladies chez le mouton, pouvant contaminer l'homme par contact de blessures cutanées avec la bouche ou les yeux de moutons infectés. Il se manifeste chez l'homme par des vésicules volumineuses et douloureuses avec adénopathies. La guérison est spontanée en quelques semaines.

organe n.m. Élément anatomique bien individualisé assurant une fonction particulière.

organique adj. **1.** Qui se rapporte à un organe. ***Souffle cardiaque organique,*** souffle dû à une lésion anatomique d'un orifice ou d'une valvule cardiaque. **2.** Relatif à une atteinte anatomique d'un organe, par opposition à *fonctionnel.*

Organisation mondiale de la santé Voir *O.M.S.*

organisme n.m. Individu formé d'un certain nombre de parties, d'organes et d'appareils, et ayant son existence propre. Ce terme est aussi utilisé comme synonyme de *corps humain.*

organite n.m. Chacun des éléments différenciés constituant la cellule.

organochloré, e n.m. et adj. Produit chimique de synthèse dérivé du chlore, généralement sous forme d'insecticide, dont l'intoxication aiguë se traduit par des vomissements, des convulsions et des manifestations respiratoires. En cas d'intoxication chronique, on observe des lésions hépatiques, rénales et neurologiques. L'hexachlorure de benzène est un organochloré.

organogenèse n.f. Étude de la formation et du développement des organes d'un être vivant, à partir de sa conception jusqu'à son plein épanouissement.

organophosphoré, e n.m. et adj. Produit chimique de synthèse dérivé du phosphore, généralement sous forme d'insecticide, dont l'intoxication aiguë parfois mortelle se traduit par une sudation abondante, des diarrhées et des paralysies musculaires. Le traitement consiste en un lavage cutané et une injection d'atropine.

orgasme n.m. Plaisir sexuel maximal.

orgelet n.m. Furoncle situé sur le bord d'une paupière, lié à l'infection de l'appareil pilosébacé annexé à un cil. Il tire son nom du grain d'orge, par analogie de forme et de volume.

Orient (bouton d') Maladie cutanée parasitaire due à une leishmania, se manifestant par des papules érythémateuses évoluant en ulcérations suintantes.

orientation n.f. ***Orientation temporospatiale,*** capacité d'un patient à donner la date du jour et à reconnaître le lieu où il se trouve ; elle est perturbée en cas de pathologie neurologique et conservée en cas de pathologie psychiatrique.

Orimétene® Anticortisolique de synthèse inhibant la production de stéroïdes au niveau des surrénales. Il est utilisé en cas d'hypercorticisme (maladie de Cushing, tumeur des surrénales, syndromes de Cushing paranéoplasiques) et dans les traitements par hormonothérapie de certains cancers du sein métastasés. Administré par voie orale, il doit être couplé à un traitement hormonal substitutif (hydrocortisone et fludrocortisone) à cause de l'insuffisance surrénale induite par ce traitement. Aminoglutéthimide en D.C.I.

O.R.L. Abréviation d'*oto-rhino-laryngologie.*

Ormond (maladie d') Fibrose rétropéritonéale de cause inconnue, se manifestant par une compression des voies urinaires avec risque d'insuffisance rénale obstructive et une compression vasculaire. Elle nécessite un traitement chirurgical libérant les structures comprimées et une corticothérapie. SYN. *fibrose rétropéritonéale idiopathique.*

ornithine n.f. Acide aminé utilisé avec la citrulline au cours de la production de l'urée dans l'organisme.

ornithose n.f. Infection bactérienne à *Chlamydia psittaci,* transmise par les oiseaux à l'homme qui inhale des poussières souillées par les déjections d'oiseaux, pigeons en particulier. Elle se manifeste par une pneumopathie atypique, avec des opacités réticulonodulaires à la radiographie du poumon, une fièvre, des douleurs musculaires, des céphalées et des anomalies du bilan hépatique (cholestase, cytolyse). Le diagnostic est confirmé par la sérologie qui devient positive dès le 12e jour. Son traitement repose sur des antibiotiques (cyclines, macrolides ou fluoroquinolones) pendant 10 à 15 jours.

Orocal® Médicament à base de calcium et de vitamine D, administré par voie orale pendant la croissance, la grossesse et en prévention et traitement de l'ostéomalacie et du rachitisme.

Oroken® Antibiotique de la famille des bêtalactamines, de la classe des céphalosporines de troisième génération, administré par voie orale pour traiter les infections pulmonaires, O.R.L., génitales et urinaires. Céfixime en D.C.I.

oropharynx n.m. Partie du pharynx comprise entre le voile du palais et l'orifice supérieur du larynx.

Oroya (fièvre de) Maladie infectieuse due à une bactérie et se manifestant par une anémie fébrile.

orteil n.m. Chacun des cinq appendices articulés qui terminent le pied de l'homme. ***Orteil en marteau,*** déformation du deuxième orteil caractérisée par l'extension de la première et de la troisième phalange et la flexion de la seconde phalange.

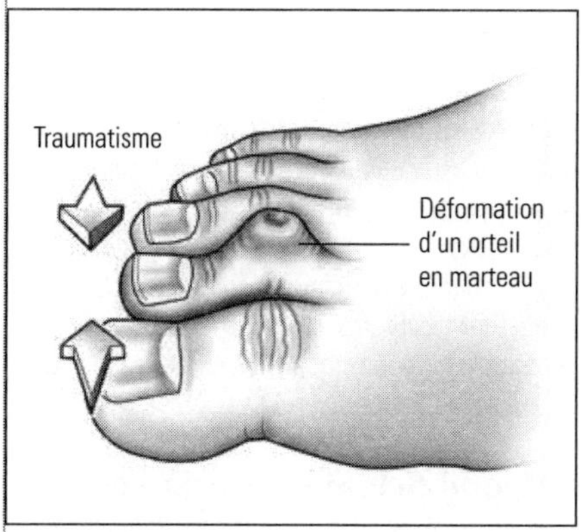

Avant-pied de profil.

orth- Élément du grec *orthos*, « droit, normal ». Ex.: *orthostatisme.*

orthèse n.f. Appareil orthopédique externe destiné à protéger ou soutenir une partie du corps à laquelle il est directement fixé. Il en existe différents types: attelles, ceintures, corsets, chaussures orthopédiques, etc.

orthodiagramme n.m. Image obtenue par un procédé radiographique qui utilise la projection orthogonale sur l'écran des contours des organes à étudier. Cette image permet alors de déterminer les dimensions réelles d'un organe, le cœur en particulier.

orthodontie n.f. Partie de l'art dentaire qui s'occupe du traitement des malformations congénitales ou des déviations des dents.

orthogénie n.f. Élimination de gènes anormaux pouvant être pathogènes dans une population.

orthokératose n.f. Mécanisme physiologique normal de formation de la couche cornée de la peau, comportant notamment la perte des noyaux des cellules atteignant cette couche.

orthopantomographie n.f. Radiographie panoramique des arcades dentaires pratiquée au moyen d'un appareil spécial, l'Orthopantomograph®.

orthopédie n.f. Branche de la médecine qui corrige les lésions osseuses, articulaires, tendineuses et musculaires, qu'elles soient acquises ou congénitales.

orthophonie n.f. **1.** Prononciation normale par opposition aux troubles de l'élocution et de la phonation. **2.** Rééducation visant à rétablir une prononciation normale.

orthophoniste n. Personnel paramédical qui effectue des actes de rééducation de la voix et du langage.

orthophorie n.f. Oculomotricité normale assurée par le fonctionnement correct de chaque muscle testé isolément ou par la coordination parfaite des muscles des deux yeux pendant le mouvement.

orthopnée n.f. Gêne respiratoire empêchant la position allongée et obligeant le patient à rester assis ou debout.

orthoptie n.f. Ensemble des procédés de rééducation des muscles moteurs de l'œil, visant notamment à corriger les strabismes.

orthoptiste n. Personnel paramédical qui effectue des actes de rééducation de l'oculomotricité, notamment en cas de strabisme.

orthostatique adj. Se dit d'un trouble qui est engendré par la position debout.

orthostatisme n.m. Position debout.

orthosympathique adj. Voir *système* orthosympathique.*

orthotopique adj. Se dit d'un organe qui est situé à son emplacement normal.

Ortner (syndrome d') Association d'une paralysie laryngée et d'un rétrécissement* mitral, caractérisée par une compression du nerf récurrent due, le plus souvent, à l'artère pulmonaire dilatée.

Ortolani (signe de) Ressaut traduisant une luxation congénitale de la hanche du nourrisson, observé au cours du mouvement d'abduction, et recherché à la naissance.

O.S. (Abréviation de *occipitosacrée*) Présentation occipitosacrée du fœtus à l'accouchement au moment de l'engagement dans le bassin. L'occiput est en regard du sacrum au passage dans le détroit inférieur.

os n.m. Organe dur et rigide constituant la charpente du corps.

oschéocèle n.f. **1.** Hernie inguinale qui descend jusque dans le scrotum. **2.** Bourse augmentée de volume, sans préjuger de son étiologie.

oschéome n.m. Tumeur scrotale.

oschéotomie n.f. Ouverture chirurgicale d'une partie du scrotum, pratiquée par exemple pour l'ablation d'une tumeur scrotale.

oscillomètre n.m. Appareil comprenant une capsule de détection et un manomètre, utilisé pour mesurer la valeur moyenne de la pression artérielle et l'amplitude de ses oscillations.

oscillométrie n.f. Étude de la pression artérielle et de l'amplitude des battements artériels, au moyen d'un oscillomètre.

oscillopie n.f. Sensation de mobilité d'objet pourtant fixe au cours d'un nystagmus.

-ose Élément du grec *ôse*, « maladie chronique ». Ex. : *arthrose.* Il entre également dans la composition de mots désignant l'« état de ». Ex. : *alcalose.*

ose n.m. Sucre simple, non hydrolysable, dont chaque variété est classifiée en fonction de son nombre d'atomes de carbone.

Osfolate® Antianémique, administré par voie orale en prévention et en traitement des carences en folate en cas de malabsorption ou au cours de traitements aux barbituriques ou à la triméthoprime. Il potentialise de plus l'action antitumorale du fluoro-uracile pendant la chimiothérapie des cancers colorectaux et prévient des accidents toxiques dus au méthotrexate. Cette forme est réservée aux hôpitaux. Acide folinique en D.C.I.

Osgood-Schlatter (maladie de) Tuméfaction tibiale douloureuse due à une succession de microtraumatismes responsables d'une inflammation de l'apophyse tibiale, qui survient pendant la croissance, principalement à l'adolescence chez le garçon, et disparaît sans traitement ni séquelle. SYN. *apophysite tibiale antérieure.*

osidase n.f. Enzyme qui détruit la liaison entre les oses par hydrolyse.

oside n.m. Glucide constitué de plusieurs oses qui peuvent être libérés par hydrolyse. On répartit les osides en holosides exclusivement constitués d'oses, et en hétérosides constitués d'oses et de substances non osidiques comme des acides aminés.

Osler (maladie d') Inflammation infectieuse maligne de l'endocarde à évolution lente, caractérisée par des poussées de fièvre successives, l'apparition d'un souffle cardiaque et des lésions cutanées. Cette maladie est généralement secondaire à une cardiopathie valvulaire due à *Streptococcus viridans.* SYN. *endocardite* subaiguë.*

-osm- Élément du grec *osmos,* « odorat ». Ex. *anosmie.* SYN. *olfact-.*

osmolalité n.f. Concentration moléculaire des particules contenues dans une solution, exerçant une pression osmotique, exprimée en osmoles par kilogramme de solvant.

osmolarité n.f. Concentration moléculaire des particules contenues dans une solution, exerçant une pression osmotique, exprimée en osmoles par litre de solution.

osmole n.m. Unité de mesure de la pression osmotique. Elle correspond à la pression osmotique exercée par un ion-gramme d'un corps ionisé dissous dans 1 litre d'eau, ou par une molécule-gramme d'un corps non ionisé dissous dans 1 litre d'eau.

osmorécepteur, trice adj. Qui est sensible aux variations de la pression osmotique. ◆ n.m. Terminaison nerveuse sensible aux variations de la pression osmotique du milieu intérieur de l'organisme.

osmose n.f. Diffusion d'un solvant à travers une membrane semi-perméable qui sépare deux solutions de concentrations différentes. Ce phénomène tend à égaliser les concentrations de part et d'autre de la membrane.

osmotique adj. Relatif à l'osmose. ***Pression osmotique,*** voir *pression*.*

Ospen® Antibiotique de la famille des pénicillines V. Il est aussi commercialisé sous le nom de Oracilline®.

oss- Voir *osté(o)-.*

osséine n.f. Substance protéique osseuse constituant le tiers de la masse osseuse normale, qui se raréfie en cas d'ostéoporose.

osselet n.m. Petit os. La chaîne des *osselets* de l'oreille moyenne est constituée de trois petits os (le *marteau,* l'*enclume* et l'*étrier*) articulés entre eux, allant du tympan à la fenêtre ovale.

osseux, euse adj. **1.** Relatif à l'os, aux os. **2.** Qui est constitué par de l'os. **3.** Dont les os sont saillants.

ossification n.f. Formation normale du tissu osseux et de l'os, qui s'effectue soit par transformation osseuse d'une ébauche cartilagineuse (*ossification enchondrale*), soit par transformation directe du tissu mésenchymateux en os (*ossification de membrane*). La croissance des os s'effectue en longueur, grâce aux cartilages de conjugaison situés aux extrémités des os longs ; ces cartilages prolifèrent par leur couche centrale et s'ossifient sur leurs deux faces ; ils disparaissent quand la croissance est achevée. La croissance s'effectue également en épaisseur, grâce à la formation d'os par le périoste qui entoure l'os.

ossifluent, e adj. Se dit d'une substance ou d'une affection, qui détruit et liquéfie l'os. Ex. : *abcès ossifluent.*

osté(o)- Élément du grec *osteon,* « os ». Ex. : *ostéome.* On trouve aussi oss-. Ex. : *ossifluent.*

ostéite n.f. Infection aiguë ou chronique de l'os.

ostéoarthrite n.f. Infection d'une articulation se compliquant de lésions osseuses au niveau des surfaces articulaires.

ostéoarthropathie n.f. Atteinte dégénérative des extrémités osseuses et des cartilages d'une articulation avec déformation, pouvant s'accompagner d'hypertrophie et de déformation des parties molles voisines.

Ostéoarthropathie hypertrophique de Pierre Marie, syndrome paranéoplasique observé dans certains types de cancers pulmonaires, se manifestant par une déformation des doigts, une hypertrophie et des troubles vasomoteurs des extrémités des membres avec une prolifération du périoste engainant les diaphyses et des arthralgies.

ostéoblaste n.m. Cellule jeune intervenant dans la formation du tissu osseux et donnant naissance à l'ostéocyte.

ostéoblastome n.m. Tumeur osseuse bénigne formée par la prolifération des ostéoblastes.

ostéocalcine n.f. Protéine osseuse synthétisée par les cellules assurant la formation osseuse, dont la concentration plasmatique reflète l'activité de synthèse et de remodelage du tissu osseux. Sa concentration normale est de 6 à 6,4 µg/l.

ostéochondrite n.f. Atteinte des articulations survenant pendant la croissance, et due à la nécrose des extrémités articulaires. Elle peut guérir sans séquelles ou laisser des déformations définitives. Elle frappe électivement la hanche et les corps vertébraux.

ostéochondrodysplasie n.f. Ensemble des maladies du développement et de la croissance du tissu osseux et/ou cartilagineux.

ostéochondromatose n.f. Atteinte de la synoviale des articulations caractérisée par la formation de corps étrangers cartilagineux, puis osseux, dans la cavité articulaire. Elle frappe électivement le coude et le genou.

ostéochondrome n.m. Tumeur osseuse bénigne formée de tissu cartilagineux.

ostéochondrosarcome n.m. Tumeur osseuse maligne comportant une composante cartilagineuse.

ostéochondrose n.f. ***Ostéochondrose de croissance,*** ensemble des affections épiphysaires ou apophysaires, survenant au cours de la croissance et principalement localisées au niveau des hanches, mais aussi au niveau du scaphoïde et du métatarsien, et souvent secondaires à une ostéonécrose aseptique.

ostéoclasie n.f. **1.** Résorption du tissu osseux par les ostéoclastes. **2.** Procédé de traitement des déformations osseuses consistant à fracturer l'os déformé afin de le redresser.

ostéoclaste n.f. Grande cellule de la moelle osseuse assurant la résorption du tissu osseux.

ostéocondensation n.f. Voir *ostéosclérose.*

ostéocyte n.m. Cellule formatrice du tissu osseux dérivant de l'ostéoblaste.

ostéodensimétrie n.f. Mesure de la densité minérale osseuse. Elle est utilisée notamment pour dépister l'ostéoporose chez la femme, après la ménopause. On écrit aussi *ostéodensitométrie.*

ostéodysplasie n. f. Trouble de la nutrition ou de la formation du tissu osseux aboutissant à des déformations du squelette. Syn. *ostéodystrophie.*

ostéodystrophie n.f. Synonyme d'*ostéodysplasie.* ***Ostéodystrophie rénale,*** lésion osseuse à type d'ostéomalacie, secondaire à des anomalies de concentration plasmatique en phosphore et en calcium, rencontrée en cas d'insuffisance rénale chronique ou d'hyperparathyroïdie. ***Ostéodystrophie d'Albright,*** maladie génétique se manifestant par des déformations osseuses, un raccourcissement des os de la main, un surpoids, un nanisme, un retard mental et des calcifications extra-osseuses. Certaines formes sont dues à une insensibilité de certains récepteurs à la parathormone.

Ostéofluor® Médicament à base de fluor, utilisé en rhumatologie en traitement curatif des ostéoporoses avec tassements vertébraux. Fluorure de sodium en D.C.I.

ostéogenèse n.f. Formation du tissu osseux. Voir *ossification.*

ostéogénique adj. Relatif à la formation du tissu osseux.

ostéoïde adj. Qui ressemble au tissu osseux.

ostéoïdose n.f. Large trame osseuse non calcifiée observée en cas d'ostéomalacie.

ostéologie n.f. Partie de l'anatomie consacrée à l'étude des os et du squelette.

ostéolyse n.f. Destruction du tissu osseux.

ostéomalacie n.f. Déminéralisation généralisée du squelette, due à une insuffisance de fixation du phosphore et du calcium sur la trame protéique de l'os. Elle est favorisée par une carence en vitamine D.

ostéome n.m. **1.** Tumeur osseuse bénigne formée de tissu osseux adulte. **2.** Ossification intramusculaire d'origine traumatique, résultant de la calcification d'un hématome. ***Ostéome ostéoïde,*** tumeur osseuse bénigne qui se développe aux dépens du tissu conjonctif formateur de l'os. Généralement unique, de petite taille, située sur un os long, des membres inférieurs en particulier, elle survient chez des patients jeunes.

ostéomésopicnose n.f. Ostéochondrodysplasie familiale de transmission autosomique dominante, localisée au rachis, qui se manifeste par des douleurs osseuses et une densification des plateaux vertébraux visible à la radiographie, parfois associées à une atteinte du bassin.

ostéomyélite n.f. Atteinte infectieuse de l'os frappant tous ses constituants (os, périoste, cavité médullaire) et atteignant essentiellement l'adulte jeune.

ostéon n.m. Structure de lamelles d'os, organisées de façon concentrique autour d'un canal de Havers qui contient des capillaires permettant la vascularisation.

ostéonævus n.m. Nævus constitué en partie de tissu osseux non calcifié.

ostéonécrose n.f. Mortification osseuse due à la suppression de sa vascularisation. ***Ostéonécrose aseptique,*** nécrose osseuse ischémique, par diminution de vascularisation, secondaire à un traumatisme, une hypertriglycéridémie, une corticothérapie, un éthylisme chronique ou sans cause décelable. Elle se manifeste par une douleur de la hanche et une impotence fonctionnelle. La radiographie standard est souvent normale au début de la maladie, puis apparaît une image de condensation et enfin une image en coquille d'œuf. L'I.R.M. et la scintigraphie sont précocement anormales. Son traitement repose sur la décharge de l'articulation ou sur la chirurgie.

ostéopathe n. **1.** Patient atteint d'une maladie osseuse. **2.** Praticien spécialisé dans la pratique des manipulations osseuses.

ostéopathie n.f. **1.** Ensemble des maladies osseuses. **2.** Méthode thérapeutique par manipulation articulaire, notamment vertébrale (étirement, rotation).

ostéopénie n.f. Diminution de la masse osseuse, observée notamment au cours de l'ostéoporose, et quantifiée par ostéodensimétrie. Elle se manifeste par une transparence osseuse sur une radiographie standard. Elle augmente le risque de fracture.

ostéopériostite n.f. Ostéite accompagnée d'une réaction d'ostéophytose sous-périostique.

ostéopétrose n.f. Maladie osseuse héréditaire se caractérisant par une condensation osseuse exagérée avec fragilité osseuse responsable de fractures fréquentes. SYN. *maladie* *d'Albers-Schönberg, maladie des os de marbre.*

ostéophlegmon n.m. Infection bactérienne osseuse qui s'étend aux tissus mous avoisinants, et principalement décrite au niveau du maxillaire inférieur.

ostéophyte n.m. Production osseuse exubérante en épine ou en crochet apparaissant au voisinage des articulations et témoignant généralement d'un rhumatisme chronique dégénératif.

ostéophytose n.f. Formation d'ostéophytes multiples, témoignant généralement d'une maladie arthrosique évoluée et ancienne.

ostéoplastie n.f. Opération visant à reconstituer un os au moyen de greffons osseux prélevés ailleurs.

ostéopœcilie n.f. Dystrophie osseuse familiale, de transmission autosomique dominante, asymptomatique, localisée par foyers épiphysaires et métaphysaires répartis sur les os longs. Elle se manifeste par des opacités radiologiques sous forme de taches. Le rachis et le crâne sont habituellement préservés. Elle est parfois associée à des kératoses.

ostéoporose n.f. Déminéralisation squelettique généralisée par raréfaction de la trame protéique de l'os, se traduisant par des douleurs et de l'impotence. Une des causes de l'ostéoporose est une insuffisance d'anabolisme survenant après la ménopause.

ostéopsathyrose n.f. Ostéoporose sévère héréditaire, se manifestant par une fragilité osseuse anormale, des fractures spontanées et des déformations osseuses. Elle est souvent associée à un syndrome de Van der Hoeve. SYN. *ostéogenèse imparfaite* ou *maladie des hommes de verre.*

ostéoradionécrose n.f. Mortification du tissu osseux provoquée par les radiations ionisantes (rayons X, radium, corps radioactifs).

ostéosarcome n.m. Tumeur osseuse maligne développée aux dépens du tissu ostéogénique.

ostéosclérose n.f. Lésion osseuse élémentaire caractérisée par un épaississement des travées osseuses et une réduction de l'espace médullaire. Elle se manifeste par une condensation, l'os apparaissant plus dense et plus blanc à la radiographie. Elle est observée en cas de maladies familiales osseuses et de cancers des os. SYN. *ostéocondensation.*

ostéose n.f. Affection non inflammatoire des os.

ostéosynthèse n.f. Traitement des fractures comportant la fixation des fragments osseux par différents matériels : vis, boulons, plaques, clous, etc.

ostéotomie n.f. Section chirurgicale d'un os visant à corriger une déformation.

ostéotuberculose n.f. Tuberculose osseuse.

ostium n.m. Orifice.

Ostram® Médicament à base de calcium et de vitamine D, administré par voie orale en période de croissance, pendant la grossesse et en prévention et en traitement de l'ostéomalacie et du rachitisme.

ot(o)- Élément du grec *oûs, ôtos,* « oreille ». Ex. : *otite, otorragie.*

Ota (nævus d') Macule cutanée gris bleuté, paraorbitaire, unilatérale, parfois accompagnée d'une hyperpigmentation oculaire, et due à une anomalie génétique induisant une prolifération anormale de mélanocytes.

otalgie n.f. Douleur de l'oreille.

othématome n.m. Hématome du pavillon de l'oreille pouvant aboutir à l'oreille dite « en chou-fleur ».

otite n.f. Infection ou inflammation de l'oreille qui peut atteindre l'oreille externe, l'oreille moyenne ou l'oreille interne. La suppuration peut être aiguë ou chronique.

Otofa® Gouttes auriculaires à base de rifamycine, administrées dans les otites moyennes et colorant le tympan en rose.

otoliquorrhée n.f. Otorrhée de liquide céphalorachidien consécutive à une fracture du rocher, caractéristique d'une communication entre l'espace sous-dural et l'oreille moyenne. L'écoulement s'extériorise par une déchirure tympanique.

otolithe n.m. Petite calcification normale située dans la membrane du vestibule de l'oreille interne et qui joue un rôle dans l'équilibration.

otologie n.f. Branche de la médecine qui étudie l'oreille et ses maladies.

oto-mastoïdite n.f. Inflammation de l'oreille moyenne s'étendant aux cellules de la mastoïde.

otomycose n.f. Infection mycosique de la peau du conduit auditif externe.

otopathie n.f. Nom générique désignant les affections de l'oreille.

otoplastie n.f. Opération chirurgicale réparatrice portant sur l'oreille externe détruite ou déformée.

oto-rhino-laryngologie n.f. Branche de la médecine qui étudie les maladies du nez, de la gorge et des oreilles. ABRÉV. *O.R.L.*

otorragie n.f. Écoulement de sang par le conduit auditif externe. Il peut être le témoin d'une fracture de la base du crâne *(rocher)*.

otorrhée n.f. Terme désignant les écoulements par l'oreille.

otosclérose n.f. Densification et épaississement osseux aux dépens des cavités médullaires.

otoscope n.m. Appareil permettant d'examiner le conduit auditif externe et le tympan.

otospongiose n.f. Affection congénitale et héréditaire, caractérisée par la calcification progressive de la paroi interne de la caisse du tympan bloquant le fonctionnement de l'étrier et entraînant une surdité progressive de transmission.

ototoxicité n.f. Toxicité de certains produits ou médicaments pour l'appareil auditif. Ex. : *un surdosage en aminosides présente une ototoxicité.*

ouraque n.m. Cordon fibreux reliant le sommet de la vessie à l'ombilic chez l'adulte. Il s'agit d'un reliquat fœtal de l'allantoïde.

ourlien, enne adj. Relatif aux oreillons ou aux virus des oreillons. Ex. : *méningite ourlienne.*

ov(o)- Élément du latin *ovum*, « œuf ». Ex. : *ovocyte*, *ovule*. Voir aussi *ovar-* et *oophor.*

ovaire n.m. Glande reproductrice femelle paire élaborant les ovules et sécrétant les hormones femelles.

ovalocyte n.m. Globule rouge anormal qui prend une forme ovale et non circulaire biconcave. Il est normalement inférieur à 1 %, peut atteindre 10 % de façon non spécifique en cas d'anémie et 90 % en cas d'ovalocytose.

ovalocytose n.f. Maladie héréditaire du sang, caractérisée par la présence de plus de 90 % d'ovalocytes. Elle se manifeste parfois par une hémolyse modérée. SYN. *elliptocytose héréditaire de Dresbach.*

Ovanon® Pilule contraceptive œstroprogestative séquentielle, comprenant une forte dose d'œstrogènes, réservée à une contraception de courte durée en cas d'atrophie de l'endomètre, ayant un effet contraceptif moins important que les autres pilules.

ovari(o)- Élément du latin *ovarium,* « ovaire », de *ovum,* « œuf ». Ex. : *ovarite.* Voir aussi *oophor-*

ovariectomie n.f. Ablation chirurgicale d'un ou des deux ovaires. SYN. *oophorectomie.*

ovarien, enne adj. Propre aux ovaires.

ovariopexie n.f. Intervention chirurgicale consistant à fixer les ovaires à la paroi abdominale, généralement sur le péritoine pelvien, notamment pour éviter des torsions d'annexe.

ovario-salpingectomie n.f. Ablation chirurgicale de l'ovaire et de la trompe utérine. SYN. : *oophoro-salpingectomie, salpingo-ovariectomie.*

ovariotomie n.f. Intervention chirurgicale consistant à ouvrir l'ovaire pour effectuer l'exérèse d'une zone pathologique (kyste ou tumeur bénigne).

ovarite n.f. Inflammation de l'ovaire, souvent accompagnée de salpingite.

overdose n.f. Prise de drogue en dose trop importante. Dans le cas des dérivés morphiniques, elle se manifeste par un coma et un myosis, avec pauses respiratoires prolongées, voire un arrêt respiratoire. Elle nécessite un traitement intraveineux au Narcan®. L'overdose à la cocaïne se manifeste par une agitation, des convulsions, une psychose aiguë, une hypertension artérielle, des troubles du rythme ventriculaire, une mydriase bilatérale, un accident vasculaire cérébral, une hyperglycémie et une fièvre.

ovipare adj. Se dit d'une espèce qui se reproduit en pondant des œufs.

ovoculture n.f. Injection de germes, virus notamment, dans un œuf dont l'embryon est formé, quand ces germes ne peuvent se développer et se cultiver que dans ce milieu.

ovocyte n.m. Cellule qui va donner naissance à l'ovule après sa division.

ovogenèse n.f. Ensemble des stades successifs qui donnent naissance à l'ovule. L'ovogonie prolifère et donne naissance à des ovocytes de 1er ordre ; ceux-ci vont subir une méiose qui réduit leur nombre de chromosomes de 46 à 23 et donnent naissance à un ovocyte de 2e ordre et à un globule polaire (atrophique) ; l'ovocyte de 2e ordre se divise et donne naissance à un ovule et à un second globule polaire (atrophique).

ovogonie n.f. Cellule souche donnant naissance à la lignée des cellules reproductrices femelles.

ovulation n.f. Phénomène cyclique se reproduisant chez la femme vers le 14e jour du cycle menstruel et consistant en la rupture, au niveau d'un ovaire, d'un follicule de De Graaf avec émission vers la trompe d'un ovule prêt à être fécondé.

ovule n.m. **1.** Cellule reproductrice femelle apte à être fécondée par le spermatozoïde. **2.** Préparation pharmaceutique destinée à être introduite dans le vagin pour assurer une action locale anti-infectieuse, trophique ou anticonceptionnelle.

Owren (test d') Examen de laboratoire qui permet d'évaluer le taux de certains facteurs de la coagulation. SYN. *thrombotest.*

oxacilline n.f. D.C.I. du Bristopen®.

oxalémie n.f. Concentration d'acide oxalique dans le sang, normalement inférieure à 2 mg/l, et qui augmente en cas de goutte, d'asthme et d'oxalose.

oxaliplatine n.m. Médicament de chimiothérapie commercialisé sous le nom de Eloxatine®.

oxalique adj. Relatif à l'acide oxalique ou à ses sels.

oxalose n.f. Maladie métabolique héréditaire autosomique récessive, responsable d'une accumulation d'oxalate de calcium dans l'organisme (reins et autres viscères), et d'une néphrocalcinose au niveau rénal. Elle se manifeste dès l'enfance par un retard staturopondéral, une ostéoporose, des coliques néphrétiques, une hématurie, des infections urinaires à répétition et des calculs urinaires radio-opaques souvent bilatéraux. On observe une néphrite interstitielle présentant un risque d'insuffisance rénale chronique souvent rapidement évolutive.

oxalurie n.f. Concentration d'acide oxalique dans les urines dépassant une moyenne normalement inférieure à 350 µmol/l (50 mg/24 heures), comportant des risques de formation de calculs pouvant se manifester par des coliques néphrétiques.

oxazépam n.m. D.C.I. de Seresta®.

Oxéol® Bronchodilatateur bêtastimulant, administré en continu par voie orale en 1 prise le soir au coucher, en prévention des crises d'asthme ou en traitement de fond des bronchites chroniques. Bambutérol en D.C.I.

oxy- Élément du grec *oxus*, « pointu, acide » entrant dans la composition de mots concernant l'oxygène. Ex. : *oxygénothérapie.*

oxycarbonémie n.f. Présence et teneur de monoxyde de carbone dans le sang.

oxycarbonisme n.m. Intoxication par le monoxyde de carbone.

oxydase n.f. **1.** Enzyme activant l'oxygène moléculaire et facilitant sa fixation sur un substrat. **2.** Enzyme transformant une substance en une autre par une fixation d'oxygène.

oxydation n.f. Réaction chimique au cours de laquelle un composé (dit *réducteur*) réagit avec l'oxygène en lui cédant des électrons. SYN. *oxydoréduction.*

oxyde n.m. ***Oxyde de carbone,*** gaz incolore et inodore, dégagé au cours des combustions lentes et incomplètes, et présent dans le gaz de cuisine. Il présente une très grande affinité pour l'hémoglobine sur laquelle il se fixe en se substituant à l'oxygène, bloquant tous les phénomènes d'oxygénation de l'organisme. Son inhalation en grande quantité entraîne une intoxication mortelle. Seule l'inhalation d'oxygène sous pression peut supprimer la liaison de l'oxyde de carbone avec l'hémoglobine et rétablir l'oxygénation normale.

oxydoréduction n.f. Synonyme d'*oxydation.*

oxygénation n.f. **1.** Oxydation d'un composé par fixation d'oxygène. **2.** Processus fondamental de la vie assuré par la fonction respiratoire et comportant la fixation de l'oxygène par le sang circulant, son transport et sa libération à l'échelon cellulaire.

oxygène n.m. Gaz entrant pour 20 % dans la composition de l'air. Il est indispensable à la vie chez les organismes aérobies, mais toxique pour les organismes anaérobies et intervient dans les phénomènes liés à la respiration. Le sang artériel en contient 20 volumes pour 100 ml (capacité théorique) et le sang veineux, 14 volumes pour 100 ml.

oxygénothérapie n.f. Utilisation thérapeutique de l'oxygène. ***Oxygénothérapie hyperbare,*** oxygénothérapie consistant à faire respirer au patient, placé dans un caisson, de l'oxygène à forte pression (entre 2 et 3 atmosphères) ; lorsque l'oxygène est administré sous pression, sa quantité dissoute dans le sang augmente considérablement.

oxyhémoglobine n.f. Composé résultant de la fixation d'oxygène sur l'hémoglobine. Ce composé est instable et cède facilement son oxygène au niveau cellulaire où la pression partielle d'oxygène est basse.

oxymétrie n.f. Mesure de la quantité d'oxygène contenue dans un gaz ou dans un liquide, notamment dans le sang.

oxyologie n.f. Branche de la médecine spécialisée dans les secours d'urgence.

oxyphile adj. Se dit de ce qui a de l'affinité pour l'oxygène.

oxytocine n.f. Hormone posthypophysaire semblable à la vasopressine, ayant la propriété de déclencher des contractions utérines. Un dérivé synthétique de cette hormone est utilisé par voie parentérale pour déclencher un accouchement ou former un globe utérin et arrêter une hémorragie du post-partum.

oxyure n.f. Parasite de la famille des nématodes, fréquent chez les jeunes enfants, leurs parents et les personnels de puériculture. Il est responsable d'infections intestinales se manifestant par un prurit anal souvent isolé et parfois par une diarrhée. Le scotch-test anal, qui permettait de mettre ses œufs en évidence, est actuellement remplacé par un traitement d'épreuve par Fluvermal®.

oxyurose n.f. Maladie parasitaire due à l'oxyure.

ozène n.m. Maladie de la muqueuse nasale qui atteint parfois les sinus et le pharynx et se caractérise par une inflammation chronique, d'origine inconnue, évoluant vers l'atrophie de la muqueuse et du squelette sous-jacent, et se manifestant par des croûtes et l'exhalation par les narines d'une odeur fétide comparable à celle d'une punaise écrasée.

ozone n.m. Corps simple, gazeux, très oxydant, utilisé pour purifier l'eau et l'air, mais également polluant atmosphérique irritant pulmonaire.

P

P (onde) n.f. Voir *onde* P.*

P.A. n.f. Abréviation de *pression* artérielle.* ◆ n.m. Abréviation de *paquet-année.*

P.A.B.A. n.m. Abréviation d'*acide* para-aminobenzoïque* ***Test P.A.B.A.,*** test qui permet d'étudier la sécrétion pancréatique exocrine, en mesurant la concentration urinaire d'acide para-aminobenzoïque.

P.A.C. n.m. Abréviation de *port* à cath.*

Pacchioni (foramen de) Orifice de la tente du cervelet formant un passage entre les régions sus- et sous-jacentes (respectivement régions sus-tentorielles et sous-tentorielles). Il livre passage aux pédoncules cérébraux.

Pacchioni (granulations de) Petits nodules méningés servant à la résorption du liquide céphalorachidien et se calcifiant parfois avec l'âge.

pacemaker n.m. **1.** Zone du cœur où prend naissance le potentiel d'action qui va

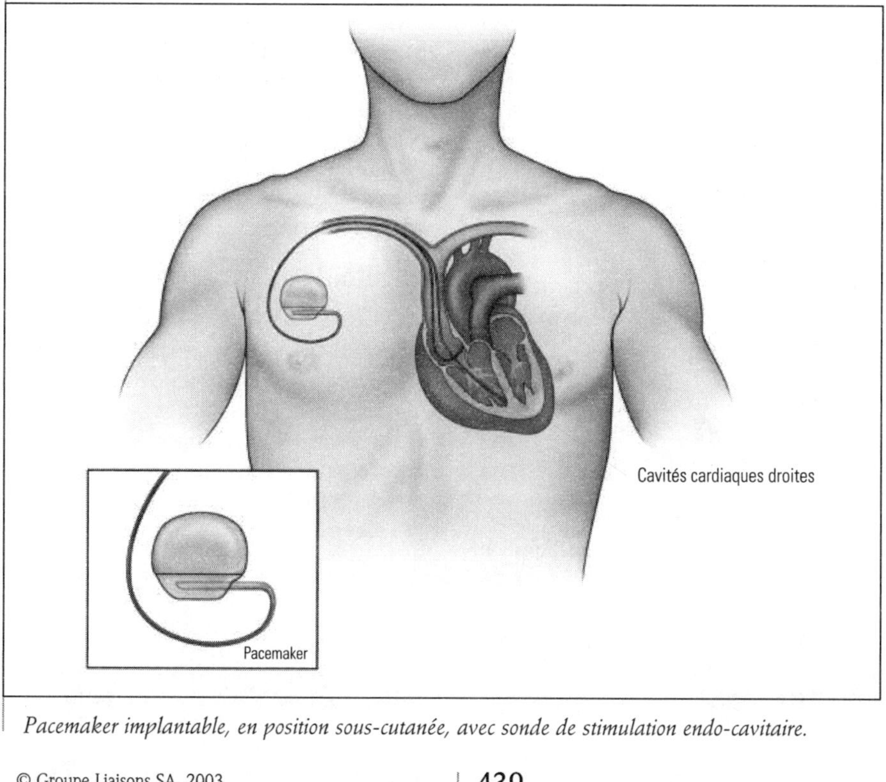

Pacemaker implantable, en position sous-cutanée, avec sonde de stimulation endo-cavitaire.

déclencher la contraction cardiaque. **2.** Appareil de stimulation cardiaque envoyant au cœur des impulsions électriques rythmées afin de déclencher des contractions cardiaques. Cet appareil est utilisé en cas de troubles du rythme cardiaque menaçant la vie.

Pachon (test de) Test clinique qui permet d'évaluer l'adaptation cardiaque à l'effort, par la prise de la pression artérielle et du pouls, au cours d'une activité physique standardisée. Il est notamment pratiqué en médecine du sport.

pachy- Épais. Ex. : *pachypleurite.*

pachydermie n.f. Épaississement de la peau dans son ensemble par hyperplasie fibreuse interstitielle.

pachydermopériostose n.f. Maladie familiale caractérisée par un épaississement de la peau et du périoste, prédominant aux extrémités, mais pouvant aussi être observé au niveau du visage et du cuir chevelu.

pachyméninge n.f. Voir *dure-mère.*

pachyméningite n.f. Épaississement de la dure-mère lié à une inflammation.

pachypériostose n.f. Épaississement du périoste osseux.

pachypleurite n.f. Épaississement de la plèvre, généralement consécutif à un épanchement pleural chronique.

pachysalpingite n.f. Inflammation chronique de la trompe utérine entraînant un épaississement de ses parois.

pachysynovite n.f. Épaississement d'une synoviale articulaire lié à une inflammation chronique.

pachyvaginalite n.f. Inflammation chronique de la vaginale testiculaire s'accompagnant d'épanchement et d'épaississement de celle-ci.

Pacini (corpuscule de) Récepteur sensitif, sensible à la pression, situé dans le derme.

packing n.m. Pose d'une compresse au niveau du pharynx, en vue d'empêcher toute inhalation au cours d'une chirurgie stomatologique (exérèse de dent de sagesse, par exemple) ou O.R.L.

P_ACO_2 Pression partielle du gaz carbonique dans le gaz alvéolaire.

$PaCO_2$ Pression partielle du gaz carbonique dans le sang artériel.

P.A.F. n.m. **1.** (Abréviation anglaise de *platelet activating factor*) Médiateur des réactions d'hypersensibilité immédiate, qui agit en stimulant la libération d'histamine par les plaquettes. **2.** Abréviation de *polypose* adénomateuse rectocolique familiale.*

Paget (maladie de) **1.** Maladie responsable de déformations et de remaniements osseux localisés principalement au niveau du bassin, du rachis et du crâne. Elle se manifeste par des douleurs osseuses et peut se compliquer de fractures spontanées avec risque de compression médullaire. **2.** Maladie dermatologique du mamelon révélatrice d'une affection précancéreuse, caractérisée par une lésion bourgeonnante, croûteuse et parfois ulcérée.

pagétoïde adj. Relatif à une lésion cutanée caractéristique de la maladie de Paget.

P.A.L. n.f. Abréviation de *phosphatase* alcaline.*

palais n.m. Paroi supérieure de la cavité buccale, osseuse dans sa partie antérieure (formée par le maxillaire supérieur), molle dans sa partie postérieure. ***Voile du palais,*** partie postérieure et membraneuse du palais, aussi appelée *palais mou.* ***Voûte du palais,*** partie antérieure et osseuse du palais, aussi appelée *palais dur.*

palatin, e adj. Qui concerne le palais. ***Os palatin,*** os du massif facial, pair et bilatéral,

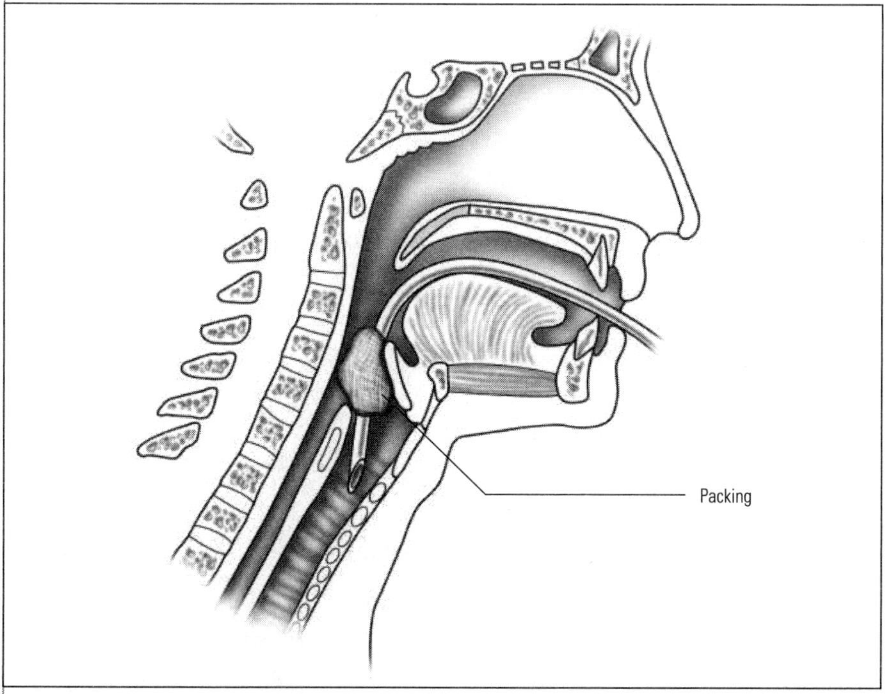

Voie aériennes, vues de profil.

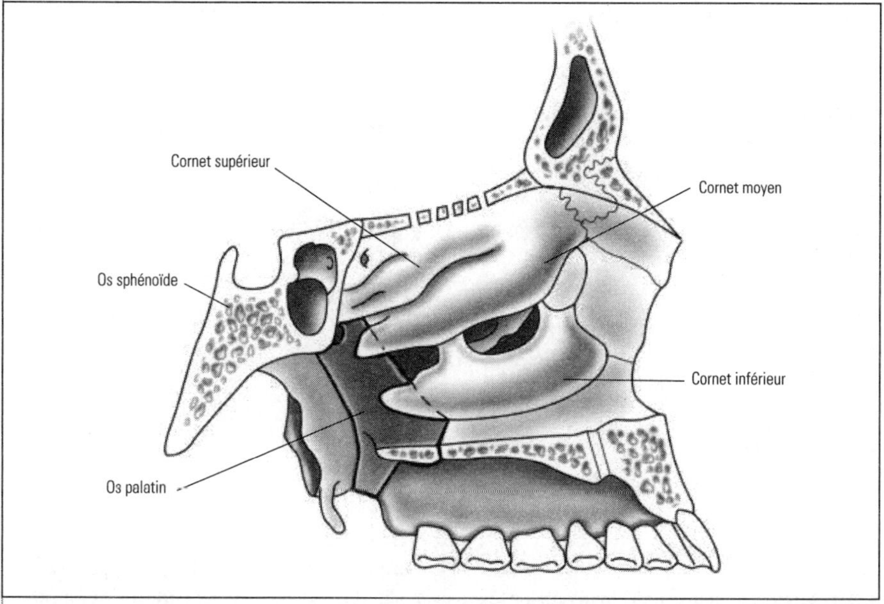

Coupe sagittale des os de la face, montrant le palatin, la cloison des fosses nasales, le palais osseux.

dont la partie verticale forme l'extérieur des fosses nasales et la partie horizontale la voûte du palais.

palatoplastie n.f. Chirurgie plastique ou reconstructrice d'une fissure ou d'une perforation de la voûte du palais.

palatoplégie n.f. Paralysie du voile du palais, pouvant se compliquer de fausses routes, souvent due à des lésions de nerfs crâniens provoquées par un accident vasculaire cérébral.

palatorraphie n.f. Chirurgie plastique du palais qui consiste à fermer une fissure par suture.

palatoschizis n.m. Prolongement sur le palais osseux de la fente d'un bec-de-lièvre.

paléocortex n.m. Zone du cerveau correspondant à la terminaison des voies de l'odorat.

pâleur n.f. Teint peu coloré, d'une blancheur terne, qui peut témoigner d'une anémie sévère.

Palfium® Analgésique morphinique puissant, de la même famille que la méthadone, administré par voie intramusculaire ou orale, et dont l'effet dure de 2 à 4 heures. Ses effets secondaires sont la bradycardie, l'hypotension orthostatique et l'accoutumance en cas d'utilisation prolongée. Dextromoramide en D.C.I.

palicinésie n.f. Répétition involontaire d'un mouvement. SYN. *tic.*

paligraphie n.f. Répétition involontaire de mots, de signes au cours de l'écriture, constatée notamment en cas de maladie de Parkinson.

palilalie n.f. Répétition involontaire de mots au cours de l'expression orale.

palilexie n.f. Répétition involontaire de mots au cours de la lecture.

palimphrasie n.f. Répétition involontaire d'une syllabe, généralement la dernière, observée en cas de démence.

palindromique adj. Qui se manifeste par des symptômes et des crises répétitifs. Ex. *rhumatisme palindromique.* SYN. *récidivant.*

palinopsie n.f. Persistance d'images visuelles, responsable d'une vision trouble, observée dans les lésions cérébrales occipitales.

palisyllabie n.f. Synonyme de *bégaiement.*

palliatif, ive adj. Se dit d'un traitement qui supprime ou atténue les symptômes d'une maladie, mais n'agit pas sur ses causes et ne vise pas à sa guérison.

pallidal, ale, aux adj. Relatif au pallidum.

pallidectomie n.f. Intervention neurochirurgicale consistant à détruire le pallidum, pratiquée dans certains syndromes extrapyramidaux.

pallidum n.m. Fraction interne du noyau lenticulaire du cerveau.

pallium n.m. Couche la plus superficielle du cerveau constituée de substance grise.

palmaire adj. Relatif à la face antérieure de la main.

palmure n.f. Bride de peau reliant les doigts ; d'origine congénitale, elle est souvent héréditaire.

palpation n.f. Une des composantes de l'examen clinique consistant à appliquer la main et les doigts sur les parties externes de l'organisme ou les cavités accessibles, afin de déceler des anomalies au niveau des zones explorées.

palpébr(o)- Élément du latin *palpebra*, « paupière ». Ex. : *muqueuse palpébrale*. SYN. *bléphar(o)-*.

palpébral, ale, aux adj. Relatif aux paupières.

palpitation n.f. Perception désagréable d'un battement cardiaque rapide et/ou irrégulier, observé en cas de simple anxiété ou constituant le symptôme d'un trouble du rythme cardiaque.

paludéen, enne adj. Relatif au paludisme. SYN. *palustre*.

paludisme n.m. Maladie parasitaire, due au plasmodium, transmise par une piqûre de moustique (anophèle femelle) et se manifestant par une fièvre accompagnée d'hémolyse. Le parasite peut s'enkyster dans le foie et faire apparaître des crises ultérieures récidivantes. La forme pernicieuse du paludisme à *Plasmodium falciparum* peut engager le pronostic vital.

Paludrine® Antipaludéen utilisé en chimioprophylaxie, devant toujours être associé à la chloroquine pour les pays classés en zone II. Proguanil en D.C.I.

palustre adj. Synonyme de *paludéen*.

pan- Élément du grec *pan*, *pantos* « tout ». Ex. : *panangéite*.

P.A.N. n.f. Abréviation de *périartérite* noueuse*.

panacée n.f. Thérapeutique qui agit sur tous les maux.

panangéite n.f. Atteinte vasculaire inflammatoire atteignant toutes les tuniques d'un vaisseau ou tous les vaisseaux d'un organe ou d'une région, ou l'ensemble du système vasculaire.

pananticorps n.m. Anticorps capable d'identifier plusieurs types de cellules, généralement les globules rouges, les globules blancs et les plaquettes, et de provoquer, selon le type, une agglutination ou une hémolyse.

panaortite n.f. Atteinte inflammatoire atteignant toutes les tuniques de l'aorte ou frappant toute la longueur de ce vaisseau.

panaris n.m. Infection ou inflammation aiguë, le plus souvent localisée à la pulpe des doigts. Elle se manifeste par une tuméfaction pouvant évoluer vers une abcédation avec douleur pulsatile insomniante nécessitant un traitement chirurgical. Le traitement consiste en des soins locaux (pansement alcoolisé, bains chauds alcoolisés, Hexomédine®) pour permettre la maturation de la collection.

panartérite n.f. Atteinte inflammatoire affectant toutes les tuniques d'une artère ou touchant l'ensemble du système artériel.

pancardite n.f. Inflammation des trois tuniques du cœur (endocarde, myocarde et péricarde).

Pancoast-Tobias (syndrome de) Syndrome observé au cours de l'évolution des cancers du sommet du poumon, caractérisé par des douleurs cervicobrachiales C8-D1 et par un syndrome de Claude Bernard-Horner.

pancréas n.m. Glande située en arrière de l'estomac qui sécrète un suc digestif, le suc pancréatique, et deux hormones de régulation du métabolisme des glucides, l'insuline et le glucagon. Il comporte une tête (encadrée par le duodénum où s'abouchent ses canaux excréteurs), un corps et une queue. ***Pancréas aberrant,*** tumeur digestive bénigne constituée de tissu pancréatique, déprimée en son centre, et localisée principalement sous la muqueuse de l'antre gastrique. ***Pancréas annulaire,*** malformation pancréatique dans laquelle le pancréas a la forme d'un anneau entourant le duodénum ; elle est due à un défaut de rotation au stade embryonnaire et est parfois responsable de sténose duodénale.

pancréatectomie n.f. Ablation chirurgicale partielle ou totale du pancréas.

pancréatite n.f. ***Pancréatite aiguë,*** inflammation pancréatique avec autodestruction de cette glande par ses propres enzymes. Les deux principales causes sont l'alcoolisme et la lithiase. Elle se manifeste par des douleurs épigastriques violentes, transfixiantes avec vomissements, et une augmentation de la lipasémie et de l'amylasémie. ***Pancréatite chronique,*** inflammation chronique de la glande pancréatique avec calcifications, principalement due à un éthylisme chronique, responsable d'insuffisance pancréatique. Le traitement repose sur le sevrage en boissons alcoolisées.

pancréatoduodénectomie n.f. Ablation chirurgicale de la tête du pancréas et de la partie attenante du duodénum. SYN. *duodénopancréatectomie.*

pancréatoentérostomie n.f. Création chirurgicale d'une anastomose entre le canal pancréatique et une anse intestinale.

pancréatogastrostomie n.f. Création chirurgicale d'une anastomose entre le canal pancréatique et l'estomac.

pancréatographie n.f. Radiographie du pancréas après injection dans son canal excréteur d'une substance opaque aux rayons X. Cette investigation peut être réalisée au cours d'une fibroscopie duodénale par cathétérisme de la papille duodénale ou en cours d'intervention, par ponction directe du canal excréteur du pancréas, le canal de Wirsung.

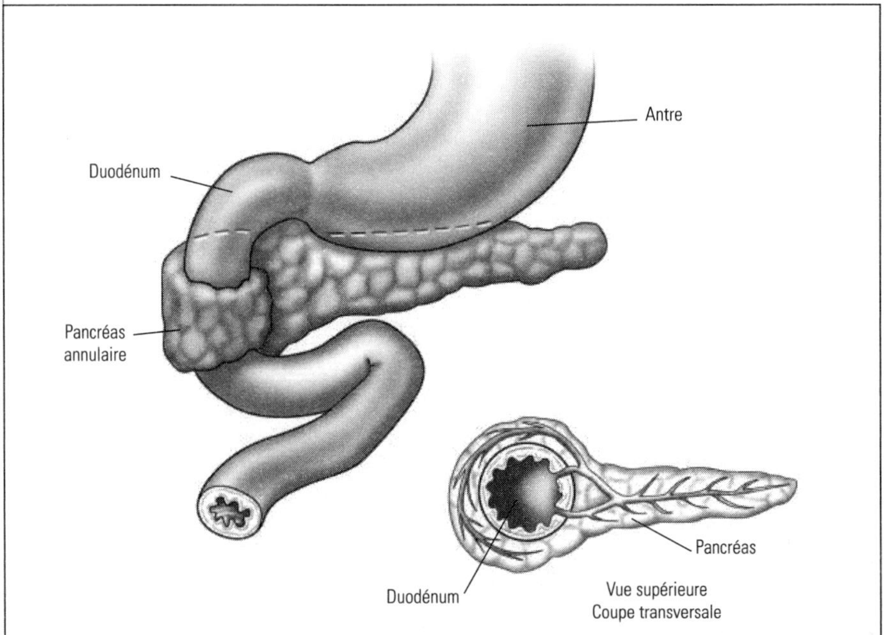

Pancréas annulaire. Aspect anatomique, rapports avec le duodénum.

pancréatojéjunostomie n.f. Création chirurgicale d'une anastomose entre le canal pancréatique et une anse jéjunale.

pancréatopathie n.f. Affection du pancréas de tout type.

pancréatoprive adj. Se dit d'un trouble qui est en rapport avec la suppression du pancréas.

pancréatotomie n.f. Incision chirurgicale du pancréas.

pancréozymine n.f. Hormone sécrétée par la muqueuse duodénale et dont le rôle est de stimuler la sécrétion pancréatique au cours de la digestion.

pancytopénie n.f. Diminution du nombre de tous les éléments figurés du sang (globules rouges, globules blancs, plaquettes), soit par insuffisance de la formation de ces cellules au niveau de la moelle osseuse où elles se forment, soit par leur destruction exagérée, notamment dans la rate.

pandémie n.f. Épidémie généralisée à toute une population, une contrée, un continent, voire à l'humanité entière.

pandiaphysite n.f. Infection atteignant la totalité du corps d'un os long.

Pandy (réaction de) Réaction chimique consistant à verser une goutte de LCR dans une solution d'acide phénique. L'apparition d'un précipité signe la présence d'une méningite. Cette réaction est employée afin de distinguer les méningites vraies des syndromes méningés.

panencéphalite n.f. Inflammation de la substance blanche et de la substance grise du cerveau.

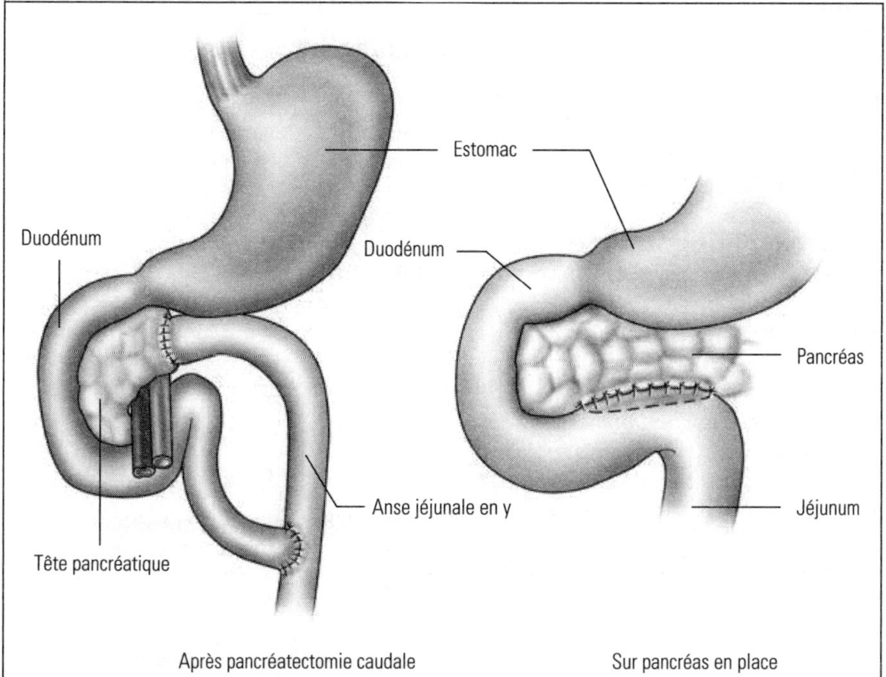

Pancréatojéjunostomie.

Paneth (cellule de) Cellule intestinale du fond des glandes de Lieberkühn, sécrétant le lysozyme.

Panfurex® Antiseptique intestinal de la famille des nitrofuranes utilisé au cours des diarrhées infectieuses non invasives.

panhypopituitarisme n.m. Insuffisance hypophysaire globale.

paniléite n.f. Inflammation de toutes les tuniques de l'intestin grêle.

panique n.f. ***Attaque de panique,*** peur très intense accompagnée de manifestations psychiques (sentiment de mort imminente) et organiques (palpitations, sueurs, polypnée, dyspnée, oppression thoracique), souvent disproportionnée par rapport au facteur déclenchant et survenant dans un contexte de névrose phobique.

panmastite n.f. Infection diffuse de la totalité de la glande mammaire.

panmixie n.f. Union liée au hasard des individus d'une population nombreuse, indépendamment des caractères génétiques, et évitant ainsi le risque de consanguinité.

panmyélophtisie n.f. Destruction de tous les éléments de la moelle rouge des os.

Panner (maladie de) Ostéochondrose de croissance, localisée essentiellement au niveau du condyle de l'humérus. Peu fréquente, souvent due à des microtraumatismes répétés, elle survient avant l'adolescence chez le garçon. Elle guérit spontanément avec l'âge et par la mise au repos de l'articulation.

pannicule n.m. ***Pannicule adipeux,*** tissu cellulaire sous-cutané contenant des lobules de graisse.

panniculite n.f. Inflammation du pannicule adipeux.

pannus n.m. **1.** Affection de la cornée due à une irritation prolongée de celle-ci, caractérisée par une congestion vasculaire locale avec ou sans perte de transparence de la cornée. **2.** Tissu inflammatoire d'origine synoviale recouvrant le cartilage articulaire dans certaines arthrites.

panophtalmie n.f. Infection avec suppuration frappant l'œil entier et entraînant souvent la perte de celui-ci.

panoptique adj. **1.** Relatif à une méthode de coloration utilisée en cytologie ou en histologie (telle que la coloration de May-Grünwald-Giemsa) permettant de différencier les structures souhaitées. **2.** Qui se rapporte à une paire de lunettes dont les verres sont remplacés par deux écrans percés d'un trou central de 0,6 mm environ.

panoramique n.m. ***Panoramique dentaire,*** radiographie qui permet de visualiser toutes les arcades alvéolodentaires sur un film de grande taille. Syn. *orthopantogramme.*

panostéite n.f. Inflammation frappant la totalité de l'os.

Panotile® Médicament O.R.L. composé d'antibiotiques et d'un corticoïde, administré sous forme de gouttes auriculaires dans les otites externes.

pansement n.m. **1.** Matériel destiné à recouvrir une plaie (compresses stériles, adhésifs ou bandes). **2.** Recouvrement d'une plaie avec le matériel désigné ci-dessus pour l'isoler et éviter une contamination exogène.

pansinusite n.f. Atteinte inflammatoire simultanée de plusieurs sinus de la face.

pantalon n.m. ***Pantalon antichoc,*** pantalon gonflable qui favorise le retour du sang veineux des membres inférieurs vers le thorax, utilisé en cas de choc hypovolémique.

pantophobie n.f. Crise de panique accompagnée d'hallucinations, observée chez des patients atteints de delirium tremens.

pantoprazole n.m. Inhibiteur de la pompe à protons permettant de diminuer la sécrétion d'acide gastrique. D.C.I. de Eupanthol® et Inipomp®.

P.A.O. n.f. Abréviation de *pression* artérielle ophtalmique.*

PAO_2 Pression partielle d'oxygène dans l'air des alvéoles pulmonaires.

PaO_2 Pression partielle d'oxygène dans le sang artériel.

P.A.P. n.f. Abréviation de *pression* artérielle pulmonaire.*

papaïne n.f. Enzyme extraite de la papaye, qui scinde les protéines.

Papanicolaou (coloration de) Test de dépistage du cancer du col de l'utérus qui permet d'étudier les anomalies nucléaires de cellules issues d'un frottis du col de l'utérus. Les résultats sont présentés selon une classification standardisée (I : normal, II : inflammatoire, III : dysplasie, IV : cancer).

papavérine n.f. Substance dérivée de l'opium, aux propriétés vasodilatatrices et antispasmodiques controversées.

papille n.f. Petite saillie, en mamelon. Ex. : *papilles linguales, papille duodénale.* ***Papille optique,*** zone d'émergence du nerf optique au niveau de la rétine, dépourvue de cellules permettant la vision ; à l'examen du fond d'œil, elle apparaît comme une formation blanche ronde et excavée, vers laquelle convergent les vaisseaux. Un œdème de cette papille est un signe d'hypertension intracrânienne. ***Papille rénale,*** sommet d'une pyramide de Malpighi au sein des voies excrétrices pyélocalicielles.

papillectomie n.f. Ablation chirurgicale de la papille duodénale, zone au niveau de laquelle s'abouchent le canal cholédoque et le canal de Wirsung.

papillite n.f. Inflammation d'une papille. Ce terme s'applique notamment à la papille optique, à la papille duodénale et aux papilles linguales (avec de petites ulcérations très douloureuses autour des papilles fongiformes).

papillomatose n.f. Affection contagieuse, transmissible, caractérisée par la présence de multiples verrues ou de papillomes cutanés ou muqueux.

papillomavirus n.m. Virus à A.D.N. responsable de condylomes anogénitaux. Très contagieux lors de rapports sexuels, c'est un agent précancéreux du col de l'utérus. Il en existe 5 types. SYN. *crête de coq.* ABRÉV. *H.P.V.*

papillome n.m. Lésion de la peau et des muqueuses, caractérisée par une hypertrophie des papilles.

papillosphinctérotomie n.f. Incision chirurgicale de la papille duodénale avec section du sphincter d'Oddi dans sa partie duodénale. Elle est utilisée pour extraire des calculs de la voie biliaire principale ou en cas de papillite ou de pancréatite.

papillotement n.m. Clignement des paupières visant à corriger une image qui apparaît floue à cause d'un mouvement oculaire concomitant ou de mauvaises conditions de vision.

papillotomie n.f. Incision chirurgicale de la papille duodénale utilisée pour extraire des calculs ou drainer la voie biliaire principale.

papovavirus n.m. Virus à A.D.N. responsable de verrues et de papillomes.

Pappenheim (coloration de) Synonyme de *coloration de May-Grünwald-Giemsa*.*

papule n.f. Lésion dermatologique élémentaire constituée d'une tache érythémateuse en relief, qui disparaît sans séquelle. Elle est observée, par exemple, en cas d'urticaire.

papulose n.f. ***Papulose atrophiante maligne,*** maladie cutanée d'origine inconnue, caractérisée par une éruption de papules rosées déprimées en leur centre, évoluant vers une squame, et présentant un risque d'atteinte viscérale (digestive, rénale, cardiaque) par lésions oblitérantes de petites artérioles. ***Papulose bowenoïde,*** maladie cutanée virale due au papillomavirus. ***Papulose lymphomatoïde,*** éruption cutanée papuleuse et polymorphe, qui évolue par poussées et se résout spontanément en quelques semaines en laissant parfois des cicatrices. Il existe un risque de récidive pendant des années. Son évolution est généralement bénigne, malgré un aspect histologique inquiétant qui pourrait évoquer une manifestation cutanée d'une hémopathie maligne. Une dégénérescence maligne est toutefois possible.

papyracé, e adj. Qui a l'apparence du papier, qui est mince comme du papier. ***Lame papyracée,*** lame osseuse mince de la paroi interne de l'orbite.

paquet-année (plur.: *paquets-années*) n.m. Unité de mesure de la consommation de tabac, obtenue en multipliant le nombre de paquets consommés par jour par le nombre d'années de consommation. La consommation de 1 paquet par jour pendant 15 ans correspond à 15 paquets-années. ABRÉV. *P.A.*

P.A.R. n.f. **1.** Abréviation de *polyarthrite* rhumatoïde.* **2.** Abréviation de *pression* artérielle rétinienne.*

para- Élément du grec *para,* « à côté de », entrant dans la composition de mots signifiant: **1.** À côté de. Ex.: *parathyroïde.* SYN. *juxta-.* **2.** À travers. Ex.: *paracentèse.* SYN. *dia-, per-, trans-.*

P.A.S. n.f. (Abréviation anglaise de *periodic acid Schiff*) Réaction de cytochimie colorant en rouge les glucides et les glycoprotéines. ◆ n.m. (Abréviation de *acide para-amino-salicylique*) Ancien médicament antituberculeux mineur.

paracentèse n.f. Ouverture d'une cavité, par ponction ou incision, destinée à en évacuer le contenu. Ex.: *paracentèse thoracique pour évacuer une pleurésie, paracentèse du tympan en cas d'otite moyenne.*

paracétamol n.m. Antalgique antipyrétique dont la dose thérapeutique est de 3 g/j chez l'adulte, et dont l'effet toxique sur le foie en cas d'intoxication (forte dose dépassant 8 à 10 g) est contré par la N-acétylcystéine. Il est dépourvu d'effets anti-inflammatoires. D.C.I. de Dafalgan®, Doliprane®, Efferalgan®, etc.

paraclinique adj. Qui complète l'examen clinique. ***Examen paraclinique,*** investigation aidant au diagnostic (examen de laboratoire, imagerie, etc.).

paracolique adj. Situé à côté du gros intestin. Ex.: *adénopathie paracolique.*

paracolite n.f. Inflammation du tissu cellulaire rétrocolique ou du mésocôlon.

paracousie n.f. Anomalie de la perception des sons.

paracoxalgie n.f. Tuberculose osseuse atteignant le squelette au voisinage de la hanche (trochanter, pubis, ischion, ilion) et respectant l'articulation. Ses symptômes peuvent simuler une coxalgie.

paracrinie n.f. Action d'une molécule sur les cellules voisines de celles qui l'ont sécrétée.

paracystite n.f. Inflammation du tissu cellulaire entourant la vessie, et notamment de l'espace prévésical de Retzius*.

paradentaire adj. Situé à côté de la dent.

paradiabète n.m. Ancien terme désignant une intolérance aux hydrates de carbone, caractérisée par une élévation modérée de la glycémie lors d'une épreuve d'hyperglycémie provoquée, sans manifestation clinique. On dit aujourd'hui *prédiabète.*

paradoxal, e, aux adj. Qui va à l'encontre des données communément admises. ***Embolie paradoxale,*** embolie artérielle provenant d'une thrombose veineuse et gagnant le système artériel en passant à travers un orifice pathologique de la cloison qui sépare les deux oreillettes du cœur (communication interauriculaire). ***Respiration paradoxale,*** rythme respiratoire anormal observé en cas d'ouverture de la plèvre ou de volet costal : le poumon s'affaisse à l'inspiration et se gonfle à l'expiration. ***Pouls paradoxal,*** diminution excessive de l'amplitude du pouls à l'inspiration, notamment constatée au cours des tamponnades cardiaques. ***Sommeil paradoxal,*** phase du sommeil pendant laquelle ont lieu les rêves.

parafango n.m. Mélange de paraffine et de boues volcaniques utilisé en applications externes dans un but antalgique.

paraffine n.f. Nom générique de plusieurs hydrocarbures saturés. En médecine, on utilise la paraffine solide et l'huile de paraffine.

paraffinome n.m. Pseudo-tumeur inflammatoire avec prolifération fibreuse se développant aux sites d'injection de paraffine.

paragangliome n.m. Tumeur se développant à partir de cellules du système nerveux autonome : cellules du glomus carotidien, cellules de la médullosurrénale.

paraganglion n.m. Amas de cellules analogues à celles de la médullosurrénale, situé au voisinage des ganglions et des plexus sympathiques périaortiques.

parage n.m. Nettoyage d'une plaie comportant l'excision des tissus contus ou nécrosés de façon à ne laisser que des tissus sains et bien vascularisés.

paragonimose n.f. Maladie parasitaire en général pulmonaire, due à la douve paragonimus, qui s'accompagne d'hémoptysie et peut, plus rarement, atteindre d'autres viscères.

parakératose n.f. Anomalie de la kératinisation des cellules de la couche cornée de l'épiderme, caractérisée par la conservation de leur noyau, la disparition de la couche granuleuse et la production de squames, dans des pathologies cutanées sans origine précise.

Paralyoc® Lyoc de paracétamol, utilisé par voie orale en pédiatrie.

paralysie n.f. Perte complète de la motricité d'un muscle ou d'un membre, définitive ou transitoire, due à une pathologie neurologique (périphérique ou centrale) ou musculaire. Elle peut être flasque, dans les atteintes nerveuses périphériques, avec hypotonie musculaire et aréflexie, ou spasmodique, dans les atteintes pyramidales centrales, avec hypertonie musculaire et hyperréflexie. ***Paralysie générale,*** manifestation neurologique de la syphilis tertiaire, caractérisée principalement par une démence.

paramastite n.f. Inflammation développée dans les espaces celluleux qui entourent la glande mammaire.

paramédian, e adj. Relatif à une structure située latéralement à l'axe du corps.

paramédical, e, aux adj. Propre aux auxiliaires de santé.

paraméthasone n.f. Corticoïde à application locale en suspension aqueuse, utilisé en rhumatologie pour les infiltrations articulaires ou épidurales. D.C.I. de Dilar®.

paramètre n.m. Partie haute de la base du ligament large de l'utérus formée de tissu celluleux compris entre les deux feuillets péritonéaux du ligament large et où cheminent l'uretère et les vaisseaux utérins.

paramétrite n.f. Inflammation aiguë ou chronique du tissu cellulofibreux pelvien du ligament large entourant l'utérus.

paramimie n.f. Discordance entre les sentiments extériorisés et les sentiments ressentis par le sujet, généralement observée dans la schizophrénie.

paramyélocyte n.m. Cellule sanguine s'apparentant au myélocyte, dont elle se distingue par des anomalies nucléaires ; elle est notamment observée dans les hémopathies malignes.

paramyxovirus n.m. Famille de virus à A.R.N., de structure hélicoïdale, à laquelle appartiennent les virus de la rougeole, des oreillons et le virus respiratoire syncytial.

paranéoplasique adj. Relatif à des manifestations observées au cours d'une pathologie tumorale, qui suivent une évolution parallèle, mais à distance de la tumeur. On observe ces signes notamment dans les cancers bronchiques à petites cellules et les carcinomes hépatocellulaires. Ce sont des manifestations nerveuses, musculaires, ostéo-articulaires, cutanées, endocriniennes, sanguines ou métaboliques, qui régressent après la cure de la tumeur maligne.

paranoïa n.f. Maladie psychiatrique de la famille des psychoses, qui se manifeste par un délire d'interprétation cohérent, des troubles du jugement et un comportement méfiant, de persécution ou passionnel exprimé par la jalousie ou l'érotomanie.

paranoïaque adj. Relatif à la paranoïa. Ex. : *délire paranoïaque.* ◆ n. Sujet atteint de paranoïa.

paranoïde adj. Se dit d'un délire incohérent, polymorphe, traduisant un trouble important de la personnalité, rencontré dans certaines formes de schizophrénie.

para-ombilical, e, aux adj. Situé latéralement à l'ombilic.

para-ostéo-arthropathie n.f. Mobilité articulaire limitée due à des ossifications péri-articulaires qui se forment au cours d'une immobilisation prolongée et que l'on prévient par la kinésithérapie.

parapexien, enne adj. Situé à côté de la pointe du cœur.

paraphasie n.f. Trouble du langage rencontré dans l'aphasie de Wernicke et caractérisé par le remplacement d'un mot ou d'une partie de mot par un autre, présentant parfois un lien de sens ou un lien phonétique.

paraphimosis n.m. Étranglement du gland de la verge par un prépuce à orifice trop serré qui, ramené en arrière, ne peut plus être remis en place pour recouvrir le gland.

paraphlébite n.f. Inflammation des tissus périveineux d'une veine superficielle des membres. Bien souvent, il s'agit en fait d'une phlébite superficielle vraie.

paraphrénie n.f. Forme évoluée de schizophrénie, caractérisée par un délire marqué, à thème fantastique et incohérent, contrastant avec des fonctions supérieures normales et une bonne adaptation au monde extérieur. Le sujet n'a pas conscience de ces troubles, ou n'en a qu'une conscience partielle.

Paraplatine® Médicament dérivé du platine, de la famille des alkylants, utilisé en chimiothérapie pour le traitement de cancers gynécologiques, digestifs et pulmonaires. Il est néphrotoxique et ototoxique. Carboplatine en D.C.I.

paraplégie n.f. Paralysie bilatérale totale des deux membres inférieurs, pouvant s'accompagner de troubles mictionnels et/ou sensitifs, dont il existe des formes spastiques en rapport avec une lésion médullaire traumatique ou non (compression médullaire), et des formes flasques en rapport avec des lésions de nerfs périphériques (poliomyélite, syndrome de Guillain-Barré).

parapraxie n.f. Forme d'apraxie caractérisée par l'absence de reconnaissance d'un objet ou de sa fonction.

paraprotéine n.f. Ancien nom de l'immunoglobuline monoclonale, produite par une lignée anormale de plasmocytes, notamment en cas de myélome ou de maladie de Waldenström, et correspondant à un pic sur le diagramme de l'immunoélectrophorèse des protéines.

parapsoriasis n.m. Affection chronique d'origine inconnue, caractérisée par des lésions cutanées ressemblant à celles du psoriasis. Il se manifeste par une éruption en gouttes (papules érythémateuses recouvertes de squames), des placards violacés d'évolution atrophique (forme lichénoïde), ou des plaques roses jaunâtres pouvant évoluer vers un mycosis fungoïde.

parapsychologie n.f. Étude des phénomènes mentaux non expliqués par les sciences exactes ni par les théories psychologiques classiquement admises.

Parapsyllium® Laxatif de lest de type mucilage.

parasitaire adj. **1.** Causé par un parasite. **2.** Qui se développe comme un parasite.

parasite n.m. Organisme vivant aux dépens d'un hôte.

parasitémie n.f. Présence de parasites dans le sang.

parasiticide adj. et n. Qui détruit un parasite.

parasitisme n.m. Vie commune du parasite et de son hôte, qu'il en tire ou non sa nourriture.

parasitologie n.f. Science consacrée à l'étude des parasites, de leur cycle de reproduction, de la contamination et de leurs hôtes.

parasitose n.f. Maladie due à un parasite.

parasomnie n.f. Ensemble des anomalies ou des situations pathologiques survenant durant le sommeil, telles que le somnambulisme, le bruxisme (grincement des dents), les terreurs nocturnes, les rêves d'angoisse et les cauchemars.

parasympathicolytique adj. Se dit d'une substance antagoniste du système parasympathique et qui bloque son fonctionnement.

parasympathicomimétique adj. Se dit d'une substance dont l'action imite les actions du système parasympathique.

parasympathique adj. Qui se réfère au système parasympathique. ***Système parasympathique,*** un des deux composants du système nerveux autonome (ou végétatif), composé de fibres empruntant le trajet de plusieurs nerfs crâniens (nerf pneumogastrique notamment) et régulant le fonctionnement de nombreux viscères. Le médiateur chimique du système parasympathique est l'acétylcholine.

parasystolie n.f. Ensemble de contractions cardiaques intermittentes à rythme lent, déclenchées par un centre d'automatisme cardiaque différent du nœud sinusal, généralement ventriculaire.

parathormone n.f. Hormone sécrétée par les glandes parathyroïdes. Elle agit sur le métabolisme du calcium et du phosphore en augmentant l'absorption digestive de ces deux éléments, en agissant sur leur élimination par le rein et en augmentant leur résorption osseuse ; elle tend à augmenter la calcémie.

parathyréoprive adj. Se dit des troubles qui surviennent après l'ablation complète des glandes parathyroïdes. Ces glandes sont indispensables à la vie. Leur ablation entraîne la mort, en général par troubles de la contractilité cardiaque liés aux anomalies du métabolisme du calcium entraînées par la parathyroïdectomie.

parathyréose n.f. Affection non inflammatoire des glandes parathyroïdes.

parathyroïde adj. Situé à côté de la thyroïde. ***Glandes parathyroïdes,*** glandes endocrines, en général au nombre de 4, situées à la face postérieure de chacun des lobes de la thyroïde, et qui sécrètent la parathormone.

parathyroïdectomie n.f. Ablation chirurgicale d'une ou de plusieurs glandes parathyroïdes.

parathyroïdien, enne adj. Relatif aux glandes parathyroïdes.

paratyphoïde n.f. Infection bactérienne digestive, due aux salmonelles paratyphiques A, B ou C. Responsables de diarrhées fébriles, ces infections sont de même type que la typhoïde, mais moins sévère.

Pardee (onde de) Anomalie de la repolarisation observée sur un tracé d'électrocardiogramme effectué à la phase aiguë d'un infractus du myocarde. Elle correspond à un courant de lésion caractéristique qui se présente sous la forme d'un sus-décallage du segment ST convexe vers le haut, en forme de dôme qui englobe l'onde T. SYN. *onde en dôme.*

pare Élément du latin *parere*, « engendrer ». Ex. : *primipare.*

parégorique adj. ***Élixir parégorique,*** médicament contenant un dérivé opiacé utilisé pour ralentir le transit en cas de diarrhée.

parenchymateux, euse adj. **1.** Relatif au parenchyme. **2.** Qui affecte le parenchyme.

parenchyme n.m. Tissu fonctionnel plein, par opposition au tissu osseux ou au tissu conjonctif de soutien des organes creux, tels que le tube digestif ou la voie urinaire excrétrice, par exemple.

parentale, e, aux adj. Qui se réfère aux parents.

parentalisme n.m. Rapport pathologique parent-enfant, comportant un attachement excessif des parents à leurs enfants, dans un contexte de domination parentale.

parentéral, e, aux adj. Qui est introduit dans l'organisme par toute autre voie que la voie digestive : injections sous-cutanées, intramusculaires ou intraveineuses.

-parésie Élément désignant une paralysie incomplète. Ex. : *hémiparésie.* Le terme *parésie* peut également être utilisé comme nom féminin dans l'acception donnée.

paresthésie n.f. **1.** Anomalie de la perception des sensations : retard, erreur de localisation des excitations sensitives (au tact, au chaud et froid, à la douleur, etc.) **2.** Sensation anormale, pénible, survenant sans cause apparente dans des zones variées (fourmillements, engourdissements, etc.).

Parfenac® Crème à base d'anti-inflammatoire non stéroïdien, utilisée en traitement

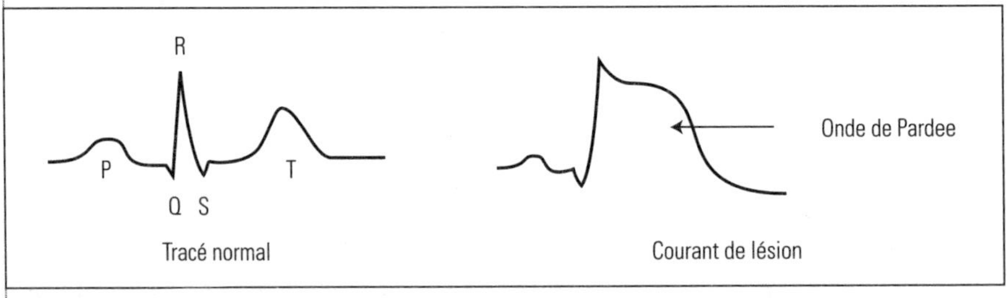

Onde de Pardee.

localisé du prurit après une piqûre d'insecte. Buféxamac en D.C.I.

pariétal, e, aux adj. Qui concerne toute paroi (abdominale, thoracique, crânienne, etc.). Ex.: *abcès pariétal.* ◆ n.m. Os plat, pair, constituant la partie latérale de la voûte crânienne.

Parinaud (conjonctivite de) Inflammation conjonctive souvent unilatérale, accompagnée de végétations, d'œdème palpébral et de ganglions satellites, d'origine infectieuse bactérienne (tularémie), virale (maladie des griffes du chat) ou tuberculeuse (sarcoïdose).

Parinaud (échelle de) Échelle de détermination de l'acuité visuelle.

Parinaud (syndrome de) Paralysie des mouvements verticaux des yeux, parfois associée à un trouble de la convergence, qui semble due à une lésion du tronc cérébral pédonculaire.

parité n.f. Nombre d'enfants mis au monde par une femme.

Parker et Jackson (lymphome de) Tumeur osseuse maligne causée par une infiltration lymphocytaire (lymphosarcome). Rare, survenant chez l'adulte, elle est généralement localisée au niveau des diaphyses des os longs.

Parkinson (maladie de) Maladie neurologique due à une atteinte des noyaux gris centraux, qui se manifeste par un syndrome extrapyramidal, accompagné d'un tremblement de repos, d'une akinésie et d'une hypertonie. Elle survient chez le sujet âgé et prédomine chez l'homme. Le traitement est soit substitutif par la L-dopa soit, dans certains cas, neurochirurgical, par implantation d'électrodes de stimulation cérébrale.

parkinsonien, enne adj. Qui se réfère à un syndrome ou à une maladie de Parkinson *Syndrome parkinsonien,* syndrome extrapyramidal observé lors de la maladie de Parkinson, dans certaines encéphalites ou comme effet secondaire des neuroleptiques.

Parlodel® Inhibiteur de la sécrétion de prolactine, administré par voie orale. Utilisé notamment pour arrêter la lactation, il a par ailleurs une action antiparkinsonienne (agoniste dopaminergique) en association à la L-dopa pour diminuer ses fluctuations d'activité. Il provoque fréquemment des troubles psychiques et digestifs, surtout chez les sujets âgés. Bromocriptine en D.C.I.

Parma (incidence de) Incidence radiologique permettant de visualiser l'articulation temporomandibulaire.

parodonte n.m. Ensemble des tissus de soutien qui entourent chaque dent.

parodontite n.f. Inflammation des tissus de soutien de la dent. SYN. *périodontite.*

parodontolyse n.f. Destruction des tissus de soutien de la dent aboutissant à sa chute.

parosmie n.f. Sensation olfactive erronée, souvent désagréable, ne correspondant pas à une odeur réelle. (Voir aussi *hallucination.*)

parotide n.f. et adj. Glande la plus volumineuse du collier salivaire. Elle est située de chaque côté de la face, en avant du conduit auditif externe, en arrière de la branche montante du maxillaire inférieur. Elle est traversée par le nerf facial, l'artère carotide externe et la veine jugulaire externe. Son canal excréteur porte le nom de *canal de Sténon.*

parotidectomie n.f. Ablation chirurgicale de tout ou partie de la glande parotide.

parotidite n.f. Inflammation de la glande parotide compliquant soit une maladie infectieuse générale (oreillons par exemple), soit une lésion locale (calcul notamment).

paroxétine n.f. Antidépresseur. D.C.I. de Déroxat®.

paroxysme n.m. Pic d'intensité de symptômes évoluant par crises.

Parrot (maladie de) Maladie caractérisée par des fractures métaphysaires multiples et douloureuses, situées aux abords de la zone d'ossification, observées en cas de localisation osseuse de la syphilis congénitale, et responsable d'une impotence fonctionnelle.

Parsonage-Turner (syndrome de) Douleur brutale de l'épaule d'origine inconnue, associée à une atrophie et une perte de la force des muscles de l'épaule. Il régresse en quelques mois.

Parsonnet (poche de) Enveloppe d'un pacemaker, permettant de le fixer au grand pectoral.

parthénogenèse n.f. Développement d'un embryon à partir d'un gamète femelle non fécondé par un gamète mâle.

parturiente n.f. Femme en train d'accoucher.

parturition n.f. Accouchement normal.

parulie n.f. Abcès de la gencive, compliquant l'infection d'un alvéole dentaire.

parvovirus n.m. Famille de très petits virus à A.D.N., dont le type B29 est responsable d'anémie. (Voir *adénovirus*).

pascal n.m. Unité de mesure de la pression. Un pascal est la pression exercée par une force de 1 newton sur une surface de 1 m^2 (1 N/m^2 = 10^{-5} bar).

passage n.m. ***Passage à l'acte,*** pathologie psychiatrique responsable d'actes généralement violents, tels que le suicide ou l'agression.

passe-fil n.m. (plur. : *passe-fils*) Instrument chirurgical utilisé pour ligaturer un vaisseau ou passer un fil autour d'une diaphyse.

passivité n.f. Attitude non réactive aux stimulations physiques ou psychiques lors d'un examen neurologique, et caractéristique d'une hypotonie et d'une mobilisation non volontaire.

pasteurella n.f. Classe de bactéries Gram négatif à laquelle appartiennent les bactéries responsables de la tularémie *(Francisella tularensis)*, de la yersiniose (notamment de la peste, *Yersinia pestis*), ainsi que de la pasteurellose *(Pasteuralla multocida)*.

pasteurellose n.f. Infection provoquée par une morsure ou une griffure de chat ou de chien, formant une plaie douloureuse et inflammatoire, avec un écoulement purulent, une lymphangite et une inflammation des ganglions périphériques. Elle fait courir un risque de complications septiques locorégionales, d'évolution subaiguë (atteinte articulaire, vasculaire), voire générale (septicémie). Son traitement préventif repose sur une antibiothérapie générale aux tétracyclines ou aux aminopénicillines (Augmentin®).

pasteurisation n.f. Méthode de conservation des aliments pendant quelques jours, surtout appliquée au lait, qui consiste à le porter à une température comprise entre 75 et 90 °C pendant moins d'une minute, puis à le refroidir brutalement à 10 °C. Cette méthode modifie moins les structures protéiques que l'ébullition.

Patau (syndrome de) Anomalie génétique consistant en une trisomie du chromosome 13, se manifestant notamment par des malformations craniofaciales, cardiaques ou des mains. Le pronostic à court terme est très sombre.

patch n.m. Terme anglais signifiant pièce, morceau, timbre, plaque.

patella n.f. Os situé à la face antérieure du genou, dans l'épaisseur du tendon du quadriceps fémoral. Syn. *rotule*.

patellaire adj. De la rotule.

patellectomie n.f. Ablation chirurgicale, totale ou partielle, de la rotule.

patelloplastie n.f. Intervention de chirurgie plastique consistant à reconstruire la rotule après une fracture ou une maladie destructrice comme l'arthrose.

pathétique adj. ***Nerf pathétique,*** nom usuel donné à la 4e paire de nerfs crâniens, nerf moteur du muscle oblique supérieur de l'œil.

Pathey (intervention de) Mammectomie avec curage des ganglions axillaires, pratiquée en traitement curatif d'un cancer du sein.

pathogène adj. Se dit d'un agent qui provoque une maladie.

pathogenèse n.f. Étude des relations entre les causes des maladies, les mécanismes de leurs modes d'action et l'évolution des maladies. On dit aussi *pathogénie.*

pathogénicité n.f. Pouvoir de déclencher une maladie.

pathognomonique adj. Se dit d'un signe caractéristique d'une maladie et qui permet d'en affirmer formellement le diagnostic. Ex.: *le signe de Koplick est pathognomonique de la rougeole.*

pathologie n.f. Étude des maladies.

pathomimie n.f. État morbide présenté par un patient qui éprouve le besoin de simuler une maladie, pouvant aller jusqu'à l'automutilation commise inconsciemment ou non. SYN. *syndrome de Dieulafoy, syndrome de Münchhausen.*

patte n.f. ***Patte d'oie,*** **1.** Insertion des tendons au niveau du tibia. **2.** Ensemble des rides de l'angle externe des paupières.

pattelite n.f. Inflammation de l'os de la rotule, observée notamment en cas d'épiphysite de croissance, et qui se manifeste par des douleurs au niveau des insertions tendineuses de la pointe de la rotule.

paucisymptomatique adj. Se dit d'une affection qui donne lieu à peu de symptômes.

Paul-Bunnell-Davidsohn (réaction de) Réaction d'agglutination des globules rouges de mouton, inconstante car positive dans 50 % des cas, provoquée par le sérum d'un patient ayant des IgM spécifiques de la mononucléose infectieuse. Elle est également souvent positive en cas de maladie autoimmune.

paupière n.f. Membrane qui recouvre et protège la partie antérieure du globe oculaire. Elle comporte une face superficielle cutanée, une face profonde muqueuse, un squelette cartilagineux (cartilage tarse) ; son bord libre est garni de cils.

Pauwels (opération de) Acte chirurgical consistant en une ostéotomie de varisation intertrochantérienne pratiquée comme traitement de la subluxation congénitale de la hanche ou de la coxa valga.

pavillon n.m. Partie extérieure visible de l'oreille, lame cartilagineuse recouverte de peau, où s'ouvre le conduit auditif.

Pavlov (réflexe de) Réflexe conditionné par un apprentissage consistant en l'association de deux stimulus (l'un déclenchant une réaction physiologique, l'autre une réaction sensorielle). La présence du stimulus sensoriel isolé déclenche la réaction. Par exemple, chez le chien, la présentation d'un repas entraîne une réaction de salivation. L'apprentissage consiste à faire précéder chaque repas d'une sonnerie. Après apprentissage, la sonnerie sans le repas provoquera une salivation.

pavlovien, enne adj. Se dit d'un réflexe complexe conditionné, du type du réflexe de Pavlov.

P.B.H. n.f. Abréviation de *ponction biopsie hépatique.* Elle est généralement effectuée par voie percutanée lorsque l'hémostase le permet.

P.B.R. n.f. Abréviation de *ponction* biopsie rénale.*

P.C. n.f. Abréviation de *perte* de connaissance.*

P.C.E. n.f. (Abréviation de *polyarthrite chronique évolutive*) Synonyme de *polyarthrite* rhumatoïde.*

pCO_2 Pression partielle du gaz carbonique.

P.C.R. (Abréviation anglaise de *polymerase chain reaction,* « réaction en chaîne de la polymérase ») Méthode sensible, qualitative ou quantitative, de recherche de prolifération virale par amplification génique, utilisée au cours de viroses, notamment les hépatites B et C.

P.D.F. n.m. Abréviation de *produit de dégradation du fibrinogène*, élevé en cas de fibrinolyse.

peak-flow n.m. Terme anglais désignant le débit maximal d'air qu'un sujet peut expirer en une minute. Il est mesuré dans la surveillance des crises d'asthme et permet d'évaluer leur gravité (pour qu'un aérosol soit considéré comme efficace, il faut qu'il augmente le peak-flow d'au moins 25 %). Cette mesure peut être effectuée au lit du patient par un *débitmètre de pointe.*

Péan (intervention de) Mode de rétablissement de la continuité digestive après gastrectomie partielle comportant l'anastomose directe de l'estomac au duodénum.

Péan (pince de) Pince hémostatique à mors plat et cranté.

peau n.f. Enveloppe membraneuse souple qui recouvre la surface du corps. Outre ses fonctions de protection, elle est douée de sensibilité (elle intervient dans le sens du toucher) et contribue à la régulation de la température par la sécrétion de la sueur.

peaucier n.m. et adj. Muscle dont une des insertions se fait à la face profonde de la peau. C'est le cas de plusieurs muscles de la face. Ceux-ci interviennent dans la mimique.

Pecquet (citerne de) Citerne lymphatique située à l'origine du canal lymphatique, au niveau des premières vertèbres lombaires, où convergent notamment les lymphatiques intestinaux.

Pectibran® Laxatif de lest, constitué de fibres alimentaires.

pectine n.f. Substance utilisée comme épaississant, notamment dans le biberon des nouveau-nés pour éviter le reflux.

pectoral, e, aux adj. Relatif à la poitrine. ***Sirop pectoral,*** sirop destiné à soulager la toux. ***Muscle pectoral,*** muscle de la paroi antérolatérale du thorax situé en arrière de la glande mammaire.

pectoriloquie n.f. Modification de la voix perçue lors de l'auscultation des poumons.

pédiatrie n.f. Branche de la médecine spécialisée dans la prise en charge des enfants de la naissance jusqu'à 15 ans et 4 mois, et parfois jusqu'à leur majorité.

Pédiazole® Association d'un macrolide (érythromycine) et d'un sulfamide (sulfafurazole), utilisée en pédiatrie en cas d'infections urinaires non compliquées et d'otites moyennes à *Hæmophilus.*

pédiculaire adj. **1.** Qui se rapporte à un pédicule. **2.** Qui est provoqué par les poux.

pédicule n.m. **1.** Ensemble des vaisseaux et des nerfs destinés à un organe. Ex. : *pédicule pulmonaire, pédicule hépatique.* **2.** Partie

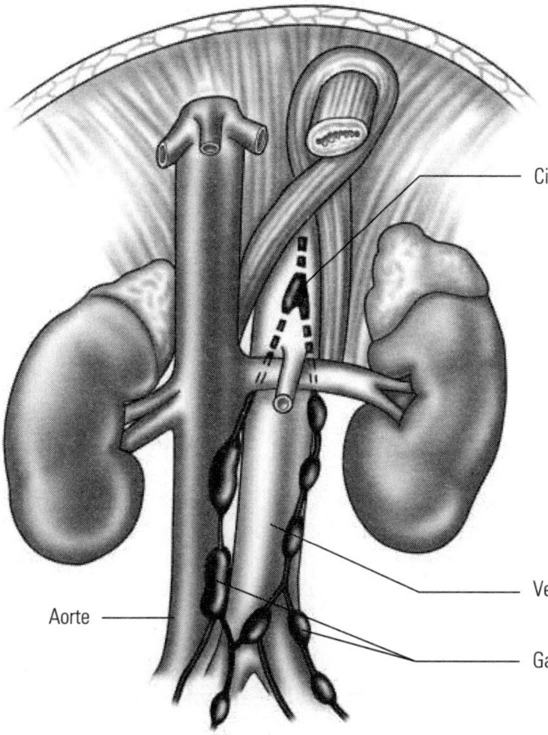

Vaisseaux lymphatiques abdominaux.

rétrécie rattachant au corps certaines tumeurs ou certains organes.

pédiculé, e adj. Muni d'un pédicule étroit qui le/la rattache au reste du corps, en parlant d'un organe ou d'une tumeur.

pédiculose n.f. Maladie parasitaire contagieuse due à des insectes qui colonisent les poils pubiens (contamination vénérienne par le parasite communément appelé *morpion*) et les cheveux (contamination directe par le pou, surtout fréquente chez les enfants vivant en collectivité), et qui se manifeste par un prurit, puis des lésions de grattage pouvant s'eczématiser ou s'impétiginiser. On la traite localement par lindane (Aphtiria®), appliqué sous occlusion, suivi d'une toilette et d'un shampoing. Les applications doivent être renouvelées tant que persistent des lentes. Le parasite vivant dans le linge et la literie, leur traitement est indispensable.

pédicure n. Personne qui soigne les affections superficielles des pieds.

pédiluve n.m. **1.** Bain et toilette des pieds, particulièrement importants en cas de diabète. **2.** Bassin peu profond contenant un désinfectant, que les baigneurs traversent avant de gagner les bassins d'une piscine publique.

pédonculaire adj. Qui concerne les pédoncules cérébraux.

pédoncule n.m. **1.** Synonyme de *pédicule*. **2.** Cordon de substance blanche reliant deux zones ou organes du système nerveux central. ***Pédoncules cérébraux,*** pédoncules, au nombre de 2, qui constituent la partie supérieure du tronc cérébral. ***Pédoncules cérébelleux,*** pédoncules, au nombre de 3 paires (supérieure, moyenne et inférieure), qui relient le tronc cérébral (respectivement, les pédoncules cérébraux, la protubérance et le bulbe) au cervelet, et limitent latéralement le quatrième ventricule.

pédophilie n.f. Attirance sexuelle pathologique pour les enfants.

pédopsychiatrie n.f. Branche de la médecine spécialisée dans les affections mentales des enfants et des adolescents.

peeling n.m. Méthode visant à effacer les rides et les cicatrices superficielles de la peau. Son principe est de provoquer une desquamation par de la neige carbonique.

Péflacine® Antibiotique de la classe des quinolones de seconde génération. Péfloxacine en D.C.I.

péfloxacine n.f. D.C.I. de Péflacine®.

P.E.G. n.m. (Abréviation de *polyéthylène glycol*) Molécule utilisée en solution de grand volume (3 à 4 litres) comme laxatif dans les préparations aux coloscopies et à la chirurgie colique (Colopeg®, Fortrans®, Klean-prep®), ou en faible quantité pour traiter les constipations (Transipeg®, Forlax®, Movicol®). Elle n'est pas résorbée, ni métabolisée par l'intestin, et son osmolarité évite les échanges et les déséquilibres ioniques.

P.E.G.-interféron n.m. Interféron retard permettant une injection sous-cutanée par semaine au lieu de trois. Il est utilisé dans le traitement de l'hépatite C chronique avec de

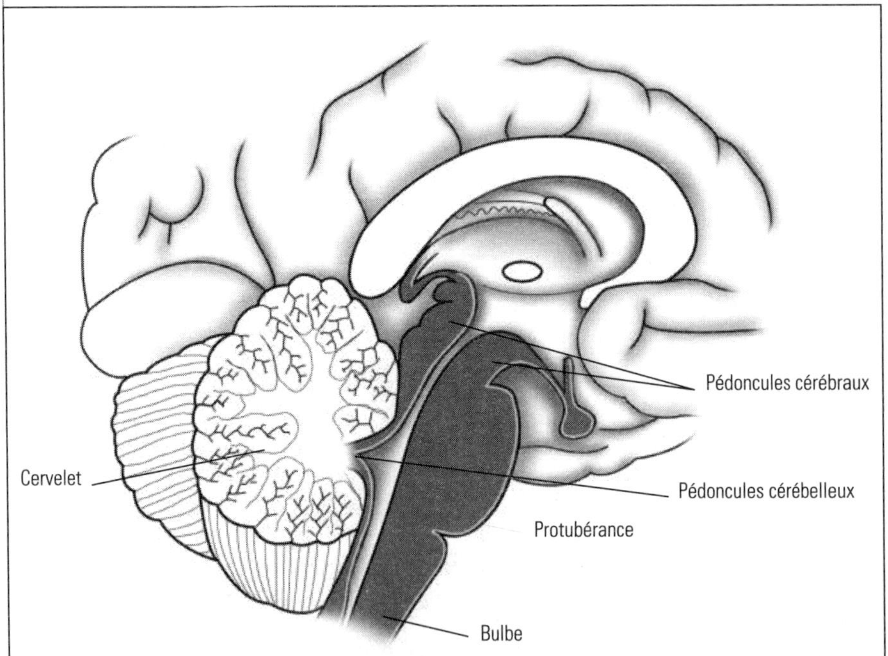

Coupe sagittale du tronc cérébral.

meilleurs résultats que l'interféron classique. Il est commercialisé sous les noms de Viraféron-Peg® et de Pégasis®.

pelade n.f. Perte brutale et localisée de pilosité, laissant au niveau du cuir chevelu des zones de peau lisse, non atrophique et non squameuse, entourées de cheveux « en point d'exclamation ». Elle est parfois d'origine organique, mais survient souvent dans un contexte de conflit psychologique. Les poils et les cheveux peuvent repousser après traitement.

péliose n.f. ***Péliose hépatique,*** anomalie de la structure hépatique caractérisée par la formation de cavités sanguines, parfois de grande taille, dans le parenchyme hépatique. Elle est provoquée par une dilatation sinusoïdale sans systématisation, en l'absence d'anomalie extrahépatique responsable de congestions, comme l'insuffisance cardiaque droite. Ces cavités sont bordées de cellules hépatiques. La péliose hépatique est souvent accompagnée d'autres maladies hépatiques, telles que l'hyperplasie focale ou la fibrose présinusoïde. Elle est de cause inconnue, mais certains médicaments ont été incriminés (anabolisants, androgènes, Imurel®) et on a évoqué l'association avec une contraception orale. Habituellement asymptomatique, elle peut être responsable de douleurs de l'hypochondre droit, de fièvre, d'ictères, d'insuffisance hépatique, d'hémopéritoines, d'hépatomégalies, d'hypertension portale, d'accélération de la vitesse de sédimentation, d'hypergammaglobulinémie et de perturbations modérées des tests hépatiques. Elle s'accompagne parfois d'une péliose splénique.

pellagre n.f. Maladie due à une carence en vitamine PP, se manifestant par des lésions de la peau (lésions érythémateuses pigmentées et prurigineuses) et de la muqueuse buccale (glossites, aphtes), une dépression, une asthénie et des diarrhées parfois sanglantes. Elle est notamment observée en cas de dénutrition, de malnutrition typique de l'éthylisme chronique ou d'alimentation déséquilibrée constituée principalement de maïs.

pellet n.m. **1.** Marqueur radio-opaque utilisé pour mesurer la durée du transit. Après absorption des pellets, des radios sont pratiquées à intervalles réguliers pour suivre leur migration dans le tube digestif. Cette méthode est utilisée dans certaines explorations de la constipation. **2.** Médicament de forme galénique à libération prolongée, qu'on insère sous la peau.

pellucide adj. D'une finesse extrême, transparent.

pelvectomie n.f. Ablation chirurgicale des organes du petit bassin, généralement pratiquée dans le traitement de cancers étendus et complétée par des dérivations digestives et urinaires.

pelvi- Élément du latin *pelvis,* « bassin ». Ex. : *pelvimétrie.*

pelvigraphie n.f. Radiologie des os du bassin.

pelvimétrie n.f. Ensemble des mensurations du bassin effectuées en obstétrique afin d'évaluer la possibilité d'un accouchement naturel ou, au contraire, la nécessité d'une césarienne. On s'attache surtout à la détermination du diamètre antéropostérieur. La mesure s'effectue au toucher, au moyen de radiographies ou de pelvimètres.

pelvipéritonite n.f. Péritonite limitée au petit bassin, compliquant une infection gynécologique telle qu'une salpingite ou une infection ovarienne.

pelvis n.m. Petit bassin, conduit osseux limité par le pubis en avant, le sacrum en arrière, les ilions latéralement. Il est séparé du grand bassin en haut par le détroit supérieur. Vers le bas, son orifice est le détroit inférieur.

pelvispondylite n.f. ***Pelvispondylite rhumatismale,*** variété d'arthrite inflammatoire atteignant le plus souvent des sujets jeunes et de sexe masculin et frappant électivement les articulations sacro-iliaques et celles de la colonne vertébrale dont les ligaments se calcifient. SYN. *spondylarthrite ankylosante, spondylose rhizomélique.*

pelvitomie n.f. Ancien terme désignant une intervention chirurgicale visant à permettre un accouchement par voie basse, et avantageusement remplacée aujourd'hui par la césarienne.

pemphigoïde n.f. ***Pemphigoïde bulleuse,*** maladie cutanée auto-immune d'évolution bénigne qui se manifeste par des lésions d'urticaire, puis bulleuses sous-épidermiques, parfois à contenu hémorragique.

pemphigus n.m. Maladie dermatologique caractérisée par des lésions élémentaires bulleuses, d'origine souvent infectieuse (staphylocoque) et parfois auto-immune.

pénétrance n.f. Faculté d'un gène à s'exprimer sous la forme d'une maladie ou d'un caractère génétique. Une forte pénétrance correspond à une expression clinique fréquente.

Penglobe® Antibiotique de la famille des aminopénicillines. Bacampicilline en D.C.I.

pénicillamine n.f. Voir *D-pénicillamine.*

pénicillinase n.f. Enzyme produite de manière acquise ou naturelle par certaines bactéries, et qui hydrolyse les antibiotiques de type pénicilline, les rendant inefficaces.

pénicilline n.f. Antibiotique appartenant à la classe des bêtalactamines, auxquelles les réactions allergiques sont fréquentes. Isolée, à l'origine, à partir de moisissures, la pénicilline est actuellement obtenue par synthèse chimique. Elle est active sur les streptocoques, les pneumocoques, les bactéries anaérobies comme *Clostridium perfringens* (pénicilline G par voie parentérale et pénicilline V par voie orale), les staphylocoques (pénicilline M), certains bacilles Gram négatif (pénicilline A), les gonocoques, les méningocoques, le tréponème et la pasteurellose. Elle est associée à l'acide clavulanique (Augmentin®, Ciblor®) pour élargir son spectre sur les bacilles Gram négatif producteurs de pénicillinase, et à la procaïne pour une action prolongée, notamment dans le traitement par voie intramusculaire de la syphilis.

pénis n.m. Organe de la copulation chez l'homme. Il contient l'urètre (qui s'ouvre à son extrémité antérieure par le méat urétral) et les organes érectiles (corps caverneux, corps spongieux). SYN. *verge.*

pensée n.f. ***Vol de la pensée,*** Trouble psychique dans lequel le patient est persuadé que l'on s'empare de ses propres pensées qu'il perçoit comme provenant de ses interlocuteurs.

Pentacarinat® Antiparasitaire administré par voie injectable actif sur la trypanosomiase et la leishmaniose cutanée et viscérale. Sous forme d'aérosol, on l'utilise en traitement curatif (pendant 14 jours) ou en prévention (1 fois par mois) de l'infection à *Pneumocysti carinii.* L'aérosol peut induire un bronchospasme; par voie parentérale, l'injection, douloureuse, peut être responsable de malaises. Ce médicament comporte un risque d'hypoglycémie, d'insuffisance rénale et de pancréatite. Pentamidine en D.C.I.

pentagastrine n.f. ***Test à la pentagastrine,*** étude de la stimulation de la sécrétion d'acide gastrique par injection de pentagastrine qui reproduit l'action physiologique de la gastrine. Le suc gastrique est ensuite recueilli par tubage pour en mesurer l'acidité.

pentalogie n.f. ***Pentalogie de Fallot,*** voir *Fallot.*

pentamidine n.f. D.C.I. de Pentacarinat®.

Pentasa® Médicament gastro-entérologique, dérivé du 5 A.S.A., administré par voie orale sous forme de comprimé, ou rectale sous forme de suspension pour lavement dans le traitement curatif de colites inflammatoires et pour prévenir les rechutes de rectocolite hémorragique. Mésalazine en D.C.I.

pentazocine n.f. Antalgique morphinique majeur. D.C.I. de Fortal®.

pentose n.m. Ose à cinq atomes de carbone.

P.E.P. n.f. (Abréviation de *pression expiratoire positive*) Type de ventilation assistée et contrôlée, dans laquelle l'expiration se fait contre une résistance, avec une intensité croissante et maximale en fin d'expiration. Elle est notamment utilisée chez les patients intubés-ventilés pour lutter contre un œdème pulmonaire aigu ou des atélectasies.

Pepdine® Médicament gastroentérologique, de la classe des antihistaminiques anti-H2, qui diminue la sécrétion acide. Il existe en comprimés et sous forme injectable par voie intraveineuse. Famotidine en D.C.I.

Pepper (syndrome de) Syndrome dû au développement des métastases hépatiques d'un neuroblastome surrénalien, survenant chez le nourrisson, qui se manifeste par une augmentation importante de la taille du foie, et dont le traitement donne de bons pronostics.

peps- Élément du grec *pepsis*, « digestion ». Ex. : *dyspepsie*. On trouve aussi *pept-*.

pepsine n.f. Enzyme du suc gastrique dégradant les protéines en peptones.

pepsinogène n.m. Enzyme sécrétée par l'estomac et le duodénum, se transformant en pepsine et intervenant dans la digestion des protéines.

peptide n.m. Molécule protidique constituée par un petit nombre d'acides aminés formant une chaîne. ***peptide C,*** petit peptide libéré au cours de la scission du précurseur de l'insuline en insuline et peptide C. Sa concentration plasmatique reflète la sécrétion endogène d'insuline et permet de dépister des tumeurs sécrétant de l'insuline.

peptidoglycane n.m. Glycoprotéine de la paroi de certaines bactéries, cible de certains antibiotiques.

Peptiréal® Soluté de nutrition entérale, partiellement dégradé, administré par sonde gastrique de nutrition, contenant 500 kcal/flacon, et dont la forme HN est enrichie en protéines.

peptone n.f. Composé résultant de la digestion des protéines par la pepsine du suc gastrique.

per- À travers. Ex. : *fracture pertrochantérienne.* Syn. *dia-*, *trans-*.

per os Qui s'administre par voie orale, en parlant d'un médicament.

percussion n.f. Méthode d'exploration clinique consistant à frapper une zone du corps avec un ou deux doigts, soit directement *(percussion immédiate)*, soit en interposant les doigts de l'autre main *(percussion médiate)*, de façon à explorer les parties sous-jacentes par la sonorité qui s'en dégage.

Percutalgine® Médicament présenté en gel ou en ampoule, administré en massage local, contenant des corticoïdes et un dérivé de l'aspirine, utilisé en petite traumatologie (entorses ou contusions) pour son action antalgique et antiœdémateuse.

percutané, e adj. Qui agit ou se produit à travers la peau.

perdrix n.f. ***Œil de perdrix,*** Papillome cutané douloureux de l'espace interdigital, à la face interne d'un orteil.

Perfane® Tonicardiaque administré par voie intraveineuse continue (seringue électrique) en réanimation, sous contrôle E.C.G. On l'utilise en seconde intention en cas de poussées sévères d'insuffisance cardiaque congestive. Énoximone en D.C.I.

perforation n.f. Atteinte de l'intégrité d'un organe creux qui libère son contenu dans le milieu environnant. Les perforations digestives sont responsables de péritonites avec contracture abdominale et apparition d'air dans la cavité péritonéale (pneumopéritoine) et peuvent survenir en cas d'ulcères gastroduodénaux compliqués.

Perfringens Voir *Clostridium* perfringens.*

perfuseur n.m. Dispositif permettant d'effectuer une perfusion à une vitesse constante et réglable.

perfusion n.f. Injection par voie intraveineuse prolongée de solutés additionnés d'électrolytes, de médicaments, etc.

Pergotime® Inducteur de l'ovulation administré par voie orale du 5e au 10e jour du cycle menstruel, utilisé en première intention dans le traitement de la stérilité par absence d'ovulation, dans le cas où la cause est hypophysaire et où les ovaires sont fonctionnels, et en dehors d'une hyperprolactinémie. Il est aussi commercialisé sous le nom de Clomid®. Citrate de clomifène en D.C.I.

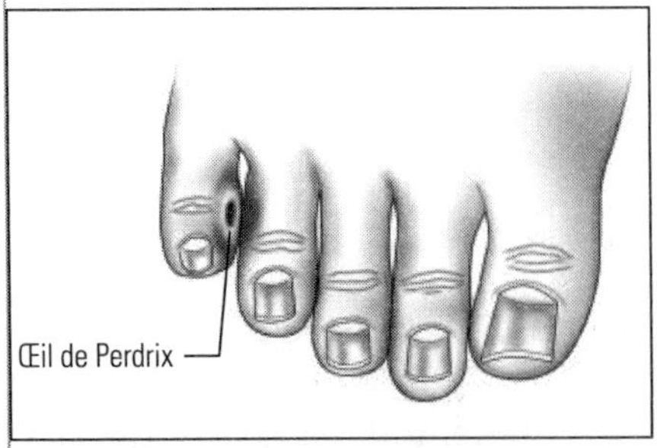

Pied.

perhexiline n.f. Inhibiteur calcique à action anti-angoreuse importante. D.C.I. de Pexid®.

péri- Élément du grec *peri,* « autour de ». Ex.: *périarthrite.* Voir aussi *circum-.*

Périactine® Médicament de la classe des antihistaminiques H1, utilisé pour stimuler l'appétit. Cyproheptadine en D.C.I.

périadénite n.f. Réaction inflammatoire des tissus situés autour d'un ganglion atteint d'adénite aiguë.

périappendicite n.f. Péritonite enkystée et localisée autour de l'appendice.

périartérite n.f. Atteinte inflammatoire de la tunique externe des artères et du tissu cellulaire qui les entoure. ***Périartérite noueuse,*** maladie générale entrant dans le cadre des maladies du collagène et des affections auto-immunes. Elle se caractérise anatomiquement par des lésions d'artérite segmentaire concernant les artères de moyen et petit calibre. Les symptômes sont très variés: altération de l'état général, fièvre, névrites multiples, douleurs musculaires, éruptions cutanées, etc. L'évolution peut être mortelle à terme.

périarthrite n.f. Atteinte inflammatoire et rhumatismale des tissus, tendons, bourses séreuses qui entourent une articulation. Elle se localise le plus souvent à l'épaule *(périarthrite scapulohumérale).*

péricarde n.m. Enveloppe du cœur. ***Péricarde fibreux,*** enveloppe la plus externe. ***Péricarde séreux,*** enveloppe interne constituée elle-même de deux feuillets, un feuillet viscéral appliqué directement sur le cœur et un feuillet pariétal appliqué à la face profonde du péricarde fibreux. Ces deux feuillets sont en continuité l'un avec l'autre et délimitent entre eux une cavité virtuelle, siège possible d'épanchements liquidiens.

péricardectomie n.f. Libération du cœur de la coque fibreuse ou calcaire qui le comprime et gêne son fonctionnement en cas de péricardite constrictive. Elle consiste en une décortication du cœur réalisée par ablation chirurgicale de la gangue péricardique, principalement au niveau des ventricules.

péricardique adj. Qui concerne le péricarde.

péricardite n.f. Inflammation aiguë ou chronique de la tunique séreuse qui entoure le cœur. Elle peut être sèche ou s'accompagner d'un épanchement liquidien, séreux, purulent ou hémorragique. ***Péricardite constrictive,*** forme invétérée, chronique, d'épanchement péricardique qui peut entraîner une fibrose du péricarde comprimant sévèrement le cœur et être responsable d'une insuffisance cardiaque.

péricardocentèse n.f. Ponction du péricarde destinée à évacuer un épanchement liquidien péricardique. On dit aussi *péricardiocentèse.*

péricardotomie n.f. Incision chirurgicale du péricarde effectuée pour évacuer un épanchement liquidien péricardique. On dit aussi *péricardiotomie.*

péricholécystite n.f. Inflammation des espaces celluleux qui entourent la vésicule biliaire; elle accompagne généralement une cholécystite vraie.

périchondre n.m. Membrane fibreuse qui entoure les cartilages (costaux et laryngés notamment).

périchondrite n.f. Inflammation du périchondre.

péricolite n.f. Péritonite localisée autour du côlon, généralement consécutive à une colite segmentaire.

péricoronarite n.f. Inflammation des tissus entourant la couronne d'une dent incluse dans le maxillaire.

péricystite n.f. Inflammation des espaces celluleux qui entourent la vessie.

péridiverticulite n.f. Péricolite liée à l'inflammation de diverticules du côlon.

péridural, e, aux adj. Situé autour de la dure-mère. ***Espace péridural,*** espace compris entre le canal osseux rachidien et la duremère qui le tapisse.

Péridys® Médicament gastro-entérologique et prokinétique à l'action antiémétisante et antireflux, utilisé dans les dyspepsies pour favoriser la vidange gastrique. Il est aussi commercialisé sous le nom de Motilium®. Dompéridone en D.C.I.

périfolliculite n.f. Inflammation de la peau autour d'un follicule pileux.

périgastrique adj. Relatif à une structure située dans la graisse entourant l'estomac, de nature généralement ganglionnaire. Ex. *péritonite périgastrique.*

périglomérulaire adj. Se dit d'une pathologie ou d'une structure située autour des glomérules rénaux.

périhépatite n.f. Inflammation de la capsule fibreuse du foie et/ou du péritoine avoisinant.

périkyste n.m. Enveloppe fibreuse qui entoure un kyste, souvent formée par la condensation des organes voisins du kyste. Dans le kyste hydatique du foie, le périkyste est formé de tissu hépatique condensé et épaissi, parfois calcifié dans les kystes anciens.

périkystectomie n.f. Ablation chirurgicale d'un kyste avec la capsule fibreuse qui l'entoure. Cette opération a notamment été utilisée dans le traitement du kyste hydatique du foie.

périlymphe n.f. Liquide séreux qui entoure le labyrinthe membraneux de l'oreille interne et le sépare du labyrinthe osseux.

périmètre n.m. Instrument permettant, en ophtalmologie, de mesurer l'étendue du champ visuel. ***Périmètre de marche,*** distance au-delà de laquelle la marche devient difficile, avec des crampes douloureuses imposant l'arrêt, ce qui constitue un symptôme rencontré en cas d'artérite des membres inférieurs ou de canal lombaire étroit. Le sujet décrit alors une claudication intermittente. L'intensité du symptôme permet d'apprécier la gravité de la maladie en cause et de suivre son évolutivité.

périmétrie n.f. Mesure de l'étendue du champ visuel au moyen du périmètre.

périmétrite n.f. Pelvipéritonite cloisonnée secondaire à une infection des annexes.

périmysium n.m. Enveloppe conjonctive mince entourant un muscle strié et ses différents faisceaux.

périnatal, e, aux adj. ***Période périnatale,*** période, définie par l'O.M.S., comme allant du 154e jour de la gestation jusqu'au 7e jour après la naissance.

périnatologie n.f. Étude des maladies de l'enfant survenant au cours des périodes qui précèdent ou suivent immédiatement la naissance.

perindopril n.m. Inhibiteur de l'enzyme de conversion de l'angiotrensine, utilisé en cardiologie. D.C.I. de Coversyl®.

périnée n.m. Ensemble des parties molles qui ferment vers le bas le petit bassin. Le périnée est traversé par l'urètre, le vagin et l'anus.

périnéoplastie n.f. Chirurgie reconstructrice du périnée.

périnéorraphie n.f. Opération chirurgicale destinée à réparer le plancher périnéal après une déchirure survenant au cours de l'accouchement ou en cas de prolapsus génital consécutif à une déchirure ancienne.

périnéotomie n.f. Incision chirurgicale du périnée.

périnéphrite n.f. Inflammation de l'atmosphère cellulo-adipeuse qui entoure le rein.

périnèvre n.m. Gaine conjonctive fine qui entoure un nerf ou un faisceau de fibres nerveuses périphériques.

périodique adj. ***Maladie périodique,*** maladie héréditaire autosomique récessive qui touche les sujets originaires du bassin méditerranéen et plus particulièrement les Juifs séfarades et les Arméniens. Elle se manifeste par des crises itératives de douleurs abdominales pseudochirurgicales, de douleurs thoraciques, d'arthralgies et d'arthrites. Ces symptômes apparaissent dans un contexte fébrile, durent quelques jours et cèdent spontanément. La première manifestation se produit généralement avant l'âge de 20 ans et jamais après 40 ans. Elle comporte des risques d'amylose. La colchicine sert de traitement préventif. SYN. *fièvre méditerranéenne familiale.*

périodonte n.m. Ligament qui rattache la racine de la dent aux parois osseuses de l'alvéole dans laquelle elle est située. SYN. *desmodonte ligament alvéolo-dentaire.*

périodontite n.f. Synonyme de *parodontite.*

périonyxis n.f. Inflammation des tissus qui entourent et supportent l'ongle.

périostal, e, aux adj. Qui concerne le périoste. On trouve aussi *périostéal, périostique.*

périoste n.m. Membrane fibreuse qui entoure l'os (sauf au niveau des surfaces articulaires), intervient dans sa nutrition, joue un rôle dans la formation du tissu osseux (consolidation des fractures) et la croissance de l'os en épaisseur.

périostite n.f. Inflammation aiguë ou chronique du périoste.

périostose n.f. Atteinte non inflammatoire du périoste pouvant donner naissance à une exostose.

périphlébite n.f. Inflammation des tissus périveineux. Ce terme est souvent utilisé à tort pour désigner une phlébite vraie des veines superficielles ou encore une phlébite variqueuse.

périprostatite n.f. Inflammation du tissu conjonctif qui entoure la prostate, et qui survient généralement au cours d'une infection prostatique.

périsigmoïdite n.f. Foyer infectieux localisé au voisinage de l'anse sigmoïde.

périsplénite n.f. Inflammation localisée des espaces celluleux et du péritoine qui entourent la rate.

péristaltique adj. Qui se réfère au péristaltisme.

péristaltisme n.m. Mouvement survenant au niveau des organes creux, qui progresse de proche en proche de l'amont vers l'aval et provoque le déplacement du contenu de l'organe. Ce mouvement est assuré par des contractions coordonnées des fibres musculaires lisses contenues dans les parois des organes creux.

péritoine n.m. Séreuse qui tapisse la cavité abdominale et son contenu. Le péritoine est constitué de deux feuillets : un feuillet pariétal, appliqué à la face profonde de la paroi abdominale et un feuillet viscéral qui entoure complètement les organes abdominaux. Entre les deux feuillets se trouve une cavité virtuelle, la cavité péritonéale. Le péritoine pariétal et le péritoine viscéral sont reliés entre eux par les mésos dans lesquels cheminent les vaisseaux et nerfs destinés aux viscères digestifs.

péritonéoscopie n.f. Synonyme de *cœlioscopie.*

péritonisation n.f. Reconstitution du péritoine après ablation chirurgicale d'un organe ayant pour but de recouvrir de séreuse toutes les zones cruentées afin de laisser un revêtement séreux lisse sur toute la surface de la cavité abdominale et prévenir la formation de brides et d'adhérences risquant de provoquer ultérieurement une occlusion intestinale.

péritonite n.f. Inflammation aiguë ou chronique du péritoine. Il en existe de très nombreuses formes anatomocliniques en fonction de l'étendue *(péritonites généralisées, péritonites localisées)*, de la cause (perforation d'organe creux, rupture traumatique d'un viscère creux, etc.), du germe bactérien responsable et de l'allure évolutive.

Péritrate® Antiangineux d'action prolongée, appartenant à la famille des dérivés nitrés, employé en cardiologie. Administré par voie orale sous forme de gélule, on l'utilise également en traitement adjuvant de l'insuffisance cardiaque gauche. Il est aussi commercialisé sous le nom de Nitrodex®. Pentaérythrityle tétranitrate en D.C.I.

pérityphlite n.f. Foyer inflammatoire localisé autour du cæcum.

périunguéal, e, aux adj. Situé autour de l'ongle.

périurétérite n.f. Inflammation, le plus souvent chronique, du tissu celluloadipeux qui entoure l'uretère.

périvasculaire adj. Situé autour des vaisseaux.

Perkod® Antiagrégant plaquettaire administré par voie orale. Il est aussi commercialisé sous le nom de Persantine® 75. Dipyridamole en D.C.I.

perlèche n.f. Lésion cutanée inflammatoire de la commissure des lèvres, caractérisée par des érosions et des fissurations suintantes souvent bilatérales. Elle peut être de cause mécanique (appareil dentaire non adapté par exemple), infectieuse (mycosique à *Candida albicans,* bactérienne à streptocoques chez l'enfant) ou nutritionnelle (carence en fer ou en vitamine B).

perlingual, e, aux adj. À travers la langue. Ex. : *voie d'absorption perlinguale de certains médicaments.*

Perls (coloration de) Méthode de coloration brune du fer cellulaire, utilisée en cytologie ou en histologie pour rechercher soit une surcharge en fer sur une biopsie hépatique, soit une anémie sidéroblastique sur une biopsie médullaire.

perméase n.f. Méthode de transport actif des substances au travers d'une membrane, avec dépense d'énergie et au moyen d'une protéine de membrane. Ce nom est également donné à la protéine transporteuse elle-même.

perméation n.f. Propagation de proche en proche des cellules cancéreuses le long des troncs lymphatiques, entraînant une lymphangite cancéreuse.

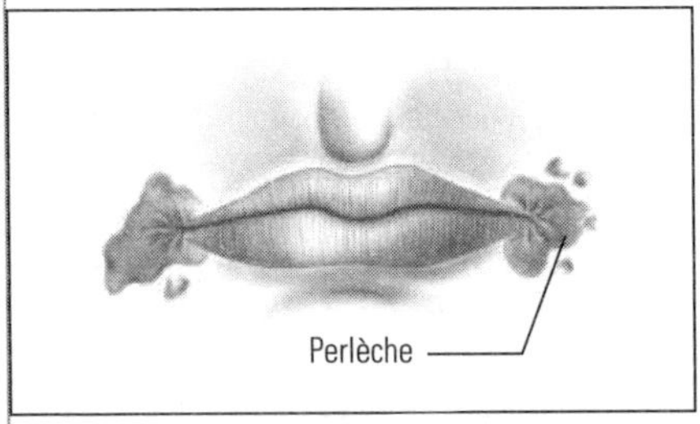

Perlèche.

permictionnel, elle adj. Effectué pendant la miction ou qui se produit pendant celle-ci.

Permixon® Médicament urologique à base de plantes, proposé dans le traitement des manifestations fonctionnelles de l'adénome de la prostate (la dysurie, essentiellement), en l'absence de retentissement rénal.

perniceux, euse adj. D'une extrême gravité. (Voir *anémie de Biermer*).

péromélie n.f. Amputation survenant au cours de la vie fœtale, due à une anomalie de la vascularisation. Elle est fréquente au niveau des extrémités, notamment des doigts.

péroné n.m. Os externe, le plus grêle du squelette jambier.

peropératoire adj. Qui se produit au cours d'une intervention chirurgicale. Ex. : *échographie peropératoire.*

Pérou (baume du) Excipient entrant dans la composition de crèmes utilisées en dermatologie pour traiter des lésions traumatiques bénignes ou pour favoriser la cicatrisation de lésions superficielles.

peroxydase n.f. Enzyme responsable de la réaction cellulaire d'oxydation, avec libération d'eau oxygénée.

peroxyde n.m. ***Peroxyde de benzoyle,*** antiacnéique anti-inflammatoire et antibactérien, peu kératolytique. Il est administré sous forme de gel en cas d'acné juvénile inflammatoire. Il comporte un risque de photosensibilisation, d'irritation cutanée et de décoloration du linge. Il existe aussi sous forme de savon dermatologique (Panoxyl Pain®). D.C.I. de Eclaran®, Cutacnyl®, Effacné® et Panoxyl®.

peroxysome n.m. Granulation cytoplasmique contenant des enzymes.

perroquet n.m. Poignée suspendue à une potence au-dessus du lit du patient, lui permettant une certaine mobilité.

Persantine® Antiagrégant plaquettaire administré par voie orale ou intraveineuse pour une exploration fonctionnelle cardiaque. Il est aussi commercialisé sous le nom de Perkod®, Cléridium®, Protangix®. Dipyridamole en D.C.I.

persécution n.f. ***Idées de persécution,*** délire rencontré dans la psychose paranoïaque, où le patient est convaincu que le monde extérieur cherche délibérément à lui nuire.

persévération n.f. Persistance d'une attitude (voir *catalepsie*) ou d'une répétition de mouvements ou de mots.

perspiration n.f. Respiration cutanée caractérisée par un échange gazeux et une perte d'eau.

perversion n.f. Anomalie du comportement sexuel, jugée par rapport au comportement de la majorité des individus d'une population.

pessaire n.m. Anneau en caoutchouc que l'on introduit dans le vagin pour maintenir un utérus qui descend.

peste n.f. Infection bactérienne à *Yersinia pestis,* contagieuse, transmise des rongeurs à l'homme par la puce. Sa forme bubonique se manifeste par un syndrome infectieux sévère (fièvre, frissons, vomissements, confusion et altération de l'état général) et l'apparition d'un bubon, le plus souvent unique et inguinal, parfois axillaire ou cervical, douloureux, inflammatoire et de grande taille. En l'absence de traitement, elle évolue vers une septicémie mortelle dans 50 à 90 % des cas, ou vers la guérison après un stade de suppuration locale. Sa forme pulmonaire est marquée par une détresse respiratoire, très contagieuse par voie respiratoire interhumaine et rapidement suivie du décès. L'isolement et la déclaration sont obligatoires. Le vaccin a été abandonné au profit d'une prophylaxie par antibiotique (streptomycine, tétracycline, chloramphénicol) et des mesures d'hygiène collective comme la dératisation. Il en existe des foyers endémiques en Afrique, en Asie et en Amérique du Sud.

pesticide n.m. Produit chimique détruisant les espèces vivantes nuisibles à l'homme ou aux cultures et qu'on trouve sous forme d'insecticide (minéral, organique, végétal), de désherbant, de poison pour rongeurs et pour mollusques.

pestiféré, e n. Patient atteint de la peste, à isoler du fait de la contagiosité de la maladie. Par extension, personne avec qui il convient d'éviter le contact.

pestilentiel, elle adj. **1.** Qui dégage une odeur très désagréable. **2.** Qui favorise la propagation d'une maladie très contagieuse et généralement mortelle.

pétéchial, e, aux adj. Se dit d'une éruption cutanée constituée de pétéchies.

pétéchie n.f. Lésion cutanée élémentaire de la taille d'une tête d'épingle, plane, de couleur violette et ne disparaissant pas à la vitropression. Elle est un signe de thrombopénie. On la rencontre au cours d'infections sévères, méningites à méningocoques (purpura fulminans) notamment. Elle est due à une extravasation sanguine dans le derme provoquée par des lésions capillaires.

Peters (syndrome de) Malformation oculaire de la cornée et de l'iris, parfois bilatérale, avec risque de cécité, quelquefois associée à d'autres anomalies oculaires ou faciales et probablement en rapport avec une fœtopathie.

petit adj. ***Petit mal,*** forme d'épilepsie généralisée, fréquente chez l'enfant. Syn. *absence.*

pétreux, euse adj. Du rocher. Ex. : *pyramide pétreuse.*

Pétri (boîte de) Récipient généralement arrondi muni d'un couvercle et contenant un milieu de culture bactérien.

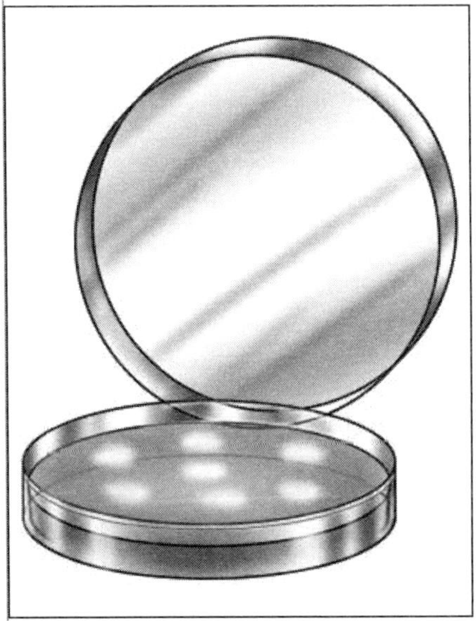

Boîte de Pétri.

pétro- Élément du grec *petros*, « pierre », entrant dans la composition de mots concernant le rocher. Ex.: *évidement pétromastoïdien.*

P.E.T. scan (Abréviation anglaise de *positron emission tomography*) Technique de visualisation d'une zone biologiquement active, notamment cérébrale, par l'utilisation de métabolite marqué. Cette méthode, employée en pratique clinique, utilise des marqueurs radioactifs émettant des positrons pour rechercher des localisations secondaires de cancer ou essayer d'attribuer à des métastases des images de radiologie conventionnelle. SYN. *tomographie par émission de positrons.*

Pettenkoffer (réaction de) Réaction chimique colorée (virage violet, puis pourpre) mettant en évidence les acides biliaires contenus dans les urines.

Pévaryl® Antifongique local, de la classe des azolés, utilisé sous forme de crème, d'émulsion, de spray ou de poudre, en cas d'infection fongique à *Candida albicans* et à dermatophytes. Il est aussi commercialisé sous les noms de Dermazol® et Furazanol®. Éconazole en D.C.I.

-pexie Élément du grec *pexis*, « fixation », entrant dans la composition de mots désignant toute opération chirurgicale consistant à fixer un organe mobile. Ex.: *hystéropexie.*

Peyer (plaques de) Follicules lymphoïdes sous-muqueux de la partie terminale de l'intestin grêle.

Pezzer (sonde de) Sonde en caoutchouc à extrémité renflée, utilisée notamment pour assurer le drainage permanent de la vessie en cas de cystostomie ou pour dériver les matières en cas d'occlusion en l'introduisant dans le cæcum.

Pfannenstiel (incision de) Laparotomie comportant une incision cutanée transversale, sus-pubienne, tracée dans la zone pileuse et une incision du péritoine verticale sous-ombilicale. Elle est utilisée pour les interventions portant sur l'étage inférieur de l'abdomen ou sur le petit bassin. Elle a l'avantage de laisser une cicatrice invisible, car recouverte par les poils, mais l'inconvénient d'offrir un abord chirurgical plus limité que les incisions médianes classiques. De plus, elle est de réalisation plus longue, ce qui peut en interdire l'emploi

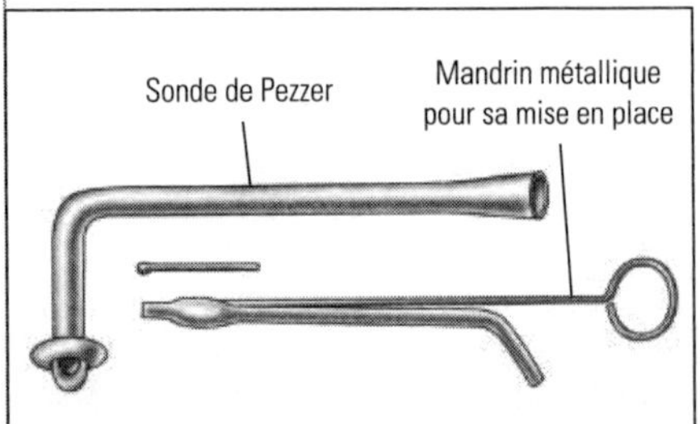

Sonde de Pezzer.

dans certaines circonstances, comme les césariennes en urgence par exemple.

P.F.C. n.m. Abréviation de *plasma* frais congelé.*

Pfeiffer (bacille de) Ancien nom de *Haemophilus influenzae.*

Pfeiffer (syndrome de) Maladie héréditaire autosomique dominante, du groupe des acrocéphalosyndactylies, responsable de malformations céphaliques, faciales et des extrémités (doigts et orteils).

P.G. n.f. **1.** Abréviation de *paralysie* générale.* **2.** Abréviation de *prostaglandine.*

P.G.E.1 n.f. Abréviation de *prostaglandine E1.*

P.H. n.m. Abréviation de *praticien* hospitalier.*

pH n.m. Paramètre indiquant l'acidité d'une solution ou d'un liquide de l'organisme en fonction de sa teneur en ions hydrogène H^+.

P.H.A. n.f. Abréviation de *phytohémagglutinine.*

phacocèle n.m. Luxation post-traumatique du cristallin.

phacolyse n.f. Destruction thérapeutique du cristallin, utilisée dans le traitement de la cataracte.

phacomatose n.f. Groupe de maladies congénitales caractérisées par des malformations et des petites tumeurs lenticulaires bénignes vasculaires ou fibromateuses de la peau, des muqueuses, du système nerveux central et des yeux, à laquelle appartiennent la maladie de Recklinghausen, la sclérose tubéreuse de Bourneville, la maladie de von Hippel-Lindau et la maladie de Sturge-Weber.

phagédénisme n.m. Tendance de certaines plaies ou de certains ulcères à s'étendre en surface ou à creuser en profondeur, sans évolution vers la cicatrisation.

phag(o)- Élément du grec phagein, « manger ». Ex. : *phagocytose, macrophage.*

phagocytaire adj. Qui a rapport aux phagocytes et à la phagocytose.

phagocyte n.m. Cellule ayant la propriété d'englober dans son cytoplasme les éléments étrangers (microbes) ou les cellules altérées ou mortes de l'organisme et de les détruire. Les phagocytes participent ainsi à la défense de l'organisme.

phagocytose n.f. Absorption par une cellule de particules solides, de bactéries ou de débris cellulaires qui sont ensuite détruits à l'intérieur de son cytoplasme. Il s'agit d'un processus de défense, notamment antimicrobien mais également immunitaire.

phalange n.f. Élément osseux constituant le squelette des doigts et des orteils. Le pouce et le gros orteil possèdent chacun 2 phalanges, les autres doigts et orteils en ont chacun 3.

phalangette n.f. Dernière phalange, celle qui porte l'ongle.

phalangine n.f. Seconde phalange des doigts qui en comportent 3 (sauf le pouce).

phallique adj. Qui se rapporte au phallus. ***Stade phallique,*** stade de développement psychologique et de maturation de la libido de l'enfant, faisant suite au stade oral et anal, au cours duquel l'enfant prend conscience de l'existence de ses organes génitaux externes.

phallus n.m. Verge en érection.

phanère n.m. Terme désignant les annexes de la peau : poils, cheveux, ongles.

pharmac(o)- Élément du grec *pharmakon,* « remède », entrant dans la composition de mots concernant les médicaments. Ex.: *pharmacologie.*

pharmacie n.f. **1.** Science des médicaments, de leur composition et de leur préparation. **2.** Local où sont préparés, entreposés et vendus les médicaments.

pharmacocinétique n.f. Étude du devenir des médicaments après leur introduction dans l'organisme: pénétration, diffusion, délai et durée d'action, métabolisme et voies d'élimination.

pharmacodépendance n.f. État d'un sujet absorbant régulièrement certains produits chimiques (stupéfiants, substances hallucinogènes, analgésiques, hypnotiques, etc.) et éprouvant la nécessité absolue de continuer cette absorption. Le sujet est devenu dépendant et son bien-être psychique et/ou physique passe par la persistance de la consommation. La suppression du ou des toxiques entraîne des troubles physiques ou psychiques parfois sévères, appelés syndrome de sevrage.

pharmacodynamie n.f. Étude des effets des médicaments sur l'organisme sain.

pharmacologie n.f. Étude des médicaments: composition, toxicité, action, élimination, etc.

pharmacopée n.f. **1.** Art de préparer les médicaments. **2.** Recueil officiel contenant la liste des médicaments avec leur composition, leurs effets, leurs doses d'administration, etc. SYN.: *codex.*

pharmacovigilance n.f. **1.** Étude des effets secondaires indésirables des médicaments. Ceux-ci sont enregistrés et étudiés dans des centres nationaux et internationaux. **2.** Recueil recensant ces effets secondaires.

pharyngectomie n.f. Ablation chirurgicale de tout ou partie du pharynx.

pharyngite n.f. Inflammation du pharynx.

pharyngosalpingite n.f. Inflammation de la trompe d'Eustache dont le point de départ est une pharyngite et la complication possible une otite moyenne.

pharyngoscope n.m. Petit miroir monté sur une tige fine qui permet d'éclairer la cavité pharyngée et de l'examiner.

pharyngoscopie n.f. Examen du pharynx au moyen du pharyngoscope.

pharyngostomie n.f. Abouchement de la cavité pharyngée à la peau, effectuée lors des exérèses étendues du pharyngolarynx. SYN. (à éviter): *pharyngostome.*

pharyngotomie n.f. Incision chirurgicale du pharynx effectuée dans un but d'exploration, d'extraction d'un corps étranger ou d'ablation locale d'une tumeur.

pharynx n.m. Carrefour des voies aériennes et digestives formant un conduit musculomuqueux interposé entre la cavité buccale et les fosses nasales en haut, et l'œsophage et le larynx en bas.

-phasie Qui concerne la parole. Ex.: *aphasie.* Voir aussi *log(o)-.*

-phène Désigne une impression, une sensation. Ex.: *phosphène.*

Phénergan® Médicament aux propriétés sédatives, de la famille des antihistaminiques H1. Administré par voie orale, intramusculaire ou intraveineuse, il permet le traitement symptomatique des manifestations allergiques, notamment en cas de prurit. Prométhazine en D.C.I.

phénicolés n.m.pl. Famille d'antibiotiques bactériostatiques, à laquelle appartient le thiamphénicol, et dont l'utilisation est limitée en raison du risque d'aplasie médullaire. Ils sont utilisés seulement en seconde intention, en cas d'infections documentées à germes résistant aux antibiotiques usuels, tels que le méningocoque, l'*Haemophilus* et les bactéries anaérobies.

phénobarbital n.m. Molécule de la famille des barbituriques, active dans l'épilepsie de type *grand mal épileptique*. Il est utilisé dans la prévention des récidives de convulsions hyperpyrétiques chez l'enfant et dans certains ictères néonataux. D.C.I. de Gardénal®.

phénolphtaléine n.f. Laxatif irritant. En cas d'usage prolongé, il peut induire une dépendance rendant le sevrage difficile. En cas de prise cachée, une recherche colorimétrique peut être effectuée dans les urines.

phénothiazines n.f.pl. Famille de médicaments ayant une partie de leur structure chimique en commun, mais des propriétés thérapeutiques différentes : action antihistaminique H1 et antiallergique du Phénergan®, action hypnotique du Donormyl®, du Nopron® et du Théralène® (phénothiazines seules) ou de la Mépronizine® et du Noctran® (phénothiazines associées), et action neuroleptique du Largactil®, du Nozinan®, du Melleril® et du Piportil®.

phénotype n.m. Traduction physique, au niveau du corps, du patrimoine génétique héréditaire (génotype) d'un individu.

phénylalanine n.f. Acide aminé indispensable, qui ne peut être synthétisé par l'homme, et qui est transformé en tyrosine par la phénylalanine hydroxylase. (Voir aussi *phénylcétonurie.*)

phénylcétonurie n.f. Maladie métabolique héréditaire autosomique récessive, due à un trouble du métabolisme de la phénylalanine qui, par déficit enzymatique, n'est pas transformée en tyrosine, mais dégradée en acide phénylpyruvique qui s'accumule dans le sang et s'élimine par l'urine. Cette maladie est responsable d'encéphalopathies graves avec retard mental et convulsions ; elle est dépistée à la naissance par le test de Guthrie. Le traitement repose sur un régime pauvre en phénylalanine.

phénytoïne n.m. Anticonvulsivant aux propriétés antiarythmiques cardiaques, administré par voie intraveineuse continue en cas d'état de mal épileptique. D.C.I. de Dilantin® et Di-Hydan®.

phéochromocytome n.m. Tumeur développée aux dépens des cellules chromaffines de la glande médullosurrénale. Ces tumeurs sont riches en adrénaline et noradrénaline et entraînent une hypertension artérielle permanente ou évoluant par crises paroxystiques.

phéromone n.f. Substance signal à signification essentiellement sexuelle, libérée par un individu dans le but de modifier le comportement des individus d'une même espèce qui la perçoivent par voie olfactive.

Philadelphie (chromosome) Mutation chromosomique rencontrée dans la plupart des leucémies myéloïdes chroniques, qui consiste en un échange de fragment de matériel entre les chromosomes 9 et 22. Plus rarement, on le retrouve dans d'autres hémopathies malignes. SYN. *chromosome* Ph_1.

-phile Désigne une attirance pour quelque chose. Ex. : *neutrophile.*

phimosis n.m. Rétrécissement de l'orifice du prépuce empêchant la découverte du gland.

phléb(o)- Élément du grec *phleps, phlebos*, « veine ». Ex. : *phlébite, phlébographie.*

phlébartérie n.f. Variété de communication artério-veineuse caractérisée par l'accolement direct de l'artère et de la veine, et l'absence de dilatation des deux vaisseaux.

phlébectomie n.f. Ablation chirurgicale d'un segment plus ou moins long d'une veine.

phlébite n.f. Thrombose veineuse superficielle ou profonde, cette dernière pouvant se compliquer d'embolie pulmonaire. Elle est le plus souvent localisée aux membres inférieurs. Elle se manifeste par des douleurs ou une inflammation locale (rougeur, œdème, chaleur). Le traitement repose sur l'administration d'anticoagulant. ***Phlébite bleue,*** synonyme de *phlegmatia* cærulea dolens.*

phlébœdème n.m. Œdème provoqué par une gêne ou un blocage de la circulation veineuse de retour.

phlébogramme n.m. **1.** Tracé obtenu au moyen d'un appareil enregistrant l'amplitude des battements d'une veine. **2.** Image radiographique du système veineux. (Voir *phlébographie.*)

phlébographie n.f. **1.** Enregistrement de l'amplitude des battements d'une veine. **2.** Radiographie du système veineux après injection intraveineuse d'un produit de contraste opaque aux rayons X et prise de clichés en série afin de suivre la propagation de ce produit et évaluer la circulation veineuse.

phlébolithe n.m. Concrétion calcaire siégeant au niveau d'une veine et habituellement consécutive à l'organisation du caillot d'une phlébite.

phlébologie n.f. Étude des veines et de leurs affections.

phlébosclérose n.f. Transformation fibreuse des parois veineuses, soit spontanée soit consécutive à des injections intraveineuses de produits irritants, notamment pour le traitement de varices.

phlébothrombose n.f. Stade initial de la thrombose veineuse caractérisé par la présence, dans la lumière de la veine, d'un caillot sanguin mobile, peu adhérent aux parois de la veine (lesquelles sont peu altérées), et migrant facilement, d'où la fréquence des embolies pulmonaires à ce stade de la maladie veineuse.

phlébotome n.m. Petit insecte dont la piqûre (de la femelle) peut transmettre des maladies parasitaires telle la leishmaniose.

phlébotomie n.f. Incision d'une veine effectuée pour extraire un caillot, mettre en place un cathéter ou faire une saignée.

phlébotrope adj. Qui a une affinité pour le système veineux. ***Médicament phlébotrope,*** médicament utilisé dans le traitement des affections veineuses.

phlegmasie n.f. Synonyme ancien d'*inflammation.*

phlegmatia alba dolens Phlébite caractérisée par la présence d'un œdème blanc douloureux, prenant le godet, occupant un membre ou segment de membre, remontant plus ou moins haut selon l'étendue de la veine obstruée. C'est la forme classique des phlébites survenant après les interventions chirurgicales, les accouchements ou chez les patients longtemps alités.

phlegmatia cærulea dolens Phlébite s'accompagnant d'un spasme intense de l'artère satellite de la veine obstruée. Elle se caractérise par un début très brutal, des douleurs intenses, une cyanose étendue du membre atteint et une évolution rapide vers la gangrène. SYN. *phlébite bleue.*

phlegmon n.m. Infection avec, parfois, suppuration, d'un espace conjonctivo-celluleux. Un phlegmon peut être circonscrit ou diffus, gangréneux ou non. Il peut être superficiel (phlegmon des gaines des tendons fléchisseurs des doigts) ou profond (phlegmon périnéphrétique).

phlog(o)- Élément désignant l'inflammation. Ex. : *phlogistique, antiphlogistique.*

phlogistique adj. Qui a rapport à l'inflammation. Un médicament antiphlogistique combat l'inflammation.

phlyctène n.f. Bulle épidermique de taille plus ou moins importante contenant du liquide séreux translucide, qui apparaît après toute irritation forte et prolongée de l'épiderme (chaleur, frottement). En langage courant, on parle d'ampoule ou de cloque.

pH-métrie n.f. Examen d'exploration fonctionnelle gastro-entérologique permettant la recherche de reflux acide pathologique. Il consiste à placer, à 3 cm au-dessus du cardia, une sonde de mesure du pH reliée à un boîtier enregistrant en continu les variations du pH pendant 24 heures. Le patient enregistre les heures de repas, de position allongée et les événements de la journée (douleurs, pyrosis) en appuyant sur les boutons du boîtier et les note dans un journal. Le reflux est pathologique pour un pH inférieur à 4 pendant un temps supérieur à 5,2 % du temps de l'enregistrement, ou en présence d'autres critères tels qu'un nombre de reflux par heure d'enregistrement supérieur à 1 ou l'existence d'un reflux supérieur à 30 min. Cet examen ne permet pas une recherche de reflux biliaire ou alcalin. Les traitements antisécrétoires et prokinétiques doivent être interrompus entre 5 et 10 jours avant l'examen.

-phobe Élément du grec *phobos*, « crainte », entrant dans la composition de mots concernant : **1.** L'absence d'affinité. Ex. : *chromophobe*. **2.** La crainte. Ex. : *photophobie*.

phobie n.f. Peur irraisonnée, angoissante et obsédante survenant toujours dans les mêmes conditions chez le même patient.

phocomélie n.f. Malformation de la famille des ectromélies, souvent bilatérale, caractérisée par l'absence ou le raccourcissement d'un membre, alors que la main ou le pied qui le termine est normal. Elle a été observée notamment après la prise de thalidomide durant la grossesse.

Phocytan® Phosphore injectable par voie intraveineuse, utilisé lors de nutrition parentérale en cas d'hypophosphorémie importante (chez les éthyliques et les brûlés). Chaque ampoule est dosée à 1 g de phosphore.

-phon(o) Qui concerne la voix. Ex. : *phonation*.

phonation n.f. Ensemble des phénomènes qui aboutissent à l'émission de sons (paroles, chant, etc.) et à la voix.

phonème n.m. Son utilisé au cours du langage.

phonocardiogramme n.m. Courbe obtenue par l'enregistrement graphique des bruits du cœur.

phonocardiographie n.f. Enregistrement graphique des bruits du cœur.

Phosphalugel® Médicament de la famille des topiques antiacides, présenté sous forme de pansement gastrique, composé de phosphate d'aluminium.

phosphatase n.f. ***Phosphatase acide prostatique,*** marqueur tumoral des cancers de la prostate. Sa concentration plasmatique est normalement inférieure à 3 µg/l. ***Phosphatase alcaline leucocytaire,*** enzyme contenue dans les cellules sanguines de la lignée granuleuse, dont l'activité augmente en cas de syndrome myéloprolifératif. ***Phosphatase alcaline,*** enzyme d'origine essentiellement osseuse ou hépatique, mais également intestinale et rénale, qui augmente dans le sang au cours de la croissance osseuse de l'enfant et au cours de certaines lésions osseuses ou de cholestase.

phosphatémie n.f. Synonyme de *phosphorémie*.

phosphaturie n.f. Présence (et mesure) de phosphate dans les urines ; leur élimination normale est de 13 à 26 mmol/24 h.

phosphène n.m. Sensation lumineuse comparable à un éclair intense, de courte durée, provoquée par un stimulus non lumineux (compression des globes oculaires, décollement de rétine ou migraine ophtalmique, par exemple).

phospholipides n.m.pl. Groupe de lipides contenant du phosphore, auquel appartiennent les sphingomyélines, les lécithines et les céphalines, abondants dans les membranes cellulaires et circulant dans le sang sous forme de lipoprotéine. Leur concentration plasmatique est de 1,5 à 2 g/l.

phosphore n.m. Élément métalloïde, assimilé par le système nerveux, le système sanguin, l'os et les dents. Il joue un rôle dans le métabolisme énergétique (A.D.P. transformé en A.T.P.), glucidique et lipidique. Sa concentration dans le sang est variable, en fonction des variations de la calcémie qui dépend de la vitamine D. Il est utilisé sous sa forme radioactive de phosphore 32 pour déterminer la masse globulaire (voir *polyglobulie*). Il entre dans la composition de pesticides et de combustibles pouvant provoquer, en cas d'ingestion accidentelle, une intoxication aiguë potentiellement mortelle avec collapsus, ictère et œdème pulmonaire en cas d'inhalation. Les intoxications chroniques au phosphore se manifestent par des lésions osseuses.

phosphorémie n.f. Concentration de phosphore dans le plasma, normalement comprise entre 0,8 et 1,45 mmol/l. L'intoxication alcoolique chronique, la nutrition parentérale et l'insuffisance hépatique aiguë peuvent en provoquer une carence. SYN. *Phosphatémie.*

phosphorylation n.f. Fixation par une enzyme (kinase) d'une molécule de phosphore sur une autre molécule. Au cours de la phosphorylation oxydative, l'A.D.P. est transformé en A.T.P. pendant la respiration cellulaire, au niveau mitochondrial.

photo- Qui a rapport à la lumière. Ex.: *photocoagulation.* SYN. *luc-.*

photobiologie n.f. Étude de l'influence de la lumière et notamment du rayonnement solaire sur l'organisme et le fonctionnement des différents appareils.

photochimiothérapie n.f. Chimiothérapie dont l'action est renforcée sur les zones exposées aux ultraviolets.

photocoagulation n.f. Traitement de diverses lésions par l'énergie intense dégagée par un rayon lumineux étroit et concentré sur un endroit précis (laser). On peut ainsi traiter des lésions des appareils respiratoire, digestif et oculaire (traitement des décollements de la rétine, de la rétinite diabétique, etc.).

photodermatose n.f. Ensemble des accidents cutanés provoqués par une sensibilité anormale à la lumière.

photomètre n.m. Appareil de mesure de l'intensité lumineuse.

photon n.m. Particule lumineuse élémentaire animée de mouvements ondulatoires.

photophobie n.f. Crainte de la lumière provoquée, le plus souvent, par les douleurs oculaires ou les maux de tête qu'elle entraîne. Elle est observée, notamment, dans les méningites et la plupart des affections oculaires.

photopsie n.f. Perception visuelle irisée de phosphènes, décrite en cas de lésions oculaires (notamment de la rétine) et cérébrales.

photosensibilisant, e adj. Se dit d'une substance qui rend la peau plus sensible, voire intolérante à la lumière, en particulier la lumière solaire.

photosensibilisation n.f. Sensibilisation de la peau à la lumière qui peut être favorisée par certains médicaments. L'exposition au soleil entraîne un érythème prurigineux important.

photothérapie n.f. Traitement par les rayons lumineux (lumière blanche ou colorée) et par les rayons ultraviolets.

-phrénic- 1. Élément du grec *phrên, phrenos,* « diaphragmme ». Ex.: *loge sous-phré-*

nique. **2.** Qui concerne le diaphragme ou le nerf phrénique*. Ex. : *phrénicectomie*. On trouve aussi *-phrénique*.

phrénicectomie n.f. Section chirurgicale du nerf phrénique. Cette opération entraîne la paralysie de l'hémidiaphragme correspondant avec l'ascension considérable de la coupole diaphragmatique. Cette opération était utilisée autrefois dans le traitement de la tuberculose pulmonaire afin d'affaisser les cavernes de la base du poumon et de permettre leur cicatrisation.

phrénique adj. Qui concerne le diaphragme. ***Nerf phrénique,*** nerf moteur du diaphragme.

phrénoplastie n.f. Chirurgie reconstructrice des lésions des coupoles diaphragmatiques.

phrynodermie n.f. Lésion cutanée se manifestant par une éruption papuleuse avec hyperkératose, observée en cas de carence en vitamine A.

phtiriase n.f. Maladie cutanée parasitaire localisée au pubis, due à des poux pubiens et responsable de pigmentation bleutée et de prurit accompagnés de lésions de grattages souvent surinfectées.

phtisi(o)- **1.** Élément désignant la destruction, la consommation. Ex. : *panmyélophtisie*. **2.** Élément désignant tout ce qui a trait à la tuberculose pulmonaire. Ex. : *phtisiologie*.

phtisie n.f. Terme qui désignait autrefois toutes les maladies chroniques du poumon s'accompagnant de suppuration et évoluant vers la mort. Actuellement, c'est un synonyme de *tuberculose pulmonaire* appliqué aussi bien à ses formes aiguës que chroniques.

phtisiologie n.f. Étude de la tuberculose pulmonaire.

phtisique n. ou adj. Terme désuet désignant un tuberculeux pulmonaire.

phylaxie n.f. Ensemble des réactions de défense de l'organisme contre une infection.

phyllode n.m. Variété de tumeur du sein dont l'aspect macroscopique est celui d'une tumeur maligne sarcomateuse mais dont l'évolution est bénigne et ne donne jamais de métastases.

phylogenèse n.f. Évolution d'une espèce et de son adaptation à son milieu de vie.

-physe Élément du grec *phusis*, « croissance ». Ex. : *métaphyse*.

physiognomie n.f. Étude des traits et des caractéristiques des expressions du visage, qui vise à estimer le tempérament et les sentiments d'un individu.

physiologie n.f. Partie de la biologie qui étudie les fonctions des tissus et organes des êtres vivants, en l'absence de maladie. C'est donc l'étude du sujet sain et des organes sains.

physiopathologie n.f. Étude du fonctionnement d'un organe ou d'un organisme frappés de maladie ou des mécanismes d'apparition d'une maladie.

Physiotens® Antihypertenseur agissant par action centrale. Moxonidine en D.C.I.

phyto- Qui a rapport aux plantes. Ex. : *phytobézoard*.

physiothérapie n.f. Emploi thérapeutique de différents agents physiques comme la chaleur, la balnéothérapie, le rayonnement lumineux, les rayons X, l'électricité, etc.

phytobézoard n.m. Corps étranger de l'estomac, généralement volumineux, formé de débris végétaux d'origine alimentaire.

phytohémagglutinine n.f. Mucoprotéine d'origine végétale, qui a la propriété d'engendrer une agglutination des globules rouges et blancs, mais aussi de permettre la transformation lymphoblastique des lymphocytes, en provoquant ainsi leur prolifération. Cette dernière propriété constitue un test *in vitro* d'immunité cellulaire. ABRÉV. *P.H.A.*

phytomycètes n.m.pl. Famille de champignons microscopiques.

phytoparasite n.m. Parasite d'origine végétale.

phytophotodermatite n.f. Éruption cutanée constituée de lésions érythémateuses et bulleuses, survenant après un contact de la peau humide avec des plantes, au cours d'une exposition solaire. (Voir *maladie d'Oppenheim* ou *dermite des prés*). Elle est due à une action photosensibilisante de certaines plantes.

phytostérol n.m. Stérol d'origine végétale. (Voir *ergostérol*.)

phytothérapie n.f. Traitement par les plantes.

pian n.m. Maladie bactérienne chronique de la peau et des os due à *Treponema pertenue*, transmise, souvent dans l'enfance, par contact direct interhumain non vénérien, dans les régions forestières tropicales chaudes et humides. Cette maladie évolue en trois phases après un mois d'incubation. Il apparaît d'abord un chancre ulcéro-végétant avec des adénopathies satellites disparaissant spontanément. La période suivante est caractérisée par une éruption de pianomes ou de pianides évoluant par poussées successives, puis disparaissant en quelques mois. Enfin, tardivement, parfois des années après la contamination, apparaissent des gommes juxta-articulaires, des ulcérations palmoplantaires, des lésions osseuses d'ostéite déformante, douloureuse, des rhinopharyngites ulcéreuses pouvant se compliquer de destruction du massif facial. On traite cette maladie avec de la pénicilline en une injection unique d'Extencilline®.

pianide n.f. Lésion cutanée maculeuse érythémateuse et squameuse, pauvre en tréponèmes, observée au cours de la seconde phase d'évolution du pian. Elle évolue par poussées avant de disparaître spontanément en quelques mois.

pianome n.m. Lésion cutanée observée au cours de la seconde phase d'évolution du pian, consistant en une tuméfaction granuleuse s'ulcérant, molle et suintante, riche en tréponèmes, donc contagieuse, puis recouverte d'une croûte, ressemblant à une petite framboise. Il évolue par poussées avant de disparaître spontanément en quelques mois.

pica n.m. Trouble du comportement alimentaire amenant le sujet à consommer des substances non comestibles.

Pick (maladie de) Démence présénile d'évolution rapide, accompagnée d'un syndrome frontal.

Pick (syndrome de) Variété de démence sénile rencontrée lors d'une péricardite constrictive et caractérisée par l'association d'une ascite et d'une hépatomégalie douloureuse. On disait autrefois *pseudocirrhose*.

Pick-Herxheimer (maladie de) Maladie cutanée se manifestant par une éruption érythémateuse en placards, évoluant vers une atrophie séquellaire, débutant au niveau de la face d'extension des membres inférieurs et s'étendant progressivement.

Pickwick (syndrome de) Synonyme de *syndrome de l'apnée* du sommeil*.

pico- Millième de milliardième. Ex. : *picogramme*.

picogramme n.m. Millième de milliardième de gramme, soit 10^{-12} g.

picornavirus n.m. Famille de virus à A.R.N., comprenant les entérovirus et les rhinovirus.

piébaldisme n.m. Dépigmentation cutanée en plaque, localisée au niveau du front, du thorax et de l'abdomen, ainsi qu'au niveau du cuir chevelu où elle prend la forme d'une mèche blanche satellite de la lésion cutanée.

pied n.m. Segment terminal du membre inférieur par lequel le corps s'appuie sur le sol. Il comporte deux faces : le dos et la plante, cette dernière étant la zone d'appui. ***Pied d'athlète,*** infection mycosique par dermatophytes, localisée au niveau interdigital (voir *intertrigo*), se manifestant par un enduit blanchâtre sur fond vernissé, parfois fissuraire. ***Pied bot,*** déformation permanente du pied, le plus souvent d'origine congénitale, empêchant l'appui normal sur le sol. ***Pied bot équin,*** le pied repose sur son extrémité antérieure. ***Pied bot talus,*** le pied repose sur le talon. ***Pied bot valgus,*** le pied repose sur son bord interne. ***Pied bot varus,*** le pied repose sur son bord externe. ***Pied creux,*** anomalie de forme du pied, habituellement acquise, avec un aspect excessivement recourbé de la plante et orteils en griffe avec hyperextension des premières phalanges. ***Pied plat,*** anomalie de forme du pied, congénitale ou acquise, avec affaissement de la plante qui s'appuie en totalité sur le sol. Les arches du pied ne sont plus visibles. Cette attitude est normale chez l'enfant, les arches n'étant pleinement formées qu'à l'âge de 10 ans.

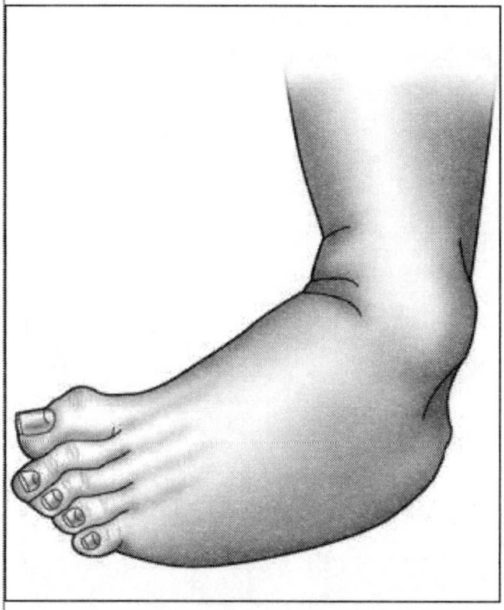

Pied bot varus équin : aspect du pied.

pieds-mains-bouche (syndrome) Éruption vésiculeuse des mains, des pieds et de la bouche due à un virus Coxsachie et qui disparaît spontanément en quelques jours.

pie-mère n.f. Méninge la plus interne ou profonde, appliquée directement à la surface des organes du système nerveux central et au niveau de laquelle cheminent les vaisseaux qui irriguent celui-ci.

piézogramme n.m. Courbe de pression exprimée en fonction du temps, obtenue par piézographie.

piézographie n.f. Enregistrement des variations de pression artérielle obtenu à partir de capteurs placés au niveau de l'artère étudiée (généralement, l'artère radiale et l'artère carotide) et permettant un diagnostic précoce d'atteinte artérielle.

pigment n.m. Substance colorée présente dans les tissus ou cellules des organismes vivants.

pigmentation n.f. Accumulation de substance colorée soit localisée en certains points de l'organisme, soit diffuse et étendue.

Pillay (syndrome de) Syndrome héréditaire autosomique soit dominant, soit récessif, associant plusieurs malformations telles qu'une opacité cornéenne, une hypoplasie osseuse du massif facial et des os de l'avant-bras.

pilocarpine n.f. Molécule aux propriétés pharmacologiques parasympathicomimétiques, antagoniste de l'atropine, utilisée en ophtalmologie sous forme de collyre, pour diminuer la taille de la pupille et la pression intra-oculaire en cas de glaucome.

pilonidal, e, aux adj. Se dit d'un kyste ou d'un sinus qui siège dans la région coccygienne et qui est constitué d'une cavité contenant des poils, ayant tendance à la suppuration et à la fistulisation. Le traitement chirurgical en est difficile, car la récidive est fréquente.

pilosébacé, e adj. Qui concerne le poil et ses annexes, notamment la glande sébacée.

pilule n.f. ***Pilule contraceptive,*** contraception hormonale orale répartie en différentes classes: pilule œstroprogestative de troisième génération: Mercilon®, Phaeva®, Diane® (celle-ci présente un intérêt en cas d'acné) ; pilule œstroprogestative minidosée utilisée en première intention, mais nécessitant une prise à heure fixe: Minidril®, Adépal®, Trinordiol®; pilule œstroprogestative normodosée: Stédiril®, Planor®, Millianovlar®; pilule œstroprogestative séquentielle à fort dosage en œstrogènes, utilisée sur un court terme en cas d'atrophie de l'endomètre: Ovanon®, Physiostat®; pilule progestative microdosée utilisée en cas de contre-indication au stérilet et aux œstroprogestatifs, mais moins efficace: Microval®, Milligynon®.

pince n.f. Instrument chirurgical formé de deux branches reliées à leur extrémité, permettant la saisie, la dissection ou le maintien d'un organe ou d'un tissu. Il existe des pinces à griffes, dont les extrémités comportent de petits ergots, et des pinces à extrémités plates. ***Pince Kocher,*** pince hémostatique pouvant rester fermée pour clamper un vaisseau ou un drain; ses deux branches, dont l'extrémité se termine par un anneau, sont articulées en leur centre comme une paire de ciseaux et sa fermeture est assurée par un système de crémaillère. ***Pince gouge,*** pince aux extrémités tranchantes utilisée en orthopédie pour casser de petits fragments d'os en chirurgie osseuse.

pincement n.m. ***Pincement articulaire,*** amincissement de la zone transparente séparant normalement deux extrémités osseuses au niveau d'une articulation. Elle témoigne d'une lésion cartilagineuse.

pindolol n.m. Bêtabloquant. D.C.I. de Visken®.

pinéal, e, aux adj. Qui se rapporte à l'épiphyse.

pinéalome n.m. Tumeur de l'épiphyse.

Pinkus (tumeur de) Tumeur cutanée fribro-épithéliale évoluant lentement vers un épithélioma basocellulaire, souvent localisée dans la région lombosacrée.

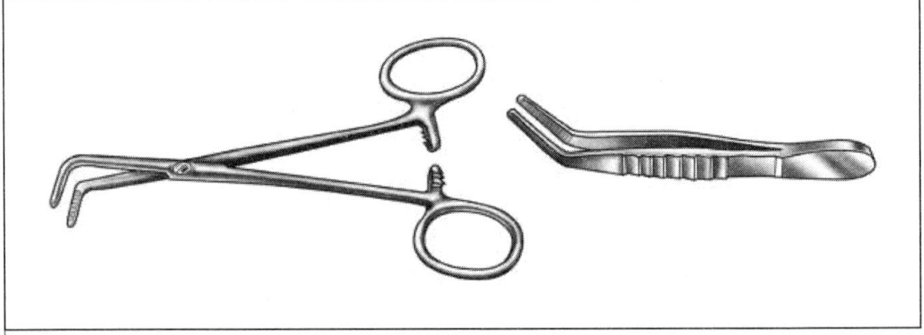

Pinces.

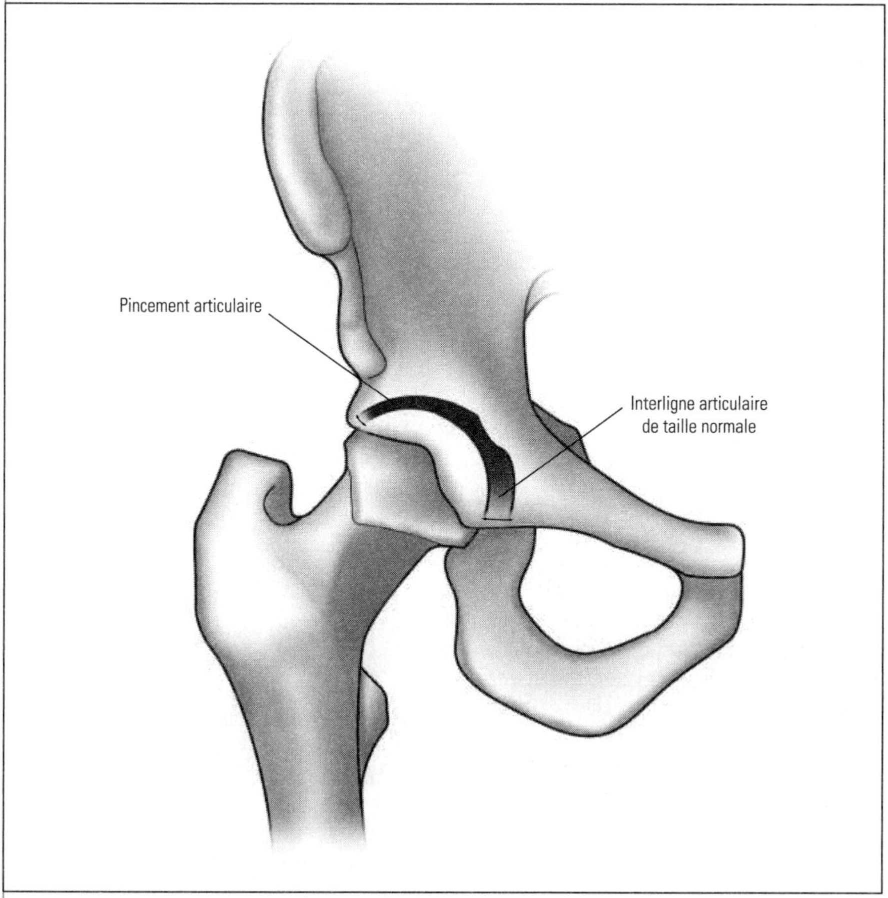

Radiographie de face de l'articulation de la hanche, vue de face présentant une destruction du cartilage se manifestant par un pincement de l'interligne articulaire.

pinocytose n.f. Englobement et absorption des corps étrangers et notamment de gouttes liquidiennes par les macrophages.

pinta n.f. Tréponématose non vénérienne due à *Treponema carateum* et survenant dans les zones intertropicales d'Amérique du Sud. Elle se manifeste par des troubles de la pigmentation cutanée aux zones de frottement. SYN. *mal del pinto, caraté, boussarole, puru-puru.*

Pipérilline® Antibiotique de la famille des uréidopénicillines, actif sur les bacilles Gram négatif et les bactéries anaérobies, ayant le spectre des aminopénicillines élargi à *Pseudomonas æruginosa, Proteus, Klebsiella.* Il est souvent utilisé en association avec des aminosides, dans les infections sévères. Pipéracilline en D.C.I.

Piportil® Neuroleptique de la famille des phénothiazines, doté d'effets sédatifs. Pipotiazine en D.C.I.

Pipram® Médicament antibactérien urinaire, au spectre étroit, réservé aux germes de ville, de la famille des quinolones de première génération, utilisé en cas de cystite. Acide pipémidique en D.C.I.

piqûre n.f. Plaie punctiforme constituant une porte d'entrée à certaines infections, provoquée par un insecte, par une aiguille thérapeutique (injection, prélèvement, acupuncture) ou, accidentellement, par un objet pointu (écharde, clou…). Pour toute plaie, même punctiforme, Il est nécessaire de faire contrôler le niveau de protections antitétanique et, éventuellement, de mettre en œuvre les démarches prophylactiques de cette maladie.

piriforme adj. En forme de poire.

Pirilene® Antituberculeux grevé d'une forte toxicité hépatique, avec risque d'hépatite fulminante, et provoquant une hyperuricémie. Il est administré à jeun, par voie orale, en association avec d'autres antituberculeux. Pyrazinamide en D.C.I.

Pirogoff (confluent de) Confluent veineux cervical où se jette la veine jugulaire interne.

piroplasmose n.f. Maladie parasitaire transmise aux animaux par les tiques, et dont aucune forme n'a été décrite chez l'homme.

piroxicam n.m. Anti-inflammatoire non stéroïdien. D.C.I. de Feldène®.

pisiforme adj. En forme de pois. ***Os pisiforme,*** os le plus interne de la première rangée du carpe.

pithiatisme n.m. Terme désignant des symptômes corporels souvent neurologiques (tels que des paralysies, des troubles de la conscience), sans cause organique, pouvant apparaître ou disparaître sous l'influence de la suggestion ou de la persuasion, et rencontrés en cas de conversion hystérique.

pitressine n.f. Ancien nom de l'hormone antidiurétique (voir *A.D.H.*).

pituit- Élément du latin *pituita,* « mucosité ». Ex. : *pituite.*

pituitaire adj. **1.** Qui concerne la muqueuse qui tapisse les fosses nasales. **2.** Synonyme d'hypophysaire. ***Glande pituitaire,*** Synonyme d'*hypophyse.*

pituitarisme n.m. Fonctionnement de l'hypophyse.

pituite n.f. Rejet matinal, soit au cours d'une quinte de toux, soit par régurgitation ou vomissement, de liquide muqueux filant, d'origine gastrique, que présentent certains sujets, notamment les alcooliques.

pituitrine n.f. Extrait du lobe postérieur de l'hypophyse, contenant de l'A.D.H. et de l'ocytocine.

pityriasis n.m. Famille de maladies cutanées dont la lésion élémentaire commune est une fine desquamation. Diagnostiquées par un Scotch-test montrant la présence de *Pityrosporum orbiculare*, elles sont traitées par kétoconazole sous forme de gel moussant. ***Pityriasis rosé de Gilbert,*** pityriasis caractérisé par une éruption ovalaire avec bordure active rosée et centre squameux plus clair, déprimé, évoluant par poussées, qui guérit spontanément en quelques semaines par un mécanisme immunitaire. ***Pityriasis versicolor***, maladie infectieuse mycosique caractérisée par des lésions brunes, squameuses, non prurigineuses, parfois achromiques après exposition solaire, siégeant de façon élective sur la partie supérieure du thorax. ***Pityriasis capitis,*** pityriasis du cuir chevelu, traité localement avec un antifongique azolé.

Pityrosporum orbiculare Champignon responsable de pityriasis versicolor.

Pityrosporum ovale Champignon responsable de pityriasis versicolor.

Pivalone® Antiallergique anti-inflammatoire administré par voie nasale en cas de rhinites allergiques saisonnières. Tixocortol en D.C.I.

pivot n.m. Courte tige de métal placée dans un canal dentaire pour permettre d'y fixer une prothèse dentaire. SYN. *tenon.*

pixel n.m. Zone de mesure de la densité au cours d'un examen tomodensitométrique (T.D.M ou scanner).

pizotifène n.f. Molécule aux propriétés vasoconstrictrices, utilisée dans le traitement des crises de migraine. D.C.I. de Sanmigran®.

P.L. n.f. Abréviation de *ponction* lombaire.*

placebo n.m. Molécule pharmacologiquement inefficace, mais qui améliore les symptômes d'une maladie par un effet psychologique. La molécule peut n'avoir aucun effet thérapeutique, comme celles utilisées lors d'essais thérapeutiques pour tester l'efficacité d'une autre molécule, ou avoir un effet thérapeutique associé à un effet placebo.

placenta n.m. Organe qui réunit l'embryon à l'utérus maternel pendant la grossesse et assure les échanges entre la mère et l'embryon. Il possède une fonction endocrinienne. ***Placenta accreta,*** placenta ne pouvant se séparer de l'utérus au moment de la délivrance à cause d'une adhérence pathologique, entraînant des risques de complications hémorragiques et infectieuses, imposant parfois une hystérectomie. ***Placenta prævia,*** insertion anormale du placenta. Celui-ci s'ancre sur la partie basse de l'utérus et vient s'interposer entre le fœtus et le col utérin. Le placenta prævia se manifeste par des hémorragies de fin de la grossesse, prédispose à l'accouchement prématuré, à une présentation vicieuse et fait courir le risque d'une hémorragie dramatique lors de l'accouchement.

placentation n.f. Organisation du fonctionnement placentaire après la nidation, avec développement de la circulation utéroplacentaire et ancrage du placenta en un site donné de l'utérus. Elle survient environ 8 semaines après la fécondation.

placentothérapie n.f. Utilisation d'extraits de placenta dans la fabrication des crèmes cosmétiques, en raison de leur richesse en cellules jeunes.

plaie n.f. Solution de continuité du revêtement cutané, quelle qu'en soit l'origine.

planification n.f. ***Planification familiale,*** ensemble des méthodes permettant de réguler les naissances et d'éviter les grossesses non désirées, grâce à la contraception et l'éducation sexuelle. SYN. *planning familial.*

plaque n.f. ***Plaque dentaire,*** dépôt solide qui se forme sur les dents et dans les espaces interdentaires, avec les résidus alimentaires et la salive, à la suite d'une mauvaise hygiène buccodentaire, et qui favorise la prolifération bactérienne, les pathologies des gencives et les caries. Il nécessite un détartrage manuel. ***Plaque équatoriale,*** disposition en couronne des chromosomes en périphérie du noyau au cours de la métaphase. SYN. *couronne équatoriale.*

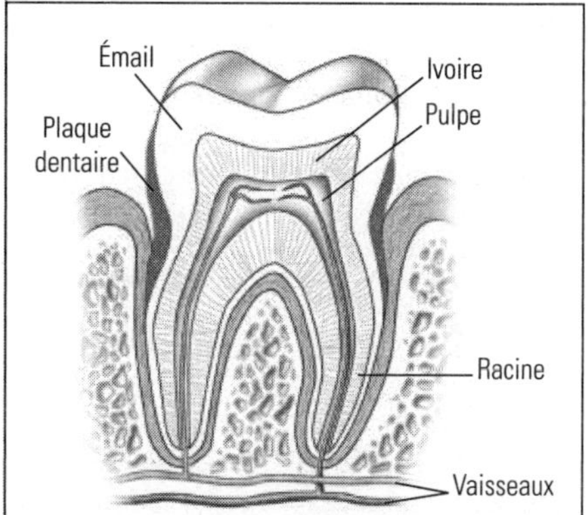

Dent, coupe sagittale.

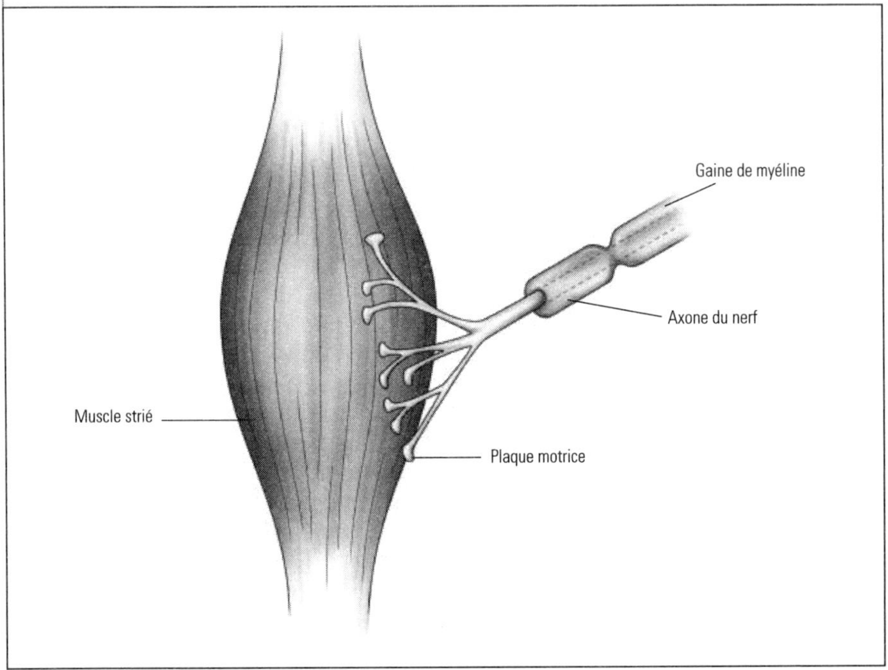

Plaque motrice.

Plaque motrice, jonction neuromusculaire permettant la transmission de l'influx nerveux au muscle au moment de sa contraction. ***Plaque neurale,*** ébauche embryonnaire du système nerveux central, située au niveau dorsal sous la forme d'un épaississement de l'ectoderme.

Plaquenil® Antipaludéen de synthèse, utilisé en rhumatologie comme traitement de fond de la polyarthrite rhumatoïde. Il faut assurer une surveillance ophtalmologique (toxicité rétinienne et cornéenne cumulative) et hématologique (risque d'agranulocytose). Hydroxychloroquine sulfate en D.C.I.

plaquette n.f. Élément figuré du sang, dépourvu de noyau, jouant un rôle important dans la coagulation du sang en assurant le stade initial d'hémostase et en activant la cascade de la coagulation. Chez le sujet adulte, leur nombre est de 200 000 à 400 000 par m^3 de sang. SYN. *thrombocyte.*

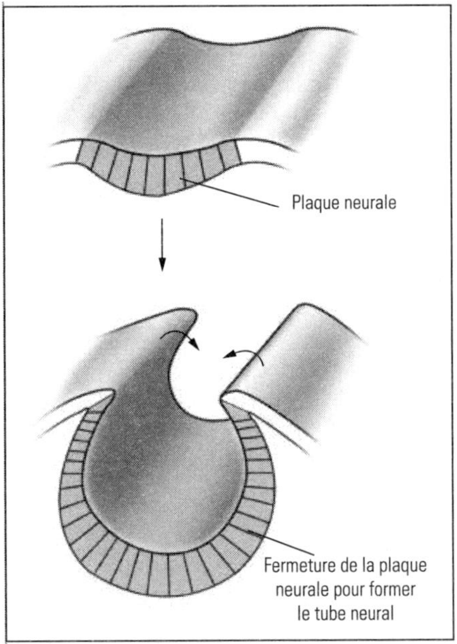

Formation du système nerveux central. (Plaque neurale.)

-plasie Élément du gr. *plassein*, « façonner ». Ex. : *hypoplasie.*

-plasm- Élément du grec *plasma*, « chose façonnée », entrant dans la composition de mots désignant un milieu. **1.** Milieu cellulaire. Ex. : *cytoplasme.* **2.** Milieu sanguin. Ex. : *plasma*, *plasmorragie.* On trouve aussi *-plasma-*, *-plasmo-*.

plasma n.m. Partie liquide du sang contenant en suspension les éléments figurés. Il est différent du sérum, liquide qui transsude du caillot après la coagulation sanguine. En effet, le plasma contient du fibrinogène, et le sérum non. ***Plasma frais congelé,*** plasma obtenu à partir d'un seul donneur et conservé 120 jours en quarantaine pour assurer sa sécurité virale. Passé ce délai, un nouveau prélèvement est effectué chez le donneur pour vérifier l'absence de séroconversion V.I.H. et d'hépatite virale, et atténuer ainsi le risque de transmission virale. Un traitement par solvant-détergent permet d'inactiver les virus de l'hépatite B, C et du V.I.H. Ces protections pourraient toutefois ne pas être absolues et il convient d'en limiter autant que possible les indications et de faire preuve de la plus grande prudence (comme lors de l'utilisation de tout dérivé biologique). Il est utilisé en thérapeutique pour apporter des facteurs de la coagulation, traiter ou prévenir des hémorragies en rapport avec un déficit constitutionnel en ces facteurs, avec une cirrhose, ou en cas de coagulopathie de consommation. ABRÉV. *P.F.C.*

plasmaphérèse n.f. Méthode thérapeutique consistant en l'échange du plasma d'un individu pour débarrasser le sang de globulines anormales, d'anticorps, etc. En pratique, on prélève le sang du sujet, on sépare au laboratoire les éléments figurés et le plasma et on ne réinjecte que les éléments figurés ; le plasma soustrait au malade est remplacé par du plasma humain ou du plasma artificiel.

plasmathérapie n.f. Utilisation du plasma en thérapeutique.

plasmide n.m. Fragment d'A.D.N. circulaire bactérien, situé dans le cytoplasme, porteur de gènes de résistance aux antibiotiques transmissibles d'une bactérie à l'autre au cours de la conjugaison.

plasmine n.f. Enzyme du plasma qui dissout la fibrine et attaque plusieurs facteurs de la coagulation. SYN. *fibrinolysine.*

plasminogène n.m. Enzyme du plasma, précurseur de la plasmine. Il se transforme en plasmine active sous l'influence de kinases d'origine tissulaire ou bactérienne.

Plasmion® Soluté de remplissage vasculaire à base de gélatine fluide, utilisé dans les hypovolémies.

plasmocyte n.m. Cellule lymphoïde de la moelle osseuse et du tissu lymphoïde. Elle joue un rôle essentiel dans l'immunité humorale (sécrétion d'immunoglobulines).

plasmocytome n.m. Tumeur osseuse développée aux dépens des cellules de la moelle osseuse, notamment des plasmocytes.

Plasmodium Parasite protozoaire des hématies dont les espèces *falciparum*, *ovale*, *malariae* et *vivax* sont responsables du paludisme.

plasticité n.f. Aptitude d'un organe ou d'un tissu à se réparer, se déformer et se régénérer après une agression.

-plastie Élément du grec *plassein*, « façonner », entrant dans la composition de mots désignant une intervention chirurgicale ayant pour but de corriger une forme défectueuse. Ex. : *rhinoplastie.*

plastie n.f. Intervention chirurgicale reconstructrice ou esthétique, après perte de substance. Ex. *plastie mammaire.*

plastron n.m. Foyer de péritonite localisée, enkystée, développée au contact d'un foyer infectieux intra-abdominal. Cliniquement, il se présente comme une masse résistante donnant la sensation d'un blindage doublant la paroi abdominale. Le siège habituel est le plastron appendiculaire secondaire à une appendicite aiguë non opérée. Le plastron vésiculaire est moins fréquent.

plathelminthes n.m. pl. Famille de parasites de forme plate, à laquelle appartiennent les cestodes et les trématodes. SYN. *platode.*

platine n.m. ***Sels de platine,*** médicaments de chimiothérapie anticancéreuse, constituant un agent alkylant très émétisant, qui inhibe la synthèse d'A.D.N. Leur toxicité s'étend aux niveaux hématologique, neurologique (neuropathie périphérique), rénal et auditif cumulatif. En D.C.I. carboplatine (Paraplatine®), cisplatine (Cisplatyl®) et oxaliplatine (Eloxatine®) qui ne présente pas de toxicité rénale ni auditive.

platodes n.m.pl. Synonyme de *plathelminthes.*

plâtre n.m. **1.** Sulfate de calcium obtenu par pulvérisation du gypse. **2.** Appareil rigide confectionné avec des bandes de tarlatane imprégnées de plâtre, destiné à immobiliser un segment de membre. Les bandes plâtrées durcissent en séchant après avoir été humidifiées.

platybasie n.f. Déformation de la base du crâne dont le plancher antérieur a tendance à s'aligner sur le plancher de la fosse postérieure. D'origine généralement congénitale, elle est parfois acquise lors de la maladie de Paget; elle est notamment observée en cas d'impression basilaire.

platycéphalie n.f. Malformation congénitale par aplatissement de la voûte crânienne.

platyspondylie n.f. Malformation congénitale vertébrale par aplatissement de corps vertébraux, pouvant être responsable, si elle s'observe sur plusieurs vertèbres, de troubles de la statique (scoliose ou cyphose).

-plégie Élément du grec *plêssein,* « frapper », désignant en pratique une paralysie. Ex. : *hémiplégie.*

pléiotropie n.f. Détermination de caractères génétiques multiples semblant indépendants les uns des autres par un seul gène.

pléocytose n.f. Présence d'un nombre anormalement élevé de cellules.

pléomorphisme n.m. Diversité de caractéristiques et d'aspects d'une population de cellules, de bactéries ou de champignons issus d'une même espèce ou d'un même type cellulaire. Le changement peut se produire dans le cadre d'une adaptation à l'environnement.

pléoptique n.f. Traitement de l'amblyopie fonctionnelle par rééducation orthoptique, au moyen de stimulations lumineuses émises par un pléoptophore.

pléthorique adj. Trop abondant, surchargé. Souvent utilisé par référence au poids corporel.

pléthysmographie n.f. Enregistrement des modifications des volumes pulmonaires à l'aide d'un pléthysmographe à pression ou à volume constants.

pleur(o)- Élément du grec *pleuron,* « côté », entrant dans la composition de mots concernant la plèvre. Ex. : *pleurésie, pleuroscopie.*

pleural, e, aux adj. Relatif à la plèvre. Ex. : *épanchement pleural.*

pleuraliser v. tr. Reconstituer la séreuse pleurale afin de recouvrir toutes les zones cruentées ou de tapisser un moignon bronchique, à la fin d'une intervention de chirurgie thoracique.

pleurectomie n.f. Ablation chirurgicale d'une partie plus ou moins importante de la plèvre.

pleurer n.m. ***Pleurer spasmodique,*** voir *rire* et pleurer spasmodiques.*

pleurésie n.f. Inflammation aiguë ou chronique de la plèvre, s'accompagnant d'un épanchement liquidien. Il en existe de nombreuses formes selon la nature du liquide épanché, la cause, le siège et l'étendue de l'épanchement. ***Pleurésie métapneumonique,*** pleurésie succédant à une pneumonie

pleurite n.f. Inflammation pleurale sans épanchement, observée, par exemple, en cas de tuberculose.

pleurocentèse n.f. Ponction pleurale exploratrice et/ou évacuatrice, pratiquée pour étudier la concentration en protéines du liquide pleural, ainsi que son contenu en cellules et en bactéries. Elle est réalisée avec une aiguille fine dans un espace intercostal, en piquant au bord supérieur de la côte inférieure, afin d'éviter le paquet vasculonerveux, parfois sous anesthésie à la lidocaïne. Dans le cas d'une ponction évacuatrice, on pose un robinet pour prévenir un pneumothorax par flux rétrograde d'air ambiant dans la plèvre. Une radiographie pulmonaire de contrôle permet également de vérifier l'absence de pneumothorax.

pleurodynie n.f. Douleur punctiforme d'origine pleurale, très intense, rythmée par la respiration, et souvent due à un épanchement minime.

pleurolyse n.f. Libération d'adhérences pleurales ou section de brides unissant les deux feuillets de la plèvre.

pleurome n.m. Cancer primitif de la plèvre développé aux dépens des cellules de l'endothélium pleural.

pleuropéricardite n.f. Inflammation simultanée de la plèvre et du péricarde.

pleuropéritonéal, e, aux adj. ***Syndrome pleuropéritonéal,*** syndrome associant une péritonite tuberculeuse avec ascite et une pleurésie uni- ou bilatérale, également tuberculeuse.

pleuropneumonectomie n.f. Ablation chirurgicale simultanée de la plèvre et du poumon sous-jacent.

pleuropneumonie n.f. Infection du parenchyme pulmonaire, associée à un épanchement pleural parfois purulent.

pleuroscopie n.f. Exploration visuelle de la cavité pleurale au moyen d'un endoscope introduit dans la plèvre à l'aide d'un trocart, après création d'un pneumothorax.

pleurotomie n.f. Ouverture chirurgicale de la plèvre pour évacuer un épanchement ou introduire un endoscope.

plèvre n.f. Enveloppe séreuse qui entoure chacun des deux poumons. Chacune comporte un feuillet pariétal appliqué à la face profonde de la cavité osseuse du thorax et un feuillet viscéral appliqué sur le poumon. Les deux feuillets sont en continuité l'un avec l'autre au niveau de lignes de réflexion. À l'état normal, les deux feuillets sont au contact l'un de l'autre et séparés par un mince film de liquide, la cavité pleurale qu'ils limitent entre eux étant purement virtuelle.

plexalgie n.f. Névralgie d'un plexus nerveux.

plexectomie n.f. Ablation chirurgicale d'un plexus nerveux.

plexus n.m. **1.** Entrecroisement de fibres nerveuses. Ex. : *plexus brachial.* **2.** Entrecroisement de vaisseaux. Ex. : *plexus vasculaire.* ***Plexus brachial,*** plexus nerveux constitué d'anastomoses provenant des 4 derniers nerfs cervicaux et du premier nerf dorsal et innervant le membre supérieur. ***Plexus choroïde,*** formation située au niveau des méninges, constituée de villosités, de capillaires, de tissu conjonctif et épendymaire, dont le rôle est de produire le liquide céphalorachidien. ***Plexus honteux,*** plexus nerveux constitué de racines sacrées innervant le périnée et la région anale. ***Plexus hypogastrique,*** plexus nerveux végétatif innervant le rectum, la vessie et les organes génitaux, et comportant le nerf érecteur. ***Plexus lombaire,*** plexus nerveux constitué d'anastomoses provenant des 4 premiers nerfs lombaires et innervant le membre inférieur. ***Plexus sacré,*** plexus nerveux constitué d'anastomoses provenant des 3 premiers nerfs

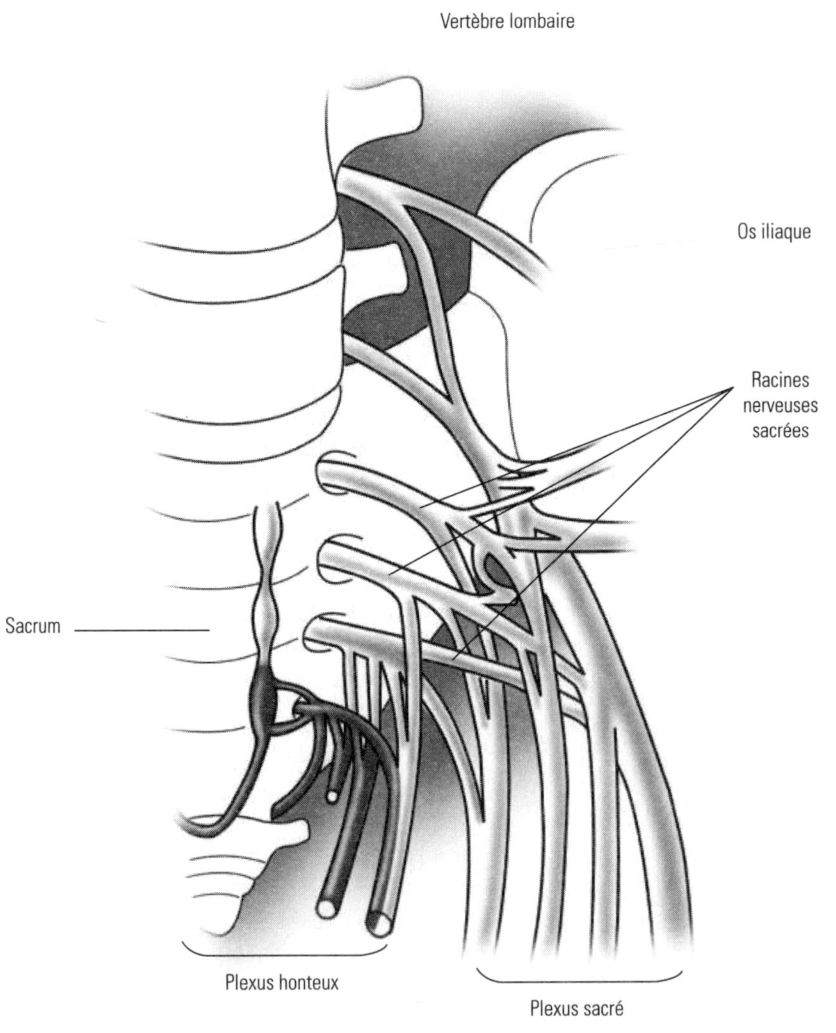

Plexus honteux et plexus sacré.

sacrés et innervant la fesse et donnant le nerf grand sciatique. ***Plexus solaire,*** plexus nerveux végétatif, innervant tous les viscères abdominaux.

Pliticen® Antiémétisant majeur, ayant une action neuroleptique, administré par voie orale, intraveineuse ou intramusculaire, en cas de vomissements rebelles pendant la grossesse ou induits par la chimiothérapie. Alizapride en D.C.I.

plombage n.m. Remplissage au moyen d'un matériau solide, inaltérable d'une cavité pathologique qui ne peut se combler spontanément.

plombémie n.f. Concentration de plomb dans le sang, normalement inférieure à 200 µg/l, soit 0,96 µmol/l. Un excès de plomb provoque le saturnisme.

plomburie n.f. Quantité de plomb éliminée par les urines, normalement inférieure à 81 µg/24 h, soit 0,39 µmol/24 h.

P.L.S. n.f. (Abréviation de *position latérale de sécurité*) Position du corps en décubitus latéral gauche, permettant de minimiser les risques d'inhalation de liquide gastrique en cas de troubles de la conscience.

Plummer-Vinson (syndrome de) Association d'une carence martiale et d'une dysphagie douloureuse et d'un anneau muqueux du tiers inférieur de l'œsophage, comportant des risques de cancers O.R.L. et de l'œsophage. SYN. *syndrome de Kelly-Paterson.*

pluri- Élément du latin *plures*, « plusieurs ». Ex. : *pluriadénomatose.* SYN. *multi-, poly-.*

P.M. n.m. Abréviation de *poids moléculaire.*

P.M.I. n.f. (Abréviation de *protection maternelle et infantile*) Organisme assurant une prise en charge médicale et sociale minimale de la femme enceinte, de la mère et de l'enfant. Elle intervient à partir de la visite prénuptiale, puis pendant la grossesse (en assurant les 4 examens obligatoires), elle effectue ensuite l'examen postnatal et suit le nourrisson et l'enfant jusqu'à l'âge de la scolarisation. La P.M.I. assure les vaccinations obligatoires et l'éventuel placement et suivi de l'enfant. Les visites en P.M.I. ne sont pas obligatoires et le

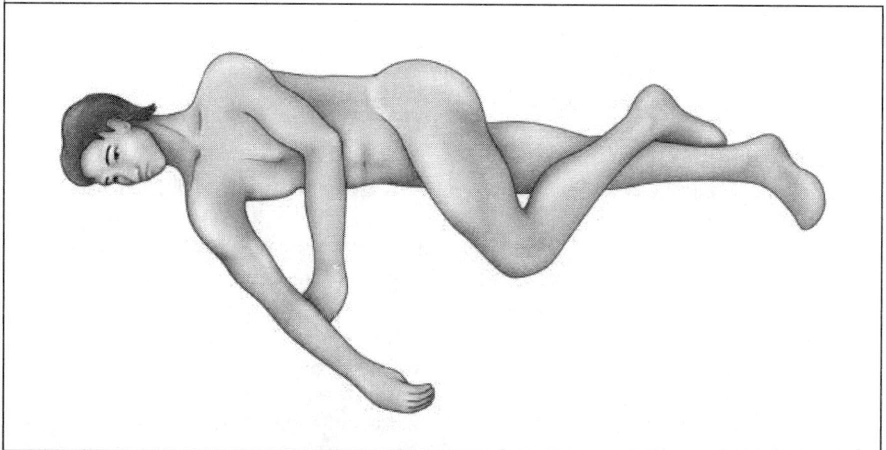

Position latérale de sécurité.

suivi peut être assuré par des médecins de ville. Les centres de P.M.I. assurent généralement la prise en charge de la population ayant des difficultés socio-économiques.

P.M.S.I. n.m. (Abréviation de *programme de médicalisation du système d'information*) Codage standardisé de l'activité médicale liée à une hospitalisation, permettant d'estimer le coût moyen d'une pathologie, mesuré en points I.S.A.

-pnée Élément du grec *pnein*, « souffler ». Ex.: *polypnée.*

pneum(o)- Élément du grec *pneumôn*, « poumon ». Ex.: *pneumonectomie.* On trouve aussi *pneumat(o)-.*

pneumallergène n.m. Substance responsable d'une allergie O.R.L. (rhinite) ou pulmonaire (asthme), pénétrant et agissant par voie aérienne (pollens, par exemple).

pneumarthrographie n.f. Radiographie d'une articulation après injection d'un gaz dans la cavité synoviale. Cet examen permet de visualiser notamment les ménisques et leurs anomalies.

pneumarthrose n.f. Présence d'air accidentelle (plaie articulaire) ou délibérée (pour arthrographie) dans une articulation.

pneumatisation n.f. Formation d'une cavité aérienne dans un organe ou un tissu.

pneumatocèle n.f. Cavité aérique pouvant siéger en de nombreux endroits (crâne, poumon, vaginale, etc.)

pneumatose n.f. Présence de gaz dans les tissus ou les organes. ***Pneumatose intestinale,*** présence d'innombrables kystes aériens de petite taille dans l'épaisseur de la paroi intestinale.

pneumaturie n.f. Émission de gaz par l'urètre lors de la miction. Elle témoigne habituellement d'une fistule entre l'intestin et la vessie.

pneumectomie n.f. Ablation chirurgicale de tout ou partie d'un poumon. On dit aussi *pneumonectomie.*

Pneumo 23 vaccin® Vaccin antipneumococcique, à renouveler tous les 5 ans chez le sujet immunodéprimé, splénectomisé, présentant une hémopathie maligne, une drépanocytose, une brèche méningée, une bronchite chronique ou une insuffisance rénale.

pneumobacille n.m. ***Pneumobacille de Friedländer,*** ancien nom de la *Klebsiella pneumoniae.*

pneumocèle n.f. Hernie du poumon.

pneumocholangie n.f. Présence de gaz dans les voies biliaires.

pneumocholécystie n.f. Présence de gaz dans la vésicule biliaire.

pneumococcie n.f. Maladie infectieuse provoquée par le pneumocoque et responsable de pneumopathies, de méningites, d'arthrite et de péritonites.

pneumocolie n.f. Présence d'air ou de gaz de fermentation dans le gros intestin.

pneumoconiose n.f. Pathologie pulmonaire due à l'inhalation chronique de poussières inertes minérales (fer, charbon, silice, amiante, béryllium) et végétales (bois, coton). Les particules minérales et métalliques peuvent être responsables de surcharges (sidéroses dues au fer), de silicoses, d'asbestoses, de fibroses extensives et d'insuffisances respiratoires. Ces maladies sont reconnues et indemnisées au titre des maladies professionnelles.

pneumocoque n.m. Bactérie de la famille des streptocoques, sensible à la pénicilline, responsable d'infections pulmonaires ou O.R.L., particulièrement graves en cas de splénectomie. SYN. *Streptococcus pneumoniae.*

Pneumocystis carinii Parasite protozoaire responsable d'infections pulmonaires graves chez les sujets immunodéprimés. (Voir *pneumocystose.*)

pneumocystographie n.f. Radiographie de la vessie après évacuation de son contenu et injection d'air. Combinée à l'instillation d'un opacifiant qui flocule au contact de lésions pathologiques, elle permet de visualiser ces dernières.

pneumocystose n.f. Infection pulmonaire parasitaire à *Pneumocystis carinii* qui se manifeste par une pneumopathie interstitielle bilatérale, radiologiquement discrète et cliniquement bruyante, car hypoxémiante. Grave, potentiellement mortelle, elle survient chez des sujets immunodéprimés, notamment en cas de sida. Le diagnostic est confirmé au cours d'une bronchoscopie en urgence, par la mise en évidence, par lavage alvéolaire, du parasite. Le traitement de première intention curative s'administre par voie intraveineuse et le traitement préventif par voie orale au Bactrim®.

pneumocyte n.m. Cellule qui tapisse les alvéoles pulmonaires.

pneumo-encéphalographie n.f. Ancien examen radiologique, utilisant un gaz comme produit de contraste pour obtenir des images des espaces sous-arachnoïdiens. Il est aujourd'hui remplacé par le scanner (T.D.M.) et l'imagerie par résonance magnétique (I.R.M.).

pneumogastrique adj. ***Nerf pneumogastrique,*** nerf sensitivomoteur de la dixième paire crânienne (X), appartenant au système végétatif. SYN. *nerf vague, nerf parasympathique.*

pneumographe n.m. Appareil destiné à enregistrer le rythme et l'amplitude des mouvements respiratoires par la mesure de l'expansion circonférentielle du thorax au cours de la respiration.

pneumolithe n.m. Corps étranger radio-opaque situé dans le poumon.

pneumologie n.f. Étude de l'appareil respiratoire, et plus spécialement du poumon et de ses affections.

pneumolyse n.f. Libération chirurgicale d'un poumon fixé par des adhérences plus ou moins serrées entre les plèvres pariétale et viscérale.

pneumomédiastin n.m. Infiltration gazeuse des espaces celluleux du médiastin. Dans les suites d'un traumatisme du thorax, le pneumomédiastin témoigne d'une rupture soit de l'arbre trachéobronchique, soit de l'œsophage.

pneumomètre n.m. Appareil permettant de mesurer la pression sous laquelle l'air est inspiré et expiré.

pneumonectomie n.f. Voir *pneumectomie.*

pneumonie n.m. Infection bactérienne du parenchyme pulmonaire, notamment pneumonie franche lobaire aiguë (pneumocoques), pneumonie atypique à germes intracellulaires (*Chlamydia,* mycoplasme), pneumonie tuberculeuse, virale ou parasitaire.

pneumopathie n.f. Maladie atteignant le parenchyme pulmonaire. ***Pneumopathie d'inhalation,*** infection pulmonaire due à une inhalation du contenu gastrique, survenant lors de fausses routes pendant l'alimentation ou pendant un vomissement chez le sujet présentant des troubles de la conscience. Elle prédomine à droite, et est traitée par antibiotiques ayant une activité anti-anaérobie, comme l'Augmentin®.

pneumopéricarde n.m. Présence d'air dans la cavité péricardique, le plus souvent consécutive à une plaie pénétrante du thorax ayant ouvert le péricarde.

pneumopéritoine n.m. Présence d'air dans la cavité péritonéale. Le pneumopéritoine peut être spontané et témoigne alors de la perforation d'un viscère digestif creux. Il peut être provoqué en vue d'une exploration cœlioscopique. Enfin, le pneumopéritoine est constant et normal, mais peu abondant, dans les suites immédiates d'une laparotomie.

pneumopexie n.f. Fixation du poumon à la paroi, effectuée notamment après un pneumothorax spontané pour recoller le poumon à la paroi et éviter une récidive.

pneumophtisiologie n.f. Discipline médicale consacrée à l'étude des affections du poumon, et plus particulièrement de la tuberculose pulmonaire.

Pneumorel® Médicament pneumologique utilisé dans le traitement symptomatique des infections bronchopulmonaires pour son action anti-inflammatoire et bronchodilatatrice, administré par voie orale. Fenspiride en D.C.I.

pneumorétropéritoine n.m. Synonyme de *rétropneumopéritoine*.

pneumoséreuse n.f. Présence d'air ou de gaz dans une cavité séreuse articulaire ou viscérale, habituellement effectuée en vue d'une exploration radiologique.

pneumothorax n.m. Épanchement spontané ou provoqué d'air ou de gaz dans la cavité pleurale. ***Pneumothorax artificiel,*** insufflation de gaz ou d'air dans la cavité pleurale, à des fins thérapeutiques. ***Pneumothorax spontané,*** pneumothorax résultant le plus souvent de la rupture d'une bulle d'emphysème.

pneumotomie n.f. Incision chirurgicale du poumon, effectuée pour évacuer une collection liquidienne (abcès du poumon par exemple).

pneumotrope adj. Qui a une affinité pour le parenchyme pulmonaire.

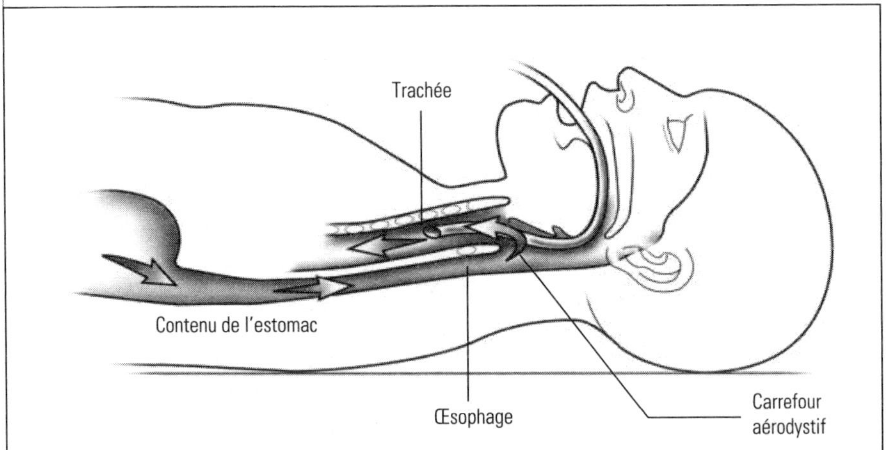

Mécanisme de la pneumopathie d'inhalation.

poche n.f. ***Poche des eaux,*** membrane de l'œuf contenant le liquide amniotique. Sa rupture annonce l'expulsion du fœtus lors de l'accouchement ou peut constituer le premier signe du déclenchement de celui-ci.

podagre n.f. Terme ancien désignant une manifestation de la goutte au niveau du pied.

podocyte n.m. Cellule des capillaires glomérulaires du rein.

podologie n.f. Étude du pied.

-poïe- Indique la formation, l'élaboration. Ex.: *hématopoïèse.*

poignet n.m. Partie du membre supérieur comprise entre le squelette de l'avant-bras en haut et le squelette de la main en bas. Le poignet correspond au massif osseux formé par les os du carpe.

poïkylocytose n.f. Hématie présentant des formes irrégulières et anormales (en forme de poire, par exemple).

poïkylodermie n.f. Anomalie cutanée, localisée au niveau de la tête et du cou, consistant en un réseau capillaire anormalement visible, contrastant avec des régions de peau blanchâtre, atrophiée. Elle survient notamment au cours de la ménopause, de façon constitutionnelle (syndrome de Thomson) et lors de la dermatomyosite.

poïkylotherme adj. Se dit des animaux à sang froid.

poil n.m. Formation kératinisée, filiforme, sortant de la peau de l'homme et des mammifères. Chez l'homme, les poils sont très denses dans certaines zones: crâne (cheveux), visage (barbe et moustache), creux axillaire et région pubienne.

poing n.m. ***Signe du poing,*** attitude main fermée, doigts fléchis sur le pouce, observée chez le nourrisson au cours de la crise de tétanie.

point n.m. ***Point de contact,*** surface de contact entre une dent et celles qui l'entourent. ***Point noir,*** synonyme de *comédon.*

pointe-onde n.f. Tracé pathologique observé sur un électroencéphalogramme, caractéristique de crises d'épilepsies récentes, infracliniques ou en cours. Elle dessine une pointe brève suivie d'une onde lente.

poison n.m. Substance toxique mortelle qui agit en interrompant les voies métaboliques ou la multiplication cellulaire. ***Poison du fuseau,*** médicament à base d'alcaloïde de la pervenche, agissant sur les cellules à multiplication rapide en bloquant la mitose, utilisé en chimiothérapie dans les cancers du sein métastasés, les cancers bronchiques, les leucémies ou les lymphomes. Il comporte un risque de toxicité hématologique et un risque neurologique. Il est commercialisé sous les noms de Navelbine®, Eldisine®, Oncovin®, Vincristine® et Velbé®.

Polaramine® Antihistaminique H1. Dexchlorphéniramine en D.C.I.

polarisé, e adj. **1.** Qui présente une répartition préférentielle de l'orientation des vibrations, en parlant des propriétés des ondes électromagnétiques et lumineuses. **2.** Relatif à une cellule dont les deux extrémités ont une fonction ou une charge électrique différente.

polidocanol n.m. Médicament sclérosant utilisé pour traiter les varices des membres inférieurs ou œsophagiennes. D.C.I. de Aetoxysclérol®.

polio- Élément du grec *polios,* « gris », entrant dans la composition des mots concernant la substance grise. Ex.: *poliomyélite.*

polioencéphalite n.f. Inflammation de la substance grise de l'encéphale: écorce cérébrale, noyaux gris centraux du cerveau et du tronc cérébral.

poliomyélite n.f. Inflammation de la substance grise de la moelle épinière. ***Poliomyélite antérieure aiguë,*** atteinte la plus fréquente, elle est due à un virus neurotrope qui se fixe électivement sur les cornes antérieures motrices de la substance grise de la moelle épinière et entraîne des paralysies du ou des territoires concernés. Elle est très efficacement prévenue par la vaccination. ***Poliomyélite antérieure chronique,*** amyotrophie spinale avec atteinte diffuse lentement évolutive des neurones moteurs de la corne antérieure de la moelle. Pour certains, elle serait une forme très lentement évolutive de sclérose latérale amyotrophique.

poliosis n.m. Dépigmentation acquise des cils, et parfois des sourcils.

poliovirus n.m. Entérovirus de la famille des picornavirus, responsable de la poliomyélite antérieure aiguë et d'infections O.R.L. bénignes, transmise par contamination interhumaine (portage rhinopharyngé et élimination fécale), manuportée ou par une eau polluée. Elle est rare en Europe depuis la généralisation de la vaccination. Le vaccin, obligatoire avant 18 mois, est administré sous forme inactivée, par voie sous-cutanée ou intramusculaire, ou sous forme vivante atténuée, par voie orale.

pollak- Élément du grec *polakis,* « souvent ». Ex.: *pollakiurie.*

pollakiurie n.f. Fréquence anormalement élevée de l'émission d'urine, en petite quantité à chaque fois.

pollicisation n.f. Opération chirurgicale visant à reconstruire un pouce amputé en transposant à sa place le deuxième métacarpien et l'index ou un autre doigt.

pollinose n.f. Ensemble des maladies allergiques dues aux pollens, auxquelles appartiennent la rhinite allergique et l'asthme.

pollution n.f. Souillure de l'environnement par des agents toxiques chimiques, bactériologiques ou radioactifs.

poly- Élément du grec *polus,* « plusieurs, abondant ». Ex.: *polyarthrite, polyurie.* SYN. *multi-, pluri-.*

Polya (opération de) Mode de rétablissement de la continuité après une gastrectomie partielle consistant à anastomoser la tranche de section gastrique latéralement sur une des premières anses jéjunales.

polyadénite n.f. Inflammation d'un groupe de ganglions, souvent satellites d'une infection locorégionale.

polyadénomatose n.f. Affection caractérisée par le développement d'adénomes au niveau de plusieurs glandes endocrines.

polyadénome n.m. Tumeur bénigne, sessile ou pédiculée, qui évolue par prolifération glandulaire et qui présente un potentiel dégénératif au niveau colorectal, nécessitant alors son ablation et une surveillance régulière.

polyalgies n.f.pl. Douleurs à sièges multiples.

polyangéite n.f. Atteinte inflammatoire diffuse du système vasculaire.

polyartériel, elle adj. et n.m. **1.** Qui touche plusieurs artères. **2.** Qui présente des lésions artérielles simultanées au niveau de plusieurs territoires (artères carotides, artères coronaires, membres inférieurs, etc.), en parlant d'un patient.

polyartérite n.f. Atteinte pathologique de plusieurs territoires artériels.

polyarthralgies n.f. pl. Douleurs articulaires frappant plusieurs articulations.

polyarthrite n.f. Atteinte inflammatoire aiguë ou chronique atteignant simultanément plusieurs articulations. ***Polyarthrite rhumatoïde,*** rhumatisme chronique inflammatoire déformant, atteignant surtout les articulations distales des membres, évoluant par poussées et s'accompagnant, lors des poussées, de fièvre et d'altération de l'état général. Cette affection prédomine chez la femme au moment de la ménopause. SYN. *polyarthrite chronique évolutive.*

polyarthropathie n.f. Atteinte articulaire multiple de nature inflammatoire, qui survient notamment en cas de polyarthrite rhumatoïde.

polyarthrose n.f. Rhumatisme chronique dégénératif atteignant simultanément plusieurs articulations.

polychimiothérapie n.f. Traitement qui associe plusieurs médicaments de chimiothérapie, potentialisant ainsi leurs effets. Les différentes molécules peuvent être administrées de façon simultanée ou successive au cours d'un même cycle de chimiothérapie.

polychondrite n.f. Atteinte inflammatoire de plusieurs cartilages.

polychreste adj. Dont les propriétés et les utilisations sont multiples, en parlant de médicaments homéopathiques.

polychromatophilique adj. Qui peut prendre différentes colorations d'intensité variable, en parlant d'une cellule.

polycinétique adj. Qui entraîne plusieurs mouvements. ***Réflexe polycinétique,*** réflexe caractérisé par la survenue de plusieurs contractions musculaires en réponse à une percussion tendineuse unique.

polyclinique n.f. Établissement de soins public ou privé, rassemblant plusieurs spécialités et assurant des soins chez des malades ambulatoires (non hospitalisés).

polyclonal, e, aux adj. Qui se rapporte à plusieurs clones (voir *immunoglobuline* polyclonale*).

polycorie n.f. **1.** Augmentation de volume d'une cellule ou d'un organe par accumulation anormale de substance. **2.** Pupille percée de plusieurs orifices.

polycythémie n.f. Synonyme de *polyglobulie.*

polydactylie n.f. Anomalie héréditaire, qui est caractérisée par l'existence de doigts surnuméraires.

Polydexa® Médicament associant des antibiotiques (néomycine et polymyxine B) et des corticoïdes, administré sous forme de gouttes auriculaires en cas d'otites externes.

polydipsie n.f. Augmentation de la soif entraînant une prise importante de boisson, survenant notamment en cas de décompensation d'un diabète associé à une polyurie.

polydysplasie n.f. Présence chez un individu de plusieurs malformations liées à des troubles de développement de tissus ou d'organes.

polydystrophie n.f. Association d'anomalies de développement de plusieurs organes.

polyendocrinopathie n.f. Type de maladie endocrinienne héréditaire autosomique dominante, auto-immune, caractérisée par l'atteinte de plusieurs glandes endocrines. (Voir *maladie de Whitaker* et *syndrome de Schmidt.*)

polyesthésie n.f. Multitude de sensations anormales provoquées par une stimulation normale. (Voir *dysesthésie.*)

polyéthylène n.m. ***Polyéthylène glycol,*** voir *P.E.G.*

polyfactoriel, elle adj. Dont les causes sont multiples.

polygénie n.f. Interaction de plusieurs gènes formant un phénotype.

Polyginax® Association d'antibiotiques (néomycine et polymyxine B) et d'un antifongique (nystatine), administrée sous forme d'ovules, à usage gynécologique.

polyglobulie n.f. Quantité anormalement élevée de globules rouges, se manifestant par une augmentation de l'hématocrite et de l'hémoglobine et donc de la viscosité sanguine. Elle se caractérise par une augmentation de la masse globulaire (mise en évidence par une étude au chrome 51). Elle peut être secondaire à une hypoxémie, une malformation cardiaque avec shunt, ou à une pathologie paranéoplasique (carcinome hépatocellulaire, cancer du rein, cancer des glandes surrénales, fibrome utérin ou tumeur du cervelet). Elle peut aussi être primitive, dans le cadre d'un syndrome myéloprolifératif (voir *maladie de Vaquez*). SYN. *polycythémie.*

polykératose n.f. ***Polykératose congénitale,*** famille de maladies dermatologiques congénitales caractérisées par un épaississement de la couche cornée de l'épiderme ou de la muqueuse, notamment en cas d'ichtyose ou de leucoplasie.

polykystique adj. Porteur de plusieurs kystes.

polykystose n.f. Affection congénitale, héréditaire, caractérisée par le développement d'innombrables kystes dans les reins, le foie, le pancréas et le poumon et, parfois, simultanément dans plusieurs de ces organes.

polymastie n.f. Malformation caractérisée par l'existence de seins surnuméraires.

polymérase n.f. Enzyme permettant la synthèse d'A.D.N. à partir d'un brin guide d'A.R.N. ou d'A.D.N.

polymère n.m. Molécule de grande taille constituée par la liaison de molécules identiques de plus petite taille.

polymérisation n.f. Constitution d'un polymère.

polymorphe adj. Qui possède plusieurs formes, en parlant des états ou des maladies dont les manifestations ont plusieurs aspects différents.

polymorphisme n.m. Caractéristique d'une cellule ou d'un organisme vivant qui peut changer de forme sans changer de nature. Ce terme s'applique également aux manifestations cliniques d'une maladie. ***Polymorphisme de restriction,*** méthode d'étude d'une molécule d'A.D.N., grâce à des enzymes reconnaissant les sites de clivage spécifiques. L'A.D.N. est fractionné en petits fragments que l'on va faire migrer en électrophorèse. La comparaison des différents fragments d'A.D.N ainsi obtenus permet de rechercher des modifications de ces sites, et de comparer deux fragments d'A.D.N. pour savoir s'ils sont issus d'un même individu.

polymyosite n.f. Maladie générale entrant dans le cadre des maladies du collagène et/ou des maladies auto-immunes, caractérisée par l'existence d'une atrophie musculaire douloureuse, diffuse, avec dégénérescence des fibres musculaires, foyers hémorragiques, altération de l'état général et fièvre.

polymyxine n.f. Famille d'antibiotiques essentiellement utilisés par voie locale, sous forme de collyre, de gouttes auriculaires ou d'antiseptiques intestinaux. Ils présentent une toxicité systémique, mais peuvent néanmoins être utilisés par voies locales, car ils ne sont pas absorbés. Elle est administrée en seconde intention par voie parentérale, sous le nom de Colimycine® en cas d'infections graves bactériologiquement documentées.

polyneuropathie n.f. Synonyme de *polynévrite.*

polynévrite n.f. Déficit nerveux périphérique dégénératif sensitif et/ou moteur, symétrique, avec abolition de réflexes ostéo-tendineux, d'origine souvent toxique (chimiothérapie, consommation d'alcool), parfois congénitale, prédominant aux extrémités des membres et s'étendant progressivement vers leurs racines. Elle est due à une carence en vitamine B1 en cas d'éthylisme chronique.

polynucléaire adj. Qui possède plusieurs noyaux. ◆ n.m. Globule blanc du sang à noyau segmenté (mais unique), dont l'aspect pourrait faire penser qu'il est multiple. On distingue, selon le colorant qu'ils fixent, les *polynucléaires neutrophiles*, *éosinophiles* et *basophiles*.

polynucléose n.f. Augmentation du nombre des polynucléaires dans le sang.

polynuclétidase n.f. Enzyme de la bordure en brosse de l'intestin grêle, permettant la digestion des molécules d'acide nucléique (A.D.N ou A.R.N.).

polyomavirus n.m. Virus à A.D.N., de la famille des papyrographies, responsable de la leucoencéphalite multifocale progressive, observée en cas de sida.

polyome n.m. Terme désignant un cancer dû au papovavirus.

polyopie n.f. Perception visuelle multiple d'un objet unique.

polyoside n.m. Sucre complexe formé par la combinaison d'un très grand nombre de molécules de sucre simple. Ex. : *l'amidon est un polyoside.* SYN. *polysaccharide.*

polype n.m. Tumeur, habituellement bénigne, implantée dans une cavité naturelle de l'organisme ou un organe creux, par l'intermédiaire d'un pédicule de forme variable, tantôt étroit et long, tantôt épais et court. Certaines localisations ont tendance à récidiver après ablation chirurgicale (voies urinaires). Certains polypes, notamment coliques, peuvent dégénérer en cancer.

polypectomie n.f. Ablation d'un polype.

polypeptidase n.f. Enzyme permettant la digestion des protéines par hydrolyse des polypeptides en peptides, située sur la bordure en brosse des cellules de l'intestin grêle.

polypeptide n.m. Groupement de plusieurs peptides dont le poids moléculaire n'est pas supérieur à 10 000 fois celui de l'hydrogène.

polyphagie n.f. Besoin excessif de manger, avec disparition de la sensation de satiété.

polyploïde adj. Se dit d'une cellule anormale qui possède un nombre de chromosomes supérieur au chiffre normal (2n). Les cellules triploïdes ont 3n chromosomes, les cellules tétraploïdes 4n chromosomes.

polyploïdie n.f. État des cellules polyploïdes.

polypnée n.f. Respiration anormale caractérisée par un rythme très rapide et une faible amplitude des mouvements respiratoires. C'est une variété de dyspnée.

polypose n.f. Affection caractérisée par la présence de nombreux polypes. ***Polypose adénomateuse rectocolique familiale,*** polypose familiale, de transmission autosomique dominante, caractérisée par l'existence de multiples polypes adénomateux coliques (plus de 100). La dégénérescence de ces polypes avec l'apparition précoce d'un cancer du côlon imposent une chirurgie d'exérèse rectocolique prophylactique à l'adolescence, avec anastomose iléo-anale et un dépistage précoce (conseil génétique et coloscopie) dans la famille. Elle s'accompagne de polypes glandulokystiques bénins de l'estomac et d'un risque de cancer de la papille duodénale. ABRÉV. *P.A.F.* ***Polypose juvénile,*** polypose familiale ou sporadique chez l'enfant ou l'adulte jeune, due à une anomalie génétique située sur le chromosome 5. Elle est caractérisée par l'existence de polypes juvéniles bénins localisés sur le tube digestif et, en particulier, sur le côlon. L'épithélium de ces tumeurs est normal, mais le stroma abondant.

polyradiculonévrite n.f. Neuropathie qui se manifeste par une paralysie ascendante, avec atteinte démyélinisante réversible des racines des nerfs périphériques et atteinte des paires crâniennes (faciales et oculomotrices). Elle présente un risque de déficit respiratoire pouvant nécessiter une ventilation. L'analyse du liquide céphalorachidien met en évidence une dissociation albumino-cytologique. D'origine immunitaire, elle fait souvent suite à une infection virale et nécessite un traitement par corticothérapie. SYN. *syndrome de Guillain-Barré.*

polyrexie n.f. Synonyme de *boulimie.*

polysaccharide n.m. Synonyme de *polyoside.*

polysensibilisation n.f. Allergie par sensibilisation croisée à plusieurs allergènes.

polysérite n.f. Atteinte inflammatoire de plusieurs séreuses (péricarde, plèvres, péritoine), notamment en cas de tuberculose ou de maladie systémique.

polysialie n.f. Sécrétion salivaire exagérée, observée notamment dans certaines névroses, au cours de la grossesse et dans certaines lésions nerveuses. SYN. *ptyalisme.*

Polysilane® Médicament utilisé comme pansement digestif et en cas de reflux gastro-œsophagien du nourrisson.

polyspermie n.f. Fécondation d'un ovule par deux ou plusieurs spermatozoïdes, à l'origine de monstres doubles.

polysplénie n.f. Présence dans l'abdomen de plusieurs rates ou de plusieurs masses de tissu splénique remplaçant une rate normale.

polysyndactylie n.f. Malformation congénitale héréditaire d'une ou des deux mains, associant la présence de doigts surnuméraires et une soudure de doigts entre eux.

polytétrafluoroéthylène n.m. Voir *P.T.F.E.*

polythérapie n.f. Emploi thérapeutique simultané de plusieurs médicaments.

polytransfusé, e n. et adj. Sujet qui a reçu plusieurs transfusions.

polytraumatisé, e n. et adj. Sujet victime d'un accident habituellement grave et présentant plusieurs lésions ou blessures intéressant plusieurs territoires.

polyurie n.f. Émission d'une quantité anormalement abondante d'urine.

polyuropolydipsie n.f. Association d'une soif excessive et d'une émission anormalement abondante d'urine. C'est un signe de diabète insipide ou de décompensation d'un diabète sucré.

polyvalent, e adj. Se dit d'un vaccin préparé avec plusieurs souches microbiennes et efficace contre plusieurs maladies.

polyviscéral, e, aux adj. Qui concerne plusieurs viscères.

pommade n.f. Forme galénique d'un médicament permettant l'administration cutanée d'un produit actif mélangé à un excipient gras qui favorise la pénétration épidermique.

pompe n.f. ***Pompe à insuline,*** appareil qui délivre en permanence des quantités d'insuline adaptées aux besoins. ***Pompe à protons,*** enzyme qui assure l'échange d'un proton contre un ion potassium à travers une membrane. On la retrouve au niveau du côlon, du rein, mais surtout de l'estomac où elle est particulièrement active et où elle assure la sécrétion de protons responsables de l'acidité du liquide gastrique. SYN. *pompe* H^+/K^+*-ATPase.*

ponction n.f. Geste comportant soit une incision minime, soit l'introduction d'une aiguille ou d'un trocart dans un organe ou une cavité pour faire une exploration (radiographique notamment), prélever ou évacuer un liquide. ***Ponction d'ascite,*** prélèvement d'ascite effectué à l'aide d'un trocart ou d'une aiguille au niveau de la fosse iliaque gauche, à des fins d'analyses biochimiques (du contenu en protéines), bactériologiques, cytologiques et anatomopathologiques, et permettant l'évacuation d'un liquide qui sera compensée, en fonction de son abondance, par de l'albumine à 20 % ou des macromolécules (Elohès®, par exemple). ***Ponction lombaire,*** introduction d'une aiguille dans l'espace sous-arachnoïdien, pour ponctionner du liquide céphalorachidien dans le rachis lombaire, entre les vertèbres L4 et L5, après avoir vérifié que l'hémostase le permet. Le patient doit faire le dos rond en position allongée ou assise, puis doit rester allongé pendant quelques heures à cause des risques de céphalées. Ce prélèvement, déposé dans des tubes numérotés, permet des analyses biochimiques du contenu en protéines et en glucose, des analyses bactériologiques, virologiques, cytologiques et anatomopathologiques et une recherche de signes de méningite, d'hémorragie méningée, d'atteinte inflammatoire (syndrome de Guillain-Barré, sclérose en plaque), ainsi qu'une recherche de cellules néoplasiques. Cette voie est aussi utilisée à but thérapeutique pour l'évacuation de L.C.R. en cas d'hydrocéphalies métastatiques à pression normale ou lors des anesthésies péridurales. SYN. *rachicentèse.* ***Ponction pleurale,*** synonyme de *pleurocentèse.*

Ponstyl® Anti-inflammatoire non stéroïdien, utilisé en cas de douleurs gynécologiques (règles douloureuses), existant sous forme de suppositoires et de gélules. Acide méfénamique en D.C.I.

pontage n.m. Opération consistant à court-circuiter une obstruction artérielle afin de réta-

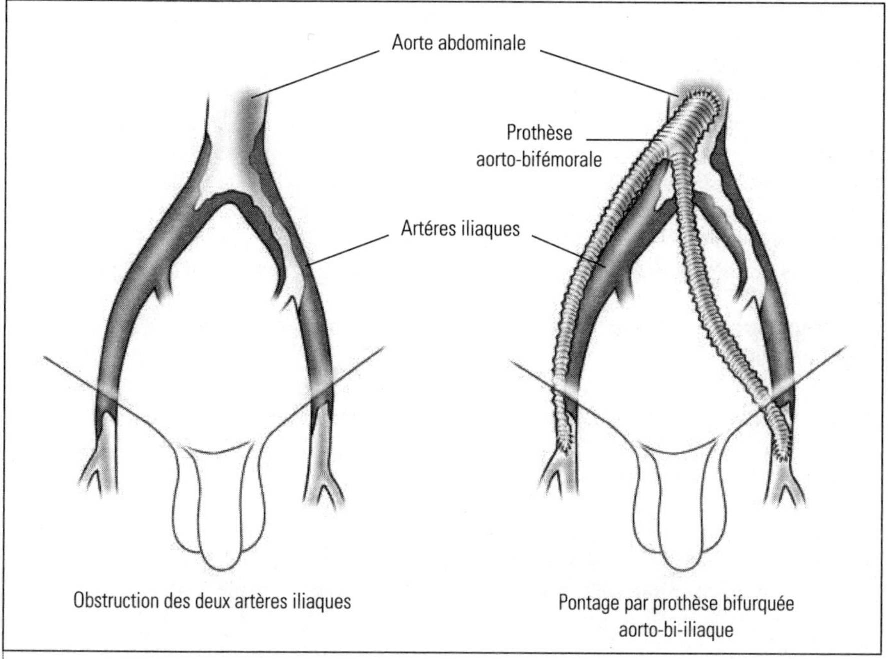

Pontage artériel.

blir la circulation en aval de celle-ci. Elle utilise soit une autogreffe (artère ou veine prélevée sur le sujet lui-même), soit une prothèse, implantées de part et d'autre de l'obstacle artériel.

pool n.m. Population constituée d'éléments ou de sujets de même nature ou de même origine.

poplité, e adj. Relatif à l'espace situé à la face postérieure de l'articulation du genou. Ex. : *creux poplité.*

pore n.m. Petit orifice cutané permettant le drainage des glandes sudoripares.

porome n.m. Tumeur bénigne de l'extrémité distale du canal excréteur d'un canal sudoripare, caractérisée par une papule érythémateuse et souvent localisée à la main ou au pied.

porphyrie n.f. Maladie métabolique familiale caractérisée par un déficit enzymatique responsable de l'accumulation tissulaire de porphyrines et d'une augmentation de leur élimination urinaire et fécale. Elle se manifeste par des éruptions cutanées bulleuses, une photosensibilité, des douleurs abdominales et des crises d'hémolyse.

porphyrine n.f. Molécule pigmentaire constituée de noyaux de pyrrol, synthétisée essentiellement par le foie et entrant dans la constitution de l'hémoglobine.

porphyrinurie n.f. Présence de porphyrine dans les urines.

port n.m. ***Port à cath,*** chambre qu'on implante sous la peau pour accéder à une voie veineuse centrale, utilisée en chimiothérapie. ABRÉV. *P.A.C.*

porteur n.m. Protéine de présentation couplée à un antigène de petite taille, pour qu'il soit reconnu par le système immunitaire et induise la production d'anticorps. ◆ n. Patient contaminé par un virus ou un parasite, mais indemne de symptôme. Le risque de contamination de l'entourage et de réveil infectieux lors de circonstances particulières (prise de corticoïdes, par exemple) est double.

portographie n.f. Examen radiographique de la veine porte et de ses branches après injection d'un produit de contraste opaque aux rayons X, soit par ponction de la rate (splénoportographie), soit en cours d'intervention par injection directe dans une veine du système porte. On dit aussi *portohépatographie.*

portomanométrie n.f. Mesure des pressions régnant dans la veine porte et ses branches.

position n.f. ***Position latérale de sécurité,*** voir *P.L.S.*

positron n.m. Électron chargé positivement et de même masse que l'électron négatif. SYN. *positon.*

poso- Indique la quantité. Ex. : *posologie.*

posologie n.f. Détermination des doses de médicaments qu'il convient d'administrer à un patient en fonction de son âge, de son sexe, de son poids ou parfois de sa surface corporelle, de son état général et de la gravité de la maladie. La posologie doit préciser la dose totale par jour, le nombre de prises au cours de la journée et la durée totale du traitement.

possession n.f. ***Délire de possession,*** conviction qu'a un sujet d'être manipulé par un être supérieur, souvent maléfique, qui le pousse à accomplir des actes contre sa volonté. Rencontré dans certaines maladies psychiatriques, il est fréquent parmi la population africaine.

post- Après ou en arrière. Ex. : *post-hypophyse, post-phlébitique.* SYN. *rétro-.*

post-abortum n.m. Phénomène ou complication survenant après un avortement.

postcoïtal, e, aux adj. se dit de la période suivant le coït. ***Test post-coïtal,*** voir *test de Huhner.*

postcommissurotomie n.f. ***Syndrome postcommissurotomie,*** syndrome inflammatoire survenant au cours d'une intervention de chirurgie cardiaque et caractérisé par des douleurs thoraciques, de la fièvre, une pleuropéricardite et des douleurs articulaires. Sa cause n'est pas claire. Le traitement corticoïde agit favorablement sur les symptômes. La guérison est obtenue en quelques semaines.

postcommotionnel, elle adj. ***Syndrome postcommotionnel,*** ensemble de symptômes très variés, survenant fréquemment après un traumatisme du crâne, parfois tout à fait bénin, sans perte de connaissance. Il peut s'agir de céphalées, vertiges, éblouissements, troubles visuels, pertes de mémoire, troubles du caractère. Il est plus fréquent chez le sujet névrotique dépressif. Le traitement en est difficile et décevant. SYN. *syndrome subjectif des traumatisés du crâne.*

postcure n.f. Période suivant une cure de désintoxication, notamment alcoolique, passée dans un établissement loin du lieu de vie habituel, d'une durée de plusieurs semaines et dans le cadre d'un projet à long terme.

posth- Désigne le prépuce. Ex. : *posthite.*

posthectomie n.f. Circoncision.

posthite n.f. Inflammation du prépuce.

posthypophyse adj. Relatif au lobe postérieur de l'hypophyse et à ses sécrétions. (Voir *ocytocine* et *vasopressine.*)

postinfarctus n.m. ***Syndrome postinfarctus,*** synonyme de *syndrome de Dressler*.*

postmenstruel, e adj. Qui suit les règles.

postopératoire adj. Se dit des événements (évolution, complications, traitements, suivi, etc.) qui surviennent après une intervention chirurgicale.

postpartum n.m. Phénomène ou complication survenant dans les suites de couches.

postprandial, e, aux adj. Qui survient après le repas.

postural, e, aux adj. Qui a rapport à la position, qui survient dans certaines positions.

potassium n.m. Élément chimique dont le symbole est K. Dans l'organisme, il est présent sous forme d'ion K^+ et intervient dans de nombreuses réactions biochimiques. C'est l'ion intracellulaire par excellence.

potentialisation n.f. Augmentation de l'effet d'une molécule associée à une autre molécule, et dépassant la somme des effets de chacune.

potentiel n.m. ***Potentiel d'action,*** potentiel électrique de dépolarisation des membranes cellulaires excitables (neurones et fibres musculaires), permettant la conduction de l'influx nerveux lorsque l'importance de la dépolarisation dépasse un seuil limite. ***Potentiel évoqué,*** méthode d'étude neurophysiologique de la réponse du système nerveux à une stimulation sensorielle, appliquée aux systèmes sensitif, auditif et visuel, et permettant un dépistage précoce des anomalies de la conduction nerveuse.

poto- Désigne l'action de boire. Ex. : *potomanse.*

potion n.f. Préparation pharmacologique magistrale sous forme liquide.

potomanie n.f. Besoin permanent de boire en grande abondance. La potomanie s'accompagne de polyurie. Elle s'observe chez des sujets au psychisme altéré. Elle ne doit pas être confondue avec la dipsomanie.

Pott (mal de) Tuberculose osseuse rachidienne (voir *spondylodiscite*), souvent rencontrée chez les sujets transplantés d'origine africaine, qui se manifeste par une fièvre, un syndrome inflammatoire et des douleurs osseuses d'origine inflammatoire. Son risque est la compression médullaire. À la radiographie, on observe un abcès prérachidien avec affaissement discal, une destruction osseuse et des géodes. Son traitement repose sur l'administration prolongée d'antituberculeux (de 12 à 18 mois).

Potter (syndrome de) Association de malformations faciales (notamment par atteinte du pavillon de l'oreille), anorectales et rénales.

pouce n.m. Premier doigt situé sur le bord externe de la main, comportant deux phalanges. Il permet la préhension ainsi que des manipulations précises, en formant une pince *(pince pouce-index)*, grâce à un mouvement d'opposition.

Pouliquen (appareil de) Appareillage orthopédique se présentant sous forme d'une attelle métallique permettant l'immobilisation temporaire d'une fracture du fémur, et constituant un traitement non chirurgical des fractures de la diaphyse humérale par extension continue.

pouls n.m. Battement synchrone des contractions cardiaques que l'on perçoit à la palpation des trajets artériels. ***Pouls capillaire,*** érythème pulsatile, dû à la distension et à la rétraction des capillaires, observé au niveau de la région sous-unguéale et de zones très vasculaires telles que le front, la rétine et les plaques d'urticaire, en cas d'insuffisance aortique. ***Pouls lent permanent,*** synonyme de *maladie d'Adams-Stokes*. ***Pouls paradoxal,*** diminution de l'intensité du pouls radial en inspiration profonde, observée en cas de péricardite. ***Maladie des femmes sans pouls,*** voir *maladie de Takayasu*.

poumon n.m. Organe de la respiration. L'être humain possède deux poumons (droit et gauche), situés dans le thorax, de part et d'autre du médiastin. Le poumon droit est divisé en trois lobes, contre deux pour le poumon gauche. ***Poumon de fermier,*** pathologie pulmonaire due à l'inhalation d'actinomyces présents dans le foin, qui se manifeste, dans sa forme aiguë, par un syndrome grippal et, dans sa forme chronique, par une fibrose pulmonaire. Elle est reconnue comme maladie professionnelle. ***Poumon radiothérapique,*** pathologie pulmonaire due à une radiothérapie thoracique, qui se manifeste de manière aiguë par un œdème pulmonaire lésionnel ou de manière retardée par une fibrose pulmonaire.

poupinel n.m. Matériel de stérilisation d'instruments par chauffage, utilisé en petite chirurgie.

Pouteau-Colles (fracture de) Fracture du poignet (de l'extrémité inférieure du radius) avec déplacement du fragment distal en arrière et en dehors entraînant une déformation du poignet en dos de fourchette.

poxvirus n.m. Famille de virus à A.D.N. infectant l'homme et les animaux, à laquelle appartiennent le virus de la variole, de la vac-

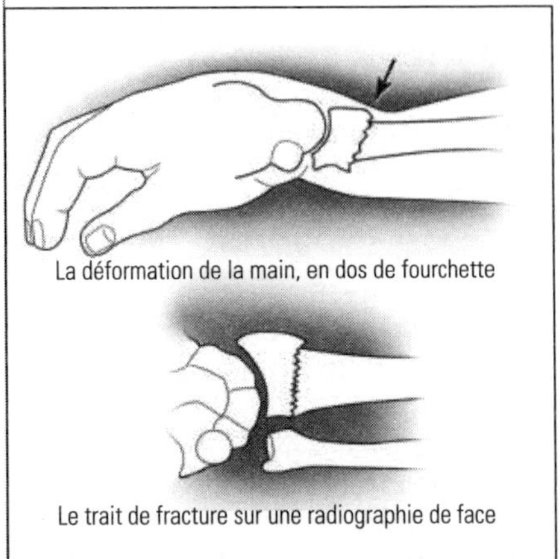

Fracture de Pouteau-Colles.

cine, du cow-pox et du *Molluscum contagiosum.*

P.P.R. n.f. Abréviation de *pseudopolyarthrite* rhizomélique.*

P.P.S.B. n.f. (Abréviation de *prothrombine-proconvertine-Stuart-B*) Produit sanguin labile hémostatique, constitué de dérivés du plasma riches en facteurs de la coagulation vitamine K-dépendants (facteurs X, VII, IX, II), traité par solvant-détergent pour une inactivation virale (prévention de la transmission du V.I.H. et des virus des hépatites B et C). Administré par voie intraveineuse lente en cas d'hémorragie due à un surdosage en antivitamine K, il agit rapidement (quelques heures).

PR (espace) Temps d'un E.C.G. compris entre l'activation auriculaire (P) et l'activation ventriculaire (QRS) et dont la durée, normalement comprise entre 0,12 et 0,20 s, est parallèle au temps de conduction auriculoventriculaire. Une durée de plus de 0,20 s correspond à un bloc de conduction.

prandial, e, aux adj. Qui a rapport au repas.

praticien n. ***Praticien hospitalier,*** médecin, dentiste ou pharmacien fonctionnaires, pratiquant en milieu hospitalier. ABRÉV. *P.H.*

praticien-conseil n. Médecin, dentiste ou pharmacien fonctionnaires ayant des fonctions administratives de contrôle du respect des décisions médicales dans le cadre de la réglementation des soins et de leur remboursement par la Sécurité sociale, notamment dans le cadre de l'attribution d'une prise en charge à 100 %.

-prax- Désigne le pouvoir d'agir, d'exercer une fonction. Ex. : *neurapraxie.* On écrit aussi *-pract-.*

Praxilène® Médicament à effet anti-ischémique par vasodilatation artériolaire. Il est utilisé dans le traitement des symptômes de l'artérite des membres inférieurs, chez le sujet âgé pour certaines démences, en cas de syndrome de Raynaud ou après des accidents vasculaires cérébraux ischémiques. Administré par voie orale, il est aussi commercialisé sous les noms de Di-actane®, Gévatran® et Naftilux®. Naftidrofuryl en D.C.I.

prazépam n.m. Médicament anxiolytique de la famille des benzodiazépines. D.C.I. du Lysanxia®.

praziquantel n.m. Antiparasitaire actif notamment sur les bilharzies. D.C.I. de Biltricide®.

prazosine n.f. Antihypertenseur. D.C.I. d'Alpress® et de Minipress®.

pré- Devant ou avant. Ex. : *présacré, prémédication.* SYN. *pro-.*

préalbumine n.f. Mesure des protéines du sang, permettant d'estimer une dénutrition protéique.

précancéreux, euse adj. Qui précède le cancer ou qui favorise son apparition, ou lésion pouvant dégénérer en cancer (voir *dysplasie*).

précaution n.f. ***Principe de précaution,*** suspension de l'utilisation ou de la commercialisation d'un produit ou d'une méthode présentant un doute concernant sa toxicité pour l'homme, en attendant des études scientifiques prouvant son innocuité.

précipitine n.f. Anticorps qui, au moment de sa rencontre avec son antigène, forme un complexe non soluble, visible à l'œil nu, qui précipite au fond du tube à essai.

précirrhose n.f. Fibrose très mutilante, non nodulaire, dont le stade F3 au score Métavir correspond aux hépatites virales et le stade F4 à la cirrhose.

préclinique adj. Relatif à une maladie dépistée à un stade précoce et ne manifestant pas encore de symptômes visibles.

précoma n.m. Phase initiale du coma au cours de laquelle la conscience est encore, au moins partiellement, conservée.

précordialgie n.f. Douleur thoracique antérieure, généralement rétrosternale, présumée d'origine cardiaque ou pulmonaire.

précurseur n.m. Molécule à l'origine de la formation d'une autre molécule après une ou plusieurs étapes de transformations enzymatiques.

prédiabétique adj. et n. Se dit d'un sujet (ou de son état) prédisposé au diabète, car il présente une glycémie supérieure à la normale, mais inférieure aux limites du diabète vrai ; cet état nécessite un traitement par régime. SYN. *intolérant aux hydrates de carbone.*

prednisolone n.f. Corticoïde de synthèse, administré par voie orale et utilisé à mêmes doses que la prednisone. D.C.I. de Solupred® et de Hydrocortancyl®.

prednisone n.f. Corticoïde de synthèse administré par voie orale. D.C.I. de Cortancyl®.

pré-éclampsie n.f. Synonyme de *néphropathie gravidique* (terme préférable).

préexcitation n.f. Dépolarisation du myocarde anticipée par rapport à une conduction normale. Elle peut être soit antérograde des ventricules, soit rétrograde des oreillettes et être en rapport avec l'existence d'un faisceau de conduction accessoire en cas de syndrome de Wolf-Parkinson-White.

prégnandiol n.m. Dérivé inactif de dégradation hépatique de la progestérone, mis en évidence dans les urines par la réaction de Talbot, et abondant au cours de la grossesse.

prégnenolone n.f. Précurseur des hormones corticosurrénaliennes.

préleucémique adj. Relatif à une prolifération cellulaire pouvant évoluer vers une leucémie.

préluxation n.f. Anomalies articulaires avec malformations (osseuses, cartilagineuses, capsuloligamentaires, musculaires) prédisposant à une luxation.

prématuré, e n. et adj. Enfant né avant terme, de faible poids mais viable, qui présente des risques de défaut de maturité pulmonaire (maladie des membranes hyalines) et d'ictère, et qui nécessite une hospitalisation en néonatalogie en cas de grande prématurité.

prémédication n.f. Administration, avant une intervention chirurgicale ou certains examens médicaux, de différents médicaments destinés à calmer l'anxiété (sédatifs), à éviter des réflexes neurovégétatifs (vagolytiques), à tarir les sécrétions et à faciliter l'action des anesthésiques.

prémenstruel, elle adj. Qui précède les règles.

prémolaire n.f. Dent située en avant des molaires. Au nombre de deux par mâchoire (une droite, une gauche), elles possèdent une ou deux racines. Leur rôle est de broyer les aliments.

prémonitoire adj. Relatif aux symptômes, souvent peu spécifiques, qui précèdent le diagnostic d'une maladie. (Voir *prodrome.*)

prénatal adj. Qui précède la naissance.

préopératoire adj. Relatif aux actes précédant et préparant une intervention chirurgicale (radiologie de repérage, consultation d'anesthésie, par exemple).

préparateur, trice n. ***Préparateur en pharmacie,*** personnel paramédical exerçant sous la responsabilité d'un pharmacien, et qui est habilité à délivrer et à effectuer des préparations magistrales de médicaments.

préparation n.f. Ensemble de précautions et d'actes, tels que le rasage ou le jeûne, précédant une intervention chirurgicale ou un examen complémentaire (vidange intestinale par P.E.G. pour une coloscopie, prémédication antiallergique avant injection d'iode, etc.), permettant de réaliser ces gestes avec un maximum d'efficacité et un minimum de risque.

prépuce n.m. Repli cutané de l'extrémité de la verge qui recouvre le gland.

Prépulsid® Médicament gastro-entérologique prokinétique dont l'utilisation est très limitée par ses interactions médicamenteuses avec les macrolides et des antifongiques, et par les risques de toxicité cardiologique qu'il comporte (allongement du QT et torsade de pointes). Retiré du marché aux États-Unis, il était utilisé en cas de reflux gastro-œsophagiens et de gastroparésies du diabétique. Cisapride en D.C.I.

présacré, e adj. Situé devant le sacrum.

presby- Qui a trait à la vieillesse. Ex. : *presbyacousie.*

presbyacousie n.f. Affaiblissement de l'ouïe observé chez les sujets âgés.

presbytie n.f. Difficulté de la vision observée à partir de 40 ans, due à une perte de l'élasticité du cristallin liée à l'âge et qui ne permet plus une accommodation correcte. Le sujet ne voit plus nettement les objets rapprochés.

prescription n.f. Ensemble de thérapeutiques, d'examens complémentaires et de surveillance demandés par écrit par un médecin et appliqués ou délivrés par un pharmacien ou un autre membre du corps médical. Le caractère écrit, clair et ne prêtant pas à confusion est un gage de bonne application, et constitue une précaution médico-légale pour la personne exécutant la demande. En cas de doute, une confirmation peut et doit être demandée au prescripteur.

présénile adj. Se dit d'une pathologie, généralement une démence ou une perte des fonctions supérieures (voir *maladie d'Alzheimer*), survenant avant l'âge de 65 ans.

présentation n.f. Partie du fœtus qui s'engage la première au détroit supérieur et qui va apparaître la première à la vulve. Ex. : *présentation du sommet, du siège, de l'épaule,* etc.

préservatif n.m. Manchon en caoutchouc très souple appliqué sur la verge *(préservatif masculin)* ou le col utérin *(préservatif féminin)* avant le rapport sexuel. Son but est double : éviter la pénétration des spermatozoïdes dans l'utérus et prévenir les maladies sexuellement transmissibles.

pression n.f. ***Pression artérielle,*** force exercée par le sang sur les parois des artères et qui oscille en dents de scie au cours du cycle cardiaque, d'un niveau maximal *(pression systolique)* à un niveau minimal *(pression diastolique).* La pression différentielle est la différence entre ces deux valeurs, et la pression artérielle moyenne (P.A.M.) la résultante de toutes les valeurs de pression au cours du cycle cardiaque. Elle est calculée par la formule suivante : P.A.M. = pression diastolique + pression différentielle/3. Le terme de « tension artérielle » est incorrect et doit être évité (il se réfère aux forces d'étirement des parois artérielles) ; les termes d'hypertension et d'hypotension sont également incorrects, mais consacrés par l'usage. ***Pression artérielle ophtalmique,*** pression du sang de l'artère ophtalmique : la pression diastolique normale est de 70 mmHg et la pression systolique normale de 30 à 45 mmHg. ABRÉV. *P.A.O.* ***Pression expiratoire positive,*** abréviation de *P.E.P.* ***Pression oculaire,*** pression de l'humeur aqueuse, normalement comprise entre 10 et 22 mmHg, mesurée à l'aide d'un tonomètre. ***Pression oncotique,*** pression osmotique exercée par les substances colloïdes et, normalement, par les protéines dans le plasma. ***Pression osmotique,*** pression exercée par deux solutions de concentrations différentes, séparées par une membrane semi-perméable. La pression osmotique interstitielle est exercée par les électrolytes du liquide contenu entre les cellules et dans le tissu conjonctif; elle intervient dans les échanges d'eau et d'ions entre le secteur extracellulaire et le secteur intra-cellulaire, la membrane cellulaire jouant le rôle d'une membrane semiperméable. ***Pression veineuse centrale,*** pression veineuse régnant dans l'oreillette droite, normalement comprise entre 3 et 8 cmH_2O. Elle est mesurée à l'aide d'un cathéter introduit par une veine jugulaire ou sous-clavière, puis positionné dans la veine cave supérieure, juste au-dessus du cœur. Ce paramètre hémodynamique est utilisé en réanimation pour évaluer l'état du remplissage vasculaire, et estimer le fonctionnement du cœur droit et le volume sanguin circulant. ABRÉV. *P.V.C.*

présynaptique adj. Relatif à une structure ou une action pharmacologique localisée avant la fente synaptique.

présystolique adj. Qui précède la systole ventriculaire et correspond à la systole auriculaire.

prévalence n.f. En épidémiologie, recensement du nombre de cas d'une pathologie à un moment donné dans une population définie.

prévention n.f. Ensemble des mesures hygiénodiététiques, vaccinales, professionnelles (adaptation du poste de travail), médicamenteuses, de protection contre le bruit, les toxiques ou la pollution, prises pour éviter les maladies ou les accidents.

prévésical, e, aux adj. Situé en avant de la vessie.

Préviscan® Anticoagulant de la famille des antivitamines K, dérivé de l'indiane-dione, administré par voie orale en une prise par jour, et dont la durée d'action prolongée (3 à 5 jours) permet un plateau d'efficacité stable. Fluindione en D.C.I.

priapisme n.m. Érection violente, douloureuse, prolongée, survenant en dehors de tout désir sexuel et n'aboutissant à aucune éjaculation. Le priapisme relève de causes multiples: intoxications, lésions nerveuses, leucémies, etc.

Price-Jones (courbe de) Courbe correspondant à la répartition des globules rouges en fonction de leur taille.

Primalan® Antihistaminique H1 peu sédatif. Méquitazine en D.C.I.

primi- Élément du latin *primo*, « premier ». Ex.: *primipare*. On trouve aussi *primo-*.

primigeste n.f. et adj. Femme qui est enceinte pour la première fois.

primipare n.f. et adj. Femme qui accouche pour la première fois.

primitif, ive adj. Qui n'a pas de cause décelable (le contraire est *secondaire*), ou qui est le foyer initial d'un état pathologique.

primo-infection n.f. Premier contact de l'organisme avec un germe microbien. Le terme de *primo-infection* sous-entend généralement le contact de l'organisme avec le bacille de la tuberculose dont la positivation de la cutiréaction est le témoin.

primovaccination n.f. Première administration de vaccin à un sujet.

Primpéran® Médicament luttant contre les vomissements en facilitant la vidange gastrique (prokinétique), administré sous forme de gouttes ou de comprimés, d'ampoules injectables à administrer par voie intraveineuse lente ou de suppositoire, dont l'effet neuroleptique peut provoquer une dyskinésie. Il peut être administré au cours de la grossesse et est aussi commercialisé sous les noms de Anausin® et Prokinyl®. Métoclopramide en D.C.I.

Prinivil® Inhibiteur de l'enzyme de conversion utilisé en cardiologie. Lisinopril en D.C.I.

Également commercialisé sous le nom de Zestril®. Le lisinopril peut être associé à un diurétique thiazidique et est alors commercialisé sous les noms de Prinzide® ou de Zestoretic®.

Prinzmetal (angor type) Angor de repos dû à un spasme coronarien, de manifestation souvent nocturne. Le tracé de l'E.C.G. montre une surélévation transitoire du segment ST très importante ; la coronarographie peut être normale.

prion n.m. Forme récente de particule infectieuse, constituée uniquement de protéines et responsable de l'encéphalite spongiforme bovine, ou E.S.B., dite *maladie de la vache folle*, ainsi que d'autres maladies comme le kuru, la maladie de Creutzfeldt-Jakob, etc.

pristinamycine n.f. Antibiotique. D.C.I. de Pyostacyne®.

pro- Avant ou en avant. Ex. : *prognathisme*.

proaccélérine n.f. Protéine plasmatique d'origine hépatique intervenant dans la coagulation du sang. La proaccélérine se transforme en accélérine active en présence des premières traces de thrombine.

probénécide n.m. Molécule uricosurique associée à une molécule de pénicilline G pour en prolonger les effets, administrée par voie intramusculaire dans le traitement de la goutte, ou comme dérivé semi-retard, notamment dans le cadre d'un traitement minute de la syphilis. D.C.I. de la Bénémide®.

procaïne n.f. Anesthésique local. SYN. *novocaïne*.

processus n.m. **1.** En anatomie, prolongement *(processus unciné du pancréas)*, protubérance ou saillie osseuse. **2.** En pathologie, enchaînement de faits ou de phénomènes observés au cours d'une maladie.

procidence n.f. Extériorisation d'un organe ou d'un membre. En obstétrique, la procidence est la descente du bras ou du cordon au-devant de la partie du fœtus qui se présente dans la filière génitale lors de l'accouchement.

proclive adj. Incliné vers l'avant. ***Position proclive,*** décubitus dorsal, tête surélevée, pieds en bas.

proconvertine n.f. Protéine plasmatique d'origine hépatique intervenant dans la coagulation du sang. La proconvertine se transforme en convertine active par le contact du sang avec une surface étrangère autre que l'endothélium des vaisseaux. La convertine provoque la transformation de la prothrombine en thrombine.

procréation n.f. ***Procréation assistée,*** ensemble de méthodes médicales permettant d'obtenir une grossesse chez une femme « stérile » (stimulation hormonale, fécondation *in vitro*, etc.).

proct(o)- Élément du grec *prôktos*, « anus », entrant dans la composition de mots concernant le rectum et l'anus. Ex. : *proctite, proctocolectomie*. SYN. *recto-*.

proctalgie n.f. Douleur névralgique de l'anus.

proctectomie n.f. Ablation chirurgicale de tout ou partie de l'ampoule rectale.

proctite n.f. Inflammation du rectum.

proctocèle n.f. Synonyme de *rectocèle*.

proctocolectomie n.f. Ablation chirurgicale simultanée du côlon et du rectum.

Proctolog® Médicament à usage proctologique local, utilisé sous forme de suppositoire ou de pommade pour traiter les hémorroïdes, les rectites et les fissures anales avant le stade de fissure constituée, constitué de trimébutine et de ruscogénines et ne contenant ni anesthésique local ni corticoïde.

proctologie n.f. Discipline médicale étudiant le rectum et l'anus et leurs affections.

proctologue n. Médecin spécialiste des maladies de l'anus et du rectum.

proctoplastie n.f. Opération de chirurgie infantile visant à transposer et fixer à son emplacement normal un anus ectopique.

proctoscopie n.f. Examen visuel de l'anus et/ou du rectum au moyen d'un anuscope ou d'un rectoscope.

proctotomie n.f. Geste chirurgical d'ouverture du rectum.

procubitus n.m. Position couchée à plat ventre, aussi appelée décubitus ventral.

Pro-Dafalgan® Antalgique périphérique et antipyrétique, constitué d'une prodrogue du paracétamol, administré par voie intraveineuse lente. 1 g de Pro-Dafalgan® équivaut à 500 mg de paracétamol. Propacétamol en D.C.I.

prodrogue n.f. Substance inactive en elle-même, mais qui est métabolisée par l'organisme en un médicament actif.

prodrome n.m. Symptôme caractérisant le début d'une maladie.

produit n.m. ***Produit de contraste,*** produit administré par voie intraveineuse ou digestive à un patient afin de mettre en évidence des structures vasculaires non radio-opaques spontanément, ou d'opacifier des cavités ou des voies digestives, biliaires et urinaires pour étudier leurs morphologies et leurs lacunes.

proenzyme n.f. Précurseur inactif d'une enzyme qui doit subir une transformation pour être active dans sa forme définitive.

Profénid® Anti-inflammatoire non stéroïdien qui peut être administré par voie intraveineuse lente en cas de coliques néphrétiques. Il existe aussi sous forme de crème transcutanée. Il est aussi commercialisé sous le nom de Kétum®. Kétoprofène en D.C.I.

profibrinolysine n.f. Enzyme plasmatique intervenant dans le phénomène de dissolution du caillot sanguin (phase dite de post-coagulation). La profibrinolysine, inactive, est activée en fibrinolysine sous l'influence de kinases d'origine tissulaire (sécrétées par les parois vasculaires en contact avec la fibrine ou au niveau de certains organes comme le poumon ou la prostate) ou d'origine bactérienne (streptokinase sécrétée par le streptocoque).

profus, e adj. Répandu ou sécrété en abondance. Ex. : *sueurs profuses.*

progérie n.f. Syndrome malformatif héréditaire autosomique récessif, associant dénutrition, atrophie cutanée, calvitie et malformations faciales. SYN. *syndrome de Gilford.*

progestatif n.m. Molécule pharmacologique reproduisant les propriétés de la progestérone, utilisée comme contraceptif, notamment en préménopause ou en cas de contre-indication aux œstrogènes, en cas d'hirsutisme, d'endométriose, d'insuffisance lutéale, de syndrome prémenstruel et de ménorragies dues à un fibrome. Il est aussi utilisé comme traitement hormonal substitutif après la ménopause ou après une ovariectomie, en association avec des œstrogènes, ou encore pour ses propriétés anti-œstrogéniques dans les cancers hormonodépendants de l'utérus, du sein ou de la prostate.

progestérone n.f. Hormone synthétisée à partir du cholestérol par le corps jaune et le placenta, sous le contrôle hypophysaire de la LH et de la FSH, préparant l'utérus à la nidation par son action trophique, et permettant la poursuite de la grossesse. ***Épreuve à la progestérone,*** test qui consiste à injecter de la progestérone pendant 3 jours consécutifs, les règles devant, en principe, apparaître dans les 5 jours suivants. Leur absence est un signe d'anomalies utérines (malformation, absence de récepteur à la progestérone).

Progestogel® Progestérone sous forme de gel, appliqué sur les seins en cas de douleurs mammaires, de mastopathies et en prévention de récidives de pathologies tumorales mammaires bénignes (kystes ou adénofibromes). Progestérone à 1 % en D.C.I.

prognathisme n.m. Saillie du squelette d'une ou des deux mâchoires en avant d'une ligne verticale abaissée de la racine du nez. ***Prognathisme supérieur,*** prognathisme de la mâchoire supérieure. ***Prognathisme inférieur,*** prognathisme de la mâchoire inférieure. ***Prognathisme total,*** prognathisme des mâchoires supérieure et inférieure.

progonome n.m. Tumeur bénigne, rare et pigmentée, survenant au niveau du maxillaire chez le nourrisson.

programme n.m. ***Programme de médicalisation du système d'information,*** voir *P.M.S.I.*

proguanil n.m. Antipaludéen. Associé avec la chloroquine, il est commercialisé sous le nom de Savarine®. D.C.I. de Paludrine®.

Progynova® Œstrogène administré par voie orale.

pro-insuline n.f. Molécule synthétisée par les îlots de Langerhans, transformée en insuline après la séparation de peptide C.

projection n.f. **1.** Fait d'attribuer inconsciemment à une autre personne ses propres pensées, désirs ou sentiments, en refusant de les reconnaître en raison de leur caractère déplaisant, et qui constitue un mécanisme de défense observé dans les psychoses, notamment paranoïaques. **2.** Matière, produit toxiques ou caustiques projetés sous forme de fines gouttelettes dans le milieu ambiant.

prokinétique n.m. Famille de médicaments agissant sur la motricité digestive, en favorisant la vidange gastrique, en renforçant le tonus du sphincter inférieur de l'œsophage et en stimulant les contractions coliques ou œsophagiennes.

Prokynil LP® Antiémétisant et antireflux gastro-œsophagien, forme retard administrée par voie orale en deux prises. Métoclopramide en D.C.I.

prolabé, e adj. Se dit d'un organe qui est déplacé vers le bas.

prolactine n.f. Hormone hypophysaire qui stimule et entretient la lactation.

prolactinémie n.f. Concentration de prolactine dans le sang, normalement de 2 à 20 ng/mL en dehors de la grossesse.

prolactinome n.m. Tumeur hypophysaire sécrétant de la prolactine en échappant à toute régulation. Elle se manifeste par une aménorrhée, une galactorrhée et parfois par une compression du chiasma avec hémianopsie bitemporale.

prolan n.m. Ancien terme désignant la gonadotrophine.

prolanurie n.f. Présence (et recherche) de gonadotrophine dans les urines, permettant un diagnostic immunologique de grossesse.

prolapsus n.m. Descente ou abaissement d'un organe au-dessous de son niveau normal, du fait du relâchement de ses moyens de fixation. ***Prolapsus ani,*** prolapsus du rectum dans lequel la muqueuse seule glisse et s'extériorise par l'anus. ***Prolapsus utérin,*** prolapsus de l'utérus qui descend, le col utérin apparaissant à la vulve. ***Prolapsus recti,*** extériorisation à travers l'anus de l'ampoule rectale avec ses trois tuniques. Il existe un sillon circonférentiel entre le cylindre extériorisé et la peau du périnée alentour, le canal anal n'étant pas évaginé. ***Prolapsus ani et recti,*** extériorisation à travers l'anus de la partie inférieure de l'ampoule rectale et du canal

anal avec ses trois tuniques. Il n'existe aucun sillon entre le cylindre extériorisé et la peau du périnée autour.

proline n.f. Acide aminé non indispensable, transformé en glucose au cours de la néoglucogenèse.

promontocyte n.m. Synonyme de *monoblaste.*

promontoire n.m. Angle qui saille en avant, formé par les bords antérieurs de la 5e vertèbre lombaire et du sacrum et le disque intervertébral. Avec la symphyse pubienne, il forme le diamètre promonto-sus-pubien, dont la mesure est très importante en obstétrique pour juger des possibilités d'accouchement par les voies naturelles.

promoteur n.m. Séquence génétique précédant la zone d'A.D.N., permettant le démarrage de la transcription en A.R.N., grâce à la fixation de l'A.R.N. polymérase.

promyélocyte n.m. Précurseur médullaire des granulocytes.

pronation n.f. Mouvement de rotation de l'avant-bras sur son axe longitudinal qui amène la paume de la main d'avant vers le côté médial, puis en arrière lorsque le bras est pendant le long du corps, et du haut vers le bas lorsque le coude est fléchi à 90°. ***Pronation douloureuse,*** dans l'attitude en extension de l'avant-bras et du poignet et en l'absence de lésion ostéo-articulaire, tout changement de position provoquant une douleur. Elle résulte d'un traumatisme en traction du bras et survient chez l'enfant de moins de 5 ans.

pronéphros n.m. Première ébauche de l'appareil urinaire chez l'embryon.

pronostic n.m. Estimation de l'évolution d'une maladie, de la survenue de complications et de son issue.

proparacétamol n.m. D.C.I. de Pro-Dafalgan®.

prophase n.f. Première phase de la division de la cellule, marquée par l'individualisation des chromosomes.

prophylaxie n.f. Ensemble des méthodes de prévention des maladies. (Voir *vaccination* et *antibiothérapie.*)

Propiocine® Antibiotique de la famille des macrolides. Propionate d'érythromycine en D.C.I.

Propofan® Antalgique périphérique composé de paracétamol et de caféine.

propofol n.m. Médicament d'action et d'élimination rapides, utilisé en anesthésie générale par voie intraveineuse. D.C.I. de Diprivan®.

propranolol n.m. Bêtabloquant utilisé en cardiologie. D.C.I. de Avlocardyl®.

proprioceptif, ive adj. **1.** Se dit de la sensibilité qui provient des récepteurs sensitifs des muscles, tendons et articulations. **2.** Se dit des réflexes dont l'organe effecteur réagit à une excitation portée à son niveau (par exemple, la contraction d'un muscle provoquée par la percussion de son tendon).

Prorhinel® Antiseptique nasal administré sous forme d'instillations.

prostaglandine n.f. Substance médiatrice aux propriétés vasodilatatrices, synthétisée à partir d'acide arachidonique, qui régule de nombreuses fonctions physiologiques comme la protection gastrique ou les contractions utérines, et dont la sécrétion est inhibée au niveau gastrique par les A.I.N.S. ***Prostaglandine antiulcéreuse,*** médicament antisécrétoire gastrique, utilisé dans le traitement préventif des lésions dues aux A.I.N.S. chez les sujets à risque ulcéreux. Peu employé depuis l'avènement des inhibiteurs de la pompe à protons, il est commercialisé sous le nom de Cytotec®. Misoprostol en D.C.I. ***Prostaglandine E1,*** médicament dilatateur des artères péniennes, utilisé dans le traitement des impuissances. Administré par injection locale intracaverneuse, il provoque en 10 minutes une érection d'une heure. Il est commercialisé sous le nom de Edex® et Caverject®. ABRÉV. *P.G.E1.* ***Prostaglandine ocytocique,*** médicament provoquant des contractions utérines, administré par voie intraveineuse pour déclencher un accouchement ou un avortement thérapeutique. Il est commercialisé sous le nom de Prostine E2®. Dinoprostone en D.C.I.

prostate n.f. Organe glandulaire masculin situé sous le plancher de la vessie et entourant la partie toute initiale de l'urètre. Ses sécrétions contribuent à la formation du liquide séminal.

prostatectomie n.f. Ablation chirurgicale de tout ou partie de la prostate. Ce terme est couramment utilisé à tort pour désigner l'ablation d'un adénome de la prostate, qui est en réalité une adénomectomie prostatique.

prostatique adj. Qui concerne la prostate.

prostatisme n.m. Symptomatologie à type de dysurie et de pollakiurie nocturnes observée chez un homme présentant une augmentation de la taille de la prostate, le plus souvent en rapport avec un adénome.

prostatite n.f. Inflammation ou infection de la prostate.

Prostigmine® Anticholinestérasique administré par voie sous-cutanée ou intramusculaire, comme test diagnostique de la myasthénie ou de l'atonie intestinale. Utilisé également, avec une injection d'atropine, comme décurarisant après l'administration de pachycurare. D.C.I. Néostigmine

prostration n.f. Immobilisme et absence de réponse verbale aux stimulus extérieurs, consécutifs à une perte de force psychique et/ou physique.

protamine n.f. Antidote de l'héparine, à action rapide, administré par voie intraveineuse lente et utilisé en cas d'hémorragies sévères survenant au cours d'un traitement par héparine ou d'un surdosage. Elle est commercialisée sous les noms de Protamine Choay® et Protamine Fournier® pour le sulfate de protamine et sous le nom de Protamine Roche® pour le chlorhydrate de protamine.

protéase n.f. Enzyme qui détruit des protéines en les scindant par une réaction de protéolyse, en vue de les dégrader pour les éliminer, les absorber ou les activer.

Protection maternelle et infantile Voir *P.M.I.*

protéine n.f. Composé organique formé par la combinaison d'un très grand nombre de molécules d'acides aminés (jusqu'à plusieurs milliers). Les protéines sont un constituant fondamental de la matière vivante ; elles jouent un rôle majeur dans les processus biologiques. Il ne peut y avoir de vie sans protéines. ***Protéine C,*** protéine inhibant la coagulation vitamine-K dépendante, dont le déficit, parfois familial (dosage inférieur à 50 %), peut être responsable de thromboses veineuses à répétition nécessitant un traitement préventif par anticoagulation. ***Protéine C réactive,*** voir *C.R.P.* ***Protéine S,*** protéine inhibant la coagulation vitamine K-dépendante, dont le déficit rare, parfois familial, peut être responsable de thromboses veineuses à répétition nécessitant un traitement préventif par anticoagulation.

protéinémie n.f. Synonyme de *protidémie.*

protéinogramme n.m. Synonyme d'*électrophorèse* des protéines.*

protéinorachie n.f. Concentration de protéines dans le liquide céphalorachidien, normalement comprise entre 0,2 et 0,45 g/l, et supérieure en cas de méningite, de maladie inflammatoire et de compression médullaire.

protéinurie n.f. Présence de protéine dans l'urine qui témoigne habituellement de lésions des glomérules rénaux. ***Protéinurie de Bence-Jones,*** voir *Bence-Jones.*

protéiprive adj. Relatif à une malnutrition ou à une pathologie dues à une alimentation déséquilibrée carencée en protéines.

protéolyse n.f. Destruction partielle ou totale d'une protéine par des protéases.

Proteus Bactérie de la famille des bacilles à Gram négatif, normalement présent dans le tube digestif, et responsable d'infections urinaires et biliaires.

prothèse n.f. **1.** Technique visant à remplacer tout ou partie d'un organe ou d'un membre par un appareil apte à reproduire la forme et, si possible la fonction, de l'organe remplacé. **2.** Appareil ou pièce de remplacement d'un organe ou d'un membre.

Prothiaden® Antidépresseur imipraminique. Dosulépine en D.C.I.

prothrombine n.f. Protéine plasmatique d'origine hépatique intervenant dans la coagulation du sang. Sous l'influence de thromboplastines et en présence de calcium, elle se transforme en thrombine, laquelle va déclencher la formation de la fibrine. Sa synthèse par le foie nécessite la présence de vitamine K; cette synthèse est inhibée par les antivitamines K. Le taux de prothrombine (temps de Quick) est de 100 % chez le sujet normal, et abaissé dans les insuffisances hépatiques et les traitements par les antivitamines K; cet abaissement mesure l'efficacité du traitement.

protide n.m. Terme désignant l'ensemble des acides aminés et des corps qui leur donnent naissance. On distingue les peptides formés par un nombre restreint d'acides aminés, et les protides composés d'un très grand nombre de ces acides.

protidémie n.f. Taux de protides dans le sang. Il est normalement voisin de 70-80 g/l. SYN. *protéinémie.*

protodiastole n.f. Début de diastole ventriculaire.

proton n.m. Particule élémentaire chargée positivement et rencontrée dans tous les noyaux des atomes. Sa charge électrique est de $1{,}60210.10^{19}$ coulomb et sa masse $1{,}67252.10^{24}$ gramme.

protoneurone n.m. Cellule nerveuse constituant le premier élément d'une voie nerveuse.

proto-oncogène n.m. Gène dont la mutation entraîne la prolifération de cellules cancéreuses.

protoplasme n.m. Ensemble des organes vivants d'une cellule.

protosystole n.f. Début de systole ventriculaire.

protoxyde n.m. ***Protoxyde d'azote,*** médicament utilisé sous forme gazeuse au cours d'une anesthésie générale.

protozoaires n.m.pl. Famille de parasites unicellulaires à laquelle appartiennent, notamment, les ciliés, les flagellés (trypanosome, leishmania), les rhizopodes (amibes) et l'hématozoaire du paludisme.

protrusion n.f. État d'un organe poussé en avant par une lésion pathologique. ***Protrusion acétabulaire,*** enfoncement progressif du fond de la cavité cotyloïde avec saillie de la tête fémorale dans le bassin.

protubérance n.f. Structure du tronc cérébral située entre le bulbe et les pédoncules cérébraux.

provirus n.m. Virus installé dans le matériel génétique de sa cellule hôte. SYN. *oncovirus.*

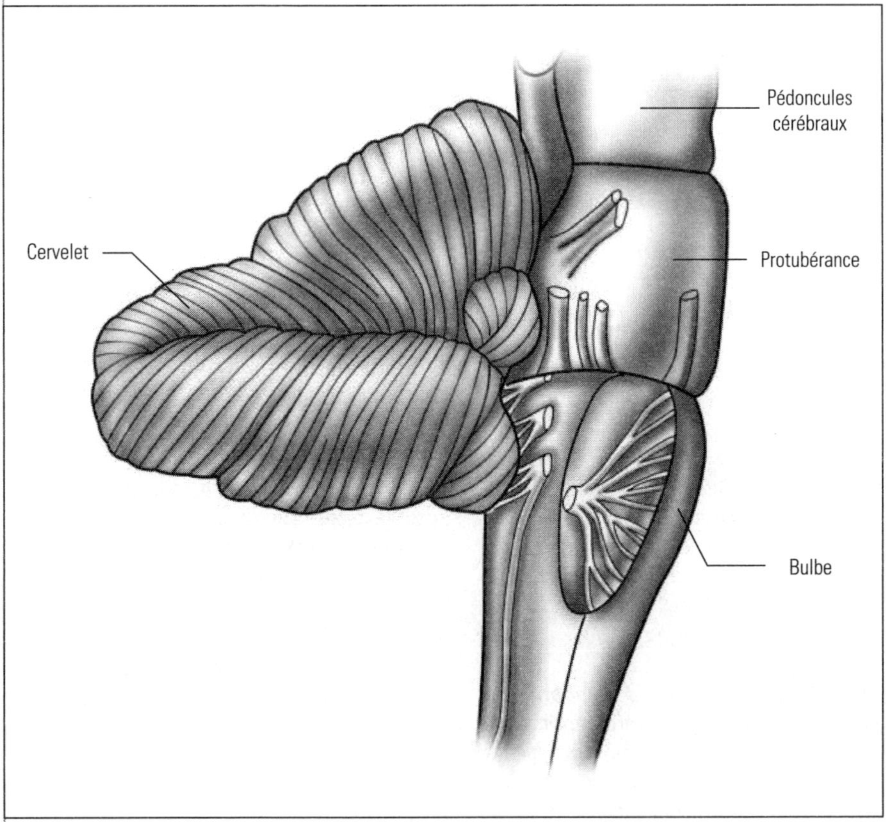

Tronc cérébral, vu de profil.

provitamine n.f. Précurseur de vitamine.

proximal, e, aux adj. Proche, placé près du centre ou de l'origine, situé au voisinage du tronc.

Prozac® Antidépresseur sérotoninergique. Fluoxétine en D.C.I.

prurigineux, euse adj. Relatif à une maladie ou une substance responsable de démangeaisons.

prurigo n.m. Affection dermatologique se manifestant par des papules prurigineuses.

prurit n.m. Démangeaison liée à une affection cutanée (urticaire, varicelle par exemple), à une cause générale (syndrome myéloprolifératif, cholestase) ou sans cause organique *(sine materia)* et compliquée de lésions de grattage.

pseud(o)- Qui stimule. Ex. : *pseudarthrose.*

pseudarthrose n.f. Absence de consolidation d'un foyer de fracture. L'absence de cal osseux entre les extrémités de l'os fracturé autorise des mouvements à ce niveau, comme s'il existait une articulation.

pseudobulbaire adj. ***Syndrome pseudobulbaire,*** syndrome neurologique caractérisé par des paralysies centrales (syndrome pyramidal bilatéral), des fausses routes, des rires et pleurs spasmodiques, un déficit des fonctions supérieures et des troubles de la marche. Il est généralement d'origine vasculaire, dû à des états lacunaires ou à de multiples petits foyers ischémiques.

pseudo-hermaphrodisme n.m. Présence de gonades d'un sexe et de caractères sexuels secondaires de l'autre sexe.

pseudomembraneux, euse adj. Caractérisé par l'existence d'exsudats ayant l'apparence de membranes.

Pseudomonas aeruginosa Bactérie Gram négatif, de couleur vert-bleu en culture, dégageant une odeur caractéristique, souvent multirésistante aux antibiotiques, et très souvent incriminée dans les infections nosocomiales. Sa présence dans l'E.C.B.U. d'un patient ayant une sonde à demeure n'est pas toujours la preuve d'une infection urinaire, mais plutôt d'une simple colonisation sans symptôme. SYN. *bacille pyocyanique.*

pseudomyxome n.m. ***Pseudomyxome péritonéal,*** accumulation parfois majeure de substance gélatineuse dans la cavité péritonéale, accompagnée de kystes mucoïdes du péritoine, secondaires à une mucocèle appendiculaire, elle même due à une dissémination d'une tumeur ovarienne ou d'un cancer colloïde digestif. SYN. *maladie gélatineuse du péritoine.*

pseudopode n.m. Prolongement court émis par certaines cellules mobiles que celles-ci utilisent pour se déplacer.

pseudopolyarthrite n.f. ***Pseudopolyarthrite rhizomélique,*** rhumatisme du sujet âgé, atteignant la racine des membres, au niveau des épaules, évoluant par poussées, caractérisé par un syndrome inflammatoire biologique marqué, et un enraidissement. Elle accompagne souvent une maladie de Horton. ABRÉV. *P.P.R.*

pseudoxanthome n.m. Malformation congénitale et héréditaire du tissu élastique de la peau, qui est caractérisée par une éruption sur le cou de petites papules jaunâtres confluant en nappes, et associée à des anomalies vasculaires et du fond d'œil. SYN. *élastorrhexie systématisée.*

psittacisme n.m. Répétition de phrases ou de termes entendus, par un patient qui n'en comprend pas le sens.

psittacose n.f. Infection pulmonaire fébrile due à *Chlamydia psittaci,* transmise par les oiseaux. Son traitement repose sur une antibiothérapie de 14 à 21 jours (tétracyclines et macrolides en seconde intention). SYN. *Ornithose.*

psoas n.m. Muscle long, pair, inséré en haut sur la colonne lombaire, en bas sur le petit trochanter du fémur et dont le rôle moteur est fléchisseur de la cuisse sur le bassin.

psoas-iliaque n.m. Ensemble des muscles psoas et iliaque. Ceux-ci ont une insertion commune en bas sur le petit trochanter du fémur et un rôle moteur commun : la flexion de la cuisse sur le bassin.

psoïtis n.f. Position en demi-flexion, abduction et rotation externe de la hanche liée à une contracture ou une inflammation du psoas, qui peut être observée en cas d'infection péritonéale.

psoralène n.m. Agent photosensibilisant utilisé en PUVAthérapie, administré par voie générale ou locale en cas de psoriasis et de vitiligo. Il est commercialisé sous les noms de Méladinine® et de Psoraderm®.

psoriasis n.m. Maladie cutanée caractérisée par des plaques érythémateuses luisantes recouvertes d'épaisses squames blanches, bien limitées, se localisant essentiellement sur le cuir chevelu, les coudes, les genoux et la région sacrée, et évoluant par poussées. Elle nécessite un traitement local par décapants et réducteurs corticoïdes, ainsi que général, par PUVAthérapie. (Voir *rhumatisme psoriasique.*)

psych(o)- Qui concerne l'esprit. Ex. : *psychiatrie.*

psychanalyse n.f. Méthode freudienne d'analyse et de soin des troubles névrotiques, basée sur l'association d'idées ; l'expression, puis la compréhension des troubles psychiques inconscients (pulsions, désirs, instincts, phantasmes) par le patient, guidé par un psychanalyste neutre, faisant disparaître les troubles présentés.

psychanalyste n. Spécialiste qui analyse et traite les troubles névrotiques selon les méthodes freudiennes.

psychasthénie n.f. Trouble de la personnalité se manifestant par une perte d'élan vital et d'activité, une inhibition et une limitation des rapports sociaux, une introspection, un sentiment d'imperfection permanent et des ruminations mentales. On le retrouve fréquemment dans les névroses obsessionnelles et les dépressions.

psychédélique adj. Se dit des hallucinations psychosensorielles colorées, avec perte de contact et déformation de la réalité, surgissant après la prise de certaines drogues (kétamine, mescaline).

psychiatre n. Médecin spécialiste des maladies mentales.

psychiatrie n.f. Discipline médicale spécialisée dans l'étude, le diagnostic et le traitement des maladies mentales.

psychoanaleptique adj. et n.m. Se dit d'une substance qui a la propriété de stimuler l'activité psychique et de susciter une tendance à l'euphorie. SYN. *psychostimulant, psychotonique.*

psychochirurgie n.f. Ensemble des interventions chirurgicales portant sur le cerveau et destinées à remédier à certains troubles mentaux. Ces interventions sont très diverses : suppression d'une cause organique telle qu'une tumeur cérébrale *(psychochirurgie lésionnelle)* ou sections de faisceaux nerveux excluant des zones du cortex, notamment le lobe frontal *(psychochirurgie fonctionnelle).*

psychodrame n.m. Psychothérapie qui consiste à exprimer les conflits psychiques par un jeu d'improvisation, à la manière des acteurs de théâtre, immergeant ainsi le patient dans les situations qui sont à l'origine de ses troubles, pour l'aider à les résoudre. Il est particulièrement efficace dans les névroses avec inhibition psychique.

psychodysleptique adj. Se dit des drogues responsables de délires psychédéliques.

psychogène adj. Se dit de l'étiologie psychique d'une maladie, par opposition à *somatogène.*

psycholeptique adj. et n.m. Se dit d'un médicament qui diminue l'activité mentale et la vigilance. (Voir aussi *neuroleptique, hypnotique* et *anxiolytique.*)

psychologie n.f. Science des comportements, des modes de pensées, des motivations et des différents types de personnalité de l'être humain.

psychologue n. Professionnel spécialisé en psychologie.

psychométrie n.f. Évaluation chiffrée des capacités intellectuelles.

psychomoteur, trice adj. Relatif au développement des capacités mentales et à leur utilisation pour effectuer des gestes complexes et coordonnés, tels que la marche par exemple.

psychonévrose n.f. Maladie mentale dont les caractéristiques ne permettent pas de la classer parmi les psychoses ou les névroses.

psychopathe n. Malade mental aux tendances agressives, au comportement marqué par un refus d'adaptation à la société, et ne reconnaissant aucune règle morale.

psychopathie n.f. Maladie mentale.

psychopathologie n.f. Étude des mécanismes psychologiques à l'origine de maladies psychiques.

psychorigidité n.f. Trait de caractère marqué par l'absence de volonté, l'impossibilité de s'adapter au monde extérieur et un jugement faussé à l'extrême, et qui est observé en cas de paranoïa.

psychose n.f. Maladie mentale caractérisée par des troubles de la personnalité et du jugement, souvent accompagnés d'un délire, dont le patient n'est pas conscient, et qui sont typiques de la schizophrénie, de la psychose maniaco-dépressive et de la psychose hallucinatoire. ***Psychose hallucinatoire,*** psychose à évolution progressive, caractérisée par des idées de persécution, des hallucinations et, parfois, des idées de grandeur. ***Psychose maniacodépressive,*** maladie mentale caractérisée par la succession d'accès de manie ou de mélancolie, parfois isolés, parfois conjugués. SYN. *trouble bipolaire.*

psychosensoriel, elle adj. Relatif à l'interprétation des perceptions sensorielles du réel lors de troubles psychiques. ***Phénomène psychosensoriel,*** hallucination.

psychosomatique adj. Relatif aux causes psychiques des symptômes organiques et au retentissement psychique des maladies organiques chroniques.

psychostimulant, e adj. et n.m. Synonyme de *psychoanaleptique* et de *psychotonique.*

psychothérapie n.f. Thérapeutique utilisant la relation thérapeute-malade et les théories de la psychologie pour traiter des troubles de la personnalité.

psychotique adj. Relatif à une psychose.

psychotonique adj. Synonyme de *psychoanaleptique* et de *psychostimulant.*

psychotrope n.m. Classe de médicaments (antidépresseurs, neuroleptiques et anxiolytiques) agissant sur le cerveau pour modifier le psychisme d'un patient.

Psylia® Mucilage administré par voie orale sous forme de poudre. Psyllium en D.C.I.

ptérion n.m. Point de rencontre des sutures des os frontal, pariétal, temporal et sphénoïde, dessinant habituellement un H.

ptérygoïde adj. En forme d'aile. ***Apophyse ptérygoïde,*** prolongement inférieur du sphénoïde, en forme d'aile.

P.T.F.E. n.m. (Abréviation de *polytétrafluoroéthylène*) Matière synthétique également appelée Goretex®, utilisée notamment pour la fabrication de prothèses vasculaires.

P.T.I. n.m. Abréviation de *purpura* thrombopénique idiopathique.*

ptose n.f. Déplacement, habituellement de haut en bas, d'un organe par suite du relâchement de ses moyens de fixation.

ptosis n.m. Chute de la paupière supérieure.

ptyal- Qui concerne la salive. Ex. : *ptyaline.* SYN. *sialo-.*

ptyaline n.f. Enzyme de la salive qui commence la dégradation des sucres complexes (amidon, glycogène) en molécules plus simples. SYN. *amylase.*

ptyalisme n.m. Sécrétion exagérée de salive pouvant aller jusqu'à plusieurs litres par jour. Synonyme de *polysialie.*

pub(i)- Qui concerne le pubis. Ex. : *pubalgie.* On trouve aussi *pub(o)-.*

pubalgie n.f. Douleur de la région pubienne, irradiant aux régions voisines, liée soit à des efforts musculaires intenses chez les sportifs, soit à une atteinte ostéoarticulaire due à des microtraumatismes répétés.

puberté n.f. Période de la vie marquée par l'apparition de la maturité sexuelle. Elle est caractérisée par le début d'activité des glandes reproductrices et l'apparition des caractères sexuels secondaires (chez l'homme : pilosité, mue de la voix ; chez la femme : pilosité, développement des seins, menstruation). Elle s'accompagne souvent de modifications de la personnalité.

pubien, enne adj. Qui concerne le pubis.

pubis n.m. Partie antérieure de l'os iliaque comportant un corps (qui forme la partie antérieure du cotyle) et deux branches (supérieure et inférieure). Les deux pubis, droit et gauche, forment la partie antérieure de la ceinture pelvienne.

puériculture n.f. Spécialité paramédicale qui prend en charge les soins apportés aux nouveau-nés et aux nourrissons, et qui s'exerce dans les crèches et les maternités.

puéril, e adj. Typique d'un comportement immature.

puerpéral, e, aux adj. Relatif aux pathologies consécutives aux couches. ***Fièvre puerpérale,*** septicémie à streptocoques dont la porte d'entrée est une infection utérine.

Pulmicort® Corticoïde à visée pneumologique, administré par inhalation sous forme de poudre en aérosol-doseur. Budésonide en D.C.I.

pulmonaire adj. **1.** Qui concerne le poumon. **2.** Qui concerne l'artère pulmonaire, les valvules situées à son origine au niveau du ventricule droit et la circulation au niveau du poumon.

pulpe n.f. ***Pulpe dentaire,*** tissu conjonctif du centre de la dent, riche en vaisseaux et en nerfs entrant par la racine, et assurant l'innervation et la nutrition de la dent. ***Pulpe digitale,*** partie distale et palmaire des doigts, très richement innervée, où sont prises les empreintes digitales.

pulpectomie n.f. **1.** Évidement de la pulpe d'une dent. **2.** Intervention consistant à vider les testicules de leur contenu de façon à supprimer toute sécrétion d'androgènes.

pulpite n.f. **1.** Infection de la pulpe dentaire qui se traduit par une hypersensibilité à tout changement de température, des douleurs nocturnes violentes et pulsatiles, progressant par crises (rages de dent), et pouvant évoluer vers un abcès dentaire. **2.** Dermatose de la pulpe des doigts, avec fissures et squames.

pulpolithe n.m. Calcification qui se forme dans la pulpe dentaire.

pulsatile adj. Animé de battements synchrones des contractions cardiaques.

pulsation n.f. Battement du cœur et des artères.

pulsion n.f. Désir irrésistible, souvent inconscient, modifiant le comportement de l'individu en vue de sa satisfaction.

pultacé, e adj. Relatif à une lésion qui répand un exsudat blanchâtre, observé au niveau amygdalien en cas d'angine.

pulvérisation n.f. Mode d'administration d'un médicament galénique, sous forme de fines particules projetées à faible pression, utilisé notamment en O.R.L.

pulvinar n.m. Noyau cérébral du thalamus.

punctum n.m. ***Punctum proximum,*** point de vision nette le plus proche. ***Punctum remotum,*** point de vision nette le plus éloigné.

pupille n.f. Orifice central de l'iris.

pupillomètre n.m. Appareil utilisé pour mesurer le diamètre de la pupille.

pupillométrie n.f. Mesure au moyen d'un pupillomètre du diamètre de la pupille et de ses variations sous l'influence de diverses excitations.

pupilloscopie n.f. Méthode permettant de déterminer objectivement les caractéristiques optiques de l'œil (indice de réfraction notamment) et basée sur l'étude de l'ombre portée de la pupille sur la rétine. SYN. *skiascopie.*

purgatif n.m. Laxatif d'action rapide, souvent irritant pour le côlon.

puriforme adj. Qui a l'aspect du pus.

Purinéthol® Antipurique inhibiteur de la synthèse d'A.D.N., administré par voie orale en chimiothérapie comme traitement d'entretien des leucémies, et comportant une toxicité hépatique et hématologique. 6-Mercaptopurine ou 6-MP en D.C.I.

Purkinje (réseau de) Terminaison du faisceau de His dans les parois ventriculaires cardiaques, permettant la transmission du potentiel d'action cardiaque.

purpura n.m. Épanchement de sang dans le tissu cutané, provoqué par des lésions capillaires ou par une thrombopénie, et se traduisant par de petites taches rouges qui ne s'effacent pas à la vitropression. ***Purpura rhumatoïde,*** purpura associé à des douleurs articulaires, survenant généralement chez l'enfant, et pouvant s'aggraver de complications rénales et digestives. ***Purpura sénile de Batman,*** purpura survenant chez le sujet âgé, caractérisé par une peau atrophique sur la face dorsale des mains.

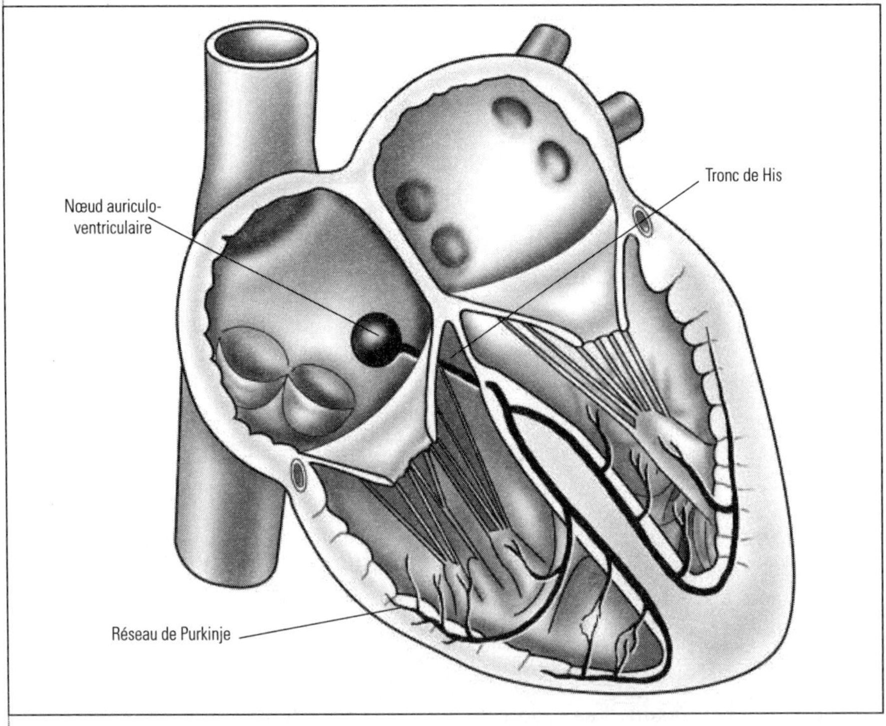

Coupe des cavités cardiaques. Visualisation du système de conduction de l'excitation cardiaque.

Purpura thrombopénique idiopathique, baisse du nombre des plaquettes, due à des anticorps antiplaquettes, et souvent consécutive à une infection virale. ABRÉV. *P.T.I.*

purulent adj. Qui contient du pus ou qui en est constitué.

pus n.m. Liquide plus ou moins épais et consistant, d'aspect louche et opaque, constitué de cellules altérées et de cadavres cellulaires (de globules blancs notamment) ainsi que de germes microbiens. L'aspect du pus varie selon le germe en cause ; il est le plus souvent épais et jaunâtre, parfois verdâtre, quelquefois d'odeur fétide.

pustule n.f. Lésion cutanée consistant en un soulèvement de l'épiderme par une petite quantité de pus. Il peut s'agir de la suppuration secondaire d'une bulle ou d'une vésicule.

pustulose n.f. Lésion dermatologique caractérisée par des pustules multiples.

putamen n.m. Partie des noyaux gris centraux situés à la base des hémisphères cérébraux.

putréfaction n.f. Décomposition d'organes ou d'organisme morts sous l'influence de bactéries, le plus souvent anaérobies et donnant naissance à des produits toxiques et à des gaz fétides.

putride adj. Qui répand une odeur fétide et nauséabonde analogue à celle d'un corps putréfié.

PUVAthérapie n.f. Traitement par irradiation aux rayons ultraviolets A, après absorption de psoralène par le sujet.

P.V.C. n.f. Abréviation de *pression* veineuse centrale.*

py(o)- Désigne tout ce qui est pus, suppuration. Ex. : *pyocholécyste, pyurie.*

pyarthrose n.f. Arthrite suppurée.

pycnique adj. Relatif à une anomalie morphologique caractérisée par un aspect trapu, des membres courts et un thorax large.

pycnodysostose n.f. Maladie héréditaire caractérisée par un nanisme, une densification des os, des malformations et une fragilité osseuse.

pycnose n.f. Altération du noyau cellulaire consistant en la condensation de la chromatine avec un noyau uniformément coloré et dense. Elle témoigne de la mort du noyau.

pyél(o)- Désigne le bassinet du rein. Ex. : *pyélonéphrite.*

pyélectasie n.f. Dilatation du bassinet du rein.

pyélique adj. Qui concerne le bassinet du rein. Ex. : *lithiase pyélique.*

pyélite n.f. Inflammation du bassinet et des calices.

pyélocaliciel, elle adj. Qui concerne le bassinet et les calices du rein.

pyélogramme n.m. Image radiographique du bassinet du rein obtenue par pyélographie.

pyélographie n.f. Examen radiographique du bassinet rénal réalisé après injection d'un produit de contraste opaque aux rayons X, soit par voie intraveineuse avec prise de clichés pendant l'élimination de ce produit par les reins, soit directement dans le bassinet au moyen d'une sonde fine préalablement montée dans l'uretère jusqu'au bassinet.

pyélolithotomie n.f. Incision chirurgicale du bassinet effectuée pour extraire un ou plusieurs calculs pyéliques.

pyélonéphrite n.f. **1.** Infection aiguë des voies urinaires. Une forme fréquente en est représentée par la pyélonéphrite aiguë survenant pendant la grossesse *(pyélonéphrite gravidique)*. **2.** Atteinte chronique du parenchyme rénal d'origine bactérienne, consécutive à une infection chronique ou aiguë récidivante des voies urinaires, parfois secondaire à un obstacle sur la voie excrétrice. L'atteinte porte préférentiellement sur le tissu interstitiel (*pyélonéphrite interstitielle* ou *ascendante*).

pyéloplastie n.f. Opération chirurgicale ayant pour but la réparation d'un bassinet ou le traitement d'une sténose de la jonction pyélo-urétérale (par lambeau taillé aux dépens du bassinet).

pyélostomie n.f. Abouchement du bassinet rénal à la peau par une sonde, afin de drainer la voie excrétrice.

pyélotomie n.f. Incision chirurgicale du bassinet rénal. Elle est indiquée, par exemple, pour enlever un calcul ou drainer la voie excrétrice par une sonde.

pylé- Qui concerne la veine porte.

pyléphlébite n.f. Phlébite de la veine porte.

pyléthrombose n.f. Thrombose de la veine porte.

pylore n.m. Orifice de sortie de l'estomac qui fait communiquer ce dernier avec le duodénum.

pylorectomie n.f. Ablation chirurgicale du pylore.

pyloroclasie n.f. Écrasement du pylore soit manuel, soit avec un clamp. Ce geste est destiné à faciliter et à accélérer l'évacuation de l'estomac au cours de la digestion.

pyloroplastie n.f. Incision longitudinale du pylore suivie de suture transversale. Ce geste supprime l'action du muscle pylorique et donc les conséquences de son éventuel spasme, élargit un éventuel rétrécissement et accélère l'évacuation gastrique.

pylorospasme n.m. Contracture du muscle pylorique qui bloque plus ou moins complètement l'évacuation de l'estomac.

pylorotomie n.f. Incision de la couche musculaire du pylore, sans ouverture de la muqueuse. Ce geste est effectué dans les sténoses hypertrophiques du pylore du nourrisson.

pyocéphalie n.f. Épanchement purulent dans les ventricules cérébraux.

pyocholécyste n.m. Infection aiguë de la vésicule biliaire qui contient du pus.

pyocolpos n.m. Collection suppurée intravaginale, habituellement secondaire à un hématocolpos infecté secondairement.

pyocyanique adj. ***Bacille pyocyanique,*** voir *Pseudomonas aæruginosa.*

pyodermite n.f. Lésion suppurée de la peau.

pyogène adj. Se dit d'un microbe qui entraîne la suppuration.

pyométrie n.f. Collection suppurée intra-utérine.

pyonéphrite n.f. Infection du rein entraînant habituellement la formation d'abcès multiples et la destruction de l'organe.

pyonéphrose n.f. Infection sévère du rein frappant tous ses éléments avec suppuration du parenchyme, collection purulente dans les cavités excrétrices et inflammation de l'atmosphère périrénale.

pyopneumothorax n.m. Pleurésie purulente plus ou moins abondante, accompagnée d'un épanchement gazeux de la plèvre.

pyorrhée n.f. Écoulement de pus. ***Pyorrhée alvéolodentaire,*** arthrite suppurée alvéolodentaire aboutissant au décollement, puis à la chute de la dent atteinte.

pyosalpinx n.m. Salpingite suppurée avec collection purulente dans la lumière de la trompe utérine.

pyosclérose n.f. Infection chronique dans laquelle les foyers suppurés sont enkystés au sein d'une coque scléreuse épaisse réactionnelle.

Pyostacine® Antibiotique de la classe des synergistines, actif sur le staphylocoque, le streptocoque, le pneumocoque, *Hæmophilus*, la légionnelle, le mycoplasme, *Chlamydia* et les bactéries anaérobies ; administré par voie orale en cas d'infection cutanée, ostéo-articulaire, pulmonaire ou génitale. Pristinamycine en D.C.I.

pyostercoral, e adj. Qui contient à la fois du pus et des matières fécales.

pyothorax n.m. Pleurésie purulente.

pyr(o)- Désigne une brûlure. Ex. : *pyrosis.*

pyramidal, e, aux adj. En forme de pyramide. ***Faisceau pyramidal,*** faisceau formé d'un ensemble de fibres nerveuses qui constituent la voie motrice volontaire principale. ***Os pyramidal,*** os de la première rangée du carpe au membre supérieur. ***Syndrome pyramidal,*** syndrome traduisant une altération du faisceau pyramidal de la moelle épinière qui se manifeste par une paralysie tout d'abord flasque, puis avec une contracture des groupes musculaires régis par la motilité volontaire, et une augmentation des réflexes tendineux et cutanés. ◆ n.m. **1.** Muscle de l'abdomen. **2.** Muscle du membre inférieur *(pyramidal du bassin).*

pyrazinamide n.m. Antituberculeux qui comporte un risque de toxicité hépatique grave. D.C.I. de Pirilene®.

pyrazolés n.m.pl. Famille d'anti-inflammatoires non stéroïdiens, à laquelle appartient la phénylbutazone (Butazolidine®).

pyrétique adj. Qui est fébrile.

pyrétogène adj. Qui provoque de la fièvre.

pyrétothérapie n.f. Ancienne méthode thérapeutique qui employait les accès de fièvre à 40° dans un but curatif. On provoquait la fièvre par des injections d'huile soufrée, des vaccins ou par inoculation d'un paludisme bénin.

pyrexie n.f. Fièvre.

pyridoxine n.f. Synonyme de *vitamine* B6.*

pyriméthamine n.f. D.C.I. d'un antiparasitaire commercialisé sous le nom de Malocide®, actif sur la toxoplasmose à forme cérébrale et qui, associé à l'Adiazine®, permet de prévenir l'infection au toxoplasme et à *Pneumocystis carinii* au cours du sida. Aussi commercialisé sous le nom de Fansidar®, associé à la sulfadoxine, il est utilisé en traitement de seconde intention du paludisme à *Plasmodium falciparum.*

pyrogène adj. Qui provoque le feu. Ne pas confondre avec *pyrétogène.*

pyromanie n.f. Impulsion qui pousse certains déséquilibrés à déclencher des incendies.

pyrosis n.m. Brûlure œsophagienne partant de l'épigastre et remontant jusqu'à la gorge, s'accompagnant d'éructation et de régurgitation d'un liquide acide. Le pyrosis est dû au reflux dans l'œsophage de liquide gastrique acide.

pyurie n.f. Présence de pus dans l'urine.

Q

Q n.m. Symbole de volume sanguin.

Q̇ n.m. Symbole de débit cardiaque.

Q (onde) Voir *onde* Q.*

Q.I. n.m. Abréviation de *quotient* intellectuel.*

QRS (complexe) Voir *complexe* QRS.*

quadranopsie n.f. Diminution du champ visuel en quadrant supérieur ou inférieur.

quadri- Élément du latin *quadr-*, de *quattor*, « quatre ». Ex. : *quadriplégie.* Syn. *tétra-.*

quadriceps adj. et n.m. Qui a quatre chefs ou faisceaux. ***Quadriceps crural,*** muscle volumineux de la loge antérieure de la cuisse, qui comporte quatre corps charnus différents (le droit antérieur, le vaste interne, le vaste externe et le crural) réunis en un seul tendon volumineux à leur extrémité inférieure, le tendon rotulien, et qui descend jusqu'à la tubérosité antérieure du tibia en englobant la rotule. Ce muscle est extenseur de la jambe.

quadriparésie n.f. Paralysie légère, incomplète des quatre membres.

quadriplégie n.f. Paralysie complète des quatre membres. Syn. *tétraplégie.*

qualité n.f. ***Qualité de vie,*** échelle de satisfaction physique et psychologique au cours d'une maladie chronique. Le traitement des maladies incurables au stade terminal doit tenir compte tout particulièrement de la qualité de vie.

quarantaine n.f. Isolement de voyageurs qui durait autrefois quarante jours quand on suspectait un choléra, une fièvre jaune, une peste, un typhus, une variole ou des fièvres récurrentes et qui a pour but de contrôler l'extension géographique de ces maladies.

quarte (fièvre) Voir *fièvre* quarte.*

quasi-espèces n.f.pl. Mutants viraux obtenus avec le temps ou sous la pression par sélection de traitements antiviraux, notamment en cas d'infection par le V.I.H. ou d'hépatite chronique C.

Queckenstedt-Stookey (épreuve de) Étude de la pression du liquide céphalorachidien au cours d'une ponction lombaire. Quand on comprime une veine jugulaire, on ne note pas d'élévation de la pression en présence d'un obstacle au-dessus du point de ponction.

Queensland (fièvre du) Synonyme de *fièvre* Q.*

Quérido (épreuve de) Test thyroïdien qui permet d'étudier la fixation d'iode radioactif sur la thyroïde après injection de thyréostimuline, et de distinguer l'étiologie périphérique et centrale d'une hypothyroïdie.

quérulence n.f. Délire paranoïaque ayant la particularité de pousser un patient persuadé d'être victime de préjudices à engager des procédures judiciaires.

Quervain (maladie de De) Tuméfaction douloureuse du poignet sous l'apophyse styloïde radiale, due à un épaississement fibreux de la gaine des tendons.

Quervain (thyroïdite subaiguë de De) Tuméfaction thyroïdienne d'origine virale, douloureuse et fébrile, survenant plutôt chez la femme de plus de 40 ans, caractérisée par un syndrome inflammatoire et une hyperthyroïdie suivie d'une hypothyroïdie transitoire avant cicatrisation.

Questran® Hypolipémiant administré par voie orale à distance des prises d'autres médicaments, en cas d'hypercholestérolémie et de prurit secondaire à une cholestase. Il agit par chélation des acides biliaires, Cholestyramine en D.C.I.

Quetelet (indice de) Indice de masse corporelle obtenu en divisant le poids en kg par le carré de la taille exprimée en mètres. Il est normalement compris entre 18,5 et 25 kg/m^2. SYN. *body mass index* ou *B.M.I.*

queue n.f. ***Queue de cheval,*** ensemble des rameaux nerveux, constitué des trois dernières racines lombaires, des nerfs sacrés et coccygiens, qui descend dans le canal vertébral au-dessous de la terminaison de la moelle épinière (appelée *cône terminal*). ***Syndrome de la queue de cheval,*** syndrome lié à une compression au niveau du canal rachidien de ces éléments nerveux. Il se caractérise par des troubles moteurs (paralysie des muscles de la loge antéro-externe de la jambe), des troubles sensitifs (névralgie de type sciatique, anesthésie des membres inférieurs et génitopérinéale), des troubles trophiques (amyotrophie) et sphinctériens (incontinence fécale ou urinaire ou rétention d'urine).

Queyrat (maladie de) Synonyme d'*érythroplasie*.

Quick (temps de) Test de coagulation correspondant au temps que met un sang oxalaté à coaguler (l'oxalate supprime l'action du calcium qu'il contient), quand on additionne du calcium et de la thromboplastine. Il mesure la somme des durées de formation de la thrombine (thrombinoformation) et de la fibrine (fibrinoformation).

Quincke (œdème de) Urticaire œdémateuse provoquée par une allergie, localisée sur le visage, pouvant atteindre le larynx et accompagnée d'une difficulté respiratoire avec un risque d'asphyxie. Son traitement repose sur l'adrénaline, les corticoïdes et des antihistaminiques.

quinidinique n.m. Famille de médicaments antiarythmiques, utilisés dans l'arythmie cardiaque ou comme traitement préventif des tachycardies supraventriculaires. Cette famille comprend notamment le Longacor®, le Quinidurule®, la Cardioquine® et le Sérécor®.

Quinimax® Sel de quinine utilisé dans les crises de paludisme. Il est également commercialisé sous le nom de quinine Lafran®. Il se présente sous la forme de comprimés non sécables. Quinimax® existe sous forme injectable par voie intraveineuse pour les crises sévères. Il présente un risque d'hypoglycémie et de troubles du rythme cardiaque.

quinine n.f. Alcaloïde antipaludéen, dérivé de l'écorce de quinquina.

quinolone n.f. Famille d'antibiotiques actifs sur les germes intracellulaires, le staphylocoque et les bacilles Gram négatif. Ces antibiotiques présentent une bonne diffusion urogénitale, osseuse et pulmonaire mais peuvent entraîner des tendinites. Ils sont commercialisés sous les noms de Oflocet®, Ciflox®, Noroxine®, Péflacine®. SYN. *fluoroquinolone.*

quinte n.f. ***Quinte de toux,*** crise de toux prolongée et saccadée, qui rend la respiration difficile et produit un son caractéristique en cas de coqueluche.

quotient n.m. ***Quotient intellectuel,*** rapport entre l'âge mental et l'âge réel, établi par des tests qui permettent d'évaluer l'intelligence d'un individu. Ce rapport est normalement égal à 100 %. ABRÉV. *Q.I.* ***Quotient respiratoire,*** rapport entre le volume de gaz carbonique produit lors du métabolisme et la consommation d'oxygène pendant le même temps. Il est habituellement de 0,8.

R

R.A. n.f. Abréviation de *réserve* alcaline.*

R.A.A. n.m. Abréviation de *rhumatisme* articulaire aigu.*

rabique adj. Propre à la rage.

Rabson-Mendenhall (syndrome de) Association d'insulinorésistance et d'anomalies faciales et dentaires.

racémeux, euse adj. Se dit d'une structure en forme de grappe.

rachi(d)- Élément du grec *rhakhis,* « épine dorsale », entrant dans la composition des mots concernant la colonne vertébrale. Ex. : *rachianesthésie.*

rachialgie n.f. Douleur de la colonne vertébrale.

rachianesthésie n.f. Anesthésie partielle du corps obtenue par l'injection, par ponction lombaire, d'un anesthésique local entraînant l'insensibilité de toute la partie du corps située au-dessous du niveau de l'injection. Cette anesthésie est utilisée essentiellement pour les interventions portant sur l'étage sous-ombilical de l'abdomen et les membres inférieurs. Toutefois, il est possible de réaliser des interventions chirurgicales plus hautes en effectuant l'injection de l'anesthésique à un niveau suffisamment élevé du canal rachidien.

rachicentèse n.f. Ponction du canal rachidien, en général au niveau de la colonne lombaire, effectuée dans un but diagnostique (examen du liquide céphalorachidien, injection de produit de contraste pour radiographie) ou thérapeutique (injection de médicaments). Syn. *ponction lombaire.*

rachidien, enne adj. Relatif à la colonne vertébrale.

rachis n.m. Colonne vertébrale.

rachischisis n.m. Malformation congénitale vertébrale, à l'aspect d'un papillon, caractérisée soit par des fissures des corps vertébraux, soit par une absence de fusion postérieure des lames (voir *Spina bifida*), et parfois associée à des hernies méningées.

rachitisme n.m. Maladie de l'enfant due à un trouble du métabolisme du calcium et du phosphore provoqué par un manque de vitamine D en rapport avec un manque d'exposition solaire. Le rachitisme se traduit par des déformations du squelette, des troubles digestifs et une altération de l'état général.

rachitome n.m. Instrument chirurgical permettant de sectionner les lames vertébrales et d'accéder à la moelle épinière, pour pratiquer notamment des prélèvements au cours d'une autopsie.

rad n.m. Ancienne unité de mesure de dose absorbée de rayonnements ionisants, remplacée par le Gray (Gy).

radi(o)- Élément du latin *radius,* « rayon », entrant dans la composition de mots concernant les rayons et, le plus souvent, les rayons X. Ex. : *radiothérapie.* Voir aussi *actin(o)-.*

radial, e, aux adj. Relatif à l'os externe de l'avant bras (nerf, artère).

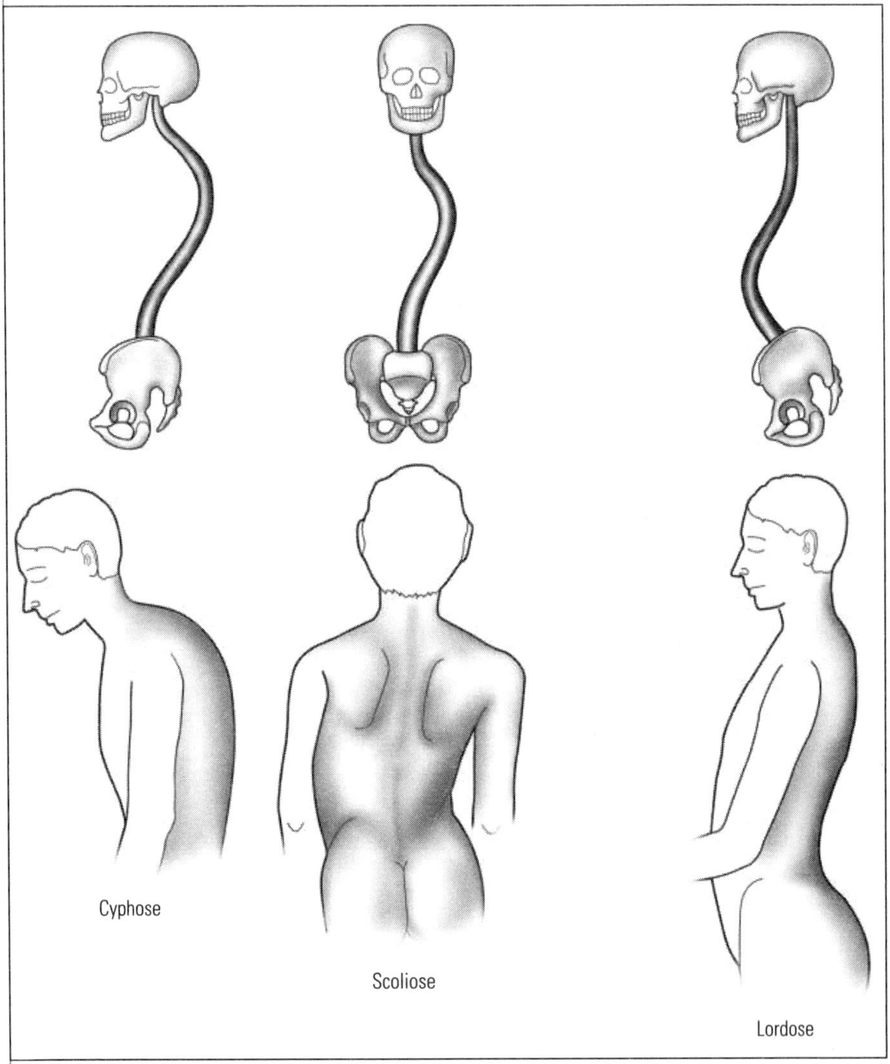

Déformation du rachis.

radiation n.f. Rayonnement, quelle qu'en soit la nature (rayons lumineux, rayons X, rayons électromagnétiques, etc.).

radic(o)- Élément du latin *radix, radicis,* « racine », entrant dans la composition des mots concernant les racines des nerfs rachidiens. Ex. : *radicotomie.* On trouve aussi *radicul(o).* Ex. : *radiculalgie.*

radical n.m. ***Radical libre,*** molécule chimiquement instable, toxique, capable de modifier les molécules voisines et de causer des lésions inflammatoires ou précancéreuses. Les radicaux libres interviendraient dans le vieillissement.

radicotomie n.f. Opération comportant la section de racines nerveuses, habituellement les racines postérieures d'un nerf rachidien, en vue de faire disparaître un syndrome douloureux.

radicul(o)- Voir *radic(o)-*.

radiculaire adj. **1.** Qui concerne les racines des nerfs crâniens ou rachidiens. **2.** Qui concerne les racines des dents.

radiculalgie n.f. Douleur permanente et lancinante due à l'irritation des racines des nerfs crâniens ou rachidiens.

radiculite n.f. Inflammation des racines des nerfs crâniens ou rachidiens, d'origine mécanique (compression par lésion osseuse, par exemple) ou infectieuse.

radiculographie n.f. Examen radiographique permettant, après l'injection d'un produit de contraste opaque aux rayons X dans le cul-de-sac inférieur de la dure-mère, de visualiser les racines nerveuses qui y cheminent.

radifère adj. Se dit d'une substance qui contient du radium.

radioactivité n.f. Propriété que possèdent certains corps (*les corps radioactifs*) d'émettre spontanément des particules et des rayonnements électromagnétiques, par suite de la désintégration lente du noyau de leurs atomes. Cette propriété est très utilisée en médecine dans un but diagnostique (scintigraphie) ou thérapeutique (traitement du cancer par les rayons).

radiocinématographie n.f. Application des techniques cinématographiques à la radiologie, notamment pour l'enregistrement des mouvements des organes mobiles.

radiodermite n.f. Lésion cutanée ou muqueuse provoquée par les rayons X ou les substances radioactives. Les formes aiguës entraînant des lésions à type de brûlures et les formes chroniques une atrophie et une sclérose cutanée, ainsi que des ulcérations douloureuses, et sont susceptibles de dégénérer en cancer.

radiodiagnostic n.m. Application des rayons X au diagnostic et au bilan des maladies et des accidents, à la recherche de corps étrangers, etc.

radioélément n.m. Corps chimique, naturel ou artificiel, ayant une radioactivité spontanée. Cette propriété peut être utilisée en médecine. SYN. *radio-isotope.*

radioépithélioma n.m. Cancer provoqué par les rayons X ou l'application de corps radioactifs.

radiofréquence n.f. Fréquence d'une onde électromagnétique. Les ondes de fréquence élevée sont utilisées notamment dans un but de destruction tissulaire par la chaleur (bistouri électrique, par exemple).

radiographie n.f. Enregistrement, sur un film photographique, d'une image d'un corps interposé entre ce film et une source de rayons X ; cliché ainsi obtenu.

radio-immunologie n.f. Méthode d'analyse quantitative permettant de rechercher des anticorps en utilisant leur antigène correspondant marqué par un isotope radioactif, ou vice versa.

radio-isotope n.m. Synonyme de *radioélément.*

radiolésion n.f. Terme générique désignant toute lésion provoquée par les rayons X ou les corps radioactifs.

radioleucémie n.f. Leucémie provoquée par les radiations ionisantes (rayons X, corps radioactifs, etc.)

radiologie n.f. Branche de la médecine qui permet de visualiser des organes ou des parties du corps, voire le corps entier, à l'aide de radiations ionisantes (rayons X, corps radioactifs) ou non (ultrasons, radiations infrarouges). La radiologie interventionnelle couple à cette composante diagnostique une composante thérapeutique en associant, au cours de l'imagerie, des gestes thérapeutiques, comme la dilatation d'un rétrécissement artériel par exemple.

radiologue n. Médecin spécialisé en radiologie (radiographie standard, scanner, I.R.M., échographie, etc.).

radiomanométrie n.f. Exploration radiologique, effectuée en général en cours d'intervention, d'un conduit dans lequel on injecte un produit de contraste sous pression contrôlée, avec mesure simultanée des pressions de passage du produit de contraste. La radiomanométrie est utilisée essentiellement pour l'exploration peropératoire des voies biliaires : le produit de contraste est injecté soit par la vésicule biliaire, soit par le canal cystique (après cholécystectomie) soit encore par ponction du cholédoque. On peut ainsi visualiser les voies biliaires, vérifier leur perméabilité et étudier les pressions de passage dans le duodénum à travers le sphincter d'Oddi. Elle peut être répétée après l'intervention, si un drain a été laissé en place dans les voies biliaires.

radiomimétique adj. Dont l'action est identique à celle des rayons.

radiomucite n.f. Atteinte des muqueuses secondaire de la radiothérapie.

radionécrose n.f. Mortification de tissu ou d'organe provoquée par des radiations ionisantes (rayons X, corps radioactifs).

radio-opaque adj. Qui ne laisse pas passer les rayons X et apparaît donc en blanc sur les radiographies. Les produits de contraste radiologiques, injectés pour délimiter les contours d'une structure anatomique, sont radio-opaques.

radiopelvimétrie n.f. Mensuration par radiographie des différents diamètres du bassin.

radioprotection n.f. Ensemble des moyens de protection contre les effets des radiations ionisantes.

radiorésistance n.f. Diminution progressive de la sensibilité de certaines tumeurs malignes aux radiations, à la suite de traitements répétés.

radiosarcome n.m. Sarcome provoqué par les radiations ionisantes.

radioscopie n.f. Examen de l'image d'un organe formée sur un écran fluorescent au moyen d'une source de rayons X. Cet examen peut être effectué par un amplificateur de brillance qui retransmet l'image sur un écran de télévision.

radiosensibilité n.f. Sensibilité des tissus vivants à l'action des rayonnements électromagnétiques et notamment des rayons X. La radiosensibilité est à la base du traitement des cancers par radiothérapie.

radiothérapie n.f. Emploi thérapeutique des radiations ionisantes. La radiothérapie peut avoir un but anti-inflammatoire ou de destruction de cellules malignes. Différentes sources de rayonnements peuvent être utilisées : tubes à rayons X, bombe au cobalt, accélérateurs de particules, etc. Syn. *röntgenthérapie.*

radique adj. Relatif aux rayons, aux rayonnements, à une irradiation.

radium n.m. Radioélément utilisé en radiothérapie. Sa masse moléculaire est de 226.

radiumthérapie n.f. Traitement par le radium. Syn. *curiethérapie.*

radius n.m. Le plus externe des deux os de l'avant-bras.

rage n.f. Maladie infectieuse virale (voir *rhabdovirus*) à déclaration obligatoire, transmise à l'homme par une morsure animale, caractérisée par une méningo-encéphalite, et dont l'incubation dure 40 jours. Elle implique un traitement par vaccination curative dans des centres agréés (6 injections en 3 mois) et une mise en observation de l'animal suspect pendant 14 jours. Quand la maladie se déclare, elle s'accompagne de soifs intenses et de spasmes hydrophobiques, de fièvre, de paralysie flasque ascendante et est suivie d'une mort inéluctable en quelques jours.

ragocyte n.m. Polynucléaire contenant des granulations en forme de grains de raisin, réfringentes au microscope, observé dans le liquide d'épanchement articulaire en cas d'arthropathie inflammatoire chronique.

raideur n.f. Limitation du mouvement articulaire que l'on peut prévenir ou traiter par la rééducation quand elle fait suite à un traumatisme ou une fracture. ***Raideur méningée,*** raideur cervicale dans le mouvement de flexion-extension alors que le mouvement latéral est conservé, observée en cas de pathologies méningées.

râle n.m. Bruit anormal perçu à l'auscultation pulmonaire. Le murmure vésiculaire est un bruit normal. ***Râle crépitant,*** fins claquements inspiratoires constatés dans les pneumopathies ou les œdèmes pulmonaires aigus. ***Râle sibilant,*** sifflement expiratoire en cas de crise d'asthme et de bronchites avec encombrement des voies respiratoires.

ralentisseur n.m. ***Ralentisseur du transit,*** classe de médicaments symptomatiques antidiarrhéiques, dérivés de la morphine, ralentissant le transit, à laquelle appartiennent la lopéramide et le diphénoxylate.

ramisection n.f. Section chirurgicale des rameaux communicants de la chaîne sympathique.

ramollissement n.m. Mortification d'un territoire du système nerveux central, consécutive à la suppression de son irrigation artérielle par une thrombose ou une embolie de son artère nourricière. Selon le territoire intéressé, on parle de *ramollissement cérébral, vertébrobasilaire* ou *médullaire.*

Ramsay-Hunt (zone de) Surface cutanée innervée par la branche sensitive du nerf facial (VII), s'étendant de la conque de l'oreille au conduit auditif externe.

randomisation n.f. Répartition au hasard par tirage au sort. Cette méthode statistique est utilisée dans les essais scientifiques comparatifs.

Raniplex® Ranitidine en D.C.I.

ranitidine n.f. D.C.I. d'antiulcéreux majeurs réduisant la sécrétion d'acide gastrique par blocage des récepteurs histaminiques de type H2 de la cellule pariétale.

Ranvier (étranglements de) Interruptions de la gaine de myéline répétées le long des fibres nerveuses myélinisées. Ces interruptions correspondent aux limites entre deux cellules de Schwann adjacentes. SYN. *nœud de Ranvier.*

raphé n.m. Zone d'entrecroisement de fibres tendineuses provenant de structures anatomiques symétriques.

Rapitard MC® Insuline retard d'origine porcine et bovine, d'action intermédiaire, administrée par voie sous-cutanée, agissant en 30 minutes pour une durée de 24 heures.

rappel n.m. Injection vaccinale pratiquée chez un sujet déjà vacciné pour prolonger son immunité.

rapport n.m. ***Rapport cardiothoracique,*** mensuration relative des diamètres cardiaques et thoraciques internes. Il est le quotient entre le plus grand diamètre transversal du cœur et le plus grand diamètre thoracique interne. Il est normalement inférieur à 1/2, et des valeurs supérieures témoignent d'une hypertrophie cardiaque. ***Rapport ventilation/perfusion,*** paramètre de physiologie respiratoire qui correspond au rapport entre la ventilation et la perfusion des alvéoles pulmonaires. Normalement, au niveau pulmonaire global, ce rapport est égal à 0,8. Il varie quand des territoires pulmonaires correctement ventilés sont mal vascularisés (le rapport augmente) ou, inversement, quand des territoires mal ventilés sont normalement vascularisés (le rapport diminue).

raptus n.m. Passage à l'acte imprévisible, rapide, et souvent violent (suicide, agressivité), sans qu'aucun symptôme n'ait pu laisser présager une telle évolution.

rash n.m. Brève éruption cutanée, étendue à toute la peau, observée en cas d'allergies et de maladies infectieuses comme la rougeole.

Rasmussen (anévrisme de) Anévrisme des ramifications de l'artère pulmonaire, de petite taille, situé à l'intérieur d'une caverne pulmonaire, entraînant une hémoptysie pouvant être fatale en cas de rupture.

R.A.S.T. (Abréviation anglaise de *radio-allergo-immunosorbent-test*) Méthode de dosage radio-immunologique spécifique des immunoglobulines de type E.

rate n.f. Volumineux organe plein situé dans l'hypocondre gauche, entre l'estomac et les fausses côtes. La rate joue un rôle dans la mise en réserve et la destruction des globules rouges, la maturation de certains lymphocytes et les processus immunitaires.

ration n.f. ***Ration alimentaire,*** apport journalier en éléments nutritifs, défini en quantité et en qualité (répartition des protides, des glucides et des lipides), nécessaire pour répondre à la dépense énergétique et aux besoins en substances non synthétisées par l'organisme (dites essentielles ou indispensables) telles que les vitamines, les acides gras et les acides aminés indispensables.

rationalisation n.f. Explication cohérente donnée à une pensée ou à un acte.

Raymond (syndrome de) Trouble des fonctions supérieures et du caractère dû à une lésion du corps calleux, caractérisé par une irritabilité et des idées non construites.

Raymond et Cestan (syndrome de) Paralysie alterne due à une lésion de la partie supérieure de la protubérance, caractérisée par une paralysie directe des mouvements latéraux des globes oculaires, un syndrome cérébelleux également du côté de la lésion, et par une hémiplégie du côté opposé à cette lésion.

Raynaud (maladie de) Affection caractérisée par l'existence de troubles circulatoires des extrémités (doigts et orteils essentiellement, nez et oreille rarement), survenant de façon paroxystique, notamment lors de l'exposition au froid, et évoluant par crises comportant une phase ischémique (doigts et orteils blancs), une phase asphyxique (doigts et orteils bleus), suivie d'une hyperémie réactionnelle (doigts et orteils rouges). Elle est due à un trouble de la vasomotricité. La maladie de Raynaud est bilatérale et symétrique. Sa cause est inconnue. Le syndrome de Raynaud diffère de la maladie par son caractère unilatéral et l'existence d'une cause précise: atteinte osseuse (côte cervicale), artérielle (anévrisme, thrombose, micro-embolies, artérite digitale, maladie de Bürger), maladie générale (sclérodermie, lupus, périartérite noueuse) ou intoxication (à l'ergot de seigle par exemple). On trouve aussi *syndrome de Raynaud.*

rayon n.m. **1.** Trajet rectiligne et lumineux suivi par la lumière dans un milieu homogène et transparent. **2.** Nom générique désignant certains rayonnements. Ex.: *rayons X,* α, β, γ.

rayonnement n.m. **1.** Mode de propagation de l'énergie sous forme d'ondes (lumière, rayons X, rayons γ), de particules (protons, électrons, neutrons) ou d'ondes acoustiques. **2.** Ensemble des radiations émises par un corps (le soleil, par exemple).

R.B.P. (Abréviation de l'anglais *retinol binding protein*) Protéine assurant le transport de la vitamine A dans les vaisseaux sanguins.

R.C.H. n.f. Abréviation de *rectocolite* hémorragique.*

R.C.P. n.m. Abréviation de *réflexe* cutané plantaire.*

réactivation n.f. Reprise d'activité d'une infection virale chronique jusque-là non active.

réadaptation n.f. Ensemble des soins et des gestes de kinésithérapie permettant la rééducation et la réinsertion d'un patient après une maladie ou un traumatisme sévère responsable d'une perte d'autonomie.

réanimation n.f. Ensemble des soins qui permettent de rétablir les fonctions vitales momentanément compromises, dans des situations médicales, chirurgicales ou accidentelles aiguës.

Rébétol® Antiviral administré par voie orale en deux prises quotidiennes, dont la posologie est adaptée au poids. Il est associé à l'interféron pour le traitement des hépatites C chroniques. Responsable d'anémie avec risque de mauvaise tolérance cardiaque, il peut provoquer des malformations fœtales, ce qui impose une contraception efficace durant le traitement et pendant 6 à 7 mois après, en raison du risque de modification des gamètes.

rebond n.m. Aggravation d'un symptôme après une période de rémission, survenant à l'arrêt du traitement ou en cas d'évolution naturelle de certaines infections virales. On observe, lors de l'hépatite A, une nouvelle augmentation des transaminases, laissant généralement présager une évolution plus prolongée.

récepteur n.m. Organe, tissu ou cellule électivement sensible à une substance biologique, à des variations physicochimiques du milieu intérieur de l'organisme, à un médicament ou à une drogue.

récessif, ive adj. Relatif à un caractère génétique qui ne s'exprime que si les deux allèles le portent de manière identique (voir *homozygote*).

récessus n.m. Petite cavité ; diverticule.

receveur, euse n. **1.** Patient à qui l'on injecte du sang ou un dérivé du sang par voie intraveineuse. ***Receveur universel,*** sujet du groupe sanguin AB, qui peut recevoir du sang de donneurs de tous les autres groupes. **2.** Patient sur qui l'on greffe un tissu ou un organe provenant d'un *donneur.*

rechute n.f. Réapparition des signes d'une maladie en voie de guérison, sans qu'il y ait eu nouvelle infection. Cela se produit notamment lorsque le traitement a été arrêté trop tôt. Ne pas confondre avec *récidive.*

récidive n.f. Réapparition d'une maladie dont un sujet avait déjà souffert plus ou moins longtemps auparavant et qui avait été guérie. Elle diffère de la *rechute* par le fait que la guérison avait été acquise après la première atteinte.

Recklinghausen (neurofibromatose de von) Affection génétique et héréditaire caractérisée par l'existence de tumeurs cutanées, de tumeurs des nerfs ou du système nerveux central, de taches cutanées (taches café au lait) et d'adénomes endocriniens.

Recklinghausen (ostéite fibrokystique de von) Affection acquise liée à un hyperfonctionnement des glandes parathyroïdes. Elle se caractérise par une atteinte osseuse généralisée (décalcification osseuse et transformation fibreuse de la moelle), une atteinte rénale (lithiase) et des calcifications viscérales.

recombinaison n.f. ***Recombinaison génétique,*** modification de la répartition des gènes suite à un échange équitable de fragments de capital génétique au cours de la méiose, responsable d'une modification des caractères génétiques et éventuellement de maladies.

recombinante adj. Se dit d'une substance similaire à une substance biologique naturelle mais synthétisée par génie génétique, par un organisme qui ne la sécrète normalement pas.

rect(o)- Élément du latin *rectum* « droit », entrant dans la composition de mots concernant : **1.** le rectum (du latin *Rectum intestinum*). Ex. : *rectite, rectoscopie.* **2.** Les muscles droits de l'abdomen.

rectite n.f. Inflammation du rectum.

rectocèle n.f. Saillie du rectum dans la cavité vaginale, repoussant en avant la paroi postérieure du vagin.

rectocolite n.f. Inflammation du rectum et du côlon. ***Rectocolite hémorragique,*** maladie intestinale chronique et inflammatoire du rectum et du côlon, évoluant par poussées. De cause inconnue, elle se manifeste par une diarrhée chronique glaireuse et sanglante, et des douleurs abdominales et parfois des manifestations oculaires, articulaires et cutanées. Elle peut se compliquer de dilatations coliques aiguës avec risque de perforation (colectasie). La coloscopie permet de visualiser une muqueuse granitée, inflammatoire, fragile et hémorragique, avec parfois de vastes ulcérations nécrosantes, voire une disparition de la muqueuse dans les formes graves. Les lésions débutent au niveau du rectum, puis s'étendent de façon continue jusqu'à une limite nette à partir de laquelle le côlon redevient normal. On traite les poussées par les dérivés salicylés (Pentasa®, Fivasa®) et une corticothérapie en fonction de la gravité. Le recours à la chirurgie d'exérèse colorectale avec anastomose iléo-anale, permet une guérison des formes graves ou récidivantes.

recto-périnéorraphie n.f. Opération chirurgicale visant à remédier au prolapsus du rectum et comportant une suture du noyau fibreux central du périnée et du raphé médian postérieur pour corriger l'élargissement de l'anus et l'hypotonicité du sphincter anal.

rectopexie n.f. Suspension du rectum au sacrum, préconisée pour traiter le prolapsus du rectum.

rectoplicature n.f. Plicature de la muqueuse du rectum, pratiquée en cas de prolapsus rectal. La rectoplicature suffit rarement, à elle seule, à guérir cette affection et n'est, en général, qu'un geste complémentaire d'une autre opération.

Rectoquotane® Topique antihémorroïdaire en crème ou pommade, constitué d'anesthésiques locaux sans corticoïdes.

rectorragie n.f. Hémorragie de sang rouge extériorisée par l'anus.

rectorraphie n.f. Plicature de l'ampoule rectale pour traiter un prolapsus rectal. Voir aussi *rectoplicature.*

rectoscopie n.f. Examen visuel de la cavité du rectum au moyen d'un endoscope court appelé *rectoscope.*

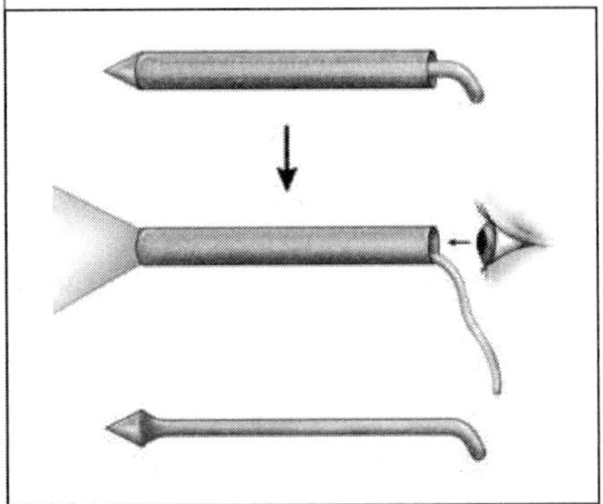

Rectoscope.

recto-sigmoïdite n.f. Inflammation du rectum et du côlon sigmoïde.

recto-sigmoïdoscopie n.f. Examen visuel de la cavité du rectum et du côlon sigmoïde au moyen d'un coloscope.

rectotomie n.f. Incision chirurgicale du rectum effectuée pour évacuer un abcès (notamment du cul-de-sac de Douglas) ou pour élargir un rétrécissement.

Rectovalone® Corticoïde administré par voie rectale sous forme de lavement en cas de forme basse de rectocolites (en aval de l'angle gauche) et de maladies inflammatoires intestinales (R.C.H.).

rectum n.m. Partie terminale du gros intestin, faisant suite au côlon sigmoïde et se continuant par le canal anal.

récurrence n.f. Récidive d'une maladie, à distance de l'épisode initial, et en l'absence d'une nouvelle contamination par le milieu extérieur.

récurrent, e adj. **1.** Qui revient vers son point d'origine. ***Nerfs récurrents,*** branches des nerfs pneumogastriques (X^e^ paire de nerfs crâniens), décrivant une anse en épingle à cheveux qui les ramène vers leur point de départ ; ils assurent l'innervation motrice des cordes vocales. **2.** Qui a tendance à la répétition. ***Fièvre récurrente,*** qui se répète par accès semblables.

recurvatum adj. Voir *Genu* recurvatum.*

Redon (drain de) Drain de plastique multiperforé à l'une de ses extrémités qu'on laisse dans la plaie opératoire, l'autre extrémité étant branchée, après fermeture étanche de la plaie, sur un dispositif d'aspiration par le vide.

réduction n.f. **1.** Remise en place. Ex. : *réduction d'une fracture, d'une luxation.* **2.** Réaction chimique d'un corps (dit *réducteur*) avec l'oxygène, entraînant une perte d'électrons pour ce corps. Il s'agit d'une oxydoréduction. ***Réduction chromatique,*** en génétique, division par deux du nombre des chromosomes lors de la formation des cellules sexuelles. ***Réduction embryonnaire,*** destruction d'embryons au cours d'une grossesse multiple trop nombreuse, notamment au cours d'une procréation assistée, afin d'éviter des complications maternelles et d'assurer une évolution normale du ou des fœtus restants.

redux adj. Qui réapparaît plus ou moins longtemps après guérison complète ; récidivant.

rééducation n.f. Ensemble des soins effectués pour récupérer plus ou moins complètement une fonction motrice ou psychomotrice perturbée. ***Rééducation fonctionnelle,*** soins destinés à atténuer ou à compenser un déficit moteur ou fonctionnel.

réentrée n.f. **1.** Anomalie de la conduction des potentiels d'action cardiaques, au cours de laquelle certaines fibres venant de s'activer peuvent se réactiver et générer des extrasystoles ou une tachycardie. **2.** Rupture, au cours de la dissection aortique, des couches internes de l'aorte à la partie basse du faux chenal, permettant le retour du courant sanguin dans la lumière normale du vaisseau.

référence n.f. ***Référence médicale opposable,*** code de thérapeutique et de prescription d'examens médicaux dont l'objectif est d'ajuster au mieux le coût des soins, et auquel le médecin doit se conformer sous peine d'avoir à se justifier. ABRÉV. *R.M.O.*

Refetoff (syndrome de) Maladie familiale due à une absence de réponse de l'hypophyse et des organes périphériques aux hormones thyroïdiennes, se manifestant par un retard de croissance, une surdité, une mutité, un goitre ou une élévation des hormones thyroïdiennes plasmatiques.

réflexe n.m. Réponse motrice inconsciente et/ou involontaire à une stimulation mécanique, sensitive ou sensorielle. Les réflexes les plus simples, automatiques, font relais dans la moelle épinière sans intervention des centres nerveux supérieurs. La disparition d'un réflexe indique l'existence d'une lésion nerveuse soit sur la voie sensitive qui conduit l'excitation, soit sur la voie motrice qui transmet la réponse. ***Réflexe achilléen,*** réflexe ostéotendineux caractérisé par une extension du pied consécutive à la percussion du tendon d'Achille, et sollicitant la racine nerveuse S1. ***Réflexe cornéen,*** réflexe de clignement de la paupière provoqué par une stimulation tactile de la cornée, dont l'innervation sensitive est assurée par une branche du nerf trijumeau. Le réflexe cornéen est l'un des derniers réflexes à disparaître lors d'un coma profond. ***Réflexe crémastérien,*** réflexe de contraction rapide du scrotum provoquant l'ascension testiculaire, après stimulation tactile de la face interne de la cuisse. ***Réflexe cutané abdominal,*** réflexe de contraction des muscles grands droits après stimulation sensitive d'un métamère de la paroi abdominale. ***Réflexe cutané plantaire,*** réflexe provoqué par stimulation de la face plantaire externe avec la pointe du marteau à réflexe, se manifestant normalement par une flexion des orteils ou par un signe de Babinski dans les atteintes pyramidales. ABRÉV. *R.C.P.* ***Réflexe conditionné,*** montage dans lequel les centres cérébraux interviennent. ***Réflexe idiomusculaire,*** réflexe de contraction musculaire normale en cas de percussion directe du muscle, disparaissant notamment lors des myopathies. ***Réflexe myotatique,*** contraction du muscle induite par son étirement, par un phénomène réflexe. ***Réflexe nasopalpébral,*** réflexe de fermeture des yeux obtenu par une percussion de la racine du nez avec un marteau à réflexe et qui s'atténue puis disparaît quand le geste est répété. Il est diminué en cas de paralysie faciale et persiste sans atténuation en cas de maladie de Parkinson. ***Réflexe nociceptif,*** mouvement réflexe de retrait induit par un stimulus douloureux. ***Réflexe ostéotendineux,*** contraction involontaire d'un muscle induite par la percussion de son tendon. Il est diminué ou aboli dans les atteintes de l'arc réflexe (au niveau du système nerveux périphérique) et augmenté quand le contrôle nerveux inhibiteur du système nerveux central sus-jacent est perturbé. ***Réflexe photomoteur,*** réaction de la pupille à une exposition lumineuse (voir *myosis*) ou au noir (voir *mydriase*). ***Réflexe pupillaire consensuel,*** contraction d'une pupille provoquée par la stimulation de l'autre pupille. ***Réflexe recto-anal,*** réflexe de contraction du sphincter anal, pouvant être émoussé ou disparaître en cas de neuropathie ou d'étirement dû à une constipation chronique. ***Réflexe recto-anal excitateur,*** réflexe de contraction du sphincter anal externe. ***Réflexe recto-anal inhibiteur,*** réflexe de relâchement du sphincter interne en cas de distension de l'ampoule rectale. ***Réflexe rotulien,*** réflexe ostéotendineux marqué par l'extension de la jambe, après percussion du tendon rotulien.

réflexogramme n.m. ***Réflexogramme achilléen,*** enregistrement graphique de la réponse du triceps sural à la percussion du tendon d'Achille, celle-ci entraînant une contraction réflexe du triceps. Le temps de réaction est allongé en cas d'hypothyroïdie, raccourci en cas d'hyperthyroïdie.

réflexothérapie n.f. Méthode de traitement opérant à distance et par voie réflexe sur une lésion, en agissant sur une zone éloignée de celle-ci soit en l'anesthésiant, soit en l'excitant, soit en supprimant une cause irritative.

reflux n.m. Écoulement d'un liquide organique dans le sens opposé au sens physiologique normal. ***Reflux gastro-œsophagien,*** reflux dans l'œsophage du contenu acide de l'estomac. Il provoque des brûlures acides ascendantes rétrosternales avec régurgitations acides. Il est provoqué par une anomalie de fonctionnement du cardia ou une hernie par l'hiatus œsophagien. ***Reflux hépatojugulaire,*** gonflement de la veine jugulaire provoqué par la compression lente et prolongée du foie. La turgescence de la veine dure tant que persiste la compression hépatique. c'est un signe d'insuffisance ventriculaire droite.

Reflux vésico-urétéral, reflux d'urine de la vessie vers les uretères, survenant souvent lors de la miction, pouvant être responsable de douleurs et de pyélonéphrite.

refoulement n.m. Mécanisme de défense psychique empêchant la prise de conscience de pensées et de sentiments non conformes à l'image ou à la moralité du patient, et parfois à l'origine de conflits psychiques, les idées refoulées se manifestant sous forme de rêves ou de psychoses.

réfractaire adj. Qui ne réagit pas à une stimulation ou à un traitement.

réfractif, ive adj. ***Chirurgie réfractive,*** chirurgie qui consiste, en changeant la forme de la cornée, à modifier la réfraction du globe oculaire, afin de corriger certains troubles de la vision comme la myopie.

réfraction n.f. Changement de direction d'un rayon lumineux lorsqu'il passe d'un milieu optique à un autre.

réfringence n.f. Propriété des milieux optiques transparents de modifier la vitesse de la lumière qui les traverse et, par suite, la direction du rayon lumineux lors de son passage d'un milieu à un autre.

Refsum (maladie de) Maladie neurologique familiale apparaissant dans l'enfance et se manifestant par une polynévrite, un syndrome cérébelleux, une surdité et des malformations rétiniennes et osseuses.

régénération n. f. Reconstruction d'une partie détruite.

régime n.m. ***Régime alimentaire,*** mode d'alimentation précisément déterminé en quantité (apport calorique) et en qualité (lipides, protides, glucides, vitamines).

Régitine® n.f. Médicament qui bloque l'action de la noradrénaline, et dont l'injection intraveineuse fait baisser la pression artérielle en cas de phéochromocytome. L'administration de Régitine® est un test diagnostique de la présence de ce type de lésion. Phentolamine en D.C.I.

règlement n.m. ***Règlement sanitaire international,*** ensemble de règles établies par l'Organisation mondiale de la santé, définies par des mesures communes destinées à prévenir l'extension des maladies contagieuses, et adoptées par la majorité des pays.

règles n.f.pl. Liquide d'origine utérine contenant du sang, des débris cellulaires et de muqueuse utérine et s'évacuant périodiquement par le vagin chez la femme en période d'activité génitale. SYN. *menstrues.*

regorgement n.m. Débordement par trop-plein. ***Miction par regorgement,*** miction qui survient lors d'une rétention complète d'urine. Lorsque la vessie est distendue à sa capacité maximale (du fait de l'absence de miction), elle laisse suinter le trop plein d'urine en « bavant ».

régression n.f. Processus psychologique souvent temporaire et provoqué par un choc ou un traumatisme psychologique, se manifestant chez l'enfant par un retour au stade psychique antérieur.

régurgitation n.f. **1.** En gastro-entérologie, reflux des aliments de l'estomac ou de l'œsophage dans la bouche, sans effort de vomissement. Ce phénomène est observé dans certaines affections œsophagiennes ou gastriques. **2.** En cardiologie, reflux du sang d'un ventricule dans l'oreillette homologue, dû à l'incontinence de la valvule auriculoventriculaire, ou de l'aorte ou de l'artère pulmonaire vers le ventricule correspondant, par incontinence de la valvule aortique ou pulmonaire.

réhydratation n.f. Apport hydrique thérapeutique, souvent salé, administré par voie orale ou intraveineuse.

Reifenstein (syndrome de) Malformation génitale familiale survenant chez l'homme, associant un hypospadias, une descente incomplète du testicule (cryptorchidie), une gynécomastie et une soudure incomplète du scrotum.

Reilly (phénomène de) Symptômes provoqués par une stimulation toxique du sympathique.

rein n.m. Organe pair et symétrique situé dans la cavité abdominale, derrière le péritoine, dans la fosse lombaire, qui élabore l'urine et assure l'élimination d'un grand nombre de déchets du métabolisme. Il participe à la régulation de la pression artérielle. ***Rein artificiel,*** terme désuet désignant un appareil d'hémodialyse. ***Rein de choc,*** insuffisance rénale aiguë observée après un choc hémodynamique. ***Rein en fer à cheval,*** malformation rénale fréquente, définie par l'union des deux reins, généralement au niveau de leur pôle inférieur, par un pont de tissu fibreux ou rénal, situé en avant du rachis lombaire.

Reisseisen (muscle de) Muscle lisse circulaire formant la couche musculaire qui entoure les bronches.

Reissner (membrane de) Fine membrane de l'oreille interne.

Reiter (syndrome de) Synonyme de *syndrome de Fiessenger*-Leroy-Reiter.*

rejet n.m. Processus immunologique par lequel un organisme reconnaît un tissu ou un organe étranger qui a été greffé, et déclenche une série de mécanismes complexes destinés à détruire et à éliminer cet élément étranger.

relaxation n.f. **1.** Suppression totale du tonus d'un muscle. **2.** État de détente psychologique et générale et, notamment, détente musculaire complète.

release n.m. Premier stade de l'hémostase caractérisé par la libération par les plaquettes, modifiées par leur adhésion à la paroi vasculaire, de substances (thromboplastines plaquettaires) déclenchant la coagulation sanguine.

releasing hormone n.f. Famille de médiateurs hormonaux sécrétés par l'hypothalamus, stimulant spécifiquement la sécrétion d'hormones hypophysaires correspondantes.

Remak (syndrome de) Atteinte, généralement par compression ou étirement, de la racine nerveuse C7 du plexus brachial, se manifestant par un déficit sensitif de la face postérieure du membre supérieur, s'étendant du bras jusqu'au majeur, par un déficit de l'extension des muscles de cette région, et par une abolition des réflexes tricipitaux et cubitopronateurs.

Remington (test de) Examen biologique qui met en évidence la présence d'IgM spécifiques de la toxoplasmose dans le plasma, caractéristique d'une maladie récente.

rémission n.f. Guérison temporaire d'une pathologie tumorale capable de récidive, témoignant d'une réponse incomplète à un traitement.

remnant n.m. Molécule lipidique résultant de la dégradation hépatique des chylomicrons.

rén(o)- Élément du latin *ren,* « rein ». Ex.: *rénogramme.* SYN. *néphr(o)-.*

Rendu-Osler (angiomatose de) Malformation vasculaire familiale multiple, de transmission autosomique dominante, généralement cutanée ou muqueuse mais pouvant aussi atteindre le tube digestif, le poumon ou le système nerveux central. Les localisations O.R.L., fréquentes, se manifestent par des épistaxis à répétition.

réniforme adj. Dont la forme est comparable à celle du rein.

rénine n.f. Substance élaborée par le rein (cellules de l'appareil juxtaglomérulaire) et douée de propriétés hypertensives puissantes.

réninémie n.f. Concentration plasmatique de la rénine.

Rénitec® Inhibiteur de l'enzyme de conversion de l'angiotensine utilisé dans le traitement de l'hypertension artérielle et des insuffisances cardiaques congestives. Il existe aussi une association de Rénitec® et d'un diurétique thiazidique, commercialisé sous le nom de Co-Rénitec®. Énalapril en D.C.I.

rénitence n.f. Consistance particulière d'un organe, d'un tissu, de la peau, qui résiste à la pression en cédant un peu, sans fluctuation vraie.

rénogramme n.m. Voir *néphrogramme*.

rénoprive adj. Qui est lié à l'ablation des reins ou provoqué par elle.

rénotrope adj. Qui agit sur le rein ou a une affinité pour cet organe.

rénovasculaire adj. Relatif aux vaisseaux du rein. ***Hypertension artérielle rénovasculaire,*** hypertension artérielle provoquée par une lésion (en général un rétrécissement) d'une ou des deux artères rénales.

Renshaw (cellule de) Cellule nerveuse de la moelle épinière, inhibant l'action des neurones moteurs.

renversé n.m. Technique de confection d'un pansement au cours de laquelle on enroule une bande autour d'un segment de membre, de manière à assurer une application parfaite tout en évitant une possible compression en cas de serrage excessif.

repas n.m. ***Repas d'épreuve,*** repas standardisé donné avant une exploration fonctionnelle digestive, pour stimuler la sécrétion gastrique pendant un tubage gastrique, déclencher la contraction vésiculaire ou mener une étude de pH-métrie limitée dans le temps.

réplétion n.f. État d'un organe creux rempli au maximum d'air ou de liquide. La réplétion de la vessie permet une échographie pelvienne par voie transpariétale.

réplication n.f. Formation d'une chaîne d'A.R.N. messager, par copie d'un fragment de chaîne d'A.D.N. dont elle est la réplique, puisque les bases qui la constituent sont complémentaires de celles de la chaîne d'A.D.N.

repolarisation n.f. Retour à la polarisation de repos après une dépolarisation, soit d'une cellule nerveuse après transmission de l'influx nerveux, soit d'une cellule du myocarde après le passage de l'onde d'activation électrique, soit d'une fibre musculaire.

repos n.m. ***Repos compensateur,*** période suivant une extrasystole ventriculaire, d'une durée supérieure à la période de repolarisation habituelle, pendant laquelle il n'existe aucune activité électrique, et formant un tracé plat à l'E.C.G.

répresseur n.m. Protéine dont la production est contrôlée par un gène régulateur, et dont la propriété est de bloquer l'expression d'un autre gène en inhibant sa transcription.

répression n. f. Inhibition d'un gène, bloquant son expression.

répulsif n.m. Produit chimique ayant la propriété de repousser certains êtres vivants, tels que les moustiques.

répulsion n.f. **1.** Phénomène physique par lequel deux corps ou deux organismes se repoussent. **2.** Aversion d'un individu pour un autre individu, une situation ou un objet, parfois rencontrée au cours des phobies.

réquisition n.f. Procédure légale par laquelle une autorité administrative ou judiciaire désigne un médecin pour accomplir une tâche d'expertise ou des actes médicaux, le médecin requis étant tenu, sauf cas de force majeure, de répondre à cette injonction.

-rèse Élément du grec *ouron*, « urine », entrant dans la composition de mots concernant une sécrétion. Ex.: *diurèse*. On trouve aussi le suffixe adjectival correspondant -*rétique*. Ex.: *diurétique*.

réseau n.m. Organisation de personnel médical et paramédical rassemblé pour informer et aider à la prise en charge globale et conjointe en ville de pathologies chroniques, en collaboration avec les structures hospitalières de proximité.

résection n.f. Action de couper, de retirer une portion d'organe et, éventuellement, en rétablissant la continuité anatomique et la fonction. ***Résection cunéiforme,*** résection en coin.

résectoscope n.m. Instrument chirurgical permettant la résection de tumeurs de la vessie ou d'adénomes de la prostate par voie endo-urétrale.

réserve n.f. ***Réserve alcaline,*** mesure de la concentration plasmatique en bicarbonate, normalement comprise entre 21 et 26 mmol/l. Une élévation marque une alcalose métabolique, et une baisse une acidose métabolique. ABRÉV. *R.A.* SYN. *CO_2 total.*

réservoir n.m. Espèce animale porteuse d'un germe pouvant être responsable de maladies infectieuses chez l'homme.

résidu n.m. ***Résidu postmictionnel,*** volume d'urine qui persiste dans la vessie après une miction, constaté notamment en cas d'obstacle prostatique à la vidange.

résiduelle n.f. Concentration d'un médicament (généralement un antibiotique) dans le sang, contrôlée avant réinjection du même médicament, en prévention d'un surdosage susceptible de se révéler toxique.

résistance n.f. ***Test de résistance globulaire,*** examen biologique qui consiste à soumettre les globules rouges à des solutions d'hypotonie croissante et à noter à quel degré survient une hémolyse. L'hémolyse survient pour des solutions peu hypotoniques en cas de sphérocytose.

résonance n.f. Phénomène physique par lequel l'amplitude d'une oscillation augmente sous l'influence d'impulsions périodiques de fréquence similaire. ***Imagerie par résonance magnétique nucléaire,*** procédé physique qui permet l'étude des structures moléculaires à l'aide d'un champ magnétique puissant. Ce procédé est utilisé en imagerie du corps humain. Il est basé sur les modifications des noyaux d'hydrogène du corps qui surviennent lorsque celui-ci est placé dans un champ magnétique extrêmement puissant: ces noyaux s'orientent tous dans la même direction. Lorsque le champ magnétique est interrompu, les noyaux d'hydrogène reprennent leur orientation initiale. C'est l'analyse, par ordinateur, de ces mouvements qui permet d'obtenir, de façon non invasive, une image très détaillée des différents organes du corps humain. ABRÉV. *I.R.M.*

respirateur n.m. Appareil permettant d'assurer mécaniquement la ventilation pulmonaire d'un sujet qui n'est plus à même d'oxygéner spontanément son organisme de façon suffisante. Tous les appareils actuels sont automatiques, avec possibilité de régler la fréquence et l'amplitude des mouvements respiratoires, ainsi que les pressions d'insufflation et d'expiration. Ils permettent une respiration artificielle prolongée.

respiration n.f. Ensemble des phénomènes qui ont pour but d'assurer l'apport d'oxygène aux tissus et organes du corps, et d'assurer l'élimination des déchets gazeux (gaz carbonique). La respiration comprend les phénomènes mécaniques de la ventilation des poumons, les échanges gazeux au niveau des poumons, le transport des gaz par le sang et les échanges gazeux au niveau des cellules. ***Respiration paradoxale,*** mouvement d'expansion d'un poumon ou d'une portion de poumon au cours de l'expiration, et de rétraction au cours de l'inspiration, soit l'inverse de la normale. Elle survient dans les fractures multiples déplacées des côtes (volet costal) désolidarisant une partie de la paroi thoracique du reste du thorax.

restaurant n.m. ***Syndrome du restaurant chinois,*** syndrome survenant en cas de surdosage ou d'intolérance au glutamate de sodium, très utilisé dans la cuisine chinoise, se manifestant en moins de trente minutes par des brûlures thoraciques, une vasodilatation faciale ou des paresthésies, et disparaissant spontanément en moins de deux heures.

resténose n.f. Réapparition du rétrécissement (d'un conduit ou d'un orifice) qui avait été précédemment traité chirurgicalement ou en radiologie interventionnelle et guéri.

restriction n.f. ***Enzyme de restriction,*** enzyme coupant les molécules d'A.D.N. en des points précis. La migration en électrophorèse des fragments ainsi obtenus permet d'étudier la structure de l'A.D.N., de rechercher des mutations ou de comparer deux brins d'A.D.N. ***Restriction hydrique,*** diminution des apports hydriques à moins de 500 ml/j, notamment pour le traitement d'une hyponatrémie par dilution.

rétention n. f. **1.** Accumulation d'un produit solide, liquide ou gazeux au niveau du réservoir où il est stocké normalement avant d'être éliminé, ou au niveau du conduit chargé de son évacuation. Ex.: *rétention d'urine.* **2.** Anomalie de l'élimination de certains corps chimiques. Ex.: *rétention sodée.* ***Rétention placentaire,*** évacuation incomplète du placenta après un accouchement ou un avortement, la partie restant dans l'utérus risquant d'entraîner des infections ou une hémorragie. On la traite par révision utérine.

réticulé, e adj. En forme de réseau; qui dessine un réseau. ***Système réticulé,*** ensemble de cellules nerveuses disposées en réseau le long du tronc cérébral et jouant un rôle dans le tonus de posture, la coordination des mouvements, le contrôle de l'activité cérébrale et des fonctions végétatives.

réticuline n.f. Fibres du tissu conjonctif disposées en réseau, retrouvées notamment au niveau des membranes basales et qui assurent la cohésion du tissu conjonctif. Elles sont constituées de fibres de collagène et de glucides.

réticulocyte n.m. Jeune globule rouge issu de la régénération médullaire. Son taux dans le sang est normalement compris entre 50 000 et 75 000/mm^3; il est élevé au-delà de 150 000/mm^3.

réticulo-endothélial, e, aux adj. ***Système réticulo-endothélial,*** ensemble de cellules disséminées dans tout l'organisme, d'origine embryologique commune (mésenchymateuse), mais de nature différente (histiocytes, cellules de Kupffer, fibroblastes, etc.), douées de propriétés phagocytaires et susceptibles de se transformer les unes en les autres. Elles jouent un rôle immunitaire (formation des anticorps et de plusieurs substances biologiques: interféron, complément), métabolique (métabolisme lipidique), de défense de l'organisme (phagocytose des particules étrangères: bactéries, parasites) et d'épuration (destruction des hématies, des débris cellulaires).

réticulohistiocytaire adj. Relatif aux cellules mononucléées ayant des propriétés phagocytaires.

réticulohistiocytome n.m. Maladie due à un infiltrat de cellules multinucléées de grande taille dans la peau, les muqueuses, les articulations et les tendons.

réticulosarcome n.m. Prolifération maligne développée aux dépens du système réticulo-endothélial et provoquant des tumeurs de la moelle osseuse, du foie, de la rate, des ganglions lymphatiques et donnant des métastases.

réticulose n.f. Prolifération cellulaire constituée en majorité de cellules du système réticulohistiocytaire, observée en cas de syndromes de Kapozi ou de Sézary.

réticulum n.m. Ensemble constitué en réseau (réseaux de fibres, anastomoses de petits vaisseaux par exemple). ***Réticulum endoplasmique,*** réseau intracellulaire cytoplasmique de saccules et de canalicules, jouant un rôle dans la synthèse des protéines et le transport intracytoplasmique de certaines substances. ***Réticulum sarcoplasmique,*** réticulum endoplasmique des cellules musculaires striées.

rétine n.f. Membrane sensorielle appliquée à la face profonde de la partie postérieure du globe oculaire, et formée de cellules nerveuses connectées aux fibres du nerf optique, qui assure la perception des sensations visuelles. C'est l'organe de la vision.

rétinite n.f. Inflammation de la rétine.

rétinoblastome n.m. Tumeur maligne de la rétine survenant chez le sujet jeune. Les formes bilatérales sont toujours héréditaires.

rétinocytome n.m. Tumeur maligne de la rétine, différant du rétinoblastome par ses caractères histologiques.

rétinographie n.f. Examen photographique de la rétine.

rétinoïde n.m. Dérivé de la vitamine A, qui inhibe la prolifération des cellules épithéliales.

rétinol n.m. Voir *vitamine* A.*

rétinopathie n.f. Affection de la rétine.

rétinopexie n.f. Fixation de la rétine à la choroïde, indiquée en cas de décollement de la rétine. Elle peut être réalisée par photocoagulation au laser.

rétinoschisis n.m. Formation d'un kyste dans la rétine, responsable de décollement. Il est parfois d'origine génétique.

-rétique Voir *-rèse.*

retour n.m. ***Retour de couches,*** réapparition des règles après un accouchement. Il survient de 6 semaines à 6 mois après l'accouchement. Les règles ne réapparaissent pas pendant toute la durée de l'allaitement.

retourné n.m. Technique d'application d'une bande de pansement que l'on enroule autour d'un segment de membre en effectuant plusieurs allers et retours de la bande, et qui est destinée à assurer une application parfaite de la bande.

rétraction n.f. ***Rétraction utérine,*** contraction de l'utérus, normale après l'accouchement et permettant d'éviter les hémorragies, mais pathologique pendant l'accouchement et risquant d'entraîner une souffrance fœtale ou une rupture utérine.

rétrécissement n.m. Diminution permanente du calibre d'un orifice, d'un canal, d'un conduit avec, généralement, altération de leur paroi. ***Rétrécissement aortique,*** rétrécissement de la valvule cardiaque aortique se manifestant à l'auscultation par un souffle systolique râpeux au foyer aortique et responsable à plus ou moins long terme, en fonction de sa sévérité, d'insuffisance cardiaque. ***Rétrécissement mitral,*** rétrécissement de la valvule cardiaque mitrale se manifestant à l'auscultation par un souffle diastolique au foyer mitral. ***Rétrécissement pulmonaire,*** rétrécissement de la valvule cardiaque pulmonaire se manifestant par un souffle systolique prédominant au foyer pulmonaire, souvent congénital, et volontiers associé à une communication interauriculaire. ***Rétrécissement triscuspidien,*** rétrécissement de la valvule cardiaque tricuspide induisant un souffle systolique au foyer tricuspide.

rétro- Élément indiquant une position derrière ou en arrière. Ex.: *rétroversion, rétrognathie.*

rétrocæcal, e, aux adj. Situé en arrière du cæcum. Ex.: *appendice rétrocæcal.*

rétrocontrôle n.m. Autorégulation de la production d'une hormone en fonction de sa concentration plasmatique. Dans le rétrocontrôle négatif, de fortes concentrations plasmatiques de l'hormone freinent sa sécrétion, et tendent ainsi à revenir à des valeurs normales. Dans le rétrocontrôle positif, les concentrations d'hormone stimulent en revanche sa propre sécrétion, afin d'obtenir un effet multiplicateur, cas de la prolactine par exemple qui stimule la sécrétion lactée.

rétroflexion n.f. Inclinaison en arrière de la partie supérieure d'un organe qui forme un angle avec sa partie inférieure. Ce terme s'applique essentiellement à l'utérus: le corps utérin est basculé vers l'arrière, alors que le col garde son orientation normale.

rétrognathie n.f. Déformation de la mâchoire inférieure qui, sur le visage de profil, paraît déjetée en arrière.

rétrograde adj. Qui revient en arrière.

rétrolisthésis n.m. Glissement en arrière d'un segment de colonne vertébrale (généralement la colonne lombaire), par rapport à la vertèbre sous-jacente.

rétropéritonéal, e, aux adj. Qui est situé en arrière du péritoine.

rétropneumopéritoine n. m. Examen radiologique de l'abdomen après insufflation de gaz dans l'espace rétropéritonéal, par une aiguille introduite en avant de la pointe du coccyx. Cet examen permettait de visualiser, par contraste, tous les organes rétropéritonéaux (reins, surrénales, muscles psoas, tumeurs, etc.), mais il a aujourd'hui complètement cédé la place aux procédés modernes d'imagerie (scanner, I.R.M.).

rétroposition n.f. Déplacement d'un organe vers l'arrière.

rétrosternal, e, aux adj. Qui est situé derrière le sternum.

rétroversion n.f. Inclinaison en arrière de la totalité d'un organe. Ce terme s'applique essentiellement à l'utérus: le corps se bloque dans la concavité sacrée et le col remonte vers le pubis.

Rétrovir® Antiviral utilisé dans le traitement de l'infection évoluée par le V.I.H., en association avec d'autres antiviraux. Il agit par inhibition de la transcriptase inverse du virus. Ses effets secondaires sont l'anémie et la neutropénie. Associé à la lamivudine, il est commercialisé sous le nom de Combivir®. Zidovudine ou A.Z.T. en D.C.I.

rétrovirus n.m. Virus à A.R.N. et contenant donc tous une transcriptase inverse qui traduit l'A.R.N. viral en A.D.N.

Rett (syndrome de) Maladie neurologique d'origine inconnue, se manifestant chez la fille par un retard de croissance, un retard mental et un syndrome cérébelleux.

Retzius (espace de) Espace situé entre la face antérieure de la vessie et la face postérieure du pubis. Il est comblé par du tissu cellulograisseux et contient des plexus veineux.

revascularisation n.f. Rétablissement de la circulation sanguine dans un territoire ischémié.

rêve n.m. Activité psychique survenant pendant le sommeil, en grande partie mais pas exclusivement au cours du sommeil paradoxal. Il s'accompagne normalement d'une hypotonie musculaire. On ne connaît pas sa finalité physiologique.

reverse transcriptase Voir *transcriptase* inverse.*

Révia® Molécule antagoniste spécifique des morphiniques, utilisée pour soutenir le sevrage des patients alcoolodépendants. Naltrexone en D.C.I.

révision n.f. ***Révision utérine,*** contrôle de la vacuité utérine, effectué manuellement après un accouchement ou avec un instrument après un avortement.

Reye (syndrome de) Encéphalopathie œdémateuse aiguë accompagnée d'une stéatose hépatique, survenant brutalement chez l'enfant après une infection virale ou au cours de maladies métaboliques. Elle pourrait être favorisée par la prise d'aspirine. Il s'accompagne de perturbations biologiques telles qu'une hypoglycémie, une acidose métabolique, une cétonurie, une cytolyse et une insuffisance hépatique. Elle se manifeste par des convulsions, une confusion et un coma, et est souvent suivie d'une mort rapide.

Reynolds (syndrome de) Association d'une cirrhose biliaire primitive et d'un syndrome C.R.S.T.

Rh n.m. Abréviation de *Rhésus.*

rhabdomyo- Élément du grec *rhabdo,* « strié » et *myo-,* de *mus,* « muscle », entrant dans la composition de mots concernant les muscles striés. Ex. : *rhabdomyosarcome.* S'oppose à *léiomyo-*, désignant les muscles lisses.

rhabdomyolyse n.f. Destruction du muscle strié observée en cas d'écrasement de membre ou dans certaines infections ou intoxications. Elle se manifeste par une myoglobinurie (urines rouges) et peut se compliquer d'insuffisance rénale aiguë.

rhabdomyome n.m. Tumeur bénigne formée de fibres musculaires striées.

rhabdomyosarcome n.m. Tumeur maligne développée aux dépens du muscle strié.

rhagade n.f. Crevasse cutanée.

Rheese (incidence radiologique de) Radiographie du crâne prise sous un angle oblique pour mieux visualiser le sinus ethmoïdal.

rhéologie n.f. Étude de l'écoulement des fluides et de la déformation des éléments qu'ils contiennent en fonction des forces qui s'exercent sur eux. La rhéologie étudie notamment la microcirculation sanguine au niveau des capillaires sanguins : écoulement, déformation des éléments figurés du sang, globules rouges notamment.

Rhésus n.m. Agglutinogène des globules rouges permettant de distinguer des groupes* sanguins particuliers (Rhésus + et Rhésus –). ABRÉV. *Rh.*

rhin(o)- Élément du grec *rhis,* « nez ». Ex. : *rhinophyma, rhinoplastie.* SYN. *nas(o)-.*

Rhinalair LP® Décongestionnant O.R.L. à base de vasoconstricteur, administré par voie orale sous forme à libération prolongée. Pseudoéphédrine en D.C.I.

Rhinathiol® Fluidifiant et mucolytique, agissant sur les bronches, administré en traitement d'appoint symptomatique des bronchites aiguës avec expectoration. Carbocistéine en D.C.I.

rhinencéphale n.m. Ensemble des formations nerveuses participant à l'olfaction. En étroite connexion avec l'hypothalamus, le rhinencéphale assure aussi un contrôle sur la vie végétative.

rhinite n.f. Inflammation aiguë ou chronique de la muqueuse nasale, qui se manifeste par un écoulement nasal.

rhinolalie n.f. Résonance anormale de la voix due à un défaut de perméabilité (végétations hypertrophiques, rhume) ou à une perméabilité excessive du nez et du carrefour rhinopharyngé (fente palatine).

rhinologie n.f. Étude des voies aériennes supérieures (nez, fosses nasales) et des affections qui leur sont propres.

rhinométrie n.f. Mesure de la perméabilité des fosses nasales pour le passage de l'air.

rhinopathie n.f. Terme générique désignant les affections du nez.

rhinopharyngite n.f. Inflammation du rhinopharynx.

rhinopharynx n.m. Partie haute du pharynx communiquant, en avant, avec les fosses nasales. SYN. *nasopharynx.*

rhinophyma n.m. Acné nasale aboutissant, dans les cas extrêmes, à une hypertrophie considérable du nez. Celui-ci est déformé par des saillies globuleuses, et recouvert d'une peau rouge ou violacée, criblée de pores dilatés.

rhinoplastie n.f. Reconstruction chirurgicale de la pyramide nasale, totale ou partielle, destinée à remédier à des difformités ou à des mutilations du nez.

Rhinopten® Immunostimulant composé d'antigènes bactériens, augmentant la sécrétion d'immunoglobulines locales. Administré en aérosol par cure de 15 jours, il est utilisé en prévention d'infections rhinopharyngées.

rhinorragie n.f. Hémorragie nasale. SYN. *épistaxis.*

rhinorrhée n.f. Écoulement de liquide par le nez, quel qu'en soit le type.

rhinoscopie n.f. Examen des fosses nasales soit par les narines, au moyen d'un spéculum nasal, soit par le pharynx, au moyen d'un miroir introduit derrière le voile du palais.

rhinosporidiose n.f. Mycose tropicale rhinopharyngée, prenant la forme d'un polype framboisé parfois hémorragique.

rhinotomie n.f. Ouverture chirurgicale des fosses nasales par voie nasale ou buccale, généralement pour pratiquer une exérèse tumorale.

rhinovirus n.m. Famille de virus à laquelle appartient le virus du coryza, responsable de rhinite.

rhiz(o)- Élément du grec *rhiza,* « racine ». Ex. : *rhizarthrose.*

rhizalyse n.f. Résorption de la racine d'une dent, pathologique en cas d'infection ou d'inflammation chronique ou physiologique, survenant spontanément dans le cas d'une dent temporaire.

rhizarthrose n.f. Rhumatisme chronique dégénératif d'une articulation proximale d'un membre ou d'un segment de membre (doigts, orteils). ***Rhizarthrose du pouce,*** arthrose de l'articulation trapézo-métacarpienne du pouce, située à la racine de ce doigt.

rhizomélique adj. Qui concerne la racine des membres ou leur partie proximale. ***Spondylose rhizomélique,*** dénomination ancienne de la *spondylarthrite ankylosante* ou *pelvispondylite rhumatismale.*

rhizotomie n.f. Section chirurgicale des racines nerveuses à leur émergence de la moelle épinière.

rhodopsine n.f. Protéine pigmentaire de couleur rouge, contenue dans les cellules photosensibles à bâtonnets de la rétine, permettant la vision crépusculaire. SYN. *pourpre rétinien.*

rhombencéphale n.m. Partie postérieure du cerveau provenant de l'évolution de la vésicule cérébrale postérieure et formant le bulbe, la protubérance et le cervelet.

rhomboïde **1.** adj. En forme de losange. **2.** n.m. Muscle du dos allant des apophyses épineuses des vertèbres cervicales C6, C7 et dorsales D1 à D4, jusqu'au bord interne de l'omoplate.

rhonchus n.m. Voir *ronchus.*

rhumatisme n.m. Affection aiguë ou chronique, inflammatoire ou dégénérative, atteignant essentiellement les articulations et les parties molles périarticulaires (muscles, tendons), mais se localisant également en d'autres sites. ***Rhumatisme articulaire aigu,*** infection survenant à la suite d'une angine à streptocoques mal soignée, et se manifestant au niveau articulaire par une polyarthrite migratrice ou inflammatoire, au niveau cutané par des nodules ou un érythème marginé, au niveau neurologique par une chorée et au niveau cardiaque par une atteinte des trois tuniques, ainsi que des valvules, notamment de la valvule mitrale. ABRÉV. *R.A.A.* ***Rhumatisme palindromique,*** rhumatisme d'origine inconnue, se manifestant par des monoarthrites de courte durée, localisées surtout aux mains et guérissant sans séquelle, mais récidivantes et migratrices. ***Rhumatisme psoriasique,*** manifestation rhumatologique du psoriasis, similaire à la polyarthrite rhumatoïde, mais qui atteint les articulations digitales distales, la région sacroiliaque, le rachis, et au cours de laquelle les réactions de détection du facteur rhumatoïde sont négatives.

rhumatoïde adj. Analogue à la douleur provoquée par un rhumatisme. ***Facteur rhumatoïde***, voir *facteur*.*

rhumatologie n.f. Branche de la médecine qui traite des affections de l'appareil locomoteur, à l'exception des traumatismes et des myopathies.

rhume n.m. Infection bactérienne ou virale entraînant une hypersécrétion de la muqueuse nasale et une toux. ***Rhume des foins,*** rhinite saisonnière due à une allergie au pollen, qui se manifeste par des éternuements et une rhinorrhée claire, avec parfois atteinte oculaire et association à des crises d'asthmes et à d'autres allergies.

Riabal® Antispasmodique anticholinergique utilisé en pédiatrie. Prifinium en D.C.I.

ribavirine Antiviral utilisé dans le traitement de l'hépatite C. Elle est commercialisée sous le nom de Rébétol®.

ribonucléique adj. ***Acide ribonucléique,*** grosse molécule formée d'une chaîne unique de structure analogue à celle d'une chaîne d'A.D.N. (*acide désoxyribonucléique*). Elle en diffère par le remplacement du désoxyribose par le ribose et de la thymine par l'uracile. Elle est synthétisée par la cellule à partir de l'A.D.N. et intervient dans le transport du message génétique et la synthèse des protéines. Il existe trois sortes d'A.R.N. : l'A.R.N. messager, l'A.R.N. de transfert et l'A.R.N. ribosomique. ABRÉV. *A.R.N.*

ribose n.m. Pentose rencontré dans les acides ribonucléiques.

ribosome n.m. Organite situé dans le cytoplasme de toutes les cellules nucléées et au niveau duquel s'effectue la synthèse des protéines grâce aux informations transmises par l'A.R.N. messager et au transport des acides aminés par l'A.R.N. de transfert.

ribosomique adj. Qui concerne ou qui appartient aux ribosomes.

Richter (syndrome de) Transformation d'une leucémie myéloïde chronique d'évolution lente en lymphome d'évolution rapide.

rickettsie n.f. Famille de petites bactéries intracellulaires, transmises à l'homme par des arthropodes, responsables du typhus, de pneumopathies atypiques ou de fièvre pourprée.

rickettsiose n.f. Maladie infectieuse due à des rickettsies, responsable d'une atteinte des petits vaisseaux et se manifestant par une éruption cutanée fébrile. Il existe une répartition géographique spécifique à chaque type de rickettsiose.

rictus n.m. Contraction des muscles peauciers de la face donnant au visage l'aspect d'un rire forcé.

rideau n.m. ***Signe du rideau,*** paralysie hémipharyngée due à l'atteinte du nerf glossopharyngien (IXe paire de nerfs crâniens), accompagnée d'une chute et d'une attraction controlatérale de la paroi postérieure du pharynx vers le côté sain, observée au cours de la phonation.

Riedel (lobe de) Lobe hépatique surnuméraire, situé au niveau du foie droit.

Riedel (thyroïdite de) Inflammation chronique rare de la thyroïde, d'étiologie inconnue, se manifestant par une fibrose diffuse, parfois responsable de goitre avec risque de compression extrinsèque des organes voisins (œsophage et voies aériennes), et donnant à la thyroïde une consistance très dure.

Rieger (syndrome de) Maladie oculaire héréditaire autosomique dominante, se manifestant par une anomalie de structure de l'iris, une malformation de la chambre antérieure de l'œil, des brides angulaires et un risque de glaucome. Elle s'accompagne parfois d'autres malformations faciales ou digitales.

Riga (maladie de) Petite tumeur située sous la langue, observée chez le jeune enfant

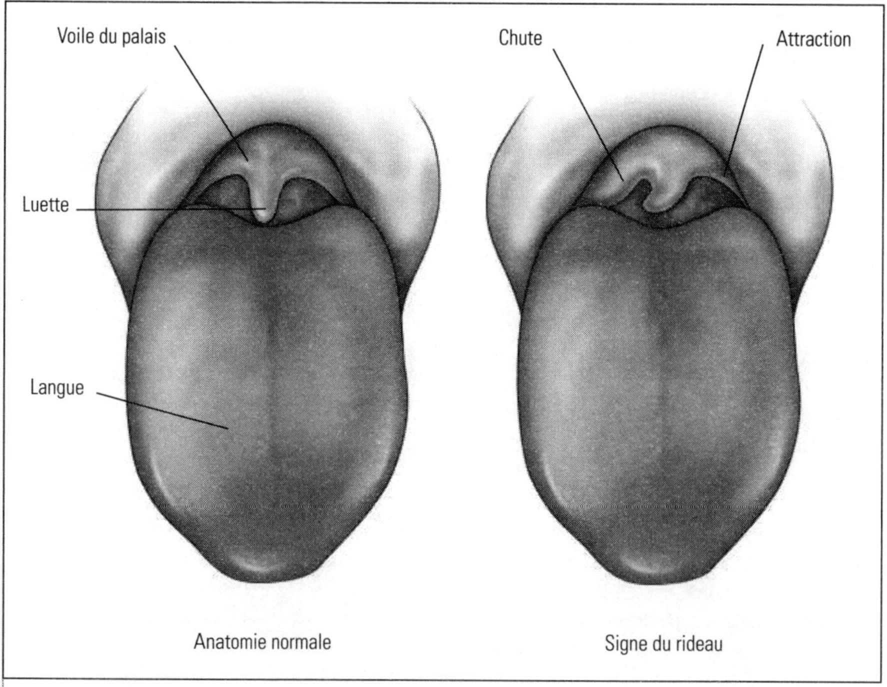

Signe du rideau.

présentant une toux chronique, et due à un phénomène mécanique de frottement entre la langue et les dents. Elle est favorisée par un frein de la langue trop court.

rigidité n.f. ***Rigidité cadavérique,*** raideur due à la dégradation de la myosine dans les muscles mortifiés, apparaissant 2 à 4 heures après le décès et persistant 3 jours.

Riley-day (syndrome de) Maladie neurologique héréditaire autosomique dominante, caractérisée par un trouble du métabolisme des catécholamines par déficit enzymatique, et qui se manifeste chez le nourrisson par un dysfonctionnement du système nerveux autonome, une sudation exagérée, de la fièvre et des diarrhées.

Riley-Schwachman (syndrome de) Syndrome polymalformatif de l'enfant, rare, d'origine inconnue, se manifestant par une anomalie des os, des membres et des muscles, entraînant des troubles de la marche et une cachexie.

Rinne (épreuve de) Comparaison de l'audition par conduction osseuse et de l'audition par conduction aérienne au moyen d'un diapason posé sur la mastoïde ou devant l'oreille. À l'état normal ou en cas de surdité de perception, le Rinne est positif et la transmission aérienne est meilleure que la transmission osseuse. En cas de surdité de transmission, le Rinne est négatif.

R.I.P.A. n.f. (Abréviation de l'anglais *radio immuno precipitation assay*) Test spécifique employant la radio-immunologie pour détecter des anticorps viraux et utilisé dans la recherche du V.I.H. pour confirmer le test de dépistage Elisa.

rire n.m. ***Rire et pleurer spasmodiques,*** symptôme du syndrome pseudobulbaire, qui se manifeste par des crises de rires et de pleurs non contrôlables, et survenant de façon spontanée en dehors d'émotions normalement responsables de telles manifestations.

-rise Suffixe désignant une intervention chirurgicale qui crée une butée osseuse. Ex.: *arthrorise.*

Risser (test de) Étude de l'ossification des crêtes iliaques de l'adolescent, par une radiographie de face du bassin qui permet d'évaluer la maturation osseuse.

rituel n.m. Ensemble des actes et des gestes conjuratoires, inutiles, stéréotypés et répétés, tels que le lavage des mains ou la vérification de la fermeture des portes, accomplis pour lutter contre l'angoisse engendrée par une obsession et rencontrés au cours de névroses obsessionnelles.

Rivalta (réaction de) Ancienne méthode qualitative de mise en évidence de protéines, permettant de distinguer les exsudats (réaction positive) des transsudats (réaction négative). Cette méthode est aujourd'hui remplacée par le dosage des protéines du liquide d'épanchement permettant de différencier un exsudat riche en protéines d'un transsudat pauvre en protéines.

Rivero-Carvallo (signe de) Souffle systolique perçu à l'inspiration profonde ou au cours d'une apnée postinspiratoire en cas d'insuffisance tricuspidienne.

riziforme adj. Qui a l'aspect de grains de riz. ***Synovite à grains riziformes,*** synovite caractérisée par la présence, dans la cavité synoviale d'une gaine tendineuse, d'innombrables corps étrangers ressemblant à des grains de riz et formés par des fragments détachés de la synoviale malade; en règle générale, il s'agit d'une synovite tuberculeuse.

R.M. n.m. Abréviation de *rétrécissement* mitral.*

R.M.N. n.m. Abréviation de *résonance* magnétique nucléaire.*

R.N.A n.m. Abréviation anglaise de *A.R.N.*

Roberts (syndrome de) Syndrome rare de transmission autosomique récessive associant notamment un retard de croissance débutant in utero, une hypoplasie des membres, une thrombopénie et des malformations digitales ou O.R.L.

Robin (syndrome de Pierre) Malformation du maxillaire inférieur (hypoplasie ou rétrognathie), avec chute de la langue en arrière, pouvant être responsable de détresse respiratoire du nouveau-né, et parfois associée à des malformations cardiaques.

R.O.C n.m. (Abréviation de *réflexe d'orientation conditionné*) Test qui permet de dépister une surdité chez le petit enfant de 1 à 3 ans, en associant l'émission d'un son à l'apparition d'une image latéralisée (à droite ou à gauche), et d'étudier le mouvement du regard où de la tête qui normalement cherche l'image du côté où le son a été perçu.

rocher n.m. Partie de l'os temporal qui contient les éléments de l'oreille et qui est traversée par l'artère carotide interne et le nerf facial.

Rochon-Duvigneaud (syndrome de) Déficit neurologique dû à la compression des nerfs traversant la fente sphénoïdale par une tumeur ou une malformation vasculaire. Il se manifeste par une paralysie oculomotrice avec ptosis, une anesthésie de la cornée et de la partie supérieure du visage, et parfois une exophtalmie par réduction du retour veineux due à une compression des veines ophtalmiques.

Roger (maladie de) Malformation cardiaque à type de communication interventriculaire de petite taille, se manifestant par un souffle systolique en rayons de roue, et cliniquement bien tolérée.

Rokitansky-Küster (syndrome de) Malformation congénitale de l'appareil génital féminin due à un défaut de développement des canaux de Müller, caractérisée par une absence de vagin, un utérus hypoplasique (col et corps absents), les trompes utérines et les ovaires étant normaux.

Rolando (scissure de) Profond sillon tracé sur la face superficielle des hémisphères cérébraux et séparant, sur chaque hémisphère, le lobe frontal du lobe pariétal.

Romberg (maladie de) Maladie musculaire de cause inconnue, débutant dans l'enfance, caractérisée par une atrophie musculaire progressive localisée à une hémiface.

Romberg (signe de) Déficit de la sensibilité profonde marqué par une incapacité de garder la station debout à la fermeture des yeux.

ronchus n.m. Bruit pulmonaire inspiratoire anormal, comparable au ronflement d'un homme endormi, traduisant un encombrement bronchique.

röntgen n.m. Unité d'irradiation par les rayons X et les rayons γ. On écrit aussi *roentgen.*

röntgenthérapie n.f. Synonyme rare de *radiothérapie.*

R.O.R. Abréviation de *(vaccin* de la) rougeole oreillon rubéole.*

Rorschach (test de) Étude de la personnalité basée sur l'analyse des interprétations et des réactions d'un patient à qui l'on montre 12 planches représentant des tâches noires ou colorées.

rosace n.f. Dernier stade d'évolution du *Plasmodium* à l'intérieur d'un globule rouge, avant hémolyse et libération de nombreux autres parasites dans le sang.

Rosenthal (canal de) Canal osseux de l'oreille interne où circulent les nerfs auditifs de la cochlée.

Rosenthal (facteur) Facteur XI de la coagulation.

Rosenthal (maladie de) Maladie héréditaire autosomique dominante, due à un déficit en facteur XI, dont les manifestations hémorragiques sont généralement peu sévères.

roséole n.f. Éruption cutanée caractérisée par des macules rosées disparaissant spontanément en quelques jours, accompagnée parfois d'une fine desquamation, rencontrée en cas de syphilis, d'exanthème subit du nourrisson et de réactions allergiques ou toxiques à certains produits.

rosette n.f. ***Technique des rosettes,*** technique de recherche d'anticorps dont la présence se traduit par une agglutination, d'origine immunologique, d'hématies autour d'un lymphocyte, formant une petite rosette. Cette technique est notamment utilisée au cours de la réaction de latex ou la réaction de Waaler-Rose.

Rosewater (syndrome de) Hypogonadisme masculin.

Rossolimo (signe de) Signe neurologique observé en cas de syndrome pyramidal, et qui consiste en une flexion des doigts ou des orteils lors de la percussion du métacarpe ou du métatarse.

rotavirus n.m. Virus à A.R.N. responsable des épidémies de gastroentérite infantile, habituellement hivernales.

Roth (tache de) Tache hémorragique du fond de l'œil avec un centre blanc, fugace et récidivante, observée en cas de rétinite septique. Elle résulte de nécroses secondaires à des embolies bactériennes accompagnant généralement des endocardites d'Osler ou des septicémies graves.

Roth (test de) Test sérologique de recherche de trichines.

Rotor (maladie de) Maladie familiale rare due à un déficit enzymatique en transférase, responsable d'un ictère à bilirubine mixte (conjuguée et non conjuguée), chronique, peu intense, par défaut de transfert de la bilirubine dans la bile. Ses caractéristiques sont voisines de celles de la maladie de Dubin-Johnson, les voies biliaires sont normales et il n'y a pas d'atteinte des fonctions hépatiques ni de pigmentation du foie. Le pronostic est favorable mais il n'existe aucun traitement.

rotule n.f. Os sésamoïde inclus dans l'épaisseur du tendon de terminaison du quadriceps crural, situé à la face antérieure du genou et articulé en arrière avec la trochlée fémorale.

rotulien, enne adj. Relatif à la rotule. ***Réflexe rotulien,*** contraction du quadriceps avec extension de la jambe sur la cuisse, provoquée par la percussion du tendon rotulien. ***Choc rotulien,*** choc observé en cas d'épanchement liquidien dans l'articulation du genou ; l'enfoncement brusque de la rotule donne une sensation de contact osseux lorsque la rotule vient heurter la trochlée fémorale.

roue n.f. ***Phénomène de la roue dentée,*** saccades perçues à la mobilisation passive d'une articulation, dues à une hypertonie extrapyramidale cédant par à-coups, notamment observée au cours de la maladie de Parkinson.

rougeole n.f. Maladie infectieuse virale due à *Paramyxovirus*, très contagieuse et épidémique, qui se traduit par un exanthème maculopapuleux de l'ensemble du corps avec des zones de peau saine et un énanthème sous la forme du signe de Koplik sur la face interne des joues, dans un contexte fébrile avec écoulement nasal et larmoiement. Les complications respiratoires sont rares quand l'état nutritionnel est satisfaisant.

roulement n.m. ***Roulement diastolique,*** souffle cardiaque diastolique lié soit à une augmentation du remplissage ventriculaire par un shunt cardiaque gauche-droite ou une insuffisance mitrale (appelé roulement diastolique de débit), soit à une valvulopathie (rétrécissement mitral ou tricuspidien).

roxithromycine n.f. Antibiotique de la famille des macrolides. Elle est commercialisée sous les noms de Rulid® et de Claramid®.

-rragie Élément du grec *rhagê*, « rupture », entrant dans la composition de mots indiquant un écoulement, un jaillissement et plus particulièrement un écoulement de sang. Ex. : *hémorragie, rectorragie.* Voir aussi *-rrhée.*

-rraphie Élément du grec *raphein*, « coudre », entrant dans la composition de mots indiquant une suture chirurgicale. Ex. : *myorraphie.*

-rrhée Élément du grec *rhein*, « couler », entrant dans la composition de mots indiquant un écoulement de liquide. Ex. : *rhinorrhée.* Voir aussi *-rrhagie.*

rubéole n.f. Maladie infectieuse virale, contagieuse et épidémique, caractérisée par une éruption cutanée parfois inapparente, qui débute au visage, avec fièvre modérée, et qui disparaît rapidement sans cicatrice ni énanthème. Elle présente des risques d'avortement ou de malformations embryonnaires graves (cardiaques, oculaires, auditives, neurologiques et dentaires) si elle survient au cours de la grossesse, surtout au cours du premier trimestre.

rubéose n.f. ***Rubéose de l'iris,*** coloration rouge de l'iris due à une vasodilatation ou à une formation anormale de petits vaisseaux, observée notamment en cas de diabète.

Ruffini (corpuscule de) Récepteur de la peau sensible à la chaleur.

rumination n.f. Tendance morbide de l'attention à être accaparée inlassablement par les mêmes pensées improductives, observée au cours de syndromes dépressifs ou de certains délires.

rupture n.f. Perte de la continuité d'une structure anatomique (peau, membrane, muscle, etc.). ***Rupture de la poche des eaux,*** rupture de l'enveloppe entourant le fœtus, soit spontanée, soit déclenchée par la sage-femme au moment de l'accouchement, à dilatation complète du col. Elle peut être prématurée et comporte alors un risque infectieux. Elle se manifeste par un écoulement de liquide amniotique par le col et le vagin. ***Rupture utérine,*** ouverture de l'utérus durant la grossesse, accidentelle en cas de travail pathologique ou intentionnelle au cours d'un curetage.

rythme n.m. ***Rythme alpha,*** activité électrique cérébrale enregistrée sur un électroencéphalogramme, caractérisée par un rythme sinusoïdal de base fondamental de 8 à 12 cycles par seconde, observé au repos chez un sujet éveillé gardant les yeux fermés, et disparaissant lorsque l'attention visuelle est stimulée. ***Rythme bêta,*** activité électrique cérébrale enregistrée sur un électroencéphalogramme, caractérisée par un rythme sinusoïdal rapide de 15 à 20 cycles par seconde, de faible amplitude, prédominant dans les régions frontales d'un sujet éveillé gardant les yeux fermés. ***Rythme biologique,*** réglage temporel observé chez tous les êtres vivants, végétaux y compris. On différencie des rythmes biologiques rapides (entre une seconde et 12 heures) des rythmes de fréquence moyenne (24 heures) et des rythmes prolongés (quelques jours à un an). ***Rythme cardiaque jonctionnel,*** rythme cardiaque lent provoqué par l'activité du nœud d'Aschoff-Tawara. On dit aussi *rythme nodal.* ***Rythme circadien,*** rythme de l'organisme correspondant au cycle de la journée (24 heures) et caractérisé notamment par des variations de la sécrétion de substances au cours de la journée. ***Rythme delta,*** activité électrique cérébrale enregistrée sur un électroencéphalogramme, caractérisée par des ondes lentes et amples, pathologiques, traduisant une souffrance cérébrale. ***Rythme idioventriculaire,*** rythme ventriculaire d'échappement, lent, provoqué par une perte de contrôle de l'activité électrique des ventricules par la stimulation auriculaire. Il est le plus souvent dû à un bloc complet auriculoventriculaire. ***Rythme réciproque,*** rythme cardiaque ectopique, caractérisé par une propagation rétrograde vers les oreillettes puis un retour vers les ventricules. ***Rythme sinusal,*** rythme cardiaque normal qui prend naissance au niveau du nœud de Keith et Flack (nœud sinusal).

Sabin et Feldman (dye-test de) Procédé de diagnostic sérologique de la toxoplasmose, positif par altération des toxoplasmes et modification de leurs réactions à certains colorants, après adjonction d'un sérum de malade, contenant des anticorps spécifiques antitoxoplasmes.

Sabouraud Milieu de culture utilisé pour les champignons.

Sabril® Antiépileptique qui agit en inhibant la dégradation cérébrale de la transaminase responsable du catabolisme de l'acide gamma-aminobutyrique. Utilisé en association, lors d'épilepsies rebelles aux autres traitements, il est particulièrement efficace sur les crises partielles. Il est aussi utilisé en cas de spasmes infantiles, notamment dus à la sclérose de Bourneville. Vigabatrin en D.C.I.

saburrale adj.f. Se dit de l'état de la langue dont la muqueuse est couverte d'un enduit blanchâtre témoignant de troubles gastriques.

saccharose n.m. Sucre complexe formé de deux molécules de glucose. Il existe, chez les jeunes enfants, des intolérances au saccharose dues à un déficit enzymatique, avec non-digestion, responsable d'une fermentation intestinale accompagnée de diarrhée.

saccoradiculographie n.f. Synonyme de *radiculographie.*

sacculaire adj. En forme de petit sac.

saccule n.m. Portion renflée du labyrinthe membraneux de l'oreille interne, située entre l'utricule et la cochlée.

Sacolene® Adsorbant antidiarrhéique hydrophile qui fixe les toxines microbiennes.

sacr(o)- Élément du latin *os sacrum,* « os offert aux dieux en sacrifice » entrant dans la composition de mots concernant le sacrum. Ex. : *sacralisation.*

sacralgie n.f. Douleur au sacrum.

sacralisation n.f. Anomalie congénitale de la 5e vertèbre lombaire dont les apophyses transverses sont élargies et soudées aux ailerons sacrés, et dont le corps est parfois complètement soudé au sacrum.

sacré, e adj. Qui se réfère au sacrum.

sacrococcygien, enne adj. Relatif au sacrum et au coccyx.

sacrocoxalgie n.f. Arthrite chronique tuberculeuse de l'articulation sacro-iliaque.

sacrocoxite n.f. Arthrite inflammatoire de l'articulation sacro-iliaque. SYN. *sacro-iliite.*

sacrum n.m. Os triangulaire formé de la fusion des cinq vertèbres sacrées, interposé entre les vertèbres lombaires, le coccyx et les deux ailes iliaques auxquelles il est rattaché par les articulations sacro-iliaques.

sadisme n.m. Perversion sexuelle dans laquelle le plaisir ne peut être atteint qu'en infligeant des souffrances physiques ou morales au partenaire.

sadomasochisme n.m. Perversion sexuelle qui associe des pulsions sadiques et des pulsions masochistes.

sage-femme n.f. Praticienne médicale dont le rôle consiste à prendre en charge la grossesse, l'accouchement et les suites de couches. Elle exerce en collaboration avec un médecin obstétricien. La profession est ouverte aux hommes depuis 1982.

sagittal, e, aux adj. Orienté ou situé dans un plan vertical antéropostérieur.

saignée n.f. Soustraction d'une certaine quantité de sang par ponction dans un vaisseau, pratiquée au cours de certaines maladies de surcharge et notamment de l'hémochromatose.

Saint (triade de) Association d'une hernie hiatale, d'une diverticulose colique et d'une lithiase vésiculaire.

S.A.L. n.m. (Abréviation de *sérum* antilymphocytaire*) Immunosuppresseur obtenu chez l'animal en lui injectant des lymphocytes humains. Il est utilisé notamment lors des réactions de rejet de greffe d'organe, agissant comme inhibiteur des lymphocytes.

Salazopyrine® Anti-inflammatoire intestinal, constitué d'acide 5-aminosalicylique et de sulfapyridine, utilisé dans la polyarthrite rhumatoïde, les poussées coliques de gravité modérée, la maladie de Crohn ou la rectocolite hémorragique. Il est actuellement remplacé par des dérivés de cet acide sans sulfapyridine, comportant moins d'effets secondaires dose-dépendants (allergies cutanées, anémies, leucopénies, vomissements, etc.). Salazosulfapyridine ou sulfasalazine en D.C.I.

salazosulfapyridine n.f. D.C.I. de la Salazopyrine®.

salbutamol n.m. D.C.I. d'un bêta-stimulant, utilisé comme bronchodilatateur en aérosol, notamment en cas de crises d'asthme. Il est commercialisé sous les noms de Ventoline®, Spréor®, Airomir®. Il est aussi utilisé par voie intraveineuse comme utérorelaxant, en cas de contractions utérines inopportunes, de menaces d'accouchement prématuré, d'inhibition des contractions utérines avant césarienne ou en cas d'accouchement difficile.

salicylé, e adj. et n.m. Relatif à l'acide salicylique et à ses sels, aux propriétés analgésiques et antipyrétiques à dose usuelle, anti-inflammatoire et d'élimination urinaire de l'acide urique à forte dose, et antiagrégant plaquettaire à faible dose ; l'aspirine, ainsi que ses dérivés tels que Aspégic®, Catalgine® et Claragine®, sont des salicylés.

salidiurétique n.m. et adj. Médicament qui augmente l'élimination urinaire du sodium et du potassium, utilisé dans le traitement de l'hypertension artérielle, de la surcharge hydrosodée et de l'insuffisance cardiaque.

salivaire adj. Relatif à la salive.

salive n.f. Liquide visqueux et filant, destiné à imprégner les aliments et à commencer la digestion des sucres par la ptyaline qu'il contient, et sécrété par les glandes salivaires parotides, sous-maxillaires et sub-linguales, annexées à la cavité buccale.

salmétérol n.m. Bronchodilatateur bêta-2-mimétique utilisé dans l'asthme. Son effet prolongé permet de prévenir les crises nocturnes.

salmonelle n.f. Bactérie intestinale formée de bacilles à Gram négatif, pathogène pour l'homme et se répartissant en *Salmonella typhi* responsable de la typhoïde et en *Salmonella paratyphi* (non typhiques) responsables de diarrhées aiguës et d'infections digestives.

salmonellose n.f. Infection causée par une salmonelle.

salping(o)- Élément du grec *salpigx*, « trompe » entrant dans la composition de mots concernant : **1.** La trompe d'Eustache. Ex. : *salpingoscopie*. **2.** La trompe utérine. Ex. : *salpingectomie*.

salpingectomie n.f. Ablation chirurgicale de l'une ou des deux trompes utérines.

salpingite n.f. **1.** Inflammation aiguë ou chronique de la trompe utérine, généralement consécutive à une métrite. **2.** Inflammation de la trompe d'Eustache au cours de l'otite moyenne.

salpingographie n.f. Examen radiographique des trompes utérines ou de la trompe d'Eustache après injection dans leur lumière d'un produit de contraste opaque aux rayons X.

salpingolyse n.f. Intervention chirurgicale consistant à libérer les trompes utérines et leur pavillon des adhérences, afin d'en restaurer la perméabilité.

salpingo-ovariectomie n.f. Synonyme de *ovariosalpingectomie.*

salpingo-ovarite n.f. Inflammation simultanée de la trompe utérine et de l'ovaire.

salpingoplastie n.f. Chirurgie réparatrice de la trompe utérine, destinée à rétablir sa perméabilité.

salpingoscope n.m. Endoscope d'exploration de la trompe d'Eustache et de la muqueuse utérine.

salpingoscopie n.f. **1.** Examen visuel de la muqueuse de la trompe utérine au moyen d'un salpingoscope, effectué en cours d'intervention pour guider la plastie de perméabilisation tubaire. **2.** Examen visuel de l'orifice pharyngien de la trompe d'Eustache au moyen d'un salpingoscope introduit par le méat nasal jusque dans le pharynx.

salpingostomie n.f. Opération plastique du pavillon de la trompe utérine, destinée à rétablir sa perméabilité lorsqu'il est oblitéré.

salpingotomie n.f. Ouverture chirurgicale de la trompe utérine.

Salter (ostéotomie de) Intervention chirurgicale du bassin, visant à obtenir une meilleure couverture de la tête fémorale dans la luxation congénitale de la hanche par défaut de développement du cotyle. Elle est effectuée après 18 mois, en cas d'échec des autres méthodes thérapeutiques.

Salzman (test de) Examen de laboratoire étudiant l'adhésivité plaquettaire.

Salzmann (kératite nodulaire de) Dégénérescence de la cornée survenant après une maladie inflammatoire, avec formation de petits nodules en grains de riz.

S.A.M.U. n.m. (Abréviation de *Service d'aide médicale d'urgence)* Service hospitalier d'urgence disposant d'unités mobiles, équipées pour assurer les premiers soins aux personnes, ainsi que leur transport vers un centre hospitalier.

sanatorium n.m. Établissement spécialisé dans le traitement des différentes formes de tuberculose.

Sandimmum® Immunosuppresseur utilisé après une transplantation d'organe ou de moelle osseuse, pour prévenir les réactions de rejet. Il présente un risque de toxicité rénale, d'hypertension artérielle, de crises de goutte. Ciclosporine en D.C.I.

Sandocal® Médicament permettant un apport de calcium par voie orale, dans les carences calciques en période de croissance, ou au cours de la grossesse et de l'allaitement par exemple.

Sandostatine® Médicament analogue naturel de la somatostatine, inhibant la production de l'hormone de croissance (G.H.), utilisé dans l'acromégalie et le traitement des symptômes cliniques liés à des tumeurs endocrines digestives. Il est administré par voie sous-cutanée 2 ou 3 fois par jour.

sang n.m. Liquide rouge qui circule dans les artères, les veines, les capillaires, et se distribue à tous les organes et tissus du corps humain. Il est constitué de plasma et d'éléments figurés en suspension dans le plasma, les globules rouges, les globules blancs et les plaquettes. Il apporte aux tissus l'oxygène et les éléments nutritifs dont ils ont besoin puis récupère les déchets et les achemine vers les organes chargés de les éliminer.

Sanger (réaction de) Ancien examen de laboratoire utilisé pour l'analyse de séquences d'acide aminé constituant une protéine.

sanie n.f. Liquide purulent mêlé de sang, qui exhale une odeur de pourriture et s'écoule de plaies infectées ou d'ulcères non soignés.

sanieux, euse adj. Qui contient de la sanie.

Sanmigran® Dérivé de la famille des antidépresseurs, utilisé en traitement de fond des migraines et des céphalées vasomotrices. Pizotifène en D.C.I.

santé n.f. État de complet bien-être physique, mental et social ne consistant pas seulement en une absence de maladie ou d'infirmité (définition de l'O.M.S.). ***Santé publique,*** **1.** Ensemble des actions et prescriptions prises par l'Administration dans le but de protéger la santé des citoyens. **2.** Spécialité médicale qui étudie l'épidémiologie.

Santorini (canal de) Canal excréteur accessoire du pancréas s'abouchant dans la seconde portion du duodénum, au-dessus de l'ampoule de Vater où aboutit le canal de Wirsung.

saphène adj. ***Veine saphène interne,*** veine qui naît au niveau de la malléole interne de la cheville, parcourt de bas en haut toute la hauteur du membre inférieur et se jette dans la veine fémorale au niveau du triangle de Scarpa. SYN. *grande veine saphène.* ***Veine saphène externe,*** veine qui naît au-dessous de la malléole externe de la cheville, monte verticalement sur la ligne médiane de la face postérieure du mollet et se jette dans la veine poplitée à la hauteur du pli de flexion du genou. SYN. *petite veine saphène.*

saphénectomie n.f. Ablation chirurgicale totale ou partielle de l'une ou des deux veines saphènes, pratiquée en cas de varices des membres inférieurs.

saponification n.f. **1.** Transformation des matières grasses en savon par leur décomposition au moyen d'une base. **2.** Réaction chimique par laquelle un lipide est rendu soluble dans un milieu aqueux. Grâce à la lipase pancréatique dans le tube digestif, les lipides sont ainsi dégradés pour être solubilisés, ce qui permet la poursuite de leur digestion par les enzymes.

saprophyte adj. Se dit d'un germe qui vit en harmonie avec son milieu.

saquinavir n.m. Antiviral de la famille des antiprotéases, utilisé en cas d'infection par le V.I.H. D.C.I. d'Invirase®.

sarcoïde n.f. Lésion élémentaire à la forme de nodules sous-cutanés de taille variable ou de nappes violacées. Elle correspond histologiquement à des granulomes.

sarcoïdose n.f. Maladie d'origine inconnue, se manifestant par une atteinte pulmonaire avec un syndrome interstitiel, des adénopathies médiastinales symétriques, un syndrome restrictif et une atteinte d'autres organes (foie, cœur, peau, yeux, os). La lésion histologique évocatrice est un granulome giganto-cellulaire sans nécrose caséeuse. Une corticothérapie est parfois nécessaire. SYN. *maladie de Besnier*-Boeck-Schaumann* (ABRÉV. *B.B.S.)*

sarcolemme n.m. Membrane de la fibre musculaire.

sarcomatose n.f. Affection caractérisée par le développement de sarcomes.

sarcome n.m. Tumeur maligne qui se développe à partir du tissu conjonctif, et dont les cellules prolifèrent très activement. Il en existe de nombreuses variétés, puisque tous les tissus et appareils sans exception peuvent être touchés.

sarcomère n.m. Unité contractile du muscle strié entrant dans la constitution des myofibrilles.

sarcoplasme n.m. Cytoplasme de la cellule musculaire.

sarcopte n.m. Parasite de l'ordre des acariens, auquel appartient notamment *Sarcoptes scabiei* responsable de la gale.

S.A.T. n.m. (Abréviation de *sérum* antitétanique)* Anticorps spécifiquement dirigé contre le tétanos, administré à titre préventif, en l'absence de vaccination antitétanique, en cas de blessures souillées.

saturation n.f. ***Saturation en oxygène du sang,*** rapport entre la quantité en oxygène que contient le sang artériel et celle qu'il contiendrait si tous ses sites de fixation de l'oxygène sur l'hémoglobine portaient de l'oxygène. Elle est exprimée en pourcentage (normale entre 97 et 100 %). Elle peut être monitorée de façon non invasive ou calculée sur un échantillon au cours d'un examen des gaz du sang (gazométrie).

saturnisme n.m. Intoxication par le plomb ou par les sels de plomb. L'intoxication aiguë se manifeste par de violentes douleurs intestinales avec constipation, et l'intoxication chronique notamment par des troubles nerveux du type tremblement et paralysie flasque des extrémités, et par une néphrite interstitielle.

saturomètre n.m. Appareil non invasif permettant de mesurer la saturation en oxygène du sang artériel, par un capteur placé au bout du doigt.

satyriasis n.m. Équivalent masculin de la nymphomanie chez la femme, avec exacerbation pathologique du désir sexuel.

Savarine® Médicament qui associe deux antipaludéens (proguanil et chloroquine) et qui est utilisé dans le traitement prophylactique du paludisme.

scabicide adj. Se dit d'un antiparasitaire actif sur le sarcopte de la gale.

scalène adj. ***Muscles scalènes,*** muscles de la région antérolatérale du cou, qui s'étendent de la colonne cervicale aux deux premières côtes. Ils sont élévateurs des premières côtes et inspirateurs accessoires.

scalénotomie n.f. Section chirurgicale des muscles scalènes, pratiquée notamment dans le traitement du syndrome de la traversée thoracobrachiale, en complément d'une résection costale.

scalp n.m. Arrachement accidentel de tout ou partie du cuir chevelu.

scalpel n.m. Instrument tranchant qui sert à inciser, et à disséquer au cours des dissections de cadavres.

scanner n.m. Appareil d'imagerie médicale composé d'un système de tomographie aux rayons X et de capteurs électroniques, qui remplacent le film photographique habituel, couplés à un ordinateur qui effectue des analyses de densité radiologique pour reconstituer des images en coupes fines des différentes parties du corps. Les scanners de dernière génération permettent des reconstitutions en trois dimensions des zones ou des organes explorés.

scanographie n.f. Procédé d'imagerie médicale qui utilise le scanner pour obtenir des images en coupes fines du corps humain et, pour les scanners les plus récents, des reconstitutions en trois dimensions des régions explorées.

scaphoïde adj. 1. Se dit d'un des os du tarse et du carpe. 2. En forme de barque. ***Scaphoïde carpien,*** os de la première rangée du carpe. ***Scaphoïde tarsien,*** os du pied articulé avec le talus (astragale) en arrière et les cunéiformes en avant.

scaphoïdite n.f. Affection rare du scaphoïde tarsien chez l'enfant, caractérisée par une douleur, surtout le soir, une diminution de volume de l'os à la radiographie et un gonflement des parties molles.

scapul(o)- Élément du latin *scapulæ,* « épaule » entrant dans la composition de mots concernant l'omoplate. Ex. : *scapulectomie.*

scapula n.f. Omoplate, dans sa nouvelle dénomination anatomique. ***Scapula alata,*** décollement « en aile » du rebord interne de la scapula (omoplate) quand elle s'écarte du gril costal postérieur. Elle est due à une paralysie du muscle grand dentelé.

scapulaire adj. Qui se réfère à la scapula (omoplate).

scapulalgie n.f. Douleur articulaire de l'épaule, et plus spécialement arthrite tuberculeuse.

scapulectomie n.f. Ablation chirurgicale totale ou partielle de l'omoplate.

scapulohuméral, e, aux adj. Qui concerne l'omoplate et l'humérus. ***Articulation scapulohumérale,*** articulation de l'épaule.

scapulothoracique adj. Qui concerne l'omoplate et le thorax. ***Articulation scapulothoracique,*** espace celluleux compris entre l'omoplate et la face postérieure du thorax et qui permet d'amples mouvements de l'une sur l'autre alors qu'il n'existe pas d'articulation véritable, sur le plan anatomique, entre ces deux éléments.

scarification n.f. Incision très superficielle de la peau destinée à provoquer un saignement local lors de la pose de ventouses scarifiées ou à appliquer différents produits pour déclencher une réaction cutanée (cutiréaction).

scarlatine n.f. Maladie contagieuse, immunisante, due à une toxi-infection par un streptocoque β-hémolytique du groupe A, sécrétant une toxine érythrogène. Elle survient le plus souvent chez l'enfant. Elle se manifeste par une fièvre, des douleurs pharyngées, abdominales et parfois des vomissements, puis par un exanthème granité, parfois prurigineux, en nappe, sans intervalle de peau saine, intense au niveau des plis de flexion et respectant les extrémités, qui évolue en 8 jours vers une desquamation par lambeaux caractéristiques au niveau des extrémités. Il existe aussi un énanthème caractéristique avec atteinte pharyngée et surtout une langue recouverte d'un enduit blanchâtre puis framboisé. Sa déclaration est obligatoire. Le traitement est antibiotique, le patient doit être isolé et son entourage direct est traité par pénicilline V. Les complications post-streptococciques habituelles sont rénales et cardiaques.

Scarpa (ganglion de) Ganglion du conduit auditif interne, origine de la partie vestibulaire du nerf auditif.

Scarpa (triangle de) Zone située à la face antéro-supérieure de la cuisse, dans laquelle circulent les vaisseaux fémoraux et le nerf fémoral (crural), et limitée en haut par le ligament inguinal externe (arcade crurale).

Schatzki (anneau de) Anneau muqueux circulaire du tiers inférieur de l'œsophage, parfois responsable de dysphagie.

Schaumann (corps de) Granulation basophile cytoplasmique, observée dans les granulomes de la sarcoïdose et en cas de bérylliose.

schéma n.m. ***Schéma corporel,*** image qu'a un individu de son propre corps et de la disposition spatiale de ses composantes.

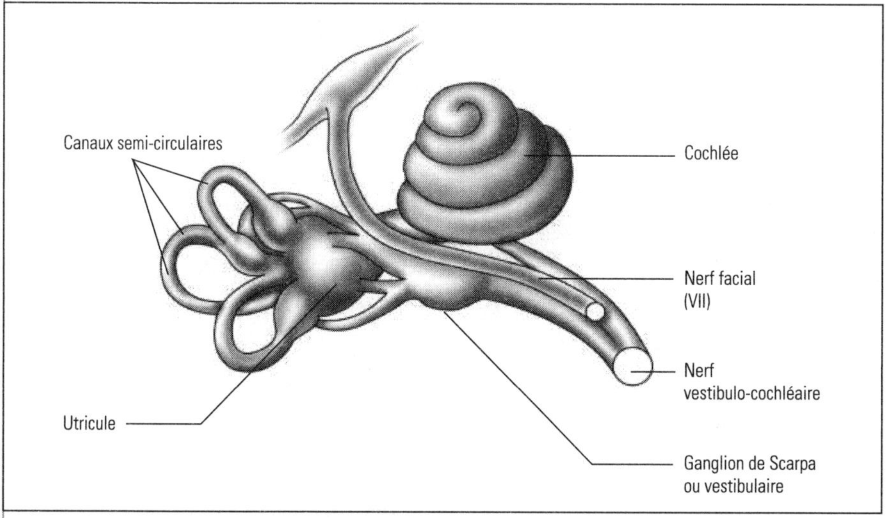

Ganglion de Scarpa et ses rapports avec les organes.

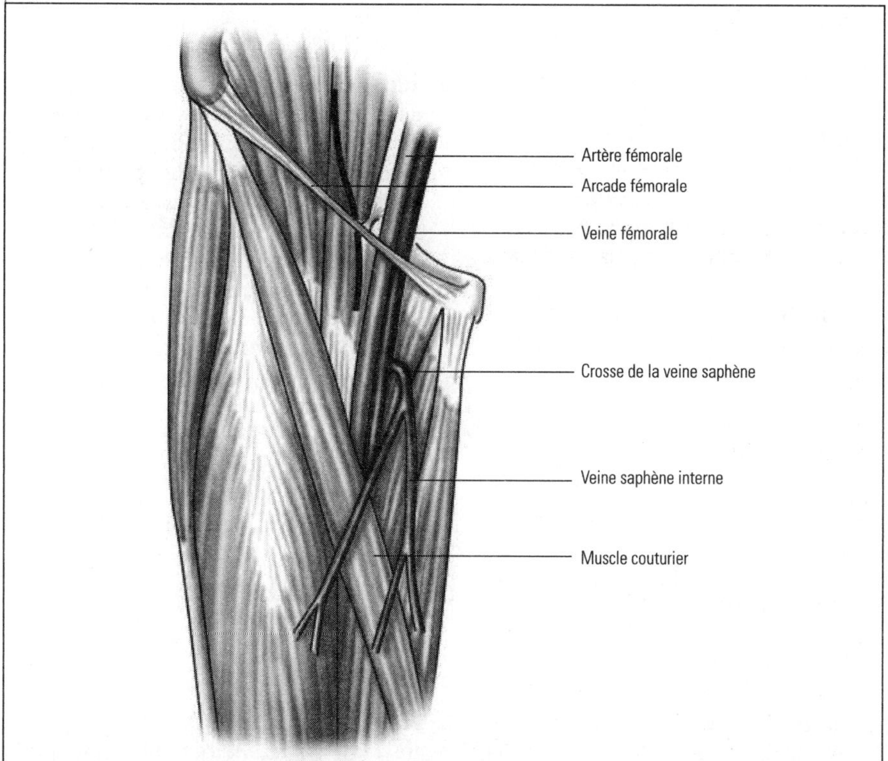

Triangle de Scarpa.

Scheuermann (maladie de) Épiphysite vertébrale douloureuse qui survient chez les adolescents, se traduisant cliniquement par une cyphose et radiologiquement par un aspect cunéiforme des corps vertébraux et un aspect feuilleté des plateaux.

Schick (réaction de) Intradermoréaction destinée à détecter une immunité développée contre la diphtérie. Une réaction inflammatoire au point d'injection est en faveur de l'absence d'immunité.

Schiff (réactif de) Colorant utilisé pour mettre en évidence les fonctions aldéhydes, par exemple la coloration P.A.S. à la recherche de glycoprotéine.

Schilder (maladie de) Maladie de l'enfant ressemblant à la sclérose en plaques de l'adulte et se manifestant par une démyélinisation cérébrale.

Schiller (test de) Test destiné à révéler les lésions précancéreuses du col de l'utérus, et qui consiste à badigeonner le col utérin avec une solution à base d'iode de lugol qui ne colore pas les cellules cancéreuses, mais qui colore en brun les zones normales riches en glycogène. Ce test permet de guider les biopsies.

Schilling (test de) Test biologique recherchant une malabsorption en vitamine B12 dans lequel on administre par voie orale des capsules de vitamine B12 marquée au cobalt 58 et au cobalt 57 avec facteur intrinsèque. L'organisme est ensuite saturé par injection de vitamine B12 non marquée. La quantité de vitamine B12 marquée éliminée dans les urines des 24 heures est normalement supérieure à 10 % de la quantité administrée. L'adjonction de facteur intrinsèque permet de différencier une maladie de Biermer où l'absorption est corrigée par le facteur intrinsèque (absorption anormale de cobalt 58 tandis que l'absorption de cobalt 57 est normale du fait de l'adjonction de facteur intrinsèque à la capsule), alors qu'on ne note pas une telle correction en cas de malabsorption non spécifique de l'iléon.

Schinzel (syndrome de) Anomalie héréditaire autosomique dominante, caractérisée par une obésité, un hypogonadisme avec un retard pubertaire, ainsi que des malformations rectales et cubitales.

Schirmer (test de) Méthode de mesure de l'abondance de la sécrétion lacrymale, utilisée dans la recherche d'un syndrome sec oculaire. On place un fin ruban de buvard au niveau du point lacrymal, dans le cul-de-sac conjonctival, puis on mesure la longueur du papier humecté en 5 minutes : elle doit normalement être supérieure à 10 mm.

schistose n.f. Maladie de surcharge minérale du poumon en silicates, avec risque d'évolution fibrosante, rencontrée notamment lors d'exposition prolongée aux poussières d'ardoise.

Schistosoma Parasite des vaisseaux sanguins des mammifères et des oiseaux, appartenant à l'ordre des trématodes. Il en existe plusieurs types, de localisation géographique diverse et de manifestations différentes et précises : *Schistosoma intercalatum* (d'Afrique centrale, responsable d'une bilharziose rectale), *Schistosoma japonicum* (d'Extrême-Orient, responsable d'une bilharziose hépatique sévère), *Schistosoma haematobium* (d'Afrique et notamment d'Égypte, responsable d'une bilharziose urinaire avec hématurie) et *Schistosoma mansoni* (d'Amérique du Sud, des Antilles et d'Afrique, responsable d'une bilharziose intestinale avec risque de complication hépatobiliaire). On trouve aussi *schistosome.*

schistosomiase n.f. Maladie parasitaire due aux schistosomes contractée lors de baignades en eau douce.

schizo- Élément du grec *skhizein,* « fendre » entrant dans la composition de mots concernant la dissociation, la division et l'incohérence. Ex. : *schizophrénie.*

schizocyte n.m. Fragment de globule rouge observé au cours de certaines anémies.

schizoïde adj. Se dit d'un trouble de la personnalité que l'on rencontre, notamment, en cas de schizophrénie et qui est caractérisé par un refus du monde extérieur et un isolement pouvant aller jusqu'à l'autisme, des rapports sociaux difficiles et des réactions impulsives.

schizoïdie n.f. **1.** Capacité de certains individus à s'isoler de l'ambiance et du milieu extérieur. **2.** Forme de caractère où dominent la timidité, le repli sur soi-même et la tendance à la rêverie.

schizonte n.m. Stade du cycle évolutif de certains parasites, qui se déroule à l'intérieur des cellules de l'organisme parasité, parfois sous forme enkystée.

schizophasie n.f. Trouble du langage observé en cas de schizophrénie et caractérisé par l'utilisation de mots normaux mais avec une construction anormale des phrases.

schizophrénie n.f. Psychose caractérisée par une dissociation des fonctions psychiques affectives, intellectuelles et psychomotrices, une rupture du contact avec la réalité, un repli sur soi-même, un délire et une tendance à s'enfermer dans un monde intérieur, et pouvant mener à une démence.

schizoprosopie n.f. Malformation faciale.

Schlemm (canal de) Petit canal de l'œil drainant l'humeur aqueuse permettant ainsi son évacuation par voie veineuse. Un dysfonctionnement de ce drainage peut se manifester par une hypertension oculaire.

Schmidt (syndrome de) Association d'une insuffisance surrénale telle que la maladie d'Addison et d'une hypothyroïdie d'origine auto-immune discutée, à caractère familial.

Schmincke (tumeur de) Cancer du nasopharynx, histologiquement de forme embryonnaire, avec compression des nerfs crâniens et extension à l'orbite.

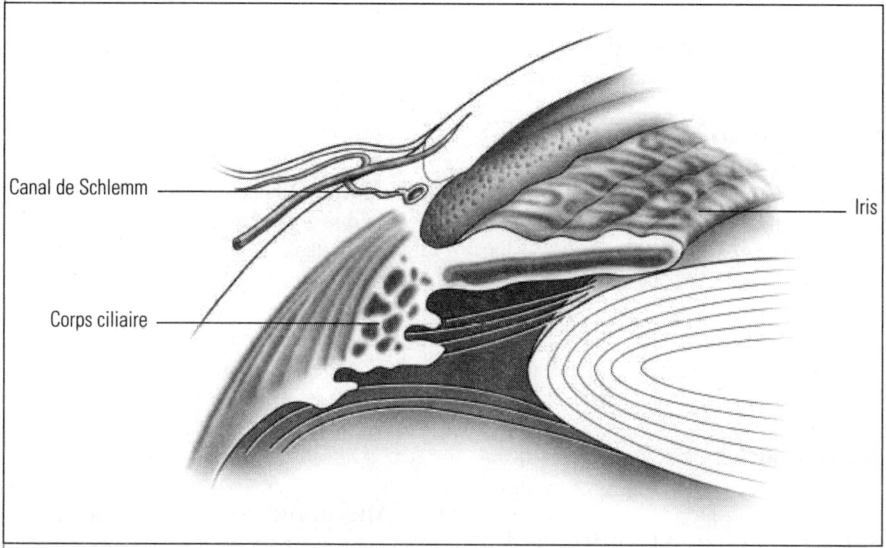

Coupe sagittale de l'œil.

Schober (indice de) Indice utilisé lors de l'évaluation clinique de la raideur rachidienne lombaire notamment observée en cas de spondylarthrite ankylosante (S.P.A.). Sur un sujet debout, on marque au feutre l'épineuse de la vertèbre L5, puis on trace un second trait 10 cm au-dessus. Lors de l'antéflexion maximale, la distance entre ces deux traits doit passer à 15 cm. En cas de raideur, cet allongement est inférieur à 5 cm, voire nul.

Schönlein-Henoch (syndrome de) Synonyme de *purpura* rhumatoïde.*

Schreck (incidence de) Incidence radiologique du scaphoïde, utilisée notamment pour détecter une fracture en cas de douleurs à la base du pouce dans la tabatière anatomique.

Schröder (syndrome de) Hyperplasie glandulokystique de l'endomètre avec aménorrhée, parfois associée à une tumeur fonctionnelle ovarienne.

Schüffner (granulations de) Hématies colorées en rose par l'éosine, au cours des infections par *Plasmodium ovale* ou *Plasmodium vivax*, en cas de paludisme.

Schüller (incidence de) Incidence radiologique utilisée pour étudier la mastoïde.

Schwachman (syndrome de) Maladie héréditaire autosomique récessive qui se manifeste par une insuffisance pancréatique exocrine, une neutropénie et des malformations osseuses métaphysaires principalement localisées au niveau des hanches.

Schwann (gaine de) Enveloppe des axones des nerfs périphériques, formée de cellules de Schwann.

schwannome n.m. Synonyme de *neurinome.*

Schwartz-Bartter (syndrome de) Syndrome paranéoplasique dû à une hypersécrétion anormale d'hormone antidiurétique (A.D.H.), caractérisé par des désordres électrolytiques tels qu'une hyponatrémie et une baisse de la pression osmotique du plasma avec surcharge aqueuse, le plus souvent observé lors d'un cancer pulmonaire à petites cellules.

Scialytique® Dispositif d'éclairage du champ opératoire, qui permet d'éliminer les ombres portées.

sciatalgie n.f. Douleur névralgique au niveau du nerf sciatique.

sciatique adj. Qui se rapporte à la hanche. **1.** n.m. ***Nerf grand sciatique,*** branche terminale du plexus sacré qui assure l'innervation sensitivomotrice de la loge postérieure de la cuisse, de toute la jambe et du pied. À sa sortie du bassin, il traverse la fesse, la face postérieure de la cuisse et se divise à la hauteur du genou en deux branches terminales, les nerfs sciatiques poplités interne et externe. ***Nerf petit sciatique,*** branche collatérale du plexus sacré, qui assure l'innervation sensitive du périnée, de la face postérieure de la cuisse et du genou, et l'innervation motrice du muscle grand fessier. **2.** n.f. Syndrome caractérisé par une douleur soudaine et intense, localisée sur le trajet du nerf grand sciatique et de ses branches terminales. Elle peut être provoquée par une névrite ou parfois par une affection générale comme le diabète ou la goutte, mais le plus souvent par une compression des racines nerveuses à la hauteur de la colonne vertébrale due à une hernie discale, un rhumatisme vertébral, un conflit discoradiculaire, une ostéite ou une tumeur.

scinti- Élément du latin *scintilla,* « étincelle » entrant dans la composition de mots concernant les radiations émises par les isotopes radioactifs. Ex. : *scintigraphie.* On trouve aussi *scintillo-.*

scintigraphie n.f. Méthode d'investigation qui consiste à injecter un isotope radioactif et à étudier sa fixation par un organe, pour mettre en évidence un phénomène physiologique ou pathologique. Elle comporte la réalisation d'une cartographie de l'organe exploré au moyen d'une caméra à scintillation, qui permet d'obtenir des informations sur sa forme, sa dimension, la présence d'une lésion, d'une hypertrophie ou d'une atrophie, et l'étude de la courbe de radioactivité en fonction du temps, qui renseigne sur son fonctionnement.

scissiparité n.f. Mode de reproduction asexuée de certains organismes unicellulaires consistant en division de la cellule mère en deux cellules filles.

scissure n.f. Sillon plus ou moins profond qui segmente un organe.

scissurite n.f. Pleurite localisée à une scissure entre deux lobes pulmonaires, accompagnée d'un petit épanchement, et le plus souvent découverte au stade séquellaire sous forme d'une ligne opaque qui dessine la scissure sur une radiographie des poumons.

sclér(o)- Élément du grec *sklêros*, « dur » entrant dans la composition de mots concernant : **1.** La sclérotique. Ex. : *sclérectomie.* **2.** Le durcissement des autres tissus de l'organisme. Ex. : *sclérodermie.*

scléral, e, aux adj. Relatif à la sclérotique.

sclère n.f. Partie postérieure, opaque, de la membrane externe du bulbe de l'œil.

sclérectasie n.f. Déformation de la sclère lors d'un processus inflammatoire chronique ou d'origine mécanique.

sclérectomie n.f. Résection de la sclérotique effectuée en cas de glaucome chronique.

sclérème n.m. Induration de la peau qui perd sa mobilité sur les plans profonds.

scléreux, euse adj. Fibreux et induré.

sclérite n.f. Inflammation de la sclère, souvent chronique.

scléro-atrophie n.f. Sclérose dermique fixant la peau sur les plans profonds, associée à une atrophie du derme et de l'épiderme.

sclérodactylie n.f. Induration de la peau et du tissu cellulaire sous-cutané, limitée à la main et aux doigts.

sclérodermie n.f. Maladie du collagène atteignant la peau et le tissu cellulaire sous-cutané qui sont d'abord épaissis et indurés puis atrophiés et ulcérés dans la maladie évoluée.

scléroœdème n.m. Œdème diffus de la peau, observé en cas de sclérodermie.

sclérolipomatose n.f. Hyperplasie du tissu conjonctif interstitiel d'un organe ou d'un tissu, accompagnée d'une accumulation de cellules graisseuses et d'une atrophie des cellules nobles.

scléromyosite n.f. Sclérose des muscles sous-jacents à une zone de sclérodermie.

sclérose n.f. Induration d'un tissu ou d'un organe, qui subissent une transformation fibreuse due à une hypertrophie du tissu conjonctif interstitiel. ***Sclérose combinée de la moelle,*** atteinte des cordons postérieurs et latéraux de la moelle épinière. ***Sclérose en plaques,*** maladie du système nerveux central, de cause inconnue, caractérisée par une démyélinisation de la gaine des axones et le développement de plaques de sclérose à la surface du cortex cérébral et de la moelle épinière. Elle survient chez le sujet jeune, évolue par poussées successives et se traduit par des tableaux cliniques variés tels que la paraplégie spasmodique, le tremblement ou le nystagmus, en fonction de la topographie des lésions. Il pourrait s'agir d'une maladie auto-immune. ABRÉV. *S.E.P.* ***Sclérose latérale amyotrophique,*** dégénérescence ou mort cellulaire, systématisée, des cellules nerveuses qui commandent les muscles volontaires ou motoneurones. Cette maladie, extrêmement invalidante, évolue inéluctablement vers la mort. ABRÉV. *S.L.A.*

SYN. *maladie de Charcot.* ***Sclérose tubéreuse de Bourneville,*** affection caractérisée par un ensemble de malformations congénitales héréditaires autosomiques dominantes, se traduisant par des tumeurs de petite taille situées dans les couches superficielles du cerveau. La maladie se manifeste par des calcifications cérébrales multiples entraînant un retard intellectuel, des troubles mentaux et des crises d'épilepsie et par des lésions cutanées (taches achromiques, adénomes sébacés de la face). Il peut également exister des lésions oculaires (tumeurs plates), rénales (hamartomes), cardiaques (rhadomyomes) et osseuses.

sclérothérapie n.f. Traitement des varices par injections de produits irritants qui entraînent la thrombose des varices et la fibrose de leur paroi.

sclérotique n.f. Enveloppe fibreuse blanche, opaque et résistante de la partie postérieure du globe oculaire. Elle se prolonge en avant par la cornée.

sclérotomie n.f. Incision de la sclérotique.

scolex n.m. Extrémité de la tête du ténia fixée au niveau intestinal par des ventouses, et qu'il est nécessaire d'éliminer pour se débarrasser du parasite.

scoliose n.f. Déviation de la colonne vertébrale qui dessine une courbure à convexité latérale, droite ou gauche. Elle est bien souvent compensée par une seconde courbure sous-jacente qui donne à la colonne une forme de S.

-scopie Élément du grec *skopein*, « examiner » entrant dans la composition de mots concernant : **1.** Une inspection au moyen de rayons X. Ex. : *radioscopie.* **2.** Un examen des cavités naturelles de l'organisme au moyen d'instruments spéciaux. Ex. : *cystoscopie.*

Scopoderm® Médicament traitant le mal des transports, qui se présente sous la forme d'un patch adhésif diffusant de la scopolamine. Le patch s'applique derrière l'oreille de 6 à 12 heures avant le départ ; il a une durée d'action de 72 heures.

scopolamine n.f. Antiparkinsonien anticholinergique, administré par voie orale, agissant surtout sur le tremblement. En milieu hospitalier, la scopolamine, administrée par voie injectable, est utilisée dans les soins palliatifs dans le but de diminuer l'encombrement bronchique.

scorbut n.m. Carence en vitamine C responsable d'asthénie, de gingivite avec stomatite hémorragique, de purpura, d'épistaxis, d'anémie, de douleurs musculaires et d'hémorragies cutanée et digestive. On l'appelle maladie de Barlow chez le nourrisson qui présente des troubles de la croissance osseuse. Le scorbut était très répandu chez les marins par défaut de consommation de fruits et de légumes frais, et chez les sujets se nourrissant exclusivement de conserves. Le diagnostic repose sur une enquête alimentaire et peut être confirmé par le dosage sanguin de vitamine C qui doit être compris entre 7 et 18 mg/l, soit 4 à 100 µmol/l.

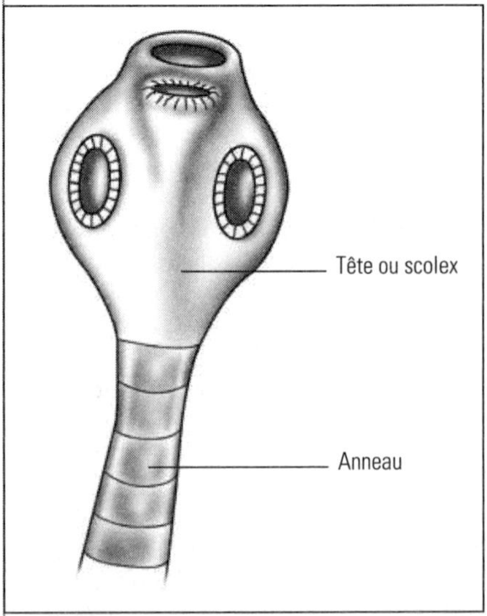

Ténia (vue de scolex).

Scotch-test® Technique de prélèvement d'oxyures par application au niveau de la marge anale de Scotch® qui sera ensuite examiné au microscope à la recherche d'œufs d'oxyure pondus à cet endroit et responsables d'un prurit anal. La technique est actuellement remplacée par un traitement d'épreuve par Fluvermal® en cas de prurit anal chronique.

scotome n.m. Lacune du champ visuel caractérisée par une tache noire de plus ou moins grande taille, située tantôt au centre et tantôt à la périphérie du champ visuel du malade.

scotométrie n.f. Recherche d'un scotome par l'étude du champ visuel.

scotomisation n.f. Phénomène caractérisé par l'oubli d'un épisode désagréable de la vie.

scotopique adj. Qui concerne la sensibilité de la rétine à une lumière peu intense.

scrofuloderme n.m. Lésion cutanée de gomme tuberculeuse, bien limitée, sans évolution vers la fistulisation.

scrotum n.m. Enveloppe cutanée des testicules.

scybale n.f. Excrément très dur et arrondi qui s'accumule dans le côlon à la suite d'une constipation opiniâtre.

sébacé, e adj. **1.** Relatif au sébum. **2.** Qui contient du sébum. Ex. : *kyste sébacé*. **3.** Qui a l'aspect du sébum.

Sébileau (signe de) Signe clinique permettant de préciser la nature d'une tumeur des bourses. La tunique séreuse qui enveloppe le testicule ne pouvant être individualisée à la palpation ne peut pas être pincée dans le cas d'une tumeur cancéreuse, alors qu'elle peut l'être en présence d'un épanchement de type hydrocèle autour du testicule.

sébocystomatose n.f. Maladie dermatologique familiale, caractérisée par des kystes multiples, intra- ou sous-cutanés, à contenu graisseux, disséminés sur l'ensemble de la surface cutanée, évoluant vers une suppuration chronique.

séborrhée n.f. Sécrétion excessive de sébum par les glandes cutanées.

sébum n.m. Substance grasse et onctueuse sécrétée par les glandes sébacées.

Sécalip® Hypolipidémiant, de la famille des fibrates de seconde génération. Fénofibrate en D.C.I.

séclusion n.f. ***Séclusion pupillaire,*** adhésion anormale de l'iris au cristallin pouvant entraîner la formation d'un glaucome.

secnidazole, n.m. D.C.I. d'un médicament antiparasitaire utilisé en cas d'amibiase ou de lambliase, et commercialisé sous le nom de Flagentyl®.

secondaire adj. **1.** Consécutif à une affection connue. ***Cancer secondaire,*** métastase d'un cancer primitif. **2.** Qui survient dans un deuxième temps au cours de l'évolution d'une maladie. Ex. : *syphilis secondaire*. **3.** Indésirable. Ex. : *effets secondaires des médicaments*.

secret n.m. ***Secret médical,*** silence et discrétion auxquels est tenu tout médecin, qui ne doit pas divulguer les informations médicales ou privées dont il a connaissance au cours de la prise en charge d'un patient, sauf à des confrères ou dans certains cas de dérogations légales, telles que les déclarations de naissance et des maladies contagieuses. Toute rupture de ce silence peut valoir au médecin des poursuites pénales et ordinales.

secreta n.m.pl. Ensemble des produits de sécrétion.

sécrétagogue adj. Qui stimule la sécrétion d'une glande.

sécréteur, trice ou **euse** adj. Qui produit une sécrétion.

sécrétine n.f. Hormone duodénale dont la sécrétion est déclenchée par la vidange du contenu de l'estomac dans le duodénum. Elle stimule la sécrétion du suc pancréatique, de bicarbonate mais aussi d'insuline. ***Épreuve à la sécrétine,*** test consistant à injecter de la sécrétine et à recueillir par tubage le suc pancréatique pour l'analyser. Normalement, l'acidité gastrique et le taux de gastrine dans le sang diminuent après cette injection, alors qu'en présence d'un syndrome de Zollinger*-Ellison, on observe une augmentation paradoxale du taux de la gastrine dans le sang et pratiquement pas de modification de l'acidité gastrique.

sécrétion n.f. Élaboration de produits, tels que les hormones ou les enzymes dont les composants ont été empruntés au sang, par les cellules des épithéliums des glandes endocrines, exocrines ou mixtes.

secteur n.m. Partie d'un organe bien individualisée du point de vue vasculaire et fonctionnel. Un secteur peut comprendre plusieurs segments.

sectoriectomie n.f. Ablation chirurgicale d'un secteur d'un organe.

Sectral® Bêtabloquant cardiosélectif, à élimination hépatique et rénale. Acébutolol en D.C.I.

sécurité n.f. ***Sécurité sociale,*** ensemble des mesures législatives et administratives ainsi que des organismes chargés de l'application de ces mesures, ayant pour objet de garantir les individus et les familles contre les risques sociaux regroupés en quatre branches, l'assurance maladie, maternité invalidité et décès, l'assurance accidents du travail, l'assurance vieillesse et l'assurance veuvage et les prestations familiales. ***Sécurité virale,*** ensemble des mesures prises pour éliminer les virus des produits sanguins, par chauffage, utilisation de solvants, contrôle des donneurs (sérologies virales).

sédatif, ive adj. et n.m. Se dit d'une substance qui agit contre la douleur, l'anxiété, l'insomnie ou qui modère l'activité d'un organe.

sédation n.f. Apaisement, atténuation ou disparition des manifestations d'une maladie.

sédimentation n.f. Ensemble des phénomènes conduisant à la formation d'un dépôt dans un liquide qui contient des substances en suspension. ***Vitesse de sédimentation des globules rouges,*** vitesse de précipitation des hématies dans un tube de sang rendu incoagulable, exprimée par la hauteur en millimètres du plasma surmontant les hématies sédimentées après une heure, deux heures et vingt-quatre heures. Chez l'homme, pour ces trois lectures, les chiffres normaux sont de 3, 8 et 50 mm (6, 16 et 70 mm chez la femme). En pratique clinique courante, seule la première valeur est utilisée. La vitesse de sédimentation augmente notamment avec l'âge et au cours de syndromes inflammatoires ou d'anémie.

Séglor® Vasoconstricteur artériel, dérivé de l'ergot de seigle, et utilisé en traitement de fond de la migraine. Il est administré par voie orale. Il est également commercialisé sous le nom d'Ikaran®. Dihydroergotamine en D.C.I.

segment n.m. Partie bien délimitée et individualisée d'un organe ou d'une structure, sur un plan anatomique et fonctionnel. Par exemple, la jambe est un segment du membre inférieur, et les subdivisions des lobes des poumons sont des segments pulmonaires.

segmentectomie n.f. Ablation chirurgicale d'un segment d'un organe.

Séguy (tests de) Ensemble de trois tests biologiques, effectués pour étudier la glaire cervicale et son interaction avec les spermatozoïdes lors du diagnostic d'une stérilité. On commence par une étude de la mobilité des spermatozoïdes (test de Hühner), puis un test de pénétration des spermatozoïdes dans la glaire et enfin une recherche d'incompatibilité glaire-spermatozoïde *in vivo.*

Seidel (épreuve de) Instillation de collyre fluorescent, à la recherche d'une fistule externe par effraction de la conjonctive ou de la cornée, en vue de mettre en évidence un écoulement d'humeur aqueuse.

Seidel (scotome de) Scotome plus étendu que normalement en regard de la tache de Mariotte, observé en cas de glaucome.

sel n.m. Corps dissocié en anion et cation en solution aqueuse. ***Sels biliaires,*** sels d'acides contenus dans la bile, sécrétés par le foie et déversés dans le duodénum au cours de la digestion pour permettre une solubilisation des lipides par émulsion, la formation de micelles pour permettre leur digestion enzymatique, notamment par la lipase, et l'absorption intestinale des acides gras. Ils sont ensuite réabsorbés au niveau iléal pour être à nouveau captés, puis excrétés par le foie dans l'intestin (cycle entérohépatique). En cas de cholestase, ils s'accumulent dans la peau et provoquent un prurit. ***Sels d'or,*** médicament utilisé en traitement de fond des polyarthrites rhumatoïdes, par voie orale (Ridauran®) ou injectable intramusculaire (Allochrysine®). Leurs effets secondaires, très fréquents, sont d'ordre cutané (prurit, eczéma, syndrome de Lyell), digestif (stomatite, entérocolite grave), rénal (protéinurie pouvant aller jusqu'à un syndrome néphrotique) et, plus rarement, hématologique (anémie, leucopénie, thrombopénie). Le suivi implique une surveillance clinique, une N.F.S. et une protéinurie.

Seldinger (cathéter de) Cathétérisme permettant d'atteindre les cavités cardiaques gauches par voie rétrograde, à partir d'une ponction de l'artère fémorale. Il permet de mesurer les pressions intracardiaques.

Seldinger (technique de) Introduction par voie percutanée, à l'aide d'un trocart puis d'un fil guide, d'une sonde ou d'un cathéter. Cette technique est utilisée en radiologie pour opacifier les vaisseaux ou effectuer des gestes thérapeutiques, lors d'une coronarographie par exemple. En réanimation, on a recours à cette méthode pour mettre en place d'un cathéter central, jugulaire, sous-clavier ou fémoral.

sélénium n.m. Oligoélément ayant une action antioxydante. Sa carence, caractérisant une dénutrition, est à l'origine du syndrome de Keshan observé dans des régions de Chine où le sol et les eaux sont pauvres en sélénium. Elle est également fortement suspectée dans les très nombreux infarctus du myocarde survenant en Nord-Carélie (Finlande) où on retrouve là encore un manque de sélénium. Elle se manifeste par des douleurs et une fatigabilité musculaires, ainsi qu'une atteinte cardiaque. Il faut en apporter au cours des nutritions parentérales ou entérales prolongées.

Sélénium® Oligoélément administré par voie intraveineuse, dilué dans les solutés de nutrition parentérale, en prévention des carences en sélénium.

sellaire adj. Relatif à la selle turcique.

selle n.f. ***Selle turcique,*** loge de l'étage moyen de la base du crâne, creusée sur la face supérieure du corps du sphénoïde, dans laquelle se situe l'hypophyse. ***Selle ballon,*** élargissement de la selle turcique et amincissement de ses parois en cas de tumeur de l'hypophyse. ***Selle turcique vide,*** malformation neurologique due à la présence d'un diverticule arachnoïdien qui refoule et comprime l'hypophyse. Elle se manifeste parfois cliniquement par une hyperprolactinémie avec galactorrhée et aménorrhée.

selles n.f.pl. Matières fécales.

Seloken® Bêtabloquant cardiosélectif à élimination hépatique. Il est aussi commercialisé sous le nom de Lopressor®. En association avec un diurétique thiazidique, il est commercialisé sous le nom de Logroton®. Métoprolol en D.C.I.

Selsun® Médicament antifongique local, utilisé dans le traitement du pityriasis versicolor.

semi- La moitié. Ex. : *canaux semi-circulaire.* SYN. hémi-.

semi-lunaire n.m. et adj. Os de la partie moyenne de la première rangée du carpe, en forme de demi-lune et articulé avec le radius en haut.

sémin(i)- Élément du latin *seminalis,* « sperme ». Ex.: *séminipare.*

séminal, e, aux adj. Relatif au sperme. ***Vésicule séminale,*** réservoir musculomembraneux pair dans lequel le sperme s'accumule dans l'intervalle des éjaculations.

séminifère adj. Qui conduit le sperme.

séminipare adj. Qui produit le sperme. ***Tube séminipare,*** conduit du testicule qui contient les cellules germinales et où se forme le sperme.

séminome n.m. Tumeur maligne des glandes génitales, testicules et ovaires, développée aux dépens des cellules germinales.

sémio- Élément du grec *sêmeion,* « signe » entrant dans la composition de mots concernant les symptômes des maladies. Ex.: *séméiologie.* On trouve aussi *séméio-.*

sémiologie n.f. Branche de la médecine consacrée à l'étude des symptômes provoqués par les maladies. On écrit aussi *séméiologie.*

sén(o)- Élément du latin *sinus,* « courbe » entrant dans la composition de mots concernant le sein. Ex.: *sénologie.* SYN. *mamm(o)-.*

sénescence n.f. Vieillissement naturel des tissus et de l'organisme.

sénilité n.f. Altération progressive et pathologique des capacités physiques et mentales d'un individu survenant au cours du vieillissement.

Senning (opération de) Plastie cardiaque destinée à corriger totalement la transposition complète des gros vaisseaux.

sénologie n.f. Étude du sein et de ses maladies.

sens n.m. Fonction qui permet de prendre conscience des informations provenant du milieu extérieur. L'homme possède cinq sens: le toucher, la vue, l'odorat, l'ouïe et le goût.

sensibilisation n.f. Réaction d'un sujet mis en contact avec un allergène. Ce dernier déclenche une réaction allergique.

sensibilité n.f. **1.** Aptitude de l'organisme à percevoir des informations externes ou internes, et à réagir aux excitations qu'elles provoquent. C'est le système nerveux qui assure la perception et la transmission de ces informations. **2.** Dans les études statistiques qui permettent d'évaluer la valeur prédictive de la présence d'une maladie en fonction d'un signe observé, la sensibilité de ce signe correspond à la probabilité d'observer ce signe dans la maladie concernée.

sentinelle adj. ***Réseau sentinelle,*** réseau national de médecins généralistes exerçant en ville et recueillant des informations épidémiologiques sur l'incidence de maladies contagieuses épidémiques telles que la grippe et les gastro-entérites.

S.E.P. n.f. Abréviation de *sclérose* en plaques.*

sepsis n.m. Infection générale ou locale.

septal, e, aux adj. Relatif à un septum.

Septeal® Antiseptique externe, utilisé pur sur les plaies, les brûlures et, avant un acte de petite chirurgie, sur la peau saine. Il est constitué d'une solution alcoolique de chlorexidine.

septicémie n.f. Infection généralisée de l'organisme par un germe pathogène qui prolifère et se dissémine par voie sanguine à partir d'un foyer initial, et peut coloniser d'autres organes à distance par greffes microbiennes.

septicité n.f. État de ce qui est infecté.

septicopyohémie n.f. Variété de septicémie au cours de laquelle les germes bactériens se localisent à distance en plusieurs points de l'organisme où ils entraînent la formation de foyers suppurés.

septique adj. Qui contient des germes microbiens.

Septivon® Antiseptique externe, constitué d'une solution moussante de triclocarban, utilisé pur ou dilué en bain.

septoplastie n.f. Chirurgie plastique consistant à traiter une déviation de la cloison nasale.

septostomie n.f. Opération qui consiste à ouvrir une cloison, en général une cloison interauriculaire ou interventriculaire au niveau du cœur.

septotomie n.f. Incision chirurgicale d'une cloison.

septum n.m. Cloison qui sépare deux cavités indépendantes l'une de l'autre.

séquelle n.f. Anomalie définitive qui persiste après la guérison d'une maladie ou d'une blessure.

séquestration n.f. **1.** Mortification d'une partie bien délimitée d'un tissu avec enkystement de cette partie dans le tissu sain. **2.** Blocage d'une partie de la masse sanguine ou du volume globulaire dans un territoire isolé de la circulation générale, tel le stockage de liquide dans les anses intestinales en cas d'occlusion. ***Séquestration pulmonaire,*** malformation du poumon dont une partie est irriguée directement par des branches artérielles nées de l'aorte et se trouve isolée des veines et des artères pulmonaires et bronchiques. ***Séquestration splénique,*** captation les éléments figurés du sang (globules blancs, rouges et surtout, plaquettes) retenus par la rate et souvent détruits à ce niveau en cas d'hypersplénisme. Un tel processus est mis en évidence par scintigraphie. Biologiquement, il se traduit par une thrombopénie, voire une anémie et une leucopénie. Il est observé en cas de splénomégalie, notamment lors de cirrhose.

séquestre n.m. Partie mortifiée et nécrosée d'un organe ou d'un tissu, bien limitée et enkystée au milieu de tissus sains.

séquestrectomie n.f. Ablation chirurgicale d'un séquestre, généralement accompagnée du nettoyage de la cavité dans laquelle il était contenu.

sér(o)- Élément du latin *serum*, « petit-lait » entrant dans la composition de mots concernant le sérum sanguin. Ex. : *sérologie.*

Serc® Médicament utilisé en traitement de vertiges d'origine vestibulaire, pour faciliter la circulation dans l'oreille interne. Il est notamment utilisé en cas de maladie de Ménière. Il est administré par voie orale. Bétahistine en D.C.I. Il est aussi commercialisé sous le nom de Lectil®.

Sérécor® Antiarythmique de la famille des dérivés quinidiniques, utilisé en prévention des tachycardies supraventriculaires paroxystiques, de récidive de flutter ou de fibrillation auriculaire et en traitement des extrasystoles. Hydroquinidine chlorhydrate en D.C.I.

Séresta® Médicament anxiolytique de la famille des benzodiazépines, de demi-vie intermédiaire de 10 heures. Oxazépam en D.C.I.

séreux, euse adj. **1.** Relatif au sérum sanguin. **2.** Qui a l'apparence du sérum sanguin. Ex. : *écoulement séreux.* **3.** Relatif à une membrane séreuse. Ex. : *suture séreuse.* ◆ n.f. Membrane fine, lisse et brillante, qui tapisse les parois des cavités thoracique et abdominale, et les viscères qu'elles contiennent.

Serevent® Bronchodilatateur bêta-2-stimulant d'action prolongée, utilisé en traitement de fond des crises d'asthme. Il est administré deux fois par jour sous forme de poudre ou d'aérosol par voie inhalée. Salmétérol en D.C.I. Le Foradil® est une molécule de même type.

seringue n.f. Instrument en verre ou en plastique, formé d'un piston et d'un corps de pompe muni d'un embout où l'on adapte une aiguille, et destiné à injecter des produits et des médicaments, ou à prélever des liquides dans les tissus ou les cavités naturelles de l'organisme.

sériographe n.m. Appareil de radiographie adapté à la prise de clichés en série, à une cadence plus ou moins rapide, utilisé exclusivement en radiologie vasculaire.

serment n.m. ***Serment d'Hippocrate,*** engagement déontologique pris par tout médecin après l'obtention de sa thèse.

Sermion® Anti-ischémique agissant par vasodilatation artériolaire, proposé dans les troubles des fonctions supérieures du sujet âgé et dans le traitement symptomatique de la claudication des sujets artéritiques. Il existe sous forme orale ou injectable. Nicergoline en D.C.I.

séroconversion n.f. Apparition d'anticorps après contact avec une bactérie ou un virus. Elle peut être le signe soit d'une guérison (apparition d'anticorps anti-Hbs, en cas d'hépatite B par exemple), soit d'une pathologie chronique, en cas d'infections par le V.I.H ou le virus de l'hépatite C par exemple.

sérodiagnostic n.m. Méthode de laboratoire de recherche d'anticorps spécifiques d'une maladie, dans un but diagnostique.

sérologie n.f. **1.** Étude des sérums et de leurs propriétés. **2.** Étude des modifications présentées par le sérum sous l'influence des maladies.

séro-muqueux, euse adj. Se dit d'une matière composée à la fois de sérosités fluides et de mucus, plus épais. Ex. : *Expectoration séro-muqueuse.*

séropositif, ive adj. Se dit d'un sujet qui a un sérodiagnostic positif, en particulier pour le virus du sida.

Seropram® Antidépresseur sérotoninergique utilisé dans les dépressions sévères, en prévention d'attaques de panique. Clitalopram en D.C.I.

séroprophylaxie n.f. Administration d'un sérum spécifique riche en anticorps, dans un but de protection immédiate mais de courte durée, contre un agent infectieux (sérum antitétanique ou antihépatite B, par exemple).

sérosité n.f. Liquide ayant l'aspect fluide du sérum sanguin, jaunâtre ou translucide, normalement contenu dans certaines cavités du corps ou, pathologiquement, sécrété par certains tissus ou organes (en cas de bulle cutanée, d'œdème, d'écoulement nasal etc.)

sérothérapie n.f. Traitement curatif par administration d'un sérum riche en anticorps, en cas de tétanos ou de diphtérie, par exemple.

sérotonine n.f. Neuromédiateur cérébral, de la famille des monoamines, présent dans la plupart des tissus de l'organisme, dont les récepteurs ou les enzymes qui la détruisent (monoamine-oxydase) sont la cible de certains antidépresseurs (I.M.A.O., sérotoninergiques, etc.). Cette substance est aussi produite par certaines tumeurs carcinoïdes (intestinales et pulmonaires), ayant une activité hormonale responsable de la contraction des fibres musculaires lisses, avec diarrhée et flush. Elle joue également un rôle dans l'hémostase.

sérovaccination n.f. Procédé d'immunisation qui consiste à associer une injection de sérum spécifique et une dose vaccinale que l'on administre en deux points différents de l'organisme, et qui a pour but une protection à la fois immédiate et prolongée. Elle est utilisée dans la prévention du tétanos ou de la transmission de l'hépatite B à un nouveau-né de mère porteuse de cette maladie.

serpigineux, euse adj. Se dit d'une affection cutanée à contours sinueux, qui guérit d'un côté, s'étend d'un autre, et paraît se déplacer en rampant.

Serratia Type de bactérie appartenant à la famille des entérobactéries, résistant à de nombreux antibiotiques et souvent à l'origine d'infections nosocomiales. Certaines souches produisent un pigment rouge.

Sertoli (cellule de) Cellule des tubes séminifères, ayant un rôle de nutrition, de sécrétion hormonale et d'activation des spermatozoïdes.

sérum n.m. ***Sérum antilymphocytaire,*** voir *S.A.L.* ***Sérum antitétanique,*** immunoglobuline humaine spécifique antitétanique administrée par voie intramusculaire et utilisée en prévention et en traitement du tétanos. Il est commercialisé sous le nom de Gammatétanos®. ABRÉV. *S.A.T.* ***Sérum antivenimeux,*** sérum dirigé contre les venins des vipères d'Europe, obtenu à partir de sérum de cheval, et administré par voie sous-cutanée ou intramusculaire. Il est commercialisé sous le nom d'Ipser Europe Pasteur®. ***Sérum physiologique,*** soluté de perfusion isotonique au plasma, contenant 9 g de chlorure de sodium par litre. Il est utilisé notamment dans la réhydratation. ***Sérum sanguin,*** surnageant du sang coagulé qui contient tous les composants du plasma à l'exception de la fibrine et des facteurs de la coagulation. Il comprend notamment tous les anticorps du sang total utilisés à visée immunologique.

Service d'aide médicale d'urgence régional Voir *S.M.U.R.*

Service d'aide médicale d'urgence Voir *S.A.M.U.*

sésamoïde adj. Qui ressemble à un grain de sésame. ***Os sésamoïde,*** os inclus dans l'épaisseur d'un tendon.

sésamoïdite n.f. Ostéite d'un os sésamoïde.

sessile adj. Pourvu d'une base d'implantation large (voir *pédiculé*).

séton n.m. **1.** Faisceau de crins passés à travers la peau, qui sortent par deux orifices distincts et traversent une cavité à drainer ou un abcès à évacuer, et permettent d'éviter une large incision, notamment au niveau de la face. **2.** Plaie transfixiante causée par une balle ou une arme blanche qui a cheminé sous la peau en créant un orifice d'entrée et un orifice de sortie.

seuil n.m. **1.** Limite inférieure de l'intensité d'une excitation, au-dessous de laquelle il n'y a plus de réponse de l'organe excité. **2.** Concentration d'une dilution, d'une solution ou d'un mélange, qui entraîne l'apparition d'un phénomène. ***Seuil rénal,*** taux sanguin d'une substance au-dessus duquel elle est éliminée par l'urine.

sévices n.m.pl. Mauvais traitements infligés à une personne sans défense (personne âgée, enfant) et qu'on a sous sa garde.

sevrage n.m. **1.** Interruption de l'allaitement maternel, avec donc diversification de l'alimentation. **2.** Arrêt de la consommation de substances toxiques (drogues dont l'alcool) ou pharmacologiques (benzodiazépines par exemple) induisant une dépendance.

Sex Hormone Binding Globulin Protéine transporteuse de la testostérone et d'œstradiol dans le sang. ABRÉV. *S.H.B.G.*

sexe n.m. **1.** Ensemble des éléments qui permettent de distinguer le mâle de la femelle. **2.** Ensemble des organes génitaux externes. **3.** Ensemble des sujets de même sexe.

sex-ratio n.m. Pourcentage d'hommes ou de femmes dans une population constituant un paramètre épidémiologique utilisé notamment pour définir la prépondérance féminine ou masculine d'une maladie. Lorsqu'il est à 50 %, il y a autant d'hommes que de femmes à présenter la caractéristique ou la maladie. Le sexe est un facteur de risque de certaines maladies, comme le sexe masculin pour l'infarctus du myocarde.

sexualité n.f. **1.** Ensemble des phénomènes liés au sexe, observables chez les êtres vivants. **2.** Ensemble des modalités assurant la satisfaction de l'instinct de reproduction.

sexuel, elle adj. **1.** Qui caractérise le sexe. **2.** Relatif à la sexualité.

Sézary (cellule de) Lymphocyte T circulant dans le sang, caractérisé par un très volumineux noyau, observé dans le syndrome de Sézary et le mycosis fongoïde.

Sézary (syndrome de) Maladie cutanée se manifestant par une érythrodermie sous la forme de plaques infiltrées limitées puis de nodules tumoraux, avec prurit. Cette maladie est caractérisée histologiquement par une infiltration du derme par des cellules de Sézary, qui sont observées au niveau sanguin. Elle est considérée comme la forme leucémique du mycosis fongoïde. Il existe un risque évolutif de dissémination ganglionnaire et viscérale, avec 50 % de décès dans l'année qui suit, le plus souvent par infection grave.

S.G.O.T. (Abréviation anglaise de *serum glutamino oxalacetic transaminase*) Ancien nom donné au A.S.A.T., enzyme de la famille des transaminases.

S.G.P.T. (Abréviation anglaise de *serum glutamino pyruvic transaminase*) Ancien nom donné au A.L.A.T., enzyme de la famille des transaminases.

Shapiro (syndrome de) Malformation cérébrale définie par une agénésie du corps calleux, responsable d'un trouble de la thermorégulation avec tendance à l'hypothermie.

Sharp (syndrome de) Association de symptômes de plusieurs collagénoses (lupus, sclérodermie, polymyosite). Le syndrome se traduit par des arthrites non destructrices, des lésions cutanées lupiques du visage, sans atteinte rénale, des douleurs et des déficits musculaires, un syndrome C.R.E.S.T. et, biologiquement, par la présence de F.A.N. mouchetés, d'anticorps antiribonucléoprotéines nucléaires solubles. Le traitement corticoïde est très efficace et le pronostic est favorable. SYN. *connectivite mixte.*

S.H.B.G. Abréviation de *Sex* Hormone Binding Globulin.*

Sheehan (syndrome de) Destruction de nature ischémique de l'antéhypophyse sans atteinte de la posthypophyse, lors de chocs hémodynamiques par hémorragie du post-partum ou rétention placentaire. Il est responsable d'une insuffisance antéhypophysaire globale, se manifestant d'abord par une absence de montée laiteuse et de retour de couches. Les autres déficits apparaissent plus tardivement.

Shigella Bacille Gram négatif non mobile, de la famille des entérobactéries, responsable de colites infectieuses avec syndrome dysentérique. Il en existe quatre grands types *Shigella dysenteriae, Shigella flexneri, Shigella bodyi* et *Shigella sonnei.*

Shrapnell (membrane de) Partie supérieure du tympan, insérée au niveau temporal, où surviennent préférentiellement les perforations.

shunt n.m. **1.** Communication anormale entre deux parties de l'appareil cardiovasculaire où règnent des pressions différentes, créant un court-circuit du sang dont le trajet normal est dérivé vers un autre territoire. **2.** Passage du sang à travers une communication anormale entre deux parties de l'appareil cardiovasculaire. Il peut être spontané : malformations congénitales avec communications intracardiaques ou entre les gros vaisseaux de la base du cœur ; ou créé chirurgicalement pour contourner un obstacle comme une anastomose portocave en cas d'hypertension portale ou permettre des gestes thérapeutiques (shunts artérioveineux sous-cutanés pour réalisation de chimiothérapie ou d'épuration extrarénale).

Shy-Drager (syndrome de) Maladie du système nerveux autonome par dégénérescence des neurones de la corne latérale de la moelle épinière, des ganglions végétatifs périphériques et de certains noyaux gris centraux du cerveau. Il survient principalement chez l'homme de 60 à 70 ans, et se manifeste par des syncopes, une hypotension orthostatique sans tachycardie compensatrice, puis un syndrome parkinsonien et cérébelleux, une asymétrie pupillaire, des troubles végétatifs digestifs (constipation sévère ou parfois diarrhée motrice, gastroparésie, etc.), une incontinence urinaire, un syndrome sec buccal et oculaire et une absence ou une diminution de la transpiration en atmosphère chaude.

sial(o)- Élément du grec *salion*, « salive » entrant dans la composition de mots concernant : **1.** La salive. Ex. : *sialorrhée*. **2.** Les glandes salivaires. Ex. : *sialographie*. SYN. *ptyal-*.

sialadénite n.f. Inflammation du parenchyme d'une glande salivaire.

sialagogue n.m. et adj. Produit ou médicament qui stimule la sécrétion salivaire.

sialidase n.f. Enzyme éliminant les acides sialiques des membranes cellulaires.

sialidose n.f. Maladie familiale due à un déficit enzymatique en sialidase. Elle se manifeste soit par l'association de troubles oculaires (baisse de l'acuité visuelle) et d'épilepsie, soit par l'association de malformations multiples et de baisse de l'acuité visuelle.

sialite n.f. Inflammation d'un organe salivaire.

sialodochite n.f. Inflammation du canal excréteur d'une glande salivaire.

sialogène adj. Qui provoque la salivation.

sialogramme n.m. Cliché des canaux excréteurs d'une glande salivaire lors d'une sialographie.

sialographie n.m. Radiographie obtenue en injectant un produit de contraste dans le canal excréteur d'une glande salivaire pour en visualiser les canaux intraglandulaires et d'éventuelles lésions.

sialolithe n.m. Calcul salivaire.

sialorrhée n.f. Sécrétion excessive de salive. SYN. *ptyalisme*.

sialose n.f. Maladie chronique des glandes salivaires qui n'est ni de nature tumorale, ni de nature infectieuse.

Sibélium® Antivertigineux de la famille des inhibiteurs calciques., utilisé dans les vertiges vestibulaires, mais aussi en seconde intention dans le traitement de fond des migraines. Flunarizine en D.C.I.

sibilance n.f. Bruits entendus au niveau pulmonaire en présence de râles sibilants.

sida n.m. (Abréviation de *syndrome d'immunodéficience acquise*) Déficit sévère de l'immunité cellulaire avec baisse du taux de lymphocytes CD4, à un stade avancé de l'infection par le V.I.H., qui se complique d'infections opportunistes.

sidér(o)- Élément du grec *sidêros*, « fer ». Ex. : *sidéropénie.*

sidération n.f. **1.** Anéantissement subit des forces vitales se traduisant par un arrêt respiratoire et un état de mort apparente, provoqué par exemple par l'action de la foudre ou une électrocution. **2.** Arrêt brutal de la fonction d'un organe, avec ou sans lésion anatomique. La sidération nerveuse est fréquente après un traumatisme fermé d'un nerf. ***Sidération médullaire,*** dysfonctionnement neurologique central de la moelle épinière transitoire, sans lésion organique responsable, se traduisant par des déficits transitoires.

sidérémie n.f. Taux de fer dans le sang, normalement compris entre 0,5 et 1,7 mg/l soit entre 11 et 28 mmol/l.

sidéroblaste n.m. Cellule de la moelle osseuse appartenant à la lignée rouge et contenant des inclusions ferriques non hémoglobiniques.

sidérocyte n.m. Globule rouge contenant des inclusions ferriques non hémoglobiniques.

sidéropénie n.f. Diminution du taux du fer dans le sérum sanguin.

sidérophage n.m. Macrophage contenant des inclusions ferriques.

sidérophilie n.f. Affinité pour le fer.

sidérophiline n.f. Protéine du plasma sanguin qui fixe le fer et le transporte vers les différents organes. SYN. *transferrine.*

sidérose n.f. Infiltration de fer dans les tissus de l'organisme, sous forme de poussières industrielles inhalées, de composés ferrugineux ou de médicaments à base de fer absorbés par voie digestive.

sidérosilicose n.f. Pneumoconiose de surcharge en poussières de fer et de silice, observée chez les mineurs. Elle est reconnue comme maladie professionnelle.

sidérothérapie n.f. Traitement à base de fer et/ou de ses composés.

Siegle (spéculum de) Spéculum auriculaire permettant de mettre le tympan sous pression pour étudier sa mobilité.

sigmoïde adj. et n.m. En forme de S. ***Côlon sigmoïde,*** partie du gros intestin qui fait suite au côlon descendant et qui se prolonge par le rectum. Ex. : *cancer du sigmoïde.*

sigmoïdectomie n.f. Ablation chirurgicale du côlon sigmoïde.

sigmoïdite n.f. Inflammation du côlon sigmoïde, souvent due à une infection de diverticules, et se manifestant par des douleurs de la fosse iliaque gauche avec fièvre et troubles du transit. Elle peut se compliquer d'abcès ou de péritonite et nécessite un traitement par antibiotique puis éventuellement par chirurgie.

sigmoïdofibroscopie n.f. Examen visuel du côlon sigmoïde au moyen d'un fibroscope souple introduit par l'anus. SYN. *sigmoïdoscopie.*

sigmoïdostomie n.f. Anus artificiel créé par abouchement de la lumière du côlon sigmoïde à la peau.

signe n.m. Manifestation d'une maladie constatée par le médecin à l'examen du malade, et constituant une donnée objective, alors que le symptôme est le trouble ressenti par le malade et constitue une donnée subjective. On distingue les *signes fonctionnels* qui sont les symptômes, les *signes physiques* qui sont les signes d'examen, et les *signes généraux* qui sont la fièvre, l'amaigrissement, etc.

sildénafil n.m. D.C.I. du Viagra®.

silhouette n.f. ***Signe de la silhouette,*** en radiologie standard, impossibilité de définir les limites de deux structures de même densité situées dans un même plan, telles qu'un foyer de condensation pulmonaire et le cœur par exemple.

silicose n.f. Pneumoconiose de surcharge en poussières de silice, observée chez les mineurs. Elle est reconnue comme maladie professionnelle.

Silomat® Antitussif d'action centrale, non opiacé, utilisé dans le traitement symptomatique des toux sèches. Il existe sous forme de sirop alcoolisé, de comprimés et de gouttes pour nourrisson. Clobutinol en D.C.I.

Silver (syndrome de) Maladie rare associant un nanisme sans retard mental, des malformations faciales et des membres (hémihypertrophie du corps), ainsi qu'une puberté précoce.

Silverman (indice de) Indice permettant de quantifier une détresse respiratoire du nouveau-né à partir des cinq signes cliniques suivants : balancement thoraco-abdominal, entonnoir xiphoïdien, tirage intercostal, geignement expiratoire audible à l'oreille ou au stéthoscope, battement des ailes du nez, chacun de ces signes étant noté de 0 (respiration normale) à 2. Il existe une détresse respiratoire à partir d'un total de 2 sur 10.

Silverman (syndrome de) Syndrome observé chez les enfants victimes de sévices et présentant des hématomes, des fractures multiples et des ecchymoses, souvent tous multiples et d'âges différents.

Sims (position de) Position d'accouchement en décubitus latéral.

simulie n.f. Diptère qui a l'aspect d'un moucheron, vecteur de l'onchocercose transmise à l'homme par sa piqûre, très douloureuse.

simultagnosie n.f. Symptôme d'agnosie visuelle traduisant l'incapacité d'un sujet à interpréter une image complexe.

simvastatine n.f. D.C.I. d'un hypolipémiant de la famille des inhibiteurs de HMG-coA, commercialisé sous les noms de Zocor® et Lodales®.

sine materia Locution latine signifiant « sans cause organique ».

Sinemet® Antiparkinsonien contenant de la lévodopa avec un inhibiteur de la décarboxylase (carbidopa), utilisé dans les formes de la maladie de Parkinson akinétohypertoniques.

sinistrose n.f. État mental de certaines victimes d'accident (de la voie publique, du travail), qui revendiquent des demandes en réparation de préjudices, faisant état de séquelles plus importantes que les séquelles observées.

Sintrom® Anticoagulant de la famille des antivitamines K administré par voie orale en prise unique, de délai et de durée intermédiaires (effet durant environ 48 heures). Il est commercialisé sous la forme de comprimés de 4 mg sécables en quatre parties et de Minisintrom® à 1 mg. Acénocoumarol en D.C.I.

sinuaortique adj. ***Syndrome sinuaortique,*** court accès d'hypotension, parfois avec vertiges et syncope, survenant à la suite de brèves poussées hypertensives chez des sujets dont les zones réflexogènes cardio-aortique et sinucarotidienne sont hyperréactives.

sinucarotidien adj. ***Syndrome sinucarotidien,*** syndrome caractérisé par un vertige ou une perte de connaissance accompagnés parfois d'un arrêt respiratoire et cardiaque, et déclenchés par la palpation de la région du sinus carotidien. On écrit aussi *syndrome sinocarotidien.*

sinus n.m. **1.** Cavité aérienne creusée dans les os de la face. **2.** Portion dilatée d'un vaisseau sanguin ou lymphatique. ***Sinus coronaire,*** portion terminale dilatée de la grande veine coronaire. ***Sinus carotidien,*** portion initiale dilatée de l'artère carotide interne. ***Sinus pilonidal,*** voir *pilonidal.* **3.** Partie du système nerveux autonome du cœur déterminant normalement le rythme cardiaque. SYN. *nœud de Keith et Flack.*

sinusal, e, aux adj. Relatif à un sinus, et plus particulièrement au nœud de Keith et Flack.

sinusectomie n.f. Ablation chirurgicale d'un sinus.

sinusite n.f. Inflammation des sinus de la face.

sinusographie n.f. Examen radiographique des sinus veineux du crâne après injection dans leur lumière d'un produit de contraste opaque aux rayons X.

sinusotomie n.f. Microchirurgie ophtalmique qui consiste à ouvrir le canal de Schlemm lorsque sa compression induit un glaucome.

Sipple (syndrome de) Association d'un cancer médullaire de la thyroïde, souvent bilatéral, avec métastases pancréatiques et ovariennes fréquentes, et d'un phéochromocytome rarement malin. Il prédomine chez la femme et s'accompagne parfois d'un adénome ou d'une hyperplasie des parathyroïdes. Il peut parfois s'intégrer dans le cadre de tumeurs endocrines multiples, dans les formes familiales à transmission autosomique dominante.

sirop n.m. Préparation médicamenteuse sucrée afin d'en améliorer le goût.

sismothérapie n.f. Traitement par électrochocs de pathologies psychiatriques, notamment en cas de psychoses ou de dépressions sévères.

situs inversus n.m. Inversion totale ou partielle de la situation et de la disposition des viscères. Dans le *situs inversus total,* tous les organes sont inversés, avec par exemple le cœur à droite et le foie à gauche.

sixième maladie n.f. Synonyme de *roséole* infantile.*

Sjögren (syndrome de) Syndrome familial associant une cataracte et des troubles du comportement.

Sjögren et Larsson (syndrome de) Maladie génétique de transmission autosomique récessive, se manifestant par une ichtyose, une paraplégie et des troubles du comportement.

Skenan® Antalgique morphinique majeur, à libération prolongée, administré par voie orale toutes les douze heures. Son délai d'action est de 1 à 2 heures.

skiascopie n.f. Détermination de l'indice de réfraction de l'œil par l'étude de l'ombre portée de la pupille sur la rétine. SYN. *pupilloscopie.*

S.L.A. (Abréviation de *sclérose* latérale amyotrophique*) Synonyme de *maladie de Charcot.*

Sly (syndrome de) Trouble de la formation des cartilages, dû à un déficit enzymatique familial en β-glucuronidase, de transmission autosomique récessive. Le syndrome est responsable d'une surcharge en polysaccharides. Il se manifeste dès les premières semaines de vie par une dysmorphie faciale, une hépatosplénomégalie, une cyphose, un aspect radiologique de malformations osseuses caractéristiques avec diaphyses trapues et corticales minces. SYN. *mucopolysaccharidose de type VII.*

Smecta® Médicament gastro-entérologique, composé de silicates, utilisé au cours du traitement symptomatique de diarrhées et de colopathies fonctionnelles.

smegma n.m. Substance blanchâtre formée par la desquamation des cellules épithéliales des organes génitaux, au niveau du sillon balanopréputial chez l'homme et entre les petites lèvres et le clitoris chez la femme.

Smithwick (opération de) Ablation chirurgicale de la chaîne sympathique thoracoabdominale (D8 à L2) et des nerfs splanchniques, pratiquée autrefois dans le traitement de l'hypertension artérielle essentielle sévère, et aujourd'hui abandonnée.

S.M.O.N. (Abréviation anglaise de *subacute myelo-optico-neuropathy*) Intoxication médicamenteuse aux dérivés de l'iodoquinoléine à visée antiamibienne, responsable de neuropathies toxiques. Elle se manifeste par l'association de neuropathies sensitives et de névrites optiques.

S.M.U.R. n.m. (Abréviation de *Service d'aide médicale d'urgence régional*) Voir *S.A.M.U.*

S.N.A. n.m. Abréviation de *système* nerveux autonome.*

S.N.C. n.m. Abréviation de *système* nerveux central.*

Sneddon (syndrome de) Syndrome associant un livedo à des accidents vasculaires ischémiques récidivants.

sodium n.m. ***Bicarbonate de sodium,*** sel de sodium alcalin de formule chimique $NaHCO_3$, dissociée en ions Na^+ et HCO_3^- en solution, administrée par voie intraveineuse dans le traitement des acidoses métaboliques.

sodoku n.m. Infection bactérienne à *Spirillum morsus muris*, consécutive à une morsure de rat, par exemple. Elle se manifeste par des accès fébriles récidivants, pseudopalustres ; au point d'inoculation, on observe une tuméfaction inflammatoire indurée avec ganglion satellite. Le traitement repose sur les antibiotiques (pénicilline, tétracycline).

sodomie n.f. Rapport sexuel par voie anale.

Soframycine® Antibiotique utilisé par voie locale (O.R.L., cutanée, etc.).

soi n.m. Caractéristiques des antigènes propres à un individu, déterminées génétiquement.

soiling n.m. Incontinence anale par écoulement inconscient, peu abondant, de matières fécales, notamment en cas de prolapsus rectal ou de prise d'huile de paraffine en dehors des repas pour traiter la constipation. SYN. *souillage.*

Sokolow et Lyon (indice de) Indice calculé sur l'E.C.G. (addition de l'amplitude de l'onde R en dérivation V5 et S en V1) et qui détermine une hypertrophie ventriculaire gauche lorsqu'il dépasse 35 mm.

Solaskil® Antiparasitaire indiqué lors d'ascaridiose et d'ankylostomiase. Lévamisol en D.C.I.

Solian® Psychotrope neuroleptique d'action bipolaire (effet sédatif et antipsychotique). Amisulpride en D.C.I.

Soludécadron® Corticoïde de synthèse, injectable par voie intraveineuse ou intramusculaire. Dexaméthasone en D.C.I.

Solupred® Corticoïde de synthèse administré en une prise matinale par voie orale. Prednisolone en D.C.I.

Solupsan® Aspirine pédiatrique administrée par voie orale.

soma(to)- Élément du grec *sôma*, « corps » entrant dans la composition de mots concernant le corps, par opposition à l'esprit.

somathormone n.f. Hormone protéique sécrétée par les cellules éosinophiles du lobe antérieur de l'hypophyse, qui stimule la croissance, règle l'équilibre nutritionnel, favorise la synthèse des protides, et régule les métabolismes glucidique, lipidique et phosphocalcique. SYN. *hormone de croissance, hormone somatotrope, somatotrophine.* ABRÉV. *S.T.H.*

somatique adj. **1.** Relatif au corps. **2.** Qui appartient au corps.

somatisation n.f. Transformation d'un conflit psychique en affections ou en troubles corporels, le plus souvent purement fonctionnels.

somatogène adj. Se dit de l'étiologie organique d'une maladie, par opposition à *psychogène.*

somatognosie n.f. Connaissance que l'individu acquiert de son propre corps.

somatomédine n.f. Hormone polypeptidique, médiateur de l'hormone de croissance, qui lui permet de développer son action de synthèse des protides et de métabolisme phosphocalcique.

somatostatine n.f. **1.** Hormone sécrétée par l'hypothalamus, qui freine la production d'hormone de croissance et d'hormone thyréotrope par le lobe antérieur de l'hypophyse. **2.** Réplique de synthèse de la somatostadine naturelle, administrée par voie intraveineuse en réanimation dans le traitement des hémorragies digestives par rupture de varices œsophagiennes et dans le traitement de fistules pancréatiques postopératoires. Commercialisée sous le nom de Modustatine®.

somatotrope adj. Qui a des affinités pour le corps. ***Hormone somatotrope,*** synonyme de *somathormone.*

somatotrophine n.f. Hormone de croissance. ***Somatotrophine humaine,*** hormone de croissance produite par l'hypophyse humaine et utilisée dans le traitement des retards de croissance. En raison de cas accidentels de transmission de la maladie de Creutzfeld-Jacob, elle est actuellement abandonnée au profit d'hormones de croissance produites par génie génétique, sans risque virologique. ***Somatotrophine recombinante,*** hormone de croissance produite par génie génétique et ayant la même structure et les mêmes propriétés que l'hormone de croissance humaine. Elle est utilisée dans le traitement des retards de croissance.

Somatuline LP® Inhibiteur de la G.H., forme à libération prolongée de la somatostatine, indiqué en cas d'acromégalie et en traitement symptomatique de diarrhées et flushes de métastases de tumeurs carcinoïdes. Elle est administrée par voie intramusculaire tous les 10 à 14 jours.

somesthésie n.f. Sensibilité du corps permettant la perception de stimulus tels que le chaud, le froid, le tact, la pression, la douleur ou la position des membres dans l'espace

sommation n.f. ***Sommation spatiale,*** ensemble de stimulus répartis sur plusieurs points avoisinants, additionnés pour créer un stimulus franchissant un seuil d'excitation, pouvant ainsi induire une réponse neurologique. ***Sommation temporelle,*** ensemble de stimulus répétés dans le temps pour obtenir un stimulus unique franchissant un seuil d'excitation et ainsi induire une réponse neurologique.

sommeil n.m. Période de repos physique marquée par une perte de la conscience et l'arrêt de la vie relationnelle, mais la persistance d'une activité psychique marquée par les rêves. ***Cure de sommeil,*** traitement par le sommeil de certains troubles psychologiques comme l'anxiété. Le sommeil est artificiellement induit par des médicaments hypnotiques, de façon périodique et prolongée. ***Maladie du sommeil,*** synonyme de *trypanosomiase.* ***Sommeil paradoxal,*** phase de sommeil profond durant laquelle surviennent les rêves, des mouvements oculaires rapides, une érection chez l'homme. À l'E.E.G., le tracé est très actif, comparable à celui observé lors d'un état de veille. Cette phase survient de façon cyclique durant 10 à 20 minutes, mais n'apparaît pas avant 90 minutes de sommeil.

Sommerville (méthode de) Manœuvre de réduction d'une luxation congénitale de la hanche.

somn(i)- Élément du latin *somnus*, « sommeil ». Ex. : *hypersomnie.* SYN. *hypn(o)-*, *narco-*.

somnambulisme n.m. État d'automatisme ambulatoire inconscient survenant pendant le sommeil et au cours duquel le sujet accomplit des actes plus ou moins coordonnés dont il ne garde aucun souvenir au réveil.

somnifère adj. et n.m. Se dit d'une substance qui provoque le sommeil.

somnolence n.f. **1.** Tendance à l'assoupissement. **2.** État de sommeil léger.

Somogyi (effet) Hyperglycémie réactionnelle à une hypoglycémie souvent méconnue. Cet effet est notamment observé lors de surdosages en insuline. L'adaptation thérapeutique doit consister en une baisse des posologies et non en une augmentation. Une hyperglycémie matinale peut être interprétée à tort comme un sous-dosage si une surveillance nocturne n'est pas effectuée pour détecter le passage en hypoglycémie.

sondage n.m. **1.** Méthode thérapeutique consistant dans la mise en place d'une sonde dans un organe creux, par une voie naturelle. Le sondage urinaire est un acte infirmier chez la femme. Le premier sondage chez l'homme, ou en cas de pathologie urologique, doit être effectué par un médecin. **2.** En statistique, étude d'un échantillon représentatif d'une population dans le but d'extrapoler des résultats applicables à l'ensemble de la population.

sonde n.f. Instrument cylindrique souple ou rigide, généralement muni d'un canal central, et destiné à explorer les conduits naturels, à drainer une cavité ou un organe comme la vessie et l'estomac, ou à réaliser un cathétérisme en vue d'explorations complémentaires telles que des radiographies ou des mesures de pression.

sonnette n.f. ***Signe de la sonnette,*** mouvement de reptation de l'artère humérale, dont le trajet sinueux est visible sous la peau au pli du coude, survenant à chaque systole cardiaque chez les sujets présentant une artériosclérose. ***Sonnette cardio-aortique,*** signe radioscopique d'insuffisance aortique caractérisé par l'amplitude excessive des battements alternés du ventricule gauche et de l'aorte, la silhouette cardio-aortique semblant osciller à chaque systole.

sonométrie n.f. Étude de la transmission d'un son émis dans la fosse nasale dans le but d'étudier la perméabilité de la trompe d'Eustache.

sophrologie n.f. Méthode thérapeutique de relaxation par des stimulus extérieurs tels que musique, massages ou hypnose, dans le but d'assurer un meilleur équilibre mental.

soporifique adj. Qui provoque le sommeil.

Soprol® Bêtabloquant cardiosélectif, à élimination rénale, aussi commercialisé sous le nom de Detensiel®. Bisoprolol en D.C.I.

Sorbitol® Laxatif agissant par mécanisme osmotique.

Soriatane® Médicament à visée dermatologique, rétinoïde, luttant contre la prolifération cornée de la peau et utilisé en cas de psoriasis. Acitrétine en D.C.I.

Sotalex® Bêta-bloquant non cardiosélectif, à élimination rénale, ayant un effet antiarythmique. Sotalol en D.C.I.

sotalol n.m. D.C.I. de Sotalex®.

Sotos (syndrome de) Malformation congénitale rare, associant un déficit mental, une taille et un poids supérieurs à la normale (plus de trois déviations standard au-dessus de la moyenne), un crâne large et bombé, une hydrocéphalie et parfois des convulsions. SYN. *gigantisme cérébral.*

souffle n.m. Bruit anormal perçu à l'auscultation de certaines parties du corps comme le cœur, les vaisseaux ou les poumons, et rappelant le bruit fait par une colonne de gaz poussée avec force dans un conduit étroit. ***Souffle anorganique,*** souffle qui ne s'accompagne d'aucune lésion organique. Par exemple, le souffle cardiaque systolique de l'enfant est souvent anorganique et bénin. ***Souffle organique,*** souffle qui s'accompagne de lésion organique ; ce terme est souvent employé pour caractériser les souffles cardiaques.

souffrance n.f. ***Souffrance fœtale,*** déséquilibre du fonctionnement physiologique du fœtus *in utero*, souvent dû à une hypoxie, généralement liée à une pathologie maternelle ou à une anomalie des annexes (du placenta ou du cordon, par exemple). Elle peut être chronique, se manifestant par un retard de croissance *in utero* (comme au cours d'un oligoamnios dépisté à l'échographie dont le bilan complémentaire peut faire appel à une amniocentèse, à des dosages hormonaux et à un doppler des vaisseaux du cordon), ou aiguë, au cours du troisième trimestre, notamment de l'accouchement, où elle est dépistée et suivie par l'étude du rythme cardiaque fœtal. Elle se manifeste alors par une bradycardie fœtale prolongée pendant les contractions. Elle peut aboutir à une mort fœtale ou à des séquelles.

souillage n.m. Synonyme de *soiling.*

sourcil n.m. Poils alignés en une bande horizontale au-dessus de l'œil.

sous-arachnoïdien, ne adj. Qui est situé entre la pie-mère et l'arachnoïde.

sous-clavier, ère adj. Situé sous la clavicule. Ex. : *muscle sous-clavier, artère sous-clavière.* ***Vol sous-clavier,*** syndrome dû à la déviation du sang d'une artère vertébrale et du tronc basilaire, donc à destination cérébrale, vers l'artère vertébrale du côté opposé, et observé en cas d'obstruction de l'artère sous-clavière en amont de l'origine de l'artère vertébrale. Ce détournement rétablit la circulation vers le membre dont l'artère est obstruée mais spolie l'irrigation cérébrale, et se traduit par des accidents neurologiques transitoires : vertiges, pertes de connaissance, amaurose, amnésie. SYN. *syndrome de vol sous-clavier.*

sous-cortical, e, aux adj. Situé au-dessous du cortex cérébral.

sous-costal, e, aux adj. Situé au-dessous des côtes.

sous-cutané, e adj. Relatif au tissu cellulograisseux situé sous la peau. ***Injection sous-cutanée,*** injection effectuée dans le tissu cellulograisseux après franchissement de l'épiderme et du derme par l'aiguille. SYN. *hypodermique.*

sous-maxillaire adj. Situé sous la mâchoire inférieure. ***Glande sous-maxillaire,*** glande salivaire située de chaque côté, au-dessous et en dedans de la branche horizontale du maxillaire inférieur.

sous-parotidien n.m. ***Sous-parotidien postérieur,*** région de la partie haute du cou, située en arrière et au-dessous de la glande parotide, s'étendant jusqu'à la base du crâne et traversée par l'artère carotide interne.

Southern blot Méthode de laboratoire de séparation de fragments d'A.D.N. après clivage par des enzymes de restriction par migration, lors d'une électrophorèse.

S.P. (Abréviation de « *sans prénom* ») Indication portée sur les fiches de certains patients d'origine étrangère, comme une date de naissance sans jour ni mois connu apparaît sous la forme 01/01/année. Il faut recourir à ces artifices pour rentrer des données dans certains systèmes informatiques (édition d'étiquettes, logiciel de radiologie, notamment).

S.P.A. n.f. Abréviation de *spondylarthrite* ankylosante.*

Spagulax® Laxatif de la famille des mucilages, commercialisé seul sous le nom de Spagulax® pur, parfois associé à un autre laxatif comme le sorbitol sous la forme de Spagulax-sorbitol®. Ispaghul en D.C.I.

spanioménorrhée n.f. Règles trop espacées en durée.

Spanor® Antibiotique de la famille des tétracyclines. Doxycycline en D.C.I.

sparadrap n.m. Tissu légèrement élastique, recouvert sur l'une de ses faces d'un enduit adhésif, et utilisé pour confectionner des pansements.

Spasfon® Antispasmodique agissant sur les muscles lisses sans activité anticholinergique, utilisé lors de spasmes douloureux gynécologiques (même au cours de la grossesse), digestifs et urinaires. Il existe sous forme orale (comprimé, lyoc) et injectable intraveineux ou intramusculaire. Phloroglucinol en D.C.I.

spasme n.m. **1.** Contraction involontaire, prolongée, soutenue et parfois douloureuse d'un muscle ou d'un groupe de muscles et aboutissant, à son paroxysme, à une véritable contracture. ***Spasme du sanglot,*** perte de connaissance brève (moins de 3 minutes) chez l'enfant de 1 à 3 ans, due à une apnée au cours d'une crise de larmes ou d'une colère, et qui se manifeste soit par une pâleur, soit par une cyanose. Il convient de rassurer les familles, ces crises ne présentant aucun risque. **2.** Contraction convulsive des muscles lisses. ***Spasme artériel,*** spasme qui entraîne un rétrécissement important de la lumière artérielle, responsable d'une ischémie distale. ***Syndrome des spasmes infantiles,*** syndrome survenant dans les premiers mois de la vie et qui associe des spasmes musculaires toniques en salves très brèves, une régression psychomotrice pouvant être importante et des modifications caractéristiques de l'électroencéphalogramme.

Spasmodex® Antispasmodique anticholinergique, diminuant les sécrétions de l'organisme et présentant un risque de rétention d'urine et de glaucome. Il existe sous forme orale (comprimé) et injectable par voie intramusculaire. Dihexyvérine en D.C.I.

spasmodicité n.f. Disposition plus ou moins marquée à se contracturer. SYN. *spasticité.*

spasmodique adj. Qui présente des spasmes répétés. SYN. *spastique.*

spasmogène adj. Qui provoque des spasmes.

spasmolytique adj. Qui élimine les spasmes. Ex. : *médicament spasmolytique.*

spasmophilie n.f. Syndrome caractérisé par une hyperexcitabilité neuromusculaire et centrale, et dû à un trouble du métabolisme du calcium et/ou du magnésium. Il se traduit par des pertes de connaissance, des paresthésies, des troubles psychiques et des crises de tétanie avec contractures des muscles des extrémités. SYN. *tétanie.*

Spasmopriv® Antispasmodique agissant sur les muscles lisses, sans activité anticholinergique. Il est aussi commercialisé sous le nom de Colopriv®. Fénovérine en D.C.I.

spasticité n.f. Synonyme de *spasmodicité.*

spastique adj. Synonyme de *spasmodique.*

Spéciafoldine® Médicament de supplémentation en folates (vitamine B). Il est utilisé en traitement et en prévention des carences en vitamine B pouvant être responsables d'anémie macrocytaire.

spécialité n.f. **1.** Qualification médicale ou chirurgicale, obtenue au cours d'un diplôme d'étude spécialisé (D.E.S.), chez des médecins choisissant une certaine branche de la médecine en fonction de leur rang de classement au concours de l'internat (fin du second cycle, 6e année de médecine). Le cursus est ensuite distinct de celui des médecins généralistes. Les stages d'internes durent de 4 à 5 ans et sont complétés par une formation théorique. Il peut s'ajouter un assistanat en hôpitaux périphériques ou un clinicat en C.H.U. L'exercice de la spécialité est exclusif, le spécialiste ne pouvant exercer la médecine générale. Le médecin spécialiste prend en charge des pathologies touchant un organe précis, des manifestations touchant tout l'organisme, la chirurgie mais aussi la médecine du travail et la santé publique. **2.** Nom commercial donné à un médicament.

spécificité n.f. Valeur statistique, définissant le pourcentage de présence d'un signe lorsqu'un événement ou une pathologie précise surviennent. Une spécificité de 100 % définit un signe pathognomonique.

spéculum n.m. Instrument destiné à examiner les cavités naturelles de l'organisme en maintenant béant leur orifice externe, et dont la surface interne, polie, peut réfléchir la lumière et éclairer la cavité explorée.

spermatide n.m. Cellule reproductrice mâle haploïde immature, destinée à se transformer en spermatozoïde.

spermatique adj. Relatif au sperme.

spermatocèle n.f. Tuméfaction testiculaire ou épidydimaire formée par la rétention de sperme.

spermatocystectomie n.f. Ablation chirurgicale des vésicules séminales.

spermatocystite n.f. Inflammation des vésicules séminales, le plus souvent d'origine gonococcique.

spermatocyte n.m. Cellule de la lignée germinale. ***Spermatocyte de 1er ordre,*** cellule diploïde dont le patrimoine chromosomique est normal et comprend 46 chromosomes. SYN. *spermatocyte I.* ***Spermatocyte de 2e ordre,*** cellule haploïde ayant subi une méiose réductionnelle, et dont le patrimoine chromosomique est réduit à 23 chromosomes. SYN. *spermatocyte II.*

spermatogenèse n.f. Ensemble des processus qui aboutissent à la formation des cellules germinales et du sperme. Les étapes s'enchaînent par la formation de spermatogonies puis spermatocytes I, de spermatocytes II, de spermatides et enfin de spermatozoïdes. Les 2 premières cellules sont diploïdes ; c'est-à-dire qu'elles ont un nombre normal de chromosomes (46), les 3 autres sont haploïdes, elles ont un nombre réduit de chromosomes (23). Le nombre normal de chromosomes est rétabli au moment de la fusion avec l'ovule.

spermatogonie n.f. Cellule souche diploïde, de la lignée des cellules de la reproduction, possédant un patrimoine chromosomique normal de 46 chromosomes.

spermatorrhée n.f. Émission involontaire de sperme.

spermatozoïde n.m. Cellule reproductrice mâle haploïde arrivée à maturité et apte à féconder l'ovule.

spermaturie n.f. Présence de spermatozoïdes dans l'urine.

sperme n.m. Liquide visqueux blanchâtre sécrété par le testicule et la prostate et contenant des spermatozoïdes en suspension.

spermicide n.m. Médicament utilisé en contraception locale, vaginale, sous la forme de crème d'activité immédiate pour 4 à 10 heures (Genola®, Alpagelle®, Pharmatex crèmes®), d'éponges vaginales d'activité immédiate pour une journée (Pharmatex tampons®), d'ovules d'activité retardée de 30 minutes pour 2 à 4 heures (Semicid®, Patentex®, Pharmatex ovule®). Il est utilisé en association avec les préservatifs, les diaphragmes, et en cas de contre-indication aux autres méthodes contraceptives. Seul, son taux d'échec est élevé, de l'ordre de 5 à 18 %.

spermiogenèse n.f. Dernier stade de la spermatogenèse.

spermiologie n.f. Étude du sperme.

spermoculture n.f. Mise en culture de sperme recueilli de manière aseptique, afin d'y rechercher des germes microbiens.

spermocytogramme n.m. Résultat de l'étude morphologique des spermatozoïdes.

spermogramme n.m. Résultat de l'étude morphologique, microscopique et physicochimique du sperme. Cet examen détermine le nombre, la mobilité et la vitalité des spermatozoïdes, et recherche d'autres éléments cellulaires.

sphacèle n.m. Mortification d'un tissu, qui aboutit à la formation de croûtes noirâtres desséchées sans infection, puis à leur élimination.

sphénoïde adj. En forme de coin. ◆ n.m. Os de l'étage moyen de la base du crâne entrant dans la constitution des fosses nasales.

sphénoïdite n.f. Inflammation de la muqueuse du sinus sphénoïdal.

sphérocyte n.m. Hématie de forme anormale en sphère, prédisposant à une hémolyse.

sphérocytose n.f. ***Sphérocytose héréditaire,*** synonyme de *maladie de Minkowski*-Chauffard.*

sphérophakie n.f. Malformation du cristallin qui a une forme de sphère.

sphincter n.m. Muscle annulaire qui ferme ou resserre un orifice ou un conduit naturel.

sphinctéralgie n.f. Douleur provoquée par la contraction spasmodique d'un sphincter.

sphinctérectomie n.f. Résection chirurgicale d'un sphincter, comme le sphincter d'Oddi ou celui du col vésical.

sphinctérométrie n.f. Mesure de la tonicité musculaire d'un sphincter.

sphinctéroplastie n.f. Intervention chirurgicale réparatrice d'un sphincter.

sphinctérotomie n.f. Section chirurgicale d'un sphincter.

sphingolipide n.m. Lipide contenant une chaîne de glucides sous la forme d'un alcool azoté. Il est abondant au niveau des gaines nerveuses et du système nerveux central.

sphingolipidose n.f. Maladie due à un déficit enzymatique, se traduisant par une surcharge en sphingolipide. Voir *maladie de Niemann*-Pick.*

sphingomyéline n.f. Lipide de la famille des sphingolipides, constituant les gaines de myéline des nerfs.

-sphygm(o)- Élément du grec *sphugmos*, « pulsation » entrant dans la composition de mots concernant le pouls. Ex. : *asphygmie.*

sphygmique adj. Relatif au pouls.

sphygmogramme n.m. Tracé dessiné par l'enregistrement du pouls artériel.

sphygmographe n.m. Instrument qui permet d'enregistrer les battements artériels, leur rythme et leur amplitude.

sphygmologie n.f. Science consacrée à l'étude du pouls, et dont la place est importante dans la médecine traditionnelle chinoise.

sphygmomanomètre n.m. Appareil destiné à mesurer la pression artérielle.

spica n.m. Bandage croisé appliqué à la racine d'un membre.

spicule n.m. Formation en forme d'aiguille.

Spiegel (lobe de) Lobe hépatique, situé en arrière du hile du foie. SYN. *lobe caudé.*

Spieghel (hernie de) Hernie de la paroi abdominale située latéralement, au travers des fibres du muscle transverse.

spin n.m. Mouvement rotatoire d'une particule sur elle-même. Cette propriété physique de la matière est utilisée lors d'examens d'I.R.M. pour caractériser des tissus.

spina bifida n.m. Malformation congénitale traduite par l'absence de soudure d'un ou plusieurs arcs postérieurs des vertèbres, entraînant une hernie des méninges et parfois de la moelle épinière, contenant du liquide céphalorachidien, sous forme d'une tumeur plus ou moins volumineuse, et siégeant le plus souvent au niveau de la colonne lombosacrée.

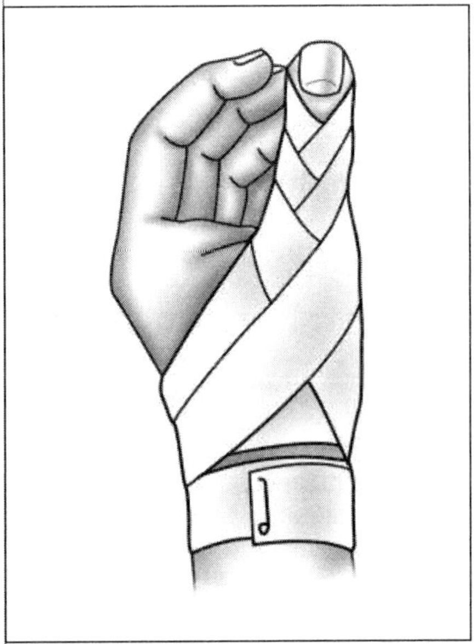

Spica du pouce.

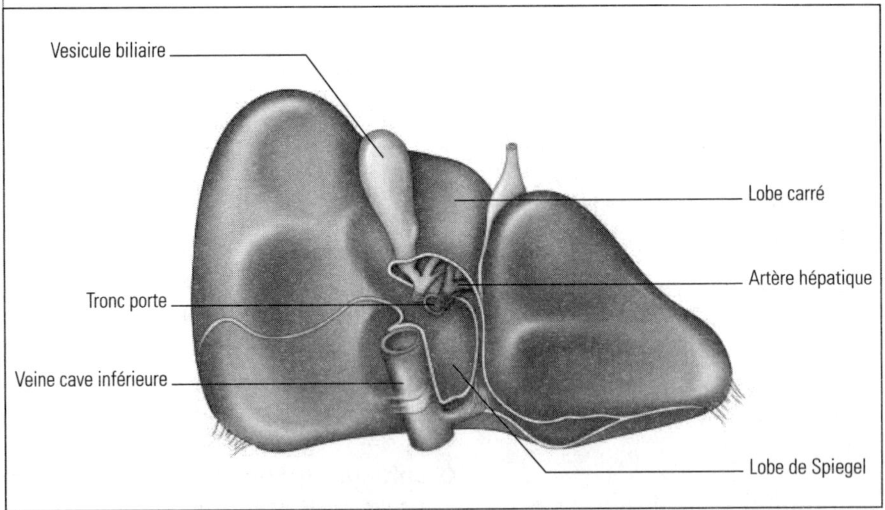

Face inférieure du foie, indiquant le siège du lobe de Spiegel.

spinal, e, aux adj. **1.** Relatif à la colonne vertébrale. **2.** Relatif à la moelle épinière.

spinocellulaire adj. Relatif aux cellules du corps muqueux de Malpighi, de la peau et des muqueuses. ***Épithélioma spinocellulaire,*** tumeur maligne de la peau.

spiradénome n.m. ***Spiradénome eccrine,*** tumeur bénigne correspondant à un adénome se développant à partir de cellules de glandes sudoripares.

spiramycine n.f. Antibiotique de la famille des macrolides. D.C.I. de Rovamycine®.

spiro- Élément du latin *spirare*, « respirer » entrant dans la composition de mots concernant la respiration. Ex.: *spirographie*. SYN. *-pnée*.

Spirochaetales Ordre de bactéries constituée de bacilles de forme hélicoïdale, tels que les genres *Borellia*, *Leptospira* et *Treponema*.

spirogramme n.m. Tracé obtenu au moyen d'un spirographe.

spirographe n.m. Appareil qui permet d'étudier la ventilation pulmonaire.

spirographie n.f. Étude de la fonction ventilatoire des poumons. Elle comporte la mesure des volumes gazeux mobilisés au cours des mouvements respiratoires comme le volume courant, le volume de réserve inspiratoire, le volume de réserve expiratoire et le volume résiduel, la mesure des capacités pulmonaires résultant de la somme de différents volumes, et enfin l'utilisation dans le temps des volumes gazeux, mise en évidence par la ventilation par minute, la ventilation maximale et le V.E.M.S.

spiromètre n.m. Appareil de mesure des volumes pulmonaires.

spirométrie n.f. Mesure des volumes pulmonaires et des débits ventilatoires.

spironolactone n.f. Diurétique hyperkaliémiant agissant comme inhibiteur de l'action de l'aldostérone. Elle est utilisée dans le test diagnostic du syndrome de Conn, en corrigeant en 4 jours l'hypertension chez les sujets atteints d'hyperaldostéronisme primaire, contrairement à l'hyperaldostéronisme secondaire. D.C.I. de Aldactone®, Spirophar®, Flumach® Spirone®, Spiroctan®, Practon®.

splanchnicectomie n.f. Résection chirurgicale unilatérale ou bilatérale d'un ou des deux nerfs splanchniques.

splanchnique adj. Relatif aux viscères. ***Nerfs splanchniques,*** branches de la chaîne sympathique dorsale qui donne de chaque côté le grand splanchnique et le petit splanchnique. Issus des 5e à 11e ganglions sympathiques dorsaux, ils aboutissent au ganglion semi-lunaire du plexus solaire et assurent l'innervation des viscères digestifs.

splanchnologie n.f. Branche de l'anatomie consacrée à la description des viscères (appareils digestif, respiratoire et urinaire, etc.).

splanchnotomie n.f. Section chirurgicale des nerfs splanchniques. SYN. *splanchnicotomie, splanchnicectomie.*

splén(o)- Élément du grec *splên*, « rate ». Ex.: *splénomégalie.*

splénalgie n.f. Douleur au niveau de la rate.

splénectomie n.f. Ablation chirurgicale de la rate.

splénique adj. Propre à la rate.

splénite n.f. Inflammation de la rate.

splénocontraction n.f. Contraction de la rate qui chasse les éléments cellulaires qu'elle contient dans le courant sanguin. Elle est provoquée par l'administration de certains produits tels que l'adrénaline ou la strychnine, par les grandes hémorragies ou par des agents physiques comme le courant électrique ou l'excitation des nerfs splanchniques. Elle permet d'estimer la réductibilité d'une splénomégalie.

splénocyte n.m. Macrophage à gros noyau qui réside dans la rate.

splénogène adj. Qui a son origine dans la rate.

splénogramme n.m. Étude des cellules spléniques obtenues par ponction de la rate et détermination des proportions des différents éléments sanguins.

splénomanométrie n.f. Mesure de la pression portale à l'intérieur de la rate après ponction, généralement associée à une splénoportographie.

splénomégalie n.f. Augmentation anormale du volume de la rate dont la dimension peut devenir considérable. ***Splénomégalie myéloïde,*** syndrome myéloprolifératif se manifestant par une splénomégalie importante, parfois une hépatomégalie, une hyperuricémie, une anémie, une leucopénie, une thrombopénie, une myélofibrose à l'examen microscopique d'une biopsie de moelle osseuse. L'évolution est lente et comporte un risque d'insuffisance médullaire et d'infarctus splénique. Le traitement est possible par monochimiothérapie, androgènes et splénectomie. SYN. *myélofibrose primitive.*

splénopathie n.f. Affection de la rate.

splénoportographie n.f. Examen radiologique du système porte obtenu par ponction de la rate et injection d'un produit de contraste opaque aux rayons X, qui permet de visualiser la rate, la veine splénique, la veine porte, le foie et la circulation de dérivation en cas d'hypertension portale.

splénosclérose n.f. Transformation fibreuse de la rate, généralement accompagnée d'une augmentation de volume.

splénose n.f. ***Splénose péritonéale,*** affection caractérisée par la présence de nombreux nodules de tissu splénique implantés sur le péritoine à la suite d'une splénectomie pour rupture traumatique de la rate, et dus à la greffe et à la prolifération de cellules spléniques libérées au moment de l'accident.

splénothrombose n.f. Thrombose de la veine splénique, entraînant une hypertension veineuse splénique responsable d'une hypertrophie de la rate, d'une circulation veineuse collatérale périsplénique et d'hémorragies digestives.

spondyl(o)- Élément du latin *spondylia,* « vertèbre » entrant dans la composition de mots concernant les corps vertébraux. Ex. : *spondylolisthésis.*

spondylarthrite n.f. Arthrite des articulations des corps vertébraux. ***Spondylarthrite ankylosante,*** affection inflammatoire des articulations des vertèbres, survenant le plus souvent chez des hommes jeunes et aboutissant à une diminution des mouvements des articulations intervertébrales, voire à leur blocage complet. ABRÉV. *S.P.A.* SYN. *pelvispondylite* rhumatismale, spondylose rhizomélique.*

spondylarthropathie n.f. Terme générique désignant des maladies rhumatismales inflammatoires avec atteinte des articulations périphériques, sacro-iliaques, en l'absence de facteur rhumatoïde. On regroupe sous cette dénomination la spondylarthrite ankylosante ou juvénile, le syndrome de Fiessinger*-Leroy-Reiter, les arthrites réactionnelles de la rectocolite hémorragique, de la maladie de Crohn, du psoriasis, etc. On retrouve souvent l'antigène HLA-B27 chez les patients souffrant de cette affection.

spondyle n.m. Ancien nom des vertèbres.

spondylite n.f. Inflammation aiguë ou chronique des vertèbres.

spondylodèse n.f. Immobilisation vertébrale lors d'une intervention chirurgicale par insertion d'un greffon osseux.

spondylodiscite n.f. Atteinte inflammatoire ou infectieuse d'une vertèbre et du ou des disques intervertébraux voisins.

spondylolisthésis n.m. Glissement en avant du corps d'une vertèbre et de la colonne sus-jacente par rapport au corps de la vertèbre sous-jacente, provoqué par une rupture congénitale ou traumatique des arcs vertébraux postérieurs. C'est le plus souvent L5 qui glisse sur S1, plus rarement L4 sur L5.

spondylolyse n.f. Insuffisance ou absence d'ossification de l'arc vertébral postérieur, entraînant une fragilité ou une interruption de l'arc au niveau de l'isthme, et un spondylolisthésis.

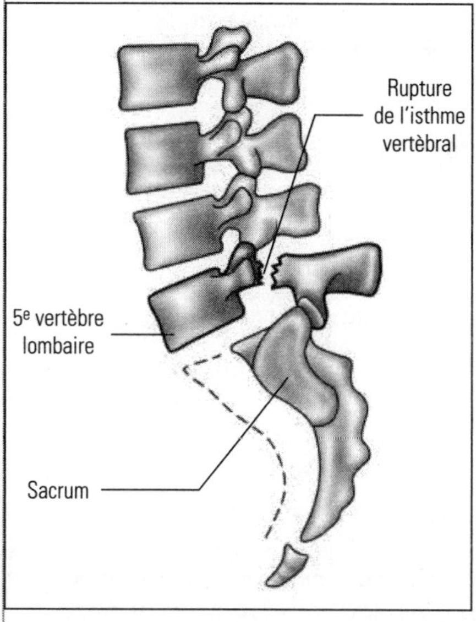

Spondylolisthésis.

spondylopathie n.f. Affection de la colonne vertébrale

spondyloptose n.f. Variété extrême de spondylolisthésis dans laquelle L5 et la colonne vertébrale sus-jacente ont glissé complètement en avant de S1 et tendent à descendre dans le bassin.

spondyloschisis n.m. Malformation congénitale d'arcs vertébraux à type de fissures.

spondylose n.f. Affection dégénérative des vertèbres et de leurs articulations. ***Spondylose rhizomélique,*** synonyme de *pelvispondylite* rhumatismale* et de *spondylarthrite* ankylosante.*

spongioblaste n.m. Cellule nerveuse dépourvue d'axone.

spongioblastome n.m. Tumeur maligne du système nerveux formée de cellules nerveuses embryonnaires.

spongiocyte n.m. Cellule de la corticosurrénale présentant de larges vacuoles qui lui donnent un aspect d'éponge.

spongiose n.f. **1.** Œdème du corps muqueux de l'épiderme. **2.** Lésion épidermique se traduisant par un œdème intercellulaire. ***Spongiose cérébrale,*** dégénérescence cérébrale avec formation de vacuoles, observée notamment lors de la maladie de Creutzfeldt-Jakob, de certaines maladies métaboliques ou de la dégénérescence spongieuse du nourrisson. ***Spongiose rénale***, maladie congénitale du rein, caractérisée par de nombreuses dilatations kystiques des tubes collecteurs dans le voisinage des calices, et diagnostiquée par l'urographie intraveineuse. SYN. *rein en éponge.*

spongoïde adj. Qui a un aspect spongieux.

sporadique adj. Qui ne frappe qu'un individu isolément (voir *épidémique* et *endémique*).

Sporanox® Antifongique triazolé à large spectre, utilisé dans l'aspergillose sévère de l'immunodéprimé, l'histoplasmose, certaines mycoses rares et la candidose œsophagienne chez le sujet infecté par le V.I.H. Il existe en solution buvable et en gélules. Les interactions médicamenteuses sont nombreuses. Itraconazole en D.C.I.

spore n.f. Forme de résistance de certaines bactéries (tétanos) et de certains parasites.

sporocyste n.f. Stade de développement du parasite *Plasmodium,* responsable du paludisme.

sporogonie n.f. Cycle sexué de reproduction du parasite *Plasmodium.*

sporotrichose n.f. Mycose sous-cutanée et lymphatique due au champignon *Sporotrichix schenckii* en cas de contact avec des plantes contaminées. Elle se manifeste par un chancre d'inoculation nodulaire et des lésions à type de lymphangite, puis par des chancres étagés le long du trajet lymphatique drainant le territoire d'inoculation, évoluant vers le ramollissement et l'ulcération. On l'observe en zone tropicale. Son pronostic est bon, avec une guérison spontanée.

sporozoaire n.m. Protozoaire sans structure permettant une mobilité propre, et dont les genres *Plasmodium* et *Isospora* sont parasites de l'homme.

sporozoïte n.m. Forme infectante du *Plasmodium,* transmise à l'homme par des piqûres d'anophèles.

sporulation n.f. Formation des spores dans un milieu non favorable au développement des champignons ou des bactéries.

spray n.m. Aérosol de petite taille.

Sprengel (malformation de) Surélévation congénitale de l'omoplate, pouvant limiter les mouvements de l'épaule.

sprue n.f. ***Sprue tropicale,*** maladie digestive se manifestant par une diarrhée chronique probablement infectieuse, avec malabsorption, stéatorrhée, carence en vitamine B12 et en folates responsable d'anémie et de douleurs abdominales. Les biopsies duodénales montrent une atrophie villositaire partielle et une accumulation de lipides. Son traitement repose sur les antibiotiques de type tétracycline et la correction des carences. ***Sprue nostras,*** voir *maladie cœliaque**.

spume n.f. Liquide organique mousseux et blanchâtre, ressemblant à de l'eau savonneuse.

spumeux, euse adj. Mêlé de mousse ou d'écume.

squalène n.m. Précurseur du cholestérol.

squame n.f. Lamelle d'épiderme d'épaisseur et de taille variables, qui se détache normalement et spontanément de la peau au cours du processus physiologique de renouvellement cutané.

squameux, euse adj. Qui porte des squames.

squatting n.m. Position accroupie, notamment utilisée lors de l'examen proctologique pour rechercher un prolapsus du rectum. SYN. *accroupissement.*

squelette n.m. **1.** Ensemble des os du corps humain, constituant la charpente rigide de l'organisme. **2.** Charpente d'une cellule, d'un tissu, ou d'un organe.

squirrhe n.m. Tumeur maligne particulièrement riche en travées fibreuses épaisses et résistantes.

S.R.E. n.m. Abréviation de *système* réticulo-endothélial.*

S.S.M. n.m. Abréviation de *mélanome* superficiel malin.*

Stablon® Antidépresseur ayant aussi une activité contre l'anxiété. Tianeptine en D.C.I.

stade n.m. **1.** Degré de gravité d'une lésion ou d'une maladie. **2.** Degré d'évolution d'une lésion ou d'une maladie.

Stagid® Antidiabétique oral de la famille des biguanides. Metformine en D.C.I.

Staltor® Hypocholestérolémiant de la famille des statines, aussi commercialisé sous le nom de Cholstat®. Cérivastine en D.C.I.

Stampfl (thérapie de) Psychothérapie comportementale consistant à reproduire une situation angoissante et dont la répétition permet la disparition de la réaction non appropriée.

stannose n.f. Maladie pulmonaire de surcharge en étain par inhalation de fines particules de ce métal.

stapédectomie n.f. Intervention chirurgicale qui consiste à amputer l'étrier pour remédier à une surdité par otospongiose, et à le remplacer par une prothèse.

stapédien, enne adj. Relatif au petit os de l'oreille interne appelé *étrier*. Ex. : *réflexe stapédien.*

staphylectomie n.f. Ablation d'un staphylome cornéen.

staphylite n.f. Inflammation de la luette.

staphylococcémie n.f. Infection générale à staphylocoques, avec présence et dissémination du germe microbien par voie sanguine.

staphylococcie n.f. Infection provoquée par un staphylocoque pathogène.

staphylocoque n.m. Genre bactérien appartenant à la famille des microcoques, formé de bactéries Gram positif de forme arrondie et groupées en grappes. Il comprend plusieurs espèces que l'on distingue en fonction de la couleur de leur culture sur agar. La plupart des staphylocoques sont pathogènes, et certains entraînent la formation de pus. Quelques staphylocoques sont saprophytes, comme *Staphylococcus epidermidis,* staphylocoque saprophyte de la peau. SYN. *staphylococcus.*

staphylome n.m. Lésion du globe oculaire traduite par une saillie en grain de raisin de la sclérotique, de la cornée, ou de l'iris, due à un affaiblissement local de la paroi, et provoquée par un traumatisme ou une inflammation.

staphyloplastie n.f. Intervention chirurgicale réparatrice destinée à combler une perte de substance du palais.

staphylorraphie n.f. Intervention chirurgicale réparatrice de la fente palatine (malformation congénitale du voile du palais), qui consiste à l'aviver et à suturer ses bords.

staphylotomie n.f. Incision d'un staphylome opaque cornéen ou iridocornéen.

staphylotoxine n.f. Toxine sécrétée par le staphylocoque.

Stargardt (maladie de) Dégénérescence de la macule rétinienne de l'adulte jeune.

Starr (valve de) Valve cardiaque prothétique, constituée d'une bille revêtue de téflon enfermée dans une cage montée dans un anneau. Elle nécessite une anticoagulation efficace pour éviter un risque de thrombose. Elle permet de remplacer la valve

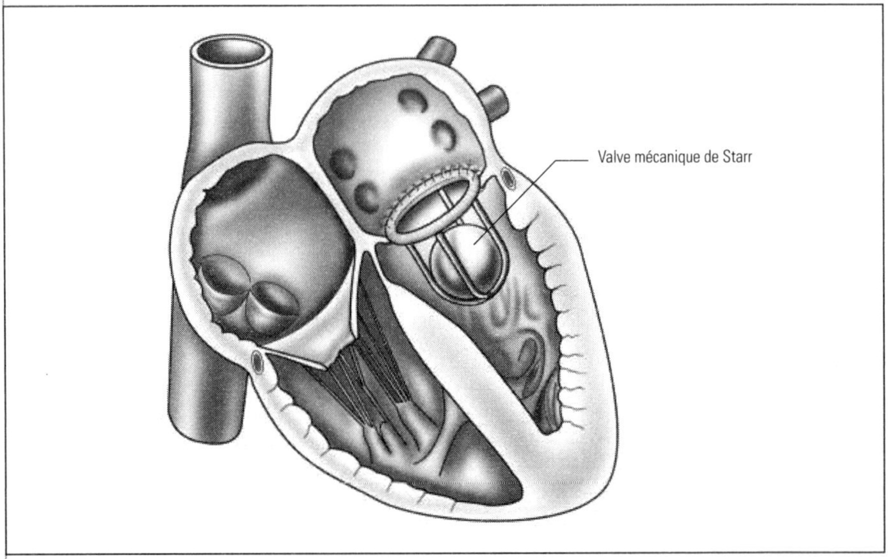

Valve de Starr en position mitrale.

mitrale ou aortique. Son ouverture et sa fermeture sont déclenchées par les modifications physiologiques de pressions intracardiaques.

stase n.f. Ralentissement parfois considérable, pouvant aller jusqu'à l'arrêt de la circulation ou de l'écoulement d'un fluide de l'organisme.

statines n.f.pl. Famille de médicaments hypocholestérolémiants agissant par inhibition enzymatique de la synthèse de cholestérol (HMG-CoA réductase). Ces médicaments impliquent une surveillance des transaminases et des enzymes musculaires (C.P.K.).

statistique n.f. Méthode d'étude mathématique cherchant à extrapoler à partir d'un échantillon les caractéristiques d'un ensemble, d'une population.

staturopondéral, e, aux adj. Relatif à la taille et au poids. Ex. : *retard staturopondéral.*

status n.m. Prédisposition.

Stauffer (syndrome de) Syndrome de diminution de la sécrétion biliaire en cas de cancer du sein, ou de tumeur du rein, par mécanisme paranéoplasique, en l'absence de métastases hépatiques ou osseuses.

stavudine n.f. Médicament antiviral inhibiteur de la transcriptase inverse du V.I.H., administré par voie orale. D.C.I. de Zerit®.

stéat- Élément du grec *stear, steatos,* « graisse ». Ex. : *stéatonécrose.*

stéatolyse n.f. Dissolution et digestion des graisses.

stéatome n.m. **1.** Tumeur dure formée de tissu graisseux. **2.** Ancienne désignation des lipomes de consistance dure.

stéatomérie n.f. Important dépôt de graisse localisé à la face externe de la hanche et des cuisses, observé essentiellement chez la femme jeune, et donnant un aspect de culotte de cheval.

stéatonécrose n.f. Nécrose du tissu adipeux qui survient essentiellement au cours des pancréatites aiguës hémorragiques et frappe les graisses du mésentère et de l'épiploon. Elle se traduit par la présence d'innombrables taches blanchâtres disséminées sur le péritoine, ayant l'aspect de « taches de bougie » bien visibles lors de la laparotomie.

stéatopygie n.f. Hypertrophie graisseuse considérable de la région fessière, observée chez les femmes de certaines ethnies, en particulier les boschimans.

stéatorrhée n.f. Présence excessive de graisses non digérées dans les selles (au-delà de 5 g/24 h), témoignant généralement d'une atteinte pancréatique.

stéatose n.f. Présence en excès de graisses dans un tissu ou un organe, notamment hépatique donnant au foie un aspect jaunâtre.

Stédiril® Pilule contraceptive œstroprogestative normodosée.

Steele Richardson (maladie de) Dégénérescence du tronc cérébral, d'origine inconnue, se manifestant par un syndrome extrapyramidal, une démence et des paralysies oculomotrices (syndrome de Parinaud*).

Steinert (maladie de) Maladie musculaire héréditaire autosomique dominante caractérisée par une anomalie sur le chromosome 19. Elle se manifeste par une atrophie musculaire et une myotonie avec, parfois, une atteinte d'autres organes tels que l'œil (cataracte) et le cœur (trouble de la conduction). Le diagnostic est habituellement porté chez l'adulte jeune. L'évolution est lente, avec une diffusion à d'autres territoires musculaires. SYN. *myotonie dystrophique* ou *myopathie atrophique avec myotonie.*

Stein-Leventhal (syndrome de) Syndrome de stérilité par défaut d'ovulation et aménorrhée, avec hirsutisme et obésité. Les ovaires, dont la taille est augmentée, comportent de nombreux kystes et sont recouverts d'une coque épaisse leur donnant un aspect cœlioscopique lisse blanc nacré. Il se manifeste parfois par un hyperandrogénisme. Le diagnostic est biologique et se traduit par l'absence d'élévation de la F.S.H. lors de la stimulation par L.H.-R.H. SYN. *ovaire polykystique de type I.*

stellaire adj. ***Angiome stellaire,*** angiome constitué par de fins vaisseaux en forme d'étoile centrée par un point rouge, disparaissant à la pression pour se recolorer rapidement du centre vers la périphérie. Il est le signe cutané d'hyperœstrogénie, observé en cas d'insuffisance hépatocellulaire, le nombre étant proportionnel à la gravité.

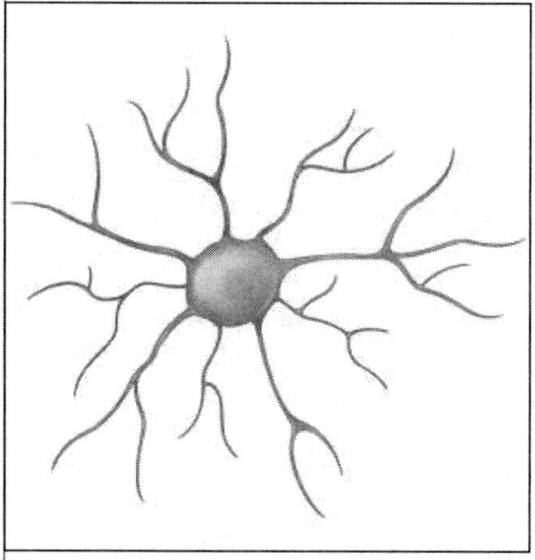

Angiome stellaire.

stellectomie n.f. Ablation chirurgicale du ganglion cervical inférieur du sympathique, souvent fusionné avec le premier ganglion dorsal.

sténo- Élément du grec *stenos,* « étroit » entrant dans la composition de mots concernant un rétrécissement. Ex. : *sténose.*

Sténon (canal de) Canal excréteur de la glande parotide, s'abouchant à la muqueuse jugale en regard du collet de la 2e molaire supérieure, 35 mm en arrière de la commissure labiale.

sténopéique adj. Qui sert de diaphragme, d'obturateur, en diminuant les phénomènes de diffraction ou d'aberrations dues à des anomalies de courbure, des opacités du cristallin ou de la cornée. Ex. : *trou sténopéique, lunettes sténopéiques.*

sténose n.f. Synonyme de *rétrécissement.*

sténothorax n.m. Étroitesse de la poitrine.

stent n.m. Endoprothèse vasculaire en forme de ressort, qu'on place à l'intérieur d'un vaisseau pour le dilater et éviter la récidive d'un rétrécissement.

Stenvers (incidence de) Incidence radiologique permettant de mieux visualiser le rocher et l'oreille interne. SYN. *incidence occipito-zygomatique.*

steppage n.m. Déficit des muscles releveurs du pied de la loge antéro-externe de la jambe, par atteinte du nerf sciatique poplité externe ou des racines nerveuses L4-L5. La marche oblige le patient à lever la jambe plus haut que normalement car le pied tombe, sa pointe accrochant le sol ou une marche d'escalier.

stercobilinogène n.m. Produit de dégradation intestinale de la bilirubine qui peut être soit réabsorbé pour être réutilisé par le foie, soit éliminé dans les selles et responsable de leur coloration foncée. La décoloration des selles est un signe de cholestase.

stercoral, e, aux adj. Relatif aux matières fécales.

sterculia gomme n.f. Fibre utilisée en thérapeutique sous forme de mucilage.

Ster-dex® Pommade ophtalmique associant corticoïdes et antibiotiques (tétracycline). Elle est administrée en cas d'inflammation ou d'infection de la partie antérieure de l'œil, par exemple en cas de chalazion.

stéréo- Élément du grec *stereos,* « solide » entrant dans la composition de mots concernant le relief. Ex. : *stéréographie.*

stéréognosie n.f. Ensemble des fonctions neurologiques (périphériques de sensibilité, cérébrales d'interprétation) permettant de reconnaître un objet grâce à sa forme.

stéréoradiographie n.f. Examen radiographique donnant une sensation de relief. Il consiste à prendre deux clichés d'un même segment avec une incidence légèrement différente, d'un écart égal à l'écartement des globes oculaires. Les deux clichés sont ensuite examinés simultanément avec un stéréoscope qui permet une vision monoculaire de chaque cliché avec l'œil qui correspond à l'incidence de prise de vue.

stéréotaxie n.f. Technique neurochirurgicale qui permet d'atteindre les structures cérébrales profondes au moyen de fines électrodes introduites par une très petite trépanation, après repérage des zones à atteindre dans les trois plans de l'espace. Les électrodes sont gui-

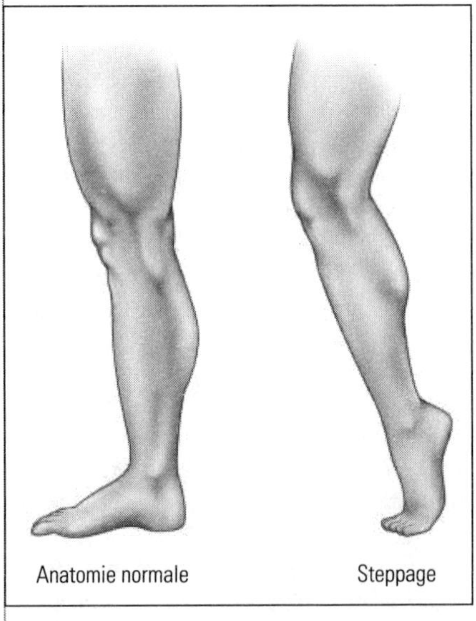

Steppage.

dées par un appareillage spécial fixé à la boîte crânienne.

stéréotypé, e adj. **1.** Qui se présente toujours de la même manière. **2.** Se dit de gestes habituels répétés involontairement et n'ayant pas le caractère convulsif des tics.

stéréotypie n.f. Répétition continuelle des mêmes gestes, des mêmes paroles et des mêmes tics, observée dans certaines maladies du système nerveux.

stérile adj. **1.** Qui est dépourvu de germes, en parlant d'un matériel ou d'un milieu. **2.** Qui n'est pas fécond.

stérilet n.m. Dispositif intra-utérin contraceptif soit au cuivre (Gynefix®, Gynelle®, Gyne T®, Multiload®, Nova T®, Sertalia®) actif 5 ans ; soit libérant du lévonorgestrel (Mirena®) actif 5 ans ; soit libérant de la progestérone (Progestasert®) actif 18 mois. On observe 0,3 à 2 % de grossesses sous stérilet, les anti-inflammatoires diminuent leur activité. Il est posé en fin de règles.

stérilisation n.f. **1.** Destruction des germes microbiens présents sur des instruments chirurgicaux, des objets de pansement ou des vêtements, par des moyens physiques comme la chaleur sèche ou humide et l'irradiation γ, ou par des moyens chimiques comme les solutions antiseptiques et l'oxyde d'éthylène gazeux. **2.** Opération chirurgicale qui consiste à empêcher un être vivant de se reproduire.

stérilité n.f. **1.** État de ce qui est stérile ou a été stérilisé. **2.** Impossibilité de procréer, par lésion de l'appareil reproducteur.

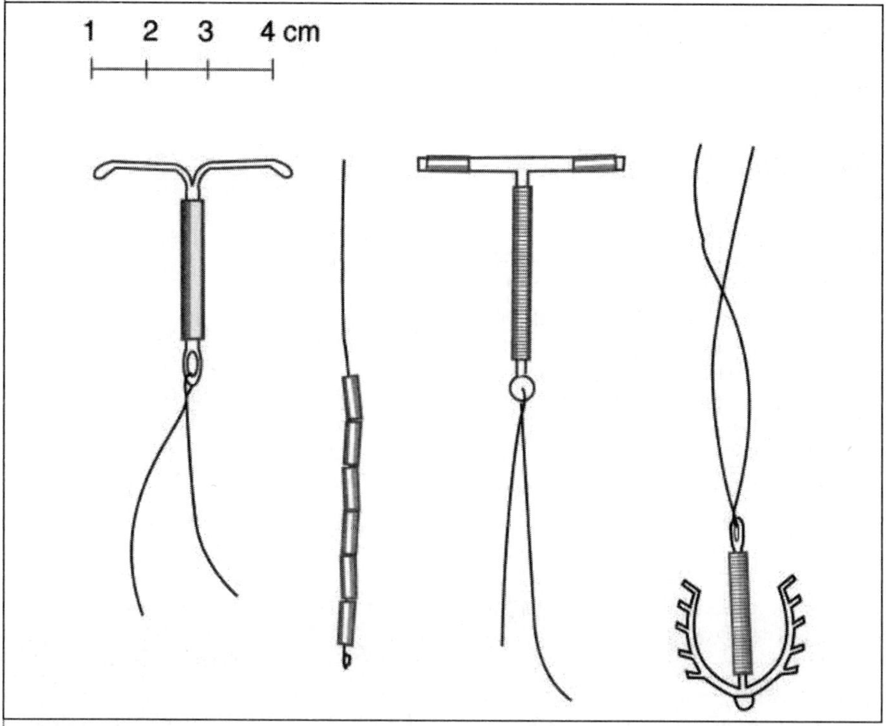

Stérilets.

Sternberg (cellule de) Cellule sanguine pathologique, basophile, de grande taille, caractéristique de la maladie de Hodgkin.

sternochondroplastie n.f. Opération chirurgicale qui consiste à corriger les déformations thoraciques importantes en entonnoir en sectionnant les cartilages costaux pour remonter le sternum, ou en retournant la cuvette du sternum.

sternocléidomastoïdien n.m. Muscle de la région antérolatérale du cou, étendu de l'apophyse mastoïde du temporal jusqu'à la clavicule et au sternum. Il est fléchisseur latéral et rotateur de la tête du côté opposé au muscle qui se contracte.

sternotomie n.f. Section chirurgicale du sternum permettant d'aborder les organes thoraciques et notamment le cœur.

sternum n.m. Os plat, vertical et médian, situé à la face antérieure du thorax et formé de haut en bas par le manubrium, le corps et l'appendice xiphoïde. Il est l'équivalent du bréchet des oiseaux.

sternutatoire adj. Qui provoque l'éternuement.

Stérogyl® Médicament assurant une supplémentation en vitamine D. Il existe en gouttes pour une prise quotidienne, en ampoules pour une ou deux prises par an (Stérogyl 15 A®), en traitement préventif ou en traitement curatif tous les quinze jours (Stérogyl®). Ergocalciférol, vitamine D2 en D.C.I.

stertor n.m. Respiration bruyante, ample, profonde qui est le signe d'un encombrement pharyngé. Elle est due à une chute de la langue en arrière et est observée au cours de la phase de récupération d'une crise d'épilepsie ou au cours de comas.

stéthoscope n.m. Instrument amplifiant les sons, permettant notamment une auscultation cardiaque, pulmonaire et digestive.

Stevens-Jonhson (syndrome de) Syndrome cutané et muqueux présentant une forme sévère d'érythème polymorphe. Il se manifeste par une éruption annulaire avec parfois une bulle centrale et des ulcérations bulleuses de la bouche, des yeux (risque de lésion cornéenne irréversible pouvant causer une cécité), du nez ou des organes génitaux. Il survient au cours d'allergies médicamenteuses ou d'infections à staphylocoques. Le traitement, urgent, repose sur une corticothérapie.

Stewart-Treves (syndrome de) Œdème lymphatique du membre supérieur, qui fait suite à une chirurgie de cancer du sein avec curage lymphatique.

S.T.H. n.f. Abréviation d'*hormone* somatotrope*.

-sthénie Élément du grec *sthenos*, « force ». Ex. : *myasthénie*.

sthénique adj. Qui s'accompagne de tonus, de force et d'énergie.

stick n.m. Forme galénique, le principe actif se présentant sous la forme d'un crayon (utilisé pour le nitrate d'argent, par exemple).

stigmate n.m. Marque, souvent indélébile, qui témoigne d'une pathologie.

Still (maladie de) Polyarthrite chronique de l'enfant, rare après 16 ans, associée à une polyadénopathie, une splénomégalie et une éruption cutanée. Chez l'adulte, on observe une fièvre, une éruption cutanée et une polyarthrite. L'aspirine à forte dose et la corticothérapie sont efficaces.

Stilnox® Benzodiazépines, ayant des propriétés hypnotiques et une demi-vie courte (2 à 3 heures). Il est aussi commercialisé sous le nom d'Ivadal®. Zolpidem en D.C.I.

stimulateur n.m. Dispositif qui délivre des excitations sous forme d'impulsions électriques. ***Stimulateur cardiaque,*** appareil qui envoie des excitations électriques rythmées au cœur, afin de déclencher la contraction des ventricules. Il comporte un boîtier contenant le dispositif électronique d'impulsions et la source d'énergie, et des sondes qu'on fixe par suture à la face externe du myocarde, ou qu'on introduit par voie veineuse jusque dans la cavité ventriculaire droite. Il existe de nombreux types d'appareils qui sont adaptés aux différents troubles du rythme présentés par les patients.

stimulation n.f. Application d'un stimulus.

stimuline n.f. **1.** Ensemble d'hormones sécrétées par le lobe antérieur de l'hypophyse, et qui déclenchent la sécrétion hormonale des autres glandes endocrines. **2.** Substance qui existe dans certains sérums et qui stimule l'action de phagocytose des globules blancs.

stimulus n.m. **1.** Élément qui provoque une excitation. **2.** Élément susceptible d'activer certains récepteurs sensoriels d'un individu et de déclencher une réponse hormonale, nerveuse, musculaire ou autre. Il peut venir du milieu extérieur ou de l'organisme lui-même.

Stockes-Adams (syndrome de) Perte de connaissance d'origine cardiaque, brève, sans prodrome, de courte durée, avec reprise de conscience totale d'emblée. Le syndrome est dû à un bas débit circulatoire généralement en rapport avec un trouble de conduction paroxystique par bloc auriculoventriculaire.

stom(a)- Élément du grec *stoma, stomatos,* « bouche ». Ex. : *stomatite.* SYN. *bucc(o)-.* On trouve aussi *stomat(o)-.*

stomacal, e, aux adj. Qui appartient à l'estomac.

stomachique adj. **1.** Relatif à l'estomac. **2.** Qui favorise la digestion gastrique. Ex. : *médicament stomachique.* ***Artère coronaire stomachique,*** branche du tronc cœliaque qui suit la petite courbure de l'estomac et participe à son irrigation.

stomate n.m. Orifice microscopique formé par les cellules migratrices au moment où elles traversent une paroi vasculaire en écartant les cellules endothéliales.

stomatite n.f. Inflammation de la muqueuse buccale.

stomatodynie n.f. Douleur au niveau de la cavité buccale.

stomatologie n.f. Branche de la médecine consacrée à l'étude de la bouche et de ses maladies.

stomatorragie n.f. Hémorragie de la cavité buccale.

stomie n.f. Intervention de dérivation externe qui comporte l'abouchement à la peau d'un conduit naturel. Ex. : *urétérostomie, iléostomie.*

stomisé n. et adj. Patient porteur d'une dérivation externe des matières fécales ou des urines.

stomite n.f. Inflammation d'une stomie.

strabisme n.m. Défaut de parallélisme des axes de vision des yeux, entraînant des troubles de la vision binoculaire. ***Strabisme convergent,*** strabisme caractérisé par une déviation des axes de vision en dedans. ***Strabisme divergent,*** strabisme caractérisé par une déviation des axes en dehors.

strabologie n.f. Étude des troubles de la vision binoculaire.

strabomètre n.m. Instrument qui permet de mesurer l'importance de la déviation des axes de vision en cas de strabisme.

strabotomie n.f. Intervention chirurgicale qui consiste à déplacer l'insertion sur le globe oculaire d'un de ses muscles moteurs pour corriger un strabisme.

strapping n.m. Contention à l'aide de bandes adhésives, spécialement indiquée en cas d'entorse.

Strassmann (opération de) Intervention chirurgicale consistant à corriger des malformations utérines à type de cloison.

stratigraphie n.f. Synonyme de *tomographie.*

streptococcémie n.f. Infection générale à streptocoques avec présence et dissémination du germe microbien par voie sanguine.

streptococcie n.f. Infection provoquée par un streptocoque pathogène.

Streptococcus pneumoniae Synonyme de *pneumocoque.*

streptocoque n.m. Genre bactérien constitué de bactéries Gram positif de forme arrondie, groupées en chaînettes. Il comprend plusieurs espèces que l'on sépare en formes hémolytiques et formes non hémolytiques.

streptogramines n.f.pl. Synonyme de *synergistines.*

streptokinase n.f. Enzyme extraite des cultures de streptocoques, qui a pour propriété de dissoudre les caillots sanguins. Elle agit en activant la profibrinolysine, et en la transformant en fibrinolysine, qui dissout les filaments de fibrine des caillots sanguins. Elle est utilisée dans le traitement des thromboses artérielles ou veineuses, et dans certains épanchements séreux cloisonnés pour fluidifier le liquide et dissoudre des cloisons.

streptolysine n.f. Hémolysine produite par le streptocoque hémolytique du type β.

streptomyces n.m. Genre de bactéries filamenteuses, de l'ordre des actinomycétales.

streptomycine n.f. Antibiotique élaboré par la moisissure *Streptomyces griseus*, et actif contre le bacille de la tuberculose.

Stresam® Médicament anxiolytique. Etifoxine en D.C.I.

stress n.m. Agression de l'organisme, que ce soit par la fièvre, le froid, un traumatisme ou une infection et la réponse de l'organisme à cette agression.

striatum n.m. Ensemble de noyaux gris centraux, appartenant au télencéphale, centre profond de commande du cerveau. Il est constitué du noyau caudé, du putamen, du noyau amygdalien, du globus pallidus. Son atteinte se manifeste généralement par des chorées.

striction n.f. Constriction.

stricture n.f. Rétrécissement.

stricturotomie n.f. Intervention chirurgicale consistant à sectionner les brides responsables d'une sténose, soit au niveau d'un canal lacrymal ou au niveau des anses intestinales.

stridor n.m. ***Stridor laryngé congénital,*** malformation laryngée congénitale, due à l'absence de rigidité du larynx et favorisée par les pleurs ou une agitation. Elle se manifeste par une respiration caractéristique avec cornage, un trouble de la déglutition et une dyspnée paroxystique pouvant être mortelle. SYN. *laryngomalacie.*

striduleux, euse adj. Se dit d'une respiration pathologique caractérisée par un sifflement inspiratoire dû à un obstacle sur le larynx ou la trachée.

stripping n.m. Synonyme d'*éveinage.*

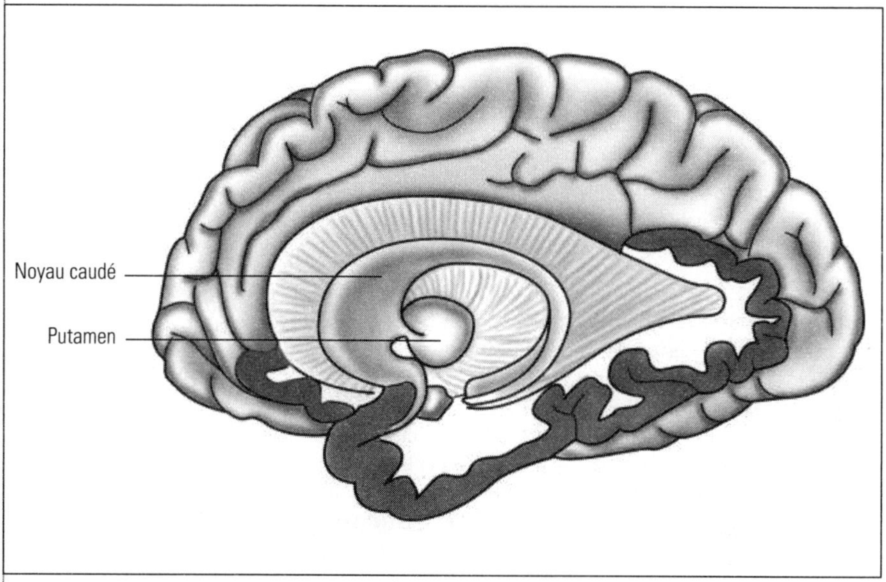

Vue de profil du striatum sur une coupe sagittale de l'encéphale.

stroboscopie n.f. Méthode d'examen du larynx, permettant de compter le nombre de vibrations des cordes vocales.

stroma n.m. Trame d'un tissu, généralement formée de tissu conjonctif.

Strömbeck (méthode de) Intervention de plastie mammaire visant à réduire le volume des seins et dont la cicatrice forme un T renversé.

strongyloïde adj. Qui caractérise une infection parasitaire par une larve d'anguillule ou d'ankylostome.

Structum® Médicament à visée rhumatologique, utilisé dans le traitement de l'arthrose, stimulant la formation du cartilage et limitant sa destruction.

strum- Élément du latin *struma*, « scrofule » entrant dans la composition de mots concernant le goitre. Ex. : *strumectomie*.

struma ovarii Présence d'un tissu thyroïdien ectopique situé au niveau ovarien, cadre de kystes dermoïdes ou de tératomes ovariens, souvent associé à d'autres tissus ectopiques.

strumectomie n.f. Ablation chirurgicale d'un goitre.

strumite n.f. Inflammation d'un goitre.

strychnine n.f. Poison d'origine végétale, utilisé contre les rats. Il est toxique et habituellement mortel chez l'homme (convulsion, asphyxie, etc.)

Stuart (facteur) Facteur X de la coagulation.

Student (test de) Synonyme de *test* T*.

stupéfiant n.m. Substance agissant sur le cerveau et utilisé en thérapeutique pour son effet analgésique. Consommés également pour leurs effets euphorisants, les stupéfiants modifient la perception de la réalité et peuvent être responsables d'accoutumance et de dépendance physique et psychique, conduisant à la toxicomanie. Leur délivrance en pharmacie est soumise à des règles strictes : posologie inscrite en toutes lettres, ordonnance sécurisée en ville, adresse du patient, délivrance pour 7 à 14 jours. L'opium et ses dérivés constituent l'essentiel de cette famille.

stupeur n.f. Symptôme psychiatrique correspondant à la suspension de toute activité volontaire physique ou psychique. Le patient est prostré, immobile, mutique et refuse toute alimentation. On observe cet état en cas de grave dépression (mélancolie), de schizophrénie, de confusion, de catatonie ou de choc affectif.

Sturge-Weber (maladie de) Maladie associant des malformations vasculaires avec angiome plan congénital rouge violacé, localisé au niveau de la partie supérieure du visage, associé du même côté à un angiome cérébral méningé occipital, un angiome choroïdien pouvant être responsable de glaucome et de calcifications cérébrales. La maladie peut se manifester par des migraines, des crises d'épilepsie, une baisse de l'acuité visuelle, une hémiplégie, etc. SYN. *maladie de Krabbe.*

stylalgie n.f. ***Stylalgie temporale,*** syndrome douloureux du pharynx, accompagné de troubles de la déglutition et d'irradiations vers la nuque et l'oreille, et dû à l'irritation du nerf glossopharyngien par l'apophyse styloïde du temporal.

stylet n.m. Tige métallique dont une extrémité est renflée et l'autre percée d'un chas, utilisée pour explorer les trajets fistuleux, ou élargir un pertuis cutané de drainage.

stylo- Élément du grec *stylos,* « tige pointue » entrant dans la composition de mots concernant les apophyses styloïdes du temporal et du radius. Ex. : *styloïdite.*

styloïde adj. Qui se termine en pointe. Ex. : *apophyse styloïde.*

styloïdectomie n.f. Ablation chirurgicale d'une apophyse styloïde.

styloïdite n.f. ***Styloïdite radiale,*** inflammation de l'apophyse styloïde du radius.

sub- Sous ou au-dessous. Ex. : *sublingual.* SYN. *hypo-, infra-.*

subaigu, uë adj. **1.** Dont l'évolution est relativement rapide sans être aiguë. **2.** D'évolution intermédiaire entre l'état aigu et l'état chronique.

subconscient, e adj. **1.** Qui est peu perçu par la conscience. **2.** Se dit de phénomènes psychologiques dont le sujet n'a pas une perception consciente, mais qui influent sur son comportement. ◆ n.m. Ensemble des états psychiques peu accessibles à la conscience.

subérose n.f. Pneumoconiose par inhalation de poussières de liège.

subfébrile adj. Qui présente une fièvre peu élevée, comprise entre 37,1 °C et 37,8 °C, durant plusieurs jours.

subictère n.m. Ictère léger qui n'entraîne parfois qu'une coloration jaune des conjonctives.

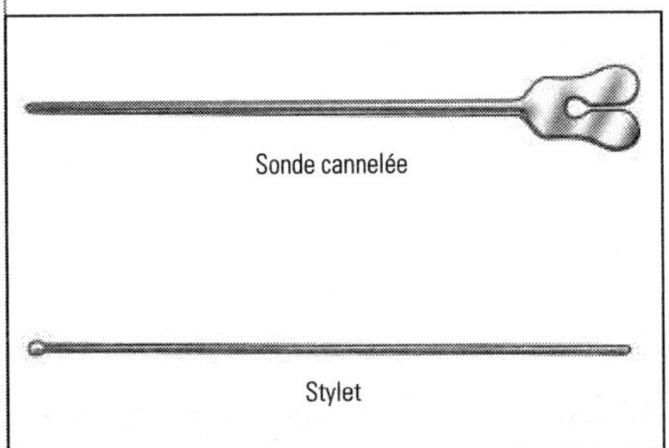

Sonde cannelée et stylet.

subintrant, e adj. Se dit d'un mal dont un accès nouveau commence avant que le précédent soit terminé.

subjectif, ive adj. Qui n'est ressenti que par le malade. Ex. : *douleur subjective.*

sublétal, e, aux adj. Presque mortel. Une dose sublétale d'un produit est légèrement inférieure à la dose mortelle.

sublingual, e, aux adj. Sous la langue. ***Glande sublinguale,*** glande salivaire du plancher de la bouche située de chaque côté du frein de la langue. ***Administration sublinguale,*** mode d'administration de certains médicaments présentés sous forme de gélules qu'on laisse fondre sous la langue, et dont le principe actif est absorbé par la muqueuse linguale.

subluxation n.f. Luxation incomplète d'une articulation, au cours de laquelle les surfaces articulaires restent partiellement en contact.

submandibulaire adj. Situé au-dessous de la mâchoire. ***Glande submandibulaire,*** ancienne dénomination de la glande sous-maxillaire.

submatité n.f. Diminution de la sonorité d'une partie du corps, constatée à la percussion, mais ne témoignant pas d'une matité vraie.

submersion n.f. Fait d'être complètement recouvert de liquide, observé au cours de la noyade.

subnarcose n.f. **1.** Sommeil léger. **2.** État d'une anesthésie incomplète caractérisé par un sommeil peu profond, provoqué par l'emploi d'anesthésiques généraux à faibles doses.

substance n.f. ***Substance blanche,*** constituant du système nerveux central (cerveau et moelle), correspondant à des fibres nerveuses myélinisées, assurant la transmission de la commande nerveuse. ***Substance grise,*** constituant du système nerveux central (cerveau et moelle), correspondant aux neurones (cornes de la moelle, cortex et noyau gris centraux), assurant la commande nerveuse.

substitutif, ive, adj. **1.** Qui remplace un autre médicament. **2.** Se dit d'un médicament qui remplace une drogue ou des hormones pour suppléer à une sécrétion physiologique déficiente de l'organisme.

Subutex® Médicament agoniste-antagoniste opiacé, utilisé comme traitement substitutif dans le sevrage en opiacés. Il est administré en une prise quotidienne par voie sublinguale.

suc n.m. ***Suc gastrique,*** sécrétion gastrique constituée d'enzyme, d'acide, de mucus et permettant la digestion.

succédané n.m. Substance qui peut en remplacer une autre, car elle en possède les propriétés pharmacologiques.

succulent, e adj. Dont le volume augmente par afflux de lymphe ou de liquide interstitiel. Au niveau de la main, l'aspect succulent prédomine sur la face dorsale et au niveau des doigts.

succussion n.f. Action de secouer. ***Succussion hippocratique,*** exploration qui consiste à imprimer au tronc d'un malade assis des mouvements latéraux tout en auscultant ses poumons, et qui permet d'entendre un bruit de clapotis ou bruit de flot en cas d'épanchement hydro-aérique pleural.

sucralfate n.m. D.C.I. d'un médicament topique antiulcéreux, se fixant sur les ulcérations et ayant une activité antisécrétoire. Il est commercialisé sous les noms de Kéal® et d'Ulcar®.

sucre n.m. Saccharose. SYN. *glucide.*

sucrose n.m. ***Test au sucrose,*** test de laboratoire d'hémolyse *in vitro* pratiqué pour rechercher une fragilité osmotique des hématies, notamment rencontrée en cas de maladie de Marchiafava-Micheli.

sudamina n.m.pl. Petites vésicules intraépidermiques apparaissant à la suite d'une sudation abondante, notamment en présence de fièvre.

sudation n.f. Transpiration.

Sudeck-Leriche (maladie de) Lésion d'ostéoporose du groupe des algodystrophies, généralement localisée au niveau des extrémités. Elle se manifeste de façon retardée quelques mois après un traumatisme, par des douleurs et un aspect inflammatoire de la zone en cause.

sudor(o)- Élément du latin *sudor*, « sueur ». Ex. : *sudoripare.*

sudoripare adj. Relatif aux glandes de la peau qui élaborent la sueur.

sueur n.f. Liquide aqueux d'odeur forte, sécrété par les glandes sudoripares, dont le rôle est de réguler la température corporelle en éliminant la chaleur et d'éliminer certains composés. ***Test à la sueur,*** dosage chimique du chlore dans la sueur. Son taux est augmenté en cas de mucoviscidose.

suffocation n.f. Asphyxie par obstruction mécanique des voies aériennes supérieures due à la présence d'un corps étranger, par une compression extrinsèque tumorale ou criminelle, par strangulation ou pendaison, etc. Elle se traduit par une dyspnée inspiratoire, une perte de connaissance avec cyanose, puis, si la cause persiste, par un décès par anoxie cérébrale.

suffusion n.f. Épanchement de sang hors du vaisseau qui le contient, sous forme d'infiltration diffuse dans les tissus environnants.

suggestibilité n.f. Disposition mentale d'un sujet qui se laisse influencer par une tierce personne. Méthode utilisée en psychothérapie, notamment au cours d'une conversion hystérique, ou pendant la régression de symptômes d'allure organique lorsque le médecin arrive à convaincre le patient de sa guérison par le simple dialogue ou par l'administration d'un placebo.

suicide n.m. Conduite visant à se donner volontairement la mort, survenant généralement au cours de dépressions graves ou de situations psychologiques intolérables.

suintement n.m. Perte de liquide (sanglant, purulent, par exemple) de faible abondance et continue, soit par un orifice naturel, soit par des lésions cutanées (plaie, cicatrice, etc.)

suite n.f. ***Suite de couches,*** période qui s'étend de l'accouchement aux premières règles, et qui dure habituellement 6 semaines.

sulfadiazine n.f. D.C.I. d'un médicament antibactérien et bactériostatique, de la famille des sulfamides, utilisé par voie orale, en association avec la pyriméthamine en cas de toxoplasmose cérébrale. Il est commercialisé sous le nom d'Adiazine®.

sulfadoxine n.f. D.C.I. d'un médicament antiparasitaire, commercialisé en association avec la pyriméthamine sous le nom de Fansidar®. Il est utilisé en seconde ligne en cas d'accès palustre à *Plasmodium falciparum* résistant aux traitements habituels.

sulfamide n.m. Terme générique désignant des antibiotiques, des antidiabétiques oraux et des diurétiques thiazidiques.

Sulfarlem® Médicament utilisé pour augmenter le débit biliaire, pour faciliter la digestion, en prévention des hyposialies, notamment secondaires aux irradiations ou d'origine médicamenteuse. Anétholtrithione en D.C.I.

sulfasalazine n.f. D.C.I. de la Salazopyrine®.

sulfones n.m.pl. Médicaments contenant un radical SO_2, utilisés dans le traitement curatif ou préventif de la lèpre. Ils sont commercialisés sous le nom de Disulone® par voie orale (dapsone en D.C.I.), et de Hansolar® par voie intramusculaire (acédapsone en D.C.I.).

sulfonylurée n.f. Antidiabétique oral de la famille des sulfamides hypoglycémiants.

sulindac n.m. Anti-inflammatoire non stéroïdien. D.C.I. de Arthrocine®.

sumatriptan n.m. D.C.I. d'un médicament utilisé par voie orale ou sous-cutanée dans le traitement de la crise de migraine et agissant par effet vasoconstricteur artériel. Il est commercialisé sous le nom de Imigrane®. Imiject® est administré par voie sous-cutanée dans les algies vasculaires de la face.

Summerskill (maladie de) Maladie héréditaire autosomique récessive, se manifestant par des poussées de cholestase de quelques mois, en l'absence de pathologie des voies biliaires extrahépatiques, et régressant sans séquelles. Le mécanisme de la maladie est inconnu. SYN. *cholestase récurrente bénigne.*

superfemelle n.f. Individu femelle possédant un chromosome sexuel supplémentaire XXY.

supermâle n.m. Individu mâle possédant un chromosome sexuel supplémentaire XYY. Chez les supermâles, l'indice de criminalité est augmenté.

supination n.f. Mouvement de rotation de l'avant-bras sur son axe longitudinal, qui amène la paume de la main d'arrière en avant lorsque le bras pend le long du corps, et du bas vers le haut lorsque le coude est fléchi à 90°. C'est le mouvement inverse de la pronation.

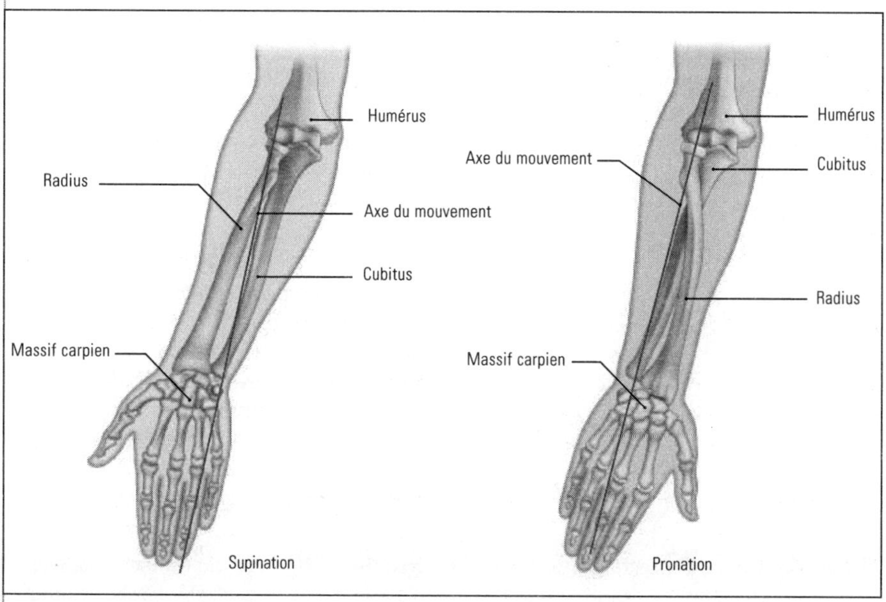

Supination et pronation.

suppositoire n.m. Préparation solide, de forme ovoïde ou conique, introduite par l'anus pour administrer un médicament ou pour faciliter l'évacuation des selles.

suppuration n.f. Formation de pus.

supra- Élément du latin *supra*, « au-dessus ». Ex. : *fracture supracondylienne.*

supracondylien, enne adj. ***Fracture supracondylienne,*** fracture dont le trait passe au-dessus du massif condylien inférieur du fémur ou de l'humérus.

supraliminaire adj. Qui est supérieur au seuil de perception ou au seuil déclenchant une réponse motrice, en parlant d'une stimulation par exemple.

suprasellaire adj. Situé au-dessus de la selle turcique.

supraventriculaire adj. Dont l'origine est située au-dessus du ventricule.

suraigu, uë adj. D'évolution particulièrement rapide, presque foudroyante.

sural, e, aux adj. Qui appartient au mollet.

Surbronc® Fluidifiant bronchique, utilisé dans le traitement symptomatique des toux productives en cas de bronchite aiguë. Ambroxol en D.C.I.

surdimutité n.f. État d'une personne atteinte de surdité et de mutité.

surdité n.f. État d'une personne privée d'ouïe, dû à une atteinte des centres nerveux auditifs, à une lésion du nerf auditif ou une lésion de l'oreille et notamment de la chaîne des osselets.

surdosage n.m. Concentration excessive de médicament dans l'organisme, soit par défaut d'élimination (insuffisance hépatique, rénale, interaction médicamenteuse, sujet âgé, etc.), soit par prise d'une dose trop importante, et qui peut se manifester par des signes d'intoxication.

surfactant n.m. Liquide formant un film extrêmement mince qui tapisse la face interne des alvéoles pulmonaires, sécrété par les grandes cellules alvéolaires, et jouant un rôle capital dans l'élasticité pulmonaire et la mécanique ventilatoire.

Surgam® Anti-inflammatoire non stéroïdien souvent utilisé dans les affections O.R.L. Acide tiaprofénique en D.C.I.

Surgestone® Progestatif de synthèse. Promégestone en D.C.I.

Surgicel® Hémostatique local se présentant sous la forme de gaze résorbable (en 15 jours) et existant en différentes tailles. Il est utilisé en chirurgie, mais aussi pour effectuer des méchages, notamment en cas d'épistaxis.

surinfection n.f. Infection généralement bactérienne compliquant une infection initiale. Ex. : *surinfection bronchique bactérienne au décours d'une virose.*

surjet n.m. Suture continue réalisée avec un fil unique, qui assure la coaptation des lèvres de l'incision d'un bout à l'autre.

surmoi n.m. Structure psychique décrite par Freud, contrôlant le *moi* pour le faire correspondre aux critères moraux et sociologiques d'intégration. Cette structure est plus ou moins développée en fonction de l'éducation. Elle est responsable de la répression de pulsions, parfois à l'origine de conflits psychiques pouvant se manifester par des troubles psychiatriques névrotiques, par exemple.

Surmontil® Antidépresseur imipraminique qui a la particularité d'avoir des propriétés très sédatives. Timipramine en D.C.I.

surmortalité n.f. Augmentation du taux de mortalité d'une classe de sujets au sein de la population générale. Elle correspond souvent à l'existence d'un facteur de risque et nécessite un suivi et un dépistage renforcés de cette population.

surnuméraire adj. Se dit d'une structure anatomique qui existe en nombre supérieur à la normale. Ex. : *dent surnuméraire, os surnuméraire.*

surrénal, e, aux adj. Situé au-dessus du rein. ***Glande surrénale,*** glande à sécrétion endocrine située au pôle supérieur de chaque rein, et formée de la corticosurrénale et de la médullosurrénale.

surrénalectomie n.f. Ablation chirurgicale de tout ou partie d'une ou des deux glandes surrénales.

surrénalome n.m. Tumeur de la glande surrénale, de type corticosurrénalome ou médullosurrénalome.

surrénoprive adj. Dû à une insuffisance de sécrétion des glandes surrénales. ***État surrénoprive,*** état d'un sujet dont les deux glandes surrénales ont été enlevées en totalité ou complètement détruites par une maladie.

sursumvergence n.f. Strabisme vertical avec déviation du globe oculaire vers le haut lors des mouvements de suivi d'un objet.

Survector® Antidépresseur tricyclique stimulant l'activité psychique et dépourvu d'effet anticholinergique. Il est utilisé notamment en cas de dépression lors de la maladie de Parkinson, mais aussi pour traiter le somnambulisme. Il est administré par voie orale le matin. Il présente un risque d'hépatite cholestatique. Amineptine en D.C.I.

survie n.f. **1.** Laps de temps entre le diagnostic d'une maladie et le décès. **2.** Taux de patients encore en vie après un certain laps de temps d'évolution d'une maladie. Ce paramètre statistique permet notamment d'évaluer et de comparer l'efficacité des traitements.

sus- Au-dessus de. Ex. : *sus-orbitaire.* SYN. *supra-, épi-.*

sus-acromial, e, aux adj. Situé au-dessus de l'acromion.

sus-apexien, enne adj. Situé au-dessus de la pointe du cœur.

sus-orbitaire adj. Situé au-dessus de l'orbite.

suspension n.f. **1.** Liquide qui contient des particules solides, fines et libres. **2.** Fixation chirurgicale d'un organe qui tend à descendre à un élément anatomique fixe pour éviter un prolapsus.

suspensoir n.m. Bandage à but antalgique, qui soutient les bourses.

sustentation n.f. Action de soutenir les forces d'un convalescent, d'un malade ou d'un opéré par une bonne alimentation et des médicaments appropriés. ***Polygone de sustentation,*** espace limité par les deux pieds et les droites qui joignent les deux talons et les deux pointes de pied chez le sujet debout. Pour que la station debout soit maintenue, il faut que la verticale abaissée du centre de gravité du corps passe par le polygone de sustentation.

Sutherland (syndrome de) Maladie familiale, rare, caractérisée par un hyperaldostéronisme primaire.

Sutton (nævus de) Nævus entouré d'un halo achromique bien limité, apparaissant souvent chez l'adolescent. La zone achromique se repigmente et le nævus disparaît en quelques mois.

suture n.f. **1.** Réunion des lèvres d'une plaie à l'aide de fils. **2.** Ligne qui réunit deux os plats de la voûte crânienne.

Swan-Ganz (cathéter de) Cathéter introduit dans les cavités cardiaques droites et l'artère pulmonaire, à partir d'une veine, afin de mesurer la pression veineuse centrale et la pression dans l'artère pulmonaire.

Sweet (syndrome de) Éruption cutanée fébrile, parfois précédée d'un syndrome grippal, se manifestant par des plaques rouge violacé, dermo-hypodermiques, douloureuses, localisées au niveau des membres et de la face, avec un syndrome inflammatoire biologique et une hyperleucocytose. Il disparaît spontanément en 1 à 2 mois mais il y a risque de rechute. La biopsie cutanée permet un diagnostic histologique. La cause est inconnue, mais il est parfois secondaire à une vaccination ou à une infection, ou précède l'apparition d'une hémopathie maligne. Un traitement par corticoïdes par voie générale se révèle efficace et doit être prolongé en raison du risque de récidive.

sycosis n.m. Folliculite suppurée chronique à staphylocoques ou à dermatophytes évoluant par poussées, siégeant au niveau de la barbe et du cuir chevelu.

Sydenham (chorée de) Chorée de l'adolescent, apparaissant suite à une infection à streptocoques et guérissant sans séquelles.

sylvien, enne n.m. et adj. Partie du cortex cérébral irriguée par l'artère sylvienne.

Sylvius (aqueduc de) Partie du canal épendymaire faisant communiquer le troi-

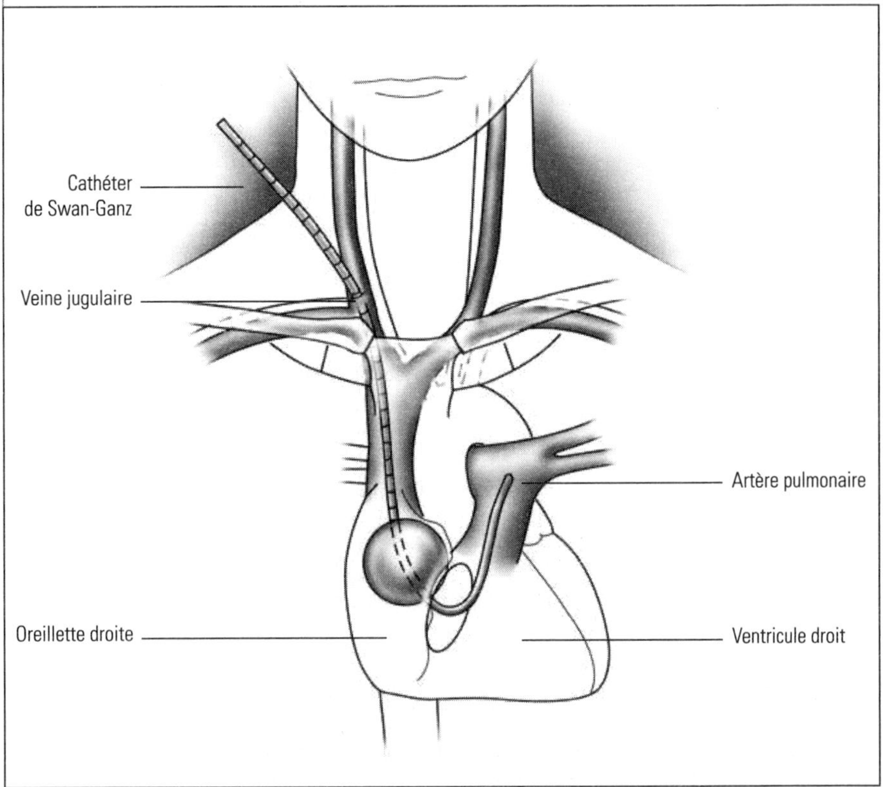

Cathéter de Swan-Ganz en place.

sième et le quatrième ventricule du cerveau et contenant du liquide céphalorachidien.

sym- Élément du grec *sun*, « avec » entrant dans la composition de mots concernant une union. Ex. : *symblépharon.* On trouve aussi *syn-*. Ex. : *syndactylie.*

symbiose n.f. Association de différents organismes qui vivent en commun, et tirent bénéfice de cette association en réagissant les uns avec les autres, en se transformant et en acquérant des propriétés nouvelles.

symblépharon n.m. Adhérence entre la conjonctive du globe oculaire et la paupière, généralement au cours de la cicatrisation d'une lésion traumatique, brûlures notamment.

symbolique n.m. Terme psychanalytique déterminant un registre de pensée ne se rapportant ni au réel, ni à l'imaginaire, et reposant notamment sur les associations inconscientes de sentiments avec certains termes du langage.

Symmers (fibrose de) Fibrose hépatique responsable d'hypertension portale présinusoïdale, secondaire à la présence d'œufs de bilharziose dans les petites ramifications du tronc porte.

sympathalgie n.f. Douleur issue du système sympathique.

sympathectomie n.f. Résection chirurgicale plus ou moins étendue d'une chaîne, d'un ganglion, ou de rameaux nerveux du sympathique, qui permet une vasodilatation artérielle du territoire dépendant du segment nerveux supprimé.

sympathicolytique n.m. et adj. Substance qui paralyse le système sympathique et bloque son action.

sympathicomimétique n.m. et adj. Substance qui imite l'action du système sympathique.

sympathicotonie n.f. Anomalie constitutionnelle caractérisée par une sensibilité particulière du système nerveux sympathique qui s'exacerbe sous l'influence de phénomènes extérieurs tels que l'émotion ou les agressions physiques, et qui se traduit par une tachycardie, un amaigrissement et une irritabilité.

sympathique adj. **1.** Qui se rapporte au système nerveux sympathique. **2.** Se dit du retentissement des troubles d'un organe sur d'autres organes.

sympathoblastome n.m. Synonyme de *neuroblastome.*

sympatholyse n.f. Destruction d'éléments nerveux du système sympathique par injection percutanée d'un produit caustique comme l'alcool absolu ou le formol, sous contrôle échographique ou tomodensitométrique, et qui peut intéresser la chaîne et les ganglions L1, L2, L3 à l'étage abdominal.

sympathome n.m. Synonyme de *neuroblastome.*

sympathomimétique n.m. Synonyme de *sympathicomimétique.*

symphalangie n.f. Malformation congénitale et héréditaire des doigts, marquée par l'absence d'articulation entre la première et la deuxième phalange.

symphyse n.f. **1.** Adhérence anormale des deux feuillets d'une séreuse. **2.** Articulation fixe dont les extrémités articulaires sont unies par des faisceaux fibreux serrés. ***Symphyse pubienne,*** articulation qui unit les deux pubis à la partie basse de l'abdomen et ferme en avant l'excavation pelvienne.

symphyséotomie n.f. Section chirurgicale des liens de la symphyse pubienne, qui permet d'obtenir un écartement momentané des deux os iliaques. Elle augmente considérablement le diamètre du bassin et peut faciliter un accouchement par voie basse en cas de rétrécissement du bassin ou l'exérèse de volumineuses tumeurs pelviennes. La symphyse est refermée en fin d'intervention par suture ou par ostéosynthèse par plaque.

symptomatique adj. **1.** Relatif aux symptômes des maladies. **2.** Se dit de toute affection qui fait apparaître des troubles fonctionnels et des signes objectifs constatés par le médecin. ***Traitement symptomatique,*** traitement des symptômes d'une maladie et non de la cause, lorsque celle-ci est incurable ou traitement des symptômes venant en complément d'un traitement curatif.

symptomatologie n.f. Branche de la médecine consacrée à l'étude des symptômes des maladies.

symptôme n.m. Trouble particulier provoqué par une maladie. Il peut s'agir de troubles fonctionnels subjectifs signalés par le malade ou de signes objectifs constatés par le médecin.

Synacthène® Analogue de synthèse de l'A.C.T.H., utilisé notamment comme anti-œdémateux cérébral, stimulant la production de corticoïdes par les glandes surrénales. Il est administré par voie intramusculaire ou en perfusion intraveineuse. ***Test au Synacthène®,*** test de stimulation des surrénales par administration de Synacthène® (0,25 mg par voie intramusculaire) et dosage de la cortisolémie à T0, T30 et T60. La cortisolémie doit normalement doubler une heure après l'injection. Il permet le dépistage d'insuffisance surrénale périphérique.

Synalar® Dermocorticoïde d'activité forte (niveau 2), existant sous forme de crème et de pommade. Fluocinolone acétonide en D.C.I.

synalgie n.f. Douleur provoquée dans une zone saine par une zone atteinte (Par exemple, douleur ressentie au niveau d'une dent saine voisine d'une dent cariée.

synapse n.f. Point de jonction de deux cellules nerveuses, où se transmet l'influx nerveux.

synaptique adj. Qui se rapporte aux synapses.

synarthrose n.f. Articulation fixe dont les extrémités sont unies par des faisceaux fibreux serrés.

synchéilie n.f. Atrésie de l'orifice buccal, d'origine cicatricielle, qui s'accompagne d'une perte de substance des lèvres et des joues et d'une adhérence de celles-ci au rebord alvéolaire des maxillaires.

synchisis n.m. Maladie de l'œil avec atteinte du corps vitré et de la choroïde, se traduisant par des particules flottant dans le corps vitré.

synchondrose n.f. Synonyme de *synarthrose.*

synchrone adj. Se dit d'événements qui se déroulent en même temps que d'autres. Ex. : *localisations multiples mais synchrones de cancer.*

syncinésie n.f. Mouvement involontaire survenant au cours d'un mouvement volontaire. Les contractions musculaires involontaires parasitent la réalisation d'un mouvement, les muscles recrutés n'étant d'aucune utilité dans la réalisation du mouvement. En présence d'une paralysie unilatérale d'un membre, la réalisation d'un mouvement unilatéral s'effectue involontairement des deux côtés. Au cours de la phase de récupération d'une paralysie faciale *a frigore*, un mouvement du visage en entraîne un autre, involontaire. Ce phénomène, dans ce cas, serait dû à une anomalie de « repousse » des filets nerveux.

syncope n.f. Perte de connaissance brutale mais brève, due à une soudaine anoxie cérébrale, accompagnée de pâleur et parfois d'un arrêt respiratoire. ***Syncope locale,*** arrêt circulatoire au niveau des doigts, observé au cours de la maladie de Raynaud.

Syncortyl® Hormone minéralocorticoïde d'origine surrénale, administrée par voie intramusculaire. Ce mode d'administration est utilisé lorsque la voie orale n'est pas possible, en raison de vomissements, par exemple. Elle agit en 2 heures pour 24 heures d'efficacité. Désoxycortone en D.C.I.

syncytium n.m. Masse cytoplasmique qui possède un très grand nombre de noyaux et qui peut être formée par la fusion de plusieurs cellules, comme le muscle cardiaque.

syndactylie n.f. Malformation congénitale et héréditaire de la main, caractérisée par la soudure de deux ou plusieurs doigts.

syndesmo- Élément du grec *desmos*, « lien, amarre ». Ex. : *syndesmopexie.*

syndesmopexie n.f. Intervention chirurgicale qui remédie à une déchirure des ligaments articulaires en les refixant à l'os ou en les solidarisant aux ligaments ou aux éléments fibreux de voisinage.

syndesmophyte n.m. Calcification des ligaments articulaires, et notamment des ligaments intervertébraux antérieurs et latéraux, aboutissant à la formation de véritables ponts osseux entre les corps vertébraux.

syndesmoplastie n.f. Réparation chirurgicale d'un ligament articulaire.

syndesmorraphie n.f. Geste chirurgical de réparation d'un ligament par suture.

syndesmotomie n.f. Section d'un ligament articulaire.

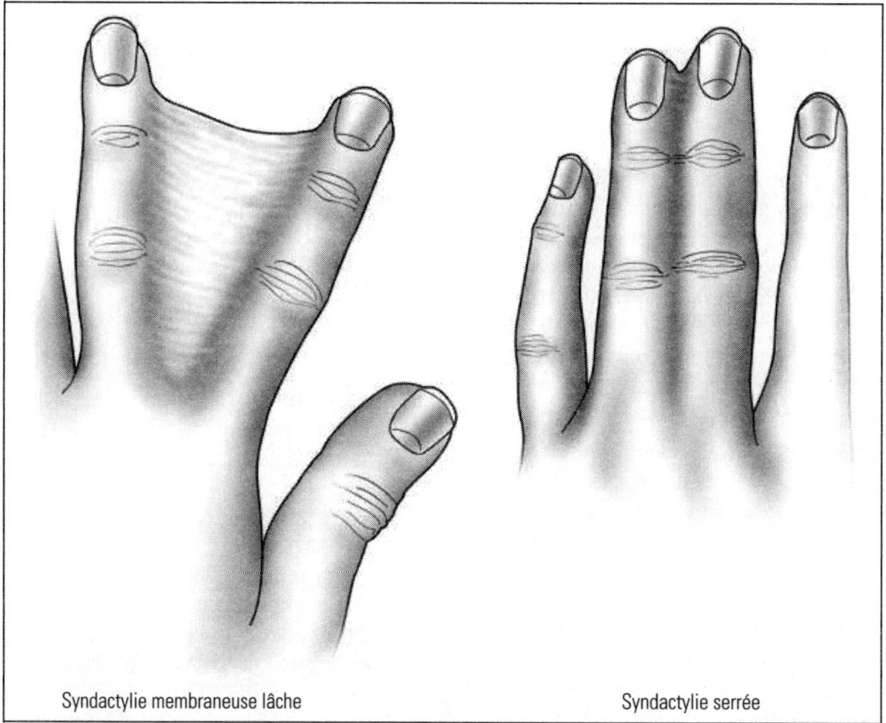

Syndactylie.

syndrome n.m. Ensemble de symptômes communs à plusieurs maladies. ***Syndrome d'immunodéficience acquise,*** voir *sida.* ***Syndrome de glissement,*** association de symptômes observés chez le sujet âgé, correspondant au décours d'une agression psychique (changement de résidence), physique (infection), voire mixte en cas d'hospitalisation. Il se manifeste par un syndrome dépressif pouvant prendre un masque organique avec altération de l'état général (dénutrition par refus d'alimentation), des fonctions supérieures avec prostration ou agitation et perte d'autonomie. ***Syndrome lésionnel,*** association de symptômes neurologiques qui permettent généralement grâce à à la détermination du niveau sensitif (sensibilité normale au-dessus et altérée en dessous d'un niveau métamérique précis) de localiser une lésion de la moelle épinière. ***Syndrome solaire,*** syndrome se manifestant par des douleurs épigastriques transfixiantes, intenses, évoluant par crises, dues à une atteinte du plexus solaire. Il peut survenir en cas de perforation d'ulcère gastroduodénal, de poussée de pancréatite. L'antéflexion du tronc constitue une position antalgique.

synéchie n.f. Adhérence. ***Synéchie utérine,*** adhérence des parois de l'utérus, survenant souvent après curetage, et source de stérilité. ***Synéchie intranasale,*** adhérence de la cloison nasale avec un cornet, habituellement le cornet inférieur. ***Synéchie irienne,*** adhérence de l'iris en avant avec la cornée, ou en arrière avec le cristallin.

synergie n.f. Association de plusieurs organes qui agissent ensemble et dans le même sens pour accomplir une fonction ou réaliser un mouvement. Se dit aussi de médicaments dont les effets vont dans le même sens. Quand ils sont administrés ensemble, leur effet global est supérieur à la somme des effets de chacun d'entre eux. Le contraire est *antagonisme.*

synergistine n.f. Antibiotique ayant une bonne activité sur le staphylocoque, le pneumocoque, *Hæmophilus influenzæ*, le streptocoque, les germes anaérobies et les germes intracellulaires, ainsi qu'une bonne diffusion cutanée, osseuse et pulmonaire. Elle est administrée par voie orale. Elle est commercialisée sous le nom de Pyostacine®. Pristinamycine en D.C.I. SYN. *streptogramines.*

synesthésie n.f. Trouble de la perception sensitive, un stimulus unique étant responsable de la perception de plusieurs sensations simultanées, généralement dans la région controlatérale du corps. Il n'y a pas de simulation.

synorchidie n.f. Fusion intra-abdominale des deux testicules, soudés sur la ligne médiane du corps.

synostose n.f. Soudure des os, essentiellement du crâne.

synovectomie n.f. Intervention chirurgicale qui consiste à ouvrir une articulation pour extraire la membrane synoviale et les fongosités qu'elle contient, en respectant les extrémités articulaires.

synoviale n.f. Membrane mince qui s'insère sur le pourtour des cartilages articulaires d'une articulation, tapisse la face profonde de la capsule et des ligaments, et sécrète la synovie.

synovie n.f. Liquide filant et huileux sécrété par la membrane synoviale, qui lubrifie les surfaces cartilagineuses d'une articulation.

synoviolyse n.f. Traitement des maladies de la synoviale par injection intra-articulaire de produits modificateurs comme l'acide osmique ou un radio-isotope. SYN. *synoviorthèse.*

synoviosarcome n.m. Tumeur maligne développée aux dépens des cellules mésenchymateuses, observée surtout chez le sujet jeune au niveau des parties molles du membre inférieur, et des parois du thorax et de l'abdomen.

synovite n.f. ***Synovite sèche,*** inflammation aiguë ou chronique d'une synoviale. ***Syno-***

vite avec épanchement, inflammation aiguë ou chronique d'une synoviale, accompagnée d'un épanchement liquidien intra-articulaire.

synthèse n.f. **1.** Réunion en un tout cohérent, structuré et homogène, de divers éléments constitutifs. **2.** Opération qui consiste à fixer les fragments d'une fracture au moyen d'un matériel métallique (clou, vis, plaque ou boulon). SYN. *ostéosynthèse.*

Syntocinon® Analogue de synthèse de l'ocytocine, ayant pour effet d'augmenter la fréquence et l'intensité des contractions utérines. On l'utilise pour provoquer un accouchement, pour obtenir une rétraction utérine après la naissance, ou pour arrêter une hémorragie utérine par hypotonie utérine. Il est administré par voie intraveineuse lente à dose progressivement croissante, sous surveillance de la tachymétrie fœtale. Oxytocine en D.C.I.

syntonie n.f. Sentiment et expression corporelle (joie, tristesse, abattement) en accord ou induit par l'environnement.

syphilide n.f. Lésion cutanée de seconde floraison de syphilis secondaire. La lésion élémentaire est une papule infiltrée, finement squameuse, rouge cuivré à base indurée, prédominant au tronc puis s'étendant autour des orifices naturels et aux paumes et aux plantes.

syphilis n.f. Maladie sexuellement transmissible, à déclaration obligatoire, due à *Treponema pallidum* et évoluant en 3 stades. Le stade précoce est caractérisé par une lésion de chancre généralement génital, indolore, superficiel, propre, à base indurée, accompagné d'un ganglion inguinal. Le chancre peut être extragénital (buccal, sein, doigt, anus). Le stade secondaire survient entre 2 mois et 4 ans après la contamination, avec polyadénopathies, asthénie, fébricule et éruption cutanée (roséole, plaques muqueuses, alopécie, puis syphilides). Le stade tertiaire ou tardif se traduit par l'apparition de lésions du tissu sous-cutané à type de gommes, de leucoplasies des muqueuses, de manifestations générales notamment cardiologiques (atteinte de l'aorte) et neurologiques. Il existe des formes congénitales responsables de mortalité périnatale et de prématurité, avec atteintes osseuses, oculaires, dentaires, auditives, cutanées, etc. Le diagnostic se fait par sérologie TPHA/VDRL et par examen direct de prélèvement vénérien au microscope (test de Nelson). Le traitement des formes primaire et secondaire repose sur la pénicilline.

syringobulbie n.f. Localisation de la syringomyélie au niveau du bulbe du tronc cérébral.

syringomyélie n.f. Affection de la moelle épinière due à une malformation située en son centre sous la forme d'une cavité. Elle se manifeste par une atteinte neurologique bilatérale suspendue de la sensibilité au chaud et au froid et à la douleur, sans atteinte de la sensibilité tactile. L'extension de la cavité peut se traduire par une atteinte motrice (motrice périphérique, pyramidale), voire de la sensibilité tactile, mais qui reste toujours suspendue en bande systématisée suivant le territoire d'un métamère précis.

systématisé, e adj. Relatif à un ensemble de symptômes neurologiques ou vasculaires, généralement déficitaires, localisés en une région anatomique dont l'innervation, la ventilation ou la vascularisation dépendent d'une structure précise (nerf, neurones cérébraux, bronche, artère, veine, etc.). Le symptôme correspond à l'atteinte de cette structure.

système n.m. ***Système nerveux autonome,*** système nerveux végétatif (balance entre stimulation sympathique et parasympathique), harmonisant automatiquement le fonctionnement d'organes en dehors du concours de la volonté. ABRÉV. *S.N.A.* ***Système nerveux central,*** partie du système nerveux assurant la commande neurologique grâce aux neurones, composée de fibres nerveuses, et qui correspond à la moelle épinière et au cerveau. ABRÉV. *S.N.C.* ***Système orthosympathique,*** ensemble des chaînes ganglionnaires latérovertébrales et des nerfs qui y aboutissent ou qui en sont issus. On emploie plus volontiers le terme de *système sympathique*. ***Système réticulo-endothélial,*** système phagocytaire disséminé dans l'organisme et constitué de cellules disposées en réseau. Outre la phagocytose, ces cellules sont mobiles et interviennent dans la réponse immunitaire. ABRÉV. *S.R.E.*

systémique adj. Qui se réfère à un système ou à des organes d'un même système, ou encore à l'ensemble de l'organisme. En cardiologie, ce terme se réfère à la grande circulation. ***Maladie systémique,*** maladie touchant plusieurs organes, le plus souvent par atteinte du tissu conjonctif ou de petits vaisseaux, souvent d'origine auto-immune. Ex. : *Le lupus érythémateux disséminé est une maladie systémique.* SYN. *collagénose.*

systole n.f. Phase de contraction et d'éjection des oreillettes et des ventricules.

systolique adj. Relatif à la systole cardiaque (en général ventriculaire).

T

T_3 n.f. Voir *tri-iodothyronine.*

T_4 n.f. Voir *tétra-iodothyronine.*

T.A. n.f. Abréviation (incorrecte mais passée dans l'usage) de *pression* artérielle.*

T.A.B. (Abréviation de *vaccin antityphoparatyphoïdique A et B*) Ancienne forme de vaccination contre la typhoïde et la paratyphoïde A et B, remplacée par le Typhim* Vi® qui ne protège pas contre la paratyphoïde A et B.

tabatière n.f. ***Tabatière anatomique,*** zone située au niveau du bord postéro-externe de la main, formant une dépression visible quand on porte le pouce en extension, et livrant passage à l'artère et aux tendons radiaux. Une douleur à la pression de cette zone peut être le signe d'une fracture de l'os scaphoïde. Elle est ainsi appelée car on y plaçait autrefois la dose de tabac à priser avant de l'aspirer par le nez.

tabès n.m. Syphilis tertiaire à manifestation neurologique, avec atteintes des cordons postérieurs de la moelle épinière, se manifestant notamment par des troubles de la coordination des mouvements (particulièrement à la marche), une abolition des réflexes ostéotendineux, des douleurs, des troubles trophiques et un signe d'Argyll-Robertson.

tabétique adj. Relatif au tabès. Ex.: *Neuropathie tabétique.*

tabouret n.m. ***Signe du tabouret,*** déficit musculaire des racines des membres inférieurs, se traduisant par une difficulté à se relever de la position assise ou accroupie. Il est généralement observé dans les myopathies ou en cas d'hyperthyroïdie.

tache n.f. ***Tache aveugle,*** synonyme de *tache de Mariotte.* ***Tache rubis,*** nodule rouge vif de 2 à 4 mm de diamètre prédominant sur le tronc des sujets âgés et ne s'effaçant pas à la pression. Elles n'ont aucune conséquence pathologique et ne dégénèrent jamais. ***Tache de vin,*** synonyme d'*angiome* plan.*

tachy- Élément du grec *takhus,* « rapide ». Ex.: *tachypnée.*

tachyarythmie n.f. Rythme cardiaque rapide et irrégulier.

tachycardie n.f. Accélération du rythme cardiaque à plus de 100 pulsations par minute.

tachyphagie n.f. Action de manger rapidement, d'où mastication défectueuse et troubles digestifs.

tachyphémie n.f. Trouble de la parole caractérisé par une accélération progressive du discours.

tachyphylaxie n.f. Phénomène de tolérance aux effets d'une substance, en particulier d'un médicament, se traduisant par une disparition de l'effet thérapeutique lors d'une administration prolongée. On l'observe avec les dérivés nitrés, par exemple.

tachypnée n.f. Accélération du rythme respiratoire.

tachypsychie n.f. Symptôme psychiatrique traduisant une anomalie de fonctionnement de la pensée. Il se manifeste par des associations d'idées et un raisonnement débridé trop riche, anormalement rapide et incongru. On l'observe dans le trouble maniaque, par exemple.

tachysystolie n.f. Accélération du rythme cardiaque due à l'activité autonome d'un foyer d'excitation ectopique de l'oreillette. Les oreillettes se contractent à un rythme de 130 à 250 battements par minute. Le rythme des contractions ventriculaires est également accéléré, mais moins que celui des oreillettes, car il existe généralement un bloc auriculoventriculaire.

tacrine n.f. D.C.I. d'un médicament utilisé par voie orale, en traitement symptomatique des formes modérées de démence d'Alzheimer. Elle présente un risque d'hépatite cytolytique qui nécessite une surveillance des transaminases. Elle est commercialisée sous le nom de Cognex®.

tacrolimus, n.m. D.C.I. d'un médicament immunosuppresseur puissant, utilisé lors de greffes d'organes en cas de rejet corticorésistant. Il est administré par voie orale ou intraveineuse. Il comporte un risque de toxicité rénale et neurologique, et d'hyperglycémie. Il est commercialisé sous le nom de Prograf®.

Tadenan® Médicament à base d'extrait de plantes, utilisé dans le traitement symptomatique de l'adénome prostatique.

tædium vitæ Absence d'intérêt, lassitude et dégoût de la vie rencontrés au cours de dépressions sévères ou de schizophrénies, et s'accompagnant d'un risque suicidaire ou d'un isolement du monde extérieur.

tænia n.m. Voir *ténia*.

tænifuge adj. Se dit d'un traitement ou d'une substance qui permet l'expulsion du tænia, y compris sa tête (ou *scolex*).

Tagamet® Antiulcéreux majeur réduisant la sécrétion gastrique par blocage des récepteurs histaminiques de type H2 de la cellule pariétale, et comportant des effets antiandrogéniques. Cimétidine en D.C.I.

Tahor® Hypolipémiant de la famille des statines. Atorvastatine en D.C.I.

taie n.f. Tache ou cicatrice opaque de la cornée.

taille n.f. **1.** Donnée anthropométrique mesurant la hauteur du corps. Elle permet, avec le poids, de calculer l'index de masse corporelle (I.M.C.), paramètre important dans la prise en charge des surpoids. I.M.C. = poids (en kg)/taille^2 (en m^2). **2.** Ouverture chirurgicale de la vessie effectuée pour divers motifs : extraction de calculs, ablation d'un adénome prostatique, exérèse d'une tumeur vésicale, etc.

Takayasu (maladie de) Artérite inflammatoire, surtout fréquente en Extrême-Orient, frappant électivement les femmes jeunes, caractérisée par l'oblitération des branches collatérales de la crosse aortique, sous-clavières et carotides. Elle se manifeste habituellement par des troubles ischémiques des membres supérieurs et des accidents neurologiques ischémiques. Récemment, on a pu montrer que d'autres localisations étaient également fréquentes, notamment à l'aorte thoracique, à l'aorte abdominale, aux artères viscérales de l'abdomen et aux artères coronaires. Elle évolue par poussées dans un contexte inflammatoire. La pathogénie en est inconnue. SYN. *maladie des femmes sans pouls.*

talalgie n.f. Douleur persistante du talon localisée à la face inférieure ou postérieure du calcanéum. Elle est parfois en rapport avec une épine calcanéenne.

talc n.m. Poudre de silicate de magnésium, utilisée autrefois pour lubrifier l'intérieur des gants chirurgicaux.

talcage n.m. Introduction de poudre de talc dans une séreuse afin de provoquer la symphyse de ses deux feuillets (plèvre en particulier, pour éviter la survenue de pneumothorax spontanés récidivants).

talcome n.m. Pseudotumeur provoquée par l'introduction de talc. La poudre de talc entraîne une réaction inflammatoire à un corps étranger. Celle-ci est observée essentiellement au niveau de l'abdomen, où elle semble due au talc des gants chirurgicaux : cette complication a fait abandonner la lubrification des gants par le talc.

talcose n.f. Maladie professionnelle pulmonaire consécutive à l'inhalation prolongée de poussière de talc.

talon n.m. Extrémité postérieure arrondie du pied formée par la saillie du calcanéum. ***Épreuve du talon,*** manœuvre destinée à mettre en évidence des troubles de la sensibilité profonde et de la coordination des mouvements. Elle consiste, le patient étant couché sur le dos, à lui demander de faire glisser un talon sur la jambe opposée, à partir du pied jusqu'à atteindre correctement le genou.

talus n.m. **1.** Os du tarse postérieur, situé audessus du calcanéus et séparant le pied de la jambe. C'est la nouvelle dénomination anatomique de l'*astragale*. **2.** Variété de pied bot.

Tamarine® Laxatif stimulant, de la famille des anthracéniques, composé de sennosides et utilisé en traitement de courte durée. Il est administré sous la forme de gelée, par voie orale en une prise le soir. Il présente un risque d'accoutumance, de trouble ionique et de mélanose colique.

Tamofène® Voir *tamoxifène*.

tamoxifène n.m. Antiœstrogène utilisé dans le traitement du cancer du sein métastasé. D.C.I. de Nolvadex®, de Kessar®, de Oncotam® et de Tamofène®.

tamponnade n.f. Compression aiguë du cœur par un épanchement se faisant à l'intérieur du péricarde. Cet épanchement devient rapidement compressif parce que le péricarde est une membrane inextensible. Elle provoque un collapsus avec turgescence des jugulaires et élévation de la pression veineuse.

tamponnement n.m. Introduction dans une cavité hémorragique de mèches de gaze, de compresses et/ou de produits hémostatiques, que l'on tasse fermement afin d'obtenir l'hémostase par compression des vaisseaux qui saignent.

Tanakan® Anti-ischémique administré sous la forme de soluté buvable et utilisé dans le traitement symptomatique de la claudication intermittente de l'artérite des membres inférieurs et du syndrome de Raynaud. Il est aussi proposé dans le traitement de certains vertiges d'origine vasculaire et de troubles des fonctions supérieures du sujet âgé. Il est également commercialisé sous les noms de Ginkogink®, Tramisal®. Ginkgo biloba en D.C.I.

Tanganil® Antivertigineux utilisé en traitement symptomatique des crises de vertige. Il est administré par voie orale ou intraveineuse.

Tanner (classification de) Ensemble des cinq critères d'évolution des caractères sexuels secondaires apparaissant à la puberté chez la femme et reposant sur le développement mammaire et la pilosité pubienne (de développement plus tardif mais plus rapide).

Tardieu (taches de) Taches lenticulaires, inconstantes, constituées de sang coagulé, observées, lors d'une autopsie, au niveau de la plèvre, du tube digestif ou du péricarde, et qui évoquent un décès par asphyxie.

Tardyféron® Antianémique associant le sulfate ferreux et la vitamine C, visant à favoriser l'absorption de fer, mais avec une augmentation des effets secondaires digestifs. Il est utilisé dans le traitement des carences martiales (Tardyferon® 80 mg), mais aussi en prévention des carences, en particulier au cours de la grossesse, sous la forme de Tardyferon® B9 (50 mg de fer, 30 mg de vitamine C et acide folique).

tare n.f. Maladie chronique ou séquelle de maladie antérieure, fragilisant un patient lors d'une intervention chirurgicale, d'une anesthésie ou d'une nouvelle affection.

Tareg® Inhibiteur de l'angiotensine II, également commercialisé sous les noms de Nisis®et de Cotareg® ou de Nisisco® en association avec un diurétique thiazidique. Valsartan en D.C.I.

Targocid® Antibiotique glycopeptidique de spectre étroit, actif sur les staphylocoques, y compris les Méti-R, les entérocoques, les streptocoques, les bacilles Gram positif et les anaérobies. Il est administré par voie intraveineuse ou intramusculaire en cas d'infections confirmées par antibiogramme et en prévention d'endocardite chez le sujet allergique aux bêtalactamines. Il présente un risque de surdité dose-dépendante. Téicoplanine en D.C.I.

tars(o)- **1.** Élément concernant le cartilage tarse, constitutif des paupières. Ex.: *tarsorraphie.* **2.** Élément du grec *tarsos,* « plat du pied », entrant dans la composition de mots en rapport avec le massif osseux du tarse, constitutif de l'arrière pied. Ex.: *tarsectomie.*

tarsalgie n.f. Douleur localisée au tarse.

tarse n.m. **1.** Ensemble des os qui constituent l'arrière-pied. Ce sont: l'astragale, le calcanéum, le scaphoïde, le cuboïde et les trois cunéiformes. **2.** Lame fibreuse maintenant la paupière tendue.

tarsectomie n.f. Opération comportant l'ablation d'une partie des os du tarse pour corriger une malformation.

tarsite n.f. Inflammation du cartilage constituant le tarse de la paupière, le plus souvent secondaire à une inflammation conjonctivale.

tarsomégalie n.f. Tuméfaction d'une épiphyse lors d'une ostéochondrodysplasie, pouvant être responsable d'une déformation localisée, le plus souvent au niveau du tibia, du pied (tarse) et du genou. SYN. *dysplasie* épiphysaire hémimélique.*

tarsoplastie n.f. Opération destinée à corriger le pied bot varus équin congénital, comportant la résection d'un coin osseux externe du tarse postérieur et sa transposition dans une brèche osseuse interne du tarse.

tarsorraphie n.f. Suture du ou des cartilages tarses des paupières.

tarsotomie n.f. Incision du cartilage du tarse de la paupière, généralement pratiquée au niveau de la paupière supérieure.

tartre n.m. Enduit calcaire noirâtre se déposant à la surface des dents au niveau du collet et formé par la calcification de la plaque dentaire bactérienne.

tasikinésie n.f. Agitation et impossibilité de rester immobile, observées en cas de syndromes neurologiques extrapyramidaux dus à une encéphalite ou induits par des neuroleptiques.

T.A.T. (Abréviation anglaise de *thematic aperception test*) Test psychologique de personnalité effectué en étudiant l'interprétation et la production de l'imagination d'un sujet à partir d'images standardisées qui lui sont soumises.

Tataquine (virus) Virus de la famille des arbovirus, responsable de fièvres exanthématiques en Afrique.

T.A.T.I. (Abréviation anglaise de *tumor associated trypsin inhibitor*) Marqueur tumoral non spécifique, utilisé dans le suivi évolutif des cancers, en particulier du cancer de l'ovaire.

tatouage n.m. Marquage d'une zone cutanée ou muqueuse par un pigment insoluble, dans un but esthétique ou pour localiser une lésion particulière.

Taussing-Bing (syndrome de) Syndrome caractérisé par une malformation du ventricule droit qui communique avec le ventricule gauche. Il est responsable de cyanose.

taux n.m. En épidémiologie, variable quantitative, exprimée en pourcentage, caractérisant la probabilité de survenue d'un événement donné, au sein d'une population donnée et pour une étendue géographique donnée, généralement rapportée à une unité de temps. ***Taux de prothrombine,*** Abréviation de *T.P.*

taxis n.m. Manœuvres de pressions douces et méthodiques effectuées avec la main, dans le but de réintégrer dans l'abdomen une hernie étranglée. Ces manœuvres semblent plus efficaces quand le malade est dans un bain chaud.

Taxol® Poison du fuseau qui, en le stabilisant, empêche la multiplication cellulaire. Il est utilisé en deuxième ligne dans le traitement du cancer de l'ovaire, en association avec le cysplatine, notamment dans les formes avancées de la maladie ou en cas de résidus tumoraux importants, ou dans le traitement du cancer du sein résistant à la chimiothérapie habituelle. Il est administré par voie intraveineuse toutes les 3 semaines. Il est cardio- et neurotoxique. Paclitaxel en D.C.I.

Taylor (maladie de) Synonyme de *maladie de Pick*-Herxheimer.*

Taylor (méthode de) Méthode de traitement médical des ulcères gastroduodénaux perforés, associant une aspiration gastrique, une mise à jeun et des antisécrétoires gastriques. Elle est réservée aux sujets jeunes, sans tares, à jeun, pour une prise en charge précoce, en cas de doute diagnostique ou d'impossibilité d'intervention.

Tay-Sachs (maladie de) Neurolipidose de la famille des gangliosidoses, à transmission autosomique récessive. Elle se manifeste, chez le nourrisson, par un retard mental, une cécité et des crises convulsives. Elle évolue vers la mort en quelques années.

tazobactam n.m. Molécule inhibitrice des bêtalactamases. Elle entre en association avec la pipéracilline dans la composition de la Tazocilline®.

Tazocilline® Antibiotique de la famille des bêtalactamines, de la classe des uréidopénicillines, qui associe la pipéracilline et le tazobactam, inhibiteur des bêtalactamases produites en particulier par les pyocyaniques et les entérobactéries. Il est administré par voie intraveineuse. Il est utilisé au cours des infections sévères à germes résistants à la pipéracilline, généralement des bacilles Gram négatif, en particulier en cas de localisations digestives, biliaires, pulmonaires et urinaires. Il est souvent utilisé en association avec les aminosides.

T.B.G. (Abréviation anglaise de *thyroxin binding globulin*) Protéine transportant la thyroxine dans le plasma.

T.C.A. n.m. Abréviation de *temps* de céphaline activé.*

T.C.K. n.m. Abréviation de *temps* de céphaline-kaolin.*

T.C.M.H. n.f. (Abréviation de *teneur corpusculaire moyenne en hémoglobine*) Teneur en hémoglobine dans un globule rouge, correspondant à la concentration d'hémoglobine plasmatique divisée par le nombre de globules rouges. La normale est comprise entre 27 et 32 picogrammes. Elle est diminuée en cas d'anémie, de même que la concentration corpusculaire moyenne en hémoglobine (ou C.C.M.H.), définissant ainsi l'hypochromie, rencontrée notamment dans les carences martiales.

teasing n.m. Terme anglais désignant l'examen au microscope de fibres nerveuses dissociées pour l'étude en coupes fines.

technétium n.m. Élément artificiel de numéro atomique 43, utilisé en médecine nucléaire, et notamment en scintigraphie myocardique pour rechercher des zones mal perfusées et en scintigraphie thyroïdienne.

Tégrétol® Antiépileptique utilisé dans les crises de type *grand mal*, mais surtout dans les crises partielles, notamment temporales. Il est aussi utilisé en prévention des rechutes de psychose maniaco-dépressive (trouble bipolaire) ; il a une action antalgique dans les névralgies faciales essentielles et les douleurs neurologiques dues à des neuropathies diabétiques, tabétiques ou herpétiques. Sa concentration plasmatique thérapeutique est de 4 à 12 mg/l, et sa concentration toxique au-dessus de 12 mg/l. Carbamazépine en D.C.I.

tégument n.m. Revêtement cutané de l'organisme.

teichopsie n.f. Zone aveugle, entourée d'un halo scintillant, constituant généralement un prodrome d'une migraine ophtalmique.

téicoplanine n.f. D.C.I. du Targocid®.

teigne n.f. Infection mycosique contagieuse, due à des dermatophytes, localisée au niveau du cuir chevelu et se manifestant par une alopécie en plaques. On note une inflammation squameuse ou une suppuration sous la forme de masses molles (kérions) du cuir chevelu, fréquentes chez l'enfant. Il en existe différentes formes: *teigne trichophytique* (de transmission humaine), teigne due à *Microsprorum canis* (transmise par un animal comme le chien ou le chat), *teigne suppurée* et *favus*. Elle est parfois responsable d'alopécie cicatricielle. Son traitement repose sur la griséofulvine par voie orale et locale et sur des applications de dérivés imidazolés, tels que Pévaryl®ou Daktarin®.

teinture n.f. Préparation pharmacologique dans laquelle des substances, en général végétales, sont dissoutes dans de l'alcool.

télangiectasie n.f. Dilatation vasculaire portant sur les petits vaisseaux et les capillaires. ***Télangiectasie hémorragique héréditaire,*** synonyme d'*angiomatose de Rendu*-Osler.*

télé- Loin ou de loin. Ex.: *télécobalthérapie.*

téléassistance n.f. ***Téléassistance médicale,*** consultation médicale donnée à distance pour venir en aide à un non-médecin en cas d'urgence, de difficulté, d'isolement.

téléchirurgie n.f. Chirurgie où l'opérateur ne touche pas l'opéré. Le chirurgien intervient soit en utilisant, à distance, des agents physiques (laser, ultrasons, ondes de choc), soit en pilotant un robot chirurgical qui manipule les instruments et effectue l'intervention sous contrôle visuel du chirurgien.

télécobalthérapie n.f. Traitement des tumeurs malignes par les rayons β et γ émis par une bombe au cobalt radioactif (cobalt 60) placée à distance. On dit aussi *télécobaltothérapie.*

télécuriethérapie n.f. Traitement des tumeurs malignes par le radium, employé à distance de la région à traiter.

télédiagnostic n.m. Diagnostic effectué à distance, grâce à la transmission par télécommunication de données médicales et biologiques, d'images radiologiques, permettant une assistance à un centre médical isolé dans les cas difficiles.

télédiastole n.f. Fin de la diastole, correspondant à la phase de repos où le ventricule est revenu à un volume stable. Pendant cette phase, la pression ventriculaire diminue, les valves cardiaques étant fermées; elle prend fin au moment de la contraction ventriculaire.

télémédecine n.f. Consultation médicale donnée à distance pour venir en aide à un médecin isolé ou à un non-médecin en cas d'urgence, de difficulté, d'isolement.

télencéphale n.m. Stade intermédiaire de développement embryologique du cerveau, à partir de la vésicule antérieure, pour former *in fine* les hémisphères cérébraux.

téléopsie n.f. Trouble de l'appréciation de la distance à laquelle se trouvent les objets.

téléradiographie n.f. Radiographie dans laquelle la source de rayons X est placée à distance du sujet ou de l'organe explorés pour minimiser autant que possible la déformation de l'image.

téléradioscopie n.f. Examen radioscopique où l'image est recueillie par une caméra électronique et projetée sur un écran de télévision éloigné du malade et de la source de rayons X.

téléradiothérapie n.f. Emploi thérapeutique de radiations ionisantes (rayons X), la source étant éloignée de la région à traiter.

télésystole n.f. Fin de la systole ventriculaire, correspondant à la phase finale d'éjection du sang dans les vaisseaux.

Telfast® Antihistaminique agissant au niveau des récepteurs histaminiques de type H1 contenus dans les bronches et les vaisseaux, et dépourvu d'effets anticholinergiques. Il est utilisé dans le traitement symptomatique des allergies. Il est dépourvu de toxicité cardiologique. Fexofénadine en D.C.I.

tellurique adj. Qui se réfère à la terre. Le bacille tétanique, par exemple, est un germe tellurique.

télomère n.m. Extrémité d'un chromosome.

télophase n.f. Dernière phase de la division de la cellule au cours de laquelle les noyaux des cellules-filles se constituent et une nouvelle membrane cellulaire se forme.

Témesta® Anxiolytique de la famille des benzodiazépines, à demi-vie intermédiaire de 12 heures. Il est aussi commercialisé sous le nom d'Équitam®. Lorazépam en D.C.I.

Temgésic® Analgésique agoniste-antagoniste morphinique majeur qui ne doit donc pas être associé aux dérivés de la morphine. Il est administré par voie orale (sublinguale) et sous-cutanée, intramusculaire, intraveineuse, médullaire. La prescription est faite sur ordonnance sécurisée, avec limitation à 28 jours. Buprénorphine en D.C.I.

température n.f. ***Température corporelle,*** constante biologique mesurant la chaleur centrale du corps humain, qui est maintenue par l'organisme autour de 37 °C. Elle est mesurée par voie rectale, axillaire, sublinguale ou auriculaire. En cas de mesure axillaire, il faut ajouter 0,5 °C à la valeur mesurée. Elle varie au cours de la journée (elle est plus élevée le soir) et au cours du cycle menstruel, et doit être prise au repos. Elle est normalement comprise entre 36,2 et 37,8 °C.

Templeton (incisure de) Synonyme d'*anneau de Schatzki.*

temporal, e, aux adj. Qui appartient à la région de la tempe. ***Artérite temporale,*** artériopathie inflammatoire, apparaissant généralement après l'âge de 60 ans, se manifestant par des céphalées violentes, accompagnées de fièvre modérée et d'altération de l'état général et d'une thrombose bilatérale des artères temporales superficielles qui apparaissent tuméfiées, inflammatoires, épaissies et douloureuses au palper. Sa principale complication est la cécité. Les corticoïdes sont extrêmement efficaces et permettent de prévenir les complications. SYN. *maladie de Horton*.* ***Os temporal,*** os pair constituant la partie inférieure et latérale de la boîte crânienne. ***Syndrome temporal,*** syndrome caractérisé par une atteinte vasculaire ou tumorale du lobe cérébral temporal, et aussi observé au cours d'une crise d'épilepsie partielle. Il se manifeste par des troubles sensoriels ou des hallucinations (auditives et olfactives, notamment) et une aphasie.

temporospatial, e, aux adj. Qui concerne le temps et l'espace.

temps n.m. ***Temps de céphaline activé,*** temps mesuré au cours d'un examen biologique d'hémostase, explorant la voie endogène de la coagulation d'un plasma décalcifié (facteurs XII, XI, I, IX, VII, X), pour contrôler les effets d'un traitement par héparine standard. Il est exprimé en secondes et est toujours comparé à un plasma témoin. Il est allongé en présence d'un anticoagulant circulant ou en cas de déficit en certains facteurs de la coagulation. Il est normalement de 30 à 50 secondes. ABRÉV. *T.C.A.* ***Temps de céphaline-kaolin,*** variante du temps de céphaline, ayant une meilleure reproductibilité. ABRÉV. *T.C.K.* ***Temps de Howell,*** temps de coagulation d'un plasma décalcifié riche en plaquettes convenablement recalcifiées, placé dans un bain-marie à 37 °C. Il est normalement de 90 à 150 secondes. SYN. *temps de recalcification du plasma.* ***Temps de lyse des euglobulines,*** temps de destruction du caillot. Il est raccourci au cours des fibrinolyses pathologiques primitives, mais normal dans les fibrinolyses secondaires à une coagulation intravasculaire disséminée. SYN. *test de von Kaulla.* ***Temps de Quick,*** temps de coagulation à 37 °C du plasma en présence de thromboplastine tissulaire et de calcium, explorant la voie exogène de la coagulation (facteurs II, V, VII, X). La norme est comprise entre 12 et 14 secondes. Il peut être exprimé en taux de prothrombine (T.P.), la valeur normale étant supérieure à 70 %, ou mieux en I.N.R. *(international normalized ratio)* dont les valeurs sont inversement proportionnelles à celles du T.P. (c'est-à-dire que plus le T.P. est bas, plus l'I.N.R. est élevé). La détermination de l'I.N.R. est celle du T.P. par rapport à un témoin standardisé. Il permet la surveillance d'un traitement par antivitamine K, la recherche d'une carence en vitamine K, notamment en cas de malabsorption, et l'appréciation du fonctionnement du foie. ABRÉV. *T.Q.* ***Temps de recalcification du plasma,*** synonyme de *temps* de Howell.* ***Temps de reptilase,*** examen biologique d'hémostase explorant la voie endogène de la coagulation (facteurs XII, XI, I, IX, VII, X), mais la présence de reptilase (venin) le rend non sensible à l'héparine. Il est normalement inférieur ou égal à 22 secondes. ***Temps de saignement,*** **1.** Temps nécessaire à l'arrêt d'un saignement cutané provoqué par une incision standardisée. **2.** Examen biologique d'hémostase explorant notamment le fonctionnement plaquettaire qui est utile pour juger de l'efficacité de la coagulation en cas de thrombopénie. La norme est de moins de 5 minutes avec la méthode de Duke, et de moins de 10 minutes avec celle d'Ivy. ***Temps de thrombine,*** examen biologique d'hémostase explorant la phase finale de la coagulation, exprimé en secondes, comparé à un témoin. Sa valeur normale est de 15 à 20 secondes. ***Temps de doublement,*** temps que met une tumeur pour doubler de volume.

ténalgie n.f. Douleur au niveau des tendons.

tendinite n.f. Inflammation d'un tendon.

tendon n.m. Formation blanchâtre, fibreuse, nacrée par laquelle un muscle s'insère sur le squelette.

ténesme n.m. Tension permanente et douloureuse de l'anus ou du col de la vessie et s'accompagnant d'envies continuelles d'aller à la selle ou d'uriner.

teneur n.f. ***Teneur corpusculaire moyenne en hémoglobine,*** voir *T.C.M.H.*

ténia n.m. Parasite digestif, de la famille des helminthes, de l'ordre des cestodes. Il contamine l'homme par la consommation de viande de porc ou de bœuf infestée, insuffisamment cuite. La tête se fixe sur l'intestin par des ventouses (*Tænia saginata* pour le bœuf) ou des crochets (*Tænia solium* pour le porc) ; les parties distales (anneaux) sont éliminées et visibles dans les selles. Cette infestation se traduit par des nausées, des vomissements et une perte de poids. Le traitement repose sur la niclosamide (Trédemine®) à jeun. On écrit aussi *ténia.* SYN. *ver solitaire.*

tennis elbow Terme anglais d'usage courant en français, désignant une tendinite des muscles épicondyliens. Voir *épicondylite.*

téno- Élément du grec *tenôn,* « tendon ». Ex. : *ténotomie.* On trouve aussi *tendino-.*

ténodèse n.f. Fixation sur un point fixe osseux d'un tendon après sa section, ce qui le bloque et le transforme en ligament extra-articulaire. Cette opération a pour but de limiter l'amplitude des mouvements d'une articulation lorsque ses muscles moteurs sont paralysés.

ténolyse n.f. Libération des adhérences qui fixent un tendon afin de lui redonner toute sa mobilité.

tenon n.m. Synonyme de *pivot.*

ténoplastie n.f. Greffe tendineuse destinée à rétablir la continuité d'un tendon en cas de perte de substance et réalisée en interposant le tendon d'un muscle accessoire, un fragment du tendon du tenseur du fascia lata, etc.

Ténordate® Médicament à visée cardiologique associant un inhibiteur calcique (nifédipine en D.C.I.) et un bêtabloquant (aténolol en D.C.I.). Il est utilisé dans le traitement de l'hypertension artérielle.

Ténormine® Bêtabloquant cardiosélectif éliminé essentiellement par le rein, sans activité sympathomimétique intrinsèque, également commercialisé sous les noms de Betatop®, Xaten®, Aténolol®. Aténolol en D.C.I.

ténorraphie n.f. Suture d'un tendon sectionné.

ténosynovite n.f. Inflammation d'un tendon et de la gaine synoviale qui l'entoure.

ténotome n.m. Bistouri à lame très fine et étroite destinée à sectionner un tendon. Il peut être introduit par une très petite moucheture de la peau.

ténotomie n.f. Section chirurgicale d'un tendon destinée à corriger une malformation, redresser une déformation ou une attitude vicieuse invétérée.

ténoxicam n.m. Anti-inflammatoire non stéroïdien. D.C.I. du Tilcotil®.

Tensilon (test au) Test utilisé pour diagnostiquer la myasthénie. Une injection intraveineuse de 0,25 mg d'atropine puis, 5 minutes plus tard, de 0,5 à 1 mg de prostigmine, fait régresser en 5 minutes les manifestations cliniques de la myasthénie (généralement diplopie et ptosis), cet effet ne durant que quelques dizaines de minutes. Syn. *test à la prostigmine.*

tensioactif, ive adj. Se dit d'une molécule qui diminue la tension superficielle de la surface de séparation de deux liquides non miscibles (l'un hydrophile et l'autre hydrophobe).

tensiomètre n.m. Appareil destiné à mesurer la pression artérielle. Voir *sphygmomanomètre.*

tension n.f. **1.** Résistance qu'oppose la paroi d'un conduit à la pression exercée par les liquides ou les gaz qu'il contient. **2.** Pression d'un liquide organique sur les parois de l'espace dans lequel il est contenu. ***Tension artérielle,*** terme incorrect très utilisé à la place de pression artérielle. Voir *pression artérielle.*

Tenstaten® Antihypertenseur qui agit en diminuant les résistances périphériques. Il a un effet faiblement diurétique, qui n'apparaît qu'aux doses supérieures ou égales à 100 mg par jour, et un effet hypokaliémiant. Ciclétanine en D.C.I.

tente n.f. ***Tente du cervelet,*** partie de la dure-mère formant une cloison fibreuse épaisse qui sépare la loge du cervelet de la loge du cerveau à l'intérieur de la boîte crânienne.

tentoriel, elle adj. Qui concerne la tente du cervelet.

téphromalacie n.f. Ensemble des lésions de lacunes ischémiques de la corne antérieure de la moelle épinière cervicale, responsables d'atrophie musculaire de la main.

Téralithe® Thymorégulateur à base de lithium, utilisé en prévention des rechutes de psychose maniaco-dépressive (trouble bipolaire). Il faut impérativement doser le lithium sanguin tous les cinq jours jusqu'à l'obtention d'une lithiémie efficace et non toxique, entre 0,4 et 1 mmol/l, à contrôler après un mois, puis tous les six mois.

térato- Élément du grec *teras, teratos,* « monstre ». Ex. : *tératologie.*

tératoblastome n.m. Tumeur maligne développée aux dépens de cellules embryonnaires.

tératogène adj. Qui peut produire des malformations congénitales, voire des monstres. Ex. : *Médicament tératogène.*

tératologie n.f. Science qui étudie les anomalies et monstruosités d'origine congénitale.

tératome n.m. Tumeur bénigne contenant des tissus différents, disposés en organes différenciés, formés aux dépens de cellules embryonnaires.

tératospermie n.f. Présence de nombreux spermatozoïdes anormaux dans le sperme.

terbutaline n.f. D.C.I. d'une molécule ayant une activité bêta-2-stimulante. Elle est utilisée en perfusion intraveineuse comme utérorelaxant, ou en aérosol ou en comprimés comme bronchodilatateur. Elle est commercialisée sous le nom de Bricanyl®.

Tercian® Neuroleptique de la classe des phénothiazines, qui a un effet antipsychotique et sédatif, ainsi qu'un effet antiémétisant. Cyamémazine en D.C.I.

térébrant, e adj. Qui tend à creuser, à gagner en profondeur. Ex. : *ulcère térébrant.*

terlipressine n.f. Analogue synthétique de la vasopressine, indiqué dans le traitement d'urgence des hémorragies digestives par rupture de varices œsophagiennes. D.C.I. de la Glypressine®.

Termann-Merrill (batterie de) Test psychométrique d'évaluation de l'âge mental de l'enfant.

terme n.m. Date théorique prévue pour un accouchement.

terminaison n.f. ***Terminaison axonale,*** élargissement de l'axone du nerf au niveau d'une plaque motrice musculaire (où il n'est plus recouvert de myéline), permettant la transmission de l'influx nerveux grâce à la libération d'acétylcholine contenue dans des vésicules.

Terneurine® Médicament associant des vitamines B1 et B6, administré par voie orale.

terrain n.m. Contexte familial, personnel (situation socio-économique, prise de toxique, antécédents médicaux, chirurgicaux, etc.) susceptible de prédisposer ou d'influencer l'évolution ou l'apparition d'une maladie.

terreur n.f. ***Terreur nocturne,*** accès de peur survenant lors du sommeil, accompagné d'agitation, pleurs et angoisse réveillant l'enfant. Elle peut être physiologique chez le nourrisson ; chez l'enfant plus âgé, elle est pathologique, souvent secondaire à des conflits affectifs. Il faut rassurer l'enfant en le réveillant complètement.

Terry (corps de) Inclusion anormale de lipides observée dans les neurones cérébraux, dans le déficit enzymatique de la maladie de Tay-Sachs.

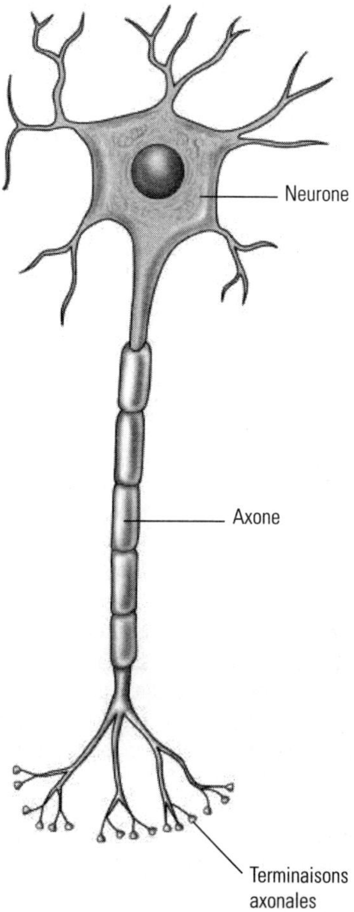

Cellule nerveuse. (Terminaisons axonales.)

Tersigat® Bronchodilatateur anticholinergique, utilisé dans le traitement de fond de l'asthme et du bronchospasme de la bronchopathie chronique. Il est administré par aérosol ; son action bronchodilatatrice est plus retardée et un peu plus prolongée que celle des bêta-2-stimulants. Oxitropium bromure en D.C.I.

Terson (syndrome de) Hémorragie du corps vitré compliquant une hémorragie sous-arachnoïdienne.

tertatolol n.m. D.C.I. d'un médicament bêtabloquant non cardiosélectif, utilisé dans le traitement de l'hypertension artérielle. Il est commercialisé sous le nom d'Artex®.

tesla n.m. Unité d'induction magnétique indiquant la puissance d'une aimantation.

test n.m. ***Test de lyse des toxoplasmes,*** voir *T.L.T.* ***Test mental,*** épreuve permettant d'évaluer la personnalité ou l'intelligence d'un sujet, en le soumettant à des tests standardisés, puis en comparant ses performances ou ses réactions à celles d'une population témoin (« normale ») soumise au même test. ***Test t,*** test statistique qui permet une comparaison de deux moyennes de variables quantitatives réparties suivant une loi normale, de manière à définir une différence significative, avec un risque alpha d'erreur généralement fixé à 5 %. SYN. *test de Student.*

testicule n.m. Glande reproductrice mâle-paire, située dans le scrotum, ayant à la fois une sécrétion exocrine (les spermatozoïdes) et une sécrétion endocrine (les hormones mâles). ***Testicule féminisant,*** pseudo-hermaphrodisme masculin familial, dû à une anomalie du chromosome X, transmis par la mère, responsable d'une insensibilité périphérique aux androgènes par déficit enzymatique. Il se manifeste par un aspect féminin des organes génitaux externes, un caryotype pourtant masculin XY, l'existence de deux testicules intra-abdominaux sécrétant normalement de la testostérone, sans signe de virilisation. À la puberté, les seins se développent normalement selon un phénotype féminin, mais il n'apparaît aucune pilosité et on note une aménorrhée primaire (absence d'utérus et d'ovaires). Le traitement à la puberté se fait par castration, en raison d'un risque de dégénérescence maligne des testicules en position ectopique, puis par traitement hormonal substitutif par œstroprogestatifs. Voir *plastie vaginale.*

testing musculaire n.m. Terme anglais signifiant évaluation de la force musculaire et coté selon les critères suivants : 0 : pas de contraction, 1 : contraction sans mouvement, 2 : mouvement possible en dehors de la pesanteur, 3 : mouvement possible contre pesanteur, 4 : mouvement contre résistance faible, 5 : mouvement contre résistance forte (force normale).

testostérone n.f. Hormone mâle sécrétée par les cellules de Leydig des testicules, sous l'influence de la LH hypophysaire. Elle est également sécrétée chez la femme en quantités moindres (sécrétion par la corticosurrénale) chez qui elle est responsable de la pilosité axillaire et pubienne.

Tétagrip® Vaccin antigrippal associé à un vaccin antitétanique.

tétanie n.f. Maladie caractérisée par des crises spectaculaires d'hyperventilation et d'hyperexcitabilité musculaire, avec hypertonie et secousses musculaires en flexion des membres supérieurs, paresthésies distales et péribuccales, angoisse. Elle est parfois favorisée par des troubles du métabolisme phosphocalcique et par le stress. Le traitement de la crise repose sur la respiration dans un sac en plastique pour créer une acidose respiratoire. En cas d'échec, on injecte un placebo comme le gluconate de calcium ou une benzodiazépine. SYN. *spasmophilie.*

tétanisation n.f. Contraction musculaire permanente, douloureuse, responsable d'une rigidité musculaire. Elle est observée notamment lors des crises de tétanie, mais aussi en cas de tétanos ou quand on soumet le muscle à un courant électrique.

tétanos n.m. Infection bactérienne à *Clostridium tetani* qui sécrète une toxine. La porte d'entrée est une plaie souillée. Il se manifeste tout d'abord par un trismus, puis par des contractures musculaires qui se généralisent en 2 jours, en s'étendant au pharynx avec dysphagie, ensuite à la face et au tronc, puis aux membres. À la phase d'état, la contracture musculaire est permanente et généralisée, se renforçant par crises et évoluant pendant 3 à 4 semaines. Le décès peut survenir par paralysie des muscles respiratoires et/ou spasme laryngé. La mortalité est de 25 % malgré un traitement en réanimation. La maladie avérée ne confère pas d'immunisation. Le traitement préventif consiste en une vaccination systématique et, en cas de plaie et en l'absence de vaccination à jour, en une association vaccination-sérothérapie. Le traitement curatif en réanimation associe un parage de la porte d'entrée, une réanimation respiratoire, l'administration d'un décontracturant, d'une antibiothérapie et d'une sérothérapie.

Tétavax® Vaccin antitétanique par anatoxine purifiée, obligatoire entre 3 mois et 18 mois. Il est administré en 3 injections sous-cutanées à 1 mois d'intervalle, avec un rappel 1 à 2 ans plus tard, puis tous les 5 ans jusqu'à l'âge adulte. Ensuite, les injections sont répétées tous les 10 ans.

tête n.f. **1.** Extrémité supérieure du corps reliée au tronc par le cou. Elle comprend la face et le crâne. **2.** Par extension, extrémité renflée de certains organes (pancréas, fémur, humérus, etc.).

tétra- Élément du grec *tetra-*, de *tettares*, « quatre ». Ex. : *tétraplégie.* SYN. *quadri-.*

Tétracoq® Vaccin combinant les vaccinations contre le tétanos, la diphtérie, la poliomyélite et la coqueluche. On pratique une primovaccination du nourrisson par 3 injections sous-cutanées à 1 mois d'intervalle, puis un rappel au bout de 1 an, puis tous les 5 ans jusqu'à l'âge adulte, et ensuite tous les 10 ans. Il est aussi commercialisé sous les noms de DTCP®, Infanrix Polio®, etc.

tétracyclines n.f.pl. Famille d'antibiotiques bactériostatiques, à diffusion intracellulaire et extracellulaire, à large spectre d'action sur *Brucella, Pasteurella, Mycoplasma, Chlamydia, Rickettsia, Treponema, Leptospira, Borrelia, Nocardia,* gonocoque, *Listeria, Yersinia.* Elles sont surtout utilisées dans le traitement de germes intracellulaires, mais aussi en cas d'acné rosacée ou juvénile. Elles présentent un risque de photosensibilisation et de dyschromie dentaire chez l'enfant de moins de 8 ans (chez qui elles sont contre-indiquées).

tétra-iodothyronine n.f. Voir *thyroxine.*

tétraplégie n.f. Paralysie des quatre membres.

tétraploïde adj. Se dit de cellules anormales portant un nombre de chromosomes double du nombre normal (4n au lieu de 2n). Les cellules tétraploïdes résultent de la fusion de gamètes qui, de façon anormale, n'ont pas subi la division réductrice, et ont conservé un nombre normal de chromosomes (2n).

T.G.F. (Abréviation anglaise de *transforming growth factor*) Facteur de croissance transformant.

T.G.O. n.f. (Abréviation de *transaminase glutamo-oxaloacétique*) Enzyme aujourd'hui désignée sous le nom d'A.S.A.T.

T.G.P. n.f. (Abréviation de *transaminase glutamo-pyruvique*) Enzyme aujourd'hui désignée sous le nom d'A.L.A.T.

thalamique adj. Relatif au thalamus.

thalamotomie n.f. Opération neurochirurgicale stéréotaxique visant à détruire, par électrocoagulation ou congélation, certaines connexions du thalamus ou certaines zones du thalamus lui-même. Elle est utilisée dans le traitement des dyskinésies ou de certaines douleurs.

thalamus n.m. **1.** Surface articulaire postérieure du calcanéus avec le talus. **2.** Noyau pair de substance grise situé à l'intérieur des hémisphères cérébraux, de part et d'autre du 3e ventricule. SYN. *couche optique.*

thalass(o) - Élément du grec *thalassa*, « mer ». Ex. : *thalassothérapie.*

thalassémie n.f. Anomalie héréditaire de l'hémoglobine, responsable d'anémie hémolytique, grave dans les formes homozygotes, et observée principalement chez les populations méditerranéennes.

thalassothérapie n.f. Traitement par les bains d'eau de mer, les boues marines, les algues et le climat maritime.

thalidomide n.f. Médicament à délivrance hospitalière, d'abord utilisé comme hypnotique et célèbre pour ses effets tératogènes graves et nombreux (12 000 cas). Elle est actuellement utilisée pour son effet immunosuppresseur dans le traitement de certaines maladies rares, sévères et rebelles aux traitements classiques comme l'érythème noueux de la lèpre, certaines aphtoses sévères, la maladie de Behçet et certains lupus érythémateux.

T.H.A.M. (Abréviation de *tris-[hydroxyméthyl] aminométhane*) Sirop administré par voie orale dans le traitement de l'acidose.

thanatologie n.f. Étude de la mort et des problèmes qui s'y rapportent.

thanatopraxie n.f. Mise en œuvre des différents procédés de traitement et de conservation des cadavres.

théâtralisme n.m. Symptôme psychiatrique consistant pour le sujet à se donner en spectacle et se traduisant par des expressions et une attitude exagérées, et une dramatisation de certaines situations banales. On observe ce trouble notamment dans l'hystérie. Voir aussi *histrionisme.*

thébaïque adj. Qui se rapporte à l'opium ou qui contient de l'opium.

Thebesius (valvule de) Valvule cardiaque située dans l'oreillette droite à l'origine du sinus coronaire qu'elle ferme incomplètement.

thécal, e, aux adj. Qui concerne la thèque.

thécome n.m. Tumeur ovarienne bénigne développée aux dépens des cellules d'enveloppe des follicules ovariens.

thélalgie n.f. Sensibilité anormalement douloureuse du mamelon.

thélaziase n.f. Conjonctivite pouvant se compliquer de kératite, due à la colonisation des culs-de-sac lacrymaux par un parasite du chien ou du lapin.

thélite n.f. Inflammation du mamelon.

thélorragie n.f. Hémorragie par le mamelon.

thénar (éminence) Saillie de la partie supéro-externe de la paume formée par la masse des muscles moteurs du pouce.

Théolair® Médicament bronchodilatateur. Voir *théophylline.*

théophylline n.f. Bronchodilatateur aux effets anti-inflammatoires bronchiques et analeptiques respiratoires. Il est utilisé par voie orale, rectale et injectable, en cas de crises d'asthme et dans les bronchospasmes de la bronchite chronique. Il est commercialisé sous les noms de Euphylline®, Théolair®, Théostat®, Dilatrane® et Armophylline®. Ses concentrations plasmatiques efficaces se situent entre 5 et 15 µmol/l et elles deviennent toxiques au-delà de 20 µmol/l.

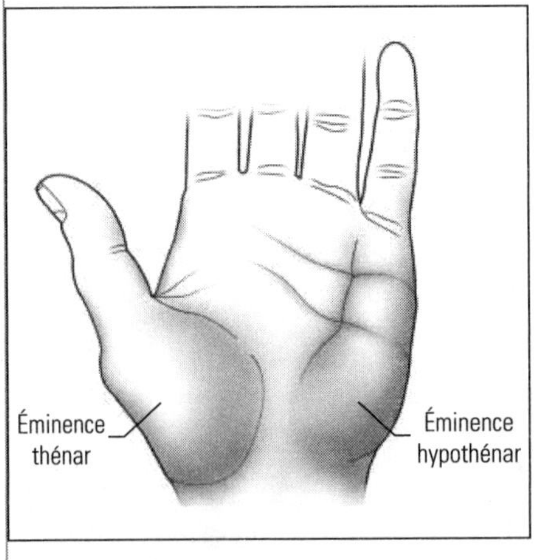

Paume de la main.

Théostat® Médicament bronchodilatateur. Voir *théophylline.*

thèque n.f. Enveloppe conjonctive des follicules ovariens mûrs.

Théralène® Antihistaminique agissant au niveau des récepteurs histaminergiques de type H1, utilisé pour ses propriétés sédatives. Il est administré par voie orale ou injectable. Alimémazine en D.C.I.

thérapeutique n.f. Méthode de traitement.

thérapie n.f. ***Thérapie cognitive,*** méthode de psychothérapie visant à modifier des schémas de pensée responsables de pathologies anxiodépressives. ***Thérapie comportementale,*** méthode de psychothérapie utilisant la mise en situation pour effectuer un nouveau conditionnement face à une situation responsable d'une réaction pathologique. ***Thérapie génique,*** méthode de traitement utilisant la modulation de gènes existants et permettant de suppléer à des mutations grâce à l'introduction de nouveaux gènes. ***Thérapie institutionnelle,*** prise en charge globale et combinée d'une psychothérapie par l'ensemble du personnel soignant et des patients, réalisée en organisant le mode de vie au cours d'une hospitalisation en milieu psychiatrique.

therm(o)- Élément du grec *thermon,* « chaleur ». Ex. : *thermophobie, hyperthermie.*

thermalisme n.m. Ensemble des moyens thérapeutiques par les eaux thermales lors de cures.

thermique adj. Relatif à la chaleur ou à la température. ***Poussée thermique,*** poussée de fièvre.

thermoalgésique adj. Qui concerne à la fois la chaleur et la douleur. Ex.: *sensibilité thermoalgésique.*

thermocautère n.m. Instrument visant à détruire par brûlure des tissus malades ou à réaliser une hémostase par la chaleur. Il est constitué d'une tige de platine maintenue à incandescence.

thermocoagulation n.f. Coagulation des tissus par la chaleur, provoquée par l'application de courants électriques de haute fréquence.

thermodilution n.f. Dilution d'un soluté refroidi injecté par voie intraveineuse. L'étude de la courbe de dilution permet de déterminer le débit cardiaque.

thermodynamique n.f. Science étudiant les relations entre phénomènes mécaniques et chimiques et les phénomènes thermiques.

thermoesthésie n.f. Sensibilité à la chaleur.

thermogenèse n.f. Ensemble des mécanismes qui assurent la production de chaleur chez l'homme et l'animal.

thermographie n.f. Étude et enregistrement de l'émission de chaleur par une zone de l'organisme, au moyen d'un détecteur de rayonnements infrarouges, ou photographie de cette zone avec une pellicule sensible aux infrarouges. La thermographie permet d'évaluer la vascularisation artérielle de la zone explorée.

thermolabile adj. Détruit ou inactivé par la chaleur.

thermolyse n.f. Ensemble des mécanismes qui assurent la déperdition de chaleur chez l'homme et l'animal dans la lutte contre la chaleur et pour la stabilité de l'équilibre thermique.

thermomètre n.m. Instrument d'évaluation de la température.

thermophile adj. Qui vit et se développe à des températures extrêmement élevées (pouvant aller jusqu'à 83 °C), en parlant d'un être vivant.

thermophobie n.f. Crainte de la chaleur. Elle s'observe notamment chez les sujets souffrant d'hyperthyroïdie qui ont la sensation d'avoir toujours trop chaud.

thermoplégie n.f. Ensemble des conséquences métaboliques d'une exposition prolongée à une chaleur intense. Syn. *coup de chaleur.*

thermorégulation n.f. Ensemble des mécanismes qui assurent la stabilité de la température corporelle chez les êtres vivants homéothermes chez lesquels cette température doit rester stable et constante.

thermosensible adj. Sensible à la chaleur.

thermostable adj. Qui conserve ses propriétés lors d'un chauffage à une température déterminée, en parlant d'une substance. Antonyme de thermosensible.

thermostat n.m. Appareil permettant de maintenir une température constante dans une enceinte.

thermothérapie n.f. Traitement par la chaleur et les rayons infrarouges.

thermotropisme n.m. Réaction à la chaleur de certains organismes inférieurs qui se déplacent vers une source thermique *(thermotropisme positif)* ou s'en éloignent *(thermotropisme négatif).*

thésaurismose n.f. Terme générique désignant l'ensemble des maladies résultant d'une accumulation tissulaire de métabolites, le plus souvent par défaut d'élimination en cas de déficit enzymatique. Au niveau pulmonaire, elle est souvent due à l'inhalation chronique de particules inertes, avec risque d'évolution fibrosante vers une insuffisance respiratoire.

thiamine n.f. Vitamine hydrosoluble, abondante dans le foie et les écorces de certaines céréales comme le riz. Sa carence peut être responsable de béribéri et, en présence d'éthylisme chronique, de syndrome de Gayet-Wernicke ou de polynévrites des membres inférieurs. Elle est commercialisée sous les noms de Bévitine®, Bénerva®. SYN. *vitamine B1.*

thiamphénicol n.m. D.C.I. du Thiophénicol®, antibiotique à large spectre, utilisé en seconde intention en cas de méningite grave à méningocoques ou d'infections respiratoires multirésistantes. Il est administré par voie intraveineuse ou intramusculaire. Son utilisation est limitée par le risque de pancytopénie qu'il comporte (anémie, leucothrombopénie).

thiazidiques n.m.pl. Classe de diurétiques hypokaliémiants de la famille des sulfamides, à laquelle appartiennent l'Esidrex®, la Naturine®, l'Hygroton®, le Lumitens® et le Chronexan®. Ils sont souvent associés à d'autres antihypertenseurs en potentialisant leur effet.

Thibaudet (test de) Épreuve visuelle permettant de détecter les sujets simulant une amblyopie.

Thibierge-Weissenbach (syndrome de) Syndrome caractérisé par une sclérodermie d'évolution lente, dont la particularité est une calcinose sous-cutanée localisée au niveau des doigts et une décalcification osseuse.

Thiemann (maladie de) Maladie héréditaire autosomique dominante à prédominance masculine. Elle est responsable, à l'adolescence, d'une nécrose aseptique des épiphyses des deuxièmes phalanges des doigts, qui se fragmentent et s'amincissent. Elle se manifeste par une tuméfaction avec raideur douloureuse des articulations interphalangiennes proximales.

Thierry (spatules de) Instrument d'obstétrique permettant l'extraction fœtale au cours des accouchements difficiles.

Thiophénicol® Voir *thiamphénicol.*

Thiotepa® Agent alkylant utilisé dans le traitement des cancers gynécologiques (seins, ovaires), et par instillation locale dans le traitement topique du cancer de la vessie.

Thomsem (maladie de) Maladie héréditaire autosomique dominante, caractérisée par une myotonie congénitale, qui se traduit par des anomalies de décontraction musculaire volontaire, souvent associées à une hypertrophie des masses musculaires, et qui évolue de l'enfance jusqu'à l'âge adulte où des séquelles persistent.

Thomson (manœuvre de) Flexion normale du pied à la pression du mollet, mais qui disparaît en cas de rupture du tendon d'Achille.

thorac(o)- Élément du grec *thôrax*, « thorax ». Ex. : *thoracotomie, thoracentèse.* SYN. *pector(i)-.*

thoracectomie n.f. Ablation d'une partie plus ou moins étendue de la paroi thoracique.

thoracentèse n.f. Ponction de la cavité pleurale au moyen d'un trocart enfoncé entre les côtes afin d'évacuer un épanchement pleural. SYN. *thoracocentèse.*

thoracique adj. Relatif au thorax, à la poitrine.

thoracobrachial, ale, aux adj. ***Syndrome de la traversée thoracobrachiale,*** troubles neurologiques et vasculaires dus à la compression du paquet vasculonerveux destiné au membre supérieur, lors de son passage du thorax vers le creux axillaire.

thoracolaparotomie n.f. Voie d'abord chirurgicale large comportant l'ouverture, en continuité, du thorax et de l'abdomen.

thoracopage adj. Désigne un monstre double formé de deux individus unis entre eux par le thorax.

thoracophrénolaparotomie n.f. Voie d'abord chirurgicale large comportant l'ouverture, en continuité, du thorax, du diaphragme et de l'abdomen.

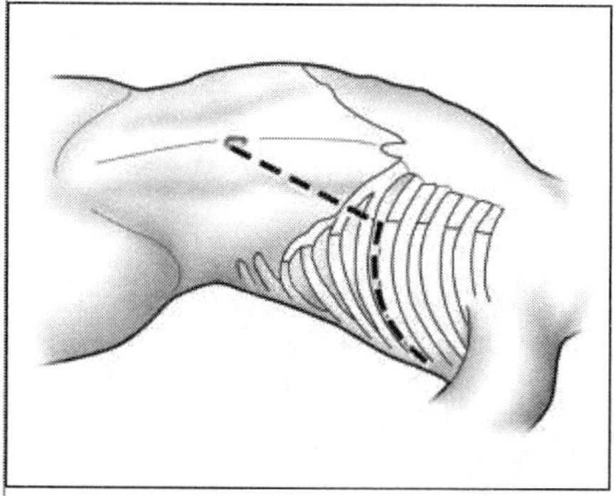

Thoracophrénolaparotomie. Tracé de l'incision.

thoracoplastie n.f. Ablation chirurgicale de deux ou plusieurs côtes afin d'affaisser une partie plus ou moins importante de la paroi thoracique et de combler ainsi une cavité sous-jacente, soit pulmonaire (caverne tuberculeuse), soit pleurale (poche pleurale chronique, cavité résiduelle après pneumonectomie).

thoracopleuropneumonectomie n.f. Ablation chirurgicale du poumon et de la plèvre complétée par une thoracoplastie.

thoracoscopie n.f. Synonyme de *pleuroscopie.*

thoracotomie n.f. Ouverture chirurgicale du thorax, comportant habituellement l'ablation d'une côte.

thorax n.m. Partie supérieure du tronc contenant le cœur (et les gros vaisseaux qui en naissent ou y aboutissent), les poumons, la trachée, l'œsophage et de nombreux éléments nerveux. Le thorax est relié à la tête par le cou, aux membres supérieurs par les ceintures scapulaires. Il est séparé de l'abdomen par le diaphragme. Sa paroi est constituée en arrière de la colonne vertébrale dorsale, latéralement des côtes et en avant du sternum.

Thorn (test de) Test biologique de stimulation des surrénales par l'A.C.T.H., actuellement remplacé par un test au synacthène.

Thorwald (kyste de) Reliquat embryonnaire kystique du rhinopharynx.

thréonine n.f. Acide aminé indispensable, utilisé notamment lors de la néoglucogenèse.

thrill n.m. Sensation de frémissement continu perçu à la palpation par la main placée sur un anévrisme artérioveineux.

thromb(o)- Élément du grec *thrombos,* « caillot ». Ex. : *thrombophlébite.*

thrombase n.f. Analogue de synthèse de la thrombine, catalysant la transformation du

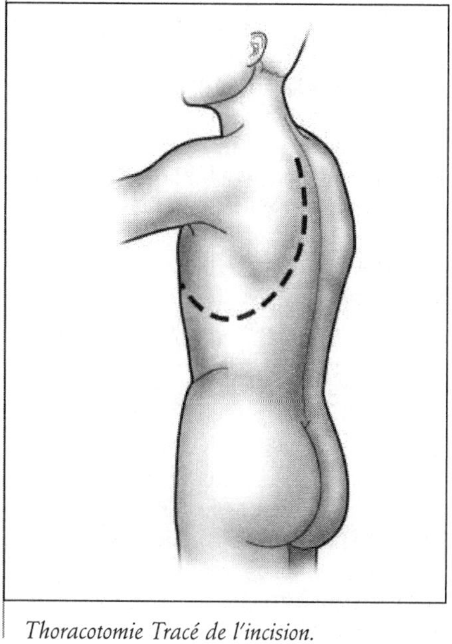

Thoracotomie Tracé de l'incision.

fibrinogène en fibrine et provoquant la formation d'un caillot et la coagulation.

thrombasthénie n.f. Modification anormale de la forme et de la fonction des plaquettes sanguines. ***Thrombasthénie hémorragique héréditaire,*** synonyme de *maladie de Glanzmann**.

thrombectomie n.f. Ablation d'un caillot sanguin après ouverture de la paroi du vaisseau dans lequel il est contenu.

thrombine n.f. Enzyme intervenant dans la coagulation du sang en transformant le fibrinogène (soluble) en fibrine (insoluble) qui forme un réseau emprisonnant les éléments figurés du sang et formant le caillot. La thrombine circule dans le plasma normal sous forme de prothrombine inactive, qui se transforme en thrombine active sous l'action de thromboplastines, en présence de calcium et d'accélérateurs (accélérine et proconvertine).

thrombinoformation n.f. Ensemble des réactions qui aboutissent à la transformation de la prothrombine en thrombine. Ce stade de la coagulation dure normalement 12 secondes.

thromboagglutination n.f. Agglutination des plaquettes sanguines.

thromboangéite n.f. ***Thromboangéite oblitérante,*** artérite inflammatoire de l'homme jeune, frappant préférentiellement les sujets juifs d'Europe centrale, et souvent liée à l'abus du tabac. Elle se caractérise par une panangéite oblitérante diffuse atteignant électivement les petites artères distales des membres. Elle évolue par poussées successives caractérisées par des douleurs vives, des thromboses veineuses superficielles, des ulcérations et peut entraîner des mutilations. Elle peut être mortelle à terme. SYN. *maladie de Bürger.* On dit aussi *thromboangiose.*

thromboangiose n.f. Synonyme de *thromboangéite.*

thrombocyt(o)- Élément du grec *thrombos*, « caillot » et de *cyt(o)-*, « cellule » entrant dans la composition de mots désignant les plaquettes sanguines. Ex. : *thrombocytémie.*

thrombocyte n.m. voir *plaquette.*

thrombocytémie n.f. Augmentation importante et permanente du nombre des plaquettes dans le sang, accompagnée généralement d'une prolifération des mégacaryocytes dans la moelle osseuse.

thrombocytopénie n.f. Voir *thrombopénie.*

thrombocytose n.f. Présence et nombre des plaquettes dans le sang. Ce terme est souvent employé pour désigner une augmentation du nombre des plaquettes dans le sang.

thrombodynamogramme n.m. voir *thromboélastogramme.*

thrombodynamographe n.m. Voir *thromboélastographe.*

thrombodynamographie n.f. Voir *thromboélastographie.*

thromboélastogramme n.m. Tracé obtenu avec le thromboélastographe qui fournit une étude globale de la coagulation. Il a une forme en diapason disposé horizontalement. On mesure sur celui-ci plusieurs paramètres : le temps de latence (désigné par r), correspondant au manche du diapason, long de 16 à 20 mm et représentant le délai d'action des thromboplastines ; le temps de formation de la thrombine (désigné par k), temps au bout duquel les deux branches du diapason sont écartées de 20 mm et qui est normalement long de 6 à 8 mm environ ; l'amplitude maximale du tracé (désignée par am) qui correspond à l'écartement maximal des branches du diapason (normalement 53 à 64 mm), et son multiple Emx, obtenu par calcul. Ces données mesurent les propriétés du caillot (solidité notamment). En cas de troubles de la coagulation, l'aspect du thromboélastogramme se modifie : écartement considérable des branches du diapason et raccourcissement de r et k en cas d'hypercoagulabilité, et inversement rapprochement des branches du diapason et allongement important de r et k en cas d'hypocoagulabilité.

thromboélastographe n.m. Appareil enregistreur permettant d'étudier la coagulation du sang. Il comporte un petit récipient dans lequel est placé le sang à explorer. À l'intérieur du récipient, un cylindre plonge dans le sang. Ce cylindre est solidaire d'un miroir

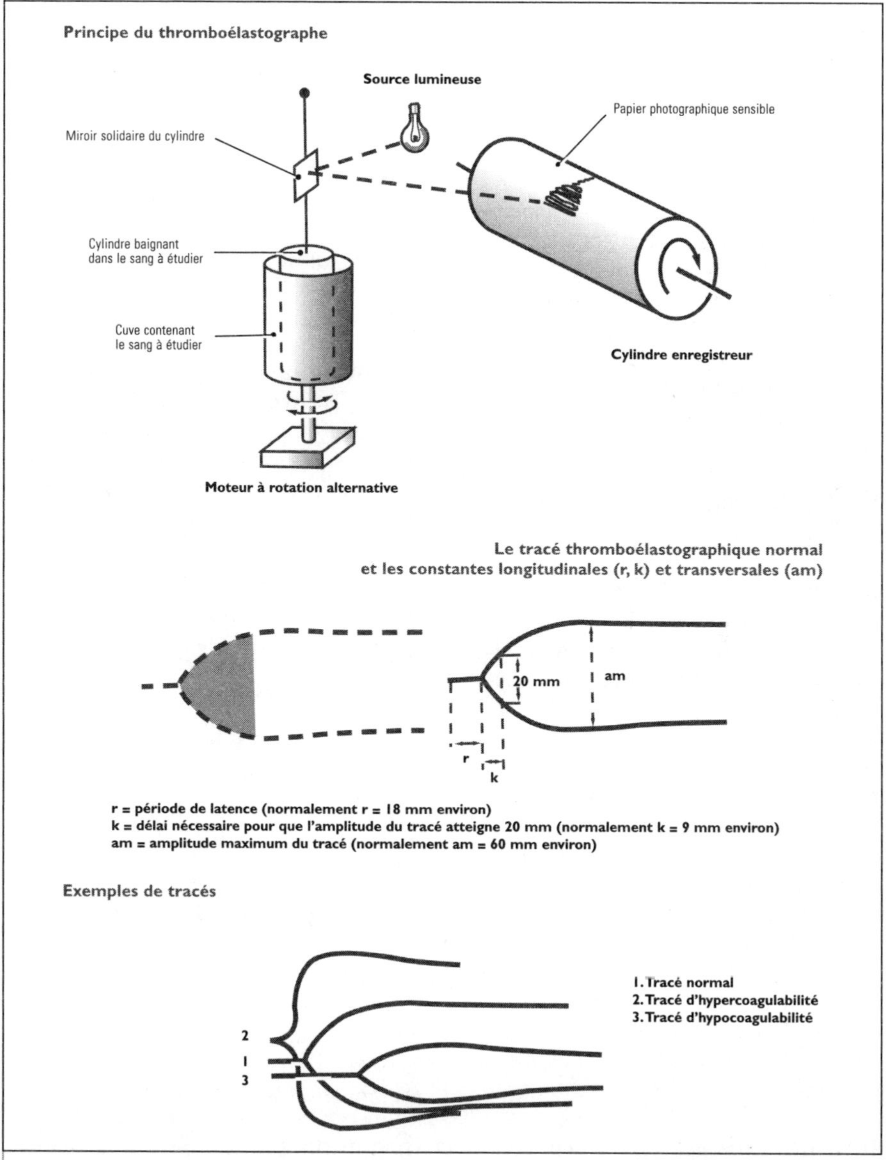

Thromboélastographe.

éclairé dont les rayons viennent impressionner un papier photographique qui se déroule à une vitesse précise et constante. Le récipient est animé d'un mouvement de rotation alternatif en va-et-vient. Au fur et à mesure de la formation du caillot, le cylindre, d'abord immobile, est progressivement entraîné, donnant naissance au thromboélastogramme.

thromboélastographie n.f. Exploration de la coagulation sanguine et de ses anomalies au moyen du thromboélastographe.

thromboembolique adj. Qui se réfère à la formation de caillots sanguins, quel que soit le territoire vasculaire en cause. ***Maladie thromboembolique,*** maladie liée à la formation, à l'intérieur de la lumière des veines, de caillots obstruant plus ou moins le courant veineux et susceptibles de migrer à distance, provoquant des embolies, notamment dans les vaisseaux pulmonaires (embolies pulmonaires). Voir également *phlébothrombose*, *thrombophlébite.*

thromboendartériectomie n.f. Voir *endartériectomie.*

thrombogène adj. Qui entraîne la formation d'une thrombose, d'un caillot sanguin.

thrombogenèse n.f. Mécanisme d'apparition de caillots sanguins dans le système vasculaire.

thrombolyse n.f. Dissolution d'un caillot. Au laboratoire, le caillot sanguin se dissout spontanément en 72 heures environ. En cas de maladie thromboembolique, on peut dissoudre les caillots par administration de médicaments thrombolytiques ou fibrinolytiques.

thrombolysine n.f. **1.** Synonyme de *fibrinolysine.* **2.** Anticorps contenu dans certains sérums et capable de détruire les plaquettes sanguines.

thrombolytique adj. Se dit d'une substance qui dissout un caillot.

thrombopathie n.f. Affection caractérisée par une anomalie de la fonction des plaquettes sanguines.

thrombopénie n.f. Diminution anormale du nombre des plaquettes sanguines (en dessous de 150 000/mm^3).

thrombophilie n.f. Tendance à la coagulation intravasculaire.

thrombophlébite n.f. Stade évolutif de la thrombose veineuse caractérisé par la présence, dans la lumière de la veine, d'un caillot sanguin organisé, souvent totalement obstructif, adhérent aux parois de la veine (qui présente des altérations endothéliales). Leur caractère adhérant les rend peu susceptibles de migrer, d'où la relative rareté des embolies pulmonaires à ce stade de la maladie veineuse.

thromboplastine n.f. Ensemble enzymatique intervenant au stade initial de la coagulation sanguine. La thromboplastine est formée par l'interaction de facteurs d'origine plaquettaire, tissulaire et plasmatique. Elle agit en présence de sels de calcium en transformant la prothrombine en thrombine, et est activée par l'accélérine, la convertine et le facteur Stuart.

thromboplastinoformation n.f. Ensemble complexe de réactions chimiques aboutissant à la formation de thromboplastine. C'est le premier stade de la coagulation sanguine : sa durée est de 1 min 45 s. Mais elle est précédée de l'activation des facteurs qui la déclenchent, cette activation durant environ 5 minutes.

thromboplastinogène n.m. Facteur plasmatique, inactif à l'état normal, qui se transforme, sous l'influence d'une enzyme, en thromboplastine plasmatique. Il s'agit d'un facteur essentiel de la coagulation sanguine. Son absence caractérise l'hémophilie A. SYN. *facteur VIII antihémophilique A.*

thromboplastique adj. Se dit d'une substance qui favorise la coagulation du sang.

thrombopoïèse n.f. Formation des plaquettes sanguines au niveau de la moelle osseuse.

thrombose n.f. Formation de caillots dans les vaisseaux sanguins ou au niveau des cavités cardiaques chez l'être vivant.

thrombotest n.m. Test biologique permettant d'évaluer le taux, dans le plasma sanguin, de quatre facteurs de la coagulation : prothrombine, proconvertine, facteur antihémophilique B et facteur Stuart. Ce test permet la surveillance des traitements par les antivitamines K. SYN. *test d'Owen.*

thromboxane n.m. Substance synthétisée par les plaquettes et les polynucléaires et favorisant l'agrégation des plaquettes au niveau d'une lésion de l'endothélium et la vasoconstriction. Chimiquement, le *thromboxane* est proche des prostaglandines.

thrombus n.m. Masse de sang coagulé dans la lumière d'un vaisseau ou une cavité cardiaque. Synonyme de *caillot sanguin*, mais dans le sens plus précis de caillot responsable d'une thrombose.

thymectomie n.f. Ablation chirurgicale du thymus.

thymie n.f. Humeur d'un individu au sens de bonne ou mauvaise humeur et son comportement en fonction de son humeur et de son activité, en terme de psychiatrie. L'humeur normale est l'euthymie. Les dysthymies sont les dérèglements de l'humeur dont la plus caractéristique est la dépression mélancolique qui est une exaltation douloureuse de la *thymie.*

thymine n.f. **1.** Base pyrimidique entrant dans le constitution des acides nucléiques. **2.** Voir *hormones thymiques**.

thymique adj. **1.** Qui concerne le thymus. **2.** Relatif à la thymie, au comportement extérieur de l'individu. ***Hormones thymiques,*** ensemble des sécrétions hormonales polypeptidiques du thymus. Elles contribuent à donner aux lymphocytes thymo-dépendants la compétence immunitaire. Plusieurs hormones thymiques ont été décrites : la thymosine, la thymine (ou thymopoïétine), le facteur humoral thymique et le facteur thymique sérique (ou F.T.S. ou thymuline).

-thym(o)- 1. Désigne l'humeur. Ex. : *dysthymie.* **2.** Désigne le thymus. Ex. : *thymectomie.*

thymocyte n.m. **1.** Cellule propre du thymus. **2.** Lymphocyte dont la maturation s'est effectuée par passage dans le thymus et appelé pour cette raison lymphocyte thymo-dépendant.

thymocytome n.m. Tumeur bénigne du thymus développée aux dépens des cellules propres de cet organe.

thymodépendant, e adj. Qui dépend du thymus. ***Lymphocytes thymodépendants,*** lymphocytes dont la maturation s'est effectuée au niveau du thymus où ils ont acquis une compétence immunitaire, se sont différenciés en plusieurs lignées après avoir proliféré, puis ont gagné d'autres organes lymphoïdes. SYN. *lymphocytes T.*

thymoleptique adj. Qui modifie l'humeur, en parlant d'un médicament. On emploie ce terme dans le sens général de régulateur de l'humeur, du comportement.

thymome n.m. Tumeur du thymus, bénigne ou maligne.

thymopoïétine n.f. Voir *hormones thymiques**.

thymoprive adj. Qui est en rapport avec l'absence ou la suppression du thymus.

thymosine n.f. Voir *hormones thymiques**.

thymus n.m. Organe lymphoïde situé en arrière de la partie haute du sternum, dans la partie antérosupérieure du médiastin antérieur. Il joue un rôle capital dans les phénomènes immunitaires, notamment en assurant la maturation de certains lymphocytes. Il est très développé chez le jeune enfant et contribue au développement de l'immunité après la naissance. Il s'atrophie progressivement après la deuxième année de vie et perd tout rôle chez l'adulte.

thyré(o)- **1.** Désigne le cartilage thyroïde du larynx. Ex.: *thyrotomie.* **2.** Désigne la glande thyroïde. Ex.: *thyroïdectomie.*

thyréogène adj. **1.** D'origine thyroïdienne. **2.** Qui agit sur la glande thyroïde.

thyréoglobuline n.f. Voir *thyroglobuline.*

thyréolibérine n.f. Hormone sécrétée par l'hypothalamus stimulant la production et la libération des thyréostimulines par l'hypophyse, ainsi que la production de prolactine. SYN. *T.R.H.*

thyréopathie n.f. Terme générique pour les affections thyroïdiennes.

thyréoprive adj. Qui est en rapport avec la suppression totale du corps thyroïde.

thyréostimuline n.f. Hormone sécrétée par le lobe antérieur de l'hypophyse et qui stimule la sécrétion thyroïdienne. SYN. *T.S.H., hormone thyréotrope*, thyréotrop(h)ine.*

thyréotoxicose n.f. Ensemble des troubles liés à une sécrétion exagérée d'hormones par la glande thyroïde. Différentes lésions thyroïdiennes peuvent être en cause: maladie de Basedow, nodule toxique, goitre multinodulaire toxique. L'ingestion en excès d'hormones thyroïdiennes a les mêmes effets. Les symptômes en sont une tachycardie, un tremblement des extrémités, une anxiété avec nervosité et irritabilité, une thermophobie, un amaigrissement et une fixité du regard.

thyréotropine n.f. Synonyme de *thyréostimuline.* On écrit aussi *thyréotrophine.*

thyréotrope adj. Qui a des affinités pour la glande thyroïde. ***Hormone thyréotrope,*** synonyme de *thyréostimuline.*

thyrocalcitonine n.f. Voir *calcitonine.*

thyrocyte n.m. Cellule glandulaire de la thyroïde.

thyroglobuline n.f. Produit de sécrétion des cellules glandulaires de la thyroïde, stocké dans les vésicules thyroïdiennes. Il s'agit d'une glycoprotéine de haut poids moléculaire, très riche en iode (elle contient 95 % de l'iode contenu dans la thyroïde). Les hormones thyroïdiennes se forment dans la thyroglobuline.

thyroïde adj. En forme de bouclier. ***Cartilage thyroïde,*** cartilage le plus volumineux du larynx qui surplombe le cartilage cricoïde et détermine la saillie de la pomme d'Adam. ***Glande thyroïde,*** glande endocrine située à la face antérieure du cou, en avant et sur les côtés de la trachée. Elle comporte deux lobes latéraux réunis par une portion rétrécie, l'isthme, de siège médian. Elle sécrète des hormones qui interviennent dans le métabolisme général et la croissance.

thyroïdectomie n.f. Ablation partielle ou totale de la glande thyroïde.

thyroïdien, enne adj. Relatif à la glande thyroïde. ◆ n.m. Sujet atteint d'une affection de la glande thyroïde.

thyroïdisme n.m. Ensemble des troubles provoqués par une intoxication par les hormones thyroïdiennes ou une prise excessive d'hormones ou d'extraits thyroïdiens.

thyroïdite n.f. Inflammation aiguë ou chronique de la glande thyroïde. Il en existe de très nombreuses formes cliniques.

thyroïdothérapie n.f. Traitement par les hormones ou les extraits thyroïdiens.

thyrotomie n.f. Incision du cartilage thyroïde destinée à ouvrir le larynx.

thyrotoxicose n.f. Voir *thyréotoxicose.*

thyrotropine n.f. Voir *thyréotropine.*

thyroxine n.f. Une des deux hormones thyroïdiennes, la plus abondante. Elle circule dans le sérum sous forme liée à des protéines (elle est alors inactive) et donne naissance, selon les besoins, à la forme libre, seule active du point de vue hormonal. SYN. *tétra-iodothyronine, T_4.*

thyroxinémie n.f. Concentration de thyroxine dans le sang. Sa valeur totale dans le sérum (formes libre et liée aux protéines) est comprise entre 4 à 12 µg/100 ml.

tiabendazole n.m. D.C.I. d'un antiparasitaire très actif sur les anguillules et sur certains autres nématodes intestinaux, tels que les ascaris, disponible à la Pharmacie centrale des hôpitaux sous le nom de Mintézol®.

Tiapridal® Neuroleptique aux effets sédatifs, utilisé dans le traitement des troubles psychotiques aigus et chroniques, les algies intenses et rebelles et les névralgies faciales. Tiapride en D.C.I.

tiapride n.m. Voir *Tiapridal®.*

Tibéral® Dérivé nitro-imidazolé de synthèse, ayant une activité antibiotique anti-anaérobie et antiparasitaire, actif sur les bacilles anaérobies Gram négatif et les bacilles anaérobies Gram positif sporulés. Il est également utilisé dans le traitement de certaines parasitoses, telles que l'amibiase, la lambliase, les trichomonases ou les giardiases. Son spectre est semblable à celui du Flagyl®. Ornidazole en D.C.I.

tibia n.m. Un des deux os de la jambe, le plus volumineux. Il est articulé en haut avec le fémur, en bas avec le talus (astragale) et en dehors, à ses deux extrémités, avec le péroné.

tibial, e, aux adj. Relatif au tibia.

T.I.C. Voir *troponine Ic.*

tic n.m. Mouvement involontaire rythmique.

ticarcilline n.f. D.C.I. du Ticarpen®.

Ticarpen® Antibiotique à large spectre de la famille des pénicillines. Il est utilisé dans certaines infections sévères, documentées par antibiogramme. Il est actif notamment sur *Pseudomonas* et *Proteus* dans les infections urinaires. Il est administré par voie intraveineuse. Ticarcilline en D.C.I.

ticket n.m. ***Ticket modérateur,*** partie des dépenses de santé à la charge du patient, et pouvant être couverte par une assurance complémentaire, par une prise en charge à 100 % ou par la couverture médicale universelle (C.M.U.).

Ticlid® Antiagrégant plaquettaire, utilisé en prévention d'accidents ischémiques majeurs (en particulier les accidents coronariens et vasculaires cérébraux), et dans les complications ischémiques d'artérite des membres inférieurs. Il est administré par voie orale. Ticlopidine en D.C.I.

ticlopidine n.f. D.C.I. du Ticlid®.

tiémonium n.m. Antispasmodique. D.C.I. de la Viscéralgine®.

Tienam® Antibiotique de la famille des pénicillines, de la classe des carbapénèmes, à spectre très large. Il est utilisé dans certaines infections sévères, à germes multirésistants. Il est administré par voie intraveineuse. Imipénème en D.C.I.

tiers n.m. ***Tiers payant,*** système qui permet à l'assuré social de ne pas faire l'avance de la part des honoraires médicaux et des frais pharmaceutiques, de laboratoire ou paramédicaux qui sont à la charge de la Sécurité sociale et de ne payer, le cas échéant, que le ticket modérateur. C'est la caisse de Sécurité sociale du patient qui verse ultérieurement au médecin et au pharmacien la partie respective des honoraires et des frais pharmaceutiques non réglée par le patient.

Tietze (syndrome de) Syndrome caractérisé par des douleurs thoraciques punctiformes, mécaniques, reproduites par la pression localisée d'une articulation chondrocostale. Il est de cause inconnue.

Tiffeneau (rapport de) Rapport entre le volume expiratoire maximal par seconde (V.E.M.S.) et la capacité vitale (C.V.), normalement supérieur à 75 %. Il est diminué dans les insuffisances respiratoires obstructives.

Tilade® Antiasthmatique de la famille des cromones, doté d'une activité anti-inflammatoire sur la muqueuse bronchique et qui est utilisé en traitement d'entretien. Nédocromil en D.C.I.

Tilcotil® Anti-inflammatoire non stéroïdien existant en suppositoires, en comprimés et sous forme injectable intramusculaire. Ténoxicam en D.C.I.

Tildiem® Inhibiteur calcique à effet antiarythmique utilisé dans le traitement préventif de l'angor de Prinzmetal, dans l'hypertension artérielle et dans le syndrome de Raynaud*. Il est administré par voie injectable en cas de tachycardies paroxystiques jonctionnelles, pour ralentir un flutter ou une fibrillation auriculaire, et en prévention de l'ischémie myocardique au cours d'une anesthésie chez le patient coronarien.

Tillaux (fracture de) Fracture des deux malléoles de la cheville (externe de la fibula [péroné] et interne du tibia).

Tillaux (manœuvre) Recherche d'adhérence d'une tumeur du sein au muscle grand pectoral. La mobilité de la tumeur adhérente est diminuée lors du mouvement du bras en adduction contre résistance.

Timacor® Voir *timolol*.

timbre n.m. Forme galénique d'administration d'un médicament par voie transcutanée continue, utilisée pour administrer les dérivés nitrés ou les œstrogènes, par exemple. Il est aussi utilisé pour le test tuberculinique chez l'enfant.

timolol n.m. Bêtabloquant non cardiosélectif. D.C.I. du Timacor® et du Timoptol®.

Timoptol® Collyre bêtabloquant utilisé dans le traitement du glaucome à angle ouvert, pour diminuer la pression oculaire. Timolol en D.C.I.

Tinel (signe de) Compression du nerf médian au niveau du canal carpien qui déclenche des paresthésies douloureuses dans le territoire du nerf médian (vers tous les doigts, sauf le 5e), quand on percute la face antérieure du poignet.

Tinset® Antiallergique agissant au niveau des récepteurs histaminergiques de type H1, non sédatif aux posologies usuelles, et sans effet anticholinergique. Il est utilisé en cas d'urticaire. Oxatomide en D.C.I.

Tiorfan® Antidiarrhéique agissant par effet antisécrétoire intestinal, utilisé en traitement symptomatique des diarrhées aiguës. Racécadotril en D.C.I.

tique n.f. Acarien qui se fixe solidement par son extrémité céphalique sur un hôte pour se nourrir de son sang. Il est vecteur de maladies infectieuses comme les arboviroses et les rickettsioses.

tirage n.m. Dépression de la paroi thoracique au-dessus ou au-dessous du sternum, observée lors d'inspirations forcées quand un obstacle sur les voies aériennes gêne l'entrée de l'air dans les poumons.

tiroir n.m. ***Mouvement de tiroir,*** **1.** Mouvement anormal, signe de pseudarthrose du col du fémur : sur le sujet assis, on exerce un mouvement de va-et-vient en tirant sur la cuisse, puis en la repoussant. **2.** Rupture des ligaments croisés du genou : sur le genou fléchi à 90°, on peut imprimer au tibia des mouvements de translation antéropostérieure sous les condyles fémoraux : le tiroir antérieur témoigne d'une rupture du ligament croisé antéro-externe, le tiroir postérieur d'une rupture du ligament croisé postéro-interne.

tissu n.m. Ensemble de cellules identiques, remplissant la même fonction. ***Tissu conjonctif,*** tissu disséminé dans tout l'organisme et constitué de substance fondamentale qui est un gel formé d'eau, d'électrolytes, de protéines et de mucopolysaccharides, et de fibres de collagène. Son rôle est d'offrir une structure de maintien aux tissus.

Titanoréine® Antihémorroïdaire local sans corticoïde, contenant un anesthésique de contact et une substance protectrice et veinotonique. Il est utilisé notamment en traitement symptomatique des poussées hémorroïdaires, des rectites et des fissures anales au stade préfissuraire.

titrage n.m. Dosage quantitatif d'une substance par la méthode de dilution. Il est notamment utilisé pour mesurer la concentration d'anticorps dans un prélèvement sanguin, pour des études sérologiques ou la recherche d'auto-anticorps.

Tixair® Fluidifiant bronchique qui favorise l'expectoration en diminuant la viscosité du mucus bronchique. Acétylcystéine en D.C.I.

T.L.T. n.m. (Abréviation de *test de lyse des toxoplasmes*) Examen biologique de recherche d'anticorps antitoxoplasmose dans un sérum, par étude de la lyse de toxoplasmes après adjonction du sérum concerné.

T.N.F alpha (Abréviation anglaise de *tumor necrosis factor*) Substance sécrétée par les lymphocytes, les monocytes ou les macrophages, notamment dans les infections chroniques et les cancers. Sa présence s'accompagne généralement d'une altération de l'état général. SYN. *cachectine.*

T.N.M. (classification) Classification internationale de l'extension des cancers avant traitement, qui tient compte de l'extension en profondeur (T pour tumeur avec un indice de 1 à 4), de la présence de ganglions atteints (N pour node avec un indice de 0 à 2) et de la présence de métastases (M pour métastase avec un indice de 0 ou 1). Chaque cancer possède sa propre classification T.N.M. Cette classification permet de définir le pronostic et de guider le traitement de façon standardisée.

tobramycine n.f. Antibiotique de la famille des aminosides à large spectre d'action, utilisé en monothérapie dans le traitement de certaines infections rénales et urinaires à germes sensibles, et en association dans le traitement d'infections sévères à germes sensibles, notamment rénales, urinaires, génitales, respiratoires et septicémiques.

T.O.C. n.m. (Abréviation de *trouble obsessionnel compulsif*) Comportement névrotique caractérisé par une ou plusieurs obsessions envahissant constamment la pensée du malade et qui entraînent des luttes intérieures et des rituels conjuratoires permanents. On l'assimile à la névrose obsessionnelle.

Tocalfay® Voir *Toco 500®*.

Toco 500® Hypolipémiant constitué de vitamine E. Il est utilisé dans les carences en vitamine E et les hypercholestérolémies modérées. Il est aussi commercialisé sous les noms de Tocomine®, Ephynal®, Tocalfay®. Tocophérol en D.C.I.

tocographie n.f. Enregistrement graphique continu des contractions utérines permettant de mesurer leur intensité, leur durée et leur fréquence, à l'aide d'un capteur de pression placé sur le ventre de la mère. L'enregistrement est souvent couplé à la mesure du rythme cardiaque fœtal, en vue de dépister une souffrance fœtale (bradycardie) lors des contractions. Elle est utilisée en salle de travail ou en cas de menace d'accouchement prématuré.

tocologie n.f. Science des accouchements.

tocolyse n.f. Traitement utilisant des bêtas-timulants intraveineux (salbutamol) pour atténuer les contractions utérines et éviter un accouchement prématuré.

Tocomine® Voir *Toco 500®*.

Tocophérol® Voir *Toco 500®*.

Tofranil® Antidépresseur intermédiaire utilisé dans les dépressions où prédominent l'inhibition psychomotrice et l'asthénie, ainsi que dans les dépressions anxieuses, avec agitation, à fort potentiel suicidaire. Imipramine en D.C.I.

Togaviridæ Famille de virus à A.R.N., dont certains peuvent être transmis à l'homme par des arthropodes, et responsables notamment de la dengue, de la fièvre jaune et de la rubéole.

Toldt (fascia de) Lame cellulofibreuse (fascia) résultant de l'accolement de feuillets pariétaux de péritoine colique.

tolérance n.f. Capacité de l'organisme à supporter sans dommage des produits, des médicaments, des investigations invasives, des traitements physiques, etc. ***Test de tolérance à l'héparine,*** test biologique de surveillance des traitements anticoagulants par l'héparine. Il comporte la mesure des temps de coagulation de quatre échantillons d'un même plasma oxalaté et recalcifié en présence de doses différentes d'héparine. Les temps mesurés sont raccourcis en cas d'hypercoagulabilité et de thrombose, et allongés en cas d'hypocoagulabilité (thrombopénie, hémophilie). Ce test permet l'adaptation des doses au cours des traitements par l'héparine. ***Tolérance aux hydrates de carbone,*** capacité de l'organisme à métaboliser le glucose tout en maintenant sa glycémie dans les limites normales. Cette capacité est évaluée en pratiquant une épreuve d'hyperglycémie provoquée. Le sujet normal régule sa glycémie pour éviter les hyperglycémies postprandiales prolongées. ***Tolérance immunitaire,*** absence de réaction immunitaire de l'organisme lors de l'introduction d'un antigène qui, chez tous les autres sujets, déclenche une telle réaction. Le même phénomène de tolérance peut être observé en cas de greffe d'organe à partir d'un donneur étranger ; un traitement immunodépresseur ou un processus de facilitation immunitaire peuvent induire cette tolérance.

tolérogène adj. Qui induit la tolérance immunitaire.

Tolexine® Antibiotique de la famille des tétracyclines de seconde génération, donc d'activité supérieure aux précédentes tétracyclines par ses propriétés pharmacocinétiques (notamment meilleure résorption digestive). La Tolexine® a également l'avantage de pouvoir être administrée en cas d'insuffisance rénale, contrairement aux tétracyclines de première génération. Cet antibiotique est aussi commercialisé sous les noms de Vibramycine®, Monocline®, Doxy®, Spanor®, etc. Doxycycline en D.C.I.

Tolosa-Hunt (syndrome de) Syndrome caractérisé par des douleurs dans le territoire ophtalmique du trijumeau (V), associées à des paralysies oculomotrices (III, IV et VI). Il est dû à des lésions inflammatoires de la carotide interne dans le sinus caverneux. L'évolution peut être spontanément favorable, mais comporte un risque de récidive. La corticothérapie est efficace.

tomenteux, euse adj. Qui a l'aspect du duvet, en parlant d'une surface couverte de fines fibrilles.

-tomie Élément du grec *-tomos* et *-tomia,* « couper, découper », entrant dans la composition de mots désignant une intervention chirurgicale comportant l'ouverture d'une cavité (ex. : *laparotomie*) ou d'un viscère creux pour en explorer la lumière (Ex. : *gastrotomie*).

tomodensitométrie n.f. Synonyme de *scanographie.* Voir *scanner* et *scanographie.*

tomographie n.f. **1.** Procédé d'imagerie radiologique permettant d'obtenir l'image d'une couche mince d'organe à une profondeur voulue. Le principe en repose sur le déplacement simultané en sens inverse de la source de rayons X et du film autour de l'axe passant par le plan de coupe : au niveau de ce dernier, les images sont nettes, alors qu'elles sont floues en avant et en arrière de lui. **2.** Image obtenue par ce procédé. ***Tomographie par émission gamma,*** voir *tomoscintigraphie.* ***Tomographie par émission de positrons,*** technique d'imagerie dans laquelle un radio-isotope est ajouté à une substance absorbée par le patient et dont on veut connaître la répartition dans une partie déterminée d'un organe. On procède ensuite à la mesure de la radioactivité de cette partie déterminée. Cette technique est utilisée en particulier pour visualiser les récepteurs aux différents neurotransmetteurs, ainsi que la distribution des psychotropes dans les sites cérébraux.

tomoscintigraphie n.f. Procédé dérivé de la scanographie. Au lieu d'utiliser les rayons X, l'exploration comporte l'injection d'un isotope radioactif émettant des rayons gamma. La caméra enregistreuse tourne autour du patient et transmet ses données à un ordinateur qui reconstitue des coupes de l'organe étudié dans les trois plans de l'espace. SYN. *tomographie par émission gamma.*

Tomudex® Médicament de chimiothérapie, antimétabolique et antifolique. Il est utilisé dans le traitement des cancers colorectaux avec métastases. Raltitrexed en D.C.I.

tonicité n.f. Propriété qu'ont les muscles vivants de posséder un tonus, un état de tension involontaire, permanente. La tonicité est sous la dépendance du système nerveux : elle nécessite l'intégrité de l'innervation des tissus considérés. Elle disparaît dans le territoire intéressé en cas de section nerveuse.

tonique **1.** adj. Relatif à la tonicité, au tonus. **2.** n.m. Médicament stimulant.

tonographie n.f. Enregistrement des variations de pression, notamment au niveau de l'œil.

tonométrie, n.f. Mesure des pressions. Terme surtout utilisé pour la pression intraoculaire.

tonsillaire adj. Qui se réfère aux amygdales.

tonsillectomie n.f. Voir *amygdalectomie.*

tonus n.m. **1.** État de contraction permanente et involontaire des muscles, qui permet de régler les attitudes du corps dans les différentes positions. Même au repos, tout muscle présente un certain degré de tension qui fait que ses deux extrémités se rétractent lorsqu'il est sectionné. Cet écartement n'a plus lieu si le muscle est privé de son innervation. **2.** Dynamisme, vigueur, énergie, ressort.

Topaal® Pansement digestif de la famille des alginates, contenant de l'aluminium, utilisé lors des reflux épisodiques ou non compliqués. Surnageant à la surface du contenu gastrique, il doit être pris à la fin des repas ou en cas de douleur. Il appartient à la même famille que le Gaviscon®. Alginate et hydroxyde d'aluminium en D.C.I.

Topalgic® Antalgique morphinique mineur, de classe II. Tramadol en D.C.I.

tophus n.m. Dépôt de sels d'acide urique autour des articulations et sur le bord libre du pavillon de l'oreille chez les sujets souffrant de goutte.

topique adj. Se dit d'un médicament qui agit uniquement sur la zone traitée, contrairement à d'autres substances qui ont une action générale. Ex. : *pommade topique.*

topognosie n.f. Mécanisme physiologique et neurologique qui permet à un individu de situer exactement la localisation d'un stimulus sensitif.

Toprec® Anti-inflammatoire non stéroïdien, utilisé pour ses propriétés antalgiques. Kétoprofène en D.C.I.

Torch (complexe) (Abréviation de *Toxoplasme, other rubéole, cytomégalovirus herpes simplex*) Ensemble de germes pouvant être responsables de maladies graves chez le nouveau-né, telles que la toxoplasmose, la rubéole, l'infection à cytomégalovirus et l'herpès.

Torental® Anti-ischémique utilisé par voie orale ou injectable dans le traitement symptomatique de l'artérite des membres inférieurs. Il a pour effet d'augmenter la déformabilité des globules rouges (diminuée dans les artériopathies), et de relaxer les fibres musculaires lisses des vaisseaux. Il est aussi commercialisé sous les noms de Hatial®, Pentoflux®. Pentoxifylline en D.C.I.

Torkildsen (intervention de) Intervention neurochirurgicale autrefois pratiquée pour traiter les hydrocéphalies dues à une sténose de l'aqueduc de Sylvius, et consistant à dériver le liquide céphalorachidien des ventricules latéraux dans la grande citerne. Elle est aujourd'hui remplacée par des communications ventriculocardiaques (ventriculocisternostomies).

torpide adj. Se dit d'une plaie, d'une lésion, d'une ulcération ou d'une affection qui ne manifeste aucune tendance spontanée ni à l'aggravation, ni à l'amélioration.

torsade n.f. ***Torsade de pointes,*** trouble du rythme cardiaque paroxystique sévère, parfois déclenché par des médicaments susceptibles d'allonger l'espace QT et favorisé par des troubles hydroélectrolytiques (hypokaliémie). Elle se manifeste par une tachycardie à plus de 200 battements par minute, à complexes QRS larges, d'axe et d'amplitude variables, semblant s'enrouler autour de la ligne isoélectrique. Elle correspond à un trouble de conduction intraventriculaire et se manifeste cliniquement par des syncopes, avec un risque de fibrillation ventriculaire mortelle.

torsion n.f. ***Torsion du grand épiploon,*** enroulement du grand épiploon sur lui-même, avec ischémie et infarctus épiploïque. Il peut être secondaire à des adhérences, à des tumeurs abdominales ou être primitif chez le sujet obèse. Il se manifeste par un tableau chirurgical aigu pouvant simuler une appendicite ou une cholécystite. L'intervention chirurgicale confirme le diagnostic et permet une résection de la partie nécrosée. ***Torsion testiculaire,*** enroulement du cordon testiculaire sur lui-même, responsable d'une ischémie puis d'une nécrose testiculaire. Il se manifeste par des douleurs testiculaires aiguës, nécessitant une intervention chirurgicale en urgence.

torticolis n.m. Attitude vicieuse permanente de la tête qui est inclinée sur un côté, la face étant tournée vers le côté opposé. L'origine peut en être cutanée (cicatrice rétractile, de brûlure notamment), musculaire (rétraction du sternocléidomastoïdien), ostéoarticulaire (atteinte de la colonne vertébrale cervicale), neurologique (atteinte nerveuse centrale ou périphérique). ***Torticolis spasmodique,***

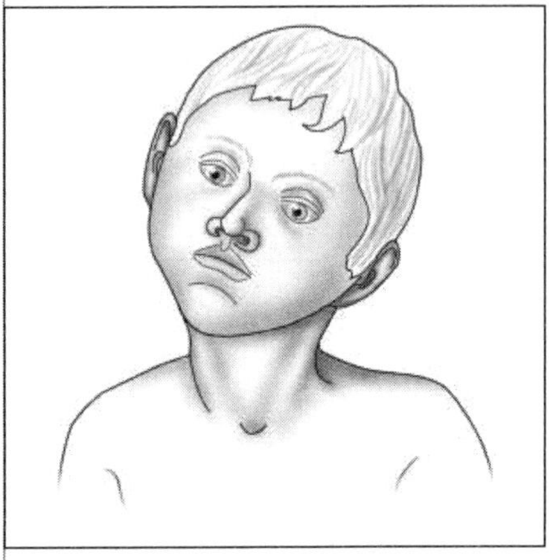

Torticolis, attitude de la tête.

trouble du mouvement de la tête et du cou caractérisé par des rotations ou des extensions tonicocloniques de la tête survenant par crises favorisées par les émotions et calmées par certains mouvements dits antagonistes.

Totamine® Produit de nutrition parentérale consistant en un mélange d'acides aminés et de glucides.

Totapen® Antibiotique de la famille des pénicillines, de la classe des aminopénicillines, utilisé dans le traitement de *Purpura fulminans*, des infections à germes sensibles dans leurs localisations O.R.L., bronchopulmonaires, rénales, urogénitales, méningées, endocardiques et septicémiques, de la listériose, de la maladie de Lyme et de la typhoïde. Ampicilline en D.C.I.

toucher n.m. **1.** Sens permettant de reconnaître, par le contact direct, avec la main notamment, la forme et l'état extérieur des corps. Il englobe cinq sensations : contact, pression, chaleur, froid, douleur. **2.** Examen d'une cavité naturelle par l'introduction dans celle-ci d'un ou plusieurs doigts revêtus d'un doigtier. ***Toucher rectal,*** voir *T.R.* ***Toucher vaginal,*** voir *T.V.*

Toupet (intervention de) **1.** Intervention chirurgicale antireflux, consistant en une fundoplicature, avec hémivalve autour de l'œsophage abdominal, parfois moins efficace que l'intervention de Nissen, mais présentant moins de dysphagies postopératoires. **2.** Dans le traitement du cancer du rectum, intervention rectale associant une voie abdominale et une voie basse.

tourniole n.f. Panaris superficiel périunguéal ayant tendance à faire le tour de l'ongle.

tourniquet n.m. **1.** Dispositif permettant d'augmenter progressivement le serrage d'un garrot. **2.** Instrument de chirurgie visant à assurer l'hémostase des vaisseaux ou l'étanchéité au sang autour de l'orifice d'introduction d'une canule dans un vaisseau ou une cavité cardiaque, en chirurgie cardiovasculaire.

toux n.f. Inspiration profonde suivie d'une expiration brutale avec expulsion rapide et bruyante du contenu des bronches. Elle est de nature réflexe ou volontaire et a pour but d'évacuer le contenu des bronches. Elle peut être sèche ou productive (mucus, mucus purulent). Elle est observée notamment lors d'allergies, d'infections, de tabagisme, d'exposition à des gaz toxiques ou à des corps étrangers bronchiques.

Towne (incidence de) Incidence radiologique utilisée pour explorer l'os occipital.

toxémie n.f. ***Toxémie gravidique,*** complication du troisième trimestre de grossesse, survenant généralement chez la primipare et due à une néphropathie. Elle se manifeste par une hypertension artérielle, des œdèmes, une protéinurie et une hyperuricémie. Elle peut se compliquer d'une coagulation intravasculaire disséminée (C.I.V.D.), d'une insuffisance rénale, de convulsions (éclampsie) et d'hématomes rétroplacentaires. Les risques sont importants pour la mère et le fœtus. Le traitement implique le repos, un régime sans sel, des diurétiques, des anticonvulsivants, des antihypertenseurs, voire le déclenchement de l'accouchement. Elle ne récidive pas forcément lors des grossesses suivantes.

toxicologie n.f. Étude des produits toxiques, de leur identification, de leurs propriétés, de leur action et des traitements de leurs effets nocifs.

toxicomanie n.f. Intoxication chronique par la consommation de drogues ou de médicaments et responsable d'une dépendance physique et/ou psychique. Elle est souvent responsable de troubles du comportement, de complications physiques et de difficultés d'insertion sociale. Le traitement repose sur une cure de désintoxication médicalisée.

toxidermie n.f. Manifestation dermatologique d'une toxicité médicamenteuse, généralement par mécanisme immuno-allergique, sous la forme d'un érythème, voire de bulles, pouvant être grave et étendu à l'ensemble de la surface cutanée.

toxi-infection n.f. Infection dont les manifestations sont en rapport avec la sécrétion de toxines par la bactérie. Ex. : *Toxi-infection alimentaire non fébrile due au staphylocoque ; toxi-infection fébrile due à la salmonelle.*

toxine n.f. Substance synthétisée par un organisme vivant, généralement une bactérie, et qui possède des propriétés toxiques pour lesquelles elle peut être utilisée. Par exemple, la toxine botulique est responsable du botulisme, mais elle est aussi utilisée dans les traitements de maladies neuromusculaires spastiques tels le blépharospasme en ophtalmologie et l'achalasie en gastro-entérologie.

toxocarose n.f. Syndrome déterminé par des larves d'un parasite du chien ou du chat, de la famille des ascaris, pouvant contaminer accidentellement l'enfant. Elle se manifeste par des infiltrats pulmonaires, une dyspnée expiratoire asthmatiforme, une urticaire, une diarrhée et une altération de l'état général. Le traitement repose sur l'ivermectine (Mectizan®) ou le tiabendazole (Mintézol®) en seconde intention. SYN. *Larva migrans viscérale.*

toxoplasme n.m. Parasite responsable de la toxoplasmose.

toxoplasmose n.f. Maladie parasitaire due au toxoplasme et marquée essentiellement par des adénopathies périphériques et une asthénie. Sans gravité et souvent peu symptomatique, elle survient généralement chez l'enfant. L'infection est potentiellement sévère en cas d'immunodépression (greffe, infection par le V.I.H.), avec notamment une forme cérébrale abcédée sévère. Elle est également grave pour le fœtus au cours du premier trimestre de grossesse avec risque de mort *in utero* et de malformations (encéphalomyélite congénitale avec hydrocéphalie, calcifications cérébrales, choriorétinite pigmentaire, microphtalmie, anasarque fœto-placentaire, ictère, retard psychomoteur et convulsions). Il existe également une forme plus fréquente mais habituellement bénigne lors du troisième trimestre de grossesse. Le vecteur, ou hôte spécifique, est le chat. Le diagnostic repose sur la mise en évidence d'IgM spécifiques et d'une séroconversion (apparition d'anticorps spécifiques). Le traitement associe la sulfadiazine, la pyrimétamine et la spiramycine chez la femme enceinte. La prévention chez la femme enceinte passe par des conseils d'hygiène en cas de sérologie IgG négative (effectuée systématiquement en début de grossesse), et en évitant le contact avec les chats et la consommation des crudités et des viandes insuffisamment cuites.

T.P. n.m. (Abréviation de *taux de prothrombine*) Test de coagulation explorant la voie exogène de la coagulation, diminuée en cas d'insuffisance hépatique, de carence en vitamine K, de traitement par anticoagulant de type antivitamine K, de troubles acquis ou constitutionnels de la coagulation (déficit, C.I.V.D.). Il est exprimé en pourcentage et il doit normalement dépasser 70 %. Il est maintenant pratiquement supplanté par l'I.N.R. pour surveiller un traitement anticoagulant.

T polio® Vaccin combinant les vaccinations contre la poliomyélite et le tétanos.

T.P.H.A. (Abréviation anglaise de *treponemal hemagglutination*) Examen biologique de sérologie de la syphilis, utilisant la technique d'hémagglutination.

T.P.I. (Abréviation anglaise de *treponema pallidum immobilisation*) Synonyme de *test de Nelson.*

T.Q. n.m. (Abréviation de *temps* de Quick*) Équivalent du T.P., mais exprimé en secondes avant la coagulation, par rapport à un témoin qui est généralement de 12 à 14 secondes.

T.R. n.m. (Abréviation de *toucher rectal*) Examen pratiqué avec l'index recouvert d'un doigtier lubrifié, permettant l'exploration de la prostate, du péritoine (recherche de douleur au toucher du cul-de-sac de Douglas lors d'épanchement intrapéritonéal, par exemple), ainsi que la recherche de mélæna et de pathologies proctologiques (cancer de la marge anale, abcès, fissure, etc.).

trabécule n.f. Structure anatomique disposée en bande, en faisceau, en travée.

traçabilité n.f. Ensemble de procédures qui permettent de suivre à tout moment le chemin emprunté par un produit pharmaceutique depuis sa fabrication jusqu'à son absorption ou par un produit sanguin, à partir de son prélèvement jusqu'à la transfusion. Ainsi, la traçabilité d'un produit sanguin permet de retrouver le ou les receveurs d'un produit transfusé à partir d'un donneur de sang, et de retrouver le ou les donneurs des produits reçus par un patient. Une parfaite traçabilité est une obligation légale, tant pour les établissements de transfusion, que pour les établissements de soins qui doivent respecter sans défaillance toutes les procédures mises en place pour tracer ce chemin.

trachée n.f. Conduit aérien fibrocartilagineux interposé entre le larynx en haut et les bronches en bas et par lequel transite l'air de et vers les poumons.

trachéite n.f. Inflammation de la trachée. Elle accompagne le plus souvent soit une laryngite, soit une bronchite.

trachéloptose n.f. Prolapsus du col de l'utérus.

trachélorraphie n.f. Intervention chirurgicale de plastie, consistant en la réparation du col utérin.

trachéobronchite n.f. Inflammation de la trachée et des bronches.

trachéomalacie n.f. Ramollissement de la trachée par dégénérescence des cartilages.

trachéoplastie n.f. Opération chirurgicale visant à fermer une trachéotomie ou à corriger un rétrécissement de la trachée en implantant une greffe cutanée ou de cartilage.

trachéoscopie n.f. Examen visuel de la trachée à l'aide d'un endoscope introduit par la bouche ou par un orifice de trachéotomie.

trachéostomie n.f. Abouchement à la peau de la lumière trachéale avec suture de la muqueuse trachéale à la peau.

trachéotomie n.f. Ouverture chirurgicale de la trachée, habituellement complétée par la mise en place d'une canule. Elle est pratiquée

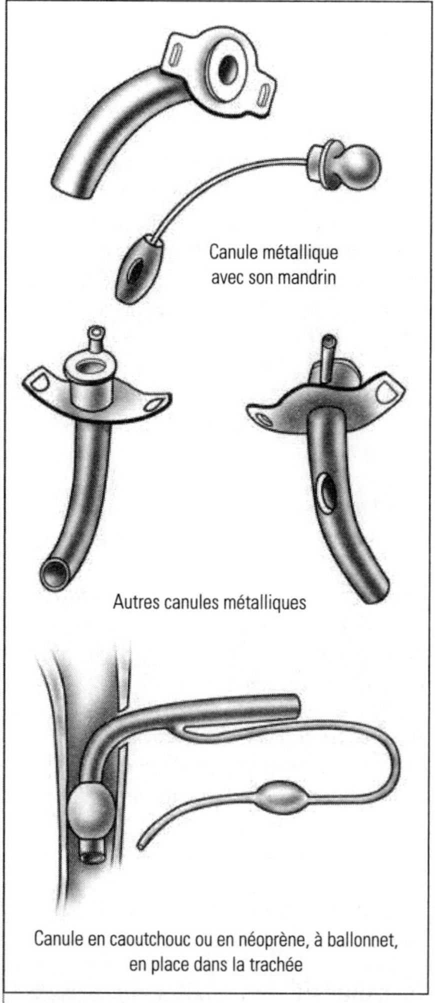

Canules de trachéotomie.

en cas d'asphyxie par obstacle laryngé ou en cas d'encombrement bronchique important chez un sujet débilité incapable de tousser et cracher efficacement.

trachome n.m. Maladie contagieuse des pays chauds caractérisée par une atteinte de la cornée due à une bactérie *(Chlamydia trachomatis)* véhiculée par les mouches et les objets de toilette. Elle se manifeste par des granulations cornéennes avec inflammation de la cornée qui laissent des cicatrices cornéennes perturbant la vision. Le trachome est la cause majeure de cécité dans les pays en voie de développement.

traction n.f. **1.** Méthode de traitement orthopédique consistant à maintenir le membre inférieur en extension par une poulie et un poids, afin de maintenir un foyer de fracture en bonne position. Elle permet d'obtenir une bonne cicatrisation osseuse, sans déformation. **2.** Manœuvre d'élongation du rachis effectuée dans l'axe de la colonne vertébrale, notamment lors d'une chiropraxie ou d'une chirurgie du rachis.

tractotomie n.f. Section d'un faisceau de fibres nerveuses dans le système nerveux central.

tractus n.m. **1.** Structure mince et allongée ou faisceau de fibres situées à la surface ou dans l'épaisseur de certains organes ou reliant certains organes entre eux *(tractus thyréoglosse)*. **2.** Ensemble d'organes qui se font suite et forment une unité fonctionnelle *(tractus génital, tractus gastro-intestinal)*.

traduction n.f. Transformation du code génétique, précédemment transcrit d'A.D.N. en A.R.N. messager, en protéines (chaque codon d'A.R.N. messager correspondant à un acide aminé précis).

tragus n.m. Saillie triangulaire située en avant de l'orifice du conduit auditif externe.

traitement n.m. ***Traitement minute,*** traitement administré en une seule prise, souvent utilisé notamment au cours des maladies vénériennes, quand on craint que le traitement habituel ne soit mal suivi.

tramadol n.m. D.C.I du Topalgic®.

Tramisal® Anti-ischémique constitué de ginkgo biloba, analogue au Tanakan®.

tranchées n.f.pl. Violentes douleurs en barre siégeant au niveau de l'utérus, ressenties après l'accouchement. Il s'agit des contractions normales destinées à expulser placenta et caillots. SYN. *coliques utérines.*

Trandate® Bêtabloquant non cardiosélectif utilisé dans le traitement de l'hypertension artérielle et, dans sa forme injectable, dans les urgences hypertensives (action rapide en 30 minutes) et dans l'hypotension contrôlée en anesthésie. Labétalol en D.C.I.

trandolapril n.m. Inhibiteur de l'enzyme de conversion de l'angiotensine. D.C.I. de Odrik® et Gopten®.

trans- À travers. Ex.: *transillumination.* SYN. *dia-, per-, para-.*

Transacalm® Antispasmodique musculotrope à visée intestinale, aussi commercialisé sous les noms de Débridat®, Modulon®. Trimébutine en D.C.I.

transaminase n.f. Enzyme assurant le transfert d'un radical NH_2 des acides aminés. Les principales transaminases sont les ALAT et les ASAT, surtout d'origine hépatique, mais aussi musculaire et notamment cardiaque pour les ASAT.

transcobalamine n.f. Protéine transportant la vitamine B12 et permettant sa pénétration cellulaire.

transcriptase n.f. ***Transcriptase inverse,*** enzyme contenue dans les rétrovirus (virus à A.R.N.) et assurant notamment le transfert de l'information génétique de l'A.R.N. en A.D.N.

transcription n.f. Copie d'une chaîne simple d'A.R.N. ou d'un brin d'A.R.N. à partir d'un brin d'A.D.N. complémentaire.

transduction n.f. **1.** Transformation au niveau d'une cellule sensorielle d'une excitation en influx nerveux. **2.** Transfert de matériel génétique entre deux bactéries par un bactériophage.

transfection n.f. Introduction d'un fragment d'A.D.N. dans une cellule étrangère. La transfection est l'une des techniques de base du transfert de gène.

transferrine n.f. Protéine de transport du fer dans le plasma, dont la concentration est augmentée dans les anémies par carence martiale, et normale ou diminuée en cas d'anémie inflammatoire. SYN. *sidérophiline.*

transfixiant, e adj. Se dit d'une plaie, d'une douleur qui traverse complètement un organe, un membre.

transfusion n.f. Injection intraveineuse d'une quantité plus ou moins importante de sang ou de dérivés sanguins. Elle peut être effectuée avec le sang d'un donneur étranger au receveur (allotransfusion) ou avec le sang qui a été prélevé au préalable sur le receveur lui-même ou récupéré lors d'une intervention chirurgicale (autotransfusion).

transgénique adj. Se dit d'un organisme vivant modifié par génie génétique, par incorporation de nouveaux gènes n'existant pas naturellement dans l'espèce concernée et permettant une modification de ses caractéristiques. On l'utilise en médecine pour faire synthétiser des molécules par un organisme vivant qui, normalement, n'effectue pas cette production (vaccin ou insuline).

Transilane® Laxatif de lest mucilagineux à pouvoir hygroscopique élevé, agissant dans un délai de quelques jours en hydratant le bol fécal. Psyllium en D.C.I.

transillumination n.f. Éclairage par transparence de certaines parties du corps de façon à apprécier leur plus ou moins grande densité, et leur caractère solide ou liquide.

Transipeg® Laxatif osmotique de la famille des macrogols (constitué de P.E.G.).

transit n.m. Passage dans un lieu, sans s'y arrêter, à destination d'un autre lieu. ***Transit intestinal,*** déplacement du contenu du tube digestif depuis le pylore jusqu'au rectum sous l'influence des contractions péristaltiques de l'intestin. ***Transit baryté,*** examen radiographique du tube digestif après ingestion de baryte fluide. Ce produit, opaque aux rayons X, rend visible la lumière des viscères creux (œsophage, estomac, duodénum, intestin grêle). Cet examen permet de suivre la progression du contraste et renseigne ainsi sur le fonctionnement du tube digestif.

Transitensine® Voir *Trasicor®*.

translocation n.f. Aberration chromosomique consistant en un transfert d'un segment de chromosome sur un autre chromosome ou dans l'échange de matériel génétique entre deux chromosomes appartenant à des paires différentes.

transmésocolique adj. Effectué à travers le mésocôlon transverse ou qui traverse celui-ci.

transmural, e, aux adj. Qui intéresse toute l'épaisseur de la paroi du cœur, de l'endocarde au péricarde, en parlant d'une lésion cardiaque, et notamment d'un infarctus.

transpéritonéal, e, aux adj. Qui traverse le péritoine ou ouvre la cavité péritonéale.

transpiration n.f. Sécrétion et élimination de la sueur, participant à la régulation thermique en augmentant les pertes de chaleur. Ce mécanisme de régulation est bien moins efficace quand la sueur ruisselle sur la peau que quand elle s'évapore.

transplantation n.f. **1.** Greffe à un individu d'un organe ou d'un tissu prélevé sur un autre sujet (allotransplantation). **2.** Greffe à un individu d'un tissu prélevé sur lui-même (peau par exemple) ou d'un organe transplanté après réparation d'une lésion (autotransplantation).

transpleural, e, aux adj. Qui traverse la plèvre ou est effectué en passant à travers la plèvre.

transport n.m. ***Transport ionique,*** transport de solutés à travers les membranes cellulaires. Il peut être actif (consommant de l'énergie et contre un gradient de concentration), passif (ne consommant pas d'énergie et se faisant dans le sens d'un gradient de concentration) ou passif facilité (consommant de l'énergie et se faisant dans le sens d'un gradient de concentration). ***Transport sanitaire,*** évacuation médicale d'un patient (par S.M.U.R., ambulance simple). On distingue le transport primaire d'un lieu non médicalisé (domicile, voie publique) à l'hôpital et le transport secondaire d'un centre de soin à un autre.

transposition n.f. Action d'intervertir des conduits ou canaux. ***Transposition des gros vaisseaux,*** malformation congénitale des gros vaisseaux de la base du cœur (aorte et artère pulmonaire) consistant en l'interversion de leur origine sur les ventricules, l'aorte naissant du ventricule droit et l'artère pulmonaire du ventricule gauche. Des communications anormales intracardiaques lui sont souvent associées.

transsudat n.m. Liquide suintant au niveau d'une surface non inflammatoire par simple action mécanique (pression notamment), ce qui le différencie de l'exsudat.

Tranxène® Anxiolytique de la famille des benzodiazépines, de demi-vie longue (40 heures), utilisé dans le traitement des troubles anxieux, des états névrotiques et des insomnies d'endormissement. Clorazépate dipotassique en D.C.I.

trapèze n.m. Large muscle triangulaire du cou et du dos tendu de l'occipital et des apophyses épineuses des vertèbres cervicales et dorsales à la clavicule et à l'omoplate. Il est élévateur et adducteur de l'épaule. ***Syndrome du trapèze,*** douleur cervicale due à la contracture du trapèze et des muscles voisins, conséquence d'une mauvaise attitude de la colonne vertébrale chez les sujets qui travaillent tête penchée en avant.

trappage n.m. Phénomène observé au cours de l'emphysème pulmonaire, consistant en une difficulté à évacuer l'air des alvéoles pulmonaires à l'expiration, alors que son entrée à l'inspiration est facile et rapide. Ce phénomène est dû à l'obstruction des bronchioles ; il favorise et accroît la distension des alvéoles. Il se traduit par une hyperclarté noire à la radiographie. On dit aussi *trapping.*

Trasicor® Médicament cardiologique bêtabloquant non cardiosélectif. Il est associé à un diurétique thiazidique dans la Transitensine®. Oxyprénolol en D.C.I.

trauma n.m. Lésion, blessure, causée par une violence extérieure.

traumatisme n.m. Trouble général créé de toutes pièces par l'action d'une violence extérieure, d'une agression, sur l'organisme.

traumatologie n.f. Discipline médicochirurgicale consacrée à l'étude et au traitement des lésions physiques d'origine traumatique (accidents, quel qu'en soit le type).

traumatopnée n.f. Entrée et sortie de l'air, généralement avec un bruit de soufflet, par une plaie thoracique mettant en communication la plèvre avec le milieu ambiant.

travail n.m. Ensemble des phénomènes qui aboutissent à l'accouchement, depuis les premières contractions utérines jusqu'à l'expulsion du fœtus.

Trédémine® Antiparasitaire actif sur le tænia et les douves intestinales. Il est administré en deux prises matinales à jeun, espacées d'une heure, en mastiquant longuement et en avalant les comprimés avec peu ou pas du tout d'eau, et suivi parfois d'un laxatif salin. Le patient doit être à jeun depuis la veille au soir, et le rester pendant 3 heures après la dernière prise. Niclosamide en D.C.I.

Treitz (angle de) Région anatomique correspondant à l'angle entre le second et le troisième duodénum et le jéjunum.

Treitz (hernie de) Hernie de l'intestin grêle dans l'arrière cavité des épiploons par le hiatus de Winslow.

trématodes n.m.pl. Ordre de parasites de la classe des plathelminthes, possédant des ventouses, auquel appartiennent la douve et la bilharzie.

tremblante n.f. ***Tremblante du mouton,*** encéphalopathie spongiforme des moutons et des chèvres dues à un prion. Il ne semble pas que la maladie soit transmissible à l'homme.

tremblement n.m. Mouvement fin, rythmique et involontaire des extrémités, observé par exemple lors du maintien de certaines positions, en cas d'anxiété, de delirium tremens, de syndrome parkinsonien.

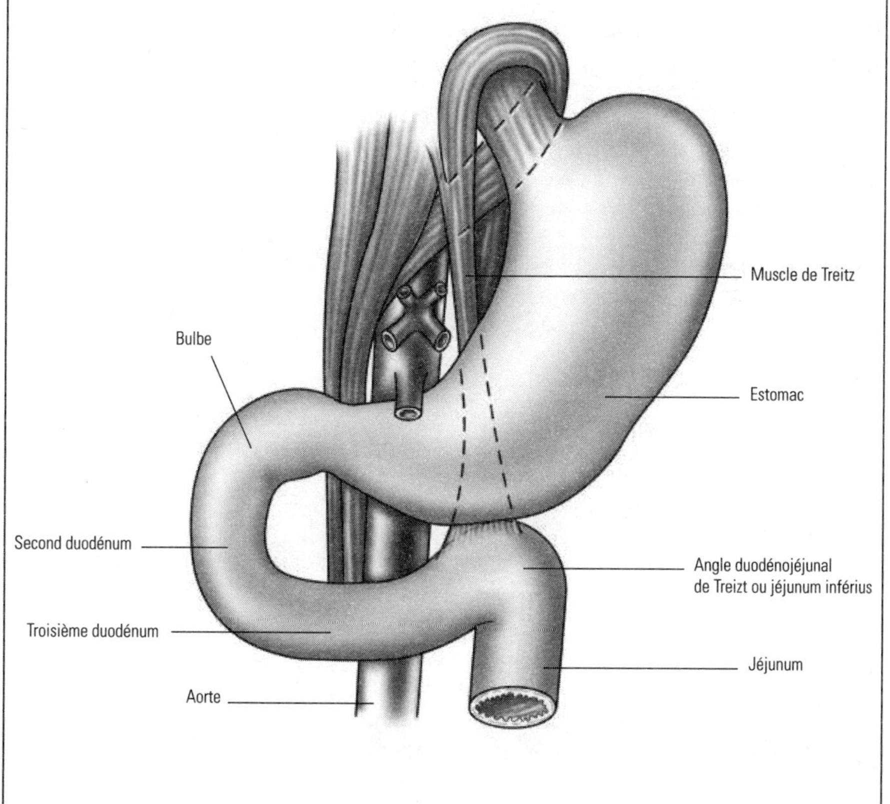

Angle de Treitz.

Trendelenburg (manœuvre de) Test utilisé en phlébologie pour mettre en évidence une insuffisance veineuse superficielle (veines saphènes) par atteinte ostiale et valvulaire. Un garrot est placé à la racine de la cuisse chez un patient allongé, après avoir mis la jambe en position verticale pour vider le réseau veineux superficiel de son sang; le sujet est ensuite placé en position debout, puis on retire le garrot. Les varices se remplissent alors brutalement du haut vers le bas.

Trendelenburg (position de) Position utilisée en gynécologie ou lors de certaines interventions chirurgicales, dans laquelle le patient, à plat en décubitus dorsal, est amené la tête en bas et les pieds surélevés. C'est également la position adoptée pour la réanimation des nouveau-nés.

Trentadil® Bronchodilatateur de la famille des méthylxanthines, administré par voie orale en deux prises. Bamifylline en D.C.I.

trépan n.m. Instrument chirurgical en forme de vilebrequin destiné à percer des trous dans les os, notamment les os du crâne.

trépanation n.f. Opération qui consiste à créer un ou des orifice(s) dans un os, avec le trépan ou tout autre instrument. Le plus souvent, ce terme est réservé aux orifices effectués dans la boîte crânienne.

trépied n.m. ***Trépied fémoral,*** séparation, au niveau inguinal, de l'artère fémorale commune en artère fémorale superficielle et fémorale profonde.

Treponema Genre bactérien spiralé, mobile, visible seulement au microscope à fond noir sans coloration, auquel appartient notamment l'agent responsable de la syphilis *(Treponema pallidum)* et du pian *(Treponemia pertenue)*.

trétinoïne n.f. Antiacnéique kératolytique, favorisant l'élimination des comédons et des microkystes. Elle peut être localement irritante et induire une photosensibilisation. Elle est utilisée par voie orale (Vesanoid®) dans les chimiothérapies de certaines leucémies aiguës. Elle est tératogène chez l'animal et ne doit pas être administrée au cours de la grossesse. Elle est commercialisée sous les noms de Locacid®, Kétrel®, Effederm®, Kerlocal®, Retitop®, Retin A®, etc.

T.R.H. Abréviation anglaise de *thyrotropin releasing hormone.* SYN. *thyréolibérine.*

tri- Trois. Ex. : *triceps, triplégie.*

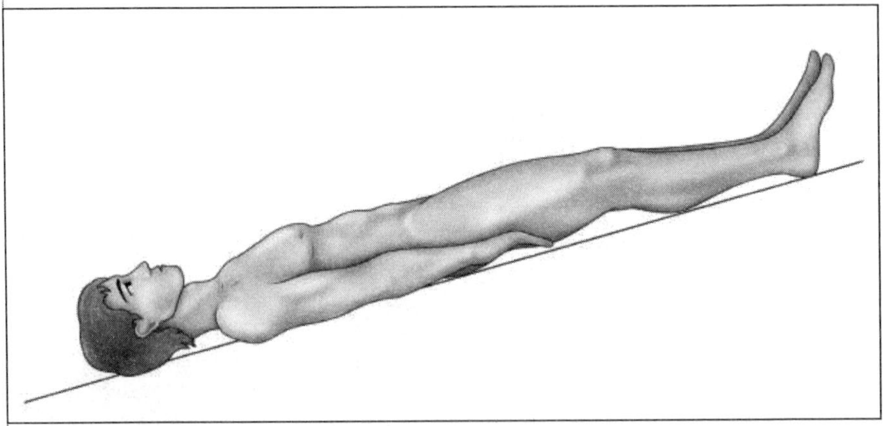

Position de Trendelenburg.

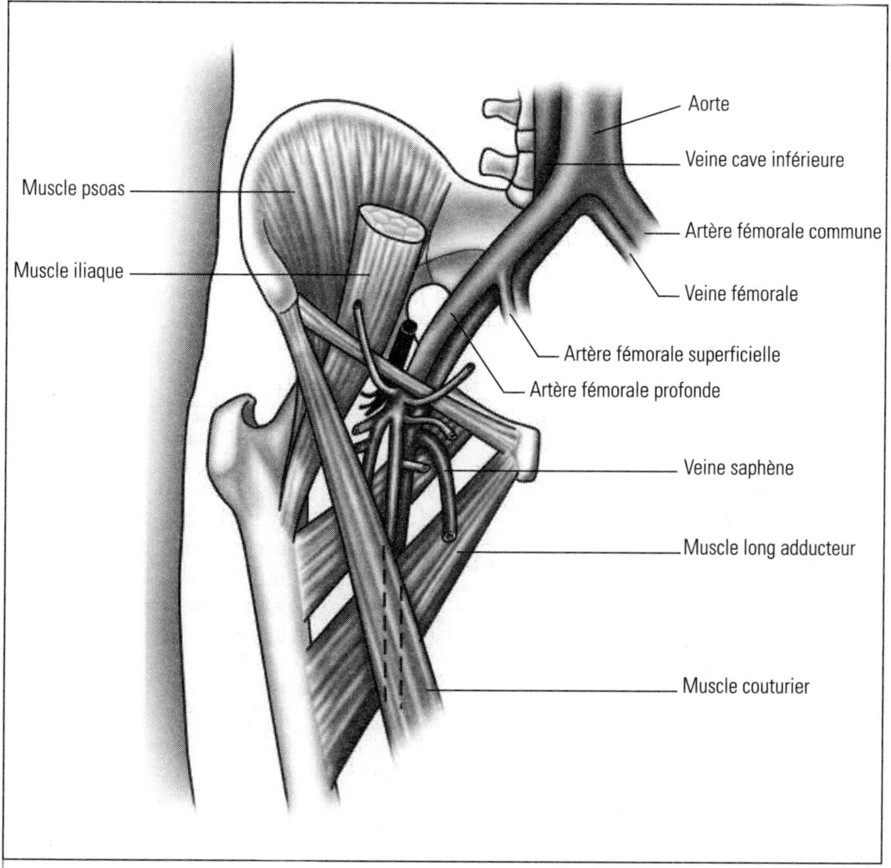

Trépied fémoral.

triamtérène n.m. Médicament diurétique hyperkaliémiant, n'ayant pas d'activité sur l'aldostérone, et presque toujours associé à un diurétique thiazidique. Il est utilisé dans le traitement de l'hypertension artérielle. D.C.I. de Cyclotériam®, Isobar®, Prestole®.

Triatec® Inhibiteur de l'enzyme de conversion de l'angiotensine utilisé dans le traitement de l'hypertension artérielle. Ramipril en D.C.I.

trib- Indique l'action de broyer. Ex. : *basiotripsie, lithotritie, lithotripsie.* On écrit aussi *-tripsie, -tritie.*

triceps adj. Muscle comportant trois chefs. Le triceps brachial (muscle du bras) et le triceps sural (muscle du mollet) sont pourvus tous deux de trois chefs à leur extrémité supérieure et se terminent par un tendon unique à leur extrémité inférieure.

trich(o)- Qui concerne les poils, le système pileux. Ex. : *trichobézoard.*

trichiasis n.m. Anomalie d'implantation des cils qui sont trop orientés vers l'intérieur, la paupière conservant une position normale. Il est secondaire à une brûlure ou à une inflammation et est responsable d'atteintes de la cornée et de la conjonctive par frottement des cils avec le globe oculaire.

trichine n.f. Ver parasite de l'ordre des nématodes, dont la forme adulte se rencontre dans l'intestin du porc.

trichinose n.f. Maladie causée par la trichine. Elle se manifeste par une forte fièvre, des céphalées, des troubles digestifs, des douleurs et des contractures musculaires, avec un œdème de la face (elle est aussi appelée *maladie des grosses têtes*). La contamination se fait par ingestion de viande de cheval ou de porc, insuffisamment cuite, contenant des larves enkystées. Biologiquement, on retrouve une importante hyperéosinophilie et une élévation des enzymes musculaires (C.P.K.). Elle est parfois mortelle. Le traitement repose sur la Notézine® et le Mintézol®. Sa prévention comporte le contrôle vétérinaire des viandes et une cuisson suffisante.

trichobézoard n.m. Corps étranger de l'estomac, généralement volumineux, formé par un amas de poils ou de cheveux.

trichocéphale n.f. Parasite de l'ordre des nématodes, responsable de manifestations digestives (diarrhée, douleurs abdominales, anémie). Elle colonise la région cæco-appendiculaire et, plus rarement, l'intestin grêle. Le traitement repose sur le Fluvermal® pendant 3 jours.

trichoclasie n.f. Fragilité des cheveux qui se cassent à la racine.

trichoesthésie n.f. Sensibilité normale de la pilosité au toucher, au contact, au mouvement.

tricholeucocyte n.m. Leucocyte anormal, « chevelu », observé dans certaines leucémies.

Trichomonas Parasite protozoaire, mobile grâce à des flagelles. Il en existe deux formes : *Trichomonas intestinalis,* responsable de diarrhée par infection colique, et *Trichomonas vaginalis,* responsable d'infections gynécologiques et urinaires. Le traitement utilise des dérivés nitro-imidazolés administrés en prise orale unique à répéter au bout de 15 jours (Fasigyne®, Flagyl®, Tibéral®) pour les formes digestives et par administration locale en ovule (Flagyl®, Gynoplix®) ou en mousse (Gynotherax®) pendant 10 à 20 jours pour les formes gynécologiques.

trichophyton n.m. Champignon de la classe des dermatophytes, agent de la teigne de la peau glabre et du cuir chevelu.

trichosis n.m. Pilosité anormale d'une région ne comportant habituellement pas de poils. On écrit aussi *trichiasis.*

trichosporon n.m. Champignon responsable d'infection des cheveux, de la barbe et des sourcils, qui se manifeste par une concrétion autour des poils et, dans de rares cas, par une septicémie chez les sujets immunodéprimés.

trichotillomanie n.f. Tic au cours duquel le sujet s'arrache les cheveux, se manifestant par des alopécies diffuses ou régionales, en général symétriques.

tricuspide adj. Qui est muni de trois valves, en parlant d'un orifice. ***Valvule tricuspide,*** orifice entre oreillette droite et ventricule droit, constitué de trois valves.

tridermique adj. Qui possède les trois feuillets constitutifs de l'embryon : ectoderme, endoderme et mésoderme.

Tridesonit® Dermocorticoïde de niveau 3, d'activité assez forte et présenté en crème. Il est utilisé dans l'eczéma de contact, la dermatite atopique et les lichénifications. Désonide 0,05 % en D.C.I.

Triella® Pilule contraceptive œstroprogestative de seconde génération.

Triflucan® Antifongique systémique, bien toléré, administré par voie orale ou intraveineuse (réservé aux hôpitaux), utilisé dans le traitement de cryptococcoses méningées, de candidoses viscérales, urinaires ou disséminées et de candidoses digestives étendues, survenant notamment au cours des infections par le V.I.H. Fluconazole en D.C.I.

trifluridine n.f. D.C.I. du Triherpine®.

trigéminisme n.m. Trouble du rythme cardiaque caractérisé par l'alternance régulière de deux extrasystoles pour une systole normale, ou l'inverse.

trigger zone Terme anglais désignant une zone dont la stimulation, même minime, déclenche des douleurs fulgurantes, intenses, notamment au cours de névralgies faciales. SYN. *zone gâchette.*

triglycéride n.m. Lipide formé de trois chaînes carbonées d'acide gras reliées à une molécule de glycérol.

triglycéridémie n.f. Concentration plasmatique de triglycérides, normalement comprise entre 0,4 et 1,5 g/l, et augmentée lors de consommation de boissons alcoolisées, de régime riche en sucre ou en association à une hypercholestérolémie. Les triglycéridémies majeures font courir un risque de pancréatite.

trigone n.m. Structure anatomique en forme de triangle. ***Trigone vésical,*** zone triangulaire de la base de la vessie, dont les angles sont formés par l'orifice de l'urètre et les orifices des deux uretères.

Triherpine® Collyre antiviral utilisé dans les kératoconjonctivites herpétiques. Il est aussi commercialisé sous les noms de Trifluridine®, Virophta®. Il doit être conservé au réfrigérateur entre 2 et 8 °C. Trifluridine en D.C.I.

tri-iodothyronine n.f. Une des deux hormones thyroïdiennes, la moins abondante. SYN. T_3.

trijumeau ***Nerf trijumeau,*** cinquième paire de nerfs crâniens, se divisant dans le crâne en trois branches terminales au niveau du ganglion de Gasser pour donner les nerfs ophtalmique, maxillaire supérieur et maxillaire inférieur.

Trilifan® Neuroleptique retard, d'action prolongée, utilisé pour ses propriétés désinhibitrices. Il est administré par voie intramusculaire toutes les 2 à 4 semaines. Perphénazine en D.C.I.

trimébutine n.f. D.C.I. d'un antispasmodique digestif, notamment commercialisé sous les noms de Transacalm®, de Débridat® et de Modulan®.

triméthoprime n.m. D.C.I. d'un médicament bactériostatique, utilisé seul par voie orale comme antibactérien urinaire, en cas de cystites non compliquées. Il est commercialisé sous les noms de Wellcoprim® et de Bactrim® (cotrimoxazole en D.C.I.), en association avec un sulfamide.

Tri-minulet® Pilule œstroprogestative contraceptive, aussi commercialisée sous le nom de Phaeva®. Elle comporterait un plus grand risque de phlébite que les autres pilules contraceptives.

Trinipatch® Dérivé nitré administré par voie transdermique en continu, grâce à sa forme galénique de patch à coller sur le thorax pour une durée d'action de 24 heures, dans le traitement préventif des crises d'angor.

trinitrine n.f. D.C.I. d'un médicament à visée cardiologique, ayant une action vasodilatatrice veineuse, diminuant les besoins en oxygène du cœur et améliorant la perfusion du myocarde. Rapidement efficace, elle est utilisée par voie sublinguale lors des crises d'angine de poitrine (Trinitrine simple® ou Natirose®, en pilule à croquer, Natispray® à 0,15 ou Natispray fort® à 0,4, Lénitral spray® en pulvérisations sous-linguales). Elle est également utilisée par voie orale (formes à libération prolongée) en traitement préventif des crises d'angor et de l'insuffisance cardiaque gauche, associée à d'autres traitements (Lénitral®, Corditrine®), par voie percutanée par dispositif transdermique adhésif (patch), commercialisé sous les noms de Nitriderm TTS®, Diafusor®, Cordipatch®, Discotrine® (chacun dosé à 5 ou à 10 mg) et par voie intraveineuse continue sous le nom de Lénitral® administré à la seringue électrique, en cas d'angor instable, de poussée d'insuffisance cardiaque ou d'œdème pulmonaire. Elle a des effets secondaires dose-dépendants, à type de baisses de la pression artérielle et de céphalées.

Trinordiol® Pilule œstroprogestative contraceptive de seconde génération.

triplégie n.f. Hémiplégie accompagnée d'une paralysie d'un membre du côté opposé.

triplet n.m. Séquence de trois bases sur une chaîne d'A.D.N. Un triplet code le transport d'un acide aminé précis lors de la synthèse des protéines.

triploïde adj. Se dit d'une cellule monstrueuse caractérisée par la présence de 3n chromosomes au lieu de 2n. Les cellules triploïdes résultent de la fusion de gamètes dont l'un n'a pas subi la division réductrice normale, et a conservé un nombre double de chromosomes (2n), l'autre possédant n chromosomes.

triplopie n.f. Vision triple.

tris-(hydroxyméthyl) aminométhane Voir *T.H.A.M.O.*

trismus n.m. Constriction des mâchoires par contracture intense des muscles masticateurs. Le trismus est notamment un signe du tétanos ou d'abcès dentaire ou amygdalien.

Trisolvit® Médicament protecteur vasculaire constitué de vitamines E et C, utilisé en ophtalmologie, et prescrit en cas de baisses d'acuité visuelle que l'on pense d'origine vasculaire. Rutosides en D.C.I.

trisomie n.f. Anomalie génétique caractérisée par la présence, au niveau d'une paire de chromosomes, d'un chromosome ou fragment de chromosome supplémentaire, tous les autres chromosomes allant normalement par paires. Le sujet porteur de cette anomalie a donc 47 chromosomes au lieu de 46, nombre normal. ***Trisomie 13***, voir syndrome de Patau*. ***Trisomie 21***, maladie due à la présence d'un chromosome supplémentaire sur la paire n° 21. Cliniquement, elle se caractérise par une débilité mentale congénitale, un faciès particulier (face ronde, yeux bridés, crâne large), des mains et pieds courts et larges. SYN. *syndrome de Down.*

tritanomalie n.f. Trouble congénital de la vision des couleurs, se caractérisant par un défaut de vision du bleu.

tritié adj. Marqué au tritium, en parlant d'une molécule.

Trivastal® Anti-ischémique ayant une activité antidopaminergique centrale, utilisé dans les artérites des membres inférieurs en traitement symptomatique de la claudication intermittente, mais aussi lors de poussées ischémiques ou d'accidents ischémiques rétiniens. Il est aussi utilisé contre les tremblements de la maladie de Parkinson et dans certaines dépressions. Il est administré par voie orale ou intraveineuse. Piribédil en D.C.I.

Trive 1000® Soluté de nutrition parentérale, administré par voie intraveineuse, constitué d'une émulsion contenant des lipides, des glucides et des protéines.

trocart n.m. Instrument servant à réaliser des ponctions. Il se compose d'un tube creux dans lequel coulisse une aiguille à pointe triangulaire

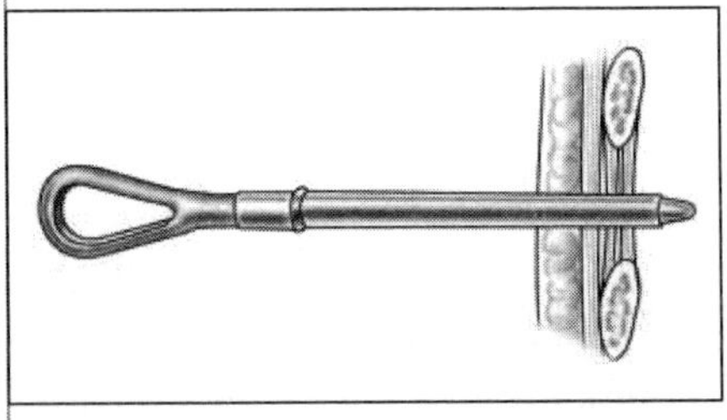

Trocart (mis en place dans un espace intercostal.

dont les arêtes sont coupantes ; seule la pointe dépasse du tube. Après la ponction, l'aiguille est retirée et le tube reste en place, ce qui permet l'évacuation d'une éventuelle collection.

trochanter n.m. Ensemble des saillies osseuses de l'extrémité supérieure du fémur. ***Grand trochanter,*** saillie osseuse à la face externe du fémur sur laquelle s'insèrent les muscles fessiers. ***Petit trochanter,*** saillie osseuse à la face interne du fémur sur laquelle s'insère le muscle psoas-iliaque.

trochin n.m. Saillie osseuse de la face antérieure de l'extrémité supérieure de l'humérus sur laquelle s'insère le muscle sous-scapulaire.

trochiter n.m. Grosse saillie osseuse de la face externe de l'extrémité supérieure de l'humérus sur laquelle s'insèrent les muscles sus-épineux, sous-épineux et petit rond.

trochlée n.f. Surface articulaire en forme de poulie.

Troisier (ganglion de) Ganglion sus-claviculaire gauche, qui correspond à un envahissement ganglionnaire d'un cancer viscéral, en particulier digestif.

Trolovol® Dérivé sulfhydrilé utilisé en traitement de fond de la polyarthrite rhumatoïde sévère, résistante et évolutive, et dans les intoxications et la maladie de Wilson. C'est un chélateur du plomb, du cuivre et du mercure. Il est administré par voie orale. D-pénicillamine en D.C.I.

trompe n.f. Conduit tubulaire creux, évasé à une de ses extrémités. ***Trompe utérine,*** conduit musculomembraneux qui coiffe l'ovaire et se termine à l'angle du corps utérin, permettant le cheminement des spermatozoïdes, puis de l'ovule fécondé. ***Trompe d'Eustache,*** voir *Eustache (trompe d').*

tronc n.m. **1.** Partie centrale du corps composée du thorax, de l'abdomen, du bassin et sur laquelle se fixent les membres et la tête. **2.** Partie initiale d'un vaisseau ou d'un nerf avant qu'ils ne se ramifient. ***Tronc cérébral,*** structure anatomique du cerveau, transition entre l'encéphale et la moelle épinière, constituée de trois parties correspondant, de haut en

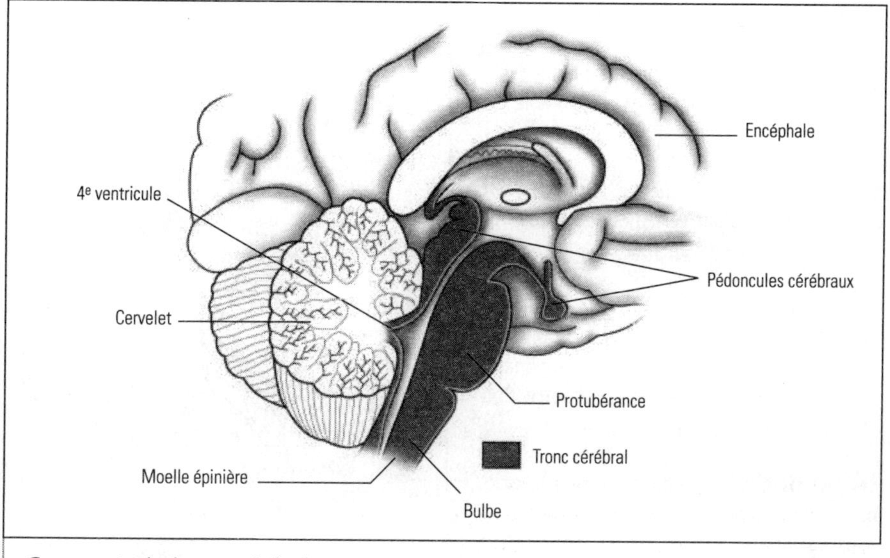

Coupe sagittale du tronc cérébral.

bas, aux pédoncules cérébraux, à la protubérance cérébrale et au bulbe cérébral. Il est situé dans la fosse cérébrale postérieure, entre le cervelet en arrière et le quatrième ventricule en avant. Il est le lieu de passage des faisceaux pyramidaux et extrapyramidaux, du faisceau cérébelleux vers la moelle et le siège de commande neurovégétative et des nerfs crâniens.

-trope Indique une affinité pour. Ex.: *neurotrope.*

-troph- Relatif à l'état nutritionnel. Ex.: *hypotrophie.*

trophallergène n.m. Aliment responsable de réactions allergiques.

trophicité n.f. État nutritionnel et de développement d'un tissu, d'un organe ou de l'organisme entier.

Trophigyl® Ovule d'œstroprogestatif utilisé au cours de la ménopause pour traiter les troubles trophiques vulvo-vaginaux dus à la carence hormonale en œstrogène.

trophique adj. Relatif à la nutrition. ***Troubles trophiques,*** troubles en rapport avec une mauvaise nutrition des tissus.

trophozoïte n.m. Forme de plasmodium observé dans les hématies et responsable de paludisme.

tropisme n.m. Influence attractive ou répulsive exercée par certaines substances ou certains phénomènes sur des cellules ou des organismes plus évolués.

tropomyosine n.f. Protéine du muscle intervenant, en conjonction avec la troponine, dans la phase initiale de la contraction musculaire.

troponine n.f. Protéine du muscle intervenant, en conjonction avec la tropomyosine, dans la phase initiale de la contraction musculaire.

troponine Ic n.f. Enzyme cardiaque, spécifique de la destruction myocardique, dosée dans le plasma en présence de signes d'ischémie myocardique comme les douleurs thoraciques ou les anomalies E.C.G. Son élévation est évocatrice d'infarctus du myocarde ou d'angor instable (syndrome de menace). Elle augmente après 4 à 6 heures après l'épisode ischémique. La myoglobine, autre enzyme cardiaque, s'élève plus précocement, mais elle n'est pas spécifique. Abrév. *T.I.C.*

trou n.m. Synonyme de foramen. ***Trou de conjugaison,*** orifice latéral de la colonne vertébrale entre deux pédicules de deux vertèbres successives (par exemple entre L2 et L3, D12 et L1), par lequel sortent les racines nerveuses de la moelle épinière. ***Trou déchiré,*** orifice de la base du crâne permettant la sortie de structures vasculaires (carotide, artère méningée, veine jugulaire, etc.) et nerveuses (nerfs pétreux, paires crâniennes IX, X et XI ...). Il existe un trou déchiré antérieur à l'étage moyen et un trou déchiré postérieur à l'étage postérieur de la base du crâne. Ils peuvent être un lieu de compression. ***Trou obturateur,*** large orifice ischio-pubien situé dans l'os du bassin. ***Trou occipital,*** orifice situé à la base du crâne, faisant communiquer la cavité

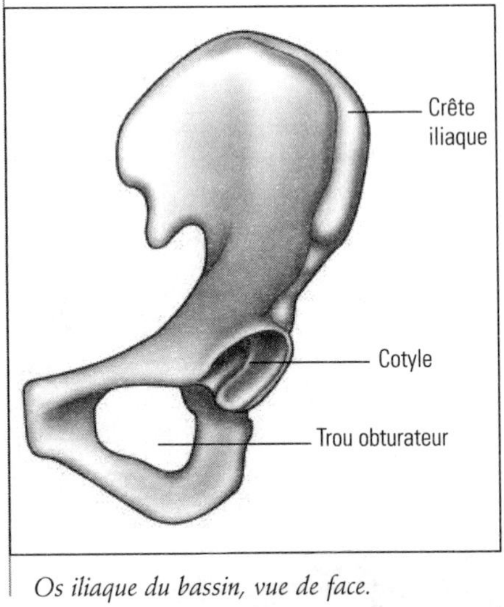

Os iliaque du bassin, vue de face.

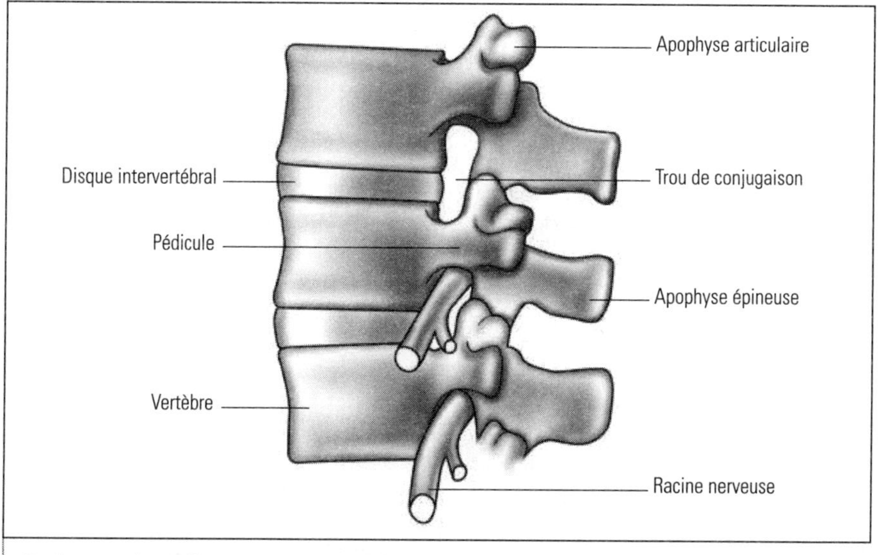

Rachis, vue de profil.

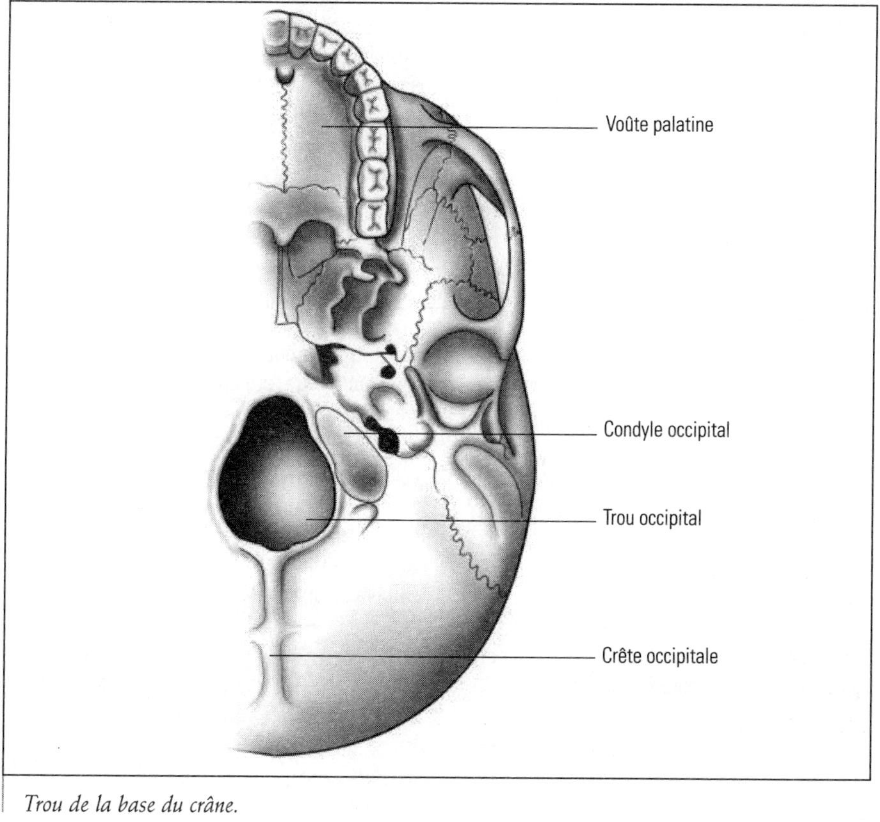

Trou de la base du crâne.

du crâne contenant l'encéphale avec le canal rachidien. Il livre le passage au tronc cérébral (bulbe).

trypanosomiase n.f. Maladie parasitaire, aussi appelée *maladie du sommeil*, sévissant en Afrique, et transmise à l'homme par la piqûre de la mouche tsé-tsé, ou glossine. Elle se manifeste par une méningo-encéphalite mortelle. Il existe une forme américaine, sévissant en Amérique du Sud et centrale, responsable de la maladie de Chagas.

trypsine n.f. Enzyme contenue dans le suc pancréatique qui dégrade les protides en polypeptides et dipeptides au cours de la digestion intestinale.

trypsinogène n.m. Précurseur enzymatique inactif sécrété par le pancréas et qui, sous l'action de l'entérokinase, se transforme en trypsine active.

tryptophane n.m. Acide aminé essentiel entrant dans la constitution des protéines.

tsé-tsé n.f. Mouche dont le nom scientifique est *glossine*, vecteur de la trypanosomiase.

T.S.H. n.f. Synonyme de *thyréostimuline.*

tub(o)- Qui a rapport aux trompes. Ce terme s'applique aux : **1.** Trompes utérines. Ex. : *grossesse utérine.* **2.** Trompes d'Eustache. Ex. : *instillation tubaire.* Syn. *salping(o)-.*

tubage n.m. Examen comportant l'introduction par la bouche, puis par l'œsophage, d'un tube creux en caoutchouc ou en plastique, descendant, selon le cas, dans l'estomac ou jusque dans le duodénum afin de prélever des échantillons de suc gastrique, de bile, de suc pancréatique, de déposer localement des médicaments ou, plus rarement de laver l'estomac.

tubaire adj. Relatif aux trompes utérines ou aux trompes d'Eustache. ***Souffle tubaire,*** souffle entendu à l'auscultation pulmonaire et semblant sorti d'un tube rigide. Il témoigne d'un foyer de condensation pulmonaire, notamment un foyer pneumonique.

tube n.m. ***Tube neural,*** précurseur embryonnaire du système nerveux central, après la fermeture de la gouttière neurale. ***Tubes séminifères,*** petits tubes contenus dans les lobules testiculaires, au nombre de 2 à 3 par lobule et qui contiennent les cellules de Sertoli et les cellules souches de la lignée germinale. Ils sont responsables de la formation des spermatozoïdes.

tubercule n.m. **1.** Saillie arrondie située à la surface d'un os ou d'un organe. **2.** Lésion anatomopathologique provoquée par le bacille de Koch, se localisant en différents points de l'organisme et de volume variable (quelques millimètres à plusieurs centimètres). **3.** Lésion dermatologique observée dans différentes affections (lèpre, syphilis, lupus érythémateux), caractérisée par l'existence de nodules arrondis lentement évolutifs situés dans les couches profondes du derme.

tuberculine n.f. Substance extraite de cultures de bacilles tuberculeux et provoquant, lors de son administration chez les sujets qui ont été infectés par ce bacille ou qui ont été vaccinés par le B.C.G., une réaction locale ou générale. Cette réaction est à la base des tests tuberculiniques, notamment la cutiréaction, l'intradermoréaction et la percutiréaction.

tuberculome n.m. **1.** Abcès tuberculeux. **2.** Lésion infectieuse pseudotumorale d'origine tuberculeuse et d'évolution lente formée de couches périphériques fibreuses concentriques entourant un centre caséeux.

tuberculose n.f. Maladie infectieuse, évolutive, contagieuse et inoculable due à *Mycobacterium tuberculosis* appelé aussi bacille de Koch. Elle peut affecter tous les tissus et organes du corps humain et notamment les poumons.

tubérosité n.f. Saillie osseuse volumineuse sur laquelle s'insèrent tendons et ligaments. ***Grosse tubérosité,*** partie supérieure de l'estomac occupée par la poche à air gastrique.

tubo-ovarien, enne adj. Qui concerne à la fois l'ovaire et la trompe utérine.

tubule n.m. **1.** Petit tube. **2.** Élément constitutif du néphron. Le tubule fait suite au glomérule et comprend successivement le tube contourné proximal, l'anse de Henle, le tube contourné distal et le tube collecteur de Bellini.

tubulonéphrite n.f. Affection des reins tantôt aiguë *(tubulonéphrite aiguë)*, tantôt chronique *(tubulonéphrite chronique)* caractérisée par une atteinte anatomique du tubule rénal.

tubulopathie n.f. Affection des tubules rénaux.

tularémie n.f. Infection bactérienne à *Francisella tularensis* (petit bacille Gram négatif), transmise à l'homme par le gibier (morsure, ingestion ou manipulation de viande infectée), les tiques et certaines mouches. Elle se manifeste par une fièvre, des frissons, une éruption cutanée à type de papules prurigineuses au point d'inoculation, évoluant vers une ulcération avec lymphangite et adénopathie satellite pouvant évoluer vers la suppuration et la fistulisation. En l'absence de traitement, il apparaît une fièvre pendant plusieurs semaines et une altération de l'état général. Il existe un risque de complications méningées, pulmonaires et péricardiques qui sont toutefois exceptionnelles. Le diagnostic clinique (contexte) est confirmé par une sérologie et/ou une intradermoréaction. Le traitement repose sur les tétracyclines. La déclaration de la maladie est obligatoire.

Tulle gras® Pansement gras constitué de gaze imprégnée de baume du Pérou et de vaseline, favorisant la cicatrisation et le bourgeonnement des berges cutanées, en particulier lors de brûlures et d'ulcères de la jambe.

tumeur n.f. Formation anormale due à la prolifération de cellules qui forment un tissu nouveau. Une tumeur peut être bénigne ou maligne.

tunique n.f. Enveloppe d'un organe ou d'un conduit.

tunnellisation n.f. Procédé chirurgical consistant à créer un trajet sous-cutané, en particulier pour enfouir l'origine d'un cathéter central et minimiser le risque d'infections nosocomiales.

tuphos n.m. Signe de souffrance cérébrale, observé principalement lors des formes graves de fièvre typhoïde et de typhus. Il se caractérise par une confusion mentale, une prostration, une inversion du rythme nycthéméral, voire par un délire psychotique ou un coma.

Turcot (syndrome de) Syndrome associant une polypose rectocolique familiale adénomateuse et des tumeurs cérébrales à forte malignité. Le pronostic est défavorable.

turgescence n.f. Augmentation de volume d'une partie du corps par rétention, à son niveau, de sang veineux.

turista n.f. Diarrhée aiguë infectieuse, observée chez les voyageurs dans les premières semaines de leur déplacement, en rapport avec une infection à *E. coli* sécrétant une toxine. Elle est généralement sans gravité. Sa prévention passe par la consommation d'eau minérale, en évitant les fruits, les légumes crus et les glaçons. Certaines boissons gazeuses sucrées industrielles sont faussement rassurantes, car elles sont parfois exportées par les fabricants sous forme de poudre mélangée avec de l'eau locale et peuvent être contaminantes quand leurs conditions de préparation ne sont pas strictes. Le traitement symptomatique repose sur la réhydratation et des ralentisseurs du transit, voire un antiseptique intestinal type Ercefuryl® ou, dans les formes sévères, un antibiotique de la famille des quinolones. La guérison est spontanée. SYN. *diarrhée des voyageurs.*

Turner (dent de) Défaut de développement d'une dent permanente, dû à un traumatisme du germe dentaire dans l'enfance.

Turner (syndrome de) Syndrome observé chez des sujets de phénotype féminin, caractérisé par un nanisme, une aplasie des ovaires et un ensemble de malformations, du thorax (élargi), de la face, du cou, des membres, du cœur et des reins et souvent une débilité mentale. Génétiquement, il se caractérise par l'existence d'un seul chromosome sexuel X, le caryotype ne comportant donc que 45 chromosomes.

turnover n.m. Terme anglais utilisé dans les études métaboliques et signifiant « renouvellement ». SYN. *vitesse de renouvellement.*

Tussisédal® Antitussif opiacé, utilisé en traitement des toux sèches. Noscapine en D.C.I.

T.V. n.m. (Abréviation de *toucher vaginal*) Examen pratiqué par deux doigts recouverts d'un doigtier lubrifié permettant l'exploration du péritoine, des culs-de-sac vaginaux, du col de l'utérus et d'évaluer l'ouverture du col utérin au cours du travail obstétrical.

tylome n.m. Papillome sessile conjonctival dont la base est implantée dans l'angle de la fente palpébrale.

tympan n.m. Membrane fibreuse qui obture le fond du conduit auditif externe et sépare l'oreille externe de l'oreille moyenne. Le marteau, premier élément de la chaîne des osselets, est fixé sur lui. ***Caisse du tympan,*** cavité de l'oreille moyenne limitée en dehors par le tympan, s'étendant en dedans jusqu'à l'oreille interne, et contenant la chaîne des osselets.

tympanique adj. Relatif au tympan. ***Son tympanique,*** sonorité particulière que présentent, à la percussion, certaines parties du corps. En cas de distension intestinale, la percussion de l'abdomen donne un son tympanique.

tympanisme n.m. État de l'abdomen lorsqu'il existe une distension gazeuse de l'intestin.

tympanométrie n.f. Mesure de la compliance de l'oreille moyenne en fonction des variations de pression dans le conduit auditif externe.

tympanoplastie n.f. Opération réparatrice visant à remédier aux lésions cicatricielles du tympan consécutives à une otite chronique. Elle comporte une greffe de peau ou d'aponévrose sur une perforation du tympan et, souvent, une réfection de la chaîne des osselets.

Tyndall (phénomène de) Phénomène qui se manifeste par des traînées lumineuses observées au cours d'un examen ophtalmologique à la lampe à fente, alors que la chambre antérieure est normalement translucide. Il constitue un signe d'uvéite, due à la présence de corps flottants dans la chambre antérieure de l'œil (cellules, protéines…).

typage n.m. **1.** Classification des individus en fonction de certaines caractéristiques. **2.** En immunologie, identification des antigènes portés par les cellules d'un sujet donné, notamment ses cellules sanguines.

Typhim Vi® Vaccin contre la typhoïde. Il est administré en une injection unique sous-cutanée ou intramusculaire. Il procure une protection de 3 ans au moins. Il est bien toléré. Il est obligatoire pour le personnel de santé, et utile au cours des voyages.

typh(o)- Désigne le cæcum. Ex.: *typhlostomie.*

typhlite n.f. Inflammation du cæcum.

typhlocolite n.f. Colite siégeant ou prédominant au niveau du cæcum.

typhlomégalie n.f. Hypertrophie avec augmentation de volume du cæcum liée à une alimentation végétale riche en cellulose qui donne des déchets abondants.

typhlostomie n.f. Création d'une dérivation externe des matières (anus artificiel) par abouchement du cæcum à la peau.

typhoïde adj. ***Fièvre typhoïde,*** infection par un bacille Gram négatif *(Salmonella typhi)*, qui se traduit par une diarrhée fébrile invasive, par un pouls peu accéléré par rapport à la fièvre, un tuphos, des douleurs abdominales, une splénomégalie, des tâches cutanées rosées de l'abdomen, des ulcérations superficielles du voile du palais (ulcérations de Duguet). Elle peut se compliquer d'hémorragies et de perforations intestinales, de cholécystites, de myocardites, de méningo-encéphalites, de glomérulonéphrites, de suppurations osseuses, de pneumonies, etc. Biologiquement, il existe une leuconeutropénie. Le diagnostic repose sur le sérodiagnostic de Félix et Widal ou sur une coproculture. Des antibiotiques sont prescrits en traitement pendant 10 jours (quinolones, ampicilline à dose progressive, céphalosporines de troisième génération). La prévention passe par une vaccination par Typhim Vi et par des précautions d'hygiène alimentaire (les mêmes que celles décrites pour la turista).

typhus n.m. Infection à *Rickettsia*, évoluant par épidémie et transmise par les poux lors de rassemblement de personnes à hygiène défectueuse. Elle se manifeste par un exanthème fébrile (température à 40 °C, tuphos, éruption maculo-papuleuse du tronc devenant parfois hémorragique) et évolue en 2 semaines vers la guérison. Il existe un risque de complication myocardique et d'encéphalite. Le traitement repose sur des antibiotiques de la famille des tétracyclines.

tyramine n.f. Amine dérivée de la tyrosine, intermédiaire lors de la synthèse d'adrénaline.

Tyrcine® Antibiotique polypeptique d'usage local, associé à un anesthésique de contact, utilisé lors d'infections locales en stomatologie (pharyngite, gingivites). Tyrothricine en D.C.I.

tyrosine n.f. Acide aminé non essentiel, point de départ de la biosynthèse des catécholamines, de la mélanine et des hormones thyroïdiennes.

tyrothricine n.f. D.C.I de la Tyrcine®.

Tzanck (cytodiagnostic de) Test diagnostique de lésions cutanées par examen cytologique de cellules cutanées prélevées par grattage, puis colorées selon la méthode de May-Grünwald-Giemsa.

U

U (onde) Voir *onde* U.*

ubiquitaire adj. Qui n'est pas lié à une localisation particulière, en parlant d'une structure anatomique, d'une maladie ou d'un agent infectieux.

U.E.R. n.f. (Abréviation de *unité d'enseignement et de recherche*) Structure universitaire regroupant des activités d'enseignement et de recherche pour coopérer dans un même domaine, partager des moyens et des sujets de recherche complémentaires.

Uhl (syndrome de) Aplasie congénitale du ventricule cardiaque droit. Elle entraîne, chez le nourrisson, une insuffisance cardiaque mortelle.

U.H.T. n.f. (Abréviation de *ultra haute température*) Procédé de stérilisation à la vapeur, utilisé dans l'industrie alimentaire, notamment pour les produits laitiers. SYN. *upérisation.*

U.I. n.f. (Abréviation de *unité internationale*) Unité de mesure utilisée aujourd'hui pour quantifier notamment les dosages hormonaux et enzymatiques.

U.I.V. Abréviation de *urographie* intraveineuse.*

Ulcar® Médicament antiulcéreux utilisé en gastroentérologie. Actuellement, il est surtout utilisé par voie orale en 3 prises lors de reflux gastro-œsophagien biliaire, et sous forme de lavement lors de rectite radique. *Sucralfate* en D.C.I.

ulcération n.f. **1.** Processus aboutissant à une perte de substance cutanée ou muqueuse. **2.** Ulcère résultant de cette perte de substance.

ulcère n.m. Perte de substance du revêtement cutané ou muqueux ne manifestant aucune tendance à cicatriser spontanément. SYN. *ulcus.* ***Ulcère peptique,*** ulcère gastroduodénal qui se développe plus ou moins longtemps après une première intervention pour un ulcère, une gastroentérostomie ou une gastrectomie. Il siège sur l'anastomose ou à son voisinage. ***Ulcère variqueux,*** ulcère cutané siégeant à la face interne du tiers inférieur de la jambe, observé en cas de troubles trophiques majeurs de la jambe, et consécutif à des varices ou, plus souvent, à une phlébite ancienne de la jambe. ***Ulcères de stress,*** ulcères gastro-intestinaux superficiels, parfois multiples, d'évolution aiguë, fréquemment compliqués d'hémorragies, observés chez des sujets hospitalisés en réanimation en état critique, soumis à des traumatismes graves ou à des agressions sévères.

ulcéro-cancer n.m. Cancer développé à partir d'un ulcère de l'estomac ou cancer de l'estomac se présentant sous la forme d'un ulcère.

ulcérogène adj. Qui entraîne la formation d'un ulcère.

ulcus n.m. Synonyme de *ulcère.*

-ule Suffixe diminutif. Ex. : *fébricule, veinule.*

Ullrich (syndrome d') Synonyme ancien de *syndrome de Noonan.*

ulna n.m. Dénomination anatomique moderne du cubitus, os interne du squelette de l'avant-bras.

ultra adj. ***Ultra haute température,*** voir *U.H.T.*

ultracentrifugation n.f. Séparation des constituants d'un mélange par la force centrifuge imprimée par un mouvement circulaire à grande vitesse ; utilisée en laboratoire pour séparer, par sédimentation, des particules de très petite taille (protéine, virus, etc.).

ultrafiltration n.f. **1.** Filtration d'un liquide biologique sous pression au travers de membranes ne laissant passer que des particules de très petite taille, utilisée au cours de dialyses. **2.** Méthode de sélection de molécules en fonction de leur taille et de leur poids.

Ultralan® Médicament de la famille des dermocorticoïdes de niveau 3, à l'activité assez forte. Fluocortolone 0,025 % en D.C.I.

Ultralente MC® Insuline retard, d'action retardée de 4 heures et prolongée de 36 heures, d'origine bovine et administrée par voie sous-cutanée.

Ultra-levure® Médicament constitué de levures non pathogènes *(Saccharomyces bourlardii)*, proposé en prévention de diarrhées consécutives à la prise d'antibiotiques et contre les récidives de colite à *Clostridum difficile.* Sa posologie est de 1 g/j.

Ultraproct® Médicament topique antihémorroïdaire, existant sous forme de pommade ou de suppositoire, constitué de corticoïdes (fluocortolone) et d'anesthésique de contact (cinchocaïne). Il s'utilise également dans les traitements des fissures anales.

ultrason n.m. Onde sonore dont la fréquence est supérieure aux fréquences perceptibles par l'oreille humaine.

ultrasonographie n.f. Emploi des ultrasons comme moyen diagnostique. Voir aussi *Doppler, échographie.*

ultrasonothérapie n.f. Traitement par les ultrasons.

ultrastructure n.f. Structure cellulaire étudiée au microscope électronique, permettant notamment d'observer les mitochondries, le réticulum endoplasmique et la constitution des membranes.

Ultratard HMge® Insuline retard, d'origine humaine, d'action retardée de 4 heures et prolongée de 28 heures, administrée par voie sous-cutanée.

ultraviolet, ette adj. Se dit d'un rayonnement lumineux, invisible à l'œil, dont la longueur d'onde (comprise entre 130 et 400 nm) est située au-delà du spectre visible, entre le violet et les rayons X.

Umatrope® Médicament constitué d'hormone de croissance de synthèse recombinante, utilisé dans le traitement des retards de croissance, des déficits en hormone de croissance et des syndromes de Turner. Il est administré par voie sous-cutanée et se conserve au réfrigérateur jusqu'à 14 jours après reconstitution.

Umuline® Insuline d'origine humaine, d'action rapide et brève, correspondant à une insuline ordinaire (agissant en 30 min pour une durée de 5 à 7 heures), ou sous forme de cartouche pour stylo, correspondant à un mélange d'insulines d'action intermédiaire et rapide (agissant en 30 min pour une durée de 18 à 20 heures). Le pourcentage d'insuline rapide correspond au *profil :* la cartouche *profil 10* contient 10 % d'insuline rapide.

Un-alpha® Médicament constitué d'un dérivé de la vitamine D, que l'on administre sous forme de gouttes ou par voie injectable en cas d'ostéodystrophie rénale, d'hypoparathyoïdie ou d'hyperparathyroïdie chez le sujet dialysé. Alfacalcidol en D.C.I.

unc- Élément du latin *uncus,* « crochet », entrant dans la composition de mots relatifs aux apophyses articulaires des vertèbres.

uncarthrose n.f. Rhumatisme chronique dégénératif localisé aux articulations des apophyses articulaires des vertèbres, sans atteinte du disque intervertébral. Elle siège exclusivement sur le segment mobile de la colonne vertébrale, c'est-à-dire la colonne cervicale.

unciforme adj. En forme de crochet. Ex.: *apophyse unciforme de l'os crochu* (du carpe).

unciné adj. **1.** Qui est pourvu d'un crochet. **2.** Dont le foyer est situé au niveau du crochet de l'hippocampe, en parlant d'une épilepsie.

unco-discarthrose n.f. Rhumatisme chronique dégénératif localisé à la fois aux disques intervertébraux et aux articulations des apophyses articulaires des vertèbres, au niveau de la colonne cervicale.

uncus n.m. Formation anatomique en forme de crochet. Ex.: *uncus de l'hippocampe* (saillie de la 5e circonvolution temporale).

uncusectomie n.f. Ablation chirurgicale des apophyses articulaires d'une ou deux vertèbres cervicales, destinée à élargir le canal vertébral lorsqu'il est rétréci par des ostéophytes en cas d'uncarthrose.

ung(ué) Qui concerne les ongles. Ex.: *hématome sous-unguéal.* SYN. *onycho-.*

unguéal, e, aux adj. Relatif à l'ongle, aux ongles. Ex.: *hématome sous-unguéal,* hématome formé sous l'ongle. Voir aussi *onycho-.*

unguis n.m. Mince structure osseuse lamellaire de la paroi interne de l'orbite. SYN. *Os lacrymal*.*

uni- Préfixe du latin *unus,* « un seul ». Ex.: *univitellin.*

unicellulaire adj. Se dit des organismes composés d'une seule cellule.

unifactoriel, elle adj. Qui dépend d'une seule cause; qui se rapporte à un seul élément.

Uniflox® Antibiotique de la famille des fluoroquinolones, administré en prise unique dans le traitement des infections urinaires basses non compliquées. Ciprofloxacine en D.C.I.

unilatéral, e, aux adj. Qui ne concerne qu'un seul côté.

uniloculaire adj. Qui est formé d'une cavité ou d'une loge unique.

Union n.f. ***Union de recouvrement de la Sécurité sociale et des allocations familiales,*** Voir *U.R.S.S.A.F.*

uniovulaire adj. Se dit d'une grossesse gémellaire dont les jumeaux sont issus d'un même œuf.

unipolaire adj. Qui comporte un seul pôle. ***Maladie unipolaire,*** trouble psychiatrique caractérisé par des épisodes dépressifs récidivants, non entrecoupés d'accès maniaques.

unité n.f. **1.** Grandeur finie servant de mesure. **2.** Élément unique formant un tout. ***Unité d'enseignement et de recherche,*** voir *U.E.R.* ***Unité enzymatique internationale,*** unité quantifiant la présence d'enzymes par la mesure de leur activité dans des conditions standardisées. ***Unité Hounsfield,*** unité de mesure de la densité, utilisée au cours d'une tomodensitométrie, l'air apparaissant noir à – 1 000 UH, l'eau à 0 UH de coloration grise, et les calcifications blanches à + 1 000 UH. ***Unité internationale,*** voir *U.I.* ***Unité motrice,*** ensemble des fibres musculaires innervées par un seul motoneurone (l'axone d'un motoneurone se distribue à plusieurs fibres musculaires).

univitellin, e adj. Qui appartient à un seul œuf; qui est formé par un seul œuf. ***Jumeaux univitellins,*** jumeaux identiques formés par la division d'un seul œuf. SYN. *monozygote.*

Unverricht-Lundborg (syndrome d') Maladie héréditaire transmise selon le mode récessif, caractérisée par l'association d'une épilepsie généralisée, de crises de myoclonies et de la démence.

upérisation n.f. Synonyme de *U.H.T.*

U.P.R. n.f. (Abréviation d'*urétéropyélographie par voie rétrograde*). Opacification des voies urinaires par voie basse à l'aide d'une sonde placée dans le méat urétéral.

upshot n.m. Déviation de l'œil vers le nez et le haut, due à une contraction anormalement intense du muscle oculomoteur petit oblique.

-ur(o)- Élément du grec *oûron*, « urine », entrant dans la composition des termes désignant les voies urinaires ou l'appareil urinaire en général. Ex.: *urologie, diurèse.*

uranisme n.m. Homosexualité masculine.

uranoplastie n.f. Opération restauratrice destinée à reconstituer le voile du palais et à fermer les perforations de la voûte palatine.

urate n.m. Sel de l'acide urique.

uraturie n.f. Présence d'urates dans l'urine.

Urbanyl® Anxiolytique de la famille des benzodiazépines, de demie-vie longue, de 20 à 50 heures. Clobazam en D.C.I.

Ureaplasma urealyticum Synonyme de *mycoplasme.*

uréase n.f. Enzyme catalysant la destruction de l'urée.

urée n.f. Déchet du métabolisme, terme ultime de la dégradation des protéines. Elle est fabriquée par le foie et éliminée par l'urine. Son taux sanguin normal est de 5,5 mmol/l environ. Sa formule est: $CO(NH_2)^2$.

uréidopénicilline n.f. Antibiotique de la famille des pénicillines, actif sur les bacilles Gram négatif, notamment sur les pyocyaniques, les klebsielles ou les entérocoques, et administré par voie intraveineuse. Elle regroupe la pipéracilline (Pipérilline®) et la mezlocilline (Baypen®).

urémie n.f. Concentration de l'urée dans le sang, qui s'élève en cas d'insuffisance rénale. Plus généralement, ce terme désigne également toutes les manifestations de l'insuffisance rénale, avec notamment élévation de l'urée mais aussi de la créatinine.

urémigène adj. Qui entraîne la formation d'urée. Ce terme désigne habituellement une variété de néphrite chronique qui entraîne une élévation de l'urée et conduit aux accidents d'urémie.

urémique adj. Relatif à l'urémie. Ex.: *accidents urémiques.* ◆ n.m. Patient atteint d'urémie.

uréogenèse n.f. Processus par lequel l'urée est synthétisée au niveau du foie.

-urèse Voir *-urie.*

urétéral, e, aux adj. Relatif à l'uretère.

urétéralgie n.f. Douleur lombaire ressentie le long de l'uretère, pouvant être déclenchée par la miction et observée notamment en cas de reflux vésico-urétéral.

uretère n.m. Conduit excréteur du rein. Il s'agit d'un long conduit qui amène l'urine depuis le rein jusqu'à la vessie. ***Uretère bifide,*** malformation caractérisée par l'existence de deux uretères drainant un même rein et se rejoignant avant de s'aboucher à la vessie par un seul méat.

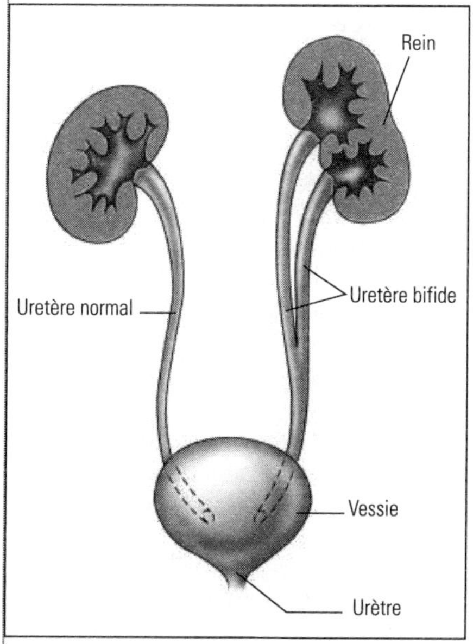

Bifidité urétérale.

urétérectasie n.f. Dilatation urétérale.

urétérectomie n.f. Ablation partielle ou totale de l'uretère.

urétérite n.f. Inflammation de l'uretère.

urétérocèle n.f. Dilatation de la portion intravésicale de l'uretère, formant un pseudo-kyste et souvent associée à un rétrécissement de l'orifice vésical de l'uretère.

urétérocolostomie n.f. Opération chirurgicale consistant à aboucher l'uretère dans le gros intestin; habituellement, cet abouchement se fait sur la partie basse du côlon pelvien.

urétérocystonéostomie n.f. Opération chirurgicale consistant à réimplanter l'uretère dans la vessie, soit pour réparer une section accidentelle de l'uretère, soit pour supprimer un reflux vésico-urétéro-rénal, soit pour traiter une fistule urétérale.

urétérocystoplastie n.f. Opération chirurgicale consistant à réparer l'uretère terminal en le remplaçant par un lambeau de paroi vésicale.

urétéro-entéroplastie n.f. **1.** Remplacement d'un segment d'uretère au moyen d'une anse intestinale. **2.** Reconstruction d'un ou des deux uretères consistant à les aboucher dans une anse intestinale anastomosée dans la vessie à son extrémité inférieure. On dit aussi *urétéro-iléoplastie.*

urétéro-entérostomie n.f. Opération chirurgicale comportant l'abouchement de l'uretère dans l'intestin.

urétérographie n.f. Radiographie de la voie excrétrice du rein après injection d'un produit de contraste opaque aux rayons X dans l'uretère. Cet examen est réalisé par cystoscopie, au moyen d'une sonde spéciale (*sonde bouchon de Chevassu*) appliquée sur l'orifice urétéral, par laquelle on injecte le produit de contraste de façon rétrograde, c'est-à-dire à contre-courant. On dit aussi *urétéro-pyélographie rétrograde.* ***Urétérographie mictionnelle,*** examen radiologique des voies urinaires, pratiqué au cours d'une miction après avoir rempli la vessie d'un produit de contraste, pour la recherche de reflux vésico-urétéral.

urétérohydronéphrose n.f. Distension de la voie excrétrice du rein sur toute sa hauteur (uretère, bassinet et calices), due, en général, à un obstacle bas situé sur cette voie.

urétéro-iléoplastie n.f. Voir *urétéro-entéroplastie.*

urétérolithotomie n.f. Incision de l'uretère effectuée pour enlever un calcul bloqué dans sa lumière.

urétérolyse n.f. Libération chirurgicale de l'uretère. Cette opération est indiquée en cas de fibrose rétropéritonéale, afin de dégager l'uretère de la gangue fibreuse qui l'enserre et entraîne une hydronéphrose.

urétéroplastie n.f. Terme générique désignant toute intervention reconstructrice de l'uretère.

urétéropyélographie n.f. ***Urétéropyélographie par voie rétrograde,*** voir *U.P.R.*

urétéropyélonéostomie n.f. Opération chirurgicale consistant à effectuer un nouvel abouchement de l'uretère dans le bassinet, habituellement pratiquée pour corriger un rétrécissement de la jonction pyélo-urétérale.

urétérorraphie n.f. **1.** Suture d'une plaie ou d'une incision chirurgicale de l'uretère. **2.** Anastomose bout à bout d'un uretère sectionné.

urétéro-sigmoïdostomie n.f. Opération chirurgicale consistant à aboucher l'uretère dans la partie basse du côlon sigmoïde.

urétérostomie n.f. Opération chirurgicale consistant à aboucher l'uretère ailleurs que dans la vessie, généralement à la peau (*urétérostomie cutanée*).

urétérotomie n.f. Incision chirurgicale de l'uretère.

urètre n.m. Conduit excréteur de la vessie. Chez la femme, il est court, ne dépassant pas 3 cm de longueur. Chez l'homme, il est long et présente trois segments (prostatique, périnéal et pénien) ; il s'abouche à l'extrémité de la verge par le méat urétral ; il livre passage à l'urine et au sperme. On écrit aussi *urèthre.*

urétrectomie n.f. Résection d'une portion d'urètre. Elle est dite *partielle* quand un pont de muqueuse est laissé en place, et *circonférentielle* quand tout le tour de l'urètre est enlevé.

urétrite n.f. Inflammation de la muqueuse urétrale, due à des germes variés.

urétrocèle n.f. **1.** Premier degré du prolapsus de la vessie dans le vagin. **2.** Dilatation importante de l'urètre féminin faisant saillie dans le vagin.

urétrocystite n.f. Inflammation de l'urètre s'étendant à la vessie et s'accompagnant de symptômes irritatifs du col de la vessie.

urétrocystographie n.f. Examen radiographique de l'urètre et de la vessie après injection dans leur lumière d'un produit de contraste opaque aux rayons X. Cette exploration peut être *antérograde* ou *descendante :* la vessie est remplie d'abord de produit de contraste et l'urètre est étudié en prenant des clichés pendant la miction. Elle peut aussi être *rétrograde :* l'urètre est rempli de produit de contraste à contre-courant, à partir du méat urétral.

urétrocystoscopie n.f. Examen endoscopique de l'urètre et de la vessie.

urétrographie n.f. Examen radiographique de l'urètre après injection, dans sa lumière, d'un produit de contraste opaque aux rayons X. Cette injection se fait à contre-courant à partir du méat urétral. Voir aussi *urétrocystographie.*

urétroplastie n.f. Intervention reconstructrice de l'urètre destinée à combler une perte de substance ou à fermer une fistule au moyen d'un lambeau de voisinage.

urétrorragie n.f. Hémorragie provenant de l'urètre et extériorisée par le méat urétral.

urétrorraphie n.f. Suture de l'urètre sectionné totalement ou partiellement.

urétrorrhée n.f. Écoulement plus ou moins abondant de liquide clair par l'urètre.

urétroscope n.m. Endoscope constitué d'un tube muni d'une optique éclairante permettant l'examen visuel de l'urètre.

urétroscopie n.f. Examen endoscopique de l'urètre au moyen d'un urétroscope.

urétrostomie n.f. Abouchement de l'urètre à la peau avec création d'un méat artificiel situé à distance du méat normal. Cette intervention est utilisée en cas de rétrécissement infranchissable de l'urètre.

urétrotome n.m. Instrument utilisé dans le traitement des rétrécissements de l'urètre. Il est constitué d'un tube muni de lames triangulaires rétractables

urétrotomie n.f. Incision de l'urètre destinée, en général, à traiter un rétrécissement du conduit. ***Urétrotomie externe,*** incision cutanée effectuée de l'extérieur vers l'intérieur. Si l'incision cutanée est faite en arrière des bourses, on parle de *taille urétrale*. ***Urétrotomie interne,*** urétrotomie effectuée entièrement par l'intérieur de l'urètre au moyen de l'urétrotome, sans ouvrir le conduit à l'extérieur : l'urétrotome est introduit fermé dans l'urètre et retiré après déploiement des lames. Lors du retrait, les lames sectionnent la zone rétrécie.

urgentiste n. Praticien spécialisé dans la médecine d'urgence.

uric(o)- Qui concerne l'acide urique. Ex. : *uricémie, uricosurie.*

uricémie n.f. Concentration d'acide urique dans le sang (N = 30 à 70 mg/l soit 0,18 à 0,42 mmol/l).

urico-éliminateur, trice adj. Se dit des médicaments qui favorisent l'élimination de l'acide urique par le rein et qui sont utilisés dans le traitement de la goutte. Syn. : *uricosurique.*

uricolyse n.f. Processus naturel de destruction de l'acide urique dans l'organisme.

uricosurie n.f. Élimination de l'acide urique par le rein et taux de cette élimination (N = 0,3 à 0,8 g/24 heures, soit 1,8 à 4,8 mmol/24 heures). On dit aussi *uricurie.*

Uricozyme® Médicament utilisé dans le traitement des hyperuricémies importantes en cas d'insuffisance rénale chronique, et des cytolyses provoquées par les chimiothérapies au cours du traitement d'hémopathies malignes. Son action dans l'organisme (action uricolytique) provoque une dégradation rapide de l'acide urique dont le produit fortement hydrosoluble est éliminé par voie urinaire. Il est administré par voie intramusculaire ou intraveineuse lente. Urate-oxydase en D.C.I.

Uridoz® Antibactérien urinaire, d'action bactériostatique, administré en dose orale unique dans le traitement de cystite non compliquée de la femme. Il est également commercialisé sous le nom de Monuril®. Fosfomycine-Trométamol en D.C.I.

-urie Élément du grec *oûrésis*, « action d'uriner », ou de *oûron*, « urine », entrant dans la composition des termes désignant une caractéristique de la diurèse (Ex. : *polyurie, dysurie*), ainsi que des termes désignant la présence dans l'urine de composés ou d'éléments normaux ou anormaux. Ex. : *hématurie, glycosurie.* On trouve aussi *-urèse.*

urinaire adj. Relatif à l'urine, à sa sécrétion et à son excrétion. Ex. : *appareil urinaire.*

urine n.f. Liquide jaune sécrété par les reins. C'est la voie d'élimination de nombreux produits de déchets du métabolisme, de produits toxiques et de médicaments. L'urine, sécrétée en permanence par les reins, est stockée dans la vessie dans l'intervalle des mictions.

urineux, euse adj. Relatif à l'urine ; constitué par de l'urine ou qui en contient. ***Épanchement urineux,*** épanchement constitué d'urine. ***Phlegmon urineux,*** phlegmon gangréneux, diffus du périnée, qui constitue une complication du rétrécissement de l'urètre.

urique adj. ***Acide urique,*** produit de dégradation par l'organisme des bases puriques et des acides nucléiques. Son accumulation dans les tissus et les liquides biologiques détermine l'hyperuricémie, pouvant se compliquer de goutte.

urobiline n.f. Pigment de l'urine qui donne à celle-ci sa couleur jaune et qui provient de la dégradation de l'urobilinogène réabsorbé par l'intestin.

urobilinogène n.m. Substance produite dans l'intestin par la réduction, par les bactéries, de la bilirubine conjuguée éliminée par la bile. La majeure partie en est éliminée par les selles ; une petite partie est réabsorbée et éliminée dans l'urine sous forme d'urobiline.

urobilinurie n.f. Présence d'urobiline dans l'urine. Il s'agit d'un phénomène normal, mais cette élimination est majorée dans les affections hépatiques et certaines maladies fébriles.

uroculture n.f. Ensemencement, sur un milieu de culture, d'urine prélevée aseptiquement, en vue de la recherche de germes pour le diagnostic d'une infection urinaire.

urodynamique n.f. Étude du fonctionnement de la vessie, effectuée par la mesure de sa capacité, des pressions de remplissage et d'évacuation et du débit urinaire au cours de la miction.

urodynie n.f. Sensation douloureuse ressentie au cours de la miction.

urogastrone n.f. Facteur de croissance de l'épiderme polypeptidique dont le nom provient du fait qu'elle a été isolée dans l'urine et qu'elle diminue la sécrétion d'acide gastrique.

urographie n.f. Examen radiographique de l'appareil urinaire après injection intraveineuse d'un produit de contraste opaque aux rayons X, éliminé par le rein. Cet examen comporte des clichés successifs pris à des temps déterminés après l'injection du contraste, ce qui fournit à la fois des renseignements morphologiques sur l'appareil urinaire (taille des reins, aspect des cavités, etc.) et une évaluation de la fonction rénale (vitesse d'excrétion du contraste, densité des cavités excrétrices, rapidité d'élimination, etc.). On dit aussi *urographie intraveineuse.* ABRÉV. *U.I.V.*

urokinase n.f. Enzyme extraite de l'urine agissant sur le système de la coagulation du sang. Elle agit en activant la profibrinolysine du plasma qu'elle transforme en fibrinolysine active qui a la propriété de dissoudre les caillots sanguins. Elle est utilisée dans le traitement des thrombophlébites sévères, des embolies pulmonaires et des thromboses artérielles.

urologie n.f. Branche de la médecine et de la chirurgie qui étudie l'appareil urinaire et, chez l'homme, l'appareil génital, ainsi que leurs maladies.

uropathie n.f. Terme générique désignant les affections des voies excrétrices urinaires.

uropéritoine n.m. Épanchement d'urine dans la cavité péritonéale.

uropoïèse n.f. Processus de sécrétion de l'urine. Ce terme est parfois employé, à tort, pour désigner la synthèse de l'urée par le foie.

uroporphyrine n.f. Dérivé de la porphyrine, présent dans les urines auxquelles il donne une couleur rouge porto, caractéristique d'un déficit enzymatique chez un patient souffrant de porphyrie.

urostomie n.f. Abouchement d'un conduit urinaire (en général, l'uretère) à la peau.

urothélium n.m. Épithélium qui tapisse les voies excrétrices urinaires.

Urrets-Zavalia (syndrome de) Mydriase non réversible consécutive à une kératoplastie.

Ursolvan® Médicament constitué d'acides biliaires, utilisé pour dissoudre les calculs de petite taille, non calcifiés, ou dans le traitement de la cirrhose biliaire primitive et d'autres hépatopathies chroniques cholestatiques. Il comporte un risque de diarrhée dose-dépendante. Acide ursodéoxycholique en D.C.I.

U.R.S.S.A.F. (Abréviation de *Union de recouvrement de la Sécurité sociale et des allocations familiales*) Organisme chargé du recouvrement des charges sociales.

urticaire n.f. Éruption cutanée d'origine allergique, se manifestant par la formation de papules prurigineuses labiles et répondant à un traitement par antihistaminique. La forme œdémateuse (œdème de Quincke) peut être grave. ***Urticaire pigmentaire,*** lésion cutanée chronique observée en cas de mastocytoses et caractérisée par une éruption de taches brunes disséminées sur toute la peau. Sous l'effet du grattage, ces lésions présentent des caractéristiques identiques à celles de l'urticaire.

Uscher (syndrome de) Surdité de l'enfance, associée à une rétinite pigmentaire avec baisse d'acuité visuelle. Cette rétinite, parfois peu symptomatique, est souvent uniquement décelée à l'électrorétinogramme.

uta n.f. Forme de leishmaniose cutanéomuqueuse observée au Mexique et en Amérique du Sud ou centrale. Les lésions de l'uta sont de même type que celles de la leishmaniose mais elles sont plus extensives et plus résistantes aux traitements. L'uta est caractérisée par une atteinte des muqueuses par contiguïté et par des lésions souvent ulcérées.

utérin, e adj. **1.** Relatif à l'utérus. Ex. : *colique utérine.* **2.** Se dit des enfants nés de la même mère. Ex. : *frères utérins.*

utérorelaxant n.m. Substance en général médicamenteuse administrée pour atténuer des contractions utérines excessives.

utérus n.m. Organe musculomuqueux de l'appareil génital féminin dans lequel s'effectuent la nidation de l'œuf et où se déroule la grossesse. L'utérus comporte deux parties : le *corps utérin* qui communique avec les trompes de Fallope, et le *col utérin* dont l'orifice s'ouvre au fond du vagin. En dehors de la grossesse, la muqueuse utérine subit des transformations cycliques marquées par la survenue périodique des règles. Durant la grossesse, le fœtus se développe dans sa cavité jusqu'au moment de l'accouchement où il est expulsé. ***Utérus bicorne,*** utérus anormal présentant une séparation de sa partie haute en deux cornes. L'utérus bicorne peut être accompagné d'une hypoplasie du col utérin, avec risque de rétention menstruelle, ou d'un rein unique. Syn. *hémi-utérus.* ***Utérus biloculaire,*** utérus anormal présentant une cloison pouvant former une division complète avec deux cols utérins ou incomplète avec un col unique. Parfois, la cloison se poursuit jusqu'au vagin. L'utérus apparaît extérieurement normal, et il n'est jamais accompagné d'anomalies rénales. ***Utérus didelphe,*** utérus anormal, divisé en deux parties.

utricule n.m. Portion renflée du labyrinthe membraneux de l'oreille interne dans laquelle débouchent les canaux semi-circulaires et dont la paroi porte un organe sensoriel d'équilibration.

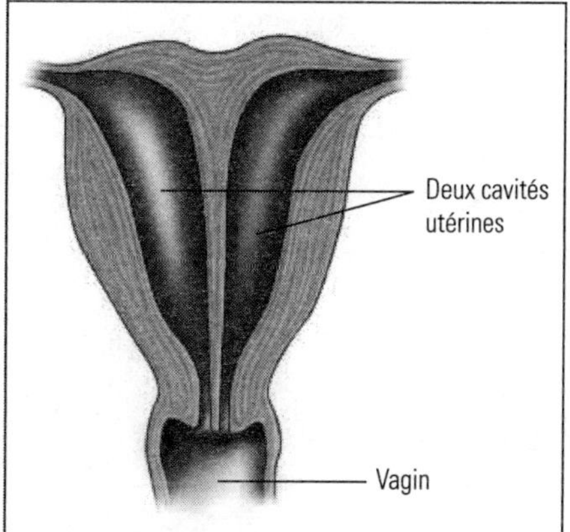

Utérus biloculaire.

Utrogestan® Médicament hormonal constitué de progestérone, sans activité androgénique, ni contraceptive, administré par voie orale en cas d'insuffisance lutéale pour traiter un syndrome prémenstruel, une endométriose ou, associé 21 jours par mois à un œstrogène, pour traiter un trouble substitutif de la ménopause afin de créer un cycle artificiel. Progestérone micronisée en D.C.I.

U.V. n.m. Abréviation de *ultraviolet.*

Uvedose® Médicament composé de vitamine D3, administrée par voie orale à raison d'une ampoule quatre fois par an, pour prévenir le rachitisme chez l'enfant, chez des sujets âgés peu exposés au soleil ou chez la femme enceinte. Colécalciférol en D.C.I.

uvée n.f. Partie moyenne de la paroi du globe oculaire contenant des vaisseaux, et constituée de l'iris, de la choroïde et du corps ciliaire.

uvéite n.f. Inflammation de l'uvée.

uvéopapillite n.f. Inflammation de l'uvée postérieure et de la papille optique.

Uvestérol ADEC® Médicament constitué de vitamines A, C, D2, E, administré tous les jours par voie orale en prévention de carence vitaminique chez le nourrisson et l'enfant. Ergocalciférol en D.C.I.

uvule n.f. ***Uvule palatine,*** synonyme de *luette.*

uvulite n.f. Inflammation de la luette.

V1 Dénomination courante des dérivations précordiales habituelles de l'électrocardiogramme. On trouve aussi *V2, V3, V4, V5, V6.*

V.A.C. n.f. Abréviation de *ventilation* assistée contrôlée.*

vaccin n.m. Médicament immunisant contre un agent infectieux spécifique. Il permet de prévenir une infection par ce même agent en stimulant l'immunité de la personne à laquelle il est administré. La durée d'immunisation est souvent limitée, nécessitant des injections de rappel. Il peut être constitué soit de souches vivantes de virulence atténuée, tel le vaccin anti-poliomyélite dans sa forme buvable, dont l'administration est contre-indiquée en cas de déficit immunitaire, soit de souches tuées ou de toxines inactivées, tels les vaccins anticoquelucheux et le vaccin antityphique, soit de fractions antigènes provenant de l'enveloppe d'une bactérie (par exemple du méningocoque). ***Vaccin antiamaril,*** vaccin vivant atténué, assurant une protection contre la fièvre jaune 10 jours après l'injection sous-cutanée, durant 10 ans, et donnant lieu à un certificat international de vaccination. Il est obligatoire pour voyager dans certains pays (Afrique tropicale et Amérique centrale, département de la Guyane française) et est effectué uniquement dans des centres agréés. Il est commercialisé sous le nom de Stamaril®. ***Vaccin antibrucellique,*** vaccin antibactérien inactivé, administré en deux injections sous-cutanées à 15 jours d'intervalle, avec un premier rappel à 18 mois. La vaccination est indiquée chez des sujets potentiellement exposés à cette bactérie (laborantins, vétérinaires, personnels des abattoirs, etc.). Les injections sont précédées d'une intradermoréaction de détection d'immunité contre la brucellose. Si la réaction est positive (induration de plus de 5 mm), la vaccination n'est pas indiquée. Il est commercialisé sous le nom de Vaccin Brucellique P.I.®. ***Vaccin anticholérique,*** vaccin inactivé, constitué de bactéries tuées par le phénol, administré en une injection avant l'âge de 10 ans ou deux injections à 1 à 4 semaines d'intervalle après l'âge de 10 ans, avec un rappel tous les 6 mois. L'injection doit se faire au moins 3 semaines après le vaccin antiamaril. Ce vaccin, réclamé par certains pays, n'assure qu'une protection très relative contre le choléra, de l'ordre de 60 %. Il est commercialisé sous le nom de Vaccin cholérique®. ***Vaccin anticoqueluche,*** vaccin inactivé entier, pratiqué dès l'âge de 2 mois et administré sous la forme de trois injections sous-cutanées à 1 mois d'intervalle, avec rappel à 1 an, puis à l'âge de 11 à 13 ans. Il entraîne une réaction fébrile dans les 2 jours qui suivent l'injection, d'où la prescription systématique d'antipyrétiques. Ce vaccin n'est pas obligatoire. Il est commercialisé sous le nom de Vaxicoq® lorsqu'il est seul, et sous les noms de Pentacoq®, Tretracoq® et Infanrix® lorsqu'il est combiné à d'autres vaccins. ***Vaccin antidiphtérie,*** vaccin inactivé, constitué d'une anatoxine purifiée inactivée, pouvant être administré dès l'âge de 3 mois en trois injections sous-cutanées espacées de 1 mois, avec un rappel 1 à 2 ans plus tard, puis tous les 5 ans. Ce vaccin est obligatoire pour la scolarisation. Il est commercialisé sous les noms de DT Vax®, ou Diftavax® lorsqu'il est combiné au vaccin antitétanique et sous les noms de Pentacoq®, Tretracoq® ou Infanrix® lorsqu'il est combiné à d'autres vaccins. ***Vaccin antigrippal,*** vaccin viral inactivé, injecté tous les ans à l'automne, composé d'association de souches changeant tous les ans. Il est administré chez les sujets de plus de 65 ans, les patients présentant une maladie chronique, cardiaque ou pulmonaire par exemple, les personnels de santé et en prévention de la grippe chez les sujets actifs qui ne veulent pas être atteints. Il est commercialisé sous les noms de Fluarix®, Mutagrip®, Vaxigrip®. ***Vaccin antihaemop hilus,*** vaccin antibactérien constitué de fragments de la capsule d'*haemophilus*. Il est administré soit avant l'âge de 6 mois en trois injections séparées de 1 mois avec un rappel à 1 an, soit entre 6 et 12 mois en deux injections séparées de 1 mois avec un rappel à l'âge de 18 mois. Il est commercialisé sous le nom de Act-HIB®, HIBest®. ***Vaccin antihépatite A,*** vaccin antiviral inactivé. Il est administré en une injection unique intramusculaire, suivie d'un rappel dans les 6 à 12 mois, puis tous les 10 ans. Il est recommandé chez les professionnels de santé, les personnes présentant une hépatopathie chronique, les sujets contacts, les voyageurs. Il est commercialisé sous le nom de Vaccin Havrix® 1 440 U et 360 U, Avaxim®. ***Vaccin antihépatite B,*** vaccin antiviral inactivé, obtenu à partir d'une fraction antigénique non infectante, administré en trois injections intramusculaires dans le deltoïde (la seconde 1 mois après la première et la troisième 3 à 6 mois après la seconde). Il faut effectuer un rappel tous les 5 ans uniquement chez les sujets vaccinés après 25 ans, à haut risque de contamination si le taux d'anticorps protecteur (AC anti HBs) est inférieur à 10 mUI/ml. Ce vaccin est recommandé chez les professionnels de santé, les personnes présentant une hépatopathie chronique, le nouveau-né d'une mère atteinte et l'entourage familial d'une personne présentant une hépatite B chronique. Il est commercialisé sous le nom de Genhevac-B® et Engerix-B®. ***Vaccin antileptospires,*** vaccin antibactérien, préparé à partir de culture de bactéries tuées au formol et purifiées, administré en deux injections sous-cutanées à 15 jours d'intervalle, avec un rappel à 6 mois puis tous les 2 ans. Il est proposé aux personnes travaillant au contact d'eau (égoutiers, gardes-chasse, etc.). Il est commercialisé sous le nom de Spirolept®. ***Vaccin antiméningococcique,*** vaccin antibactérien, constitué de fractions antigéniques purifiées, contre les méningocoques de type A et B. Le vaccin est administré par voie sous-cutanée, assurant une protection de 4 ans. Il est proposé lors de voyages en Afrique et Amérique du Sud en zone d'endémie. Il est commercialisé sous le nom de Vaccin Méningococcique A + C®. ***Vaccin antiourlien,*** vaccin vivant atténué, administré en une injection unique sous-cutanée ou intramusculaire. Il est recommandé chez l'enfant avant l'âge de 15 mois et indiqué chez les garçons avant la puberté lorsqu'ils n'ont pas eu les oreillons. Il est commercialisé sous le nom de ROR-Vax® en association avec le vaccin de la rougeole et de la rubéole. ***Vaccin antipneumococcique,*** vaccin constitué de fractions antigéniques, administré en une injection à renouveler tous les 5 ans. Il est indiqué lors de déficit immunitaire prédisposant aux infections à pneumocoques sévères, en cas d'hémopathies, de brèche ostéoméningée, d'insuffisance respiratoire, etc. Il est commercialisé sous le nom de Pneumo 23®. ***Vaccin antipolio buvable,*** vaccin vivant atténué, administré par voie orale en trois doses toutes les 4 à 6 semaines, avec un rappel 1 à 2 ans plus tard, puis tous les 5 ans. Le vaccin est contre-indiqué en cas de déficit immunitaire. Il est particulièrement adapté à la prévention de la poliomyélite en cas d'épidémie. Deux prises orales à 8 jours d'intervalle permettent d'assurer une bonne protection dès la première série de vaccination. Il est commercialisé sous le nom de Vaccin polio Sabin®. ***Vaccin antipolio injectable,*** vaccin inactivé, obligatoire avant l'âge de 18 mois, en trois injections sous-cutanées à 1 mois d'intervalle, avec un rappel 1 à 2 ans plus tard, puis tous les 5 ans jusqu'à l'âge adulte, puis tous les 10 ans. Il est commercialisé sous le nom de vaccin polio injectable (non associé) et sous les noms de T. Polio® (associé au vaccin antitétanos), DTP ou D.T. Polio® (associé au vaccin antitétanique et antidiphtérique), Tétracoq® ou DTCP (associé aux vaccins antitétanos, antidiphtérique et anticoqueluche). ***Vaccin antirabique,*** vaccin viral inactivé, utilisé à titre préventif pour les professions à risque (vétérinaire, personnels des abattoirs, par exemple), administré en deux injections intramusculaires à 28 jours d'intervalle, avec un rappel 1 an plus tard, puis tous les 3 ans. Le vaccin est également utilisé par des centres antirabiques agréés en traitement curatif, en cas d'exposition avérée ou suspectée. Les injections se font à J0, J3, J7, J14, J30 et rappel à J90. Elles peuvent être associées à des immunoglobulines antirabiques en cas d'exposition grave. Il est disponible sous les noms de vaccin rabique préventif et vaccin rabique curatif. ***Vaccin antirougeole,*** vaccin viral vivant atténué, recommandé chez l'enfant avant 15 mois, une injection unique assurant une protection de plus de 20 ans. Il est commercialisé sous les noms de Rouvax®, Rudi-Rouvax® (lorsqu'il est associé à celui de la rubéole) et ROR Vax® (lorsqu'il est associé à celui de la rubéole et des oreillons). ***Vaccin antirubéole,*** vaccin viral vivant atténué, recommandé chez l'enfant avant l'âge de 15 mois (et plus particulièrement chez les filles avant la puberté pour éviter de contracter la maladie durant une grossesse), une injection unique assurant une protection de plus de 18 ans. Il est commercialisé seul sous le nom de Rudivax® ou en association avec d'autres vaccins sous les noms de Rudi-Rouvax®, ROR vax®. ***Vaccin antitétanique,*** vaccin par anatoxine concentrée, obligatoire avant l'âge de 18 mois, administré en trois injections à 1 mois d'intervalle, avec un rappel 1 à 2 ans plus tard, puis tous les 5 ans jusqu'à l'âge adulte, puis tous les 10 ans. En cas de vaccination incomplète à l'âge adulte, on complète par deux injections à 1 à 2 mois d'intervalle, avec un rappel 6 à 12 mois plus tard, puis tous les 10 ans. Il peut être administré en cas de blessure, parfois en association à des gammaglobulines spécifiques antitétaniques. Il est commercialisé sous les noms de Tétavax®, Vaccin Tétanique®. ***Vaccin antituberculeux,*** vaccin constitué de bacilles vivants atténués non pathogènes, diminuant le risque de tuberculose et en prévenant les formes graves. Il est contre-indiqué en cas de déficit immunitaire. Il est administré par voie intradermique (B.C.G. intradermique®) ou par impacts cutanés grâce à une bague (Monovax®). Le contrôle de l'efficacité se fait 3 à 12 mois après la vaccination, puis tous les ans jusqu'à l'âge adulte, par intradermoréaction à la Tuberculine purifiée® ou Monotest®. Il est obligatoire pour les enfants entrant en collectivité. Toute autre vaccination doit se faire au plus tôt un mois après l'administration du vaccin. SYN. *vaccin B.C.G.* ***Vaccin antityphoïde,*** vaccin constitué de fractions antigéniques, administré en une injection sous-cutanée, conférant une protection d'au moins 3 ans. Il est commercialisé sous le nom de Typhim Vi® qui remplace le TAB. ***Vaccin antivaricelle,*** vaccin viral vivant atténué, administré en deux injections à 3 mois d'intervalle. Il est proposé chez les enfants présentant une hémopathie maligne ou une tumeur solide, mais contre-indiqué en cas de déficit immunitaire sévère. Il est commercialisé sous le nom de Vaccin varicelle®.

vaccination n.f. Inoculation ou administration par voie buccale d'un vaccin, soit pour protéger l'organisme contre une maladie déterminée, soit pour combattre une maladie en cours en augmentant la résistance de l'organisme.

vaccine n.f. **1.** Ensemble de manifestations observées après l'administration par scarification d'un virus d'une maladie bovine (le cow-pox). **2.** Virus issu du cow-pox, cultivé en laboratoire et utilisé comme vaccin vivant pour immuniser contre la variole.

vaccinostyle n.m. Instrument tranchant permettant de scarifier l'épiderme afin de

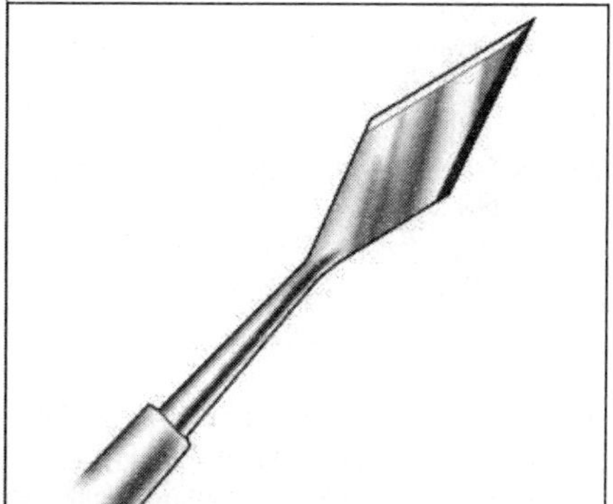

Vaccinostyle.

recueillir quelques gouttes de sang et de pratiquer une cuti-réaction ou une vaccination.

vaccinothérapie n.f. Traitement par l'administration de vaccin. Elle est pratiquée dans le cas d'une maladie telle que la rage ou le tétanos, mais aussi à d'autres fins, telle l'administration de B.C.G. à dose importante dans le traitement du cancer de la vessie, par exemple.

vache n.f. ***Maladie de la vache folle,*** voir *encéphalite* spongiforme bovine.*

vacuole n.f. Cavité située à l'intérieur du cytoplasme de la cellule.

vagabondage n.m. Trouble du comportement et de l'insertion sociale, se manifestant par des fugues.

vagal, e, aux adj. Relatif au nerf pneumogastrique ou *nerf vague* correspondant à la Xe paire de nerfs crâniens.

vagin n.m. Organe de l'appareil génital féminin destiné à l'accouplement. Il est constitué d'un conduit situé entre la vessie en avant et le rectum en arrière. Ce conduit s'ouvre à l'extérieur au niveau de la vulve et le col utérin s'ouvre au fond de sa cavité. Chez la femme vierge, il est en partie fermé par une membrane fibreuse, l'hymen.

vaginal, e, aux adj. **1.** Relatif au vagin. ***Frottis vaginal,*** procédé d'exploration de la fonction ovarienne et du déroulement du cycle génital et méthode de dépistage des lésions malignes de l'appareil génital féminin. **2.** Relatif à l'enveloppe séreuse du testicule dite *tunique vaginale.*

vaginalite n.f. Inflammation aiguë ou chronique de la tunique vaginale.

vaginisme n.m. Contraction spasmodique douloureuse du constricteur du vagin. Cette contraction s'accompagne habituellement d'hyperesthésie des organes génitaux externes. Il peut être d'origine psychique ou organique (inflammation, rupture de l'hymen, eczéma de la vulve, etc.). SYN. *vaginodynie.*

vaginite n.f. Inflammation du vagin.

vaginodynie n.f. Synonyme de *vaginisme.*

vago- Élément signifiant « vagal ». Ex.: *vagotomie.*

vagolytique adj. Se dit de substances ou de médicaments tels que l'atropine, paralysant le nerf vague et supprimant ses effets.

vagomimétique adj. Se dit de substances ou de médicaments tels que l'acétylcholine ou la pilocarpine, imitant les effets du nerf vague.

vagotomie n.f. Section chirurgicale d'un ou des deux nerfs pneumogastriques. Cette opération est utilisée dans le traitement de la maladie ulcéreuse gastroduodénale pour tarir la sécrétion acide de l'estomac.

vagotonie n.f. Anomalie constitutionnelle particulière caractérisée par la prépondérance du nerf vague dans l'équilibre du système nerveux végétatif. Cet état entraîne des troubles variés parmi lesquels prédominent la bradycardie, les tendances syncopales, l'anxiété, la sudation des extrémités, la constipation alternant avec des épisodes de diarrhée et les troubles respiratoires.

vague adj. ***Nerf vague,*** chacun des deux nerfs de la Xe paire de nerfs crâniens innervant les viscères thoraciques et abdominaux et comportant un contingent majoritaire de fibres parasympathiques.

vaisseau n.m. Canal servant à la circulation du sang et de la lymphe. On distingue: les artères, les veines, les capillaires et les lymphatiques.

valaciclovir n.m. Antiviral utilisé par voie orale dans le traitement du zona (en prévention des douleurs) et plus particulièrement du zona ophtalmique, et dans le traitement de la primo-infection herpétique. C'est un précurseur de l'aciclovir, dont l'intérêt essentiel est la réduction du nombre de prises. Il est commercialisé sous le nom de Zelitrex®.

valgus adj. Se dit d'un membre ou d'un segment de membre dévié vers l'extérieur. Voir aussi *hallux, pied bot.*

valine n.f. Acide aminé indispensable, pouvant être utilisé par l'organisme pour synthétiser du glucose (néoglucogenèse).

Valium® Psychotrope de la famille des benzodiazépines ayant des propriétés sédatives, anxiolytiques, anticonvulsivantes et myorelaxantes. Il est administré par voie rectale en prévention ou en traitement des convulsions hyperthermiques du nourrisson, par voie intraveineuse ou intramusculaire au cours de crises d'épilepsie, en prémédication anesthésique et dans les crises d'angoisse aiguës, par voie orale en prévention du delirium tremens ou comme anxiolytique en psychiatrie. Diazépam en D.C.I.

valproate n.m. ***Valproate de sodium,*** antiépileptique majeur polyvalent, actif dans tous les types d'épilepsie, commercialisé sous le nom de Dépakine®.

valpromide n.m. Psychotrope sédatif à effet anticonvulsivant modéré chez l'homme, paraissant avoir un effet thymorégulateur, en particulier chez les épileptiques, et commercialisé sous le nom de Dépamide®.

Valsalva (manœuvre de) Effort de poussée en expiration, glotte fermée, entraînant une élévation de la pression dans le thorax et dans la trompe d'Eustache ; cette manœuvre est utilisée pour différencier les souffles droit et gauche.

valve n.f. Élément constitutif des valvules. Dans le cœur, la valvule mitrale, qui sépare l'oreillette gauche du ventricule gauche, comporte deux valves, la grande valve et la petite valve. Les autres valvules cardiaques comportent trois valves. Les valvules veineuses comportent généralement deux valves. ***Valve antiretour,*** valve empêchant le retour des gaz expirés vers un appareil de ventilation, pour éviter leur inhalation au cours des inspirations suivantes.

valvule n.f. **1.** Repli de la paroi interne d'un conduit, d'une veine ou du cœur, destiné à éviter un reflux, une circulation à contre-courant, en se fermant périodiquement. **2.** Petite valve.

valvulectomie n.f. Ablation chirurgicale d'une valvule.

valvulopathie n.f. Maladie des valves et valvules et, plus particulièrement, des valvules cardiaques.

valvuloplastie n.f. **1.** Opération reconstructrice d'une valvule. **2.** Dilatation par une sonde à ballonnet d'une valvule sténosée.

valvulotomie n.f. Section chirurgicale des commissures d'une valvule sténosée et, notamment, d'une valvule cardiaque.

Van Bogaert et Bertrand (dégénérescence spongieuse de) Affection démyélinisante du système nerveux central, subaiguë et diffuse. Elle peut survenir chez le jeune enfant après une rougeole non compliquée. Elle se manifeste par une baisse progressive des capacités intellectuelles, puis par des myoclonies, avec des syndromes pyramidaux et extrapyramidaux. Son pronostic est sombre. SYN. *leucoencéphalite sclérosante.*

Van Rosen (signe de) Signe radiologique de luxation de hanche, avec déviation de l'axe de la diaphyse fémorale.

Vancocine® Antibiotique bactéricide de la famille des glycopepides. Vancomycine en D.C.I.

vancomycine n.f. Antibiotique de la famille des glycopepides, actif sur le staphylocoque, y compris sur les souches Méti-R. Elle est administrée par voie intraveineuse sous surveillance des fonctions rénale et auditive. On l'utilise également par voie orale dans le traitement de la colite pseudomembraneuse à *Clostridium difficile.* Elle est commercialisée sous le nom de Vancocine®.

vanylmandélique adj. ***Acide vanylmandélique,*** produit de dégradation des métanéphrines qui sont, elles-mêmes, des produits de dégradation de l'adrénaline et de la noradrénaline. L'acide vanylmandélique est éliminé par voie urinaire. Son taux est élevé en cas de phéochromocytome.

vaporisation n.f. **1.** Passage de l'état liquide à la l'état gazeux. **2.** Dispersion, projection en gouttelettes très fines.

Vaquez (maladie de) Prolifération néoplasique des hématies, appartenant à la classe des syndromes myéloprolifératifs. Elle se manifeste par une polyglobulie primitive (l'hématocrite dépasse 55 % et l'hémoglobine 18 g/dl), mais aussi par une prolifération des plaquettes et des leucocytes. Elle survient chez l'homme de 50 à 60 ans, et provoque une asthénie, une hépatosplénomégalie, des céphalées et une hyperuricémie. Elle peut se compliquer d'hémorragies ou de thromboses artérielles et veineuses dues à l'hyperviscosité sanguine. Le traitement repose sur des saignées ou une monochimiothérapie orale (Misulban®, Hydea®).

varice n.f. Dilatation permanente d'une veine superficielle, habituellement accompagnée d'altération de sa paroi. Les varices sont particulièrement fréquentes aux membres inférieurs.

varicelle n.f. Infection par le virus V.Z.V. *(varicelle-zona virus)* très contagieuse et transmise par voie aérienne. Après une incubation de 14 jours, la maladie se manifeste par une éruption prurigineuse, débutant au niveau de la face et du thorax puis s'étendant à l'ensemble de la surface cutanée. L'éruption passe par quatre stades : macule rosée, papule, vésicule et enfin croûte avec risque de cicatrices séquellaires en cas de grattage ou de surinfection. Elle évolue par poussées successives, avec coexistence de lésions d'âges différents. La guérison est spontanée en 10 à 15 jours. La varicelle peut avoir des complications pulmonaires et cérébelleuses (ataxie). Les formes congénitales sont responsables de malformations et peuvent être létales. Chez le sujet immunodéprimé, elle nécessite un traitement par aciclovir. Le traitement est uniquement symptomatique du prurit et local avec une désinfection, pour éviter une surinfection cutanée. Il faut attendre la guérison clinique pour qu'un enfant atteint soit à nouveau admis en collectivité.

varicocèle n.f. Dilatation variqueuse des veines du cordon spermatique.

varicographie n.f. Examen radiographique d'une veine variqueuse après injection dans sa lumière d'un produit de contraste opaque aux rayons X.

variole n.f. Infection virale, épidémique, éruptive, redoutable (25 % de décès) et très contagieuse. Elle se manifeste par une éruption fébrile vésiculopustuleuse puis croûteuse, responsable de cicatrices indélébiles et présente des risques de surinfection, d'atteintes pulmonaires, oculaires et cérébrales. Le dernier cas a été recensé en 1977 et son éradication mondiale a été déclarée en 1979. La vaccination obligatoire est supprimée en France depuis 1984.

variqueux, euse adj. Relatif aux varices ou provoqué par elles. Ex. : *ulcère variqueux.* ◆ n. Sujet porteur de varices.

Varnoline® Pilule œstroprogestative contraceptive de troisième génération.

varus adj. Se dit d'un membre ou segment de membre dévié vers l'intérieur. Voir *pied bot.*

vasa nervorum n.m. Vaisseau sanguin irriguant les nerfs périphériques.

vasa vasorum n.m. Petit vaisseau sanguin capillaire vascularisant les tuniques externes de la paroi des veines et des artères.

vascul(o)- Qui concerne les vaisseaux. Ex. : *vascularite*. Voir aussi *angio-*, *vaso-*.

vasculaire adj. Relatif aux vaisseaux, notamment aux vaisseaux sanguins. Ex. : *troubles vasculaires*.

vascularisation n.f. **1.** Disposition des vaisseaux dans un organe, une région. **2.** Organisation des vaisseaux dans un tissu inflammatoire ou tumoral. **3.** Densité du réseau des vaisseaux dans un organe, une région ou un tissu néoformé.

vascularite n.f. Atteinte inflammatoire des vaisseaux sanguins ou lymphatiques.

vasectomie n.f. Résection segmentaire des canaux déférents, utilisée comme moyen de stérilisation masculine.

vaseline n.f. Corps gras présenté sous forme de crème blanche, provenant du raffinage du pétrole, et utilisé comme lubrifiant, excipient de certaines préparations, ou comme pommade.

Vaseline salicylée® Pommade permettant le décapage des lésions cutanées squameuses, utilisée notamment lors du traitement du psoriasis, de l'eczéma et de l'hyperkératose.

vaso- Élément du latin *vas*, « canal, vaisseau ». **1.** Qui concerne les vaisseaux. Ex. : *vasoconstriction*. Voir aussi : *angio-*, *vascul(o)-*. **2.** Qui concerne le canal déférent. Ex. : *vasectomie*.

vasoconstricteur, trice adj. Se dit d'une substance qui provoque une diminution du calibre d'un vaisseau.

vasoconstriction n.f. Diminution du calibre d'un vaisseau par contraction spasmodique des fibres musculaires lisses de sa paroi.

vasodilatateur, trice adj. Se dit d'une substance qui provoque une augmentation du calibre d'un vaisseau

vasodilatation n.f. Augmentation du calibre d'un vaisseau par relâchement des fibres musculaires lisses de sa paroi.

vasomoteur, trice adj. Qui agit sur le calibre des vaisseaux (en l'augmentant ou en le diminuant).

vasoplégie n.f. Suppression du tonus de la paroi des vaisseaux par inhibition des fibres musculaires lisses de leur paroi, entraînant une vasodilatation généralisée.

vasoplégique adj. Qui supprime le tonus de la paroi des vaisseaux.

vasopresseur adj., n.m. Se dit des processus physiologiques, des produits ou des médicaments qui augmentent la pression à l'intérieur des vaisseaux. Ce terme est souvent synonyme de *vasoconstricteur*.

vasopressine n.f. Hormone polypeptidique sécrétée par l'hypothalamus et stockée dans le lobe postérieur de l'hypophyse. Elle a une action vasoconstrictrice et antidiurétique. On distingue, selon la composition chimique, l'arginine-vasopressine et la lysine-vasopressine.

vasotomie n.f. Section des canaux déférents utilisée comme moyen de stérilisation masculine.

vasotonie n.f. Tonus de la paroi des vaisseaux.

vasotrope adj. Qui a une affinité particulière pour les vaisseaux et se fixe électivement sur eux.

vasovagal adj. ***Syndrome vasovagal,*** syndrome lié à l'hyperexcitabilité du nerf vague, responsable d'une bradycardie avec vasodilatation périphérique (d'où une hypotension artérielle) et parfois d'une syncope réflexe, notamment en début d'anesthésie, après une émotion forte, une hémorragie, etc. On trouve aussi *réflexe vasovagal.*

Vastarel® Anti-ischémique proposé en traitement d'appoint de l'angor, de vertiges ou de troubles rétiniens d'origine vasculaire. Trimétazidine en D.C.I.

Vasten® Hypocholestérolémiant de la famille des inhibiteurs de l'HMG-CoA réductase utilisé dans l'hypercholestérolémie essentielle de type IIa, et l'hyperlipidémie combinée de type IIb, après l'échec d'un régime adapté et assidu. Il est également commercialisé sous le nom de Elisor®. Pravastatine en D.C.I.

Vater (ampoule de) Partie terminale commune au canal cholédoque et au canal de Wirsung, renflée en ampoule avant l'abouchement dans la deuxième portion du duodénum.

Vater-Pacini (corpuscule de) Récepteur cutané de la sensibilité aux pressions fortes et appuyées.

Vaxicoq® Vaccin contre la coqueluche, inactivé entier, non obligatoire mais recommandé, administré dés l'âge de 2 mois, sous la forme de trois injections sous-cutanées avec un rappel 1 à 2 ans plus tard. Le vaccin peut être responsable de réaction fébrile parfois importante, et nécessite une prévention systématique par paracétamol. En cas de fortes fièvres ou de convulsions, le protocole vaccinal peut-être suspendu.

V.C. n.f. Abréviation de *ventilation* contrôlée.*

V.D.R.L. (Abréviation anglaise *venereal disease research laboratory*) Méthode de laboratoire de sérologie syphilitique par réaction de floculation sur lame.

Vectarion® Analeptique respiratoire améliorant les paramètres gazométriques, avec augmentation de la pression de l'oxygène dans le sang artériel (PaO_2) et diminution de la pression du gaz carbonique dans le sang artériel ($PaCO_2$), sans modification de la ventilation aux doses thérapeutiques Il est utilisé par voie orale dans les insuffisances respiratoires chroniques et par voie intraveineuse au cours des poussées de décompensation respiratoire aiguë. Almitrine en D.C.I.

vecteur n.m. Être vivant porteur d'un parasite, d'une infection et le transmettant à un autre sujet, généralement d'une espèce différente.

Vectrine® Fluidifiant bronchique, également commercialisé sous le nom de Edirel®. Erdostéine en D.C.I.

végétalisme n.m. Mode alimentaire excluant tout nutriment d'origine animale, dont les œufs et le lait. Il est responsable de carences alimentaires sévères, notamment de l'enfant.

végétarisme n.m. Mode alimentaire excluant la chair animale mais autorisant la consommation d'œufs, de dérivés laitiers, de miel, etc. Le régime peut parfois être équilibré.

végétatif, ive adj. **1.** Qui concerne le système nerveux végétatif ou autonome. **2.** ***État végétatif,*** état d'un sujet plongé dans un coma prolongé dont seules subsistent spontanément les fonctions vitales assurées par le système nerveux autonome.

végétation n.f. **1.** ***Végétations adénoïdes,*** voir *adénoïdes.* **2.** Lésion végétante, proliférante de l'endocarde due à une colonisation microbienne locale par différents germes, observée au cours de certaines endocardites.

Veinamitol® Veinotonique administré en une prise par jour dans les poussées hémorroïdaires ou les insuffisances veineuses. Il est également commercialisé sous le nom de Rhéoflux®. Troxérutine en D.C.I.

veine n.f. Vaisseau qui ramène le sang de la périphérie vers le cœur. Les veines contiennent du sang désaturé en oxygène, sauf les veines pulmonaires qui contiennent du sang oxygéné.

veinite n.f. Inflammation de la paroi veineuse liée, en général, à l'injection intraveineuse de certains solutés, notamment lorsqu'ils sont hypertoniques. Elle se traduit par une douleur et une rougeur le long du trajet veineux et peut aboutir à l'obstruction totale de la veine.

veinographie n.f. Voir *phlébographie.*

vélaire adj. Qui se rapporte au palais.

vélamenteux, euse adj. En forme de voile. ***Adhérences vélamenteuses,*** adhérences formant un voile entre deux viscères (et non simplement une bride).

Velbé® Poison du fuseau, de la classe des alcaloïdes de la pervenche. On le prescrit en association avec d'autres produits de chimiothérapie dans le traitement de lymphomes, de sarcomes et de cancers de l'ovaire, du testicule, etc. Il comporte une toxicité notamment neurologique cumulative progressive, avec paresthésies, douleurs, abolition des réflexes ostéotendineux, etc. Vinblastine en D.C.I.

vélocimétrie n.f. Mesure de la vitesse de circulation d'un fluide, notamment, du sang, à l'aide d'ultrasons.

V.E.M.S. n.m. (Abréviation de *volume expiratoire maximal seconde*) Test de la fonction respiratoire comportant la mesure de la quantité maximale d'air qu'un sujet est capable d'expirer en une seconde, à partir d'une inspiration profonde.

V.E.M.S./C.V. Rapport entre le volume expiratoire maximal seconde et la capacité vitale (rapport de Tiffeneau). Ce rapport est normalement voisin de 70 à 80 %. Son abaissement indique une diminution de l'élasticité pulmonaire ou de la perméabilité bronchique observés lors de syndromes obstructifs. C'est un test très précis de la fonction respiratoire.

vénérien, enne adj. Relatif aux rapports sexuels. ***Maladie vénérienne,*** maladie* sexuellement transmissible (M.S.T.).

ventilation n.f. ***Ventilation pulmonaire,*** aération des alvéoles pulmonaires permettant le renouvellement du gaz alvéolaire et les échanges gazeux. On l'apprécie à la fois sur le plan qualitatif (facilité de la respiration, existence d'une dyspnée, etc.) et sur le plan quantitatif (mesure des volumes et des capacités pulmonaires, tests fonctionnels, etc.). ***Ventilation assistée contrôlée,*** technique de ventilation spontanée, aidée par un respirateur, déclenchée par l'inspiration active du patient, et utilisée dans la rééducation en cas d'insuffisance respiratoire chronique. ABRÉV. *V.A.C.* ***Ventilation contrôlée,*** technique de ventilation mécanique dont les différents paramètres tels que le volume, la fréquence et la pression, sont réglés par le médecin et donc imposés au patient. ABRÉV. *V.C.* ***Ventilation contrôlée intermittente,*** ventilation contrôlée dans laquelle une inspiration spontanée du patient est possible. ***Ventilation en pression positive permanente,*** technique de ventilation assistée où l'expiration du patient se fait contre une résistance réglée par le respirateur. L'ouverture des alvéoles collabés restaure le volume pulmonaire, réduit les shunts pulmonaires et augmente la PO_2. Cette technique permet de traiter des atélectasies postopératoires, des œdèmes pulmonaires aigus, des pneumopathies et des œdèmes lésionnels. Elle comporte des risques de barotraumatisme (traumatisme dû à une pression excessive), avec emphysème voire pneumothorax, et de baisse du débit cardiaque. On peut l'utiliser en ventilation spontanée (C.P.A.P. : *continuous positive airway pressure*) grâce à un masque appliqué sur le visage, et en ventilation contrôlée chez un malade intubé (P.E.P. : *pression expiratoire positive*), une valve empêchant la pression expiratoire des voies aériennes de redescendre au niveau de la pression atmosphérique (habituellement entre 5 à 10 mmHg). ***Ventilation imposée intermittente,*** insufflation en pression positive permettant une aide à la respiration spontanée. Cette technique est utilisée pour le sevrage d'un respirateur.

Ventoline® Bronchodilatateur utilisé lors de crises d'asthme ou de poussées spastiques d'insuffisance respiratoire, mais aussi comme tocolytique pour diminuer les contractions utérines (utérorelaxant) et éviter ainsi un accouchement prématuré. Elle existe sous forme injectable sous-cutanée, en solution pour aérosol, en flacon aérosol ou, pour enfant, sous forme de sirop. Salbutamol en D.C.I.

ventouse n.f. Petite ampoule de verre appliquée sur la peau après y avoir raréfié l'air par la chaleur afin d'obtenir une révulsion locale. ***Signe de la ventouse,*** mesure de la résistance capillaire obtenue en dénombrant les pétéchies engendrées par une dépression cutanée appliquée au pli du coude au moyen d'une ventouse. Le nombre de pétéchies doit normalement être inférieur à 5 pour une dépression de 30 mmHg appliquée pendant une minute. ***Ventouse obstétricale,*** appareil utilisé en obstétrique et comportant une cupule que l'on applique sur la présentation fœtale et dans laquelle on fait le vide, pour déplacer le fœtus et permettre l'accouchement.

ventre n.m. **1.** Partie du tronc qui contient le tube digestif et ses annexes. Syn. *abdomen.* **2.** Partie renflée d'un organe qui s'effile à ses deux extrémités. ***Ventre de bois,*** consistance particulière de la paroi abdominale qui est dure et rigide en raison de la contracture des muscles pariétaux. Le ventre de bois s'observe dans les péritonites aiguës. ***Ventre d'un muscle,*** partie renflée de son corps charnu.

ventricule n.m. Cavité en forme de petit ventre. ***Ventricule cardiaque*** cavité à parois musculaires épaisses et contractiles. Les ventricules droit et gauche sont séparés l'un de l'autre par le septum* interventriculaire ; ils communiquent chacun avec l'oreillette correspondante par un orifice auriculoventriculaire occupé par une valvule (mitrale à gauche, tricuspide à droite) ; le ventricule droit donne naissance à l'artère pulmonaire, le gauche à l'aorte ; les deux vaisseaux présentent à leur origine une valvule. ***Ventricule cérébral,*** cavité située dans le système nerveux central et contenant du L.C.R. Les deux ventricules latéraux sont au centre de chaque hémisphère cérébral, le troisième ventricule dans le diencéphale, et le quatrième entre le tronc cérébral et le cervelet.

ventriculoatriostomie n.f. Mise en communication d'un ventricule cérébral et de l'oreillette droite du cœur au moyen d'un tube en matière plastique muni d'une valve, afin d'assurer un sens unique de circulation de liquide et de contrôler la pression intraventriculaire. Cette opération est destinée à drainer vers le système circulatoire le liquide céphalorachidien en excès en cas d'hydrocéphalie.

ventriculocisternostomie n.f. Mise en communication des ventricules cérébraux avec les citernes des espaces sous-arachnoïdiens. Cette opération est destinée à drainer, vers ses zones de résorption naturelle, le liquide céphalorachidien en excès au cours des hydrocéphalies.

ventriculogramme n.m. **1.** Portion du tracé de l'électrocardiogramme qui se rapporte à l'activité du ventricule. **2.** Image obtenue par ventriculographie, cardiaque ou cérébrale.

ventriculographie n.f. **1.** Examen radiographique des ventricules du cœur après injection par une sonde intra-cardiaque d'un produit de contraste opaque aux rayons X. Des clichés sont pris en série ce qui donne à la fois des renseignements morphologiques et dynamiques. **2.** Examen radiographique des ventricules cérébraux après injection d'air dans leur cavité.

ventriculoplastie n.f. Opération réparatrice effectuée en cas d'anévrisme d'un ventricule cardiaque (le gauche, en règle générale) comportant la résection de l'anévrisme et la réparation de la paroi cardiaque.

ventriculotomie n.f. **1.** Ouverture chirurgicale d'un ventricule cardiaque lors d'une intervention à cœur ouvert pour corriger une anomalie congénitale ou acquise du cœur. **2.** Ouverture chirurgicale d'un ventricule cérébral.

vérapamil n.m. Inhibiteur calcique, à effet antiarythmique important, administré par voie orale ou intraveineuse (sous surveillance scope E.C.G.). Il est prescrit en prévention de crise d'angor, de récidive d'infarctus du myocarde, en prévention et en traitement des tachycardies paroxystiques supra-ventriculaires (maladie de Bouveret par exemple), en traitement de l'hypertension artérielle, dans les cardiopathies obstructives. Il est commercialisé sous les noms d'Isoptine®, Novapamyl LP® et Arpamyl LP®.

Veratran® Psychotrope de la famille des benzodiazépines, à demi-vie de 5 heures. Clotiazépam en D.C.I.

verge n.f. Voir *pénis.*

vergence n.f. Mouvement disjoint des yeux dont les axes se rapprochent (convergence) lorsque l'objet observé se rapproche lentement, et dont les axes s'éloignent (divergence) lorsque cet objet s'éloigne lentement.

vergetures n.f.pl. Raies violacées ou blanchâtres qui sillonnent une peau qui a été distendue. Un aspect typique en est observé au niveau de l'abdomen pendant la grossesse chez certaines femmes; les vergetures peuvent persister de façon définitive après l'accouchement.

Vermelin (manœuvre de) Abstention de toute manœuvre obstétricale au cours d'un accouchement par le siège.

vermiculaire adj. Qui ressemble à un ver. Ex. : *appendice vermiculaire.*

vermien (syndrome) Ensemble de symptômes survenant dans les atteintes du vermis cérébelleux. Il se manifeste par des troubles de la marche et de la station debout, la coordination des mouvements des membres étant à peine perturbée.

vermifuge n.m. et adj. Substance qui permet l'éradication de parasites intestinaux.

vermis n.m. Lobe médian du cervelet qui sépare les deux hémisphères cérébelleux.

Verner-Morrison (syndrome de) Syndrome caractérisé par l'association d'une tumeur neuroendocrine digestive rare sécrétant du V.I.P. (vaso-intestinal peptide) et d'une diarrhée sécrétoire hydrique importante (choléra endocrine) responsable de désordres ioniques (hypokaliémie) avec risque de retentissement cardiaque. Dans la majorité des cas, la tumeur est une tumeur maligne pancréatique des îlots de Langerhans, souvent de grande taille. La concentration plasmatique très élevée de V.I.P. permet de déceler la maladie. Le traitement se fait par correction de l'hypokaliémie, par l'administration d'un analogue de la somatostatine, par exérèse chirurgicale de la tumeur et, en cas de métastases, par une chimiothérapie.

Verneuil (maladie de) Inflammation chronique rare sous-cutanée des glandes apocrines du follicule pileux. Dans 90 % des cas, elle est périnéale (coccyx, scrotum, pubis, inguinale). Toutefois il existe de rares localisations axillaires, cervicales, rétroauriculaires ou mamelonnaires. L'inflammation se manifeste par un nodule cutané, dur, bien limité, profond, hypodermique. Lorsqu'ils sont multiples, les nodules peuvent confluer. La régression spontanée est rare mais possible. Le plus souvent, l'évolution se fait vers une fistulisation au niveau de la peau avec écoulement séropurulent. On observe ensuite une évolution chronique avec alternance de phases de cicatrisation et de phases de suppuration extensive aboutissant à la formation d'un placard avec de multiples orifices suppurants et communicants, mais sans communication avec le canal anal. Cette inflammation nécessite un traitement chirurgical par exérèse des lésions. SYN. *hidrosadénite.*

Vernix caseosa Substance jaunâtre recouvrant la peau du nouveau-né à la naissance. Il est constitué de sébum et de cellules de la peau desquamées. Il forme une couche particulièrement épaisse au niveau des plis cutanés.

verrouillage n.m. ***Verrouillage articulaire,*** blocage volontaire de la mobilité d'une articulation par contraction musculaire.

verrue n.f. Tumeur bénigne de la peau, contagieuse et inoculable. Elle se présente sous forme d'une saillie arrondie, de plusieurs millimètres de diamètre, grise, sèche, dure, cornée ; la surface en est souvent hérissée de saillies villeuses. Les verrues sont dues à un virus du groupe des *Papovavirus* et résultent d'une hyperplasie papillaire et épidermique.

verruqueux, euse adj. **1.** Qui est porteur de verrues. **2.** Qui a l'aspect ou la forme d'une verrue.

version n.f. **1.** En obstétrique, changement de position que l'on imprime au fœtus qui s'est spontanément placé en présentation atypique, afin de faciliter le déroulement de l'accouchement en rétablissant une position fœtale normale. Suivant la partie du fœtus que l'on amène vers le petit bassin, on distingue la version céphalique (tête) et la version podalique (pieds). La version peut être réalisée en déplaçant le fœtus par des pressions sur la paroi abdominale (version par manœuvres externes) ou en saisissant avec la main introduite dans l'utérus la partie que l'on veut amener vers le bas (version par manœuvres internes). Ces deux méthodes peuvent être combinées (version mixte ou bipolaire). **2.** En ophtalmologie, mouvement conjugué des yeux dont les axes restent parallèles.

Vertebra plana Nécrose aseptique d'une vertèbre sans atteinte discale, rare, survenant dans l'enfance, d'origine inconnue et se manifestant par un aplatissement de la vertèbre concernée et une condensation radiologique.

vertèbre n.f. Chacun des os courts qui composent la colonne vertébrale. Les vertèbres sont au nombre de 32 ou 33 chez l'homme : 7 vertèbres cervicales, 12 vertèbres dorsales, 5 vertèbres lombaires, 5 vertèbres sacrées (soudées en un os unique, le sacrum), 3 ou 4 vertèbres coccygiennes (soudées en un os unique, le coccyx). Chaque vertèbre comporte une partie antérieure, le corps, et une partie postérieure, l'arc postérieur, entre lesquelles se trouve un canal, le canal rachidien, qui contient la moelle épinière et les racines nerveuses rachidiennes.

vertébrobasilaire adj. Qui concerne le territoire irrigué par les artères vertébrales et le tronc basilaire. ***Insuffisance vertébrobasilaire,*** déficit d'irrigation de la partie postérieure de l'encéphale et du tronc cérébral, lié à des lésions sténosantes ou obstructives des artères vertébrales et/ou du tronc basilaire. Les troubles fonctionnels sont très variés : céphalée occipitale, vertiges, troubles visuels, dérobement des jambes avec chute, etc. L'évolution chronique est la règle. Une complication aiguë ischémique (ramollissement) est possible.

vertébrothérapie n.f. Traitement au moyen de manipulations vertébrales (tractions, torsions) de certaines douleurs d'origine rachidienne (névralgies cervicobrachiales, lombosciatiques, etc.).

vertex n.m. Point le plus élevé de la voûte du crâne.

vertige n.m. Sensation de déplacement rotatoire des objets environnants par rapport au corps ou inversement. Il est lié à des atteintes du système vestibulaire (vestibule de l'oreille interne et ses voies nerveuses).

Veru montanum Saillie longitudinale de la paroi postérieure de l'urètre prostatique où s'abouchent les canaux éjaculateurs.

vésical, e, aux adj. Qui concerne la vessie.

vésicule n.f. **1.** En anatomie, organe ayant la forme d'un petit sac. ***Vésicule biliaire,*** réservoir dans lequel la bile s'accumule dans l'intervalle des périodes digestives. Elle est située à la face inférieure du foie. Elle est reliée à la voie biliaire principale par le canal cystique. Elle peut être le siège de concrétions calculeuses qui constituent la lithiase biliaire. ***Vésicule porcelaine,*** vésicule biliaire à la paroi infiltrée, calcifiée et fibreuse, traduisant une cholécystite chronique, le plus souvent associée à une lithiase vésiculaire, et prédisposant à un cancer de la vésicule biliaire. ***Vésicule séminale,*** chacun des deux petits organes en forme de sac situés en arrière de la vessie, à la face supérieure de la prostate. Le liquide spermatique élaboré par le testicule y est stocké et dilué avant l'éjaculation. Le canal excréteur des vésicules séminales s'unit avec le canal déférent pour former, de chaque côté, le canal éjaculateur qui débouche dans l'urètre prostatique, au niveau du *Veru montanum.* **2.** En dermatologie, éruption cutanée formée par un soulèvement de l'épiderme contenant une sérosité claire et transparente. ***Vésicule synaptique,*** petite vésicule située au niveau des terminaisons nerveuses, contenant le neuromédiateur, permettant la transmission de l'influx nerveux lorsque leur contenu est libéré dans la fente synaptique.

vésiculite n.f. Inflammation chronique ou aiguë des vésicules séminales.

vésiculodéférentographie n.f. Examen radiographique des vésicules séminales et des canaux déférents après injection dans leur lumière d'un produit de contraste opaque aux rayons X.

vésiculographie n.f. Examen radiographique des vésicules séminales après injection dans leur lumière d'un produit de contraste opaque aux rayons X.

vésiculotomie n.f. Incision des vésicules séminales.

vespertilio n.m. Éruption sur le visage formant une aile de papillon ou un masque de loup à partir du nez. Caractéristique du lupus érythémateux, il s'observe également en cas de dermatomyosite ou de sarcoïdose.

vessie n.f. Réservoir musculomembraneux dans lequel l'urine s'accumule dans l'intervalle des mictions. La vessie est située dans la partie antérieure du petit bassin. Elle reçoit les deux uretères et donne naissance à l'urètre.

vestibulaire adj. Relatif au vestibule de l'oreille interne. Ex. : *nerf vestibulaire.* ***Syndrome vestibulaire,*** ensemble des troubles provoqués par une altération des voies vestibulaires. Il se caractérise par des vertiges, des troubles de l'équilibre, un nystagmus et des troubles de la réflectivité vestibulaire. Il peut être dû à une atteinte du labyrinthe ou du nerf vestibulaire (syndrome vestibulaire périphérique), à une atteinte des noyaux vestibulaires du bulbe ou de leurs voies efférentes (syndrome vestibulaire central) ou à une atteinte mixte.

vestibule n.m. Espace donnant accès dans une cavité. ***Vestibule buccal,*** zone de la bouche comprise entre les joues, les lèvres et les gencives. ***Vestibule labyrinthique,*** partie du labyrinthe osseux qui communique en dedans avec la cochlée et en dehors avec l'oreille moyenne qui contient la chaîne des osselets. Le vestibule est séparé de l'oreille moyenne par les fenêtres ronde et ovale. Il contient l'utricule et le saccule. ***Vestibule vaginal,*** espace compris entre la vulve en bas et l'hymen en haut. Il donne accès à la cavité vaginale qui s'ouvre au fond du vestibule.

vestibulocochléaire adj. ***Nerf vestibulocochléaire***, nerf de l'audition et de l'équilibration correspondant à la 8e paire de nerfs crâniens. SYN. *nerf auditif.*

V.G.M. n.m. (Abréviation de *volume globulaire moyen*) Rapport entre l'hématocrite et le nombre d'hématies par millimètre cube, normalement compris entre 85 et 95 μm^3. L'augmentation de ce rapport, au-delà de 100 μm^3, est une macrocytose, et sa diminution en deçà de 80 μm^3, est une microcytose.

viabilité n.f. Caractère des organismes aptes à vivre et, plus particulièrement, état d'un fœtus qui peut vivre.

viable adj. Apte à vivre.

Viagra® Médicament traitant les troubles de l'érection. Sildénafil en D.C.I.

Vibramycine® Antibiotique de la famille des tétracyclines de seconde génération. Doxycycline en D.C.I.

vibration n.f. ***Vibrations vocales,*** vibrations normalement perçues à la palpation de la cage thoracique (les deux mains posées à plat sur la face postérieure du thorax) et traduisant la conduction de la voix par la structure aérique normale du poumon. Elles sont recherchées en demandant au patient de dire 33. Elles sont diminuées, voire abolies, en cas d'épanchement pleural (pleurésie, pneumothorax) et augmentées en cas de condensation pulmonaire parenchymateuse (pneumopathie par exemple). La modification des vibrations vocales est jugée en comparant les deux côtés.

vibrio n.m. Bactérie Gram négatif, de forme incurvée, dont la famille comprend notamment *Vibrio cholerae.*

vibrisse n.f. Poil situé à l'intérieur des narines.

vicariant, e adj. Se dit d'un organe qui supplée, par son propre fonctionnement, à l'insuffisance fonctionnelle d'un autre organe.

Victan® Psychotrope de la famille des benzodiazépines, de demi-vie longue de 77 heures. Loflazépate d'éthyle en D.C.I.

vidange n.f. ***Vidange gastrique,*** évacuation de l'estomac après un repas. Sa vitesse dépend notamment de la teneur en graisses du repas (les repas gras sont évacués plus lentement). Elle peut être ralentie ou accélérée par certains médicaments.

vidarabine n.f. Antiviral réservé aux hôpitaux et administré par voie générale intramusculaire (deux injections à 12 heures d'intervalle à pleine dose pendant 5 jours, puis par demi-doses pendant 23 jours) dans le traitement de l'hépatite chronique B active ayant une activité histologique et une réplication sanguine. Elle se présente également sous forme de gel à 10 % pour une application locale dans le traitement précoce des poussées d'herpès génital (action modérée, 4 applications par jour pendant 7 jours), et sous forme de pommade ophtalmique à 3 %. Elle est commercialisée sous les noms de Vira-A® et Vira-MP®.

Videx® Antiviral inhibiteur de la transcriptase inverse du V.I.H., administré par voie orale, à jeun en deux prises, en association avec d'autres antiviraux dans les infections par le V.I.H. avancées ou évolutives. Il peut provoquer une pancréatite parfois grave, des neuropathies périphériques, une cytolyse hépatique (se traduisant par une augmentation des transaminases), des diarrhées, etc. Didanosine ou ddI en D.C.I.

Vidora® Médicament utilisé dans le traitement de fond des crises de migraine, comportant un risque de somnolence transitoire. Indoramine en D.C.I.

vigabatrin n.m. Médicament antiépileptique, commercialisé sous le nom de Sabril®.

vigilance n.f. État de conscience normal permettant au cerveau de percevoir des stimulus même minimes, de les analyser et d'apporter une réaction adaptée. Un trouble de la vigilance peut se traduire par une somnolence et un manque d'attention, et peut résulter d'effets secondaires de médicaments ou de pathologies du système nerveux central.

V.I.H. n.m. (Abréviation de *virus de l'immunodéficience humaine*) Rétrovirus responsable du sida, transmis par voie sanguine ou sexuelle.

Villaret (syndrome de) Paralysie périphérique due à une atteinte des nerfs hypoglosse, glossopharyngien, pneumogastrique et spinal (IX, X, XI, XII), accompagnée du syndrome de Claude Bernard-Horner. Cette paralysie est caractéristique d'une atteinte du ganglion cervical supérieur due à une pathologie de l'espace sous-parotidien (tumeur de la parotide, du glomus carotidien, adénopathie métastatique ou tuberculeuse).

villeux, euse adj. Dont la surface présente de petites saillies lui donnant un aspect velu.

villosité n.f. Chacune des petites saillies filiformes couvrant certaines surfaces auxquelles elles donnent un aspect velu et qui tapissent, notamment, la lumière de l'intestin grêle.

vinblastine n.f. Médicament de chimiothérapie, commercialisé sous le nom de Velbé®.

Vincent (angine de) Infection bactérienne amygdalienne unilatérale, peu douloureuse, se présentant sous la forme d'une ulcération recouverte d'un exsudat jaunâtre. L'infection est due à une association des germes anaérobies *Fusobacterium* et spirochète. Elle est souvent associée à une stomatite ulcéronécrotique. Le traitement antibiotique par pénicilline est rarement efficace. SYN. *angine ulcéromembraneuse.*

vincristine n.f. Poison du fuseau, utilisé en monothérapie dans le traitement des leucémies aiguës et du purpura thrombopénique idiopathique résistant aux autres traitements, et en polychimiothérapie dans la maladie de Hodgkin. Il est commercialisé sous le nom d'Oncovin®.

vindésine n.f. Poison du fuseau, de la classe des alcaloïdes de la pervenche, administré par voie intraveineuse. Elle est utilisée en association avec d'autres produits de chimiothérapie dans le traitement des leucémies lymphoblastiques aiguës (L.L.A.), des lymphomes et, en seconde ligne, dans les cancers bronchiques, O.R.L., du sein et de l'œsophage. Il existe un risque d'inflammation, voire de nécrose locale en cas d'extravasation sous-cutanée, ainsi qu'un risque de bronchospasme en cas d'association avec la Mitomycine C® et de toxicité neurologique à type neuropathie périphérique sensitive, parfois algique ou motrice. Elle est commercialisée sous le nom de Eldisine®.

viol n.m. Rapport sexuel sous la contrainte physique ou morale, généralement avec violence.

V.I.P. (Abréviation de *vasoactive intestinal peptide*) Polypeptide présent dans le tube digestif, neurotransmetteur, vasodilatateur, régulateur de la motricité digestive et des sécrétions gastriques, pancréatiques et intestinales.

vipome n.m. Tumeur rare, le plus souvent développée sur le pancréas et sécrétant en abondance du V.I.P. Il se traduit par une diarrhée aqueuse profuse entraînant des troubles hydroélectrolytiques, une hypokaliémie et une achlorhydrie gastrique.

Viraféron® Interféron alpha-2b humain recombinant (obtenu par génie génétique), nom commercial de l'Introna® (délivré par les pharmacies hospitalières). Il est utilisé dans le traitement de l'hépatite chronique C active, à raison de 3 millions d'unités sous-cutanées trois fois par semaine. Il peut se présenter sous forme de stylo facilitant son administration et est généralement associé au Rébétol®. On le remplace actuellement par la forme retard

(Viraféron Peg®), plus efficace et que l'on administre par voie sous-cutanée une fois par semaine. Il présente un risque de syndrome grippal pendant 72 heures, atténué par une adjonction systématique de paracétamol, et s'atténuant au bout d'un mois. Il existe des risques de neutropénie, de thrombopénie, de diabète, de dysthyroïdie et d'apparition de troubles psychiatriques (tendance suicidaire).

Vira-MP® Médicament antiviral. Vidarabine en D.C.I.

Viramune® Antiviral inhibiteur de la transcriptase inverse du V.I.H., administré par voie orale en association thérapeutique avec d'autres antiviraux lors d'infections à V.I.H. avancées ou évolutives. Névirapine en D.C.I.

Virchow (cellule de) Macrophage de grande taille, vacuolisé au sein d'un granulome, contenant des bacilles acidorésistants de Hansen en amas (globus), et observé sur des biopsies cutanées de patient atteints de la lèpre.

virémie n.f. **1.** Dosage biologique quantitatif ou qualitatif de virus plasmatique, souvent effectué par P.C.R., utilisé notamment pour la détection du virus de l'hépatite B, C ou du V.I.H. **2.** Présence d'un virus dans le sang.

virginité n.f. État d'une femme n'ayant pas eu de rapport sexuel par pénétration vaginale (hymen intact et non dilatable).

virilisation n.f. Apparition de signes de masculinisation chez un individu de sexe féminin : distribution masculine de la pilosité, modification de la voix, hypertrophie clitoridienne, aménorrhée, adiposité avec vergetures, psychisme de type masculin, etc. Ce syndrome est dû à une hypersécrétion d'androgènes qui peut être en rapport avec une tumeur de la glande surrénale ou de l'ovaire.

virilisme n.m. Syndrome observé chez la femme après la puberté et caractérisé par l'apparition de caractères sexuels secondaires de type masculin (voir aussi *virilisation*). Il est dû en général à une tumeur maligne de la surrénale aboutissant à la mort en quelques mois. Plus rarement, il s'agit d'une lésion bénigne de la surrénale (adénome, hyperplasie congénitale), d'un adénome basophile de l'hypophyse ou d'une tumeur ovarienne.

virion n.m. Virus ayant atteint un stade de développement complet lors de la multiplication virale.

Virlix® Antihistaminique non sédatif, agissant au niveau des récepteurs histaminergiques de type H1, et utilisé dans le traitement symptomatique des dermatoses allergiques ou prurigineuses. Il est également commercialisé sous le nom de Zyrtec®. Cétirizine en D.C.I.

virologie n.f. Étude des virus, de leur structure, de leur pathogénie et de l'épidémiologie des maladies dont ils sont responsables.

Virophta® Antiviral local sous forme de collyre, utilisé dans le traitement des kératites herpétiques. Il est également commercialisé sous le nom de Triherpine®. Trifluridine en D.C.I.

virose n.f. Infection par un virus, quel qu'en soit le type.

virulence n.f. Action pathogène et pouvoir de multiplication dans l'organisme d'une particule infectante (virale, bactérienne ou parasitaire).

virus n.m. Particule infectante de très petite taille, constituée d'un seul A.D.N. ou A.R.N. en association avec des protéines de structure. Les virus pénètrent dans les cellules et utilisent leur matériel pour se reproduire, puis les détruire ou y demeurer de façon chronique en intégrant même parfois leur génome.

vis n.f. Matériel orthopédique permettant la fixation de plaque ou l'immobilisation d'un foyer de fracture.

Viscéralgine® Antispasmodique anticholinergique, administré par voie intraveineuse ou orale. Associé à la noramidopyrine, il est commercialisé sous le nom de Viscéralgine forte® et présente alors un risque d'agranulocytose. Tiémonium en D.C.I.

viscère n.m. Organe contenu dans les grandes cavités (abdomen, thorax, crâne) de l'organisme. Le cerveau, le foie, les reins, le tube digestif, etc. sont des viscères.

viscosité n.f. **1.** Résistance à l'écoulement d'un fluide. **2.** En psychiatrie, ralentissement des fonctions psychiques.

vision n.f. **1.** Perception par l'organe de la vue. **2.** Hallucination visuelle.

Visken® Bêtabloquant non cardiosélectif, à élimination hépatique et rénale. Pindolol en D.C.I.

vissage n.m. Procédé de contention chirurgicale des fractures obliques ou spiroïdes, par mise en place d'une ou plusieurs vis.

Vitabact® Collyre antiseptique sans vasoconstricteur. Picloxydine en D.C.I.

vitamine n.f. Substance indispensable à la vie. Les vitamines, présentes en faible quantité dans l'organisme, sont apportées par une source extérieure (alimentation équilibrée et effet du rayonnement solaire). Elles permettent une croissance normale et harmonieuse. ***Vitamine A,*** vitamine liposoluble, dont la forme A1 prédomine chez les animaux supérieurs et la forme A2 est abondante dans le foie des poissons. Elle est utilisée par l'organisme pour former la rhodopsine. Sa carence se manifeste par des troubles de la vision nocturne et une épidermisation de la conjonctive et de la cornée. ***Vitamine B1,*** vitamine hydrosoluble, abondante dans le foie et les écorces de certaines céréales comme le riz. Elle est commercialisée sous les noms de Bévitine® et Bénerva®. Elle est administrée par voie orale ou intramusculaire à titre préventif ou curatif de carence en thiamine, notamment dans les polynévrites, le syndrome de Gayet-Wernicke, les cardiomyopathies, le béribéri. On la prescrit également en cas de malabsorption, d'éthylisme chronique ou de nutrition parentérale. SYN. *thiamine.* ***Vitamine B2,*** vitamine hydrosoluble, abondante dans les céréales. Elle peut être administrée par voie orale (Béflavine®) ou par injection (riboflavine injectable). On la prescrit dans le traitement de l'acné, de la perlèche, de la glossite et de la kératite évoquant une carence en vitamine B2. SYN. *riboflavine.* ***Vitamine B5,*** vitamine commercialisée sous le nom de Bépanthène® oral ou injectable, proposée dans le traitement de la chute de cheveux, de troubles trophiques des ongles et de troubles cutanés. Dexpanthénol en D.C.I. ***Vitamine B6,*** vitamine hydrosoluble dont la carence se manifeste par des symptômes cutanés, digestifs, une anémie, des polynévrites, des convulsions. Elle est commercialisée sous le nom de Bécilan® et est administrée par voie orale ou injectable. Elle est utilisée dans le traitement et la prévention de carence en vitamine B6 lors de la prescription de D-pénicillamine et d'isoniazide. Pyridoxine en D.C.I. ***Vitamine B12,*** vitamine hydrosoluble, absorbée au niveau iléal grâce au facteur intrinsèque produit par l'estomac. Les carences en vitamine B12 peuvent être consécutives à une malabsorption dans la maladie de Biermer, les gastrectomies, les maladies inflammatoires de l'intestin grêle. Elle peut être prescrite dans certains cas d'anémie. Elle est commercialisée sous les noms de Cyanocobalamine®, Dodecavit® (hydroxocobalamine), et Vibalgan®. ***Vitamine C,*** vitamine hydrosoluble, intervenant dans les réactions d'oxydoréduction, dans le métabolisme de l'acide folique et la biosynthèse du collagène. SYN. *acide ascorbique.* ***Vitamine D,*** **1.** Forme de cholécalciférol (vitamine D3 ou naturelle), commercialisée sous les noms de Adrigyl®, Auxergyl D3®, Uvedose® et vitamine D3 B.O.N.®. **2.** Forme d'ergocalciférol (vitamine D2), commercialisée sous les noms de Stérogyl®, Zyma-D2® et Uvestérol® et utilisée dans le traitement préventif et curatif du rachitisme. **3.** Forme de dérivés hydroxylés de la vitamine D, commercialisée sous les noms de Dédrogyl®, Rocaltrol® et Un-alpha®, utilisée dans l'hypoparathyroïdie, l'ostéodystrophie rénale et l'hémodialyse. ***Vitamine E,*** vitamine liposoluble, abondante dans les légumes verts, présentant une activité antioxydante et dont la carence se manifeste par une ataxie. Elle est utilisée comme hypolipémiant en cas d'hypercholestérolémie. Elle est commercialisée sous le nom de Toco 500®, Tocomine®, Ephynal® et Tocalfa®. Tocophérol en D.C.I. ***Vitamine F,*** acide gras indispensable, ne pouvant être synthétisé par l'organisme. ***Vitamine K,*** vitamine liposoluble, abondante dans les légumes verts, produite également par la flore intestinale, et permettant la synthèse hépatique de facteurs de la coagulation vitamine K dépendante (X, VII, IX, II). La vitamine K est prescrite en cas de carence due à une cholestase chronique, une malabsorption ou la prise de certains médicaments. On l'utilise également en prévention de l'hémorragie du nouveau-né, comme antidote des anti-vitamine K. Elle est administrée par voie orale ou parentérale (intraveineuse ou musculaire). ***Vitamine PP,*** vitamine utilisée en supplémentation de carence en vitamine B, en cas de pellagre due à un éthylisme chronique, notamment responsable de troubles cutanés (fragilité capillaire). SYN. *nicotinamide, acide nicotinique, vitamine B3.*

Vitamine A collyre® Collyre cicatrisant. Rétinol en D.C.I.

vitesse n.f. ***Vitesse de sédimentation globulaire,*** mesure en millimètres de la hauteur d'un précipité d'hématies au bout de 1 et de 2 heures, dans un tube rempli de sang rendu incoagulable. La vitesse de sédimentation augmente notamment avec l'âge, en cas de syndromes inflammatoires et d'anémie. ABRÉV. *V.S.*

vitiligo n.m. Lésion cutanée non pigmentée, cernée d'un liseré hyperpigmenté.

vitré n.m. Partie de l'œil située entre le cristallin et la rétine, constituée d'une trame collagène avec une humeur vitrée de consistance gélatineuse, transparente.

vitrectomie n.f. Ablation chirurgicale du corps vitré.

Vitrimix® Produit de nutrition parentérale, contenant un mélange de lipides, glucides et protides. Il est administré principalement par un cathéter central.

vitropression n.f. Pression exercée sur une lésion cutanée érythémateuse à l'aide d'un verre, et permettant d'affirmer la nature purpurique d'une lésion, les purpuras ne disparaissant pas au cours du test.

Vivalan® Psychotrope antidépresseur, utilisé dans les états dépressifs de patients parkinsoniens. Viloxazine en D.C.I.

viviparité n.f. Mode de développement embryonnaire et fœtal avec échange mère-fœtus par le placenta.

V.L.D.L. (Abréviation anglaise de *very low density lipoprotein*) Lipoprotéine de très bas poids moléculaire.

V.M.A. (Abréviation anglaise de *vanylmandelic acid*) Synonyme d'*acide* vanylmandélique.*

Vogalène® Antiémétisant administré par voie orale ou injectable. Métopimazine en D.C.I.

Vogel-Minning (réaction de) Test biologique de diagnostic de schistosomiases.

Vogt (syndrome de) Syndrome familial du nourrisson caractérisé par l'association d'un syndrome extrapyramidal, de mouvements de chorée, d'une dysphonie et d'une dysarthrie.

Vogt-Koyanagi (maladie de) Maladie associant une uvéite, une encépha-

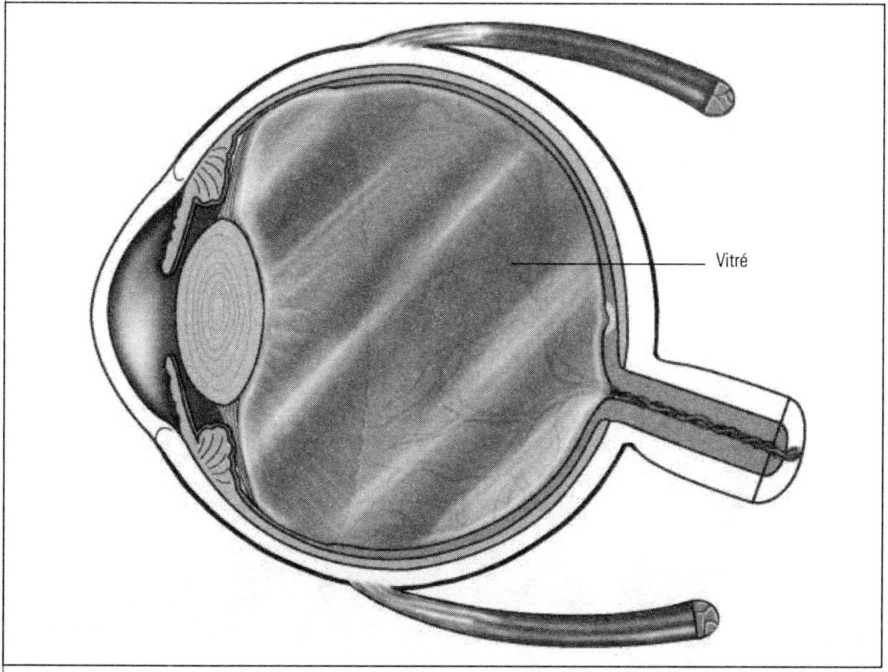

Coupe sagittale d'un œil.

lite, une hypoacousie et un vitiligo, et comportant un risque de séquelles oculaires.

voile n.m. ***Voile noir,*** trouble visuel ressenti lors d'accélérations brutales et intenses, notamment chez les pilotes ou les astronautes, et se manifestant par une cécité transitoire précédant généralement une perte de connaissance.

voix n.f. Ensemble des sons émis par l'être humain grâce aux cordes vocales ; organe de la parole, du chant. L'ensemble des phénomènes qui aboutissent à l'émission de la voix constitue la phonation. Les sons sont formés par la vibration des cordes vocales, transformés lors de la traversée des cavités aériennes du larynx et du pharynx et articulés en syllabes et mots au niveau de la langue et du palais.

vol n.m. ***Vol artériel,*** voir *hémodétournement.* ***Vol sous-clavier,*** voir *sous-clavière voleuse.*

vol(o)- Qui a rapport aux volumes. Ex. : *volémie, volorécepteur.*

volémie n.f. Volume total du sang, incluant le plasma et les éléments figurés. Il comprend le volume du sang circulant et celui immobilisé dans les réservoirs sanguins. Le volume du sang circulant est de 5 litres environ, comprenant 56 % de plasma et 44 % d'éléments figurés.

volet n.m. ***Volet costal,*** portion de la paroi thoracique rendue mobile à la suite de fractures doubles de plusieurs côtes. Cette zone est désolidarisée du reste de la paroi thoracique lors des mouvements respiratoires : elle s'enfonce dans le thorax à l'inspiration et fait saillie à l'expiration (respiration paradoxale).

Volkmann (syndrome de) Rétraction des muscles fléchisseurs de l'avant-bras, de la main et des doigts entraînant une déformation de la main (fléchie sur l'avant-bras, doigts repliés dans la paume) qui la rend totalement inutilisable. Le syndrome de Volkmann résulte d'une ischémie suivie de nécrose, de sclérose et de rétraction des muscles de la loge antérieure de l'avant-bras. Plus fréquent chez l'enfant, il est observé dans les suites des fractures de la région du coude, lorsque survient un spasme artériel ou un hématome compressif de l'avant-bras.

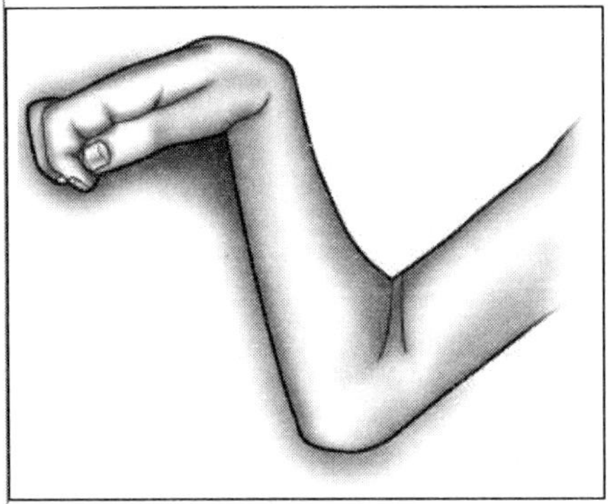

Syndrome de Volkmann.
Position de l'avant-bras et de la main.

volorécepteur n.m. Zone de l'appareil circulatoire sensible aux variations du volume sanguin circulant (oreillette droite, bifurcation carotidienne, etc.).

Voltarène® Anti-inflammatoire non stéroïdien, administré par voie orale, intramusculaire ou rectale. Il est également commercialisé sous les noms de Voldal® et Xenid®. Diclofénac en D.C.I.

volume n.m. ***Volume courant,*** quantité d'air entrant et sortant des poumons lors d'un mouvement respiratoire normal (normale : 500 ml environ). ***Volume expiratoire maximal seconde,*** voir *V.E.M.S.* ***Volume globulaire moyen,*** voir *V.G.M.* ***Volume pulmonaire total,*** voir *capacités* pulmonaires.* ***Volume de réserve expiratoire,*** quantité d'air supplémentaire qu'il est possible de rejeter après une expiration normale, par une expiration forcée (normale : 750 ml chez la femme, 1 300 ml chez l'homme). ***Volume de réserve inspiratoire,*** quantité d'air supplémentaire qu'il est possible de faire pénétrer dans les poumons après une inspiration normale, par une inspiration forcée (normale : 1 900 ml chez la femme, 2 500 ml chez l'homme). ***Volume résiduel,*** volume d'air qui reste dans les poumons après une expiration forcée (normale : 1 400 ml environ dans les deux sexes). ***Volume sanguin,*** voir *volémie.*

volv– Élément du latin *volvere,* « rouler ». Ex. : *volvulus.*

volvulé, e adj. Atteint d'un volvulus. Ex. : *organe volvulé.*

volvulus n.m. Torsion d'un organe mobile sur son axe. Le volvulus de l'intestin entraîne une occlusion intestinale, quel que soit le siège du volvulus. L'évolution spontanée du volvulus se fait vers la nécrose de l'organe volvulé. En conséquence, cet accident nécessite un traitement chirurgical d'urgence.

vomer n.m. Os impair, médian, entrant dans la constitution de la cloison médiane des fosses nasales.

vomique n.f. Expectoration par les bronches, la trachée, le larynx, puis la bouche d'une quantité abondante de liquide (sérosité, sang ou pus) provenant d'une cavité thoracique qui s'est ouverte spontanément dans une bronche où elle a vidé plus ou moins complètement son contenu. Le terme de *vomique* a été donné à ce phénomène en raison de l'abondance de l'écoulement, qui le fait ressembler à un vomissement.

vomissement n.m. Rejet par la bouche du contenu de l'estomac.

vomitif, ive adj. Qui provoque un vomissement.

vomito negro n.m. Abondant vomissement de sang noir, digéré, dû à des ulcères gas-

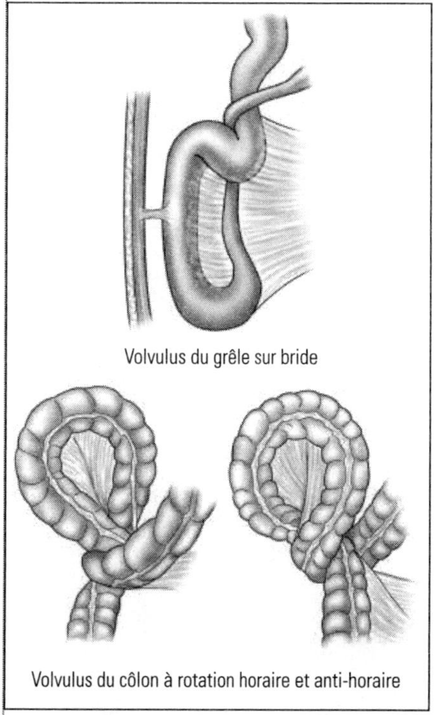

Volvulus intestinal.

troduodénaux aigus, consécutifs à une appendicite gangreneuse.

voyeurisme n.m. Tendance morbide à prendre plaisir à l'observation, le plus souvent à leur insu, de l'intimité ou de rapports sexuels d'autres personnes.

V.R.E. n.m. Abréviation de *volume* de réserve expiratoire.*

V.R.I. n.m. Abréviation de *volume* de réserve inspiratoire.*

V.S. n.f. Abréviation de *vitesse* de sédimentation.*

vultueux, euse adj. Se dit de la face rouge, congestive, gonflée.

vulve n.f. Ensemble des organes génitaux externes de la femme, comprenant les grandes et les petites lèvres, le clitoris et le vestibule vaginal.

vulvectomie n.f. Ablation chirurgicale totale ou partielle de la vulve.

vulviforme adj. Qui a l'aspect de la vulve.

vulvite n.f. Inflammation d'un ou plusieurs des éléments constituant la vulve.

vulvovaginite n.f. Inflammation de la vulve et du vagin entraînant essentiellement une hypersécrétion de la muqueuse. Elle s'accompagne souvent d'urétrite.

V.Z.V. n.m. (Abréviation de *varicelle zona virus*) Virus responsable de la varicelle, restant quiescent dans l'organisme, mais pouvant se réactiver et provoquer un zona.

Waaler-Rose (réaction de) Examen immunologique qui permet de détecter le facteur rhumatoïde dans le sérum par une réaction d'agglutination d'hématies de mouton.

Waardenburg (syndrome de) Maladie héréditaire autosomique dominante qui se manifeste par des plaques cutanées dépigmentées sur la face antérieure du thorax et des membres, mais épargnant les extrémités. Dû à une hypomélanose, il s'accompagne d'une mèche blanche frontale, une surdité de perception, une dysmorphie faciale avec hypertélorisme et des malformations oculaires localisées à l'iris.

Wada (test de) Test clinique qui consiste à administrer de l'amytal dans une carotide, pour suspendre le fonctionnement d'un hémisphère cérébral en vue de tester l'autre, et étudier son rôle dans le langage.

Wagner (dystrophie de) Maladie oculaire héréditaire autosomique dominante, caractérisée par une dystrophie de la rétine et de la trame collagène du vitré, prédisposant au décollement de rétine.

Wahl (signe de von) Météorisme abdominal localisé, observé au stade initial de l'occlusion intestinale aiguë et lié à la distension de l'anse intestinale sus-jacente à l'obstacle. Cette anse est palpable.

Wahl (triade de von) Triade caractérisant les anses intestinales volvulées et associant une résistance élastique particulière à la palpation, un tympanisme élevé à la percussion et une immobilité totale sans aucune ondulation péristaltique visible à l'inspection.

W.A.I.S. (Abréviation anglaise de *Wechsler adult intelligence scale*) Voir *Wechsler-Bellevue.*

Waldenström (maladie de ou macroglobulinémie de) Prolifération néoplasique d'une souche de lymphocyte B responsable d'une sécrétion monoclonale d'IgM, mise en évidence par immunoélectrophorèse des protides sanguins, qui survient généralement après 40 ans. Elle prédomine chez l'homme et il en existe des formes familiales. Elle se manifeste principalement par une asthénie, un amaigrissement parfois majeur, une hépatosplénomégalie, des adénopathies, une hyperviscosité sanguine avec hémorragies (épistaxis ou purpura au cours d'extractions dentaires), une amblyopie, des céphalées, des signes neurologiques (confusion, surdité), une protéinurie et une anémie modérée. On observe au myélogramme une prolifération lymphoïde parfois associée à un lymphome, une amylose ou un cancer. Le traitement repose sur la plasmaphérèse, la corticothérapie, la monochimiothérapie orale par chlorambucyl ou cyclophosphamide. La survie moyenne est de 3 à 10 ans avec des risques de complications infectieuses et de transformation en lymphome.

Waldenström (purpura de) Purpura chronique d'origine auto-immune, évoluant par poussées, prédominant aux membres inférieurs et s'accompagnant d'une accélération de la vitesse de sédimentation et d'une hyperglobulinémie polyclonale bénigne. Il accompagne parfois d'autres maladies auto-immunes (thyroïdite, anémie, hépatite ou syndrome de Sjögren) ou peut être idiopathique et isolé.

Waldeyer (anneau de) Ensemble de formations lymphoïdes, amygdaliennes, pharyngées, laryngées et linguales, drainées vers des ganglions cervicaux, ayant pour rôle la défense immunitaire de l'organisme contre les germes pénétrant par la bouche et le nez.

Waldmann (maladie de) Maladie héréditaire caractérisée par une malformation lymphatique responsable d'une surpression dans le système lymphatique intestinal, de lymphangiectasies intestinales, et d'une entéropathie exsudative qui ne peut être drainée correctement vers le canal thoracique. Elle se manifeste dès l'enfance par des œdèmes parfois associés à des épanchements chyleux péritonéaux, péricardiques ou pleuraux, voire une anasarque, des diarrhées avec stéatorrhée, des douleurs abdominales et un retard de croissance. Biologiquement, on retrouve une hypoprotidémie parfois profonde, une hypocalcémie et une lymphopénie. Le diagnostic est affirmé par lymphographie. Elle impose un régime riche en triglycérides à chaînes moyennes et pauvre en triglycérides à chaînes longues, ainsi qu'un acte chirurgical de résection des zones intestinales les plus atteintes. Elle présente un risque de lymphome et de complications infectieuses. SYN. *lymphangiectasie intestinale primitive.*

Wallace (règle des neuf de) Technique d'estimation du pourcentage de surface corporelle brûlée, sans tenir compte de la profondeur. Le pourcentage est de 9 % pour la tête, 9 % pour chaque membre supérieur, 18 % pour chaque face du tronc, 18 % pour chaque membre inférieur, 1 % pour les organes génitaux et 1 % pour la face palmaire des mains. Il faut hospitaliser le sujet quand la surface brûlée dépasse 15 % chez l'adulte, 10 % chez le sujet de plus de 60 ans ou l'enfant et 5 % chez le nourrisson.

Wallenberg (syndrome de) Syndrome alterne frappant le tronc cérébral, dû à une lésion bulbaire unilatérale d'origine ischémique (occlusion de l'artère vertébrale ou cérébelleuse). Il se manifeste du côté de la lésion par une paralysie du voile du palais, des troubles de la phonation et de la déglutition (risque de fausses routes graves), un déficit de la sensibilité faciale, un syndrome de Claude-Bernard Horner, un discret syndrome cérébelleux prédominant aux membres inférieurs, des vertiges et un nystagmus traduisant une atteinte des faisceaux vestibulaires. Du côté opposé à la lésion, on retrouve un déficit sensitif thermoalgique des membres, alors que la sensibilité de la face est préservée.

Wang (syndrome de) Maladie génétique due à la perte d'un bras du chromosome 18, se manifestant par une absence de développement intellectuel et un retard statural.

Wangensteen (méthode de) Traitement adjuvant des occlusions intestinales par

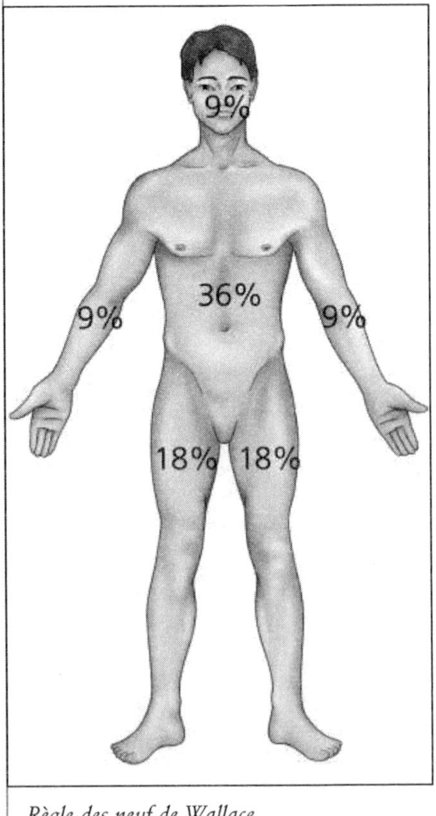

Règle des neuf de Wallace.

aspiration continue du tube digestif au moyen d'une sonde introduite jusque dans le duodénum.

Wangensteen (opération de) Résection du pôle supérieur de l'estomac avec rétablissement de la continuité par anastomose œsogastrique.

warfarine n.f. Anticoagulant de la famille des antivitamines K, administré par voie orale, d'action lente et durable, efficace à partir de 3 à 5 jours. D.C.I. de la Coumadine®.

Warren (opération de) Anastomose splénorénale veineuse terminolatérale entre la veine splénique et la veine rénale gauche, permettant de réduire l'hypertension portale au sein de varices œsophagiennes, tout en conservant un flux portal satisfaisant.

wash-out n.m. **1.** Période nécessaire à l'élimination d'un médicament, et qu'il faut laisser passer avant l'utilisation d'un autre médicament avec lequel il peut interagir. Il faut attendre le *wash-out* d'un médicament agoniste-antagoniste morphinique (comme le Temgesic®) avant l'utilisation de morphine pour que cette dernière soit efficace. **2.** Épreuve de rinçage pyélocalicélien pratiquée au cours d'une U.I.V. avec utilisation de Lasilix®, pratiquée dans le cadre d'un bilan d'hypertension artérielle et rénovasculaire.

Waterhouse-Friderichsen (syndrome de) Destruction des deux surrénales due à une hémorragie capsulaire bilatérale survenant en cas de purpura fulminans ou de septicémie à méningocoques, se manifestant par une insuffisance surrénale aiguë et principalement rencontrée chez l'enfant de moins de 5 ans.

Waters (incidence de) Synonyme de *incidence de Blondeau.*

Waterston (anastomose de) Intervention de chirurgie vasculaire qui consiste à pratiquer une anastomose latérolatérale entre l'aorte et l'artère pulmonaire pour améliorer l'oxygénation sanguine en cas de cardiopathie cyanogène par obstacle pulmonaire.

Weber (compas de) Compas dont les deux branches sont terminées par des pointes fines. Il est destiné à apprécier la sensibilité superficielle par la détermination de l'écartement minimal de ses branches qui permet de percevoir la sensation de deux piqûres; en dessous de l'écartement minimal, on ne perçoit qu'une seule piqûre.

Weber (épreuve de) Test clinique de comparaison entre la conduction osseuse et aérienne des sons qui permet de différencier les surdités de perception et de transmission. Il est effectué à l'aide d'un diapason posé sur l'os frontal, puis devant l'oreille.

Weber (réaction de) Test de détection de sang dans les selles, utilisant la teinture de gaïac.

Weber (syndrome de) Syndrome neurologique alterne dû à une atteinte du tronc cérébral et une lésion pédonculaire latérale, qui se manifeste du côté de la lésion par une paralysie du nerf oculaire commun (III) et du côté opposé par une hémiplégie.

Weber-Christian (maladie de) Maladie cutanée chronique qui survient principalement chez la femme de 30 à 50 ans et se manifeste par des éruptions hypodermiques inflammatoires (chaudes et rouges) récidivantes, sensibles, fermes, mal limitées, et des nouures, dues à la nécrose des adipocytes. Accompagnée de signes généraux comme la fièvre, une arthralgie et une asthénie, elle est surtout localisée au niveau des membres inférieurs et évolue en quelques semaines en constituant des cicatrices en forme de dépression cupuliforme par atrophie graisseuse. Il existe parfois des atteintes viscérales: péricardite, pleurésie digestives, ou ostéoarticulaires. Syn. *panniculite nodulaire fébrile non suppurative.*

Wechsler-Bellevue (test de) Test quantitatif d'évaluation des fonctions supérieures, utilisé chez l'adulte et comportant des épreuves verbales et non verbales. ABRÉV. anglaise *W.A.I.S.*

Wegener (granulomatose de) Angéite nécrosante rare, grave, d'évolution potentiellement mortelle, de localisation O.R.L. et pulmonaire, qui se manifeste par une rhinite, une otite, une sinusite chronique résistant aux traitements usuels, une rhinorrhée purulente parfois sanglante et des ulcérations nasales profondes. Elle s'accompagne d'opacités nodulaires pulmonaires évoluant vers des excavations et un syndrome interstitiel. L'atteinte rénale est tardive, inconstante mais sévère, et peut rapidement évoluer vers une glomérulonéphrite. Elle peut aussi être associée à des arthralgies, des myalgies, des atteintes oculaires (épisclérite avec risque de cécité), neurologiques (multinévrite), cutanées ou cardiaques. Le traitement par corticothérapie et immunosuppresseurs (cyclophosphamide), permet d'obtenir une rémission mais avec un risque de rechute.

Weichbrodt (réaction de) Test de laboratoire qui permet de diagnostiquer la trypanosomiase à partir d'un échantillon de liquide céphalorachidien.

Weil-Félix (réaction de) Voir sérodiagnostic de Félix et Weil.

Weiss (signe de) Contraction du muscle orbiculaire des paupières au cours de la percussion de l'angle externe de l'œil, caractérisant une hyperexcitabilité neuromusculaire.

Wellcoprim® Antibactérien urinaire, administré par voie orale, utilisé en cas de cystites non compliquées. Triméthoprime en D.C.I.

Wellvone® Antiparasitaire administré par voie orale au cours des repas pendant 21 jours, dans le traitement de pneumopathies à *Pneumocystis carinii.* Il est en cours d'évaluation en prévention de la toxoplasmose et de la pneumocystose au cours des infections par le V.I.H., et dans le paludisme résistant en association avec le proguanil. Atovaquone en D.C.I.

Wermer (syndrome de) Synonyme de *N.E.M. I.*

Werner (syndrome de) Maladie héréditaire autosomique récessive survenant chez le jeune adulte, caractérisée par l'association de plusieurs malformations, une sclérodermie atrophique, un nanisme sans retard mental et une sénilité précoce, un visage en tête d'oiseau, une cataracte bilatérale avec risque de cécité, parfois une ostéoporose précoce et un diabète.

Werner (test de) Test consistant à freiner la sécrétion de T.S.H. par administration d'hormone thyroïdienne T_3 pendant une semaine, et se traduisant normalement par une baisse de la T.S.H. En cas de maladie de Basedow, la TSH ne baisse pas, la thyroïde continuant une sécrétion autonome, indépendamment de la stimulation hypophysaire.

Wernicke (aphasie de) Trouble du langage dû à une atteinte temporale généralement secondaire à un accident vasculaire cérébral et lié à un trouble de la compréhension. Le patient s'exprime dans un jargon dont il n'est pas conscient.

Wernicke (paralysie pupillaire de) Abolition du réflexe photomoteur, la stimulation lumineuse de la rétine n'étant pas transmise au cerveau à cause d'une atteinte du nerf optique localisée au chiasma.

Wertheim (opération de) Colpohystérectomie élargie pour cancer utérin (cancer du col le plus souvent). Elle consiste à enlever en bloc l'utérus et ses annexes, le tiers supérieur, au moins, du vagin, les paramètres et les ganglions lymphatiques satellites des chaînes iliaques.

Wertheim-Schauta (opération de) Opération destinée à traiter un prolapsus utérin, comportant l'interposition de l'utérus, basculé en avant, entre le vagin et la vessie et sa fixation dans cette position, ainsi qu'une colpopérinéorraphie postérieure.

West (syndrome de) Encéphalopathie myoclonique du nourrisson, débutant avant l'âge d'un an et se manifestant par des crises de spasmes en flexion brefs, en salve de la tête et des membres, des anomalies caractéristiques à l'E.E.G., un retard de développement psychomoteur, une épilepsie séquellaire. Elle est soit primitive, soit secondaire à des lésions cérébrales. Le traitement par corticothérapie est efficace.

Western-Blot (réaction de) Examen de laboratoire permettant l'étude des protéines au moyen d'une séparation effectuée en électrophorèse, utilisé pour confirmer le test Elisa.

Westphal (maladie de) Maladie neurologique héréditaire autosomique dominante, qui se manifeste par des paralysies réversibles, localisées ou généralisées, et un risque de paralysie respiratoire. Elle évolue par crises déclenchées par l'absorption de sucre ou au cours d'un effort physique, et s'accompagne d'une hypokaliémie responsable du blocage de la transmission neuromusculaire. SYN. *paralysie périodique familiale.*

Westphal-Strümpell (pseudosclérose de) Forme neurologique de la maladie de Wilson, d'évolution lente. SYN. *dégénérescence hépatolenticulaire.*

Wharton (canal de) Canal excréteur de la glande sous-maxillaire qui s'abouche à la muqueuse buccale, dans le sillon gingivo-lingual, près du frein de la langue.

wheezing n.m. Bruit respiratoire anormal dû à l'existence d'un rétrécissement bronchique. Il est entendu aux deux temps de la respiration, parfois à distance. Son timbre est variable : sifflement, ronflement, bruit de râpe, etc.

Whipple (maladie de) Maladie de l'intestin grêle, rare, se manifestant par une diarrhée avec stéatorrhée, une entéropathie exsudative, des œdèmes causés par une hypoprotidémie, des douleurs abdominales, de la fièvre, des polyarthralgies, des adénopathies périphériques, une pigmentation cutanée et une masse mésentérique. Le diagnostic est confirmé par une biopsie duodénojéjunale mettant en évidence une infiltration de la paroi intestinale par des macrophages avec granulations P.A.S. positives, et des bacilles Gram positif. Elle peut se compliquer d'atteintes neurologiques ou endocardiques. Un traitement par antibiotiques (pénicilline, Bactrim®) de 1 à 2 ans permet la guérison, mais des risques de rechute persistent. SYN. *lipodystrophie intestinale.*

Whipple (triade de) Ancien terme désignant une association de signes neurologiques (confusion, déficit) due à une hypoglycémie et disparaissant après resucrage.

Whitaker (maladie de) Polyendocrinopathie de type 1, caractérisée par une insuffisance surrénale associée à une hypoparathyroïdie et parfois un hypogonadisme ou une hypothyroïdie.

Whitehead (opération de) Méthode de traitement chirurgical des hémorroïdes consistant à exciser un cylindre complet de muqueuse du canal anal après dilatation du sphincter anal.

Widal-Felix (sérodiagnostic de) Examen sanguin sérologique des fièvres typhoïdes et paratyphoïdes mettant en évidence des antigènes O (titre > 1/100e) et H (titre > 1/200e) et des salmonelles typhiques et paratyphiques par agglutination. Le test est positif à partir de 8 à 12 jours, confirmant le diagnostic *a posteriori*. Chez les sujets vaccinés, seule l'agglutination O a une valeur diagnostique.

Widmark (courbe de) Courbe d'évolution de l'alcoolémie dans le temps. Les valeurs augmentent jusqu'à 45 minutes après absorption, puis décroissent pour devenir nulles au bout de 6 heures.

Wiedemann (syndrome de) Ensemble de malformations observées en cas d'administration de thalidomide à la femme enceinte, et qui se traduisent chez le fœtus ou le nouveau-né par une surdité, des sténoses anorectales, la paralysie de nerfs crâniens, des atteintes rénales et cardiaques.

Wiedemann et Beckwith (syndrome de) Ensemble des malformations dues à un trouble de développement fœtal, associant une macroglossie, un gigantisme et une omphalocèle, avec parfois épisodes d'hypoglycémie.

Willebrand (facteur) Protéine plasmatique déclencheur de la coagulation, appelée cofacteur de la ristocétine, qui permet l'agrégation plaquettaire, et est associée au facteur VIII de la coagulation.

Willebrand (maladie de von) Manifestation du déficit en facteur Willebrand, d'origine génétique à transmission autosomique dominante, qui se manifeste par des hémorragies précoces au cours de l'enfance (ecchymoses, épistaxis, gingivorragie...), dues à un allongement du temps de saignement causé par une diminution de l'agrégation plaquettaire.

Willis (cercle de) Cercle artériel complet situé à la base du cerveau et formé par les anastomoses entre les branches terminales des deux artères carotides internes (artères cérébrales antérieures réunies par la communicante antérieure et artères cérébrales moyennes) et les branches terminales du tronc basilaire (artères cérébrales postérieures réunies aux artères cérébrales moyennes par les communicantes postérieures). On trouve aussi *hexagone ou polygone de Willis.*

Willis (nerf ophtalmique de) Branche du nerf trijumeau (V) assurant l'innervation sensitive de la partie supérieure de la face et se répartissant en trois rameaux (frontal, lacrymal, nasal).

Wilms (tumeur de) Tumeur maligne du rein (adénosarcome) observée uniquement chez les jeunes enfants et formée de cellules embryonnaires. Elle peut atteindre un volume considérable. Elle est sensible à la chimiothérapie et à la radiothérapie. Syn. *néphroblastome.*

Wilson (maladie de) Maladie métabolique héréditaire rare, autosomique récessive, caractérisée par une accumulation de cuivre au niveau hépatique. Elle peut se compliquer d'une hépatite aiguë ou d'une cirrhose, de troubles cérébraux (surtout au niveau des noyaux gris centraux) responsables d'un syndrome extrapyramidal parkinsonien ou de syndromes psychiatriques, d'anomalies de la cornée (anneau vert de Kayser-Fleisher à la lampe à fente), d'anémies hémolytiques aiguës d'apparition précoce, et d'atteintes rénales. Elle est due à un déficit en céruléoplasmine. La cuprurie augmente et la cuprémie est basse ou normale. Elle nécessite un traitement par chélateur du cuivre (D-pénicillamine).

Winslow (hiatus de) Orifice faisant communiquer le vestibule de l'arrière-cavité des épiploons avec la grande cavité péritonéale. Il est limité en avant par le pédicule hépatique, en haut par le foie, en bas par un repli péritonéal et en arrière par la veine cave inférieure.

Wirsung (canal de) Canal excréteur principal du pancréas s'abouchant dans la deuxième portion du duodénum par une partie dilatée commune avec le canal cholédoque, appelée ampoule de Vater.

wirsungographie n.f. Examen radiographique du canal de Wirsung après injection d'un produit de contraste opaque aux rayons X dans sa lumière. Cette opacification peut être effectuée par voie endoscopique, par injection rétrograde du produit de contraste après cathétérisme du canal ; elle peut être réalisée en cours d'intervention par ponction directe du canal lorsque celui-ci est dilaté.

wirsungo-jéjunostomie n.f. Anastomose latérale du canal de Wirsung à une anse jéjunale. Ce type de dérivation est effectué en cas de pancréatite chronique s'accompagnant d'une dilatation du canal.

wirsungorragie n.f. Hémorragie provenant du canal de Wirsung et s'extériorisant dans le duodénum par l'ampoule de Vater.

W.I.S.C. (Abréviation anglaise de *Wechsler Inteligence Scale for Children*) Technique standardisée de quantification des capacités intellectuelles d'un enfant.

Wiskott-Aldrich (syndrome de) Maladie héréditaire récessive liée au sexe (X), caractérisée par un déficit immunitaire mixte (déficit en IgM dans la moitié des cas), et se compliquant d'accidents infectieux, de thrombopénies responsables d'hémorragies sévères, d'eczéma chronique, avec risque d'évolution vers un lymphome. Le traitement peut reposer sur une injection de gammaglobulines ou une greffe de moelle.

Wolff (corps de) Ébauche du rein de l'embryon apparaissant entre la 4e et la 8e semaine et qui disparaît en donnant les conduits génitaux chez l'homme, et en ne laissant que des vestiges chez la femme.

wolffien, enne adj. Relatif au corps de Wolff. ***Kyste wolffien,*** kyste développé aux dépens des restes du corps de Wolff et siégeant dans la région lombaire ou au niveau de l'ovaire. ***Tumeur wolffienne,*** variété rare de cancer du testicule.

Wolff-Parkinson-White (syndrome de) Trouble de la conduction cardiaque, responsable de crises de tachycardie auriculaire paroxystiques, par préexcitation par des faisceaux accessoires (voie de conduction accessoire) qui court-circuite le nœud auriculoventriculaire. Il est caractérisé à l'E.C.G. par un PR court, un élargissement du complexe ventriculaire QRS et une onde delta située à son début.

Wolman (maladie de) Maladie métabolique héréditaire autosomique récessive, voisine de la maladie de Niemann-Pick, due à une surcharge en cholestérol hépatique causée par un déficit en lipase, et se manifestant dès les premières semaines de la vie par des vomissements, une diarrhée et un retard de croissance. Elle s'accompagne d'une hépatosplénomégalie et de calcifications surrénales. Son évolution est mortelle en quelques mois.

Wood (lumière de) Lumière de fréquence ultraviolette permettant de mettre en évidence certains champignons, par l'apparition soit d'une fluorescence jaune verdâtre des lésions en présence de pityriasis versicolor, soit d'un rouge corail en cas d'eczéma marginé de Hebra.

Worms (incidence) Incidence oblique antérieure d'une radiographie du crâne, permettant d'étudier la région occipitale, la voûte du crâne et la fosse postérieure.

Worms (tétanos de) Forme céphalique de tétanos, caractérisée par une atteinte du nerf moteur oculaire commun, responsable d'une paralysie oculomotrice parfois associée à une paralysie d'autres paires crâniennes (VII).

Wright (réaction de) Recherche d'anticorps *antibrucella*, par agglutination dans un échantillon de plasma. L'examen est positif après 15 à 20 jours d'évolution si le titre d'anticorps est supérieur à 1/80.

Wrisberg (nerf intermédiaire de) Nerf sensitivosensoriel appartenant à la VIIe paire crânienne. Il comporte un contingent de fibres parasympathiques et chemine accolé au nerf facial. Il assure l'innervation sensorielle de la partie antérieure de la langue en avant du V lingual et du voile du palais, et innerve les glandes sous-maxillaires et sublinguales. Pour certains auteurs, il s'agit d'un nerf crânien indépendant du facial (VII bis).

wüchéreriose n.f. Synonyme de *filariose lymphatique de Bancroft.* Voir *filaire.*

X

X (chromosome) Chromosome faisant partie d'une paire dont une des fonctions est la détermination du sexe. Chez la femme, cette paire est formée de deux chromosomes identiques : sa formule chromosomique est XX. Chez l'homme, la paire est formée de deux chromosomes différents, le second, plus petit étant dénommé chromosome Y ; la formule chromosomique est donc XY.

Xalatan® Médicament diminuant la pression oculaire, administré sous forme de collyre dans le traitement du glaucome à angle ouvert. Latanoprost en D.C.I.

Xanax® Psychotrope de la famille des benzodiazépines. Alprazolam en D.C.I.

xanth(o)- Élément du grec *xanthos*, « jaune » entrant dans la composition de mots indiquant une coloration jaune. Ex. : *xanthélasma, xanthopsie.*

xanthélasma n.m. Tumeur bénigne formée de petites taches ou nodosités de couleur jaune, constituée de cellules histiocytaires très riches en dépôts de cholestérol, et dont la localisation élective est la paupière supérieure, au voisinage de son angle interne. Le xanthélasma est le témoin d'une hyperlipidémie génératrice d'athérome.

xanthine n.f. Constituant élémentaire des acides nucléiques, de la famille des bases puriques.

xanthinurie n.f. Élimination urinaire excessive de xanthine par déficit enzymatique en xanthine oxydase ne permettant pas la dégradation de la xanthine en acide urique, avec lithiases urinaires et risque d'encéphalopathies.

Xanthium® Bronchodilatateur composé de théophylline.

xanthochromie n.f. **1.** Coloration jaune de certains liquides organiques, par exemple du liquide céphalorachidien en cas d'hémorragie méningée. **2.** Coloration jaune de la peau, observée dans certaines xanthomatoses et qui ne correspond pas à un ictère. **3.** Coloration jaune de la peau observée au cours de certains diabètes graves ou chez des sujets cachectiques, et qui est due à la présence dans le sang d'un pigment particulier, le lipochrome, d'origine alimentaire.

xanthodermie n.f. **1.** Synonyme de *xanthochromie.* **2.** Subictère localisé (paumes, plantes, sillon nasogénien) observé dans la cholémie familiale.

xanthofibrome n.m. Tumeur bénigne formée de cellules riches en dépôts de cholestérol et qui comporte un contingent important de tissu fibreux.

xanthogranulome n.m. Lésion d'aspect tumoral infiltrant le tissu adipeux, formée de nodules inflammatoires et de macrophages riches en corps gras.

xanthomatose n.f. Affection entraînant la formation, au niveau du derme, de nodosités de coloration jaune constituées de cellules riches en inclusions de cholestérol. Elle peut être localisée à certains tissus (derme, notamment) ou généralisée (avec atteintes cutanées, tendineuses, osseuses et nerveuses). La xanthomatose entre dans le cadre des lipoïdoses par surcharge en cholestérol.

xanthome n.m. Tumeur bénigne du tissu conjonctif formée de cellules riches en inclusions de cholestérol. Les xanthomes peuvent se développer au niveau de la peau, des tendons ou de la cornée. Ils sont observés surtout au cours d'une hyperlipidémie ou d'un athérome sévère.

xanthopsie n.f. Anomalie de la vision qui fait voir les objets uniformément colorés en jaune. Elle peut survenir au cours de l'ictère.

Xaten® Bêtabloquant cardiosélectif. Il est aussi commercialisé sous le nom de Ténormine®. Aténolol en D.C.I.

Xatral® Médicament aux propriétés alpha-1-bloquantes utilisé en urologie dans le traitement symptomatique de l'adénome de la prostate. Il est aussi commercialisé sous le nom de Urion®. Alfuzosine en D.C.I.

Xenical® Inhibiteur des lipases intestinales utilisé dans un régime hypocalorique pour prévenir l'absorption des graisses en empêchant leur digestion. Orlistat en D.C.I.

Xenid® Anti-inflammatoire non stéroïdien. Il est aussi commercialisé sous le nom de Voltarène®. Diclofénac en D.C.I.

xéno-anticorps n.m. Voir *hétéro-anticorps.*

xéno-antigène n.m. Voir *hétéro-antigène.*

xénobiotique n.m. Substance étrangère à un organisme vivant.

xénodiagnostic n.m. Méthode diagnostique de certaines maladies parasitaires consistant à faire piquer le sujet susceptible de présenter la maladie par le vecteur de la maladie, le parasite se multipliant alors chez le vecteur et pouvant être détecté.

xénogénique adj. Voir *hétérologue.*

xénogreffe n.f. Voir *hétérogreffe.*

xénopathie n.f. Trouble psychiatrique caractérisé par une intrusion de pensées étrangères à la personnalité et à la représentation mentale du patient, et semblant lui être imposées.

xéro- Élément du grec *xêros,* « sec, dur ». Ex.: *xérodermie.*

Xeroderma pigmentosum Maladie cutanée familiale rare, du sujet jeune, caractérisée par des taches pigmentées et érythémateuses siégeant sur les zones exposées au soleil, évoluant vers une atrophie, une dépigmentation, une télangiectasie et présentant un risque de cancer de la peau à l'adolescence.

xérodermie n.f. Ichtyose, dans laquelle la peau devient sèche et couverte d'une desquamation poudreuse.

xérophtalmie n.f. Sécheresse de la cornée due à une carence en vitamine A, s'accompagnant d'atrophie de la conjonctive et pouvant aboutir à l'opacification de la cornée et à la perte de la vision.

xéroradiographie n.f. Procédé particulier d'examen radiographique utilisant les propriétés du sélénium et les modifications de sa conductibilité électrique sous l'influence des rayons X. Cette technique donne des images très détaillées, notamment pour les tissus mous tels que les muscles, les tendons et les seins. Elle délivre des doses de rayons plus importantes que la radiologie conventionnelle.

xérose n.f. **1.** Sécheresse. **2.** Dégénérescence sénile des tissus et des organes caractérisée par la prolifération régulière de tissu conjonctif, contrairement à la sclérose, qui consiste en une prolifération irrégulière, en nappes ou en travées du tissu conjonctif.

xérosis n.m. Épidermisation de la cornée, observée en cas de pemphigus, de carence en vitamine A, de trachome ou de séquelle locale d'un traumatisme ou d'une brûlure.

xérostomie n.f. Sécheresse de la bouche liée à une diminution, voire à une disparition de la sécrétion salivaire.

xiphodynie n.m. Douleur au niveau de l'appendice xiphoïde.

xiphoïde adj. En forme d'épée. ***Appendice xiphoïde,*** appendice de forme lancéolée qui constitue la partie inférieure du sternum.

xyphopage n.m. Monstre double formé de deux individus unis de l'appendice xiphoïde jusqu'à l'ombilic.

X-prep® Laxatif salin et anthraquinonique de préparation colique, administré par voie orale 12 heures avant une coloscopie ou un examen radiologique pour vider le côlon.

xylène n.m. Substance grasse introduite dans les conduits auditifs externes pour faciliter l'extraction des bouchons de cérumen.

Xylocaïne® n.f. Anesthésique local utilisé dans les anesthésies de contact, locales ou régionales (péridurale). On y adjoint parfois de l'adrénaline pour en augmenter la durée d'action. Lidocaïne en DCI.

Xylocard® Médicament antiarythmique injectable, utilisé en prévention et en traitement des troubles du rythme ventriculaire, notamment au cours de la phase aiguë de l'infarctus du myocarde. Lidocaïne en DCI.

Y n.m. ***Anse en Y,*** montage chirurgical qui comporte la section d'une anse jéjunale dont le bout distal est monté en direction de l'étage sus-mésocolique de l'abdomen. La continuité digestive est rétablie en implantant l'extrémité du jéjunum d'amont 40 à 50 cm en aval du niveau de section du jéjunum. L'anse montée est utilisée soit pour effectuer une dérivation (anastomose avec les voies biliaires ou pancréatiques ou le tube digestif), soit pour reconstituer le tractus digestif après une exérèse étendue (gastrectomie totale, duodéno-pancréatectomie, etc.).

Y (chromosome) Chromosome dont la présence, au sein de la paire de chromosomes sexuels, détermine le sexe masculin. La formule chromosomique de l'homme est XY (celle de la femme étant XX). Par définition, le chromosome Y n'existe que chez l'homme.

Yergason (signe de) Douleur de l'épaule provoquée par un mouvement de supination de la main contre résistance, traduisant une tendinite bicipitale.

Yersin (bacille de) Bacille responsable de la peste.

Yersinia Famille de bactéries Gram négatif, appartenant aux entérobactéries. ***Yersinia enterocolitica,*** bactérie responsable de colites infectieuses avec douleurs de la fosse iliaque droite, pouvant poser des problèmes diagnostiques avec une appendicite ou une maladie de Crohn iléale. ***Yersinia pestis,*** bactérie responsable de la peste. ***Yersinia pseudotuberculosis,*** responsable d'une adénite mésentérique et parfois d'atteinte pulmonaire. Des septicémies sont possibles.

yohimbine n.f. Alcaloïde extrait de l'écorce de yohimbehe (arbre du Cameroun) qui a la propriété de bloquer les récepteurs alpha et qui a été utilisé chez l'homme comme stimulateur de l'érection.

Yohimbine® Médicament provoquant la vasodilatation des corps caverneux de la verge, utilisé en cas d'impuissance masculine ou pour lutter contre l'hypotension artérielle orthostatique induite par la prise de médicaments tels que les antidépresseurs tricycliques.

Zacnan® Antibiotique de la famille des tétracyclines. Minocycline en D.C.I.

Zadil® Antibiotique de la famille des céphalosporines de première génération. Céfradine en D.C.I.

Zaditen® Antiasthmatique de la famille des antihistaminiques H1, aux propriétés sédatives mais sans action bronchodilatatrice, utilisé en prévention des crises d'asthme. Kétotifène en D.C.I.

Zanosar® Médicament de la famille des alkylants, utilisé dans le traitement des métastases des tumeurs carcinoïdes. Sa toxicité rénale cumulative est parfois mortelle. Streptozocine en D.C.I.

Zarontin® Antiépileptique utilisé en traitement de fond pour prévenir les crises de petit mal épileptique. Ethosuximide en D.C.I.

Zavedos® Médicament de la famille des anthracyclines, utilisé par voie intraveineuse dans le traitement des leucémies aiguës. Il présente des risques de toxicité cardiaque, hématologique sévère, de vomissements et d'alopécies fréquents. Idarubicine en D.C.I.

Zeclar® Antibiotique de la famille des macrolides, utilisé pour éradiquer *Helicobacter* pylori* ou dans le traitement d'infections à mycobactéries atypiques chez le sujet infecté par le V.I.H. Il est aussi commercialisé sous le nom de Naxy®. Clarithromycine en D.C.I.

Zeiss (glande de) Petite glande sébacée annexe du cil, dont l'infection par un staphylocoque est responsable d'un orgelet.

Zelitrex® Antiviral actif sur le virus de l'herpès. Valaciclovir en D.C.I.

Zellweger (syndrome de) Maladie métabolique héréditaire rare de transmission récessive, due à un déficit enzymatique hépatique en peroxysomes. Elle se caractérise par une encéphalopathie néonatale responsable de convulsions, une hypotonie musculaire, un retard psychomoteur, un syndrome pyramidal, une cécité par rétinite pigmentaire, une insuffisance surrénale périphérique (élévation de l'A.C.T.H.), des kystes rénaux multiples, une hépatomégalie et des malformations faciales. Le pronostic à court terme est sombre.

Zenium® Médicament prescrit pour améliorer les fonctions supérieures du sujet âgé. Dihydroergotoxine en D.C.I.

Zenker (diverticule de) Hernie de la muqueuse œsophagienne à travers la couche musculaire de la jonction pharyngo-œsophagienne. Il survient chez le sujet âgé, peut se manifester par une disphagie, une halitose, des infections bronchopulmonaires à répétition. SYN. *diverticule de l'œsophage cervical.*

zenkerien, enne adj. ***Dégénérescence zenkerienne,*** processus dégénératif des muscles, les fibres musculaires se transformant en une masse homogène acidophile.

Zentel® Antiparasitaire actif contre les helminthes, administré par voie orale pour éradiquer les ascaris, les ankylostomes, les oxyures, les trichocéphales, les anguillules, les trichines, la microsporidiose en cas de sida, la capillariose intestinale, mais aussi en cas de lambliase, de *Larva migrans*, d'hydaditose et de cysticercose. Albendazole en D.C.I.

Zerit® Antiviral actif sur le V.I.H. par inhibition de sa transcriptase inverse. Les risques de toxicité neurologique (neuropathies périphériques), d'élévation des transaminases et de pancréatites sont rares mais potentiellement graves. Il est administré par voie orale en association avec d'autres médicaments antiviraux en cas de sida. Stavudine ou d4T en D.C.I.

zidovudine n.f. Antiviral actif sur le V.I.H. D.C.I. du Rétrovir®. SYN. *A.Z.T.*

Ziehl-Neelsen (coloration de) Coloration utilisée en bactériologie et en histologie pour mettre en évidence les bacilles acidoalcoolorésistants, les mycobactéries de la tuberculose ou les mycobactéries atypiques responsables d'infections chez le sujet immunodéprimé, comme au cours d'une infection par le V.I.H.

Ziek (syndrome de) Association d'une cirrhose, d'une anémie hémolytique et d'une hyperlipémie.

Ziemann (grains de) Petites granulations contenues dans les globules rouges parasités par *Plasmodium malariæ*, mises en évidence par la coloration de May-Grünwald-Giemsa.

Zieve (syndrome de) Association extrêmement rare de stéatose hépatique, d'anémie hémolytique modérée responsable d'un ictère et d'une hypertriglycéridémie, survenant au cours d'un éthylisme chronique.

zinc n.m. Molécule métallique utilisée par l'organisme comme coenzyme. Sa carence peut se manifester par une sensibilité accrue aux infections, chez l'enfant par un nanisme avec hypogonadisme et par une anémie ferriprive. Elle se manifeste également par des lésions cutanées périorificielles pustuleuses, une alopécie, des troubles de la vision nocturne, une diminution du goût et des défenses immunitaires. Un tel déficit en zinc survient également en cas de néphropathie, d'hépatopathie, d'hémopathie, d'entéropathie chronique et au cours des nutritions parentérales exclusives. Il est aussi utilisé en pharmacologie comme antiseptique externe sous la forme de sulfate de zinc, et par voie orale comme antiacnéique (Rubozinc®).

Zinnat® Antibiotique de la famille des céphalosporines de seconde génération, administré par voie orale. Il est aussi commercialisé sous le nom de Cepazine®. Céfuroxime axetil en D.C.I.

Zithromax® Médicament antibiotique de la famille des macrolides, administré par voie orale en une prise journalière unique en cas de vaginite et d'urétrite à *Chlamydia trachomatis*, ou d'infections à mycobactéries atypiques chez le sujet infecté par le V.I.H. Il est aussi commercialisé sous le nom de Azadose®. Azithromycine en D.C.I.

-zoaire Voir *zoo-*.

Zocor® Hypolipémiant de la famille des statines, utilisé dans le traitement de l'hypercholestérolémie. Il est aussi commercialisé sous le nom de Lodales®. Simvastatine en D.C.I

Zofora® Anti-inflammatoire non stéroïdien. Il est aussi commercialisé sous le nom de Feldène®. Piroxicam en D.C.I.

-zoïsme Voir *zoo-*.

Zoladex®. Médicament endocrinologique, agoniste de la L.H.-R.H., inhibant la sécrétion hormonale d'œstrogènes ou d'androgènes, et ayant pour effet une castration chimique. Il est utilisé dans le traitement des cancers de la prostate ou du sein métastasés. Il est administré par voie sous-cutanée. Goséréline en D.C.I.

Zollinger-Ellison (syndrome de) Syndrome caractérisé par l'association d'ulcères digestifs multiples, sévères et récidivants, d'une hypersécrétion gastrique avec hyperacidité considérable, de diarrhée aqueuse et d'une tumeur habituellement maligne du pancréas. Cette dernière se développe aux dépens des îlots de Langerhans, à partir de cellules ne sécrétant pas d'insuline mais une quantité très importante de gastrine, responsable de l'hyperacidité gastrique et de la maladie ulcéreuse. Des adénomes d'autres glandes endocrines peuvent être associés à ce syndrome.

zolmitriptan n.m. Antimigraineux. D.C.I. de Zomig®.

Zoloft® Antidépresseur sérotoninergique, utilisé dans les dépressions sévères. Sertraline en D.C.I.

Zoltum® Médicament antisécrétoire gastrique de la famille des inhibiteurs de la pompe à protons. Oméprazole en D.C.I.

zomacton n.m. Hormone de croissance recombinante utilisée dans les traitements des retards de croissance, administrée le soir par voie sous-cutanée.

Zomig® Antimigraineux administré par voie orale en début de crise et agissant par vasoconstriction artérielle. Zolmitriptan en D.C.I.

zona n.m. Maladie infectieuse provoquée par un virus appartenant à la famille des *Herpes virus*, qui comprend aussi les virus de l'herpès et de la varicelle. Le virus se localise sur les racines postérieures et les ganglions des nerfs rachidiens et sur la corne postérieure de la moelle. Le zona est caractérisé par une éruption cutanée formée de petites vésicules en grappes, ayant une disposition strictement unilatérale et siégeant sur le trajet des nerfs sensitifs. L'éruption s'accompagne de douleurs intenses qui peuvent persister après disparition de celle-ci. L'éruption disparaît en une dizaine de jours environ. Le zona est une complication relativement fréquente des immunodépressions spontanées (sida) ou thérapeutiques (transplantés).

Zondar® Anti-inflammatoire non stéroïdien, d'action lente, utilisé dans les traitements de l'arthrose. Il est aussi commercialisé sous le nom d'Art®. Diacérhéine en D.C.I.

zone n.f. Étendue déterminée d'une surface. ***Zone gâchette,*** région de la surface cutanée du visage dont la stimulation déclenche une réaction en général douloureuse, par exemple des névralgies faciales.

zonula n.f. **1.** Dispositif assurant la jonction entre les cellules. **2.** Voir *zonule.*

zonule n.f. Ligament suspenseur du cristallin. On écrit aussi *zonula.*

zonulotomie n.f. Incision de la zonule.

zoo- Élément du grec *zôon*, « animal ». Ex. : *zoopsie, protozoaire.* On trouve aussi *-zoaire, -zoïsme.*

zoomanie n.f. Passion excessive qu'éprouvent certains névropathes pour les animaux.

zoonose n.f. Maladie infectieuse ou parasitaire qui se transmet naturellement des animaux vertébrés à l'homme et réciproquement. Ex. : *la tuberculose, la rage, la brucellose sont des zoonoses.*

zooparasite n.m. Parasite appartenant au règne animal.

zoophilie n.f. **1.** Affection excessive pour les animaux, pouvant aller jusqu'à la perversion sexuelle dans laquelle les animaux sont l'objet du désir sexuel. SYN. *bestialité.* **2.** Attraction de certaines espèces animales pour d'autres espèces.

zoophobie n.f. Crainte pathologique des animaux même inoffensifs.

zoopsie n.f. Hallucination visuelle dans laquelle le sujet voit des animaux. Elle s'observe, notamment, dans les délires alcooliques.

zoose n.f. Maladie parasitaire d'origine animale.

Zophren® Antagoniste des récepteurs de la sérotonine, utilisé dans la prévention et le traitement des nausées et des vomissements secondaires aux chimiothérapies. Il est administré par voie intraveineuse au cours des cures de chimiothérapie et par voie orale dans les cinq jours qui suivent pour prévenir les vomissements retardés. Il est plus efficace quand il est associé à des corticoïdes. Ondansétron en D.C.I.

zostérien, enne adj. **1.** Provoqué par le zona. **2.** En rapport avec le zona.

Zovirax® Antiviral actif sur le virus responsable de la varicelle et du zona (V.Z.V.), et sur le virus herpétique. Il est administré par voie orale dans le traitement du zona et du zona ophtalmique et par voie intraveineuse en cas de méningoencéphalite herpétique néonatale ou chez le sujet immunodéprimé. Il est aussi utilisé pour traiter et prévenir les infections à *Herpes virus.* Aciclovir en D.C.I.

Z-score n.m. Quantification statistique de la masse osseuse en densitométrie, en déviation par rapport à la moyenne d'une population témoin de même sexe et de même âge. Il permet de détecter une ostéoporose.

zygoma n.m. Apophyse zygomatique de l'os temporal, qui s'articule en avant avec le malaire en formant une arcade osseuse continue qui entre dans la constitution de la pommette.

zygomatique adj. Relatif à la pommette. ***Muscles zygomatiques,*** muscles de la face, élévateurs de la lèvre supérieure et donnant l'expression du rire. Il y en a deux de chaque côté : le *grand* et le *petit zygomatique.*

zygote n.m. Œuf fécondé, résultat de l'union des gamètes mâle et femelle, à nombre diploïde de chromosomes (2n), et non encore divisé.

Zyloric® Médicament qui abaisse l'uricémie par diminution de sa synthèse, prévenant ainsi les hyperuricémies. Il est utilisé dans la prévention des crises de goutte et des calculs urinaires. Allopurinol en D.C.I.

-zym- Élément du grec *zunê,* « levain, ferment » entrant dans la composition de mots concernant les enzymes, les diastases. Ex. : *enzymologie.*

Zyma-D2® Médicament à base de vitamine D, administré en prévention du rachitisme sous la forme d'une solution huileuse buvable.

Zymafluor® Médicament à base de fluor, utilisé en stomatologie dans la prévention des caries chez l'enfant. Fluorure de sodium en D.C.I.

zymase n.f. Enzyme de la levure de bière provoquant la décomposition du glucose en alcool et en gaz carbonique au cours de la fermentation alcoolique.

zymogène n.m. Terme générique désignant toutes les substances, généralement protéiques, qui sont des précurseurs d'enzymes et qui donnent naissance à ces dernières dans diverses conditions (action d'ions H^+, présence d'enzyme active ou d'un activateur). Les zymogènes sont inactifs du point de vue enzymatique. L'existence de ces précurseurs dans l'organisme évite l'autodigestion des tissus, la coagulation du sang dans les vaisseaux, etc., puisqu'ils sont inactifs.

Zymoplex® Médicament à base d'extraits pancréatiques, administré par voie orale dans le traitement des troubles dyspeptiques et des flatulences.

Zyrtec® Antiallergique de la famille des antihistaminiques H1, peu sédatif. Il est aussi commercialisé sous le nom de Virlix®. Cétirizine en D.C.I.

Mise en page : STDI
Achevé d'imprimer en janvier 2003
dans les ateliers de Normandie Roto Impression s.a.s.
Dépôt légal : janvier 2003
N° d'impression : 03-0101

Imprimé en France